三三医书 精校本

（第二册）

裘庆元　辑

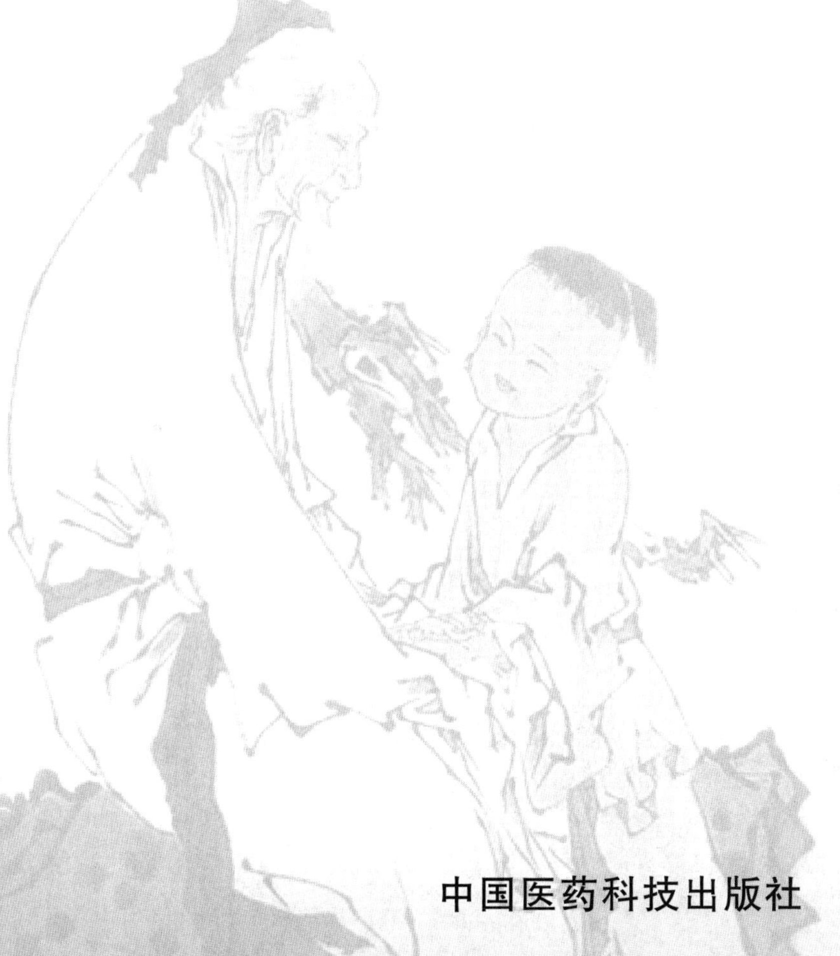

中国医药科技出版社

内容提要

《三三医书》是近代医家裘庆元所辑的一部医学丛书，全书3册，每册33种，共计99种，包括中医基础理论、临床各科、本草、方书、医话等各类医著，以清代医学著作为主，同时收集了宋、元、明、清各时期的医著，并收入了少量日本医学著作。其内容丰富，各科兼备，版本精善，价值颇高，兼具中医学术传承与精善典籍传世的重要意义。

图书在版编目（CIP）数据

三三医书：精校本．全3册/裘庆元辑．—北京：中国医药科技出版社，2016.10
ISBN 978-7-5067-8689-8

Ⅰ.①三… Ⅱ.①裘… Ⅲ.①中国医药学-古籍-汇编 Ⅳ.①R2-52

中国版本图书馆CIP数据核字（2016）第216690号

美术编辑 陈君杞
版式设计 张 璐

出版 中国医药科技出版社
地址 北京市海淀区文慧园北路甲22号
邮编 100082
电话 发行：010-62227427 邮购：010-62236938
网址 www.cmstp.com
规格 787×1092mm 1/16
印张 188 1/2
字数 3505千字
版次 2016年10月第1版
印次 2024年7月第2次印刷
印刷 天津市银博印刷集团有限公司
经销 全国各地新华书店
书号 ISBN 978-7-5067-8689-8
定价 388.00元（全三册）

《三三医书》

整理委员会

出版者的话

《三三医书》是近代医家裘庆元所辑的一部医学丛书，成书于1924年。此书取《礼记·曲礼》中“医不三世，不服其药”及《左传·定公十三年》中“三折肱知为良医”之典，题名为“三三医书”。全书3册，每册33种，共计99种，包括中医基础理论、临床各科、本草、方书、医话等各类医著，以清代医学著作为主，同时收集了宋、元、明、清各时期的医著，并收入了少量日本医学著作。是书保留了《医经秘旨》《温热逢源》《医学妙谛》《重楼玉钥续编》等海内外孤本、珍本、抄本之医籍。其内容丰富，各科兼备，版本精善，价值颇高，兼具中医学术传承与精善典籍传世的重要意义。

裘庆元（1873～1947年），字激声，后改吉生，浙江绍兴人，近代著名医家。16岁因患肺病，遂志于中医，潜心医籍，且广收精善佳椠，后造诣精深，医名大振。1908年，裘庆元与著名医家何廉臣、曹炳章创办“绍兴医药学报”。时国内动荡，大量珍本医籍流失海外，适逢废止中医之声大噪，中医处于生死存亡之际，有志之士痛心疾首。1920年，裘庆元等人代表中医界赴南京请愿，积极参加反对废止中医药的救亡事业。1923年，在杭州成立“三三医社”，组织杭州施医所，刊行《三三医报》。编纂了《国医百家》《医药杂著》《医药集腋》《古今医学评论》《珍本医书集成》《杏林文苑》等书。

本次整理，以上海书店影印本为底本，参校1998年中国中医药出版社本。根据《中医古籍整理规范》明确校注原则与体例，现将有关问题说明如下。

1. 对底本内容不做增删，书中凡例、各书提要、插图等遵循原貌，予以保留。

2. 底本或校本中的繁体字、异体字一律径改为规范简体字，古字以今字律齐，不出校注。

3. 因书改横排，底本中凡是表示上下方位的“右”　“左”，径改为

“上”“下”。

4. 底本中《推篷寤语》《宋本备急灸法》《本事方续集》《千里医案》《伏邪新书》《医医医》《女科折衷纂要》《延陵弟子纪要》《过庭录存》《医中一得》《走马急疳真方》《集验背疽方》《伏瘟证治实验谈》《证治心传》《疡科纲要》《历验再寿谝》《沈氏女科辑要笺疏》《外科学讲义》《丹溪脉诀指掌》《医学体用》《疝瘕积聚编》《医津一筏》《医经读》《摄养枕中方》《药征》《重楼玉钥续编》《暑症发原》《徐渡渔先生医案》《行军方便便方》原无目录，今据正文厘定目录。

5. 原书中的中医专用名词规范为目前通用名称。如“藏府”改为“脏腑”、“龟板”改为“龟甲”、“石羔”改为“石膏”、“兔丝子”改为“菟丝子”等。

6. 底本中“症”“证”混用，不影响原意者，保留原貌。

7. 凡入药成分涉及国家禁猎和保护动物的（如犀角、虎骨等），为保持古籍原貌，原则上不改。但在临床运用时，应使用相关的替代品。

恐书中难免有疏漏之处，敬祈同仁惠予教正，是为至盼。

中国医药科技出版社
2016 年 7 月

总目录

第一册

第二册

第三册

第二册

目 录

医脉摘要

内容提要

本书上、下两卷，署为“萧廉泉先生所著”。同社陈龙池君，从友人李宇仁君处录示。李君酷嗜医籍，亦在旧书肆中所得原署“希琴叠研斋主人手抄”，未刊稿也。其间，鉴别证候之疑似，并验舌诊脉之方法，附以时方歌、药性赋，为医学入门之阶梯，与第一集第五种《医阶辨证》互相发明。古今医籍中不可多得之作，惜未审萧先生何许人也？有知者，应惠函相告，俾表扬以志勿谖。

序

李君宇仁精于医，生平以搜罗医籍，为药且精于鉴别。偶见元明旧刻及前贤秘本，必重价购得之，虽质典，亦所不惜。自颜其斋曰“味异”，足见其所好之深也。余与李君有同嗜，朝夕过从，相与纵谈医学。往往夜深忘倦，而李君亦乐而忘返也。辛酉岁暮，朔风猎猎，细雨霏霏，余偶造其庐，见案头置一册，颜曰萧廉泉《医脉摘要》，下署“希琴叠砚斋主人手抄”。询之，系新得之旧书市者。假归一读，其选摘辨别至精至当，后附时方歌、药性赋，亦简洁可喜，盖亦医学中之识途老马也。亟录一过，置诸案右，以供浏览。因志数语，以弁于简端云。

中华民国十一年壬戌春三月上浣广陵龙池氏陈宗抟识于守一斋

目 录

医脉摘要　卷上

庐陵　萧涣唐廉泉氏　辑
广陵　陈宗抟　校订
绍兴　裘庆元　刊行

发热辨

伤寒发热，多兼恶寒，有仲景成法可循。惟杂病发热，颇类伤寒，不可不辨。凡脉数、发热、头痛而身不痛、右脉或紧或滑而左脉平和者，伤食也。夏月，四肢发热、身体沉重、胸膈烦闷、但不恶风、不头痛者，湿热相搏也；一身尽痛，发热日晡时剧者，风湿也，身热而烦，但头不痛、脉不浮紧、不恶寒者，虚烦也。春夏之交，发热而渴，或微恶寒、左脉大于右者，温病也，身热、头痛、自汗、多眠、阳脉浮数、阴脉濡弱者，风温也。夏月，脉虚、身热而喘乏者，伤暑也；四肢发热，口唇干燥、烦闷不宁而身不热者，脾热也。每日晡时，憎寒壮热、脉数盛而有痛处者，痈毒始发也。（原注：又有夜间发热，天明则退，或自汗出者，乃血发热，热在荣分，故不作渴，也宜清荣之剂。）

太阳为先天之主阳，其热发于荣卫，故一身手足壮热。阳明乃太阳少阳相合之阳，其热发于肌肉，故蒸蒸发热。少阳为半表半里之阳，其热发于腠理，时开时合，故往来寒热。此三阳发热之分也。太阴为至阴，无热可发，因为胃行津液以灌四旁，故得主四肢而发热于手足，所以太阴伤寒，手足自温；太阴中风，四肢烦疼耳。少阴为封蛰之本，若少阴不藏，则坎阳无蔽，故有始受风寒，而脉沉反发热者，或始无表热，八九日来热入膀胱，致一身手足尽热者。厥阴当两阴交尽一阳初生，其伤寒也，有从阴而先厥后热者，有从阳而先热后厥者，或阳进而热多厥少，或阳退而热少厥多或阴阳和而厥与热相应。此三阴发热之分也。

伤寒发热，得汗则解。若汗出而热不退，或为风，或为湿，或风湿相搏，或风温不解，切勿专用发表之药。初病时之热，为虚实热，或表实或里实也。大病后之热，为虚热，或阳虚或阴虚也。

潮热辨

潮热有作有止，如潮水之来，不失其时。若每日申酉时发热，此阳明胃实也，宜下之。若潮热于寅卯，则属少阳；潮热于巳午，则属太阳，宜分别治之。

有潮热似疟、胸膈痞塞、背心疼痛、气弱、脉弦，服补药不效者，此痰饮随气而潮，故热亦随饮而潮也，宜涤痰之剂。

有气口脉滑，当薄暮发热，明日复止者，此内有宿食也，宜消食之剂。

有阴虚发热，夜热而朝退者，或产后

下血过多，或内伤失血不止也，宜养阴而兼清火。

小儿发热辨

心热者，额上先赤，心烦，心痛，掌中热而哕，或壮热饮水，巳午时甚。肝热者，左颊先赤，便难，转筋，寻衣捻物，多怒多惊，四肢困倦，寅卯时甚。脾热者，鼻上先赤，怠惰嗜卧，身热，饮水遇夜益甚。肺热者，右颊先赤，手掐眉目喘咳，寒热饮水，日酉热甚。肾热者，颏下先赤，两足热甚，骨节如虫蚀热甚，不能起于床。夜间益甚。仍当辨其虚实：实则面赤，气粗，口燥唇肿，作渴饮冷，大小便难，或掀衣露体，烦啼暴叫，仰面而卧，睡不露睛，手足指热；虚则面色青白，恍惚神缓，口中虚冷，嘘气软弱，喜热恶寒，泄泻多尿，或乍凉乍温，怫郁惊惕，夜出虚汗，屈体而卧，睡露睛，手足指冷。大抵阴虚则内热，阳盛则外热。以手轻按之则热，重按之不热，此皮毛血脉之热，热在表也；重按之筋骨之分则热，轻按则不热，此筋骨之热，热在里也；不轻不重按之而热，此肌肉之热，热在表里之间也。壮热者，肢体大热，热不已则发惊痫；温热者，肢体微热，热不已则发惊搐。壮热恶风寒，表之虚热也；不恶风寒表之实热也。壮热饮汤，为津液亏，里之虚热也；壮热饮水，为内火炽，里之实热也。

恶寒辨

发热恶寒发于阳，无热恶寒发于阴。病人身大热反欲近衣者，热在皮肤，寒在骨髓也；身大寒反不欲近衣者，寒在皮肤，热在骨髓也。

阳乘阴者，腰以下至足热、腰以上寒，宜栀子豆豉汤吐以升之，或用升阳散火汤以达之。若阴气上争，心腹满者，死。阴乘阳者，腰以上至头热、腰以下寒，桂苓丸以导之。若阳气上争，得汗者，生。（原注：阳邪陷入阴分，阴邪上干阳位二层，为辨证关键。）

内伤恶寒，得暖便减。外感恶寒，絮火不除。恶寒者，周身毛窍被寒遏郁，不得阳气以卫外，故皮毛洒淅，虽向火覆被，不能御其寒也。人身八万四千毛窍，太阳卫外之气也。若病在太阳之气，则通身恶寒。从头项而至背膂，太阳循行之经也。若病在太阳之经，则背恶寒。恶寒之外，又有身寒，着衣重复而身尚冷，乃三焦火热之气不能温肌肉也，急温之、灸之。

背恶寒者，背为阳气行道，或阴邪凝滞，或阳极似阴，故恶寒也。若寒邪在里，口中和而背恶寒者，属少阴证，宜附子汤；阳邪陷内，口燥渴而背恶寒者，属阳明证，宜人参白虎汤。若心下有留饮，背寒冷如掌大者，宜十枣汤。若湿痰凝聚背心，时有一块冷者，宜苓桂苍术甘汤加半夏、南星、芥子。

寒热辨

阳盛则热，阴盛则寒。重寒则热，重热则寒。（原注：热极生寒，寒极生热，所谓亢则害也。）

阳虚则外寒，阴虚则内热。阳盛则外热，阴盛则内寒。

风气客于皮肤之间，内不得通，外不得泄，腠理开则洒然，寒闭则热。而闷其寒也则减饮食，其热也则消肌肉，使人怢栗而不能食，名曰寒热。

往来寒热少阳证。寒热相因，小柴胡。如疟，寒热三五发，太阳麻桂等汤除。

伤寒伤风辨

（原注：风伤卫，卫主气，阳也。寒伤荣，荣主血，阴也。）

伤寒郁而后发热，伤风初起热即发。伤寒肢冷脉浮紧，伤风肢温浮缓脉。伤寒恶食汗涕无，伤风能食汗涕出。（原注：风为阳邪，寒为阴邪。）风寒相因相离少，三阳俱有恶寒风，恶风属阳法从表，三阴恶寒不恶风。

自　汗

（原注：汗出而表不解者，或为风邪未尽，或为风湿相搏。）

自汗在太阳，为风邪，桂枝汤证也；在阳明，为热越，白虎承气汤证也。若表虚自汗者，宜玉屏风散；阴虚盗汗者，宜当归六黄汤。

头　汗

（原注：邪盛则汗，必热。阳脱则汗，必冷。）

头为诸阳之会，瘀热在里，不能发越，故热蒸于头，但头汗出也。有发热而头汗者，宜清理湿热。有水结而头汗者，宜温散水气。若火邪疫邪而头汗者，或白虎汤清之，或承气汤下之。惟虚阳上脱、汗出如珠者，不治。

手足汗

四肢者，诸阳之本，胃主四肢。今热聚胃中，逼其津液旁达于四肢，故手足濈濈然汗出也，宜急下之。若虚寒已极，手足出冷汗者，宜四逆汤。

发汗有二法，湿邪用香燥药发汗，即以去湿燥病，用滋润药滋水，即以作汗。凡脉微，汗冷如膏，手足厥逆而舌润者，亡阳也，宜温药救阳；脉洪，汗热不黏，手足温和而舌干者，亡阴也，宜凉药救阴。（原注：止热汗，用浮小麦一两、大枣七枚，水煎服。）

头　痛

头痛少阳盛两边，太阳连项厥阴巅，阳明在额眼眶甚，太、少二阴痛亦连。

三阴经皆有头痛、身必发热，各随其经治之。若无热，干呕，吐涎沫而头痛者，厥阴经证也，宜吴茱萸汤；若疫证头胀痛如破者，胃家邪实，气不下降也，宜承气汤；若痰厥头痛者，时重时轻，宜半夏白术天麻汤。

外感头痛，痛甚不休；内伤头痛，乍痛乍止。昼痛暮止者，气虚也；暮痛昼止者，血虚也。

身　痛

身痛而发热无汗者，表实也，宜麻黄汤。身痛而不能转侧者，风湿也，宜桂枝加附子汤。身痛如被杖者，阴证也，宜四逆汤。身痛而脉迟者，血虚也，宜黄芪建中汤。若劳伤，身痛、脉虚、体倦者，宜补中益气汤。

头　重

（原注：浊阴寒湿之邪，上干清阳之位，故使人头重。）

太阳项强恶寒，而头重不能举者，表邪也，宜汗之。若阴阳易病，眼中生花者，宜烧裈散。若杂病，百节解散者，宜补剂。若湿痰随气上升而头重者，宜涤痰利湿。

头 眩

上虚则眩。头旋者，为眩运；头昏者，为眩冒。有因风、因痰、因火、因虚之不同。

项 强

项背几几（音殊）强太阳，脉浮无汗葛根汤；有汗桂枝添葛入，脉沉栝楼桂枝方；结胸项强如柔痉，大陷胸丸下必康；但见少阳休汗下，小柴去（半）夏入（栝）楼良。

痉

痉病汗多血液伤，恶寒身热脉弦长，颈项强急面目赤，头摇口噤背反张。

咽痛 咽痒

咽痛有二，脉浮数、面赤、吐浓血而咽痛者，阳毒证也；脉沉迟、手足冷、或吐利而咽痛者，少阴证也。咽痒亦有二，或实火上攻，或虚火上冲，随证治之。

耳 聋

耳暴聋者，邪传少阳之经也。未汗者，宜和解；已汗者，宜养阴。若脱精而耳聋者，虚极之候也，宜补中益气汤合六味地黄汤治之。

胸胁满

邪气传里必先胸，由胸引胁少阳经。胸满桂枝加杏仁，胁满宜和小柴平。干呕潮热胸胁满，大柴加硝两解行。

心下痞满 结胸 脏结

不应下而下之，实邪留结，则硬满而痛，为结胸（宜陷胸汤）。虚邪留滞，则硬满而不痛，为痞气（宜泻心汤）。热微而头汗者，水结胸也（宜半夏茯苓汤）。漱水不欲咽者，血结胸也（宜桃仁承气汤）。若未下而胸满者，邪尚在表也，宜小柴胡汤加枳、桔。若状如结胸、舌苔白滑、饮食如故、时时下利者，脏结也，难治，宜用温散之剂。

阳证痞硬为热痞，大黄黄连泻心汤。汗出恶寒寒热痞，附子泻心芩连黄。

腹 满

（原注：满而可按者，为虚满；而不可按者，为实。）

腹满而痛者，为里实，当下之，宜承气汤。腹满时减者，为虚寒，当温之，宜参夏朴姜甘草汤。若吐利而腹满者，属太阴证，宜理中。（原注：脏寒生满病。）

小腹满

（原注：脐下为小腹，小腹左右为少腹。）

脐下满而小便利者，蓄血也；小便不利者，蓄水也。若厥逆尿白者，阴寒凝结也，宜桂、附、吴萸。（原注：肾虚，则寒动于中，当温之。）

烦 躁

烦出于心，阳盛而内热也。躁出于肾，阳浮而外热也。太阳有不汗出之烦躁，宜大青龙汤。阳明有心下硬满之烦躁，宜大承气汤。少阴有吐利厥逆之烦躁，宜吴茱萸汤。若汗下之后身无大热，脉沉微而昼日烦躁者，阳虚也，宜附子干姜汤。若不烦而躁，面赤身热，欲入水而不能饮水者，阴盛格阳也（原注：戴阳证），宜白通加人尿猪胆汁汤（原注：冷服）。惟结胸证具而烦躁、恶寒蜷卧而烦躁者，不治。

不得眠

（原注：凡病喜仰卧者，实热；喜合面卧者，虚邪；喜向里卧者阴证。）

夜以阴为主，阳不入阴，故烦躁不得眠也。或汗后而心血大虚，或热甚而神气不宁，或新愈而阴气未复，各随见证治之。又有胆气虚而不眠者，宜枣仁汤；胃不和而不眠者，宜半夏秫米汤。（原注：开目欲见人者，阳证也。闭目不欲见人者，阴证也。目中不了了，睛不和，目赤、目黄、目眩，皆热证。瞠目直视，目胞陷下，戴眼反折，皆难治。）

欲寐

（原注：足太阳之筋，为目上纲。足阳明之筋，为目下纲。热甚而目不开者，筋纵也。寒甚而目不瞑者，筋急也。）

阳虚则欲寐，脾亏则嗜卧。汗出、身重而鼾睡者，风温也。唇黑、声哑而多眠者，狐惑也。若汗下之后，身凉、脉静而酣睡者，荣卫和也。

懊侬

懊侬者，心中郁闷也。或表邪内陷，或余热未清，或汗下之后水火不交，当随证治之。

衄血

（原注：阳经热甚，迫血妄行，而上出于鼻也。）

阳明衄血热在里，太阳衄血热瘀经。太阳头痛目瞑兆，阳明漱水不咽征。衄后身凉知作解，不解犀角地黄清。未衄表实麻黄汗，里热犀角益连芩。

哕噫气

哕与干呕相似，其声浊而长。盖因胃气本虚或汗下太过，胃中虚冷；或恣饮冷水，水寒相搏，理中汤加半夏、丁香主之。噫气者，中焦不和，不能消谷，故气逆不降也，宜香砂六君子汤；兼痞硬者，宜代赭旋覆汤。（原注：连声哕者，属中焦。声断续，时微时甚者，属下焦。）

呃逆

（原注：呃逆从脐下起者，肾气虚寒也。在胸臆间者，胃热上冲也。）

呃逆者，气由腹中上冲，其声连续也。有热逆而呃者，以柿蒂枇杷叶（原注：二味烧灰存性，竹茹汤调下）治之。有寒逆而呃者，理中汤加丁香、半夏主之。若水停者，宜分利。食积者，宜消导。火盛者，宜凉膈。痰壅者，宜开豁。惟久病作呃，乃除中之候，不治。

喘短气

喘息喝喝数张口，短气似喘不抬肩。促难布息为实证，短不续息作虚观。表喘桂麻加杏朴，里喘承气陷胸丸。水气正苓加葶苈，痰喘苏葶二陈全。

呕　吐

（原注：朝食暮吐，脾寒也。食入即吐，胃热也。吐清水者，为寒。吐痰涎酸水者，为热。）

有声无物曰干呕，有物无声曰吐，有声有物曰呕吐，多由表邪传里、里气上逆也。有胃热而呕吐者，脉弦数、口燥渴是也。有胃寒而呕吐者，脉弦迟、手足冷是也。有水饮而呕吐者，先渴后呕，呕而复渴是也。若太阳汗出而干呕者，宜桂枝汤；少阴下利而干呕者，宜四逆汤；厥阴吐涎沫而干呕者，宜吴茱萸汤。

口　渴

三法伤津胃燥干，阳往乘阴渴亦然。渴欲饮水少少与，莫使停留饮病干。太阳尿少五苓散，阳明大渴白虎先。少阳证具心烦渴，小柴去半加粉添。

若邪热聚胃，耗其津液，以致口燥舌干者，宜急下。若汗下太过，竭其津液，以致口燥咽干者，宜救阴。

悸

（原注：火邪惊悸者，宜桂枝汤去芍药，加龙骨、牡蛎。）

悸者，心中筑筑然，动而不能自安，即怔忡也。有水停心下，心火畏水而不能安者，宜半夏茯苓汤。有发汗过多，液去心虚而无依者，宜归脾汤。

振

振者耸然动摇，由汗、吐、下后，气血大虚也，或以真武汤温之，或以人参养荣汤补之。

战　栗

身动为战，心惕为栗，阴阳相争之象也。正气胜而战者，得汗则解。阴气盛而栗者，助阳为急。

发　黄

湿热发黄头汗出，小便不利渴阳明。素有寒湿发汗后，黄从湿化太阴经。阳色鲜明阴色暗，太阳血蓄并狂生，表实麻翘赤小豆（原注：加甘草、杏仁、姜、枣，名麻黄连翘赤小豆汤），里实栀子大黄茵（原注：加黄柏、甘草，名栀子大黄汤），阴黄茵陈入四逆，便溏尿秘茵五苓。环口黧黑柔汗（原注：冷汗也）死，体若烟熏阳绝征。

发　狂

（原注：阳邪并于阳，则狂。阴邪并于阴，则癫。）

神昏胃热重阳狂，或用三承（气汤）或三黄（石膏汤）。蓄血发狂小便利，少腹满痛属太阳。阳明蓄血大便黑，其人如狂而喜忘。劫汗惊狂频卧起，参（白）薇龙（骨）牡（蛎）茯神良。

发　斑（附痧疹）

（原注：斑疹邪在血络，只宜轻宣凉解，误用升提则衄；或厥，或呛咳，或昏痉，用壅补则霿乱。）

伤寒疹斑失汗下，感而即出时气然。表邪伏郁荣卫分，外泛皮肤血热缠。痧白疹红如肤粟，斑红如豆片连连。红轻赤重黑多死，淡红稀暗毒宜宣，化斑白虎去粳米（加元参、犀角），热甚三黄石膏煎。（原

注：咽喉肿痛者，宜射干、牛蒡子、连翘、玄参。）

谵语　郑声

（原注：谵语而直视者、喘满者、下利者、脉短者，均不治。）

谵语为实声长旺，乱言无次数更端。郑声为虚声短细，频言重复更呢喃。实主热邪宜清解，虚为神散独参煎。

胃有燥屎则谵语，邪热盛极亦谵语。大便秘而谵语者，宜大承气汤。大便通而谵语者，宜三黄栀子汤。大下血而谵语者，宜补血汤。温病谵语，宜清荣汤。（原注：伤寒谵语，舍燥屎，无他证。温病谵语，有因燥屎，有因邪陷心包。）

循衣摸床撮空

一为阳明热极，宜承汤。然脉实则可下，虚则难治也。一为汗下伤阴，宜独参汤。然小便利则生，不利则死也。若久病见此，乃神散之候，即死。

瘈　疭

瘈者，筋脉急，急则引而缩也。疭者，筋脉缓，缓则纵而伸也。伸缩不已，名曰瘈疭，俗谓之搐。乃风痰为病也，故癫痫证多有之。

拘　急

有发热、头痛、身疼而四肢拘急者，为表证。无身热头痛而蜷卧不伸、四肢拘急者，为阴证。若汗下后，筋惕肉瞤而见拘急不仁者，乃气血虚弱，不能荣养筋脉也。

郁　冒

郁者，郁结而气不舒；冒者，昏冒而神不清，多虚寒证也。若瘟疫蓄热内迫而郁冒欲死者，宜下之；新产恶露不行而郁冒难禁者，宜行血。

怫　郁

此证多因汗不彻，阳气郁于肌肤，故蒸于头面，时赤时不赤也，宜微汗之。

摇　头

欲言而头摇者，里痛也。口噤而头摇者，痉病也。若直视摇头者，难治。

自　利

三阳下利则身热；太阴下利则手足温；少阴、厥阴下利，则身凉无热。大抵协热利者，脐下必热，渴欲饮水，发热，脉数，泄下黄赤也；协寒利者，脐下必寒，自利不渴，恶寒，脉微，泄下清谷也。

不大便

胃热津耗者，宜下之。汗后津竭者，宜导之。若瘥后食多，胃气难运而不大便者，消导为主；病后血少，肠胃燥结而不大便者，滋润为先。

小便不利

（原注：点滴俱无者，为癃闭。）

阴虚则小便难，宜六味地黄汤（去山萸，加白芍）。膀胱热则小便不利，宜五苓散。

小便数

小便频数者，肾与膀胱俱虚，而客热乘之也。虚则不能制水，热则水道必涩。

遗溺

肾虚则膀胱之气不约，故小便出而不自知也。若热甚、神昏而遗尿者，当清心解热；阴寒厥逆而遗溺者，当温肾固气。惟直视遗溺，为肾绝不治。

厥逆

手足寒冷为四逆，冷至肘膝为厥，由阳气内陷，不与阴气相顺接也。始发热，渐至壮逆不厥者，为阳厥，必喜水饮，溺赤，口干，脉沉而数也，宜白虎汤、承气汤。始不发热而厥者，为阴厥，必喜火熨，阴缩，爪青，脉沉而迟也，宜四逆汤。若小儿之病又有食滞而厥者，宜消食；痰闭而厥者，宜豁痰。

阳气衰于下则为寒厥，阴气衰于下则为热厥。凡阴厥胫冷则臂上冷，便利不渴，身倦嗜卧，神志尚清；阳厥则胫冷而臂不冷，狂乱谵妄，神志昏愦。

筋惕肉瞤

过汗伤液，阳气大虚，筋肉失养，故惕然而跳、瞤然而动也，宜真武汤。

蓄血

蓄血者热结血瘀，故少腹急满也。太阳蓄血，小便必利；阳明蓄血，大便必黑，其人如狂，善忘，桃仁承气汤主之（原注：瘟疫蓄血去桂枝，加黄连、黄芩、黄柏、栀子、丹皮。）

热入血室

（原注：此证日轻夜重，谵语亦在夜间，由邪入阴分也。）

妇人伤寒中风，遇经水适来，邪随而入，或经水适断，血热而结，其证寒热如疟，甚则谵语，宜小柴胡汤加生地、芍药、丹皮。

狐惑

（原注：其证卧起不安、恶闻食臭、默默欲眠、声哑者，宜甘草泻心汤；咽干者，苦参水外洗之；食肛者，雄黄烧烟熏之；脓成者，宜赤小豆当归散。）

虫蚀下部，为狐。下唇有疮，其咽干，虫蚀其脏，为惑。上唇有疮，其声哑，由热深食少、肠胃空虚、三虫举而求食也。其证目闭神倦、面色无常，桃仁槐子治之。

漱水不欲咽

一为邪热作衄，一为瘀血停留。若阴盛格阳，虚火上炎而假渴者，宜白通加人尿猪胆汁汤。（原注：阳明经热，故欲漱水；热不在胃，故水不下咽。经中热甚，则迫血妄行，故必作衄。）

饥不欲食

胃气虚而客热在胸，故饥而不欲食也。若吐蛔者，宜乌梅丸。

百合病

（原注：脉必微散。）

病后余邪百合成，先察溺时头痛情。

起居饮食不自主，药投吐利似神灵。汗后百合知母润，下后百合滑（石代）赭清，吐后百合卵黄补，发热百合滑石平，阴虚百合生地汁，渴用花粉牡蛎并。

发 颐

伤寒颐毒郁热成，失于汗下耳后生。红焮热痛宜消散，反此神昏命必倾。

食复劳复

新愈脏腑皆不足，卫荣肠胃未通和，多食过劳复生热，枳实栀子六黄瘥。（脉）浮（有表当）汗（脉）沉（有里当）下（无表里证当用）小柴解，燥呕竹叶石膏科，气虚补中益气主，阴亏六味倍参多。

阴阳易女劳复

大病新瘥，男女交合，互相传者，为阴阳易。但男病者，为女劳复。其证少腹绞痛、肢节解散、头重不举、眼中生花，男子则卵缩入腹，妇人则痛引阴中，俱用烧裈散或竹皮汤治之，得小便利、阴处肿退为愈。（原注：一用韭根一握，煎水送下五苓散，便利则愈。）

蛔 厥

（原注：吐蛔虫而厥也。蛔色赤而活者，属胃热，犹可治之；蛔色白而死者，属胃败，不治。）

凡人胃脘忽痛忽止、身上乍热乍凉、面色时赤时白、六脉倏乱倏静、口中吐沫不食者，便是蛔厥之候，由胃虚邪盛、寒热错杂，宜乌梅丸。

干 呕

太阳干呕，则有头痛发热。少阳干呕，则有胸满胁痛。水气干呕，则有胁下引痛。若阴寒干呕，则外无表证，但脉沉肢厥，或吐涎沫，或下清谷，各随所见证治之。

戴 阳

阳邪不解而面赤者，为怫郁，必脉浮而手足温。虚阳上浮而面赤者，为戴阳，必脉虚而足胫冷。一宜桂枝汤小和之，一宜白通汤急温之，或加人尿猪胆汁为引。

合 病

三阳合病口不仁，腹满身重转侧难。谵语遗尿面垢汗，白虎生津益气原。太阳少阳（合病）芩芍草，太阳阳明（合病）葛根（汤）煎，少阳阳明（合病）表里急，大柴胡汤两解焉。

两感证

（原注：表里俱病也。）

一日太阳少阴病，头痛口干渴而烦。二日阳明太阴病，满不欲食身热谵。三日少阳厥阴病，耳聋囊缩舌焦卷。水浆不入神昏冒，六日气尽命难全。

阳证阴证辨

阳证身轻气高热，目睛了了面唇红，热烦口燥舌干渴，爪甲红兮小便同（赤红）。阴证身重息短冷，目不了了色不红，无热欲卧厥吐利，小便白兮爪甲青。

阳证似阴

（原注：身虽冷而不欲近衣，神虽昏而气色光亮，脉必沉滑有力，乃假阴证也。）

阳盛格阴身肢厥，恶寒烦渴大便难。（脉）沉滑爪赤小便赤，汗（之）下（之）清（之得）宜阴自完。

凡热极失于汗下，阳气亢闭，反兼胜已之化于外，或手足厥逆，或身冷如冰，血凝青紫成片，脉沉而伏甚则闭绝，似阴证矣。但烦渴、谵语、咽干、唇裂、舌苔黄黑、心腹痞满、小便短赤、大便燥结，知为内热。

阴证似阳

（原注：身虽烦躁而引衣自覆，口虽燥渴而漱水不下，脉必沉细无力，乃假阳证也。）

阴盛格阳色浅赤，发热不渴厥而烦，下利尿清爪青白，（脉）浮微通脉（四逆汤以）复阳还。

凡阴盛于内，逼其浮游之火于外，面赤、烦躁、咽痛、身热、大便阴结、小便淡黄、惊惶不定、时常郑声，似阳证矣。但脉沉微而迟、渴欲饮水而不能饮，知为内寒。

太阴阳明见证

（原注：足太阴脾，足阳明胃。）

少阴、阳明俱属土，同主中州，病则先形诸腹。阳明为阳土，阳道实，故病则胃家实而非满。太阴为阴土，阴道虚，故病则腹满而不能实也。凡风、燥、热为阳邪，多犯阳明；寒与湿为阴邪，多犯太阴。阳邪犯阳，则饮食而不呕；阴邪犯阴，则不能食而吐。阳邪犯阳，则不大便；阴邪犯阴，则自利。

伤寒温病辨

（原注：伤寒伤人身之阳，故喜辛温甘温苦热，以救其阳；温病伤人身之阴，故喜辛凉甘寒甘咸，以救其阴。）

伤寒由毛窍而入，自下而上，始足太阳。寒为阴邪，阴盛必伤阳，故首郁遏太阳经中之阳气，而为头痛、身热等症。温病由口鼻而入，自上而下，始手太阴。温为阳邪，阳盛必伤阴，故首郁遏太阴经中之阴气，而为咳嗽、自汗、口渴、头痛、身热、尺热等症。（原注：伤寒之邪自表传里，温热之邪自里达表。）

气盛身寒，得之伤寒。气虚身热，得之伤暑。

中寒中暑中风辨

中寒卒然倒仆如中风者，乃严寒之气卒犯少阴，而厥逆无脉，此阳气大虚，不胜阴寒厉气也，必口鼻气冷而无痰声。中暑卒然晕倒如中风者，乃酷暑之气鼓运其痰，壅塞心包，此肾水素亏不胜时火燔灼也，必喘乏而无痰声。若中风卒倒，则必手足搐引，痰声壅塞于喉中，甚则如拽锯，于中风门求治法。

六腑病证歌

阳明胃病，腹胀面热，当心而痛，牵引两胁，食饮不下，气阻咽嗌。大肠病证，与胃相及，肠鸣濯濯，感寒即泄，当脐而痛，不能久立。小肠有病，小腹拘牵，腰脊疼痛，控引睾丸，耳前肩上，独热独寒。三焦病状，腹气不宣，实则癃闭，小腹尤坚，水溢而胀，决导失官。病在膀胱，肩上独热，小腹偏肿，痛而不息，以手按之，欲使弗得。胆病唾多，喜发太息，口苦嗌于，呕出宿汁，心下澹澹，恐人捕获。

五脏病证辨

心藏神，神有余则笑不休，不足则悲。肺藏气，气有余则喘咳上逆，不足则泄利少气。肝藏血，血有余则怒，不足则恐。脾藏形，形有余则腹胀、经溲不利，不足则四肢不用（原注：脾主四肢）。肾藏志，志其余则腹胀飧泄（原注：肾者胃之关），不足则厥。（原注：亦有脾虚而腹胀者，多因病，或误服攻下之药而成。）

肝脉有病，其外证面青、好洁、善怒，其内证脐左有动气，按之牢若痛。其病四肢满，闭淋溲，便难，头痛，目眩，耳聋，颊肿，胁下痛引小腹。

心脉有病，其外证面赤、口干、善笑，其内证脐上有动气，按之牢若痛。其病烦心，心痛，掌中热而哕啘，胸胁支满，两臂内痛膺背肩胛间痛，胁下与腰相引而痛。（原注：心火并于肺则喜。）

脾脉有病，其外证面黄、善噫、善思、善味，其内证当脐上有动气，按之牢若痛。其病腹胀满，食不消，体重，节痛，怠惰嗜卧，四肢不收，肠鸣飧泄，行善瘈，脚下痛。

肺脉有病，其外证面白、善嚏、悲愁不乐、欲哭，其内证脐右有动气，按之牢若痛。其病喘咳洒淅，寒热汗出，嗌干，肩背痛，尻、阴、股、膝、髀、腨、足皆痛。（原注：肺火并于肝则悲。）

肾脉得病，其外证面黑、善恐欠，其内证脐下有动气，按之牢若痛。其病逆气小腹急痛，泄而下重，足胫寒而逆，腹大胫肿，寝汗出，意不乐。

好哭者，肺病。好歌者，脾病。好狂者，心病。好叫呼者，肝病。好呻吟者，肾病。

心病者，舌短、颧赤。肝病者，眦青。脾病者，唇黄。肺病者，喘息鼻张。肾病者，颧与颜黑。

肝热小便黄，身热惊且狂，肢烦胁满痛，不得安卧床。（原注：肝热右颊先赤。）

心热痛在心，善呕头痛频，烦闷意不乐，面赤无汗蒸。（原注：心热面颜先赤。）

脾热先头重，颜青项颊痛，心烦腹满泄，欲呕身热纵。（原注：脾热鼻先赤。）

肺热舌黄苔，喘咳皮毛寒，痛走胸膺背，身热汗自来。（原注：肺热右颊先赤。）

肾热痛先腰，身热苦渴焦，胻酸足下热，项痛懒言嘲。（原注：肾热两颐先赤。）

忧愁恐惧则伤心，形寒饮冷则伤肺，堕坠盛怒则伤肝，饮食劳倦、汗出当风则伤脾，坐卧湿地、入房过度则伤肾，此正脏所伤也。（原注：久视伤血，久卧伤气，久坐伤肉，久立伤骨，久行伤筋，是谓五劳所伤。）

肺心有邪，其气留于两肘；肝有邪，其气留于两腋；脾有邪，其气留于两髀；肾有邪，其气留于两腘。此八虚者，机关之室，真气血脉之所过也。邪气恶血住留，则伤经络骨节。机关不利，则屈伸不便。

饮食饱甚，汗出于胃。惊而夺精，汗出于心。持重远行，汗出于肾。疾走恐惧，汗出于肝。摇体劳苦，汗出于脾。（原注：汗虽为心之液，然五脏皆有汗也。）

色多青，则痛。多黑，则痹。黄赤，

则热。多白，则寒。五色皆见，则寒热也。

胃中热，则消谷，令人悬心善饥，脐以上皮热。肠中热，则出黄如糜，脐以下皮寒。胃中寒，则腹胀。肠中寒，则肠鸣飧泄。胃寒肠热，则胀而且泻。肠寒胃热，则疾饥、小腹痛胀。

大肠有寒者，便多鸭溏；有热者，便浊垢。小肠有寒者，下重便血；有热者，病痔。诸疮痛痒，皆属于心。诸风掉眩，皆属于肝。诸湿肿满，皆属于脾。诸气膹郁，皆属于肺。诸寒收引，皆属于肾。

心气虚则悲，实则笑不休。肝气虚则恐，实则怒。脾气虚则四肢不用。五脏不安，实则腹胀，经溲不利。肺气虚则鼻塞少气，实则胸满喘喝。肾气虚则厥，实则胀。

内伤外感辨

伤于情欲、饮食，为内伤。伤于风寒、暑湿，为外感。内伤发热，时热时止；外感发热，热甚无休。内伤恶寒，得暖便解，外感恶寒，絮火不除。内伤头痛，乍痛已歇；外感头痛，连痛不停。内伤则手心热甚，外感则手背热甚。内伤则口淡无味，外感则鼻塞不通。内伤则气口脉盛，多属不足，宜温、宜补、宜和；外感则人迎脉盛，多属有余，宜汗、宜吐、宜下。盖左人迎主表，右气口主里；内伤则右脉大于左，外感则左脉大于右也。

时疫论

时疫之邪，皆由湿土郁蒸秽气升腾而发。人触之者，从口鼻入募原而至阳明之经，脉必右盛于左。盖湿土之邪，以类相从，故犯胃最先也。初感一二日内，邪犯募原，但觉背微恶寒，头额晕胀，胸膈痞满，手指酸麻，此为时疫之报使。至三日以后，邪乘表虚而外发，则有昏热、头汗、咽肿、发斑之患，邪乘里虚而内陷，或挟饮食，则有呕逆、痞满、嘈杂、失血、自利、吐蛔之患。若其人平素津枯，兼有停滞，则有谵语、发狂、舌苔黄黑、大便不通之患；平日阴虚，则有头面赤热、足膝逆冷、至夜发热之患；至于呃哕、冷汗、喘乏、烦扰、瘈疭等证，皆由误治所致也。大抵疫疠之邪，自阳明中道随表里虚实而发，不循经络传次，且邪气内伏，不能一发便尽。有得汗热除，二三日复热如前者；有得下里和，二三日复见表热者；有表和复见里证者，皆余邪未尽耳。（原注：疫证最忌肉食，病虽小愈，食肉必复发热变证。）

肝风论

肝为风木之脏，相火内寄，体阴用阳，其性刚。主动主升，全赖肾水以涵之，血液以濡之，肺金清肃下降之，令以平之，中宫敦阜之土气以培之，遂其条达之性，自无风燥之患。倘精液有亏，肝阴不足，血燥生热，风阳上升，窍络阻塞，头目不清，眩晕跌仆，甚则瘈疭痉厥矣。是宜缓肝之急以息风，滋肾之液以驱热，如虎潜丸、侯氏黑散、地黄饮子、滋肾丸、复脉等方加减。若思虑烦劳，风阳内扰，则荣热心悸，惊怖不寐，胁下动跃，治以酸枣仁汤、补心丹加减，清荣热而敛心神。若因动怒郁勃，风火痰交炽，则宜二陈龙荟，甚至木旺克土，呕逆不食，法用泻肝安胃，生地、阿胶、牡蛎、二冬、山茱、桑叶、丹皮、麻仁、茯苓、归、芍、菊花、竹沥、姜汁之类，择而用之可也。

阴阳为病

人身一阴阳也。阴平阳秘，精神乃治。阴气从足上行至头，而下行从臂至指端；阳气从手上行至头，而下行至足。阴根于阳，阴病极，则并伤其阳；阳病极，则并伤其阴。阳虚者，阴必走；阴虚，者阳必荡。阳虚则外寒，阴虚则内热。阳盛生外热，阴盛生内寒。（原注：阳气不行，阴气乃结。）

阳受风气，风为阳邪也。阴受湿气，湿为阴邪也。阳病者，上行极而下；阴病者，下行极而上，故伤于风者，上先受之（原注：风为天气，极则下行）；伤于湿者，下先受之。（原注：湿为地气，极则上行。邪入于阳则狂，邪入于阴则痹。抟阳则为癫，抟阴则为瘖。）

阴盛则阳病，阳盛则阴病。阳胜则热，阴胜则寒。寒极生热，热极生寒。

阳气起于足五指之表。阳脉者，集于膝下而聚于膝上，故阳气衰阴气盛，则从五指至膝上寒，是为寒厥。阴气起于足五指之里。阴脉者，集于足下而聚于足心，故阴气衰阳气盛，则足下热，是为热厥。

阳胜则身热腠理闭，喘粗为之俯仰，汗不出，齿干，以烦冤腹满死，耐冬不耐夏。阴胜则身寒，汗出（原注：阳虚不能卫外也）身常清，数栗而寒，寒则厥，厥则腹满死，能夏不能冬。

六气为病

风胜则动，热胜则肿，燥胜则干，寒胜则浮（原注：寒变为热，神气乃浮），湿胜则濡泻。

冬伤于寒，春必病温。春伤于风，夏生飧泄。夏伤于暑，秋必痎疟。秋伤于湿，冬生咳嗽。

寒伤形，热伤气，形伤则肿，气伤则痛。

邪气盛则实，精气夺则虚。清气在下，则生飧泄；浊气在上，则生䐜胀。

因于寒，起居如惊神，气乃浮。因于暑，自汗，烦则喘喝，静则多言，体若燔炭，汗出而散。因于湿，首如裹（原注：头目昏重也）。湿热不攘，大筋软短，为拘；小筋弛长，为痿。因于气，为肿。

脾胃论

胃为戊土，属阳。脾为己土，属阴。胃为阳腑，宜通。脾为阴脏，宜藏。人之纳食主胃，运化主脾。脾升则健，下陷则病矣。胃降则和，上逆则病矣。盖太阴湿土，得阳始通，故脾喜干燥也；阳明燥土，得阴自安，故胃气柔润也。仲景急下存津，其治在胃；东垣大升阳气，其治在脾，脾陷者，宜补中益气汤、升阳益胃汤、理中汤；胃燥者，宜玉竹、石斛、麦冬、沙参、麻仁、甘蔗之类。

病后补虚有二法，一补脾，一补胃。如疟痢后，脾气衰弱，饮食不能运化，宜补其脾；伤寒后，胃中津液久耗，新者未生，宜补其胃。补脾用补中、六君子等汤；补胃用二冬、生地、阿胶、梨汁、甘蔗之类。

凡外感之邪久，必归阳明。邪重而有食，则结成燥矢，三承气汤主之；邪轻而无食，则凝为热痰，泻心汤主之，仍视证为加减。

伤寒六经定法

太阳经证

（原注：太阳为寒水之经，主周身之气，又主皮毛，而为肤表之第一层，故风寒必首伤太阳也。太阳病欲解，时从至巳未上。）

太阳之为病，脉浮、头痛、项强，而恶寒。若发热、汗出、脉缓、恶风、鼻鸣、干呕者，风中太阳之肌腠也，宜桂枝汤。若发热、身痛、脉紧、无汗、呕逆而喘者，寒伤阳之肤表也，宜麻黄汤。若无汗而烦躁者，宜大青龙汤。若干呕而咳（原注：有水气），宜小青龙汤。若项背强几几、无汗、恶风者，宜葛根汤。若八九日不解，寒热如疟，面热身痒，以不得小汗故也，宜桂枝麻黄各半汤。若服桂枝汤得汗后，形如疟，日再发者，余邪未解也，宜桂枝二麻黄一汤。

太阳腑证

（原注：表邪不去，必入于里。膀胱为表中之里也。）

太阳证，脉浮、口渴、烦躁、不得眠、小便不利、水入即吐者，膀胱蓄水证也，宜五苓散。若脉沉、面赤、其人如狂、小腹硬满、小便自利者，膀胱蓄血证也，宜桃仁承气汤。

太阳变证

（原注：汗下失宜，或虚其阳，则从少阴。阴化之证，多以太阳少阴为表里也。或伤其阴，则从阳明阳化之证，多以太阳阳明递相传也。）

太阳病发汗太过，遂漏不止，其人恶风、小便难、四肢微急、难以屈伸者，宜桂枝汤加附子。

发汗太过，其人仍发热、心下悸、头眩、身瞤动、振振欲擗地者，真武汤主之。

不应下而下之，续得下利清谷、身疼痛者，先宜四逆汤以救里，后宜桂枝汤以解表。

太阳证误下，遂协热而利、心下痞硬、表里不解者，桂枝理中汤主之。（原注：理中汤加桂枝。）

病发热，头痛，脉反沉，若汗之不瘥，身体疼痛，当救其里，宜四逆汤。大汗、大下利而厥冷者，亦宜四逆汤。

发汗后病不解，反恶寒者，虚故也，宜芍药甘草附子汤。不恶寒，但热者，实也，宜调胃承气汤。

太阳病误下之，微喘者，表未解也，桂枝汤加厚朴、杏仁主之。

太阳病下之后，脉促、胸满者，汗出微恶寒者（原注：阳虚也），宜桂枝去芍药加附子汤。

本桂枝证医反下之，利遂不止、脉促者，表未解也。喘而汗出者，葛根芩连甘草汤主之。

发汗后，无大热而喘者，麻黄杏仁石膏甘草汤主之。

发汗后，身疼痛脉沉迟者，桂枝汤加人参主之。（原注：此荣卫虚也。）

发汗过多，其人叉手冒心、心下悸、欲得按者，归芍桂枝甘草汤主之。（原注：此汗伤心液也。）

发汗后，腹胀满者，厚朴生姜半夏甘草人参汤主之。（原注：此汗伤脾气也。）

发汗后，其人脐下悸，欲作奔豚，黄

苓桂枝甘草大枣汤主之。（原注：此汗伤肾气也。）

伤寒若吐若下后，心下逆满、气上冲胸、起则头眩、脉沉紧、发汗则动经、身为振振摇者，苓桂术甘汤主之。（原注：此汗吐下伤肝脏也。）

误服桂枝汤，汗出不解、大烦大渴、脉洪大者，人参白虎汤主之。

吐下后，七八日不解、表里俱热、时时恶风、大渴而烦、舌上干燥、欲饮水数升者，人参白虎汤主之。

伤寒不大便六七日，头痛、有热、外不解，由于内不通也。下之，里和而表自解矣。与承气汤，病人烦热，汗出则解。又如疟状，日晡所发热，属阳明也。脉实者，宜下之，与承气汤；脉虚者，宜发汗，与桂枝汤。

发汗后，心下痞硬、干噫食臭、胁下有水气、腹中雷鸣、下利者，水停上焦也，宜生姜泻心汤。若误下，而泻利不止、心下痞硬、干呕心烦者，水火不交也，宜甘草泻心汤。

病发于阳而反下之，热入于里，从心至小腹硬满而痛不可近，脉迟者，为大结胸，宜大陷胸汤。若结止在心下、按之始痛、脉浮滑者，宜小陷胸汤。若寒实结胸、无热证者，宜三物白散。若心下痞硬、痛引胁下、干呕短气、汗出不恶寒者，水气在中焦也，宜十枣汤。

汗吐下后，虚烦不眠、胸中窒滞，甚则反覆颠倒、心中懊侬，栀子豆豉汤主之。呕者，加生姜。少气者，加甘草。若烦而腹满、卧起不安者，栀子枳实厚朴汤主之。若大下之后，身热微烦者，水火不交也，栀子干姜汤主之。

伤寒六七日，发热微恶寒、肢节疼痛、微呕、心下支结、外证未去者，柴胡桂枝汤主之。若汗下之后，胸胁微结、小便不利、渴而不呕、往来寒热、头汗心烦者，柴胡桂枝干姜汤主之。

汗吐下后，心下痞硬、噫气不除者，旋覆花代赭石汤主之。

太阳证诸方歌

桂枝汤治太阳风，芍药甘草姜枣同，桂麻相合名各半，太阳如疟此为功。麻黄汤中用桂枝，杏仁甘草四般施，发热恶寒头项痛，伤寒服此汗淋漓。大青龙汤桂麻黄，杏草石膏姜枣藏，太阳无汗兼烦躁，风寒两解此为良。小青龙汤治水气，喘咳呕哕渴利慰，姜桂麻黄芍药甘，细辛半夏兼五味。葛根汤内麻黄襄，二味加入桂枝汤，邪入经输因无汗，有汗加葛去麻黄。五苓散治太阳腑，白术泽泻猪茯苓，膀胱化气添官桂，利便消暑烦渴宁；除桂名为四苓散，无寒但渴服之灵。猪苓汤除桂与术，加入滑阿渴热平。桃仁承气五般奇，甘草硝黄桂枝随，热结膀胱小腹胀，如狂蓄血最相宜。生姜泻心草连芩，半夏干姜大枣参，除却人参倍甘草，甘草泻心虚热平。大陷胸汤大黄硝，甘遂为末二味调；小陷胸汤治小结，黄连半夏瓜蒌饶。三物白散巴豆熬，贝母桔梗倍用饶，白汤和服一钱七，膈上必吐膈下消。十枣汤治水气痞，芫花甘遂大戟与，三皆研末枣汤和，中焦水饮力能去。柴胡桂枝干姜汤，花粉牡蛎芩草襄，已经汗下胸胁满，寒热渴烦宜此方。旋覆代赭用人参，半夏草姜大枣临，重以镇逆咸软坚，痞硬噫气力能禁。

阳明经证

（原注：阳明主里，外候肌肉，内候胃中。阳明病欲解，时从申至戌上。）

何谓阳明经证？曰身热、目痛、鼻干、不得眠、脉浮长、不恶寒、反恶热是也。若兼头痛恶寒，是太阳证未罢也，宜葛根汤；若无头痛恶寒，但见壮热口渴者，是已罢太阳，为阳明经本证也，宜白虎汤。

何谓阳明腑证？曰潮热谵语、手足腋下濈濈然汗出、腹满痛、大便硬是也。

本太阳证治之失法，亡其津液，致太阳之标热合阳明之燥气，脾中精液为其所烁而穷约，谓之脾约，其证小便数、大便硬，此太阳阳明也，宜麻仁丸。

本少阳证治之失法，亡其津液，致少阳之火邪乘胃热而转属阳明，大便为难，此少阳阳明也，宜蜜煎猪胆汁导之。

病人阳气素盛，或有宿食，外邪传入，遂归胃腑，此正阳阳明也，宜三承气汤下之。

阳明下证

（原注：阳明证有呕多者，有硬满止在心下者，有阳气怫郁于表而面赤者，俱不可下。）

伤寒六七日，目中不了了、睛不和、大便难、身微热者，急下之；阳明病发热汗多者，急下之；发汗不解、腹满痛者，急下之，俱宜大承气汤。若汗后而蒸蒸发热、吐后而腹胀满者，宜调胃承气汤。若汗吐下后，亡其精液、微烦、小便数、大便硬者，宜小承气汤。

阳明证诸方歌

白虎汤用石膏煨，知母甘草粳米陪，益以人参生津液，躁烦热渴舌生苔。大承气汤用芒硝，枳实大黄厚朴饶（原注：加人参、熟地，名黄龙汤）；去硝名为小承气，痞硬谵狂在上焦（小承气汤）；益以羌活名三化（汤），中风闭实服之消（小承气汤）；若加芍药麻仁杏，脾约便难服之高。

调胃承气硝黄草，甘缓微和将胃保，不用枳朴伤上焦，中焦燥实服之好。

少阳经证

（原注：少阳主半表半里，不可汗下，法宜和解。少阳病欲解，时从寅至辰上。）

少阳之为病，口苦、咽干、目眩、脉弦是也。若寒热往来、胸胁苦满、默默不欲食、心烦喜呕，为虚火证，宜小柴胡汤。若心中痞硬、郁郁微烦、呕不止者，为实火证，宜大柴胡汤。呕而误下、痞满不痛者，宜半夏泻心汤。

胸中有热而欲呕、胃中有寒而腹痛者，宜黄连汤。

邪已入里、胆火下攻于脾而自利者，宜黄芩汤。胆火上逆于胃而为呕者，宜黄芩汤加半夏、生姜。（原注：以上四证，皆寒热相搏于中也。）

少阳证诸方歌

小柴胡汤和解供，半夏人参甘草从，更用黄芩生姜枣，少阳百病此为宗。大柴胡汤用大黄，枳实芍芩半夏将，煎加姜枣表兼里，妙法内攻并外攘。半夏泻心干姜草，芩连人参与大枣，误下少阳发热呕，痞满心烦服之巧。黄连汤内用干姜，半夏人参甘草藏，更入桂枝兼大枣，寒热平调呕痛亡。黄芩汤里甘芍枣，少阳下利火邪扰，呕益生姜与半夏，胆邪上逆能治疗。

太阴经证

（原注：太阴为湿土，纯阴之脏也。太阴病欲解，时从亥至丑上。）

太阴邪从阴化之证，腹满吐食、自利、不渴、手足自温、脉沉迟是也，理中汤主之。不愈，宜四逆辈。（原注：凡利则津液下注，多见口渴，惟太阴湿土之病不渴。太阴邪从阳化之证，发汗后不解，腹痛，急下之，宜大承气汤；腹满时痛时止者，桂枝汤加芍药主之；大实痛者，桂枝汤加大黄主之。）

太阴证方歌

理中汤主理中乡，甘草人参术黑姜；吐利腹痛阴寒盛，或加附子总扶阳。（原注：理中汤加黄连、茯苓，名连理汤，治伤暑渴泻。）

少阴经证

（原注：肾中水火同具，邪伤其经，或从水化，或从火化，故有寒、热二证。少阴病欲解，时从子至寅上。）

何谓少阴之邪从水化而为寒？曰：脉沉细而微、但欲寐、背恶寒、口中和、腹痛下利清谷、小便白是也，用回阳法治之。

手足厥冷、吐利、小便复利、下利清谷、脉微欲绝者，宜四逆汤。若内寒外热、面赤咽痛，或干呕利止、脉不出、汗出脉微而厥者，宜通脉四逆汤。（原注：假热证宜细认，于脉微、肢厥处辨之。）

少阴下利脉微者，宜白通汤。利不止、厥逆无脉、干呕而烦，白通加人尿猪胆汁汤主之。汗下后不解，烦躁者，茯苓四逆汤主之。

少阴病至四五日，腹痛、小便不利、四肢重肿、自下利，此水气也，宜真武汤。

少阴病得之二三日，口中和、背恶寒者，宜附子汤。若脉沉、手足寒、一身骨节痛者，亦宜附子汤；上吐下利、手足逆冷、烦躁欲死者，吴茱萸汤治之。

何谓少阴之邪从火化而为热？曰：脉沉细而数、但欲寐、内烦外躁，或不卧、口中热、下利清水、小便赤是也，用救阴法治之。

少阴病二三日，火逆咽痛者，宜甘草桔梗汤。若咽中伤生疮、不能言语、声不出者，苦酒汤主之。若寒郁咽中痛者，半夏散主之。若下利、咽痛、胸满心烦者，猪肤汤主之。（原注：猪肤四两，水煎，去渣，加白蜜半盏、米粉二钱，熬匀，服。）

少阴病得之二三日以上，心中烦不得卧，黄连阿胶汤主之。

少阴下利六七日，咳而呕渴、心烦不得眠者，猪苓汤主之。

少阴腹痛，小便不利、下利便脓血者，桃花汤主之。

少阴病四逆，或咳，或悸，或小便不利，或腹中痛，或泄利下重者，四逆散主之。

少阴病得之二三日，口燥咽干者，急下之；六七日腹胀不大便者，急下之；自利清水色纯青、心下痛、口干燥者，急下之，俱宜大承气汤。（原注：此少阴急下三证也。）

少阴证诸方歌

四逆汤中姜附草，三阴厥逆太阳沉；或益姜葱参芍桔，通阳复脉力能任。白通姜附与葱白，或加人尿猪胆汁；热因寒用妙义深，阴盛格阳厥无脉。茯苓四逆人参草，附子干姜同煎好；已经汗下仍烦躁，用此回阳病自了。真武汤壮肾中阳，茯苓术芍附生姜；少阴腹痛有水气，悸眩瞤惕保安康。附子汤中术茯苓，人参芍药共煎斟；少阴身疼骨节痛，手足厥寒六脉沉。吴茱萸汤人参枣，重用生姜温胃好；阳明寒呕少阴利，厥阴头痛皆能保。少阴脉沉反发热，麻黄附子细辛汤；若二三日无里证，麻黄附子甘草汤。苦酒汤将半夏煎，一枚鸡子用黄添，半夏散兼桂枝草，水煎冷服寒郁痊。黄连阿胶救阴伤，芩芍加入鸡子黄，桃花汤用干姜米，赤石脂末调服良。

厥阴经证

（原注：厥阴为木之脏，从热化者多，从寒化者少，以木中有火故也。厥阴病欲解，时从丑至卯上。）

厥阴之为病，消渴，气上撞心，心中疼热，饥而不欲食，食则吐蛔，下之利不止。吐蛔而厥者，乌梅丸主之。久利手足厥寒、脉微欲绝者，当归四逆汤主之。吐下格阳，欲饮即吐者，干姜黄连黄芩人参汤主之。厥逆腹痛、泄利下重者，宜四逆散。热利下重、欲饮水者，白头翁汤主之（原注：白头翁三钱，黄柏二钱，黄连一钱，秦皮钱半）。

脉滑而厥、欲饮水数升者，宜白虎汤。脉结代、心动悸者，宜炙甘草汤。

伤寒阳脉涩阴脉弦，法当腹中急痛，先与小建中汤；不瘥者，小柴胡汤主之。伤寒厥而心下悸者，当先治水，宜茯苓桂枝甘草生姜汤。

厥阴证诸方歌

乌梅丸用细辛桂（枝）。人参附子椒姜配，黄连黄柏及当归，温脏安蛔寒厥退。当归四逆桂枝芍，细辛甘草木通著，再加大枣治厥阴，脉细阳虚由血弱。内有久寒加姜茱，发表温中通脉络。

四逆散中用柴胡，芍药枳实甘草扶，此是阳邪成厥逆，养阴泻热在通疏。

炙甘草汤桂枝参，麦冬生地大麻仁，姜枣阿胶加酒服，心虚脉代结如神。

小建中汤芍药多，桂姜甘草大枣和，加入饴糖补中气，阴虚腹痛服之瘥（原注：小建中汤加黄芪，名黄芪建中汤，治里虚脉急；加当归，名当归建中汤，治血虚）。

《医脉摘要》卷上终

医脉摘要　卷下

庐陵　萧涣唐廉泉氏　辑
广陵　陈宗抟　校订
绍兴　裘庆元　刊行

望面色

额属心火；颐属肾水；左颊肝木；右颊肺金；鼻居中央，脾土是应。青是肝邪，白为肺病，赤乃心热，黄主脾败。（原注：凡面色黄中见青者，肝木乘脾土也，宜平肝扶脾。）若见黑色，肾损可虑。色周于面者，辨其有神无神；色分于部者，审其相生相克。暗淡者，病从内生；紫浊者，邪从外受；憔悴者，郁多；瘦黄者，病久；山根明亮，乃为欲愈之疴；环口黑黧，休医，已绝之肾。（原注：色青为痛，色黑为劳，色赤为风，色黄为便难，色鲜明有留饮。）至如舌卷，囊缩，口张，唇反，发直，齿枯，手撒，目盲，声如鼾睡，口吐白沫，或直视而遗尿，或眉倾而爪脱，或阳绝而汗出如珠，或脾败而泄利无度，皆不治之证也。（原注：惟热证齿燥者，尚可清、可下而愈。）

色青自者风邪，风甚则手足瘈疭。色青黑者寒痛，寒极则舌卷、囊缩。发热头痛而面赤者。阳气怫郁也。烦渴多汗而面赤者，阳明热甚也。足冷面赤者，戴阳也。午后颧赤者，虚火也。白主气虚，多是脱血之候。黑为肾病，半系阴寒之征。黄为脾土正色，须有赤白相兼。黄而明者，湿热也；黄面暗者，湿寒也。

望　舌

（原注：凡舌肿、重舌、木舌，皆热甚也。舌硬、舌强、舌卷、舌短缩，皆危证也。若舌出数寸，舌边如锯齿者，不治。）

舌为心苗连脾经，红润淡黄病不生，白苔表证黄黑里，（黑）干裂热邪（黑）润耗精。

白苔者邪伤气分，胸中有寒也。宜发表和解，不宜攻下。若白苔而燥渴者，温热病也；白苔如积粉者，时疫证也。邪入胃腑，则白苔中黄；邪传少阴，则白中变黑。白苔兼两路黄者，合病也；白中兼两路黑者，夹阴也。白苔多而黄黑苔少、滑润而不燥渴者，表证多也；黑苔多而白苔少，或生芒刺干燥者，里证多也。或尖白根黄，或白根黑，或中心黄黑而滑润，边白，皆半表半里证也。又有伤寒坏病，厚白而燥裂者，邪耗津液也；胃阳素虚，纯白而苔滑者，膈有寒饮也。惟白苔厚如煮熟色者，由里挟寒物留滞不散，心脾气亏而肺气乘之也，用枳实理中汤，间有生者。

黄苔者，阳明腑实也。黄而湿者，热尚浅，不宜便攻。黄而燥者，热已深，可以用下。若黄而生芒刺黑点，甚至瓣裂者，乃热极液干，下证尤急也；有根黄而边尖白、短缩不能伸出者，痰饮夹食也，小承气汤加生姜半夏主之。有苔厚而中青紫、纹裂而舌不干者，阴证夹食也，大承气合附子汁下之（原注：此温下法也）。黑苔，乃少阴肾色。黑而焦裂者，火极似炭之热苔也，宜下之。黑而滑润者，水来克火之寒苔也，当温之。若汗下伤阴、神昏耳聋、舌虽黑而无积苔者，此津枯血燥也，宜炙甘草汤，或六味合生脉散。若夏月中暑，脉虚、口渴、舌中黑而边红润者，此时火燔灼也，宜白虎汤加人参竹叶。（原注：津枯，舌黑而无积苔者，可用温病中之复脉汤。）

灰黑色者，足三阴互病。如以青黄和入黑中，则为灰色也，始由白黄苔而灰黑，或生芒刺、黑点、纹裂干燥者，下证也；淡灰色中起深黑重晕者，温病热病也，宜凉膈散、双解散治之。若初病便见灰色，舌润无苔，此内有寒食，水饮蓄血也，当随证治之。又有感冒夹食，屡经汗下、消导，二便已通，而舌上灰黑未退、润而不燥者，此津液过伤、虚火上炎之象也，急宜养阴。（原注：此证不知而再下，即死。大抵传经热证，灰黑干苔者，皆当攻下泄热，直中三阴。灰黑无苔者，当温经散寒。）

舌红者，心之正色也。红极而鲜，为湿热蕴于心胃及瘟疫热毒内盛也，宜解毒汤、白虎汤。红中有白苔者，夹寒也；红中夹两路灰苔者，温热夹食也；红中有黑苔者，热毒入少阴也；红极有黄黑芒刺者，热毒入腑也；红极有紫黑斑及遍身发斑者，阳毒入心也；红中有紫疮、白疱、裂纹、星点者，皆火炎之象也。惟舌柔嫩如新生，望之似润而实燥涸者，由汗下太过，津液耗竭也，急服生津等药。

紫色者，酒色伤寒或热瘀血分也。深紫而赤者，是阳热酒毒宜用苦寒药解之。淡紫而青润者，是肝肾阴寒，宜吴萸四逆汤温之。若紫中有红斑，或干黄，或灰黑，或短缩者，宜凉膈散。若全紫而干，如煮热猪肝者，难治。

霉酱色苔者，夹食伤寒也，由食填太阴，郁遏中焦，不得发越，久之，腌而成酱色矣。其证腹满、时痛者，桂枝汤加枳、朴、橘、半。因冷食者，加炮姜；痛甚者，加大黄。（原注：霉黄苔舌，由湿热郁滞中宫）。

蓝苔色者，肝脏纯色也。病经汗下，胃气伤极，心火无气，脾土无依，则肺金不生，肝木无制，侮于脾土，故苔色如靛，不治之证。如略见蓝纹而不甚深者，为木受金伤，脏气未绝，脉不沉涩而微弦者，小柴胡汤去黄芩，加炮姜、肉桂主之。

望 目

目喜开者，为阳。目喜闭者，为阴。眼胞渐肿，为有水。目下灰色，为寒饮。目痛，属阳明表证。目赤，为经络热甚。目不了了者，阳明腑实也。目无精光者，肾气素虚也。目瞑、鼻燥而漱水者，阳盛欲衄也。目黄、头汗而恶食者，湿将发黄也。凡目暗、目瞪、目反、目正圆直视、戴眼反折，皆难治。

望 鼻

鼻头色青、腹中冷痛者（原注：木克土也），死。鼻头色微黑者，有水气；色白者，亡血；色赤者，为风；色黄者，胸膈有寒，谷气不化，而有痰积也；色黑枯者，为劳。鼻流清涕者，伤寒也。鼻鸣干呕者，伤风也。鼻孔干而脉浮数者，欲衄也。鼻息鼾而语难出者，风温也。鼻孔扇动，为肺风。鼻如烟煤，为阳毒。

望 唇

唇赤而焦者，脾热。唇赤而肿者，胃热。青黑者，为阴寒。淡白者，为气虚。唇口有疮，为狐惑。唇上燥裂，为热在肌肉。唇齿俱焦黑者，急下之。若唇吻反青，环口黧黑，张口如鱼，出气不复，唇口动颤不止，及人中反者，皆死证也。

闻 声

声音清朗不异平时者，虽病易愈。声重鼻塞者，伤风也。声如瓮中出者，中湿也。语言迟涩者，风痰也。言将终乃复言者，气短也。骂詈不避亲者，神乱发狂也。出言懒怯，先轻后重，是内伤中气也。出言壮厉，先重后轻，是外感邪盛也。诊时攒眉呻吟，苦头痛也；呻吟不能行起，腰足痛也；叫喊以手按心中，脘痛也；诊时吁气者，郁结也；扭而呻者，腹痛也；形羸声哑、痨瘵之不治者，咽中有肺花疮也；暴哑者，风痰伏火，或暴怒叫喊所致也；坐而气促，痰火病也；久病气促，危证也。诊时独言独语，首尾不应，神伤也；新病呃逆，非火即寒也；久病呃逆，胃气欲绝也。（原注：病人语声寂寂然，喜惊呼者，骨节间病；语声暗暗然，不彻者，心膈间病；其声啾啾然，细而长者，头中病。）

问 证

一问起自何日，二问恶寒与发热，三问头痛身腰痛，四问曾否伤食物，五问四肢冷与温，六问呕逆渴不渴，七问胸紧或腹痛，八问二便通与塞，九问口味何所宜，十问喜怒劳忧郁。若诊妇女再精详，须问月信行与歇。问而懒答或点头，不是耳聋即虚怯。

《素问》《灵枢》脉要

人一呼脉再动，一吸脉亦再动，呼吸定息，脉五动，闰以太息，命曰平人（原注：呼出心与肺，吸入肝与肾。一呼脉行三寸，一吸脉行三寸，日夜一万三千五百息）。一呼一动，一吸一动，曰少气（原注：《脉诀》以为败脉，《难经》以为离经脉）。一呼脉三动，一吸脉三动，曰躁（原注：躁动即数脉之状）。尺热，曰病温（原注：尺阴寸阳，阴阳俱热）。尺不热，脉滑，曰病风；脉涩，曰痹（原注：滑为阳盛，涩为血少）。一呼脉四动以上者（原注：《脉诀》以为脱脉，《难经》以为夺精脉），脉绝不至者，脉乍疏乍数者，脉无胃气者（原注：无和缓之象），皆主死。春脉如弦。春脉者肝也，东方木也，万物之所以始生也，故其气来轻软而滑。端直以长，曰弦。弦软如揭长竿末梢，曰肝平；弦实如循长竿，曰肝病；弦劲如新张弓弦，曰肝死（原注：肝死藏浮之弱，按之如索不来，或曲如蛇行者，死）。夏脉如钩。夏脉者心也，南方之火也，万物之所以盛长也，故其气来盛去衰，曰钩。累累如贯珠，曰心平；喘喘连属，其中微曲，曰心病；前曲后居，如操带钩，曰心死（原注：真心脉至坚而抟，如循薏苡子，曰死。心死藏浮之实，如麻豆，按之益躁疾者，死）。秋脉如浮。秋脉者肺也，四方金也，万物之所以收成也，故其气来急去散，轻虚以浮，曰浮。浮缓如落榆荚，曰肺平；浮涩如循鸡羽，曰肺病；浮虚如风吹毛，曰肺死（原注：肺死藏浮之虚，按之弱如葱叶，下无根者，死）。冬脉如营。冬脉者肾也，北方水也，万物之所以合藏也，故其气来沉以抟，曰营。累累如钩，按之而坚，曰肾平；来如引葛，按之益坚，曰肾病；发如夺索，辟如弹石，曰肾死（原注：肾死藏浮之坚，按之乱如转丸，益下入尺者，死）。脾脉者土也，孤脏以灌四旁者也，和柔相离，如鸡践地，曰脾平；实而盈数，如鸡举足，曰脾病；如鸟之喙，如屋之漏，如水之流，曰脾死（原注：脾死藏浮之大坚，按之如覆杯洁洁，状如摇者，死）。五脏皆禀气于胃藏气，不能自致于手太阴，必因于胃气乃至于手太阴而行诸经，故脉以胃气为本（原注：脉来和缓为有胃气）。

脉从阴阳，病易已；逆阴阳，病难已（原注：阳病见阳脉，阴病见阴脉，为顺；阳病见阴脉，阴病见阳脉，为逆）。春夏而脉沉涩，秋冬而脉浮大。或春得秋脉，夏得冬脉，秋得夏脉，冬得长夏脉，命曰逆四时，病难已。风热而脉静，泄而脱血，脉实，病在中；脉虚，病在外；脉涩坚者，皆难治。春不沉，夏不弦，冬不涩，秋不数，是谓四塞。（原注：已虽专旺，而母气已绝。）

经脉为里（原注：直行经隧之里），支而横者为络，络之别者为孙。络经脉不可见其虚实也，以气口知之（原注：气口一名寸口，乃百脉之大要会也）。

饮食入胃，游溢精气，上输于脾。脾气散精，上归于肺。肺朝百脉，输精于皮毛，通调水道，下输膀胱。

脉者，血之府也，长则气治，短则气病，数则烦心，大为病进。上（原注：寸口也）盛，则气高；下（原注：尺中也）盛，则气胀。代则气衰，细则气少，涩则心痛（原注：血少也）。脉至如涌泉，去如弦绝，均不治（原注：右气口急，脉大而数者，中下热而涌，为涌疝。越人）。

邪气盛则实，精气夺则虚。气热脉满是谓重实，滑则从，涩则逆也。尺寸皆虚，是谓重虚，滑则生，涩则死也。肠澼便血，身热则死，寒则生；肠澼下沫，脉沉则生，浮则死（原注：痢疾忌身热脉浮）；肠澼下脓血，脉悬绝则死，滑大则生。癫疾之脉，大滑自已，小坚不治。消瘅病久，脉实大者可治，悬小坚者不治。

脉沉而坚者，病在中；浮而盛者，病在外。小弱以涩者，久病；浮滑而疾者，新病。脉急者，曰疝瘕。少腹痛，脉滑曰风，脉涩曰痹；缓而滑曰热中，盛而紧曰胀。脉一日一夜五十营（原注：昼行阳二十五度，夜行阴二十五度），以营五脏之精。五十动而不一代者，五脏皆受气也；四十动一代者，一脏无气；三十动一代者，二脏无气；二十动一代者，三脏无气；十动一代者，四脏无气；不满十动一代者，五脏无气，预之短期。

腹胀身热而脉大者，腹鸣而满、四肢清、泄而脉大者，衄不止而脉大者，咳且溲血脱形、脉小以劲者，咳且身热脱形、脉小以疾者，皆逆脉也，不过十五日而死。腹大胀、四末清、脱形、泄甚，一逆也；腹胀，便血，其脉大，时绝，二逆也；咳且溲血，形肉脱，脉搏三逆也；呕血，胸满引背，脉小而疾，四逆也；咳呕，腹胀，飧泄，其脉绝，五逆也。如是者，即死。

热病而脉静者，汗已出而脉盛躁者，病泄而脉洪大者，着痹、肉破身热而脉偏绝者，淫而夺形、色白身热、下血衄者，寒热夺形、脉坚搏者，皆为逆脉。

内热甚而脉反不鼓，是阳盛格阴于外也；内寒而脉反鼓甚，是阴盛格阳于外也，是谓脉证相反（原注：脉大而实，其来难者，是厥阴之动，疝气客于膀胱，小腹肿也。越人）。

诊　候

诊法：常以平旦、饮食未进、气血未乱，乃可诊有过之脉。察之有纪，从阴阳始。始之有经，从五行生。生之有度，四时为宜。持脉有道，虚静为保。春日浮，如鱼之游在波；夏日在肤，泛泛乎万物有余；秋日下肤，蛰虫将去；冬日在骨，蛰虫周密。尺外以候肾，尺里以候腹（原注：左尺兼主小肠、膀胱、前阴之病，右尺兼主大肠、后阴之病。喻嘉言云：小肠当候于左尺，大肠、膀胱当候于右尺）；左关以候肝膈，右关以候脾胃；左寸候心与膻中；右寸候肺与胸中（原注：寸主上焦，以候咽喉；关主中焦，以候膈中；尺主下焦，以候腹中）。

浮取之而脉沉，心腹有积也；沉取之而脉浮，身有热也（原注：沉之而大坚、浮之而大紧者，病主在肾）。上部盛而下无（原注：阳气升而不降也），腰足清也；下部盛而上无（原注：阳气降而不升也），头项痛也；按之至骨，脉气少者，腰脊痛而身有痹也。

脉分三部（原注：寸关尺也），有九候（原注：浮中沉也），必先度其形之肥瘦（原注：肥人脉常沉，瘦人脉常浮），以调其气之虚实（原注：肥人血实气虚，瘦人气实血虚）。形盛、脉细、少气不足以息者，危；形瘦、脉大、胸中喘满者，死；形气相得者，生；三五不调者病，独小者病，独大者病，独疾者病，独热者病，独寒者病，独沉伏者病。九候皆沉细弦绝者，死；皆盛躁喘数者，死；乍疏乍数、乍迟乍疾者，死；九候虽调、形肉已脱者，死；目内陷者，死（原注：肾脉涩而不联属者，月事不下）。

脉浮而滑，谓之新病。脉小以涩，谓之久病。

尺肤热甚、脉盛躁者，病温也；盛而滑者，病且出也；尺肤寒、脉小者，泄、少气。

《难经》脉法

关以前者阳之动，浮过而直上鱼者，为溢。此阴乘阳位，为外关内格也。病主外热而液汗不通，内寒而腹满吐食。关以后者阴之动，沉过而直入尺者，为覆。此阳乘阴位，为内关外格也。病主内热而大小便闭，外寒而手足厥冷，均主死。

浮者、长者、滑者，阳也；沉者、短者、涩者，阴也。浮之损小、沉之实大者，阴盛阳虚也；沉之损小、浮之实大者，阳盛阴虚也。（原注：大概脉浮紧者表邪，脉沉实者里邪。）

至脉从下而上，损脉从上而下。一损皮毛，皮聚而毛落；二损血脉，不荣脏腑；三损肌肉，肌肉消瘦，饮食不能为肌肤；四损于筋，筋缓不能自收持；五损于骨，骨痿不能起于床。损其肺者，益其气；损其心者，调其荣卫；损其脾者，调其饮食，适其寒温；损其肝者，缓其中；损其肾者，益其精。

一呼三至、一吸三至，为新病。前大后小，即头痛目眩；前小后大，即腹满气短。

一呼四至、一吸四至，为病甚。脉洪大者，苦烦满；沉细者，腹中痛；滑者，中热；涩者，中湿。

一呼五至、一吸五至，其人当困苦；乍大乍小者，难治。

一呼一至、一吸一至，名曰损。人虽能行，犹当着床，血气皆不足故也。

一呼六至、一吸六至，及再呼一至、再吸一至，皆死脉也。

上部有脉，下部无脉，其人当吐不吐者，死；上部无脉，下部有脉，犹有生机。

病积聚者，脉结若伏。假令脉结伏者内无积聚，脉浮结者外无痼疾，或有积聚而脉不结伏，有痼疾而脉不浮结，为脉不应病，难治。

脉居阴部而反阳脉见者，为阳乘阴脉。虽时沉涩而短，此谓阳中伏阴也。脉居阳部而反阴脉见者，为阴乘阳脉。虽时浮滑而长，此谓阴中伏阳也。

重阳者狂，重阴者癫，脱阳者见鬼，脱阴者目盲。

病若闭目不欲见人，当得肝脉强急而长，反得肺脉浮涩而短者，死也。

病若开目而渴、心下牢者，脉当紧实而数，反得沉濡而微者，死也。

病若吐血、衄衄血者，脉当沉细而反浮大而牢者，死也。

病若谵语妄言，身当有热，脉当洪大而反手足厥冷、脉沉细而微者，死也。

病若大腹而泄，脉当微细而涩，反紧大而滑者，死也。（原注：此五条俱脉证相反。）

《金匮》脉法节录

病人脉浮者在前，其病在表；浮者在后，其病在里。若前后俱浮，则表里兼病也。（原注：关前为阳，表病主阳也。关后为阴，里病主阴也。）

风令脉浮，寒令脉急（原注：急即紧之象）。雾伤皮腠，湿流关节，食伤脾胃，风伤皮毛，热伤血脉，极寒伤经，极热伤络。

经脉动惕者，久而成痿。

夫脉当取太过不及。阳脉微，阴脉弦，即胸痹而痛。所以然者，上焦阳虚而阴邪乘之也。

趺阳脉微弦，法当腹满。不满者，必便难，两胠疼痛。此虚寒欲从下而上也，当以温药服之。（原注：此弦脉，寒从内生，阴邪不散，则阴窍不通，故便难。）

寸脉弦者，即胁下拘急而痛其人啬啬恶寒也。（原注：此弦脉，寒从外至。）

脉数而紧乃弦，状如弓弦，按之不移。脉数弦者，当下其寒。脉紧大而迟者，必心下坚痞；脉大而紧者，阳中有阴，可下之。（原注：下之当以温药。）

夫病人饮水多，必暴喘满。凡食少饮多，水停心下，甚者，则悸；微者，短气；脉双弦者，寒也，皆大下后里虚。脉偏弦者，饮也。

脉得诸沉，当责有水。身体肿重、面目鲜泽、水病脉出者，死。

脉沉细而附骨者，积也。

脉诀歌

浮脉木漂水上如，迟风数热紧寒居。

浮而有力为表实，无力而浮是表虚。水行润下脉来沉，筋骨之间软滑匀。沉迟寒痛沉数热，水蓄气凝是病因，迟来一息至惟三，阳不胜阴气血寒，是司脏病多冷痛，莫把涩虚一例看。数脉一息六至间，阴微阳盛必狂烦，浮为表热沉里热，惟有儿童作吉看。滑脉如珠替替然，往来流利却还前，浮滑多痰沉宿食，如脉调时有孕焉。涩脉短滞往来艰，散止依稀应指间，男主伤精而损血，女非胎病即经难。（原注：如雨沾沙，如刀刮竹，曰涩。）

虚脉无涯类谷空，举之迟大按之松，脉虚身热为伤暑，自汗惊悸又怔忡。实脉指间逼逼强，浮沉皆得大而长，或为阳毒或积食，谵语频频更发狂。长脉迢迢大小匀，反常为病似牵绳，若非阳毒癫痫病，即是阳明热势深。短脉惟寻尺寸中，两头缩缩气不松，浮为血涩沉为痞，寸主头疼尺腹痛。脉来洪盛去还衰，满指滔滔应夏时，病主阴虚阳热甚，若兼泻痢必难医。（原注：洪数俱大而洪有力，微细俱小而微无力。）

微脉轻微瞥瞥乎。按之欲绝有如无，男为劳极气虚候，女作崩中带下医。举如转索切如绳，脉象因之得紧名，总是寒邪来作寇，内为腹痛外身疼。缓脉四至最从容，柳梢袅袅飐轻风，浮缓伤风项背强，沉缓伤湿痿痹同。芤形外实中央空，软而浮大类如葱，火犯阳经血上溢，热侵阴络下流红。弦脉迢迢端直长，肝经木旺土应伤，弦迟寒痛弦数热，疟疾阴疝总难当。（原注：弦为阴为寒。）

革脉形如按鼓皮，芤弦相合脉寒虚，女人半产并崩漏，男子营虚或梦遗。牢脉常居沉伏间，长而实大又微弦，此属寒凝多腹痛，革虚牢实本相悬。濡脉浮细按须轻，水画浮棉力不禁，或为血虚或受湿，急宜温补救真阴，弱来无力按之柔，柔细而沉不见浮，阳陷入阴气血损，恶寒发热骨痿休。（原注：寸弱阳虚，关弱胃虚，尺弱阴虚。）

散似杨花散漫飞，去来无力至难齐；产为生兆胎为坠，久病逢之不必医。细脉如丝应指来，多因劳损卫荣衰，虚人虚证原为顺，吐衄得之生可回。伏脉推筋着骨寻，指下裁动隐然深；伤寒欲汗阳将解，厥逆脐疼证属阴。动脉摇摇数在关，无头无尾豆形圆；阳动汗多阴动热，为痛为惊不得安。促脉数而时一止，此为阳热欲亡阴。三焦郁火炎炎盛，急服清凉脉自平。结脉缓而时一止，独阴偏盛欲亡阳，浮为气滞沉为积，汗下分明在主张。动而中止不能还，复动因而作代观。此是脏衰难应指，休将促结一例看。（原注：促结之止无定数，代则如期而止。）

七绝脉歌

雀啄连来三五啄（肝绝），屋漏半日一点落（胃绝），弹石硬来寻即散（肾绝），搭指散乳如解索（脾绝），鱼翔似有亦似无（心绝），虾游静中一跳跃（大肠绝），更有釜沸涌如羹（肺绝），旦占夕死不须药。

妇人脉法

（原注：女子左关弦长而出鱼际者，血盛、思男之候也）。

妇人两尺盛于两寸，常也。若肾脉沉涩，或肝脉沉紧者，经闭不调也。尺脉微迟，为居经，月事三月一下，血气不足也。尺大而旺、搏指有力者，孕也。三部浮沉相等，无他病而经停者，亦孕也（原注：两寸浮大、两关滑利、两尺滑实带数，此胎脉也）。左寸动滑，左尺实大，为男；右寸动滑，右尺实大，为女（原注：寸动男，尺动女。寸口滑实为男，尺中滑实为女。两寸俱滑实，为双男。两尺俱滑实，为双女。左寸右尺俱滑实，为一男一女）。若体弱之妇，尺内按之不绝，便是有子。月断病多，六脉不病，亦为有子。妇人不月，脉滑而代者，两月胎息也；滑疾而散者，胎已三月也；重手按之滑疾不散者，五月也；妊娠脉实大者，吉；沉细者，难产；脉革者，坠胎；离经者，产期。

小儿脉法

小儿五岁以下，气血未盛，经脉未充，无以别其脉象，故以食指络脉之形于外者察之。食指第一节寅位，为风关；第二节卯位，为气关；第三节辰位，为命关。以男左女右为则。纹色紫曰热，红曰伤寒，青曰惊风，白曰疳疾，淡黄隐隐为无病，黑色曰危。在风关为轻，气关为重，命关为危。脉纹入掌为内钩纹，弯内为风寒，弯外为食积。及五岁以上，乃以一指取寸关尺之处。常以六至为率，加则为热，减则为寒，皆如诊大人法。小儿脉乱、身热、汗出、不食、食即吐出，为变蒸。四末独冷，鼓栗恶寒，面赤气和，涕泪交至，必为痘疹。半岁以下，于额前眉端发际之间，以名中食三指候之，食指近发为上，名指近眉为下，中指为中。三指俱热，外感于风，鼻塞咳嗽；三指俱冷，外感于寒，内伤饮食，发热吐泻。食、中二指热，主上热下寒；名、中二指热，主夹惊；食指热，主食滞。

小儿惊纹主病歌

指纹何故忽然浮？邪在皮肤未足愁。腠理不通为表证，急行疏解汗之瘳（原注：纹直而细者，为虚寒少气，难愈。粗而色显者，为邪干正气，易治。纹中有断续如流珠形者，为宿食）。

若见关纹渐渐沉，须知入里病方深。莫将风药轻相试，合向阳明证里寻。身安定见红黄色，红艳多从寒里得，淡红隐隐本虚寒，莫把深红认为热。关纹见紫热之征，青色为风木所称，伤食紫青痰气逆，三关青黑祸难胜。指纹淡淡亦堪惊，总是先天禀赋轻。脾胃本虚中气弱，切防攻伐损胎婴。关纹涩滞甚因由？邪遏阴荣卫气留。食郁中焦痰热炽，不行推荡更何求。纹形弓反里，咳嗽感寒因。纹形弓反外，热痰夹食惊。流珠与长珠，伤食腹痛频。如枪或如针，热痰风不宁。来蛇有湿热，呕逆成疳积。去蛇伤饮食，渴烦而吐泻。形乱如鱼骨，惊痰身发热。形分如水字，饮食有停滞。透关射指中，风热痰结胸。透关直射甲，肝旺脾受克。

名医脉论

凡内伤证，左脉常细而涩，右脉多浮而大（原注：疟病之脉，亦两手不一）。盖阳气下陷，不能生阴，故血枯而左脉细涩；脾胃亏损，不能生金，故气虚而右脉浮大。（张石顽）

凡虚损证脉浮大者，属阳虚；细数者，属阴虚。芤为失血。若两手俱芤，中有一部独弦者，为有瘀蓄未尽，当去其瘀；若见数大者，为火旺；弦数者，为骨蒸，均

难治。（张石顽）

虚损转潮热、泄泻，脉短数者，为无胃气，不治；脉小而数者，亦不治。

尺中弦急者，必因房劳发热，若关尺俱弦细而急者，不治。

脉微者薄也，为阳气虚不能卫其外，宜通脉四逆汤；细者小也，为阴血虚不能荣其中，宜当归建中汤。（陈修园）（原注：尺脉微者为里急，禁汗，禁下。）

妇女之脉，两尺涩而不连属者，闭经之象也。

肺气素虚之人，及久嗽伤肺者，偶有感冒微发热、头疼，脉必浮大而虚，切忌服发散药。一发则肺气耗散，不能安卧，只须葱白豆豉汤足矣。

凡脉乍大乍小、时沉时浮者，乃血气虚而随火用事也，宜归脾加减调之。

风寒之脉，左手浮大而紧。温病之脉，右手浮大而数。

凡房劳而眩晕者，左脉涩，而右手关尺必浮弦而长。（萧廉泉）

凡左手寸关浮缓而弦、余脉如常者，乃上部有风热也。

左寸浮大而散，右寸浮涩而短；左关弦软而长，右关缓大而软；两尺沉滑而搏，皆平脉也。

浮脉要尺中有力，为先天肾水可恃，发表无虞。沉脉要右关有力，为后天脾胃可凭，攻下无虞。（盛启东）

六部脉中，有少冲和之气者，即是病脉。或反见他脏之脉，是本脏气衰，而他脏之气乘之也。如脾胃虚损，则肝木乘之，故肝强脾弱，右关脉必弦也。（石顽）

贵人脉，常清虚流利。富人脉，常和滑有神。贱者之脉，多壅浊。贫者之脉，多蹇涩。先富贵而后贱，则气郁血衰，脉必不能流利和滑也。（石顽）

富贵之人恒劳，心肾精血内戕，病脉多虚，纵有表里客邪，不胜大汗大下，全以顾虑元气为主。贫贱之人藜藿充肠，风霜切体，筋骸素惯疲劳，脏腑多系坚固，即有病苦忧劳，不能便伤神志，一以攻发为先。（石顽）

肥人肌肉丰厚，胃气沉潜，初感风寒，未得即见表脉，但鼻塞声重，涕唾稠黏即是风寒所伤。若虽鼻塞声重，而咳痰不出，极力咯之，乃得一线黏痰，甚则咽腭肿胀者，乃风热也。瘦人肌肉浅薄，胃气外泄，即发热头痛，脉来浮数，多属于火，但于辛凉发散之中当顾其阴。（石顽）

西北之人，惯受风寒，素食煤火，外内坚固，所以脉多沉实，一切表里诸邪，不伤则已，伤则必重，非大汗大下不能中病。滇粤之人恒受瘴热，惯食槟榔，表里疏豁，所以脉多微数，按之少实，搏有风寒只宜清解，不得轻用发散。江南之人禀赋最薄，脉多不实，且偏属东方木，火最盛，故温病为多，搏发热身痛，不可大发其汗，只宜轻剂解肌。（石顽）

新病虽各部脉脱，中部存者，是有胃气，可治。久病而右手关尺软弱，按之有神，可卜精血之末艾，他部虽危，治之可生；若尺中弦急，按之搏指，或细弱脱绝者，不治。（石顽）

下指浮大，按久索然者，正气大虚之象。下指濡弱，久按搏指者，里病表和之象。下指微弦，按久和缓者，久病问安之象。大抵病人之脉，下指虽见乏力，或弦细不和，按至十余至渐和者，必能收功。若下指似和，按久微涩，不能应指，或渐觉弦硬者，必难取效。（石顽）

凡温热病，脉以数盛有力为顺，细小

无力为逆。得汗后，脉不衰，反盛躁，尤逆也。六阳之脉，偏于浮大，其沉候，即在常脉之中候，非沉候，全无也。六阴之脉，偏于沉细，其浮候，即在常脉之中候，非浮候，全无也。（费晋卿）

脉大而无力，为阳虚。脉散而无力，有阴虚。（薛立斋）

凡脉弱而停至者，乃内伤之证，急宜补气血以调之，缓则不治。（萧廉泉）

费晋卿脉法歌

脉乃命脉，气血统宗。气能率血，气行血从。右寸为肺，所以主气；百脉上通，呼吸所击。左寸为心，生血之经；一气一血，赖以养形。其在右关，脾胃属土，仓廪之官，水谷之府。其在左关，肝胆之部，风阳易动，不宜暴怒。右尺合门，釜下之火，日用必需，是可补助。左尺肾水，性命之根，与右尺火，并号神门。部位既明，当知脉象；切脉之时，不宜孟浪。以我中指，先按关上，前后二指，寸尺相向。脉有七诊，浮中及沉，左右判别，上阳下阴。九候之法，即浮中沉，三而三之，分部推寻。别有一种，名曰斜飞，尺则犹是寸关相违。更有一种，正位全无，反出关后，大象模糊。男脉左大，女脉右盛；男子寸强，女子尺胜。脉应四时，递相判别，春弦夏洪，秋毛冬石。五脏之脉，各部分见，先能知常，方能知变。心脉浮大，肺脉浮涩，肝脉沉弦，肾脉沉实。脾胃之脉，和缓得中，右尺命火，与心脉同。临诊脉时，虚心静气，虚则能精，静则能细。以心之灵，通于指端，指到心到，会悟参观。脉来太过，外感为病；脉来不及，内伤之证。人之大气，积于胸中，呼吸出入，上下流通。呼出之气，由心达肺；吸入之气，肝肾相济。呼吸定息，迟数可别，一息四至，和平之极；五至为常，亦无差忒；三至为迟，迟乃寒结；二损一败，不可复活；六至为数，数即病热；七至为疾，热甚危急；若八九至，阳竭阴绝。浮脉在上，轻按即得，肌肤之间，百不失一。沉脉在下，主里主阴，按至筋骨，受病最深。浮沉迟数，脉之大端，四者既明，余脉详看。大纲秩然，条目宜审，滑涩虚实，亦为要领。浮脉上泛，如水漂木，轻取即得，重按不足。芤脉如葱，轻平而空，浮沉俱有，但虚其中。如按鼓皮，其名曰革，中沉俱空，阳亢阴竭。肌肉之下，其脉为沉，重按乃得，病发于阴。弦大而沉，厥名曰牢，气凝血结，浊阴混淆。沉极为伏，三候如无，气机闭塞，真阳已孤。迟脉为寒，气凝血滞，若损与败，不可复治。迟而一止，其名曰结，气血错乱，兼主冷积。结虽时止，至数无常。代则有定，气血消亡。数脉气热，其阴必虚，若因风火，则为有余。热甚则疾，一息七至，八九为极，烦冤而死。数而一止，其脉为促，多主肺痈，郁热阳毒。滑脉主痰，亦主诸气，气盛痰多，往来流利。动脉如豆，多见于关，若在寸尺，阴阳两悭。涩为血少，往来涩滞，血不养气，艰难而至。虚脉如何？往来无力，浮中如常，沉候亏缺。濡脉浮小，如水漂棉，轻取无力，重按豁然。微脉更虚，有无之间，气血亏损，病势颠连。散脉无定，涣而不收，元气将败，如水浮沤。弱脉在下，似弦非弦，沉细而软，不宜壮年。细则更沉，如发如丝，行于筋骨，虚寒可知。短脉气病，见于寸尺，不能满部，真阳遏抑。实脉之来，三候有力，更大于牢，邪滞郁结。洪脉上涌，与洪水同，泛泛不已，热盛于中。大脉较阔，来刚去柔，正虚邪盛，病进可忧。弦脉劲直，如张弓弦，木旺克土，痰饮连绵。弦而弹转，其脉为紧，为寒为痛，浮沉宜审。寸尺之脉，有时而长，过于本位，毗阴毗阳。惟有缓脉，悠悠扬扬，是为胃气，见之吉祥。别有一种，怠缓近迟，血虚气弱，积湿可知。一切病证，不外三因，何证何脉，辨之贵真。不能殚述，自可引伸；神而明之，存乎其人。

附：时方歌

补可扶弱之剂（歌十首，方二十四）

四君子汤中和义，参术茯苓甘草比，益以（半）夏陈（皮）名六君（子汤），祛痰补气阳虚饵。除却半夏名（五味）异功（散），或加（木）香砂（仁）胃寒使。脾虚泄泻宜七味（白术散），藿（香干）葛木香四君子（原注：四君子加黄芪、山药，名正元丹）。

补中（益气汤人）参草术归陈，芪得升（麻）柴（胡）用更神；劳倦内伤功独擅，阳虚外感亦堪珍。

血虚身热有奇方，须用当归补血汤，五倍黄芪归一分，真阴濡布在扶阳。

一切气虚保元汤，芪外参内草中央，加（肉）桂能生命门气，痘疮灰陷与清浆。四物（汤生）地归芍药芎，血家百病此方通。八珍合入四君子，气血平调补化工。益以黄芪兼肉桂，十全大补（汤）补方雄。去芎加（五）味陈（皮）远志，人参养荣（汤）法建中（原注：四物汤加参、芪，名圣愈汤）。

天王补心（丹）元（参）丹（参人）参，生地（天、麦）二冬柏子仁，远志枣仁归五味，茯苓桔梗朱砂寻。

六味地黄（丸）山茱肉，丹皮泽泻苓山药，火衰附子肉桂加（名桂附八味丸），水亏黄柏知母著（名知柏地黄丸）。劳嗽（加）五味名都气（丸），八仙长寿（丸）麦（冬五）味酌。桂附八味加车（前牛）膝，丸名肾气蛊胀作（原注：桂附八味丸加玄参、芍药，名十味地黄丸，治上热下寒）。

归脾汤用术参芪，归草茯神远志随，酸枣木香龙眼肉，煎加姜枣益心脾。

托里十宣（散）参芪芎，桂心白芷（厚）朴防风，甘桔（梗）当归酒调服，疡痈脉弱赖之充。

阴盛阳虚汗自流，肾阳欲脱附（子人）参求（名参附汤），脾阳遏郁术和附（名术附汤），若卫阳虚芪附投（名芪附汤）。（原注：术附汤加姜、枣、甘草，名近效白术汤）。

重可镇逆之剂（歌七首，方八）

磁朱丸最构阴阳，神曲能俾谷气昌，内障黑花聋并治，若医癫痫有奇长。（苏子）降气汤中苏半（夏生）姜，前（胡）陈（皮茯）苓朴草沉香，风寒咳嗽痰涎喘，肺气不行宜此方。

（朱砂）安神丸剂在清凉，归草朱（砂黄）连生地黄，昏乱怔忡时不寐，操存须令守此乡。

四磨汤治七情侵，乌药参槟（榔）及黑沉（香），磨汁微煎调逆气，虚中实证此方寻。

镇纳浮阳黑锡丹，硫黄入锡结成团，胡芦（巴破）故纸（小）茴沉（香）木（香），（肉）桂附金铃肉蔻丸。

镇阴煎用熟地甘，附（子肉）桂牛膝

泽泻兼，全真一气（汤入）参（麦）冬（五）味，附术（熟）地牛（膝）降火炎。

二加龙骨治虚劳，男子失精女梦交；牡蛎白薇兼附子，（白）芍甘（草生）姜枣去浮器。

轻可去实之剂（歌十七者，方十九）

人参败毒（散）茯苓草，枳（壳）桔柴前（胡）羌独（活川）芎，薄荷少许姜三片，时行感冒有奇功。去参加入防（风）荆芥，荆防败毒（散）消热风；若入连翘金银花，连翘败毒（散）治疮痈。（原注：本方加陈米，名仓廪散。）

九味羌活（汤，一名冲和汤）用防风，细辛苍（术白）芷与川芎，黄芩生地同甘草，三阳解表益姜葱。

参苏饮内用陈皮，枳壳前胡半夏随，干葛木香甘桔茯，内伤外感此方奇。

香（附）苏饮内草陈皮，汗顾阴阳用颇奇，荆芥芎防（风）秦艽蔓（荆字），解肌轻剂虚人宜。

钱氏升麻葛根汤，芍药甘草合成方，阳明发热兼头痛，下利发斑痘疹良（原注：升麻葛根汤加人参、秦艽、桂枝、白芷、防风、葱白，治中风口眼㖞斜，名秦艽升麻汤）。

藿香正气（散）大腹苏，芷桔二陈（汤）术朴俱，加入枣姜和胃土，感伤岚瘴力能驱。

五积散治五般积，麻黄苍（术白）芷芍归芎，枳桔桂姜甘茯薄，陈皮半夏益姜葱。

小续命汤桂（枝）附芎，麻黄参芍杏防风，薄荷半夏归甘草，风中诸经以此通。四时合病在三阳，柴葛解肌（汤）柴葛羌，白芷桔芩膏芍草，利减石膏呕（加）半姜。

苍耳散中用薄荷，辛夷白芷四般和，姜葱调服疏肝肺，清升浊降鼻渊瘥。

川芎茶调散荆防（风），（细）辛芷薄荷甘草羌，目昏鼻塞风攻上，正偏头痛悉平康（一加僵蚕、菊花）。

葛根汤内麻黄襄，二味加入桂枝汤，二阳合病自下利，无汗恶风项背强。

鸡鸣散是绝奇方，苏叶吴萸桔梗（生）姜，（木）瓜橘槟（榔）煎冷服，肿浮脚气效彰彰。

普济消毒（饮）板蓝根，翘荷甘桔与玄参，僵蚕马勃牛蒡子，荆芥银花鲜苇烹。

辛凉平剂银（花连）翘散，桔梗薄荷豆豉淡，竹叶牛（蒡）甘荆芥穗，清肃上焦温热减。

升阳散火（汤）羌柴防，参苓加入升葛汤，胃虚食冷脾阳郁，发热恶寒此剂良。

二陈（汤）平胃（散）威灵仙，柴苓青皮槟（榔生）姜添，无汗（加）麻黄头痛（加白）芷，湿寒疟疾此方先。

宣可决壅之剂（歌三首，方五）

稀涎汤用皂（角）半（夏白）矾，卒中风痰姜汤添，更有通关（散细）辛皂末，吹来得嚏生可还。

逍遥散用当归芍，柴苓术草加姜薄，取郁除蒸功最奇，调经八味（逍遥散粉）丹（皮山）栀著。

真人活命（饮）金银花，防芷归陈草节加，贝母天化兼乳没，穿山皂刺酒煎嘉。

通可行滞之剂（歌五首，方六）

导赤（散）生地与木通，草稍竹叶四般攻；口糜茎痛兼淋沥，泻火功归补水中。

五淋散用草栀仁，归芍灯心赤茯苓，

热入膀胱便不利，调行水道妙通神。

溺癃不渴下焦枯，知（母黄）柏同行肉桂扶，丸号通关能利水，又名滋肾补阴虚。

六一散中滑石甘，夏天中暑渴兼烦，益元（散）再入朱砂研，泻北玄机在补南。抑木和中（汤）白蒺藜，郁金二术青陈皮，当归砂半茯苓朴，佛手檀香木香随。

泄可去闭之剂（歌五首，方六）

（干）姜（巴）豆大黄备急丸，专攻闭痛及停寒，更疗中恶人昏倒，阴结垂危得此安。

温脾（汤）桂附与干姜，朴草同行佐大黄泄泻流连知痼冷，温通并用效非常。

防风通圣（散）大黄硝，荆芥麻黄栀芍翘，甘桔芎归膏滑石，薄荷芩术解三焦（原注：加人参、熟地、黄柏、黄连、羌活、独活、天麻、全蝎、细辛，名驱风至宝丹，治诸风热）。

凉膈（散芒）硝黄栀子翘，黄芩甘草薄荷饶，再加竹叶调蜂蜜，膈上如焚一服消。

失（笑）散蒲黄及五灵（脂），血迷心窍酒煎斟，山楂一味（童）便（饴）糖入，独圣（散）功专疗血停。

滑可去著之剂（歌七首，方七）

初痢多宗芍药汤，芩连归草桂（枝）槟（榔木）香，血多地榆槐花入，寒益黑姜热大黄。

隐君遗下滚痰方，礞石（滚痰丸）黄芩及大黄，少佐沉香为引导，顽痰怪证力能匡。

地黄饮子少阴痱，桂附苁苓薄荷（山）萸，麦（冬五）味远（志昌）蒲巴战斛，舌喑足废此方宜。

安行独语病如狂，无热脉浮己地汤，防己防风桂枝草，汁和生地疗风飏。

脾缓中风解语汤，舌强不语用羌防，天麻桂附羚羊角，甘草枣仁竹沥姜。

催生保产（无忧散）有良方，朴艾归芎荆芥羌，芪芍菟丝枳贝草，生姜煎服子母康（朴艾七分，芪芥八分，枳壳六分，川贝一钱，归芎钱半，菟丝子一钱四分，羌草五分，芍钱二分，姜三片，催生去艾加红花七分）。

侯氏黑散菊花芩，参术归芎姜桂（枝细）辛，防风牡蛎矾苓桔，为散填空酒服灵。

涩可固脱之剂（歌九首，方十）

火炎盗汗六黄汤，二地芩连柏与当，倍用黄芪偏走表，苦坚妙用敛浮阳。

卫阳不固汗洋洋，急用黄芪附子汤，止汗又传微汗出，玉屏风散术芪防。

下血淋漓治颇难，济生遗下乌梅丸，僵蚕炒研乌梅捣，醋下几回病即安。

真人养脏（汤）木香诃（子），肉蔻当归粟壳多，术芍桂参甘草共，脱肛久痢即安和。

斗门原有秘传方，黑豆干姜芍药良，甘草地榆罂粟壳，痢门逆证总堪尝。

四神（丸）故纸与吴萸，肉蔻除油五味须，大枣生姜同煮烂，五更肾泻火衰扶。

金锁固精（丸）芡莲胡，龙骨牡蛎沙蒺藜，连粉糊丸盐酒下，涩精秘气止滑遗。妄梦遗精封髓丹，砂仁黄柏草和丸，盐汤调下交水火，封固肾藏梦魂安。

甲乙归藏（汤治隔宵难睡）夜交藤，龙齿柴（胡类醋炒）簿柏子仁，生地芍归珍珠母，枣沉夜合花丹参。

湿可润燥之剂（歌三首，方三）

救肺汤中杏石膏，人参甘草与阿胶，枇杷（脂）麻麦（冬）干桑叶，解郁滋干拯肺劳。

琼玉膏中生地黄，参苓白蜜炼膏尝，肺枯干咳虚劳证，金水相滋效倍彰。

生胀（散）麦冬五味参，保肺清心治暑淫，气少汗多兼口渴，病危脉绝急煎斟。

燥可去湿之剂（歌六首，方九）

平胃散中苍术朴，陈皮甘草四般药，除湿散满驱瘴岚，调味诸方从此扩。或合二陈（汤名平陈汤）或五苓（散名胃苓汤），硝黄麦（芽神）曲均堪著，若合小柴（胡汤）名柴平（汤），煎加姜枣除食疟。

葛花解醒（汤）木香砂（仁），二苓参术蔻仁加，神曲干姜陈滓泻，温中利湿酒伤瘥。

五皮饮用五般皮，陈茯姜桑大腹奇，或用五加易桑白，脾虚腹胀此方宜。

二陈汤中半夏陈，益以茯苓甘草神，利气调中兼去湿，诸凡痰饮此为珍。

萆薢分清（饮）石菖蒲，草梢乌药智仁扶，或益茯苓盐少许，遗精白浊化为无。腰疼如带五千钱，肾着汤方古所传，甘草茯苓干姜术，补脾行水是真诠。

寒能胜热之剂（歌十三首，方十五）

泻白（散）桑皮地骨皮，甘草粳米四般宜。秋伤燥令成痰嗽，火气乘金此法奇。甘露（饮）二冬二地均，枇杷（叶黄）芩枳（壳石）斛茵陈，合和甘草平虚热，口烂龈糜吐衄珍。

（吴）茱（一分）连（六分）六一左金丸，肝郁胁疼吞吐酸，更有痢门通用剂，（木）香（黄）连丸子服之安。

温胆汤方本二陈（汤），竹茹枳实合和匀，不眠惊悸虚烦呕，日暖风和木气伸。

龙胆泻肝（汤木）通泽柴，车前生地草归偕，栀芩一派清凉品，湿热肝邪力可排。

党归芦荟（丸）黛栀将，木麝二香及四黄（黄芩、黄连、黄柏、大黄），龙胆共成十一味，肝经实火此丸攘。

犀角地黄（汤）芍药丹（皮），血升胃热火邪干，斑黄阳毒皆堪治，或益柴芩总伐肝。

四生丸用叶三般，艾（叶侧）柏（叶皆用鲜）鲜荷（叶大）生地斑，共捣成团入水化，血随火降一时还。

黄连解毒汤四味，黄柏黄芩栀子备，燥狂大热呕不眠，吐衄斑黄均可使。若云三黄石膏汤，再益麻黄及豆豉，此系伤寒温毒盛，三焦表里相兼治。

清骨散用银柴胡，胡连秦艽鳖甲符，地骨青蒿知母草，骨蒸痨热保无虞。

竹叶石膏汤人参，麦冬半夏与同斟，甘草生姜兼粳米，暑烦热渴脉虚寻。

地骨皮散四物（汤）兼，益以丹皮合三钱，阴虚火旺骨蒸热，滋肾清肝治不眠。

清营汤用玄丹参，犀角黄连竹叶心，生地麦冬银翘入，暑温谵语急煎斟。

热可制寒之剂（歌四首，方四）

回阳救急（汤）用六君，桂附干姜五味群，加麝三厘猪胆汁，三阴寒厥见奇勋。

益元（汤）艾附与干姜，麦（冬五）味知（母黄）连参草将，葱白童便为引导，内寒外热是奇方。

三生饮用（天南）星附（子川）乌，三皆生用木香扶，加参对半扶元气，卒中痰迷服之苏。

扶阳助胃（汤）吴茱萸，附（子肉）桂干姜芍陈皮，草蔻智仁甘（草）白术，虚寒上逆胃痛除。

附：《药性赋》三篇

庐陵　萧涣唐廉泉氏　撰

甘性药类（凡六十种）

（黄芪）达表补虚，（白术）健脾燥湿，（地黄）有滋肾填髓之功，（人参）擅养阴生津之益。（甘草）解毒而和中，（饴糖）益荣以止渴，助脾固肾（山药）为良，利水宁心（茯苓）难得。（龙骨）降逆而安神，（鹿茸）益精而生血，补中益气多服（鹿胶），消痞软坚无如（鳖甲）。（天门冬）除湿清火，能疗偏枯。（麦门冬）润燥生津，兼通络脉，镇心宜用（朱砂），定魄还须（珀琥），（黑芝麻）润肺通肠，（赤石脂）燥湿除热。补脾益胃，久食（黄精）解毒，调中共推（白蜜），固肾者（续断），强阴者（苁蓉）。（石斛）益脾清肺，（葳蕤）除热祛风，（使君子）消积健脾，（蒲公英）散肿治痈，（乌梅）敛肝而清热，（扁豆）下气以和中。养血安胎（阿胶）为最，软坚敛汗（牡蛎）有功。（白石英、紫石英）温中无异，（菟丝子、覆盆子）益髓相同。（牛膝）治痿，（龟甲）益阴，（杞子）滋肾，（枣仁）宁心，（杜仲）能健腰膝，（琐阳）最壮骨筋。（土茯苓）治痈解毒，（山茱肉）敛火涩精。消毒祛风（银花）为上，安中益气（大枣）堪珍，（苡仁）理拘挛而除湿，（柏实）养心气而平惊。明目养肝，（益母、蒺藜）俱重，壮阳起痿，（胡芦、巴戟）同称。（猪苓）利水，（羊藿）益阴。补心脾者（益智），涩精气者（金樱）。（桑螵蛸）之固肾，（骨碎补）之强筋。（五味）则肺气能敛，（木瓜）则脚气可平。（龙眼肉）补心神，暂时见效。（何首乌）止血脱，久疟宜寻。

辛性药类（凡八十二种）

散风先用（白芷），发汗无如（麻黄），追风者（羌活、独活），降气者（沉香、木香）。（葛根）退大热而升胃气，（细辛）散逆邪而理湿伤。（苏叶）疏畅肺脾，（梗）宽中而（子）下气；（桂枝）调和荣卫，（肉桂）达下而（桂心）通阳。（天麻）有除湿祛风之效，（升麻）擅解毒辟疫之长。发汗祛寒须加（葱白），散邪止呕必用（生姜），（桔梗、杏仁）泻肺邪而喘止，（防风、荆芥）疏肝郁而痛亡。欲疗肢节之拘挛，（秦艽）为上；若治腰膝之痹痛，（狗脊）最良。（薄荷）散风消肿，浮于头面，（香薷）清暑定霍，乱于中脏。（附子）回阳，（半夏）降逆，（故纸）温肾助脾，（干姜）逐寒去湿，（橘皮）行气而消痰，（青皮）破滞而散结。（吴萸、川椒）俱能下气温中，（神曲、砂仁）总是理脾消食。（藿香）止呕而辟邪，（丁香）调中而除哕。（白蔻、肉蔻）并温胃阳，（麦芽、谷芽）皆消肠积。（艾叶）暖中而安胎，（芥子）豁痰而舒胁。（枳壳、香附）散郁滞以何难，（厚朴、槟榔）除胀满而有益。润燥除湿者（贝母），祛风燥痰者（南星）。（当归）养血清火，（川芎）活血调精。（麝香）通窍而治痫，（虎骨）辟邪而镇惊。（天仙藤）疏气活血，（地肤子）利便通淋。（远志）安心神能益智慧，（菖蒲）开心窍兼出声音。（红花）破血气之滞，（乌药）散恶气之侵。利窍开关（皂角、木通）异用，下气行水，（腹皮、防己）并称。（牵牛）则气肿能下，（僵蚕）则肝风可平。行血散瘀药宜（泽兰、胡索），明目退翳，草取（木贼、谷精）。（茴香）治疝气，（辛夷）治鼻渊，（苍术）燥湿发汗，（灵脂）散血通肝。（旋覆花）气结能下，（款冬花）喘咳能安。（没药、乳香）活血而消肿痛，（芜夷、芦荟）杀虫而治惊肝。久疟非（常山）不截，冷积非（巴豆）不痊，是皆辛温之味，实司攻散之端。

苦性药类（凡九十二种）

（黄连）泻心经之邪，（黄芩）除肠胃之热。（知母）降火而滋阴，（黄柏）清热而燥湿。（瓜蒌）能解胸膺，（花粉）最生津液。（桃仁、茜草）治心腹之血瘀，（芒硝、大黄）荡脏腑之热积。达少阳而平寒热，（柴胡）无双；清阳明而止渴烦，（石膏）第一。（芍药）则行血平肝，（丹皮）则除热散结。利湿消水，（车前、泽泻）同功，解毒清心，（连翘、苦参）得力。（丹参）能去心邪，（紫菀）惟下气逆，（龙胆草）能伐肝邪，（马兜铃）专散肺郁。欲清头目而降下，须用（菊花）；若通经络以去烦，无如（竹沥）。（竹茹）清胃火，（桑皮）泻肺金，（槐花）去邪疗痔，柏（叶）凉血益阴，（瞿麦）逐膀胱湿热，（萹蓄）治黄疸热淋。血热在下焦，（地榆）可去；水湿归脏腑，（大戟）能平。（茅根、芦根）清胃热而呕止，（通草、灯草）降心火而下行。（羚羊角）清热明目，（夏枯草）散结消瘿。（鹤虱、雷丸）能杀虫而消积，（牛黄、蝉蜕）最治痫而镇惊。退骨蒸者（青蒿），解毒者（紫草）。（蒲黄）能散血瘀，（滑石）最利水道。（青黛）则肝热能消，（白薇）则血厥可疗。行消肿者，（甘遂、芫花）；润下软坚者，（昆布、海藻）。辟邪解毒，（犀角）通灵。蠲痹祛风，（豨莶）最妙。（三棱、莪术）俱有伐肝之功，（郁金、姜黄），均为引血之草。（山楂）之消肉食，（钩藤）之治痫惊，（前胡）宽中下气，（萆薢）去浊分清。泻肺气者（葶苈），祛头风者（蔓荆）。（元参）散火而滋肾，（沙参）益肺而清心。（竹叶）则除烦解渴，（栀仁）则引热下行。（白头翁）主治热痢，（青葙子）最清肝经。（五加皮）祛风活血，（五倍子）敛汗涩精。（茵陈）治疸黄，在除湿而清热，（诃子）止滑泻，能敛肺以开音。（桑寄生）养血安胎，腰痛需用；（杜牛膝）散血解毒，喉痹急寻。（秦皮）解热痢之毒，（小麦）除烦渴之嗟，（天竺黄）最清心气，（地骨皮）专泻肾邪。（郁李仁）散结有效，（枇杷叶）下逆堪夸。（穿山甲）善通经络，（威灵仙）主治痹麻。（荜茇）温中而下阴气，（良姜）暖胃而散寒邪，喉肿咽干，急须（豆根、牛蒡），肝热目翳，快用（决明、蒙花）。（代赭石）之清心益肾并用，（乌贼骨）之和血除湿亦嘉。

右《药性赋》三篇，宗《神农本草》而添考唐宋诸家之说，举其用而不及其体，便读也。欲明其体，则有《本草经》在。（廉泉识）

补　遗（凡十种）

阿魏消肉积，血竭散血瘀。

冰片通窍散血，樟脑去湿杀虫。

三七散血定痛，赤小豆散血治痈。

浮萍涤水止痒，蛇床子止痒杀虫。

明矾杀虫除湿，藜芦吐风痰治痫。

《医脉摘要》卷下终

崇实堂医案

内容提要

本书一卷。首列《刍言》一大帙，所言皆道破医界积习，为清·丹徒·姚龙光先生之遗著。自述因抱恙极危就医，咸束手，且受诊视上之留难等痛苦，遂发愤矢志研究医学，故所记症，胥为疑难不易治疗者。先生以己饥己溺之怀，细心诊断，而得霍然；且探原竟委，说出病之所因，治之所据，为临诊者，开无限法门。前蒙社友张相臣君寄惠，又荷函命刊入本集，以惠医林。遵特付刊。

王　序

壬午癸未间，余差旋日东治防军。京口江上，日乘马棹楫，周览山椒水滏，谓北府西堂为六代劲兵处。长山蜿蜒大江南，折入毗陵驿。奇玮绝特之气，如玦之抱于丹徒一镇。其中必有布衣慷慨，命世英绝。坐啸风生于户牖下者阴物色久之，不可得，郁结怀抱者二十年。持节抚皖时，乃得姚君石荃名锡光，读其所著《长江炮台刍议东方兵事记》《东瀛学校举概》诸书，沈毅精实于兵谋、地势、学术、人才，深得彼己短长消长。窾会所在，既深异之。询其里，则世居丹徒镇。向之愿见者，差可一慰。叩其乡人物，复有如君者石荃，但逊不答。他日有以《崇实堂医案》见眎者，则石荃母弟晏如明经撰也。闻晏如明算学、治古文、留心经世之学。医特其居家，卫生所注意然。读之终幅，辄觉今之事事，拘守残缺，承袭讹误，小则误身，大则误国。晏如乃欲同志有力者出为领袖，创办学堂、学报，振兴医学。先出其所阅历，以与人士相印证，不吝其长，不护其短，是非得失，与天下人共见之。因是以改良迁善，去其锢习，进其新理，俾他日吾国人撰新学史者，仿泰西史例，而书曰：吾国曩年户口册，每若干人中岁死一人，自姚某与医学后，竟进至若干人岁死一人，较某年以前人增几岁；又阅数十年合吾国人又增几岁。姚君固不必以为功而使人人知实学之有益，虚憍之贻祸，幡然而革其愚妄之俗，则晏如之与石荃，皆可出可处无时。而无斯人，吾与之心也。丹徒人物之志，殆可以二姚起例哉？余益为之神往于端峰京岘间也。石荃以拔萃孝廉任州邑有声，近以观察隶北畿，骎骎大用矣。闻其乡之侪耦，尚有被褐而怀玉者。余既幸睹晏如之书，他日见晏如，幸告我襄阳芪旧犹有其人，无使余复憾见石荃而未见晏如也！

清泉王之春书

自　序

龙光幼从庭训，专心制艺兼习算学，均未能入室登堂，造乎极地。二十七岁患阳虚弱症，咳嗽痰多，神疲食少，肌肤瘦削，举步维艰。历经名手调治，芩连清热，参术补虚，方药杂投，病势日剧，亲戚朋友皆为余危。适吾家又有病感者，敦请一世交前辈诊视，而前辈故意留难，百端推托。龙因忿而矢志习医，思利己以利人，必不蹈时医恶习也。遇同学王吟江先生精通医术，阅书既广，求理亦深，为开书单指以门径。龙乃照单购办，诵习讲求，注《伤寒》者阅视二十余家，逐条比校，择其精当者另为摘录，若《金匮》则专论杂证者也。夫杂证亦有六经表里之辨。凡论杂症，须从《伤寒》条例分经施治，方能得当。而《伤寒论》中所不能包者，仲景乃著《金匮》以补之。故《金匮》之文，多片言居要，索解最难。后世就《金匮》而谈《金匮》，语非隔膜，即属支离。古今注《金匮》者，卒鲜善本。江西喻嘉言《医门法律》，辨论病情深入显出，妙义环生，实《金匮》之功臣也。医有三大法门：一为伤寒六经病；一为《金匮》之杂症；一为叶氏之温病。伤寒杂症由仲景入手，下及刘、李、朱、张、历朝名家专集，比拟考求，自能发明其理。若温病有内伏有外受，前贤议论多未得当，即喻嘉言、黄元御，亦未能透彻此关，惟叶天士、王士雄，阐发经文独树一帜。《温热经纬》一书，极为简明精当，若能时时参究，亦思过半矣。然龙读书十余年，阅书数十种，辨别病情，参详脉理，抚躬自问，业已殚尽心力，而于临证时凭脉辨症，尚未能一一了然。乃知人之病证变化万端，方书所论一证仅就一证而言，不能穷其变化，因思此非明师益友随症指点。不能尽其神妙不测之奥，乃在左近名医处留心考察，实存私淑于人之心。孰意负盛名者竟鲜其实类，皆拘守套方以药试病，孰能见理明决、预定病势之吉凶、先言愈期之早暮哉？而所以得时名者，有三术焉：一则见病势稍重，便有防变推托之辞，为日后愈则居功、变则诿过之地步。此其一也！一则专选平淡和平之药，动曰为某某汤头所加减，以博稳当之名，可告无罪于天下。此其二也！一则和颜悦色，温语婉词，动效奴仆之称，求媚于妇女庸愚之辈，使至死不悟。此其三也！得此三术，众口揄扬，而成名医之身价矣。举世悠悠孰分泾渭？而我辈欲求明师益友，安可得哉？思索再三，翻然有得，曰：与其求师于此辈，仍不如效法于古人。因添购医书，广搜医案。见李东垣、汪石山、陆养愚、孙一奎等著述，辨证精详，应变神妙，分真伪于毫厘之际，显神效于广座之前，数语破的，可以释无限疑团，是皆名师之指示也，即见闻之阅历也。龙又参究数年，略开曾悟，然终不敢自信。若得明哲之口传，当更有甚于此者。但见闻既陋限于偏隅，因筹一法焉：将历来诊治之病，除寻常不录外，凡病势危剧，或病情隐晦，其设法救转与救之不转者，略刻数十条，举以问世。倘有学问深纯见识明敏，指我之疵，破我之惑，一一批出加以案语，由邮局寄赠鄙处。龙则束装就教，拜列门墙。若路途辽远，有愿难偿，亦必馨香祝之，奉为师表。不胜幸甚！士君子毋以不材见弃，置之不论。不拟之条，则所赐多矣。存心如此，同志览诸。

光绪二十七年八月日江苏丹徒县丹徒镇晏如氏姚龙光谨　自记于和州官署

薛　序

昔范文正云："不为良相，必为良医。"儒者读书谈道，期以成己成物，量甚宏志甚远也。医则权在于已随在施吾术，即随在普吾仁。此济世之心，古人所以多寄于医也。虽然，良医岂易为哉？尝见近世习医之辈，指示既乏名师，探讨又无实力，惟于寻常习见之书披览一二，不数年遂出而临证。学问愈浅，识见愈卑，于寒热虚实表里茫然莫辨；但拘守古方，以药试病；及治之无效，遂诿为不治之症。庸医杀人，往往而是。间有一二有志之士，广集群书遍为研究，而诸家论说，不无各有所偏，斯学者推求，每觉难衷一是。苟非由浅入深，由博反约，鲜有不昧厥旨归而终多隔膜者，良云乎哉！吾友姚君晏如，为徒邑名诸生，工制艺，兼精算学，弱冠后补廪食饩，蜚声庠序。奈功苦太甚，渐致体弱多疾，数为俗医所误，其濒于危者屡矣。遂慨然曰："吾不能为良相，吾奚不可为良医，利人利己，挽回末俗，非异人任也。"爰乃购书数十种，究心数十年，将历朝诸名家书集融会而贯通之，其识力超卓，有迥出寻常万一者。辛丑秋遇于和阳州署，聆其绪论，余既耸然异之，又阅其所集医案，类皆疑难杂症，无不应手辄效，而词义又复明白晓畅，令阅者一目了然。此真当今之和缓，后学之津梁也。爰力劝付梓，以公同好。噫！中国医学之不讲几百年矣，得姚君以发明之，醒举世之迷途，登斯民于寿域，文正所谓"必为良医"者，余于斯人见之矣，爰乐而为之叙。时在。

光绪二十七年岁次辛丑中秋前一日同里弟薛书培拜稿

崇实堂医学刍言

我中国各种学问，须借文字以传。若文字不佳，即至理名言，类多烟没。篇法必求简洁，句法必求精炼。极高极深之理，隐括于数语数字之中。初学者无可入门，浅见者莫窥堂奥。医学之深，亦尽如是。故习医之辈，鲜克有成。余鉴乎此，凡议症说理处，总以明白晓畅、人人皆知为本。但行文不免有繁复之处，识者谅之，不以文法之疏议之，斯幸矣。

我中国医学精深广大，见理之真，似胜西人医学。而今日凌夷甚矣，非医学不善也。血于行医者，多非其人；亦由于习医者，不得其法。学者肄业之初，必须由浅而深，由外而内；先明躯壳之血脉经络，而后推及于脏腑；知脏腑之功能，测气之行度；能识未病时之形状，始能得已病时之真情。此入手工夫，最为切实者也。中国剖割不行，无从实验。方书所载躯壳脏腑等件，均模糊无据之词。即古人选本所云浅近者，又皆按症略载数语，将病之曲折隐微、虚实寒热、名贤辨别之处、精当之理，概行删去。有如经验良方，于人之形体、病之浅深，又无一语论及。故中国医学绝少入门考据之书，以开其智慧。此惟西医论之既详且尽，入手之功夫须让西人独步。既由外而推内，复验实而攻虚。学者有形迹可求，步步皆有准的。及入理既深，凭脉辨症，推测病情，则中医较胜。吾故曰：西医为前半功夫，中医为后半功夫，彼此皆不可厚非。尝见人涉猎西书，识得药水，便极力表彰西学，诽谤中医。此等人非特不知中学之浅深，亦并不知西学之浅深也。

凡病分两种：一曰客感，一曰杂症。客感中虽伤寒温热不同，而《温病》之理仍具于仲景《伤寒》之内，苟能参究《伤寒》之六经脉证，辨别表里之寒热虚实，再读叶天士所论温热诸集，便能洞澈了然。惟杂症一门最难，种类纷繁，变动莫测，《金匮》一书既未全备，且论症又甚简略，其余精深之理，散见于先贤专集之中。就中风一症言，刘、李、朱、张认症不同，言理各别。学者根柢未深，断不能折衷一是，转致目眩心迷，茫无把握。世人往往抱一家之言以为主宰，或攻，或补，或凉，或温。喜攻者，遇虚证亦攻；喜补者，遇实证亦补；喜凉喜温者，亦不审证之阴阳，概以素所执持者窃试。阅历未深，胶于成见，误人而不自知，识治而不能改俗，云“熟读王叔和，不如临证多。”此乃世医欺人之语，非确论也。心中无此理解，即临证百千，仍属茫然，不悟所以。多读名贤专集为第一义。又《千金方》《外台秘要》《证准治绳》等书，兼收博采，搜罗富有，实医学之大观。然所载方药汤头最为广博，而古人辨论之处转略而不详。其专论脉症而不及方法者，如巢氏《病源》等书，则条目太繁，语少厄要，亦非善本。现为后人医学计，须仿《外台》《准绳》体例，专集前贤论说及医案中议证之词，为之平情判断加以案语，录其所长，删其所短，辨其同异，序其浅深，或会通焉，或并存焉。令学者一目了然，循序渐进，人人皆可自底于成，则中国名手自不乏人。余存此志久矣，而学识尚浅，力有未逮，惟有望于世之同志者。

凡学问由博而反约，由粗而至精，始能左右逢源，动中肯棨，中国医学既无总括贯通之部，而选本又不足观。选本须由总集内提出，掇其精义，聚其要言，眉目必清，语言必当，始有益于后学。如冯氏《锦囊》《医学心悟》等书，其中节目虽备，然每证中只录数语，详其所当然，略其所以然。馀乃择录方法，视之似甚简当，而于认症处毫无体察，是存渣滓而弃精微也。故此种书籍，贻误后人不浅。学者入手之时，必得通人指示可以从入之途，先于《内经》《伤寒》《金匮》三书时时默诵，竭力讲求，然后再觅各家专集一一翻阅比较。则根柢既深，见地既高，始无见异思迁之患。但以此习医，实非易易，犹非寒士所能办耳。

坊刻伪书家藏秘本在在皆有，指不胜屈。无知之辈，喜其卷册无多，方法又简，以为医门捷径莫过于此。因执成方为人医治。间获效验，遂自信神奇，而炫耀于人。世人若诘其方法，究所由来则曰："此我家祖传秘法"，或"得之异人传授"，均不能告人。是则旁门左道，最足以欺世而害人者也！夫歧黄正大之法，精微之理，详载于《素问》《灵枢》，后世名贤迭起，篇籍浩繁，仍不过发明其意，扩充其法，绝无自出新奇，而出《素》《灵》之范围者。学者非专心致志，力事研求，不能得豁然贯通之境。若求捷便之径，简当之法，虽歧黄再生，亦不可得也。而俗云"单方胜是名医"者，亦有说焉。杂症中一症有一症专药，世医不知讲究，不能审症，不能用药，故瘫、痨、鼓、膈诸症一及于身，朦胧施治，百中不能救一。间有为单方治愈者，是专症适与专药相合，立刻起死回生，不异神仙丹药。但治甲则效，治乙则不效。乃同一症也，而虚实迥别，真伪攸分，非药不效也。审症未确，药与病未能的对耳。故医者以认症为最要，考药次之，徒抱单方者，往往治误害事矣。况伪书秘本，多托单方之名以欺世。并不得以单方目之，只目之为离经叛道之书而已。后学戒之。

中国医学，代出名人。然其中弊端有二，骄与吝而已。有骄心者，每以攻讦为事。有吝心者，每以秘藏为事。

攻讦之弊，不特喜言古人之所短，并思偃古人之所长。夫古人学问，本不能全而不偏，纯而不杂，后人果能指其疵而救正之，补其阙而增益之。由汉至今数千百年，神圣创于前，贤哲继于后，各症精微之理，后学造就之方，愈推愈广，阐发无遗，集医学之大成。使有等级可循，皆能历阶而造其极。无如后人稍有见地，便思驳倒古人，以自伸其说而自为其异。古人偏杂之处，固当匡其失而削之；其正大之理，则当引伸其说，而自为后学法程。而反引据经典以驳之，或强设新义以抑之，以为驾古人而上之始能自显。抑知矫枉失正者，既攻讦乎古人，既不免后人之攻讦，反覆相寻，理无一定。学者学业未深，胸无定见，鲜不为所惑矣。此又习医之一难也。

秘藏之弊，一留以遗子孙，一示人以莫测。如喻嘉言论痰囊症，究窠囊之所由成，及窠囊之贻后患，既详且尽；而论治法，则曰：“以药破其囊，而涤其痰。”所用何药则无传矣。《徐灵胎集》内论痰囊，亦颇精确，而方法亦未传世。其论肺痈症也，言虚实之不同，变幻之难测，调治之不易，荟萃古书，采择方法，加以秘方、禁方，治法始备，历治多人，无不神效。然其言诚是矣，其病情之变态，认症之确据，及所集之秘方、禁方，概未传出，世无知者。其余杂症中，所考验有得，无不明知之，而故秘之。此又习医之一难也。

以上二弊，非立学堂、学会、学报、不能挽回。学有宗旨，有公理。公理者，人人皆以为然，确不可易之理也。宗旨者，人人必由之道，正而不偏之旨也。聚中外书籍于一堂，合聪明子弟以诵习；分科授学，互相考求；得一新义，获一良法，就正于同学，登列于报章，则公理自见，宗旨自显，医学昌明，不难蒸蒸日上矣。苟不如是，则世少成材。即有名贤间出，亦如人皆醉而我独醒，人皆昧而我独明，任我主持异说，颠倒是非，莫可指谪。所谓公理宗旨者，焉得显扬于世哉？

古者名手治病，均能预断吉凶。其无病者，每戒以死期；其重病者，每告以愈期。其言无不应验；有若神明。此非通术数之学，预卜先知，乃由脉症中参详，而出的当无疑，确不可易。其理讲明，却平淡无奇，妇孺皆能解识也。今人无此学问，一见病之重者，便推托张皇，故作惊人之语，以为诿过地步。若遇脏气已离，未见于外者，则茫然不觉，漫为开方。未逾多日，而所言危者安矣，所言安者死矣。人见医者之言多不可凭，则不凭于医而凭于命，以为医能医病不能医命也。若间有学术稍深独具只眼者，人亦以寻常视之，不知其为庸中矫矫也。且若而人者，不肯苟就，不屑逢迎，不为利动，不为势屈，多有不同流俗之处。人见其行藏独异，事少圆通，转不免众口之讥评矣。此亦医学不明、泾渭不分之故也。

古者名手治病，全凭望、闻、问、切，以为准绳。若切脉而不问，又无所见，断然不能认症。《伤寒论》中浮数脉，见于汗前则为实，见于汗后则为虚。汗前汗后不问，焉能得知？素有痞结，不得发汗；素有动气，不得用下。素日旧疾不问，又焉得知？闻呼吸呻吟，始知寒热；见气色神形，始知吉凶。则是一病当前，非目见、耳闻、口问、手诊四事合参，虽岐黄复生，亦不能辨认。今之时医，挟欺人之术，禁病人开口，自许切脉，便能知证，略言一二，却能与病相符。病家亦遂以此试医家手段，甚至富贵妇女有病，蔽以帐幔，只伸两手任医家切脉，病情则使仆妇略为告知。讵知此等诊法，仲景为医家之圣，亦不能洞见病情，期其必效。凡切脉便能知症者，知其外不知其内，知其粗不知其精；按脉之浮沉迟数，便知表里诸症之大略；肌润则知有汗，肌燥则知无汗，面赤则知有热，面黄则知多湿，眉常绉蹙则知头痛，喉有动气则知咳嗽，腰常下曲则知腹痛。凡由推测而知者，笔难尽述，皆无关于病之实际者也，仅能动庸愚之耳目耳。故曰：此乃欺世欺人之术也。如医家不肯问，病家不肯言，则自误误人，将以人命为尝试也。世人戒之！

龙光家本寒素，无甚存书。近年，勉购医书百数十种，已合四百余元，温习亦仅二十年。故龙所见者无多，犹大仓之一粟耳。惟望同志而有力者，出为领袖，创办学堂、学报，振兴医学，使龙身厕其间，得附骥尾。群英于一室，相为砥砺切磋，破除故见，取中外之所长，补彼此之所短，则医道昌明，民无枉死者矣。曷胜幸甚！

我国家最重人命，凡格杀梃伤因误致命者，律有专条，罪不少贷。而庸医杀人，当援此例。有牧民之职者，操司命之权。盖留心于此，设法挽回。是非特于民命有关，于己之身家性命亦有关也。以千金郑重之身，委之于庸医之手，而临时仓卒，又思徼福于神灵计，诚左矣。是必早为之计，兴学堂、学报，使后学皆可成材。不独泽及万民，恩被草野，即一己之身家性命，亦因之保全。其利可胜言哉！

崇实堂医案

丹徒　姚龙光　著
直隶　张树筠
绍兴　裘庆元　刊行

丁酉年四月，有蔡姓父子开杂货铺于郡城内。其子二十余岁。素有腿患，发则针刺紫筋数处，出血便瘥。此次刺而不应，针眼翻开，如翻花状。逾二日，大发寒热，请医论治，服九味羌活汤两帖，热势加重；易医，而用银翘散加桑白皮等，又服两帖，则势转危笃。举室仓皇，病者之叔岳萧佑廷，余契友也，为迓余治。入室见病已热极，离床二三尺，便觉热气袭人，神昏躁扰，舌向唇外舐咂，所异者满面红光，油积一二分许，以白纸拂拭，满纸皆油，若自油内拽出者；然小便六日不解，大便则日夜百数十次，始而粪，继而水，继而皆白沫；左腿上有大白水泡百余，根盘皆红；左膀微有润气，余均干热而燥；脉皆洪大而数，右寸尤甚。诊毕，问起病之由，及所服之药。此等重症，曾未闻见，书亦无考，独坐沉思约一时许，乃忽悟曰：此本伏邪温证，热积下焦已久，得九味羌活汤温升，重剂鼓动，积热上升，胸膈适当其冲，故心肺如焚，势成焦痿；后服桑白皮、枳壳等，重伤肺气，肺热无处宣泄，其上半身之真精，由肺逼而上出于面，故面有油积；其下半身之津液，由肺逼而下出于腿。肺主皮毛，且肺在右。气行于左，得高屋建瓴之势，故左腿水泡皆由津管逼出者也。左膀则位高气隔，津气难到，故仅有润气耳。肺有上窍无下窍，膀胱有下窍无上窍；一有降力，一有吸力；两脏时相感应。肺气绝，则膀胱不化，故小便不通。肺与大肠相表里，肺热极，则逼迫水谷下行，故始而粪，是肠中宿垢皆下也；继而水，是肠中垢去，胃中蓄水皆下也；又继而白沫，是肠胃皆空，肺脏之沫亦皆下也。病势至此，亦云极矣。惟声音尚朗，脉尚有力，是一线生机尚未全绝，但非大剂养阴，不能回其枯槁之势。乃用杭鲜生地绞汁八两，渣入药煎沙参二两，麦门冬四两，天门冬四两，元参四两，知母五钱，黄芩五钱，秋石五钱，化水与前汁另存和服，令药入大沙锅内，贮满河水，用炭火煎熬数沸后，便以小茶杯装药，频频与服，毋急进，毋间断，尽一日夜全行服下；亦莫断火，药煎至无汁为度。肺位最高，药入易过病所，惟缓缓进之，而用浸灌之法最为得力。明日复诊，果油敛泡瘪，神清脉转，大便亦少。连服三剂，人事安妥，便止溺行。改方调理，一月始能扶杖出门。逾年，而生子肥白可爱。

蒋阶平内眷刘氏，病患旬余，历经名手医治，反至沉困。余族小湖为之敦请数次，因往诊视。乃知患病已十八日，每日酉刻发寒，四肢冷至肘膝，三更转热，亦仅四肢发烧，五更始退；面色微红，口渴而不欲饮；食久不进；小便一日一次，色赤而少；大便十七日不行；诊其脉，六部沉微；舌色嫩红，苔黏滑心中烦热胀闷，坐卧不安。前医视为阴虚火结，用青蒿鳖甲汤重剂十余服，反致危笃，断以不治。余思沉微之脉，阴脉也；四肢为诸阳之末，四肢独冷，阳微也；寒热在阴分之时交，阳分则退，属阴邪也；渴不欲饮，舌红苔滑，面有红光，心中烦闷，阴盛于内，逼阳于外也；大便不通，小便赤涩，阴结于内，输机失职也。此症定属水饮而外显假热之象。若用阴药，是以阴益阴，为助邪也，以苓桂术甘汤加细辛、厚朴与服，是夜病退甚早，肢冷亦轻。三服后，小便清畅，大便下行多水，舌苔满布，舌色转白，脉亦起矣。再用六君子汤调理，寝食如常而安。

阶翁夫人病后二年，生女未存。又因不遂意事，心常悒悒，产后又病，请吾前辈调治，因前辈与蒋亦世交，又是紧邻，且素有时名，故生死倚之。服药无效，日见加重。前辈嘱令邀余商治，前辈向余曰：此病无寒热，亦无痛楚；但饮食不进，已有多日；终日啼哭，百劝莫解；舌色淡紫，苔多剥落，是胃气已绝，万无生理，已嘱办后事。君盍往诊，再商一治法，聊以尽心而已。往诊其脉，右三部浮数无力，左三部弦数无力，舌色红而兼紫，苔剥落。余思脉症均非死候，然不能明言。因复命曰：诚如君言，余亦不敢措手。前辈不许，嘱开二陈以搪塞，服讫仍如故。明日复诊，诊后拟至前辈家商酌，适前辈之令郎在坐，请余主持，不必往商。竭力阻余，余思此病尚可挽回，究以人命为重要，不必避此嫌疑。乃用炙甘草五钱，小麦一合，大枣十二枚，令多煎缓服。一帖哭泣便减，舌苔复生，三帖痊愈。此盖脏躁症也。《金匮》云：妇人脏躁，喜悲伤欲哭，象如神灵所作者，甘麦大枣汤主之，即此症也。脉症相符，故取效最速。此症《黄八种》内论之精详，发明《金匮》之奥，诚《金匮》之功臣也。

阶翁夫人逾二年又生一女，产后经水止，乳汁甚多。二年断乳，经仍不行，乳间结核而痛，间又吐血，血色鲜红，幸不甚多。余因内人病故，由鄂返里，至蒋宅有事，其姑邀余为诊。余告以脉象不佳，宜善调摄，且切勿断乳为要。至季冬，病者卧床不起矣，复请余诊。见其干咳无痰，汗多不敛，下午潮热，饮食不思，脉则弦数而疾。私谓其姑曰：法在不治，其在来年春分前后乎。果殁于来年春分前三日。盖此人体弱性傲，肝木本旺，产后乳多，非血气有余，乃肝脾两经之血为肝火鼓，而上行逼化为乳，循厥阴经至乳间而出。血虽暗伤，而肝木转遂其疏泄之性，故经不行而反无病。及断乳后，其肝木上冲如故也，逼血化乳如故也。而乳窍已闭，欲泄不得，故乳中结核胀痛矣。其未化为乳之血，肝火逼而上出，故吐而见诸口矣。血久上行，便成熟路。以化乳上出为顺，转以化经下行为逆。故欲经行，必不可得矣。医者不察，以乳痈常法治之，木火愈旺。金气伤，则干咳无痰；土气败，则饮食不思；血不化乳，乃化为汗，则上身大汗淋漓。脉又弦疾劲强，是胃气将绝，阳越于上，阴竭于下矣。有阳无阴，有升无降，《内经》曰："出入废，则神机化灭。升降息，则气力孤危。"卯月木气发生，下无真阴以济之，何以为生身之本乎？故必死于春分前后也。在断乳胀痛时，脉弦数尚未搏指，舌鲜红尚有薄苔。若用苦剂，敛其血以入内，而下通于冲脉，则经自行、血自止、乳核自消；再以和平养阴之剂，植其根本，肝自柔和。何至及此乎？医者能不认症乎！

徐姓有遗腹子名遗儿，叔平胞侄也。年十岁，夏间病寒热如疟，日发一次。医治两月，未获一效。其母恳治于余。诊其脉，两寸关俱虚软无力，两尺俱滑大。每日疟发，寒不成寒，热不成热，退热无汗，热退又不能尽，饮食减少，神倦无力，二便俱通，面色青黄，舌色淡紫，无苔，似有亮光，惟舌根两边有两条白苔，口中微渴。已服藿香正气散数十剂矣。余与表弟蔡律初同诊，因与商曰：此子体质本弱，暑邪深伏，不能托邪外出，又为药伤，正气愈虚，阴阳已有两亡之象。若再驱邪，邪将内陷，乃不可为矣。惟阴阳两补，扶其正气，则邪不待驱而自解。表弟所见亦同，因用六君子汤加石斛、麦冬、白芍服。两帖便寒热分清，热因汗解，口味稍开。前医见而阻之曰：再服此药，定致喘满不救，为开藿香正气散方，又服两帖，病复如旧。其母知误，仍求治于余。余曰：以吾前方，服五六帖便愈。四帖后，果寒热止，饮食进，舌生薄苔，脉有起色。后开八珍膏方，令终年常服。数年来，俱无病。

幼侄纲儿，堂弟逸清之子也。方十岁，八月下旬初病，一二日便昏睡不醒，呼之，间或一应；问之，则又不答。四肢厥冷，身亦不温，不食不便，小便黄涩，面黄色暗，舌苔薄白而干，唇白而燥裂，两手脉沉微，重按则滑。余思昏睡、肢厥、身冷、舌苔薄白、唇白，均属阴象，然苔干、唇裂、便闭、溺涩，又与阴证不合。问：病前食生冷否？云：食菱藕甚多，前一日又食柿子四枚。余乃得其解矣，曰：病本伏暑，邪热积于下焦，为生冷停于胃口者所阻。冷积不得下行，热邪不得上达，冷积为热所熏蒸，愈团结愈不解。阳气无由外达，故见阴象。中焦津气大伤，故见阴证，而成外阴内阳之候也。用全瓜蒌一两，文蛤五钱，以生津清热，黄芩、知母、贝母、枳壳、泽泻、茯苓各二钱，以清热利气；加肉桂三分，丁香二分，麝香少许，以化水果积。和服一帖，肢体渐温，人事渐清；二帖，便大解畅行，各病俱减。后改方调理，月余始能健旺，发落而秃矣。此戊戌年事。乡盛行此疫，死于医手者不可胜计。惨矣！冤哉！

赵少希，余至好也。其太夫人贤德，知大体，治家勤谨。夏间，忽患温证，一发寒热则抽掣难堪；通身疼痛，头痛如锥；心中烦躁，不饥，不渴，不便；舌本深紫无苔；右脉弦数无力，左脉弦数有力。余曰：邪之中人乘虚而入，如水之就下也。此证由阴虚之体受时令温邪，深入阴之血分，故一发则心肝两脏为邪所伤，因见烦躁、抽掣、寒热往来、脉象弦数等脉症。《温热经纬》中，论此证最为详明。余因按法施治，用鲜生地五钱，麦冬二钱，元参心三钱，青蒿三钱，赤茯苓一钱半，银花二钱，连翘二钱，山栀仁三钱，酒炒白芍三钱，甘草五分，当归五分，竹叶卷心者八片，莲子心八分。连进四帖，寒热、抽掣、身痛俱止，舌苔渐生，惟懊侬、心跳、体软、咳嗽、痰多，脉象柔和，是阴分温邪已退，见脾虚痰泛之象。适吾发旧患不能出门，乃请吾乡推许之王某名医继吾诊治。见吾前方颇不满意，云：时气之病，焉有开首便养阴而用血分药者？（此等名医，均守常套以试病，不知辨脉症以立方，所恃者汤头歌脉诀而已。）改用凉膈散去硝、黄，连服四帖，愈觉疲困。值少翁由店回来，因邀余往诊。其脉仍如前，余曰：不妨，此脾虚较前稍甚耳。用六君子汤加厚朴八分，缓以调理，不难痊愈。此时，少希二妹亦病四日，服王君方亦四帖。王君在余前一刻诊视，尚云：病将退矣，较母病轻甚，一二日便可痊愈。余俟其去而入房诊视，见病者勉强坐起，讶其躁扰不安，有类阴躁，面色夭白，两颧皆红，身亢热，四日未得一汗，唇与舌本皆白而无血色，上有薄苔焦枯板贴肉上。问：夜能睡否？曰：日夜烦躁，两夜不能瞑目矣。两脉沉细而数，一息约十二三至。出房私谓其兄曰：令妹之病，法在不治，其变即在早暮。阳越于外，故身热无汗，烦躁不寐；阳越于上，故舌白苔焦，颧红面夭，脉数至十余，是阳越而阴竭矣。凡阳虚之体，误服凉药，多致孤阳脱出，而飞越于巅顶之上，与肌肤之外反显热象，而变动极速，此为不治之症矣。王名医见令堂哼喊不安，故云病重；见令妹安睡无声，故云病退。此智者千虑之一失乎！越一日，僵卧如尸。又一日，寂然而逝。此女心性和平，见地明达，调停家事，实阿母之良佐也。早二三年夏间患疟，间日一发。市医为治月余罔效。后挽余诊，服药二三剂便愈。愈后便止药，药止便又发，发即服药而愈。如此又迁延月余，适少希回来，访问病情，并屡止屡发之。故余曰：令妹之疟，与时疟不同。时疟多由痰食积滞所致，令妹实由脾阳不足。故疟来寒多热少，先由手足冷起，无头疼、身痛、口渴、便秘等症，惟面色萎黄，身倦肢软，恶食，汗少，脉来濡弱。加之前医多用克伐之剂，脾气伤而又伤。余用六君子汤加附子一钱，温补脾阳，故服二三剂便愈。然疟虽愈，而虚未能回，故药一止则病复至矣。若连服十余剂，虚气亦回，便不再发。少希因日煎一剂与服，连服八日，果不再发。为开丸方调理，二年无病。是年死于七月，因断丸药半年，初病时又服苦寒药，致真阳飞越，阴火焚身。可哀也夫！

赵少希夫人经停三月，疑有孕。因劳动下血，疑欲产。召余往诊，两寸关脉俱滑，两尺脉沈弱。余曰：孕之脉以尺部为主。今沉微，非有孕，亦非欲产。据寸关滑脉而言，是脾、胃二经痰湿太重。始因气滞而经停，继因气虚而血泄。宜健脾化湿，以行其气，亦与胎产无碍。此十一月事也。来春，余有事出门，四月反里。赵府急来召余，其时经下无时，或多或少，心内颇不安适。诊其脉，寸关仍滑，两尺则数大鼓指；舌色鲜紫，苔则黏垢满布。余曰：中焦痰湿成极，阻滞气极，而下焦热亦盛极，无由上达，恐病有他变，甚可虑也。视前所服药，均大辛大温大补肝肾之剂，余知脉症之变，皆由此耳。明日巳刻，果患崩下，血块血水约有桶许。是日镇上适行东狱会，人皆外出。吾得信而往，已至申刻，病者鼻额间汗出如珠，气促神疲。吾见势急矣，急令觅人参一钱，生地炭三钱，地榆炭三钱，速令煎服。此脱血益气之法也。服讫，汗敛气平，血来稍缓。二日而止。但此后调理极难。头晕不能坐起、肢软、神疲、食少，乃中焦痰湿极重，下焦阴血极虚。欲补下焦之血，则助中焦之滞；欲化中焦之滞，则伤下焦之阴。筹思久之，惟乘机利导之法，最为得当。用煎剂、丸剂，各行其经，以取胜。即互相为用，以见功。择清轻微阳之药为煎剂，以开痰，择重浊培阴之药为丸剂，以养血。服煎剂后，约半点钟时，乘此痰气暂开之际，随服丸剂。如决水转石，已过关隘，而迳入下焦，填补阴血，则两得其力，而不相防碍矣。以此调理两月，果体充神完，寝食俱安。吾内人于戊戌年秋间患血崩症，不足一日而卒，病情悉如少希夫人之症。惜吾在湖北，未得救治之法，故数时气绝。此亦数也。赵少翁之表嫂解姓，孤苦零丁，无所依靠，常住赵府。其人寡言语，慎举止，朴实勤劳，得少翁令堂之怜爱，秋初患白痢，里急后重，小腹瘀痛异常，冷汗淋漓。初意志在必死，誓不服药。数日后，求死不得，痛又难忍，故听余诊治。其脉沉微，似无似有，面青，神惫，汗多，恶寒，肢厥均属阴盛阳微之象。乃用熟附片五钱，白术五钱，炙甘草三钱，炮姜一钱，肉桂二钱，酒白芍三钱，青皮一钱，木香八分，二帖而愈。余问赵府曰：此阴寒之疾，今骤得此，当必有故。答曰：表嫂刻刻求死，日饮冷水，食冷饭，吃冷粥，夜卧当风，不覆厚被，不穿棉衣，已有年余。前日初病时，自喜曰：可以死矣！与诸人永别矣，至痛极难捱，始肯诊耳。余闻之不胜怆然。逾二年，又病红白痢，服藿香正气散，六剂未愈。闻余回里，急迎为治。六脉俱弦数，两尺尤有力，唇红，口渴，腹痛下坠。余曰：前次乃病寒，此次乃病热也。用酒炒黄连二钱，酒炒黄芩二钱，酒炒白芍三钱，青皮六分，香附六分，柴胡四分，亦二剂而愈。

宦治桐，性诚，笃工写真。长媳王氏，秋季患温症，因有孕七月，未敢服药。延至七日，病势危笃，来恳余诊。询知恶热七日，曾未一汗，面红有光，胸闷躁扰，谵妄叫喊，人事间或清醒，大小便俱闭，呕哕连声，滴水不能入喉。诊其脉，两寸洪滑，两关尺弦数；舌本深紫，潮滑无苔。合脉症参之，定属温病。然口不渴，舌潮滑，滴水不能入喉，则又何也？就此推测而知，此为温病之水结胸，如伤寒水结胸之病也。但伤寒由于寒而误治，此由于热而自成。水气因热上升，填塞胸膈故舌润，而洪滑之脉见于两寸也。上窍为水气所闭，则下窍亦闭，如壶内贮茶，大口盖紧，小口即点滴不出，故便溺俱无也。水气上冲，气亦上逆，故呕哕不止而水难下喉。心为水逼，神明无主，故人事不清。且面红为温，有光为水，但泻水之药均能损胎，虽有故无殒，亦无殒也。然与流俗难言之故，婉言辞谢，嘱请高明。乃桐翁再三相恳，又邀王炳南为作说客，为用葶苈子三钱，杏仁泥三钱，枳壳一钱，半法半夏二钱，大黄三钱，芒硝三钱，水煎与服。因嘱之曰：“此方皆损胎之药，然有病则病当之，于胎无伤也。若胎气未动，则病去胎存，最为妙事；若胎气已动，则胎病俱去，亦属无伤；若不服药，则胎去病存，人必不保。此方毋轻示人，恐听人言而自误也。”药煎出一碗，竟能缓缓服下，无一滴呕出，事亦奇矣。历一时余，腹中大痛，其翁复来问治。余曰：“上焦开发，气下行矣，无害也。”又历时许，痛定安寝，至天明小便下行甚多，大便又下行多水，果汗出津津，身倦欲卧，病大退矣。反致众口沸腾，谣诼四起。吾闻之，因不再诊。后医治不中窍，余邪未净。逾年余，转别症而殁，冬月生子，亦未能存。此病后失于清理，安胎之未得法耳。

范自信三令郎患单腹胀，服药二十余剂，愈医愈剧，迎余为治。诊其脉沉弱而迟，面黑而黄，身体黑瘦，四肢尤削，惟腹大而坚硬，精神疲惫，饮食不进，大便溏，小便清利，夜间尤多。纯是脾阳大虚之候，前所服药又皆五皮、五苓之类，致脾虚气散，腹日坚硬也。为用理中汤，加厚朴、砂仁、益智仁、肉豆蔻，驱阴益阳。

服三剂腹软食进，八剂痊安。

余姻亲蒋伯渠之侄女，年二十，秋间病寒热，市医为之表散，二剂而愈。隔二日，天将明时，忽来叩门，而速余往。余至，则病者神识昏迷，已如尸寝。据云：三更时一觉烦闷，便目闭神昏气绝，片刻则醒，醒片刻又绝，半夜已气绝五次。诊其脉，六部俱无，面色一团黑滞，舌苔秽浊而厚。此本伏邪，因受感而见寒热，一为表散便解，其伏邪犹未动也。然是即药线也，为今夜发病之兆矣。其秽浊有形之邪，伏藏既久，蓄势必紧，如地雷火发，势之暴烈，难以言喻。故一发则上犯心肺，五脏皆邪气弥满焉。得不神昏窍闭如尸寝乎？但邪在胸膈，难用下夺之法，令急召康老（剃头匠，刺痧闭症颇效）刺其四末，透风泄邪，另用黄连等极苦极辛之剂，以清降上焦。俾浊邪下行，神气稍清，然后再按法正治。刺后即连灌煎药两剂，果神气稍转。明日复诊，脉仍未出，病仍如旧，乃仿达原饮方，用川厚朴三钱，苍术三钱，草果仁打碎后下一钱，枳壳二钱，川黄连一钱五分，黄芩二钱，大黄五钱，芒硝四钱，木香一钱，水煎与服。周时，始得大解，粪如烂酱，臭恶不堪，人事始清。但下后恶寒战栗，床帐动摇，举家忙乱。余初闻之，亦颇惊骇。以下后复作寒战，古人谓为犯忌，在下后三戒之内。继而自悟曰：此病与伤寒大承气证有别。承气证邪热，燥粪结于肠胃，一下则热清结解，不当再见表证。若再见寒热，非认病不真，下之不当，即正虚而成坏症，故下后忌此也。此病乃伏邪为患，秽浊污垢之气蓄之既久，非独脏腑间邪气积满，即经络中邪气亦皆充斥。脏腑窒塞之时，气极壅闭，经络之邪无可发泄，故病虽极重，而无寒热头痛症也。今大便一行，脏气稍通，经络之邪始得外发，此刻既有大寒，寒后定有大热，热后定有大汗，通身外邪皆可因之解散，实此症之幸事也。大热大汗，汗直至足。果如所言，是日即未服药。第四日复诊，脉则浮弱而数，不甚受按；面上黑滞未退，肢体软弱，心烦腹痛，溺仍未清；舌苔仍垢腻，舌本深紫，此邪气尚重也。原方加大腹皮三钱与服，至三更，行大便甚多，仍臭恶不可近。第五日复诊，各症俱减，面色稍转，脉反实大数而有力，舌苔厚腐浮起。知其积滞已动，乘势利导，不难扫除尽净也。原方减去芒硝二钱，再与服一剂。服讫，连行大便两次，几有半桶。舌苔退尽，脉来弱小，人事安妥，亦能稍食薄粥。前此数日，粒米未能入口也。但神虚体弱，终日欲寐，恶闻响声，知邪去正虚。为制健脾利气之方，加以饮食调理。月余，始能起床。两月，始能健旺。其受病之深，发病之重，不多见也。若非体壮年轻，何可望其生，全哉！

陈道生忠厚人也，与其父皆以好义见称。数年淹蹇，事多掣肘。患关格证，服药数十剂，病势日重。余自鄂回，闻其病而往视之。见其面色萎黄，饮食入腹即吐，午食至戌则出，暮食至早则出，所吐皆酸腐宿食，绝无新食一粒，兼有痰涎甚多，大便十余日一次，有如马粪，小便赤涩。诊其脉，两关滑大而迟重，按无力，余部均不应指。前所服药，类皆苦寒一派。余曰：此非真关格也。乃胃气虚弱，运化失职，阴霾之气晦塞三脘，痰水涎沫填满胃中。饮食入胃为痰涎所裹，不能运化精微。时久则味变酸腐，为胃所恶。新食芳香，为胃所喜，故新食一入，则宿食去而新食留。且胃失健运，其渣滓无由下达，大肠津水无由渗入膀胱，故大便难，小便涩，势所必然。若用理中以振胃阳，用重药以镇胃气，脾阳一复，便可挽回。乃用潞党参五钱，白术五钱，附子三钱，干姜二钱，炙甘草一钱五分，以补脾阳。煎出，另用赤石脂细末五钱，以镇胃气。方出，市医窃议曰：大便已艰极，再服此补涩之药，大便当不通矣。余嘱令煎服，毋为人言所惑也，服三剂，果便溺通利。服六剂，果便泻痰水，日十余次，食粥不吐，惟硬物不能食。两关脉已敛，寸尺俱起，但濡弱耳。余曰：可望生矣。胃中阴邪由大便下行，其势最顺。然浊邪一去，则寥阔空虚，有如新造之区，故硬物不能消受。其先大便结硬，愈服苦寒下剂，则愈窒。今服补涩之剂，则反下泄者，是脾阳已回，胃气已复，中下焦阴霾之气、痰水之积，皆无地可容，盘踞不得，如红日一升，群魔避舍。有此气势，此所以用补涩药而大便反泻之理也。若再服十余剂，将空洞填满，胃复升降，脾复健运，便复其常矣。讵料其妻进红灵丹与服，又请王名医诊治，视为湿痰，用三仁五苓等汤。不十日，坏症复见，两月而逝。死后，家徒四壁。子不克家，律以天道。诚茫茫矣，岂可问哉！

同族熙斋之岳丈孙步翁老先生，任西码镇，病两月，为医药所误。神识昏惑，间有谵语，二便俱闭，口不欲食，手足震颤，日轻夜重。熙斋挽余往诊，雇船同往。其脉俱濡弱而迟，两尺滑大而迟；舌苔白滑满布；神昏而倦，肢体软弱，寒热日发一次；头汗出，颈下无汗。视所服药类皆辛凉，如黄连、羚羊角等，亦服多剂。余曰寒湿之证也，本不神昏谵语，因凉药助邪，浊气熏蒸所致；本不震颤，因凉药阻滞经络所致；本不便闭，因凉药拥遏谷道所致。幸体质坚固，不易动摇。为用川厚朴三钱，苍术二钱，草果仁一钱，煨姜一钱，枳实一钱，陈皮一钱，木香一钱，藿香一钱，生甘草五分，滑石三钱。一剂，便通搐定。三剂，各症俱退，人事向安。后服丸剂调理月余，精神复旧。

西码乔梓阁王捷庵二令媳，年二十余，四月患病，直至九月初。间历易名手数辈，百治莫效，奄奄一息，已预备凶器。余在孙府，再三敦请。至其家，有张君润之陪余诊视，告余曰：初病发，寒热间日一次，咳而微喘，身疼头眩晕，饮食渐减，肢体软弱，心中动悸，所服方药甚杂，如建中汤、桂枝汤、桂枝加龙骨牡蛎汤，而养阴平肝之方不可记忆，渐至身瞤动，手足搐搦，粒米不进，心跳神惫，卧不能起，如弱症矣。余进内诊脉，搐搦无定，其夫执持手膊，任余诊之。脉则似有似无，阳微实甚，面色白而微黄，舌苔薄白而润，有水气，体瘦如柴，皮肤尚润，寒热均在支干，阴日逢，阳日则稍安，亦可略进米饮。余商曰：此极重水气病也。《伤寒》曰："心下有水气，干呕、发热而咳。"又曰："咳而微喘，发热不渴。"又曰："其人仍发热，心下悸头眩，身瞤动动振欲擗地者，皆水病也。"此症俱见矣。水气入经络，故搐搦震颤；水气凌心，故动悸头眩。时久又为药误，故阳气衰微，神疲倦怠，得支干之阳以助之则安，得支干之阴以劫之则重。是本体阳微，求助于天时之阳气也。若补阳驱水，尚可救治。请张润翁执笔，为开真武汤加细辛一钱，与服。竟日有起色，得获痊愈，其功全在张君。张君本泰州名秀才，医理亦精，此次非辨证不实，乃因名手之见均不相合，不得独行其志。及闻余言，力赞其成，劝主家毋为人言所惑，故得病愈生全，皆张君润翁之力也。其雅量不超人一等乎！

堂婶严氏，燮和四叔夫人也。病寒热往来，大便难，小便赤，喉痛，恶心，不欲食，烦躁。请王佩廷先生来诊，方用藿香正气散加减，内有厚朴八分。服讫，面红气急，喉痛烦躁有加，因更请名手王十七（通呼为十七聋子，名字忘却，实胆大妄为之辈也）诊视，力诋前方燥热之误，乃用银翘散加黄芩、寒水石等。连服四剂，面愈赤，气愈急，心烦躁扰愈不能耐，且兼呃逆。阖宅惶恐。适余由西码回，急往视之，诊得两寸脉浮数无力，两关脉滑大而缓，两尺脉沉滑，时寒时热，身未得汗，头颈间有汗出，头如裹，身重不能转侧，神迷欲寐，便闭溺涩，口苦不渴，舌苔油黄滑腻而满布，胸闷腹满。余曰：据脉症参之，种种皆属太阴寒湿，中焦之滞，下焦气郁，而心阳上浮，此内有真寒而外显假热之象。见未精者，每为所惑，而误治伤生。王佩翁用药甚当，但厚朴等份两太轻，不能宣化寒湿，湿使心火下降，反助心阳之势以上升，故反见热象。王十七则不知辨证，不知凭脉，谬执成见，漫议前医，妄用寒凉，致拥者愈拥，升者愈升，寒湿结于中，心阳化火而上迫，故烦躁面赤愈甚；胃气不能下降，必与心火上逆，故气急呃逆愈加。如煤火然，以水由炉底浇上，则浮火上升一二尺许，即此理也。为用川厚朴三钱，苍术、茯苓、陈皮、泽泻各二钱，草果仁、黄芩、知母、枳实各一钱，半滑石五钱，生甘草、黄连、姜汁炒各五分，车前草一株。服一剂，热象全退，转见寒象。连进八剂，始便通，饮食渐进。月余始能健旺。其胞弟严桂龄受业于先君，与余同窗三载，因清晨空腹为姊吹喉药传染，病症如一，而轻不信余言，延一前辈而有时名者诊治，生死倚之。前辈迳用寒凉而不知返。渐至粒米不进，小便不通，面赤气喘，躁扰不安，日夜不寐。两月余，舌黑如墨，润滑光亮如镜。恣饮梨汁、蔗浆，致脾阳全败，龙雷阴火上升，舌苔由黑而燥而裂。燥裂之下，尚有潮气。其气急神扬，刻不能耐；叫喊之声，四邻皆震；目赤直视，心内火焚。苦楚万端，令人不忍闻见也。又越二日而卒。由起病至死，共三月余。此症由寒湿而化热而化火，直至上升巅顶，阴阳脱离，津液耗尽，始得神妄而逝。阅时既久，受苦最深。吾见病此死者甚多，余故志之，以告天下。凡病家、医家皆当以此为炯戒云。

族中至好姚小湖，精明谨慎人也。秋初患寒热，继则但热无寒，神昏谵语，狂躁不安。余适在大港有事，及余回里，已有弃衣而走、登高而歌之势，面赤气急，大便不通，大渴引饮，舌苔厚黄而焦燥。诊其脉，数大有力，前所服药均辛凉轻剂。其主持医治者，余前辈也。就而商之曰：小湖之恙，为温邪胃实之证。症实脉实，俱属浊邪化热失下，便有烂肠腐胃之虑，故温病下宜早，非如伤寒下宜迟也。硝黄非重用两许，不能胜下夺之任。伊云小翁之堂兄、胞弟均不在此。若用重剂，谁能担承？余曰：脉症既已如此，且闻病前数日所食浓厚甚多，不用重剂，不能去病，吾与彼既属一家，又是至好，且吾又知医，倘有差忒，吾独任之，于前辈无与焉。请用大黄五钱，芒硝三钱，即加入尊方内。讵知前辈不以为然，虽勉加硝、黄各二钱，俟吾等回后，仍嘱病家减去，且嘱令毋使余知。吾回时已过二更，不能为之调药。第二日清晨往视，见脉症如故，心窃疑之，细访而得其情因，病家尽属女流，以耳代目，难以理折，徒唤奈何而已。病家至三官殿求仙方，方中有大黄二钱。连服二剂，大便略通，日行一次，病即渐减。一月后，病似痊愈而神仍疲困，口不欲食，面有滞色，医家为制丸剂补养，令再以饮食消息之。遂日以鸡、鸭、鱼、蹄劝进。而病者食不知味，勉强食之，又觉不能消化。十月初，因小湖家喜事往贺，小湖仍坐床上，托余诊脉。余曰：六脉俱沉滞，惟左关弦数而沉。面色仍滞，而日进补药，恣食厚味，此事大可虑也。贵恙在七月势等燎原，未用重剂急下。至一月后，诸症始退，积滞始去，然去之太缓，有形之邪去矣，无形之邪未去也；聚于肠胃者去矣，溢入肝胆者未去也。肠胃与肝胆部位虽分，功用虽别，而处处有门户相通，血气津液平时均能透入其胃家。浊邪荡涤不速则秽浊之气全行透入肝胆，故病愈数月，未能健旺进食，职是之故。加以厚味补剂，闭固愈深，恐郁遏既久，一旦外发，其势不可当也。小湖闻余言将信将疑。十月十八日，忽然头痛如破，急来召余。余往大港，因仍请前辈为用表散风药。一服后头痛更不能当。乃求前辈设法，前辈曰：虚极矣，非人参不救。三日连服人参三钱，人事昏迷如尸寝矣。二十二日，余回家闻而往视，见其仰卧于床，四肢僵直，面色红赤，眼睁甚大，黑珠旋转不停，神光外露，百呼莫应，亦不知食，撬开牙关，舌本深紫如胭脂色，苔则厚浊，两脉实大而数，惟两寸独不应指。余思此症，始而积邪由胆穴上犯于脑，故头痛，及服风药则木火之邪得风益烈，故头痛愈甚。肝胆与心脏属母子，木邪上犯，无不先入心络，及服人参三钱，心窍壅闭实甚，包宫之邪永无出路，故神明无主，如痴如寐矣。胸中宗气为周身之主。宗气闭，则周身隧道俱闭，故人如木偶不知痛苦矣。逾数日而殁。殁后一日始殓，周身温热尚如常人，其死于实，不死于虚可知矣。

殷春台为余至好，善青乌术，既博学而又得真传。每谈地理明白晓畅，似甚平常而精义即在其中。余先君及先室，皆任其一人经理。又如江西陈纶阁、浙江俞异轩两位老先生，均深信而委任焉。其二令妹患喉痛，邀余往诊。其脉濡弱无力，畏寒恶食，舌苔白滑。余向春翁曰：凡喉疼齿痛，妇孺皆知为热，而令妹之恙独不然。若吾用药定不肯服，盍请他医为治。不效，吾再进剂不迟。乃请市医为诊，果视为肺胃之热，用石膏、黄芩等与服。二剂后，喉痛加剧，胸膈板塞烦闷，全不知饥，滴水不入。复挽余治，余曰：令妹本脾虚多湿，寒痰闭肺窍之喉痛，一两剂便可见效。以川厚朴、杏仁、生薏仁、大贝母各三钱，茯苓、陈皮、苍术、白术各二钱，砂仁、枳壳、桑白皮、莱菔子各一钱半，紫菀一钱，生甘草五分，与服。一剂胸宽食进，两剂痊愈。

殷春台夫人产后失调，迁延年余，服药罔效，时时畏寒，咳嗽痰清，肢体倦怠，夜不欲寐，口不欲食，神疲不离枕席，时吐白沫，胸中闷塞，经水久闭。诊其脉，两寸弦紧搏指，两尺俱微弱，舌本淡紫，苔白厚而干。余曰：此上实下虚之候也。上实者，脾中之痰湿拥于上焦；下虚者，阴中之真阳虚于下焦。惟下焦真阳不足，不能蒸水上潮，肺气无权；脾湿又将窍隧阻塞，故舌干而白沫时吐；血不能生，气不能利，故经闭而倦怠也。为用丸剂清上，膏剂补下。以白术、炙草、枳壳、橘红、贝母、桑白皮等水叠丸，食后服之；以肉苁蓉、枸杞、杜仲、鹿角胶、鹿角霜等熬膏，空心服之。一月余颇见安好。忽又延边毕医诊视，服滋阴降火两帖，反觉沉困。因仍服吾之丸剂膏。八月余，经水始通，诸症皆瘳，饮食渐加。吾嘱令多服为是。

王炳南，通命理训蒙，秋初病疟，仅发两次，用俗传截疟法止住。吾曰：邪未退而截住，定有后患。十日后，腹胀而痛，身倦怠，饮食减，尚不为意。一月后，支持不住，邀余诊治。其脉两寸部滑弱，两关部弦，两尺部弦劲搏指而缓，腹中疼，小腹硬如铁石而冷，小便清利，大便滞。用补中益气汤与服。两帖，寸脉稍起，余仍如故。余思阴邪结于至阴之处，非温不开，非下不去，乃用附子三钱，干姜、小茴香、吴茱萸各一钱，肉桂、当归各一钱，半川椒盐炒八分，大黄酒制三钱，为一剂与服。一帖大便畅行一次，腹内稍宽。三帖后，一夜大下二十余次，色晦臭恶，如鱼肠状，人不能近。彼甚恐，黎明来召余急往。诊其脉，六部微弱而平静，问小腹如何？云：小腹已温暖而软，痛亦止。余曰：脉平邪退，愈矣！何恐为？适余有西码之行，彼食松菌汤面，肢体浮肿，服朱医补剂，两日喘满不安。余回而向余零涕，余曰：无伤也，令服防已黄芪汤。二帖肿消喘定，日向安好。

逾二年冬月，炳南又病呕逆，汤水入喉即吐，喉中微疼。市医为治，服银翘散两帖，呕逆愈甚，时时哕恶，喉中破烂，滴水不能进口，胸中胀闷，手足无力，举动维艰，四肢冷厥，满脸白屑，人皆谓无生理矣；自度亦不能免。彼以孤身寓镇，无所倚赖，故见吾流泪而口不能言。为诊其脉，两寸俱微，关尺小紧。因慰之曰：无忧也！吾立起之。此属胸痹，脉症相符，有此病即有此药。用鲜薤白六钱，桂枝二钱，生、炙甘草各三分，白豆蔻后下四分，以水、酒各半，煎服一帖和二帖，已。此病载在《金匮》，脉症治法极其详明。而时医多不能辨，漫用凉药，致变生他故者往往不免。吾不知名医而何以得成时名乎？

宋子默簪缨旧族，吾世好而亲戚也。二令媳李氏，产后身体违和，头疼食减，自以为虚而兼恼怒伤肝。市医亦云：阴虚肝气。用养阴降火之剂，连服十八日，头痛转剧，自觉热甚，渐搐搦晕厥。初尚时醒，继则厥去不醒。举宅仓皇，子翁以病情来告。余曰：令媳体丰多湿，平时面黄，阴不暴，虚火不至，骤盛，恐为医药所误也。子翁默然而退，请近处名手数辈而未能至。与子翁至戚而居同门者，吾表弟蔡律初也，医术最精，子翁恳为诊治。律初转嘱邀余。余往诊，其脉滑大有力而缓，面色黄，内隐青，口鼻两颊滞气尤重，舌苔满布秽滑而白，昏睡不省人事，不抽不搐，气息尚平，手足尚温。产后两旬余，瘀未甚行，且闻产后饮食亦甚庞杂。余与表弟商曰：脉症如是，定系痰食瘀血互结于胸腹之间，加以阴药，壅滞闭固愈深，经络不通，阻其宗气，神明无主，百骸无所禀命，故病至是极耳。表弟云：病者且有客感，每饱食当风而卧，外邪内邪互结不解，故危笃如此。余曰：此理当极，吾未想到。因商用滑石、桃仁、当归尾、元胡索、枳壳磨汁、槟榔磨汁、姜黄、僵连等为煎剂，另用当归龙荟丸减麝香与煎药同服，以下其积滞瘀血。一服便神清而醒，三帖后，积滞俱下，如胶如膏，而瘀血亦行，人事安适，诸病霍然。第四日，因梳头劳动搐搦小发。阿母作主请伊所亲近之赵医，用药多不伦类，幸邪退，不至为害，只多费时日之迁延耳。

方家湾有凌姓者，家小康无子，以内侄为嗣，已带养媳，吉期择在十月。而九月初忽病温症，医治罔效。至八日，病势热极，神昏谵语，烦躁不安，叫喊发狂，家人以雪水灌之，便神识昏迷，不省人事，仰卧如尸，手脚僵直，口张手撒。适余下乡觅地，托一薛姓者恳余为诊。其时已僵卧一日，呼吸甚微，脉象微细如丝，不受重按，面色夭白，绝无热象，脉症均无温病情状，惟舌本深紫干燥无苔，上有皱纹如猪腰，风燥者。然余思：阴邪断无此舌。坐筹久之，悟此病必温邪陷入血分，时医治未中窍，血热盛极，致发狂烦躁。及灌以雪水，与病虽不相当，而热势稍杀，邪正俱衰，致仰卧如尸，而成虚惫。阴血为热邪所灼，血枯阴绝，经脉无血以养之，故脉来微弱，心主血脉，心经无血以养之，故心神莫主，魂无所依，必致昏迷不醒，而手足不为所用。此病刘河间论之极详极当，诚万世之师也。用党参、黄芪各二两，鲜生地、麦门冬、天门冬各四两，白芍药三两，当归、炙甘草各五钱，酸枣仁八钱，石菖蒲三钱，秋石六钱，化水和服，以养血滋阴。令用铜锅多水熬煎，时时灌之。服一夜至天明，目转动；午刻，能言语，身能反侧。十月完姻行礼，履止如常。

许家村有老妇陆姓，年近六旬，秋间病感，愈医愈剧，迓余为治。寒热日发一次，午前发寒，二更始退，胸闷腹满，气逆心烦，夜不成寐，终日迷困，粒米不进，二便皆通。诊得左脉弦弱，右脉滑大而空，三五一停。日轻夜重，举家忙乱，已备办棺衾矣。阅其前方，多疟门例药，因告之曰：脉却不佳，然为药所误，脾胃大伤，气尚未绝，急和胃补脾，犹可救治。以六君子汤加肉果仁、益智仁、抚芎、桔梗为剂。连服两帖，热退能寐，知饥欲食。其时伊至亲侯文景说胸痞须加黄连、枳实，方得奏效，陆老翁执以告余。余曰：令媳本虚证也，断不可用此以戕其生乃止。又加减前方，健脾阳驱浊阴，三帖而愈。余初次入诊，见有少妇侍立床侧，满面泪痕，忧思外现。余疑为女也，访焉而知为媳。其太翁曰：自其姑起病直至于今，日夜不离左右，抚摩侍奉，未尝稍间，且眼泪不知流几许矣。后病势日退，便日有喜色，不意农家者流得此佳妇，其至性天成，当愧死天下之为子者。

陆家有女子，年二十余，嫁于夏家湾之夏氏。夫死，产一遗腹子，八日而病，为医所误，势颇危剧。陆姓求治于余，余怜其孤而贫，且恐母死而子必不保，因往诊焉。房中秽气熏人，不堪立足。见其喘急气促，呼长吸短，言不能成声，食不能入口，日夜危坐，苦楚万状，汗大如雨，一诊脉时，二毛巾皆湿如由水内拽起。舌本青紫，苔全剥落，绝粒已经三日。脉两手浮大滑急，重按坚数。前所服药，均四物等类。余曰：此本温病，医者不知辛凉解散，而反用阴滞之药，壅塞隧道，致有此内闭外脱之候。若不开其闭，必不能固其脱也。以磨槟榔汁二钱，磨枳壳汁二钱，绞萝卜、生姜汁各半酒杯，另用桑白皮、苦桔梗、苦杏仁、金苏子、赤芍、元胡索、生甘草、飞滑石煎出，兑汁和服。一帖喘汗皆减，二帖喘汗皆止，大小便通畅，易方调理，共服八帖而痊，母子安好。现子已五岁，肥壮可爱矣。

萧佑廷，余契友也，为人笃实可靠。因店事往通，起程数日，夫人忽发热烦躁，夜间尤剧，病已四日。余由东乡返舍，佑翁之兄托致电召弟速回，以备后事。余曰：无恐，俟诊后再酌。往见病人，烦躁面赤，通身亢热，无汗，干呕，气粗，胸中胀闷，大便不通，小便赤涩，不寝不食，有两日夜。脉则滑数无力，尺部洪盛。余曰：此气分不足，湿热凝滞经络之证。凡湿邪重症，往往日轻夜重，何仓皇至是？曰：不食不寝，已属可怕，夜间躁扰乱语，人人皆曰不宜。前医亦曰：病不应药，十不救一，故忙乱如是耳。余曰：无伤也。以清热化湿而通经络之剂，使之连服四帖，汗出热退，夜能安寝，诸症渐愈矣。

余族中熙斋之女，年十四岁，秋间病寒热，日发一次，至热剧时，则鼻中出血，有如泉涌，顷刻盈盏，色鲜紫而厚。日三四次不等。初则有寒有热，继则纯热无寒。热乃不退，精神疲惫，心中烦闷，头眩眼花，身疼不能起床。病者日夕思余一诊，虽死亦心服矣。余闻而怜其幼失怙恃，急往诊之。其脉则左手浮洪而数，按之则弦，右手则浮数而弱。余曰：尔以阴虚之体而受暑，热既重，陷入血分，致有此候尔。无恐，两剂可愈。用鲜生地、麦冬、元参、鲜青蒿、鲜泽兰叶各三钱，茜根、桃仁、赤芍、侧柏叶各一钱，茅草根一撮，鲜荷叶一个。煎出，调益元散五钱，与服。一剂便热减血缓，两剂便愈。后为调理而痊。

赵少希之令堂，体弱事繁，有恙均吾调治。秋间患左腿疼痛，筋脉牵掣，畏风寒，实甚。八月已穿夹裤，外加棉套裤一件。然至窗口，便觉冷风彻骨，晚间进被，便觉冷气袭人。自疑寒湿，拟进虎骨酒及艾火、针灸等法。余往诊之，左脉弦数，右脉滑数。余曰：此非寒湿也，乃阴虚肝旺、痰火妄行之故。肝主筋，肝脉行身之侧，上行至头，下行至足。寒痰多凝滞一处，热痰多妄走周身。寒痰多属于脾热，痛多合于肝。今肝木既旺，痰火循肝经下行至足，经络壅遏，筋无所养，阳不下达，故牵掣疼痛而畏风寒也。针灸、热药均非所宜，为用酒当归、酒白芍、姜黄连、炙甘草、牛膝、僵蚕、姜黄、贝母、乌药叶、秦艽等为末，竹沥、姜汁叠丸，空心开水服三钱。服至一月，忽泄泻溏粪，一夜共五十余次，腹不痛不胀。明日便止，腿痛大减，不畏风寒矣。吾见此症极多，热痰入经络，卫气不通，阳气不到，每畏风寒，痛麻抽掣，不能举动，若作寒湿用辛温之药，或作虚寒用温补之药，致破烂而流脓血者有之，又壅塞而为痿痹者有之。重则伤生，轻则残废。如此者可不可胜计。医者不凭脉认症，而漫用套方以误人乎！

堂兄寿山之姨侄女，年十九岁，夏季患疟。午初发寒，当即转热，二更始退。发寒热时，心中烦躁懊侬，便不能支。其苦楚情状，自己亦形容不出。面赤气急，身微有汗，大便如常，小便色赤，两手脉俱弦数，惟左寸独滑如豆，数而有力，舌色鲜红，上有淡薄白苔。余思此症惟心中独苦楚难受，脉惟左寸独滑数如豆，是乃邪气攻心而成心疟也。夫邪由四面而攻心脏，幸年轻初病，心血未虚，心气未馁，时时与邪相攻击，而邪气犹未敢遽来相逼，只四面围绕而已。如贼入围城，城中兵精饷足，未敢遽来搏击，仅能远远围困，而城中防范维严，日无宁晷，势难安枕，故疟症一来，则心中苦楚万端，职事故耳。然此亦难恃也，孤城坐守，外无救援，饷耗力疲，势难持久，若一旦溃散，其祸便不可测，故宜及早图之。因用蜀漆三钱，为冲锋陷阵之将，直破贼垒而解其围，使兵民将帅溃围而出，故以为君。用生地、连心、麦冬、元参心、当归、酸枣仁，以养心气而厚其兵力，使贼邪不战而自溃，故以为佐使。但服讫疟来时，当更加剧，须忍耐，两时之久则自愈矣。此药服下，果如所言。是日，疟退甚早，汗亦出透，从此便愈，即嘱令勿药而安。

马子扬，吾亲戚也。家贫病重，余往视之。见其面色黄黑，身冷肌消，舌肥胖胀大，日间知人事而口不能言，舌苔厚腻满布，二便不通，囊已上缩；至黄昏则寒颤转筋，人事昏沉；至亥子时，则烦躁狂叫，手足躁扰；至寅卯时，则安卧无声，神思疲惫，饮食不进，口亦不渴。据云：病如此重，已三日矣。诊其脉，两关弦紧，两寸尽微弱，不甚应指。前医以舌卷囊缩为厥阴温邪，用犀角、羚羊角等药矣。抑知此症，全因误治而然也。其先本时邪中之，寒湿证，服凉药太多，损脾之阳，滞胃之气，症变阴寒。阳明主润宗筋，今阳明无主，则宗筋不润而短缩，故肾囊缩入腹内，与厥阴之囊缩迥异。脾之脉络舌本，今脾阳大败，浊阴上犯，循脾脉而上荣舌本，故舌本胀大而不能言，与厥阴之舌短、舌必缩小者迥异。阴邪弥满，阳气不行，至日落则阴气用事，故神昏寒战；至亥子则阴阳剥复，故烦躁不安；至寅卯则阳复用事，便向安矣，与温症又异。为用附子、苍术各三钱，白术五钱，干姜、厚朴、当归各二钱，草果仁、白芷、川芎各一钱，党参三钱，为一剂与服。连进两帖，神清便解，身温能言，夜能安寝，诸症俱退。而病家轻信人言，复请王名医调治，用药不当，延宕半年，浊邪闭窍，致神痴、耳聋，如废人矣。吾等虽无居功之意，然信任不坚自误其事，良可恨也！故时医可为，名医不可为。诚哉是言！

吾寓武昌，有浙江绍兴人翟正信，专售各种报纸。其子自上海来，患喘症已经二医为治，服药四帖。视其方，一为养阴，一为养阴兼收敛。余入房，病者尚能下床就诊，语言清晰，二便如常，饮食减少。病起八日，年方三十，人皆以为无碍。然余见其形容枯槁，神气脱离，诊得左脉浮大、数疾，重按则无，右脉沉小而疾。吾知此病本肾虚之故。肾虚于下，则痰壅于上。医者不知补下清上，反用甘寒收涩之剂，滞肺气而助痰。今脉败神离，肾将无根而上脱，其行期当不远矣。因私谓其父曰：令郎之恙甚，属危剧，前医用药已误，不可再误。余亦见浅术疏，不堪胜任，望急请高明，或可补救。其父拟送回籍，余曰：乘轮下驶，亦须十日，恐变在半途，各事棘手，祈自裁之。其父尚犹疑未定，隔二日，早间症变，昏溃，大汗，顷刻便逝。

武昌杨干臣，翰林也。其次子十四岁，二月放风筝冒风，咳嗽多痰。医者谓其体弱阴虚，令服滋阴降火药，三剂而瘳。旬余又发，又进二剂而瘳。如是，已屡发屡愈矣。至五月，则干咳无痰，咳仅三五声，声亦不扬，尚不为意，后渐肢体倦怠，夜间发热，饮食日减，肌肤日瘦，遂复迎前医为治，云：阴虚甚矣？因养阴补气不效，而易医数辈。方药杂投，百无一应。吾同事殷东屏为之介绍，延余为诊。余往，见其形容黑瘦，骨削如柴，汗多不敛，喘急气逆，不能伏枕，日夜需人拥护，喉中痰鸣，腹大如瓜，大便溏泻，小便涩少，口渴喜饮，善饥不能多食，舌本紫而发青。诊其脉，浮大而弱，重按则小，尚未绝也。余曰：此症全因误治，以至此极。先因风邪屡为阴药阻遏，风邪内闭，胃气先伤，故倦怠、肌消、夜热、食减也。后医又不知辨证，补泻温凉用之不当，风邪未去，中气大衰，升降无权，失其常度。胃气本当下行传糟粕于二便，今不下行而反上犯，致浊痰填塞肺窍而喘促不寐；脾气本当上行，升津液以润心肺，今不行而反下陷，致阴液下出谷道而泄泻、口干。脾胃既亏，真气散失，则腹胀肌消，风邪内扰与肝热相煽，则善饥喜饮。病势至此，已不可为矣。然坐以视死，盍设法救之，以冀万一乎！为用清肃化痰之剂，以治上焦，食后服之；又用理中汤加木瓜、白芍，以收脾胃之气，加荆芥、防风，以祛风邪，水煎，食前服之，挽回中气。若三服后稍见功效，则可设法进步。若无效，则非吾所知矣。仅隔一日，忽闻其死。吾骇异之至，意此病乃土败中虚之证。现在夏令，不当遽殂。吾所开方，虽不能期其必效，亦不致速其死也。托东翁为我访之，始知未服吾药，信巫者之言，饮书符生水两大碗，当即毙命。呜呼！杨公翰林也，读书明理人也，以爱子而误于庸医之手，医理未明，犹有说也。若巫者能治病，圣经贤传皆可废矣，岐黄胡为者？明理者如是，乡愚妇女更何可问哉！

秀才尤小亭之四令弟，夏患温病，头痛身痛，发热无汗，口渴而不欲饮，大便略通，小便黄少，两脉俱弦数，两尺洪实，舌本淡紫无苔。余曰：此伏邪症也。病不易透，势难遽解，毋望速效，幸耐之。为用辛凉清热之剂，以透其邪。连服四帖，脉已渐平，已有解势。第六日申刻，余往复诊，见其面色大变，皮肤僵硬，四肢冰冷，卧床烦躁，反覆辗转，而人事不知，百呼莫应，两脉则沉小而疾。余思此病，不应有此变局，实因天时亢热，所居房屋狭小，内热外暑两相胶结，成此危险之痧症。夫人身津管血管通行周身，而津血之中俱有咸味，则俱有卤气，故汗与小便其味皆咸是其征也。若经气隧道为暑邪壅闭，阳气郁而成火，煎熬津血，其中卤气结为砂子，塞于管内，则周身气血不行，故肢厥身冷，色变肉僵。心主血脉，血结为砂，则心血阻滞，神不安舍，故痧症无不烦躁者。重则昏迷，轻则清醒，故针刺透其络气可愈也。芳香开其心窍，亦可愈也。冬季寒气闭窍，亦成痧症，但治之稍异耳。今此病伏热未解，加之外暑逼迫，焉得不成极重之痧症。令先召康老针刺出血，吾急取药磨汁以灌。两时许人事大清，气平安静，又得大便一次，去积垢甚多。明日热势复炽，脉仍弦数浮起，为用甘寒重剂，两帖而愈。吾见痧症极多，时医讳言之，不知何故。因此伤身者不可胜计，病家志之。

尤小亭之三令弟，年二十二岁，患吐血症。体倦食少，面黄胸闷，腹胀便溏，小便清利，脉濡弱，血色黑紫，而兼痰水。余曰：此脾虚湿重，血不归经故也。用白术、怀山药、白扁豆、黑炮姜、杏仁、桑白皮、当归、赤芍、红花与服，六剂而愈。再以六君子汤加当归、白芍为之调理。逾一月余，送来复脉，自言饮食起居如常，亦无所苦，惟神气不足，倦怠日甚，故请治耳。余见其形容憔悴，神气虚羸，色黑肌消，几如骨立；诊其脉，则寸关濡弱，两尺弦小而疾，重按始得。余问遗精否？有妄想否？皆不对而去。因告其兄曰：令弟脉症甚属不妙，外显气虚之象，内得阳脱之征，是必心有所思，时时动念，引动真火，火发九泉，阴液暗伤，真阳脱出，此为枝叶未有害，本实先拨也，法在不治。再三请药，余曰：在吾见浅，无法可施，绝非借词推托，切勿延宕致误，当延学问高远者治之，或可挽回，亦未可知。此在七月中旬，至十月乃卒。凡内伤之证，惟色欲伤精最为难治，但精生于血，或以饮食自养，或以甘温培阳，十中可以救五，惟妄想意淫伤心肾之精气，百难救一。盖无形之斫丧，实基于有形之斫丧，万万也。

余表姐朱姓，二子授室多年，仅得一孙，视如拱璧。年七岁，夏季患时气病五六日。往视之，见其脉症舌苔温邪已剧，医者方亦平稳，不至害事。余因未便措手，第二日其老妈告余曰：小相公神色大坏，请往救之。俟雨止而往，已至酉刻。见其面色殃滞，口闭无言，神已昏愦，而心中烦甚，卧床躁扰，两面转侧，二便俱无，身凉肢厥，两脉沉小而疾。余曰：势急矣，盍求名手拯救。其祖母曰：适邻家请王名医先生，余抱去就诊，其方已，着人代去购药。余坐待许久，始见其方。余惊而告之曰：误矣，令孙本极重温症，现热邪内陷，窍闭津枯，心肝火炽，满腹如焚，故神昏躁扰如是也。内热盛极，阳气陷于内，则反不能外达，故身冷肢厥如是也。不然，口燥唇裂，二便不通，脉来数疾，是何故也？胡王名医未辨脉症，而漫用厚朴、砂仁诸辛燥之药乎？此药入腹，二更定当不保。现病危时晏，无处觅医，吾为立方，以救其命。用大瓜蒌二两，石菖蒲一钱，槟榔、枳壳各二钱，浓煎，另磨紫金锭半枚，和入灌之。服下二时许，神清开口，遍呼家人，明日热退未净，汗出津津，口干咳嗽。余为减瓜蒌一两，去菖蒲，加生地、元参、麦冬，以滋阴保肺。三帖，进食而愈。令勿服药。

陈道生，江西人，两淮候补也。其尊翁纶阁老先生办镇江洋务多年，忠厚和平。春初仙逝，遗爱在人，吾乡每津津乐道焉。道翁夫人，冬月病感。医治十余日，病势剧甚。殷春台为之介绍，而迓余为治。其时病经半月，申酉潮热，天明不汗而退，通夜不能瞑目，心中闷胀烦躁，大便未得一通，小便赤涩，头左大痛如裂，五心干热，汗未一出，粒米不进，口亦不渴，神气虚羸，面色青薄；舌色鲜红，舌尖如竹刺搔破，隐见血痕，舌根有黄苔；左手关尺脉弦数搏指，右手虚数。视前所服药，均辛燥重剂。余曰：肝火旺极，阴血伤极，若不急养阴血，速清肝热，势恐火燃血耗，将见亡阴之象矣。以青蒿三钱，鳖甲五钱，鲜生地捣汁二两，麦冬、元参各五钱，酒白芍三钱，生甘草、莲心各一钱，水煎和汁与服。一帖便安卧，两时之久，诸症俱减。两帖后，大便日行五次，每次下结块一二枚。道翁恐病下利，商治于余。余曰：血益阴回，肝木得养，折其上升之性转而下行，是肝得疏泄之职，而脏气复其常矣。无下利忧也。脉亦平，惟右脉弱甚，为减鳖甲，加白术、白扁豆、建莲，以养脾气。服两帖，诸症俱退，脉亦柔和。

谈鸿钧，年三十余，为人谨慎和平，精明爽直，在镇城外开铜锡器铺。抱恙年余，历治罔效，就诊于余，云：初病似痢非痢，日夜约五六次，溏粪兼水，至今未愈，腹胀微痛，气时下坠，身体倦怠，手足软弱，心中悒悒不乐，饮食减少，胸有酸水。凡食后历两刻则酸气上犯，心如浸入醋中，若再进食，则酸止一二刻而复作，见风亦然，故恶食畏风，无法可免。自为虚，医者亦认为虚。然补亦不效，不知何故？余视其厚润微黄之舌苔，淡紫之舌本，诊得沉滑有力之尺脉，因告之曰：贵体壮伟丰厚，既未戕贼伤身，又无客邪剧病，焉得遽虚，此必水气积伏下焦也。肝肾被郁，舌多紫色；热邪则紫兼红；阴邪则紫兼黑。今淡紫兼黑，苔厚而潮，面色且又晦暗，定是水积肝肾部位，而兼溢入经络也。两尺脉沉滑有力，亦阴邪盘踞肝肾之征。肝以困而上逆，肾以郁而下泄。肝困则疏泄失职，故有上逆之势；肾郁则闭藏失职，故有下泄之虞。所以《伤寒论》以吐逆为厥阴经证，下利为少阴经证也。阁下土气深厚，气滞而湿化为水，肝因水困，则性喜冲逆；水为热蒸，随木气以化，酸即随木火以上逆，惟食入则酸水被厌而暂止，及食下行则反助其焰而加剧。其所以吐不出者，因气滞而阻于胸膈之间，不能上及于喉也。风木一气，若受外风，则内风同气相应，风性升腾，水必与俱，而心如浸醋矣。肾主二便，水气伤肾，则肾不能藏而下粪水，其水行不畅，不能由大便尽去者，亦因气滞窍闭，无扫除之力也。此非重剂，不能奏功。余为措方，毋示人而为之訾议耳。乃用苍术四钱，大黄、防己各三钱，葶苈子二钱，川椒、盐水炒黄连各一钱，全用燥烈刚猛之味，直入下焦趋水，定能取效。服一剂，历十二时，畅行大便一次。服两剂，历七八时，畅行大便二次。服三剂，历一二时，畅行大便三次。其所下，尽如胶水，又有红水，约行去半桶，臭恶不堪，腹内爽快，知饥欲食，肢体有力，进食当风，胸无酸气。年余痼疾，三日去之，欣喜异常。为复诊，似尚未净。吾为易方调理。嘱之三五日后再来诊视，恐积去未清，宜再下也。后却未来，当已痊愈。

新入邑痒之陈凤翔，吾友沈少湘之高弟也，好学深思，温文儒雅，其令尊年六旬，患腿与胯骨痛。医治两月，病转沉困。医皆曰：虚极矣，汗脱定在朝暮，辞去不治。沈少翁为迓余诊，以视吉凶何若。余冒雨雪而往，见其精神困惫，脉象败坏，乃脏气壅遏，气散神离之候，与脱症迥异，病在不治，却非三二日所能变也。少翁曰：陈君之死，势在必然，然坐以待毙，曷若尽心力以救治？作一侥幸之想乎。余为立方，以图攻补兼施，煎丸并进。数日后似已应验，惜其中服药未能如法，脉未能转，神未能回，余因辞去，又越数日而逝。由始诊至此，共二十余日，吾为之竭尽心力，自问已无愧矣。今将病情详志于此。盖翁平日肌体丰盈，饮食强健，惟大便数日一行，行亦不畅。其气体之壮由于此，而患病之根亦伏于此。凡人入多出少，其饮食化精微者多，始有此气固神完之候，其饮食化渣滓者，则全由前后二阴而出。清者出于前，浊者出于后，则是渣滓又全由后阴而出。今出孔比入孔尤约，则渣滓无由尽泄，而化为浊痰秽气潜，伏于骨空经隧及脏腑膈膜之间。日积月累，而已不能知，及气血稍有凝滞，则伏者外发，经脉阻塞，故腿痛作矣，而饮食神气尚如故也。若此时一为疏通经络，清化痰浊，数剂自能痊愈。再为理脾润肠，使腑气通畅，便能免其后患。乃医者计不出此，反谓高年腿痛，多属肾虚，遂与补肾养血之药，服至数十帖，讵知壅者益壅，滞者益滞。痛伤胃，则饮食日减。补滞脾，则肌肤日削。气因阻而渐散，神以逼而渐离。闭固愈深，生机愈少。医治两月，而不可为矣。余进诊时，见其形容消瘦，气体虚羸，面色黄白而有浮光，两眼皮破烂，眦泪甚多，神清而口懒言，目常瞑有类昏愦，倚被而卧，因下体皆痛，体不能舒，畏风恶食，终日似醒不醒，汗出津津黏手，惟寅卯二时上体汗多，五心烦热，卧不能安，舌苔油黄满布而滑，两手脉浮沉皆无，惟左关重按至骨，时或五七至，弦小而疾。据脉症言之，眼胞属脾，其破烂多泪，脾湿重而为热上蒸也。寅卯二时属木，内应乎肝。肝为脾困，无由上达，一至其得令之时，则上冲乎心胸，外泄乎皮肤，稍遂其升发之性，故过此则仍困而止矣。左关脉时或一至亦是此故。其余脉症、面色、舌苔，均脾伤水困、壅闭晦塞之象也。医者不知为闭，而以为脱，诚以北为南，指水为火矣。余以理脾为君，利气疏肝为佐，制煎剂与服，另以丸剂疏通下焦壅滞，与之后服。服至八九日，行大便两次，痛减卧安，五更烦汗皆止。乃以通络化浊之药为散，以易丸剂，令与煎药同服。乃侍疾者与煎剂则止末药，明日与末药则停煎剂。如此数日，其病家虽喜渐愈，而脉未能起，食未能进，吾知不足恃也。余辞去数日，果闻凶耗甚矣。虚实之难辨也，极实之证，脏腑窒塞，经络壅滞，肢体倦怠，精神困惫，有类乎虚。各脏为浊邪所遏，各脏之神无由返舍，必至游行而外散。如燃灯然，灯中有油则光亮，油过灯头则光灭，与油尽光灭者同一灭也，而所以灭者，则不同也。人第知灯灭，而不辨其油多油尽也，此所以虚实之难分也。

越河圩王益之长媳，徐耀庭之侄女也，亦吾表兄夏德生之亲戚。秋初患痢，治愈后而夜不成寐，近处名手遍请诊治，而病转危笃，拟勿药而待毙矣。忽闻吾名，托夏德兄为之介绍，敦恳再三。余往诊时，目不交睫者已近三月，口不能食者已有月余，家人勉以鸡肚浓汤劝进，强咽数口反觉胀闷，所最难堪者抽搐、惊恐两事，一经大抽大搐震动跳跃，则气绝僵卧，静待片刻便苏。日夜抽厥共二十余次，其惊恐则如在刀剑丛中，即数人挟持拥护，胆亦不能稍壮。头眩运不能坐起，二便俱通，身无寒热，但面色通赤，肌未消瘦，心中烦热多汗，腹胁胀闷，经水久闭，其舌本深紫无苔而光亮如镜，其脉则左寸关弦小而沉，右寸关濡弱，两尺部滑大满指，重按有力。视前所服药，惟治痢用木香、槟榔之类，余皆滋阴平肝、养血敛神之剂。数医一辙，约服七八十帖，故病势至此极耳。病者有小叔王寿禄亦学中人，余因与之论病曰：令嫂痢症，本肝经血痢，服木香、槟榔等气分之药，邪在血分者反深藏不现，故痢止而不能寐矣。入寐则魂藏于肝，肝有伏邪，是魂之舍为邪所居，魂无窟宅之所，阴阳不能相抱，以致夜不成寐，与心脾血虚神魂飘荡之不寐症迥不相侔，此时若为清理血分，使邪外散，数剂便愈。乃医者反用辛凉补涩之剂，而血为之凝，痰为之滞，肝胆之气壅塞不通。肝主筋，筋挛则抽搐大作。肝心两脏木火相连，肝邪上逆，则心窍闭而气绝僵卧。胆府清净则气壮心安，胆为邪踞，则气馁心怯而惊恐特甚。木来克土，而痰又滞脾，故腹胁胀大，饮食不思。得鸡肚之汤而反不适，肝脾壅滞。升降失职，肾水不能潮，致心阳独亢于上，故面赤烦热，心如火烧。方书云：舌光如镜，胃阴将亡。但亡阴之舌色必嫩红而滑，此色之深紫，血之瘀也；其亮如镜，痰之光也。非热非虚，故肌肤未消，脉亦不数，且尺部滑大有力，显是有形之痰，血伏积于下焦肝胆之部。今二便尚通，脉未大坏，胃气尚存，犹可为也。王寿翁以余言为是，因立方用柴胡、滑石各五钱，桃仁四钱，大贝母醋炒、五灵脂、半夏盐水煮、姜黄各三钱，枳壳、桑白皮、陈皮、丹皮、茜根、山栀仁各二钱，生甘草一钱，为煎剂；另制当归龙荟丸八钱，分两次服，煎剂日服一帖。两日乃大便畅行，每日两次，所下痰积瘀滞甚多，经水亦通，夜能安寝更许，抽搐止，惊恐愈，人渐向安。煎方服十帖，脉亦大起，尺部渐平。此冬月下旬事也。病家因丧事延缓至今，正复诊，人已虚甚，脉尚未净，为用甘温补益之药为君，以利气清邪为佐，服数帖后，周身发疮，饮食渐加，精神渐旺。令仍以前方调理，似可无虑矣。吾适有江西之行，未能终事，心常念念也。

吉安庐陵令江绍棠，号云卿，桐城人也。接篆后政绩劳心，抱病未能调摄，且医治多误，历三月未愈。始而咳嗽痰多，畏风胸闷，饮食减少，两目干涩，继则精神疲惫，肢体软弱，左手足酸痛麻痹，胯骨亦痛，小便不禁，下体皆冷。自疑手足痹痛为血虚，小便自流、下体冷为肾虚。前服温补之剂已两月余，病反加剧，不知何故。今征治于余，其意亦在补虚也。诊得两寸脉滑如豆转，关濡尺沉滑而小，重按搏指，面色黄白，苔黄滑满布，口亦不渴。余曰：以脉症言非虚也。血虚证当申酉潮热，脉浮数，或细数，或芤涩；肾虚症当面黑，尺脉虚微，或洪大而空。今皆不然，咳嗽胸闷，寸脉滑转如豆，均痰结上焦之故；食少神疲，四肢软弱，均中气不连之故；脾胃者营卫之源，左右者阴阳之路，脾胃健旺则营卫通利，阴阳出入之道自无阻滞，今脾胃为痰湿所壅，营卫不通，道路皆阻，此左体痹痛之由也；贵体阳本不旺，今上、中二焦壅塞气不下行，即阳不下达，此下体皆冷、小便不禁之本也。先为清肃上焦化痰利气，以薏仁、蔻仁、枳壳、贝母、桑白皮、紫苏叶、苏子、前胡、姜黄连、川厚朴，加姜汁冲服。二剂咳止胸宽。复诊云翁仍以下虚为虑，意在用补。余曰贵恙本有余之候，壅遏不通，若温补郁而化热，阳愈不能下达，遗溲畏冷更甚，且痰得热而妄行，其祸有不可胜言者，惟健运中焦、化痰通络为最合，当以姜黄连、川厚朴、枳壳、生薏仁、茯苓、白术、陈皮、法半夏、秦艽、乌药叶、威灵仙、牛膝、白僵蚕与服。数剂诸症皆愈，竟脱然矣。

江云卿之三令弟，患目年余，干涩无光，继又喘嗽，气急不能伏枕。陈医为治一月，病已危笃，迎余往诊。见其凭几而卧，被大声呼醒，醒则神色仓皇，其魂似已离体，形容枯槁有如木偶，耳轮焦黑，唇齿干燥，目有绿膜，舌青紫无苔，是形存而神亡矣。脉则寸关俱绝，尺部重按至骨微小而疾，指稍起，则不应指，此败脉也。视陈君方，尚用桂、附等，且云望病之转，全在此剂。呜呼！病势至此，尚以桂、附作侥幸之想乎？此公早年不慎，毒气深藏，血耗津伤，不自知觉，现年高体弱，肝血伤而目盲，医者不知治本而用目疾例方，引毒气上攻，肺气伤而喘逆不能伏枕然。疮毒无不发于头面肌肤而破烂者，此独内伤而不外现者，因血已暗蚀，无水行舟，不能送毒外出，故反内攻乎脏，而脏何堪乎？此时若为养血，毒自外散，目自愈，喘自定矣。乃见喘治喘肺气重伤，而脾胃之阴不足供其挹取，阴火日炽，五内如焚，血耗津亡，而遗此枯槁骨立之形体，尚能任桂、附子辛热乎？余不肯措剂，其至戚马君乞开方以慰女流。因开数味，嘱其勿服，逾两日而竟逝矣。

吉安康文卿开隆昌木号，其夫人二十余岁，五日节因多食糕、粽、椒、姜而患温症，又服医家香窜大热之药，遂身热无汗、腹痛、胁胀、胸闷、吐血、人事昏沉、语多谵妄、手足搐搦、大便不通、小便赤涩，日轻夜重，躁扰不寐。王升甫为迓余治诊，得左脉弦数，右脉滑数，其神如痴。问曰：经水何如？曰：初病经水便来，现尚未止，共来六日矣。余曰：此温病热入血室而兼食积也。为用柴胡一钱半，黄连一钱，全瓜蒌一两，青蒿、山楂子、麦芽、赤芍、丹皮、生地各三钱，枳实、元明粉各二钱，令与煎服。或言太寒，瓜蒌、黄连各减一半，服后热减。复诊时升翁私以告余。余曰：热邪重极，血分大伤，血燥津枯，大便如何下达，今用瓜蒌八钱，余仍旧。一剂果大便畅行，热退神清，惟腹胀、溺赤，右脉仍滑数，此食积未行也。为去柴胡、半夏，加酒曲五分。又两剂，诸症皆愈，安寝如常，又为易方调理。

长沙严桐君，神岗山厘卡司事也，初病寒热，服药两帖而止，数日复发，加腹痛囊坠，又服丁香、吴萸、茴香、术、附等两剂，便身大热，汗大泄，胸中板塞，囊坠筋牵，其痛尤甚，小腹亦胀闷而痛，入夜手足躁扰，喘急面赤，语言谵乱，壮热不寐。诊得脉左三部弦数有力，右三部滑数有力，尺部尤盛，面色晦滞，舌苔厚腻。余曰：此本痰湿之体而内有伏热，又服燥烈之味，致热势暴炽，鼓动痰火上犯，扰乱神明，故躁妄胀闷；辛温之味迳入下焦，致热无可泄，逼入肝经之筋与络，故囊坠筋牵痛甚。凡湿温之证，俱属阴邪化热，故入夜反剧。为用姜黄连、川厚朴各一钱半，枳实、杏仁、薏仁、贝母、黄芩各三钱，知母、泽泻、茯苓各二钱，益元散五钱，白蔻仁八分，加白萝卜汁一酒杯为引。两剂热退神清，囊消筋舒，二便通畅。又易方，调理而痊。

汪济舟本徽籍，迁居扬州多年，吉安分销盐局司事也。抱病三四月未愈，就治于余，曰：近半月中口不能食，亦不知饥，精神疲惫，胸闷，腹胀痛，大便久闭，烦热多汗，卧不安寐，口渴身倦，诸多不爽难以言喻，自觉非下不可。诊其脉左弦数，右滑数，尺脉圆大如筋，到指有力，三五至一止，只片刻复来，类促脉而非促脉，舌苔黄燥而厚秽。余曰：此因思虑伤脾，气滞而郁，痰火甚重，枢运无权，气机皆塞，虽用硝黄下之，不能通也。若勉强通之，脏真反损，其祸滋深。吾为清热利气，大便不求通而自通。方以枳壳、贝母、桑白皮、黄连、黄芩、知母、滑石、青皮丹皮、槟榔磨汁冲服。二剂而便通热退，胀痛皆消，脉亦和柔，惟弦脉未退。为去槟榔、枳壳、桑白皮，加青蒿、白芍、生甘草、生地、丹参调理而愈。（又曰：前服陈姓方内，有大黄八钱，便未能通，何故？余曰：吾前已言之，幸大便未行耳。）

彭璞山令郎年二十，患腹痛，每日申刻发热，腹乃大痛，上及胸胁，烦躁不安，夜不成寐，至天明则热退痛止，无汗微渴。余见其色黑而瘦，两脉弦数无力，饮食不进，不能起床者已念多日，前所服药均术、附、香砂之类。因语之曰：此木火久郁，木来克土，则腹痛而及胸胁者，皆肝脾部位也；至申酉便发者大气已困，至金气得令之时，木气又为金伤，而不甘于受制，则热发痛作，因木以愈困而愈横也；少阳厥阴经证无不皆然。为用小柴胡汤加酒白芍五钱。二剂热退减，四剂痊愈。吉安人专喜温补，有病无病皆常服药，药铺最多，生意极旺，附子消路尤广，其色洁白，煮出无色无味，余服五钱并不觉热，因漂制太过，汁已出尽故也。恐重症难以见功，误用仍能贾祸，吾若欲用，断不取是耳。吉安医家，凡见感症无不以麻、桂为主，杂症无不以桂、附为主，余如香燥温补之剂，亦常间用，病家亦非温药不服。余居吉安三月，凡遇温热病为用辛凉，阴虚证为用滋润，病家问药，店中知是凉药便不敢服，至死不知悔悟，其愚实属可悯。有老学究刘姓者年五十余，娶补房，年二十余。凡近内时，稍一动念，精便先泄，不能自主。日对佳冶不能忘情而不能尽情，自疑肾虚，服八味等汤数百剂，未能稍效。吾为诊之，因诘之曰：先生有大拂意事，心思不遂，积久而成此病也，然乎否乎？曰：然。余曰：肝脉弦，心脉数，此肝因郁而生热，引动心火，心火一动则转借肝热下迫，逼精下出，与肾虚迥异，宜服温补不效也，为用疏肝气清心火之剂，并无苦寒之药，已畏其凉而不敢服矣。噫！吾亦无如之何矣。

耿璧翁夫人，年四旬，自颇知医，春初患病，历夏徂冬，叠经名手医治，即孟河费马诸名家亦皆亲往就诊，服药百余剂，病日加重，冬月下旬，已回家待毙矣。后闻吾名而来就治，曰：始只食少，体倦，腹胀溺涩，白带时下，现白带如注，小便极难努挣，许久只有点滴，浑浊如膏，小腹坠痛，几欲自尽，腹不知饥，口不能食，每日早晨神气稍清，至午则疲惫不能动作，医药备尝，百无一应，吾已自知不起，而罪实难受，不如早去为妙，请诊视而示我死期耳。吾见其肌消气弱，目钝无神，诊其脉六部俱微，惟两尺略滑。余曰：病久神伤，因误治而致此，幸脉症相符，非死候也。彼曰：吾不畏死先生毋诳我。余曰：我非行道者流，不求名不求利，欲赚尔何为？贵恙本脾虚湿重，故溺涩腹胀，医见小便不利，为用五苓利湿，讵知脾阳不健，湿气壅遏，愈服淡渗之剂，脾阳愈伤，壅遏愈甚，浊气下流，清气亦因之下陷，医虽屡更，药仍一辙，故愈治而病愈重也。又或因饮食日减，肢体倦怠，认为脾虚，用参、术等味，讵知脾湿已重，参、术不能补脾，反来助湿，是脾愈困而湿愈生，腹胀、便秘、恶食愈甚也。今清气下陷，浊气下壅，痰湿下流，故白物淫淫而下，小便艰涩坠痛，中虚而有阻滞，则心肾不交，故不寐肢冷。先为升清化浊，后为交通心肾，须至木气得令，春温升发之时，方得痊愈。用川厚朴、枳壳、陈皮、半夏、牡蛎、苦参、补骨脂、升麻、柴胡、柏树、东行根皮、煅白螺蛳壳，煎服。连进六剂，果坠痛减，小便通。为易方常服，又开丸方补心肾，令日日间服。至三月，果愈。

张春山患血淋偏坠，已近二旬，服药十余剂未效。吾燮和叔之亲戚也，为恳余诊。至则药煎出，未服。余令姑缓，诊后再酌。诊得两脉弦数有力，约七八至，小解痛如刀割，所下皆血，现血止而点滴不出，小腹有筋扛起，痛甚，直入茎中，左囊下坠。因痛甚而目不交睫者十余日，往来寒热，口渴烦躁，面色通红，前医所用均柴、葛及香窜之味。余曰：前方误矣，不可再服，此少阳温证而兼血瘀溺管也。肝之脉络阴器，肝热重极致筋暴露，囊下坠溺管为瘀所阻，而又为肝热所迫，故小便刻刻欲解，而痛涩不能解出，为清解少阳而化瘀通络，则自愈矣。以青蒿、山栀仁、丹皮、赤芍、丹参、侧柏叶、茅草根为煎剂，以滑石、甘草梢、琥珀、海金沙、鲜牛膝捣汁为丸，与剂同服。连进三剂，小便通，痛止，筋舒，寒热亦解，惟囊坠如旧。乃去丸剂于前方中加荔枝核、橘核、山楂子，又服三剂而愈。

谏壁镇地保江荣患咳嗽痰多，痰有臭味。医家或言肺痈，或不言肺痈，而又不能认症，漫治一月，脉败神伤，已不可为矣。其妻恳治于余，因往视之。见前所服药，均滋阴补肺之剂。脉案中认为肺痈者十之九，不言肺痈者十之一，然用药则一也。余曰：痈者壅也，痰血壅滞，为热所蒸，乃生痈焉。况肺痈则痰血热，三邪重极始得化腐成脓，而生痈为有余极热之症，皮外生痈尚痛，肺痈则胸中刺痛尤甚。今胸中不痛非痈也。痈由热成，口必渴，苔必黄，溺必赤，面必红，痰必稠厚，脉必滑数而实。今病者口不渴，不喜欢茶，舌苔薄白而潮滑，小便清长，面色黄白，痰清稀而胶黏微带青色，脉则右微滑不能应指，左弦紧，俱属阴象。以脉症言，断非肺痈而痰臭者。何故？盖致病之原，则因恼怒伤肝，思虑伤脾。脾伤则生湿，肝伤则生热，湿与热合则妄行。且脾主诸臭，脾湿入肺则腥臭，入心则焦臭，入肝则腐臭，自入本脏则为秽臭。此痰臭之由，与肺痈痰臭者势正相反。现头面四肢皆肿，湿外泄于皮肤也。咳嗽喘急，湿上阻其气道也。脾气既败，脉症俱逆，是为坏症，未可挽回。服吾药两帖，病势大减，举家欣喜，余曰：病转而脉不起，非佳兆也。凡弱症过时失治，真阳脱矣，真气绝矣，乌能收效。后果然未越十日而毙矣。

吾乡今春行小儿疫症，初起畏寒发热。寒热止，便烦躁不省人事，后乃面黄如杏，身软如棉线，手撒，口开，眼合，肢厥，僵卧不动，若不治或治不得法，其气便奄奄而绝。自起病至死，不出一日。吾乡死于此症者，不可胜计。吾医治三儿，均获渐愈。一仇氏子十岁，已面黄昏愦，见其齿干唇燥，舌苔黄垢，两脉俱无，吾思此必伏邪内发，有秽浊，实邪上犯心胸，堵塞清窍，始有此险恶之候。凡人胸中为宗气，最为紧要，故喻嘉言有《宗气论》，语语精当。胸中窒塞，宗气不行，神明无主，百骸俱废，或体软神昏，绝无知觉，或搐搦发狂，不省人事，若邪气久闭，不能自开，或用药不当，无法宣通，由闭而绝，本不出数时。疫症病死之速，值此故也。此病通降为第一着，因用紫金锭磨出，对姜汁灌服。约一时许，脉渐出，眼渐开，面色渐转。为制清热化浊之剂，加酒曲煎出，与服。是夜大便行一次，人事大清，颇为安妥。是晚，伊有亲戚来至本行道者，三更时又与辛温表剂。明早，又与以香燥时丸，乃引伏热入阳明经中，身大热，心烦气急，面赤多言，口渴喜饮，六脉浮洪而数，小便五六时不解，颇有登高而歌，弃衣而走之势，赖吾旧友倪新甫至，为之推拿四五次，果溺通热退而愈（吾幼女病痰喘及吾乡患重症、暴症，经新翁推拿无不立愈，较药尤速，神效可爱）。一系侄女，挹清弟之二女也。症亦同上，以紫金锭和姜汁灌下，半夜始苏，行小便一次，手足躁扰，狂叫不安。第二日，为用清热化滞药加酒曲与服。此日忽厥逆，忽烦扰，各一次。至晚，行大便一次，人始向安。第三日，复小便不通，昏卧不醒，面色青惨，脉微弱欲脱。余曰：虚象也，急煎补中益气丸二两，加滑石二钱，与服。约两时许，溺通，人事渐清，但言背脊骨痛。余曰：阳明经邪未去也。用补中益气丸一两，加葛根一钱半，升麻八分。服下痛止，惟唇舌焦干，苔黄而燥。余曰：阳明虚热在上也。用补中益气丸一两，加麦冬三钱，沙参二钱，五味子五粒，与服。便舌润苔退，人事大安，诸症愈矣。又治许家村一孤子七岁，病情治法均与侄女相同，得获安好无恙。吾因此症访问数家，皆因病前恣食汤圆，入腹未化，复为邪气所冲，填入胸中，致有此候，故方中用酒药丸，以化糯米之积，无不应验也。

《崇实堂医案》终

跋

近人译德国博士那特硁《政治学》，第一在理论与事实之调和，其目曰："夫事实者，生理论之原因也，而理论亦起原于事实之原力。反于理论之事实，乃偶然之事实。不根于事实之理论，乃妄想之理论。"清国丹徒县茅谦读之推案曰："今而知吾国之所以为国矣，我自今以上，溯祖龙之驭宇，有一事实之克与理论翕集者乎？我自帖括制艺以上，溯贤良文学对策，有一理论克与事实密切者乎？我则丞辅也，令尉也，理论家所谓官士也，非事实家所谓官士也。负贩也，手制也，事实家所谓工商也，非理论家所谓工商也，此则以无形者覆我种族。吾无怪其不察也，吾独怪夫明明在几案之上，一覆手间，而日日覆其种，日日覆其族，甘且如饴。若惟恐其不执，酖而饮之也，则是。何故我第离事实与理论二之而已。"盖读姚晏如之书乎，吉安人好服热药，死不悔知。是凉药便不敢服，亦至死不悔。彼但知吉安居万山中，为大川发源处，水土必寒，药宜服热，所谓理论是也。曾不知千百人中，必有一二或数十病热者，此则所谓事实也。时局之与政治，昔所行于千百年者，今或不宜于一二日之淹，而必将急起徙之否，或如水火之潦热不旋踵而种尽矣。救之奈何，亟深思。夫理论与事实之合和，俾得须臾毋死，则自姚晏如之书始。而晏如之书尤实，足急救一时一世之涉于死者也。晏如家世术业，已见前王中丞序，某与晏如交最久，今年吾邑大疫，喉与痧间作，不二三日而死者累累，晏如每与余论治法，出而投药辄活。经晏如者以百数，无一死者。某叹晏如者，乃真政治家能调和事实与理论而一者也，愿以告天下明眼人之读晏如书者。

壬寅四月晦前二日同邑茅谦跋

千里医案

内容提要

张千里先生，清季名医也。江浙同道咸知先生在日之其门如市，将遗稿医案互相争抄。前年社友凌君永言，曾亦录惠一本，并附跋语，因循不刊，深负热忱。今因本集编辑之初，社友姚光祖君又以同书见惠，且加以校评者，遂用姚本付刊，并将凌跋附之，以志二君共抱阐扬先贤幽光之志也。书分五卷，所记之案，轻灵敏活，别具慧心。开卷读之，足俾后学洵无俟。刊者多赘。

序

余幼年多病，长而未能脱然，故性耽医籍，尤好前贤医案。盖医书不过道其常，示人以规矩耳。若夫医案，则通权达变，审情度势，机械万端。如刑名家之有刑案，可以生死人而肉白骨者也。尝观《冷庐医话》，称桐乡张梦庐先生以名孝廉而行医，家住后珠村，就诊之舟日以百计。可想见先生当时之声名学术，私心向往久之。会游苇城，于友人案头得见先生医案两巨册，亟假归抄录，但见案语则简洁老当，用药则与病婉转相赴是。盖原本经旨，融会诸家学说而贯通之，故无模糊影响之谈洵，属可传之作。甲子初夏，裘君吉生有《三三医书》之辑，征求海内藏稿，爰校勘一过，略附评语，由邮驰寄。若蒙采入，则先生之手泽则以永垂不朽矣！

中华民国第一　甲子季夏月　金山后学姚景垣光祖谨识

目录

千里医案　卷一

桐乡　张千里梦庐　著
金山　姚景垣光祖　录存
绍兴　裘庆元吉生　刊行

中　风

嘉善杨向多痰火，气逆易咳，晨圊痔必翻，非揉捋不能收甚，或痔血大来。此足见肺胃大肠气血虚久矣。今卒然神思昏乱，并无晕仆，而右肢遽不能用，舌謇语涩，便间旬日才行，干少溏多，溲频数而涩少，且赤嗽痰颇浓，息有音，少寐易烦，不昏瞀，而间有错语。此属老年气血两虚，春夏之交，不耐火气升泄，虚阳化风，挟痰火勃动于中，而外阻其络脉，内扰其神志也。据现证，是中络兼腑。初时右肢不用，今渐能运动，而肌肤痛痒无关，是不仁也。不仁为血虚，偏右则气亦虚矣。但舌苔白满而厚，是气燥津虚。脉虚而弦，两寸较大，是心肺两虚，而又有痰。心主血，肺主气，虚则火易上升，而气易下滞，所以有数圊、易怒、多烦、少寐等弊矣。此时欲益气而不滞痰，养血而不腻膈，庶乎虚实兼到。据述愚见，宗古人痰火内中者，先治其内，务使神明不为痰火所扰。心君泰然，则百体从令矣。即或肢体不仁，未能遽复，不妨缓缓图治。况心主血脉，心既清，则血脉之流行自易。

西洋参一钱五分　茯苓二钱　蜜炙甘草四分　川贝母去心，二钱　桑叶二钱　炒山栀一钱五分　法半夏一钱五分　驴皮胶二钱　竹叶二钱　枳实五分　橘皮一钱五分　枣仁一钱五分　莲肉去心，十粒。

上方约服五六剂，若得寐渐长，舌白稍薄，喉间痰气不致有音，去枳实、半夏，加大生地四钱，杏仁二钱，大麻仁二钱；若大便复闭，慎勿遂与，通利必俟其急迫，屡圊不来，不得已，暂用搜风顺气丸。

又舌苔已退而舌质胖，痰来轻薄，气息舒，得大便畅行，溏而老黄者数次。今又七日不更衣，溲渐利而色来清，胃纳稍和，夜未酣睡，痔外翻而腐，续下痰物，或中有痔脓夹杂亦未辨别。统观诸症，大都痰渐化而火未熄，阳明肠胃津液虚耗，遽难充和，所以寐少而便复闭，不独痔翻尤昭著也。阳明外主肌肉，内生津液。津液虚，则无以灌输肌肉而束筋骨，利机关之权亦弛而不张，右肢之不仁盖由于此。不仁则不能用矣，今欲求其不致成废，当先养阳明以存其津液，胃和则寐安，阳通则便调痔收，治内正所以治外也。脉仍虚，两寸独大。大非心肺之有余，乃虚阳之上攒耳。故耳鸣舌胖，心烦易怒，毕露其机，缄时当大气升泄，宜柔静通养为主。久之，若得步履稍可躲曳，便能扶杖逍遥矣。

西洋参一钱五分　麦门冬一钱五分　炒枣仁研，二钱　茯神二钱　大生地四钱，蜜炙　大有芪一钱五分　酒炒白芍一钱五分　陈皮一钱五

分　驴皮胶二钱　金石斛三钱　甘草四分　柿饼煨，半枚

又不仁，为气血不通。先宜通养阳明，前案论之详矣。今右肢渐知痛痒，足见脉络渐有流通之意，但大便艰涩，脉象沉滞，耳鸣舌謇，神气不振，欲望阳明肠胃之充和，以期气通血润尚远。然此症首重肠胃，必须穷究其所以难通之故，老年风闭，前贤多责诸血液之虚，想近年来痔血之去亦复不少，血虚则风动。欲肠胃之润，则养血正不可少，今胃气稍较醒，似可参入濡润养血之品矣。

潞党参一钱五分　麦门冬一钱五分　杏仁三钱　柏子仁三钱　苏子炒研，一钱五分　大生地四钱　驴皮胶二钱　川贝母二钱，酒炒　归身二钱　大麻仁

又肢体热痒而疼，是血虚风燥所致。络脉如此，肠胃益可知矣。所以便难，必越数日也。高年中风，大都为血液不充，内风旋扰之故。前贤有侯氏黑散以内填空窍，以防风之复袭；有地黄饮子以内养血液，以杜风之内生，皆笃论也。而便难一症，尤为血虚的证。所有风秘治法，亦不一然，又须因时制宜。今未入秋，而先形内燥，将来何以御秋燥正令？计从先为之图，用清燥救肺方绸缪未雨，稍参和络养胃法，冀其腑通然后络和。

西洋参二钱　麦冬一钱五分　火麻仁二钱　大生地三钱，蜜炙　石膏一钱五分　杏仁二钱　炙草四分　桑叶一钱五分　驴皮胶二钱　陈皮一钱五分　米仁三钱　枇杷叶两片

光按：前后四案议论殊佳，扼重在血虚生风，故一以养血息风为主。

湖州周妇向有偏头风痛，甚则或有眩呕。今烦劳伤阳，阳虚风动，旋扰清空，络脉弛懈，陡觉右肢痛而左肢不用，是风中在左也。迄今五日呕吐痰饮已止，右额微肿而痛，食少便结，脉虚涩，此腑络兼中之症。痰为虚痰，风为内风，宜清养阳明，柔息厥阴，冀其渐愈。曾有便血，当此燥令，尤须远刚用柔。

西洋参二钱　陈皮一钱五分　胡麻仁二钱　钩藤钩二钱　羚羊角一钱五分　茯苓二钱　杭茶菊二钱　桑叶一钱五分　驴皮胶二钱　丹皮一钱五分　稽豆衣三钱　丝瓜络三钱

光按：此方经清，可法。

嘉兴张，七月下旬，间疟四作，继以泄痢。此伏气晚发，未必清澈，遽因孙受病殇劳忧，悲伤动于中，风寒迫于外，遂感风燥作咳。凡忧悲伤肺，风燥亦伤肺，以致痰虽出而风燥之火迄未化，郁极而升，陡然舌謇涎流，官骸俱不能自主。然现症多在身半以上，而足仍能行，知非风中肾厥，是痰火内扰之，类中矣。况痰中亦有浅深、内外、虚实之别。此痰火乃外感风燥之火之痰，故舌謇等症能暂退亦能复盛。盖痰出即火熄，痰不出即火复炽，所以越五六日，而诸症复作也。今身想有汗，面红齿燥，舌謇涎流，右手指微强，自言口燥之极。脉得滑，而右寸关尤甚，显属肺感风燥未清，痰火上扰脉络之类中也。宜滋肺气存胃津，以化痰为主，痰出则火风自熄，邪去则类中亦平。

西洋参一钱五分，蜜炙　石膏一钱五分　橘红一钱五分　天竺黄二钱　驴皮胶二钱　杏仁二钱　丹皮一钱五分　霜桑叶一钱五分　川贝母二钱　羚羊角一钱五分　甘草四分　枇杷叶两片

光按：议论透澈，方亦妥帖易施，唯于治痰一面，尚少力量。

暑温

论宋可斋之嫂胎前感温病案：令嫂怀

孕感邪，据述病状，当是风轻湿重之温，今既化热，而舌苔焦黄，胸脘痞闷，其阳明尚少壅滞。从三焦施者当从中上着手。甘平宣肺，少兼微辛微苦，以疏降气腑。如燥渴引饮而便实者，用芩、栀、杏、橘，甚或稍加黄连、竹茹。如舌腻、便溏、咳或兼呕，则用竹茹、佩兰，甚或稍加枳壳、苏子。精审详察，必期能化邪而不致伤胎，斯为尽善。苟有疑似，宁轻剂缓化，慎勿孟浪。凡春夏之交，大都温必兼湿。而春温之气，又每因营虚之体乘间窃发，故措手尤须慎重耳。至于宣肺存津以及凉血安营等法，谅能详悉，故不复赘，只论疏中一法备采。

潞仲朱媪烦劳伤阳，肺卫疏豁，冬温风燥之邪实于肺卫。初起即见微寒而盛热，咳嗽，错语，迄今旬日，燥热气急，呼吸有音，痰浓而少嗽，甚不爽，头痛虽罢，耳鸣、颧红、唇燥、舌干、苔白有裂、咳引胸胁隐痛、脉寸关俱滑数而促，此冬温客肺之重症也。八旬高年，素有肠痔，津液久虚，今肺脾喘咳邪无出路，最易劫津涸液，痰胶气喘益甚，头汗最防骤脱，慎勿因小有郁怒滞气，抛荒主病。盖虽小有食滞，今已大便一次，腹右有块不过肠滞未尽。肺与大肠表里也，润肺即可通肠，故此时以滋气化痰急救肺，以存津液为要着。

西洋参一钱五分　橘红一钱五分　鲜生地四钱　川贝母二钱　米仁三钱　杏仁二钱　地骨皮一钱五分　桑白皮二钱　冬瓜子三钱　炙草四全　茅草根五钱　枇杷叶三片

光按：唇燥、舌干、苔白有裂，此叶氏所谓气热烁津，用药恰好，惟鲜生地当易鲜石斛、茅根易芦根更妙。

王泾江陈，投清营宣气存津透邪方药，脉象仅得濡缓，弦虚不致，模糊难以寻按。濡缓为风、为胃，神虚则阳为湿遏；弦为湿，酿痰浊。凡春夏之交感症，风为春之余气，湿为夏之主气，故现症每每如此。其昏昏如醉，蒸热舌黄而灰，溺赤便闭，斑疹隐隐现于肌腠，欲达不达都属湿温，二气熏蒸郁遏，似烟似雾。清明之气，皆为蒙蔽。所谓肺气窒痹不能宣化，则周身之气皆痹，而化解不易耳。今虽未有大效，所幸安静不致躁扰，舌边齿板稍有润泽之意。若得一意拯治，七八日工夫，或有挽回之望。

犀角八分　鲜生地三钱　连翘一钱五分　小川连三分　天竺黄一钱　石菖蒲三分　炒山栀一钱五分　丹皮一钱五分　陈胆星三分　橘红一钱五分　芦根八寸　竹叶十五片　至宝丹一粒

灯心汤溶化下先服。

光按：舌灰而黄，溺赤便闭，可参用增液承气，大剂投之，以冀万一。

濮县吕，暑湿阻气，郁而为热，汗出不解，邪迫心包，目赤耳聋，神昏谵语，幸得咳嗽、疹出，诸症渐退。迄今两月，稍得安，纳谷。惟气火蒸腾，干咳未罢，目眦赤，脉象濡滞，是暑退而湿未化，宜甘平淡渗，以清气化湿。若小心调养，不致食复、劳复，则愈期亦不至迁延也。

西洋参一钱五分　川贝母二钱　鲜石斛三钱　飞滑石三钱　杏仁二钱　天竺黄二钱　米仁三钱　竹叶十五片　橘红一钱五分　炒山栀一钱五分　通草八分　芦根八寸

又感症后诸恙俱平，惟舌苔犹腻，耳目失清，背易恶寒，汗出即解，此皆阳虚湿胜，蒸郁气分，尚须平剂清化。

西洋参一钱五分　泽泻一钱五分　川石斛三钱　半夏八分　丹皮一钱五分　茯苓二钱

广藿香一钱五分　荷梗尺许　橘皮一钱五分　米仁三钱　夏枯草一钱八分

震泽孔，痃疟三年，近渐作止不常，大抵过劳辄发，已是劳疟景象。疟时溺数不禁，是阴不内守；烦渴引饮，是津不上胜；况兼痔漏复溃，脓水淋漓，气液之消亡甚矣。比复当春夏，阳气升泄之时陡然凝寒，而热渴呕痞攻胁痛，神烦，此属湿温之气乘虚袭入，兼郁于肺胃少阳气络阻痹，游行三焦也。今热退食进，脉象弦数已平，惟见虚弱濡滞，病势似将退舍，然口干、舌碎、苔白、神衰、气夺、汗多、食少，寐不能安。虚体感邪，邪既未化而正已告疲，深虑汗液过多，津气内夺，虚脱骤见，幸勿以小愈而忽之。

西洋参一钱五分　甜杏仁二钱　茯苓二钱　蔗皮四钱　黄芪皮一钱五分　麦冬一钱五分　川贝母二钱　炙草四分　金石斛三钱　猪苓一钱五分　炒谷芽三钱　竹茹七分

震泽陆，寒热、咽痛、吐泻、肢节肿痛、紫斑隐见。迄今七日，昏沉如故，稍有谵语，齿燥，耳聋，舌黄红地，扬手掷足，喉间痰气有声，便下一次甚少，溲涩而胞痹，身热口渴，脉弦数，此风、寒、湿三气杂受，经腑表里皆痹，挽救大难。

荆芥一钱五分　牛蒡二钱五分　石菖蒲三分　厚朴八分　小川连三分　防风八分　猪苓一钱五分　丝瓜络三钱　连翘二钱　芦根八寸　山栀一钱五分　泽泻一钱五分　木防己一钱五分　枳壳八分

光按：此症乃外感风湿引动伏邪，已充斥表里三焦。荆、防尚嫌太燥，当用桑、菊、银翘掺入化湿之品，如通草、滑石等，以辛凉解表为妙。

嘉兴陈，肿见于上颈，颔尤甚，鼻易壅塞，痰从上腭来，肌肤渐见青紫，似斑非斑。病经两月，脉涩。此风温上受，郁于肺分，与风水尚有小别。宜轻扬之剂，上者上治之法。

蜜炙麻黄三分　炙甘草四分　蝉蜕一钱　西洋参一钱五分　杏仁二钱　鲜生地三钱　荆芥一钱五分　枇杷叶两片煨　石膏一钱五分　广橘红一钱五分　紫菀一钱五分

光按：肌肤青紫，似斑非斑，则邪不尽在气分，生地、荆芥，颇与此症相关。

善连杨，前投清肺化邪、清心安神方，诸恙渐退，胃纳亦增，复因烦劳伤阳，风温乘隙而入，微寒而热，咳嗽又甚，痰多色黄，中夹粉红，气急，头汗，溺黄舌白，脉濡数弦，明属复感，所以诸恙皆来。急宜清热化邪，毋使喘汗复盛。

西洋参二钱　杏仁二钱　牛蒡子一钱五分　羚羊角一钱五分　川贝母二钱　丹皮一钱五分　桑白皮一钱五分　枇杷叶两片　天竹黄二钱　茅根四钱　地骨皮一钱五分

又肠腑已通，所下宿矢颇多，肠通则胃和，而肺亦降。今寝食俱安，热退痰少，耳聪目明，舌边红，苔薄白，脉虚小和缓，症情已臻安善矣。而感症之后，食复、劳复最宜谨慎，治法不宜骤补，清养肺胃大肠以通为补，俾寝食渐复其常，即是不补之补。

西洋参二钱　陈皮一钱五分　鲜生地三钱　米仁三钱　金石斛三钱　茯苓二钱　丹皮一钱五分　炙甘草四分　川贝母二钱　枇杷叶两片

《千里医案》卷一终

千里医案　卷二

桐乡　张千里梦庐　　著
金山　姚景垣光祖　录存
绍兴　裘庆元吉生　刊行

湿

论姚伯昂学使病案。奉到钧谕，只悉种种。初时便干艰，跗微肿，茎皮微厚，溺色黄赤，驯至胃钝欲呕。是湿热之邪袭入手阳明大肠，上扰足阳明胃也。湿热内蒸则微渴，梨蔗汁稍多即作泻。湿家本易泻，但不可多泻耳。食入欠运，是湿阻于中，则胃气不下行而反上逆，所以头亦为之眩胀也。普洱茶温中化滞，与建曲同，江浙闽广初交湿令之神药也。凡遇胸腹痞满、头目眩胀，不论何病，随饮一二盏最妙。南方卑湿，地土浮薄溽淖，一遇天气阴晴蒸热，人易昏闷，亦几似瘴疠之病，所谓痧胀也。若觉神思不快，或痞满呕泻，或头胀肢麻，即以平安散搐鼻或点眼角即解，重则用冷水点服二三厘，大可辟暑湿、痧秽、岚瘴不正之气。今奉上一缄，聊备左右不时之需。以小瓶贮之，勿使泄气。杭省精一堂合制者亦佳，购之甚便也。今跗肿未全退，小溲尚未清长，敬遵谕拟奉一方呈电。蔗浆、枇杷除烦养胃最佳，梨、桃、黄瓜皆易滑泄，鳗鳝壅滞，均当忌也。此体气既小有违和，饮食亦不宜强进，且愿稍稍节劳为祝。(方未见)

梅里张，肠风下血，经年至今冬才止，阳明腑络皆虚矣。初夏寒热发斑，亦是风湿为病。斑后风湿之邪似未清解。风动厥阴则右侧腰胯痛，少腹攻胀，湿阻少阴则右腿痹痛，不能屈伸转侧，风湿相合郁蒸为热，则身热、恶寒、汗多、溺黄、便反结闭、舌白不渴、胃钝食少矣。近复痰涎上壅，咳咳不爽，亦是湿浊所化。脉虚而弦，总之，皆外邪风湿未清之故。然风轻湿重，尤宜通阳化湿为主，必先退其郁蒸之热，务使汗敛便调，庶无虚脱之虑。至于痹痛，不妨缓图。

生冬术一钱五分　枳壳一钱　橘皮一钱五分　丝瓜络三钱　滑石三钱　米仁三钱　石膏二钱　芦根尺许　杏仁三钱　防己一钱五分　茯苓三钱

又蒸热渐止，热时仍有，汗泄稍瘥，便亦稍润，右胯疝阻与右髀痹痛相连，以致转侧屈伸不能皆适，舌白，口腻，胃钝，溺少而黄，脉又弦迟，总之湿蒸热郁，腑络皆痹。其痹之所以难通者，中有疝气横膈，升降之气皆为所阻。而厥阴既不调畅，阳明益加壅塞矣。疏厥阴以平疝气，通阳明以和腑络，幸冀缓缓向安。

洋参一钱五分　橘皮一钱五分　米仁三钱　石膏煨，一钱五分　豨莶草二钱　麦冬一钱五分　茯苓三钱　防己一钱五分　忍冬藤四钱　丝瓜络三钱　威灵仙三钱　川楝子两枚　青酒皮八分　川牛膝二钱乌镇杨，阳虚湿胜之体，兼之起居饮食不能慎摄，或胸闷，或便溏，或梦泄，面黄形瘦，舌白，脉滞，反覆不常。何以调理？计惟常服丸剂，缓以图之。若能谨慎自爱，庶有康复之期。

资生丸　鲜藿香叶下三钱。

湖州杨，长夏右颧发疡，原属阳明湿火上蒸，不与降，而与升则非。但阳明腑气不降，而厥阴之湿火亦因之上升，以致右足大趾痛，气逆由足及腹上至脘胁膜胀，皮肤间轰轰如虫行。减食消渴，口苦舌黄，脉弦而数，显属胃不降而肝反升，宜通宜降。勿因高年，遽投腻补。究宜凭脉症以去病，去病即所以顾正也。病属易治，虽纠缠已久，勿忧之。

鲜生地五钱　云苓二钱　楝子两枚　大腹皮二钱　白蒺藜二钱　小川连三分　米仁三钱　丝瓜络三钱　丹皮一钱五分　青皮八分　泽泻一钱五分　佛手柑两片

光按：案语去病即所以顾正，却是名言。

又肝阳挟湿循络上行，由足大指循腿入腹，犯胃过膈抵咽，甚或头面肩背都为气焰所及。肝经之循腹，本有两路，一由中抵膈，一循阴器毛际旁连少腹两胯也。汗多，少寐，烦躁，膜胀，舌黄，口渴，足冷，皆由肝气挟湿未能清化，以致易升而难降也。今脉之弦象稍有柔和之意，数象已退，大便渐有溏意，而尚欠通畅。此时总宜调肝化湿，主通主降。慎勿因寝食未和，体气倦怠，遽投填补。经月功夫，当必渐臻安吉。

归须一钱五分　川楝子两枚　泽泻一钱五分　云茯苓三钱　米仁三钱　小茴香一钱　白蒺藜二钱　丝瓜络三钱　川连三分　青皮八分　橘核一钱五分

又叠投辛温苦渗，以通腑化滞，非但诸症不退，而大便反加燥结者，良由时际秋深，当王之燥气，必胜于长夏湿热之余气，以致肺胃大肠之结涩者，益形虚燥，燥则津气皆涩而不行。凡肺、胃、大肠之主乎？通降者，既不循职肝脾之主乎？升者益升矣。今脉得滑大弦搏，舌边黄燥而中心光，口燥胃钝，胁腹胀痛，宜滋养肺胃之津气，以通润大肠为主。肠通则胃和，胃和则痰湿驳杂之气皆可顺流而降也。

西洋参一钱五分　杏仁二钱　橘皮一钱五分　火麻仁二钱　旋覆花一钱五分　包苏子一钱五分　米仁二钱　柏子仁三钱　鲜石斛三钱　白蒺藜二钱　蛤壳三钱

光按：案语妙。

九里桥徐，寒热参差，原属秋深晚发，迄今月余，余热蒸蒸，汗多、便溏、溺黄、脉上弦数、胸腹白疹续发未已。此湿热余邪尚未尽化，阻痹蒸郁，腑阳既未通降，则宿痞自然升逆。疏腑通阳，湿热渐化，则痞自渐和矣。

西洋参一钱五分　杏仁三钱　穞豆衣三钱　泽泻一钱五分　广陈皮一钱五分　炒谷芽三钱　丹皮一钱五分　桑叶一钱五分　云茯苓三钱　白蒺黎二钱　左牡蛎三钱　芦根八寸

光按：简洁老当，方亦灵动。

杭州王，平居嗜酒，湿凝阳郁为病。去秋，四肢疼痹，两足及左臂为甚，乃是湿蒸气滞，足太阴阳明脉络不宣也。继则鼻衄，《难经》所谓阳络伤则血外溢，阴络伤则血内溢热。泄气通，自然络痹较衰矣。今春，左乳结核，时咳痰稠、体疲、脉濡、舌黄、目昏、耳钝，亦湿邪上蒙耳。然络病宜清，腑病宜通。时值夏令，收效难速，拟用和阳化湿清气宣络，缓图之。

潞党参二钱　半夏一钱　木防已一钱五分

赤豆衣三钱　竹茹七分　新会皮一钱五分　生冬术一钱　川黄柏一钱五分　粉丹皮一钱五分　云苓二钱　炙甘草四钱　米仁三钱　建泽泻一钱五分

洞庭山蔡，阳虚嗜酒之体，屡为湿困，以致腰重不耐久坐，左肩臂痛，疮痍时发，不能尽泄，经隧之湿由阳明深入厥阴，为便难肛痔，为囊风腿癣，滋蔓无已，皆湿病也。脉濡涩，不宜用刚药燥劫，议养阳明以清厥阴，冀其缓效。

大生地　归身　川断　米仁　制首乌　丹皮　杜仲　豨莶草　生冬术　萆薢　黄柏　忍冬藤

另服指迷茯苓丸三钱，酒下。

光按：此症生地、首乌，太觉腻滞，可加银花、丝瓜络、桑叶等，以清厥阴之湿热。

比麻李，身热已退七八，大便逐日一度，干而尚顺，耳聪神清，食进，溺淡黄，舌薄白，脉濡滑缓。论症情喜已退舍，此时宜清养阳明，冀其肠胃通和，则未尽之湿热，便可渐次清化矣。

西洋参一钱五分　陈皮一钱五分　米仁三钱　竹叶念片，煨　石膏三钱　赤苓四钱　通草七分　芦根八寸　益元散三钱　知母一钱五分　杏仁二钱

光按：南方地形卑下，入夏以来雨水较多，泛潮更甚，故湿病最多。往往胸痞纳呆，头额胀闷，身热凛寒，甚或壮热汗多，发为白痦。治不得法，动辄经月，更有延误伤生者。此证最忌辛温发表，苦寒冰伏，要在清热不助湿，利湿不伤阴，方为妙手。

火

吴娄顾，两耳鸣，次第失聪，皆因外风内袭而来。据述，胸腹气火上升为鼻渊、齿衄、胸痹、痰多，下迫为痔疡、便难或溏，今脉得细弦迟，全属少阳阳明风火痰三者为病矣。

潞党参　陈皮　枳壳　稆豆衣　法半夏　茯苓　胡麻炒　杭菊　麦门冬　丹皮　桑皮　竹茹

光按：此症磁朱丸亦可选用。

杭州裘，五内如焚，起灭无定时，易怒多疑，舌腻口甜，脉弦左尤甚。肝热由于胆寒，脾瘅由于胃滞。所谓五志火动，神明内扰也。隆冬蛰藏之时，宜用育阴潜阳法。

大熟地三钱　阿胶一钱五分　天冬一钱五分　茯神二钱　竹茹八分　牡丹皮一钱五分　牡蛎三钱　佩兰叶一钱　莲心十粒　白芍二钱　泽泻一钱五分　枣仁二钱　黑芝麻三钱

另服朱砂安神丸，莲心糊丸。

光按：此方与症丝丝入扣。

王泾江张女，病阅六年，初因气滞饮聚，久则络逆火升，两月来才得平卧血止。然饮沫上溢，日必碗许，咳呕，眩悸，齿血，牙疳，颈疬，面浮，气阻络痹，辄觉郁痛，此皆由于气火之郁偏寒偏热。非调郁法也，缓图尚可少安，第难欲速耳。

西洋参一钱五分　驴皮胶二钱　金石斛三钱　稆豆衣三钱　茯苓二钱　蛤壳三钱　石决明三钱　旱莲草二钱　川贝母二钱　海石粉三钱

光按：此方清平稳妥，颇足法则。

嘉善沈，忧愁过度，手足厥阴动而不静，以致疝聚于中，火升于上，精泄于下，脘右痞胀妨食，龈肿，目昏，额痛，瞤惕，痿软等症，纷扰数年不已，甚至心神不能自主，宜缓调手足厥阴，以安心胃。

大熟地三钱　白芍一钱五分　稆豆衣三钱　龙骨二钱　荔枝两枚　紫石英三钱　枣仁二钱

胡麻仁二钱　池菊一钱五分　金樱子三钱　牡蛎三钱　建莲子十粒　芡实三钱

光按：柔育心肝似已周到，惟于痞胀妨食似未顾及，绿萼梅、砂仁亦可加入。

杭州裘，服育阴潜阳药以来，春时竟不梦遗，是可喜也。然晨易心悸，悸即易怒、多疑、懊侬，此肝胆包络尚有郁热。凡郁热之冲，原无定时，而心胃独当其冲，所以目泪、鼻血、齿痛、口干、舌黄、便溺，不能了了，脉弦实相因而来也，宜清肝之用，养肝之体，以调疏泄之职，则胆与包络皆和矣。

西洋参一钱五分　白芍一钱五分　陈海蜇二钱　炒山栀一钱五分　霜桑叶一钱五分　大生地三钱　丹皮一钱五分　金石斛三钱　白蒺藜二钱　石决明三钱　荸荠两枚　火麻仁二钱　女贞子三钱

临卧仍用灯心汤下朱砂安神丸四五钱。

光按：丹溪云“上升之气多自肝出”，此方平肝、清肝一线穿成。

燥

桐乡曾，八月初寒热似疟，是新凉外迫、伏暑内动之感证。奈挟食挟怒而脘痛，呕逆吐蛔特甚。客反胜主，治法不免喧宾夺主矣。脏病宜通，得濡润而痛减，得溏泄而痛竟暂止。感症之流，连肺胃者每每如此。纠缠一月，病未了了，寒热又作，顿加咳嗽面浮，则又病中体虚，复加一层秋燥之邪，肺气益痹，以致腹痛作，而龈齿干燥也。脘痛连及胸背，动辄气逆，肺之膹郁极矣。耳鸣汗出，齐颈而还，则病邪伤阳也。腹痛便瘀，溺色似血，病邪伤阴也。体之阴阳虽皆受伤，而秋燥之邪大队尚聚在胸膈之间，脉右虚凝，左小弦数。顾正但须养胃存津，化邪但宜宣肺化燥。眼光但照大局，未可偏执一隅，枝枝节节为之矣。至于病机之危，何须再说。

西洋参一钱五分　川贝母二钱　茯苓二钱　金石斛三钱　麦冬一钱五分　驴皮胶二钱　丹皮一钱五分　炙甘草四分　杏仁钱　橘红一钱五分　紫菀一钱五分　霜桑叶一钱五分

光按：此乃喻氏清燥救肺汤加减，惟既有脘痛彻背，则辛润之品不可缺少。

九里汇陆，向有跗肿，或大小足指痛不能行，每发必纠缠累月。近因心境动扰，先觉脚痛，继以齿痛，延及左半头、额、颧、颊，甚至身热，左耳流脓。迄今两旬，耳脓及额俱痛，而彻夜不能成寐，烦躁益增，咽腭干燥，耳鸣，口干，咯有凝血，食少便难，脉两关见弦。素体操劳忧郁，由来久矣。心脾营虚是其质，近来复感，风燥之火上烁肺金，金不制木，肝阳化风化火，上扰清空，肺胃津液皆为消烁，是以现症种种，虚实混淆，宜先用甘凉濡润，以存津液，以化虚燥。

鲜生地三钱　知母一钱五分　胡麻仁二钱　夏枯草一钱五分　茅根四钱　驴皮胶二钱　麦冬一钱五分　杭黄菊二钱　西洋参二钱　桑叶一钱五分　石决明三钱　枣仁二钱　川芎七分　川贝母二钱

又连服甘凉濡润之剂，以存胃津息肝风。咽腭之燥已减，血亦渐止，右额浮肿亦退，大便难涩而日行，胃纳亦安，脉左静小而虚，右关稍有弦象，惟寐尚少，即寐亦未酣适，鼻气窒塞。盖燥为虚邪，而言以素虚之体易受燥邪也。其平素面跗庞然，两足易痛，原属阳明津虚，络脉久失濡润，故燥气加临，愈觉冲逆，今拟滋养肺胃，充润津液。肺金清肃则肝木自平，胃气充和，则夜寐自安矣。至于节劳戒怒，则在自爱者留意焉。

鲜生地二钱　麦冬一钱五分　西洋参二钱　蛤壳三钱　桑叶三钱　驴皮胶二钱　橘红一钱五分　丹皮一钱五分　枇杷叶两片　金石斛三钱　川贝二钱　胡麻仁二钱

又脉六部缓小，右关之滑形已退，大便稍润，渐能假寐，然咽腭仍干，上及于鼻，瘀聚气秽，呼吸不利，两耳抽掣，心中时惕。凡鼻息不得卧眠，阳明病也。显属风燥之火上伤天气，清窍窒塞，津液不能上承，叠投甘凉濡润，而迄今不有大效。计惟有仿古人风以润之之义，取其清阳上达可至病所，则存津滋液，庶乎有裨。

西洋参二钱　元参一钱　驴皮胶二钱　夏枯草一钱五分　薄荷一钱五分　川贝母二钱　甘草四分　鲜生地三钱　枇杷叶两片　茅根三钱　犀角尖六分　辛夷一钱　牛蒡子二钱　防风八分

西窑头陈妇，经来色黑久矣，渐致届期，少腹必痛胀，似崩似淋而成紫黑，且有块兼之。去年，至今便血半年，血分郁热之深可见。血燥则脏躁，故悲喜无端，似有鬼神。凡妇科血燥而郁热，则心营之有虚火不待言矣。心主易震，则肝胆相火安得不动？火燔于上，则肺受克，而津气易酿痰。浊痰与瘀血为心火所引，则渐入手厥阴包络，故现症有如此之变幻庞杂也。病之源流标本如此，从此用意，自有治法。总而言之，此脏躁夹痰症也。

鲜生地三钱　白薇一钱五分　五灵脂二钱　川百合二钱　淮小麦二钱　紫草一钱　黑芝麻二钱　羚羊角一钱五分　炙甘草四分　驴皮胶二钱　天竺黄二钱

又进治脏躁血郁方，半月余诸症皆退，体中颇适。近因经候之期，先觉便难，继以内热，经来仍然紫黑，自觉诸症皆动，而忽悲忽笑不能自主。此其故，总由血分尚有郁热深伏于冲任血室之间，届期血动，则郁火亦动。心主血主火。君火动，则五志之火一时燔发，故现症种种，几乎无脏不动也。乘其血动之时，因势而内夺之，必得郁火清，则狂澜不沸，心君泰然矣。

犀角尖七分　丹皮一钱五分　酒制大黄三钱　紫草一钱　鲜生地三钱　白芍一钱五分　桃仁泥一钱五分

光按： 案语老练，方亦简洁。

又脏躁渐减，秋冬之交竟有三月不大发，然稍劳怒，辄觉火升鼻干，心神不能自主，而带重腰酸，左足易热，经来参差，腹痛气坠，色仍紫黑，此八脉郁火尚未清化，宜用静剂，专清奇经。

鲜生地三钱　归身一钱五分　白芍一钱五分　驴皮胶二钱　丹皮一钱五分　川贝母二钱　蒲黄三分　五灵脂二钱　白薇一钱五分　西洋参二钱

光按： 此症与《金匮》之脏躁似是而非，此乃血结成燥，彼乃血虚脏躁，故用药亦不同。

武康钱，肌表微寒而热，似疟非疟，鼻干有血，胃钝少纳，脉浮弦数，阳部为甚，此燥火上薄肺金。自秋初至今，迄不肯已，反致便溏，是肺与大肠两金皆困，老年岂是轻症，况素有失血，则气血俱耗矣。

西洋参一钱五分　麦冬一钱五分　川百合四钱　白粳米一撮　川贝母三钱　紫菀一钱五分　驴皮胶二钱　枇杷叶两片　款冬花一钱五分　炙草四分

光按： 燥为次寒，复气为热，故秋令渐凉则燥气大行，而其字则从火也。古来治内燥，首推魏玉横之集灵膏，治外燥尤推喻西昌之清燥救肺汤。

《千里医案》卷二终

千里医案　卷三

桐乡　张千里梦庐　著
金山　姚景垣光祖　录存
绍兴　裘庆元吉生　刊行

咳　嗽

嘉兴陈，初起寒热、头痛、咳嗽、汗泄，明属风伤肺卫为病。奈气体素虚，向有肝郁，今肺既不宣肝必易逆，挟饮阻络，上干清阳，以致咳逆痰薄，左胁引痛，舌苔厚白。干而不渴，胸脘痞闷，不饥少食，溺黄而少，便干而坚。此饮阻络痹，气亦膹郁也。呃逆频出，咽左激痛，甚或气冲至巅，耳鸣头晕，此肝阳化风郁而为热也。总而言之，始则外风引动内饮，继则外风引动内风。迄今八九日，外风将化，而痰饮肝风反扰攘不解。脉右寸及左三部皆近数，急须清金以制木，通阳以和饮，虚体不宜病魔久扰。

西洋参一钱五分　九孔石决明三钱　陈皮一钱五分　海石粉二钱　川贝母三钱　茯苓二钱　白蒺藜二钱　竹茹七分　杏仁二钱　旋覆花一钱五分　蛤壳四钱　霜桑叶两片

石门吴，烦劳阳虚之体，加以嗜酒积湿，湿浊酿痰，故素有善咳、脚气等症。今因新寒外袭，宿饮内动，初起恶寒、鼻塞、清涕、喘咳、不得卧，痰虽来而气仍逆上，痰气壅于中，湿热脚气动于下，加之阳素虚而血又动，安内攘外，何恃毋恐，姑拟定喘化痰顺气和络法。

潞党参二钱　驴皮胶一钱五分，分二次入　冬瓜子三钱　川贝母二钱　芦根五钱　橘皮一钱五分　旋覆花包，一钱五分　炙甘草四分　丝瓜络三钱　云苓二钱　海石粉二钱　薏苡仁三钱　杏仁二钱

又诸恙皆退，胃纳已增，脉象静小，舌色润泽，惟寐后干咳，得汤饮即痰出而嗽已，卧时又须倚枕，足见风燥之火易劫津气。甘凉濡润以滋气存津，自是此症要旨。拟以前法中再参濡肺胃法。

潞党参二钱　驴皮胶二钱　麦门冬一钱五分　炙甘草四分　橘皮一钱五分　川贝母二钱　鲜生地三钱　榧子肉冰糖拌炒，七粒　茯苓二钱　杏仁二钱　金石斛二钱

南浔钱，血后之咳，治之本难，不过蓄血与虚损之血，稍有间耳，今进和补阳明法，神气渐旺，或可渐图恢复。然治咳正须时日，断难欲速也。

潞党参一钱　川贝母二钱　茯苓二钱　泽泻一钱五分　大熟地三钱　黄芪一钱五分　橘皮一钱五分　驴皮胶二钱　甜杏仁三钱　炙草四分

平望许，初则晨刻咳呕饮浊，久则哮嗽上气，夜不着枕，行艰报息，头汗舌腻，脉虚凝如毛，右部间露弦象。既经多年，除根不易，议和饮通阳平逆定喘法，先为御寒之计。

潞党参三钱　陈皮一钱五分　苏子一钱五

分　五味子　干姜一分，同捣，十粒　生冬术一钱五分　炙草四分　海石粉二钱，蜜炙　麻黄三分　云茯苓三钱　杏仁二钱　白果三枚　生姜捣　竹茹七分

江宁席，易感善咳，咳逆痰清，此肺气损而卫外之阳弱也。既经多年，肺阴已虚，以致近年来音气易涩矣。脉虚濡，右手兼有小弦之象，宜滋肺气养肺阴，时时调理，毋使失血失音之流弊。

西洋参一钱五分　广橘红一钱五分　紫菀一钱五分　白蜜三分　杏仁二钱　驴皮胶二钱　牛蒡子一钱五分　糯米百粒　川贝母二钱　炙甘草四分　马兜铃一钱五分　枇杷叶两片

塘栖毛，肺虚失降，肝郁易升，胃弱饮聚。饮踞于中，则外寒一引即动，是以咳逆至冬为甚也，消渴为肺热。今脉左偏弦，舌苔黄厚。调郁清肝，可望肺胃之阳和，而热可平饮可涤矣。

潞党参二钱　法半夏一钱五分　旋覆花包，一钱五分　沉香三分　陈皮一钱五分　小川连三分　代赭石二钱　白蒺藜二钱　云茯苓二钱　蛤壳三钱　苏子一钱五分

新市郑，咳复作，痰少不厚，时有肝气左升腹痛，得呕泄始平，脉体本弦长。今弦兼滑长兼洪，左尤甚，饮咳本宜甘温以和之，所谓饮家咳不治咳也。今既肺降不及，肝升有余，甚至痰滞凝血，宜从湿痰挟火之例矣。

法半夏一钱五分　旋覆花包，一钱五分　蛤壳三钱　竹茹七分　陈皮一钱五分　代赭石二钱　小川连三分　桑叶两张　茯苓二钱　海石粉二钱　炙草五分

又咳势较缓，痰之厚者仍少。脉弦，左仍带滑，不过洪滑较减耳。舌苔白里半犹黄腻，饮咳既久，挟湿又兼肝气。当先为清肝化湿，以衰其助，况时届湿土，亦因时制宜之法。

法半夏一钱五分　陈皮一钱五分　蛤壳三钱　海石粉二钱　生冬术一钱五分　茯苓二钱　丹皮一钱五分　小川莲三分　白蒺藜二钱　茵陈草一钱五分　桑叶两片　竹茹一钱

又咳逆夜甚，晨则痰饮较多，近加喉糜音欠爽亮，脉右较平，左仍弦滑，寸部尤甚，痰饮既未和，肺气失清，又挟时令之热而为喉糜，人迎脉盛，必有外感，非必心阳上亢也。宜参金水化痰法。

元参一钱五分　马兜铃一钱五分　甘草四分　桑叶一钱五分　紫菀一钱五分　牛蒡子二钱　天竺黄二钱　竹茹七分　杏仁二钱　川贝母去心，二钱　丹皮一钱五分

石门陈，去夏之陡然吐血，当是湿热蒸伤阳络，络空则湿热乘虚而入，留酿为饮。饮咳至今，虽有盛衰，究未停息；饮之所聚，虽由血去络空而饮之所生，实由阳虚湿胜。故夏秋胃纳虽和，而体乏无力，右腿时痛也。比因新寒引动宿饮，身热汗多，咳而兼呕，周身络痛而左胁为甚，且至气逆胃钝，卧偏着左，嗳气失气，便溏溺赤，口腻舌白，脉象沉弦，左手兼数沉。弦为饮，左数为肝胆虚热，大抵饮踞于胃，则右降不及肝胆，风木乘胃之虚，则左升有余矣。和胃以涤饮，平逆以清络。胃和则饮咳可缓，而谷气可复。逆平则络痛可止，而血不妄行。

西洋参一钱五分　制半夏一钱　归须一钱五分　海石粉二钱　陈皮一钱五分　甜杏仁二钱　旋覆花包，一钱五分　竹茹七分　云苓二钱　米仁二钱　冬瓜子三钱　芦根八寸

杭州许，咳逆已久，的是肺分痰热未清，加以秋阳酷烈，肺气复伤，身热，舌干，绛苔厚黄，形瘦脉弦，明属湿郁生热，热蒸成痰。既在肺家，只宜清化，表不合

理，补亦壅邪也。

西洋参一钱五分　橘红一钱五分　连翘二钱　桑白皮一钱五分　甜杏仁二钱　川贝母二钱　丹皮一钱五分　金石斛三钱　甘草四分　枇杷叶两片　桑叶一钱五分　因鼻衄去桑叶加犀角尖八分

又胃知味而渐思食，食后亦和，脉小弦，大便未畅，小便又浑。自是湿热未曾净尽之症。非阳虚之体，补壅非宜。而湿热之邪又黏腻难化，静养缓调，自可渐臻安善，欲速反有弊也。

西洋参一钱五分　橘红一钱五分　炒谷芽三钱　霜桑叶一钱五分　甜杏仁二钱　茯苓二钱　粉丹皮一钱五分　荷叶一角　金石斛三钱　泽泻一钱五分　秫米二钱

此方服至便溏畅行，溲清热尽，始换后方。

又养胃存津，清心补肺，是此症善后之大法。

西洋参一钱五分　茯苓二钱　白芍一钱五分　甘草四分　陈皮一钱五分　麦冬一钱五分　怀山药二钱　莲子十粒　金石斛三钱　枣仁二钱　穞豆衣三钱　南枣两枚

此方服至胃纳复旧之后，但有精神疲乏，可去洋参、茯苓、穞豆皮，加大生地三钱。服后安适，可再加阿胶二钱。

又秋仲伏气发病，迄今三月余，犹然身热畏风，胃钝，舌刺苔黄，口燥，脉弦，溺黄，便溏不爽。总属湿酿为痰，痰气与肝气相搏，阻遏于胆胃之间，所以左膺结肿，按之觉有酸疼也。积久不清，竟能成痈，宜清肝胆化湿痰理气络法。

西洋参一钱五分　陈皮一钱五分　茵陈草一钱五分　泽泻一钱五分　炒山栀一钱五分　茯苓二钱　川贝母三钱　桑叶一钱五分　小川连四分　蛤壳三钱　白蒺藜二钱

又细参脉症，不但肝胆火升，痰气上阻，且有秋燥之邪乘虚而入。燥火劫金，痰气胶结愈甚，所以无形之病渐致有形，左膺之肿，病异源同，前法五剂后，即以此方濡润通和。

西洋参一钱五分　驴皮胶二钱　郁金一钱五分　炙甘草四分　甜杏仁二钱　小生地三钱　白芍一钱五分　莲子十粒　川贝母二钱　白蒺藜二钱　丹皮一钱五分

杭州张，肺胃阳虚，饮聚为咳。八九年来举发无时。去春至今，竟无虚日。痰稠不爽，时或呕酸，口燥消渴，动辄喘急，头晕，耳鸣，心悸，便急。脉右虚弦，左沉涩。精气既虚，肺咳难化。虽根株未易剪除，希冀作止有时。

西洋参一钱五分　阿胶二钱　海石粉二钱　榧子肉冰糖拌炒，七粒　甜杏仁二钱　桑白皮一钱五分　鲜生地三钱　川贝母二钱　款冬花一钱五分

甕郇严女，夏季痰中带血，血虽不多，而干咳至今不止。素有便溏，呕酸，胃纳甚约，经行迟而腹痛，舌鲜无苔，脉数而大，此属脾胃素虚，气血少资生之本。木郁则乘土，火炎则烁金。久延最易成损，调复亦颇难速。

西洋参一钱五分　陈皮一钱五分　驴皮胶二钱　川百合四钱　大麦冬一钱五分　茯苓二钱　川贝母二钱　白蒺藜二钱　怀山药二钱　炙草四分

硖石马，自春至今，咯血竟无虚月，秋仲大吐血，血去络空，胃脉逆上，遂至饮聚咳逆。迄今饮浊，日以碗计，形寒，食少，便溏，上气不得卧脉虚滞，右滑数。上损及中之候，调复极难，宜静养缓图之。

潞党参二钱　麦冬一钱五分　款冬花一钱五分　茯苓二钱　法半夏一钱五分　海石粉三

钱　怀山药二钱　蛤壳三钱　全福花包，一钱五分

又血后咳逆至三月余，自然胃脉虚，易以逆举。今饮浊虽少，而痰浓难出，咳逆不得卧，便溏，脉数而促。损症及中，本难挽回。姑拟静药养胃，以阖阳明。

潞党参三钱　茯苓二钱　大熟地三钱　莲心十粒　炒香扁豆三钱　川贝三钱　驴皮胶二钱　甜杏仁二钱　山药二钱　炙甘草四分

杭州吴，春初咯血不多，越数日咳嗽即作，迄今不止。右胁背时痛，蒸热舌胖，苔黄，脉濡，左小弦数。此属肺胃湿热蒸郁。伤络则失血，阻气则作咳也。体固气血两虚，然兴利必先除害，宜急清养肺胃，以和络止嗽为先，毋使久嗽成损。

西洋参一钱五分　陈皮一钱五分　杏仁二钱　冬瓜子三钱　川贝母二钱　茯苓二钱　米仁三钱　鲜生地三钱　桑白皮一钱五分　炙草四分　枇杷叶两片　芦根八寸

血　证

石门颜，自幼阳弱腠疏，易感善咳。去秋至今，咳嗽不止，遂致失血屡发。血症初起，原为惊悸忧郁而来，至于咳久，则阳络勃动，所以仲冬及仲秋两次所吐较多也。血屡去则阴亦虚，身热晡盛，口燥咽痛。侧左则胁痛，侧右则气逆，此肝升太过，肺降不及，自然之理也。凡失血家最忌咳，况咳久至半年有余耶，今脉象芤虚弦迟，尚无躁扰动数之弊。然气血两虚已有明征，惟宜耐心却虑，善自调养，期其缓缓热退嗽止，不致延成损怯为幸。

西洋参一钱五分　丹皮一钱五分　杏仁二钱　川贝二钱　炙草四分　驴皮胶二钱　地骨皮一钱五分　米仁三钱　冬瓜子三钱　茅根五钱　枇杷叶两片　鲜生地四钱，蜜炙　紫菀一钱五分

杭州周，嗜酒之体，大便必溏，本无足虑，过投辛燥热药动营壅腑，以致鼻血，腹胀。因胀又进肾气丸，百日腹笥未敛，咳嗽反作，失血失音，脉象弦数，气血乖违，大失冲和矣。

鲜生地四钱　茜草根二钱　蒸元参一钱五分　川百合四钱　川贝母二钱　杏仁二钱　盐水泡橘红一钱五分　驴皮胶二钱　甘草四分　茅根八钱　藕节两枚

平望吴，素有咳嗽失血，发作无时。去冬至今已逾两旬，痰清兼呕，时或带血，左眦赤，两额痛，不饥不食，食即呕逆，脉弦搏，肝阳郁勃，化风化火，挠金侮土，急宜清息。

羚羊角二钱　广郁金一钱五分　杏仁二钱　白蒺藜炒，二钱　炒山栀一钱五分　九孔石决明盐水，煅，三钱　川贝二钱　竹茹姜汁炒，一钱　粉丹皮一钱五分　杭黄菊一钱五分　蛤壳三钱　霜桑叶一钱五分

光按：既有咳呕，则此种脉症当用清镇，如旋覆、代赭等，似不可少。

盛泽赵，去夏疟后用力劳伤肝胆之络，络血上溢，因形瘦色苍，居平常有头晕，体本阴虚火盛，故肝胆易动。若是，今交初秋屡此复发，愈吐愈多，浓厚重着。将吐之时，必先脘下气聚有形上冲，干咳，头额觉胀，迨至血止气降，则嗳而矢气，显属肝胆郁勃之火，过升无制，扰动阳络之血，遂沸腾而出也。膈中作痒，大便干艰，气逆不敢平卧，脉象六部皆弦，木火内燃，有升无降，此时自当以平逆镇肝降气安络为要，毋使狂澜不靖，致成虚损。

旋覆花一钱五分　九孔石决明三钱　怀牛膝一钱五分　驴皮胶二钱　沉香三分　酒炒白芍一钱五分　郁金一钱五分　小川连三分　参

三七一钱　稽豆衣三钱　胡麻三钱　荷叶一角

光按：此方之沉香，不如易代赭为更稳妥。

又血止后诸恙已平，惟脘有瘀痞，气逆辄咳，便溏不畅，舌鲜口燥，脉象虚弦。肝胃血虚而气易逆也，宜柔剂通养。

西洋参一钱五分　驴皮胶二钱　蛤壳三钱　川贝母一钱五分　橘皮一钱五分　大生地三钱　白芍一钱五分　胡麻三钱　云苓二钱　九孔石决明盐水，煅，三钱

安吉潘，去夏少寐，多饮酒，热引动心胃之火，以致阳络血溢，秋冬屡发，愈发愈多，胃络既空，饮食水谷之精微不能游溢，精气留酿，痰浊阻遏升降冲和之气，脉濡如弦。弦为饮，濡为气虚而失所附丽也。时当初夏，宜和阳治饮为先，偏寒偏热皆非治法。

潞党参二钱　茯苓二钱　琥珀屑一钱　竹茹七分　制半夏一钱五分　陈皮一钱五分　稽豆衣三钱　莲子十粒　麦门冬一钱五分　蛤壳三钱　枣仁二钱

光按：案语则一线穿成，立方则丝丝入扣。

平望张，失血起于前年，原属因伤动络。去冬复发较多，今夏五月初，咳嗽痰少。至秋初寒热似疟，是先受湿，而后受暑。暑湿之邪纠缠至四阅月之久，自然络气不免震动，而血复涌溢也。今身热、舌黄、胸闷、便溏、喉痒、时咳、右胁之痛虽止，而脉象弦数，左甚于右，显属湿邪由气分伤及血分，肺胃失降，则肝阳易升也。宜急为通络化瘀，以清火邪，俟血止后，再商止嗽要法。

米仁三钱　小川连三分　鲜生地四钱　茅根五钱　杏仁二钱　郁金一钱五分　川贝母二钱　芦根八寸　冬瓜子三钱　茜草根一钱　藕节三个

又血止后，咳势亦稀，稍觉喉痒则咳作，而痰甚凝，夜寐安适，胃气亦和，惟潮热蒸蒸，面黄，舌黄，溺色浑浊，脉右三部虚涩和静，左三部数象亦已退，小弦未尽调畅，究属肝郁不凋，挟内蕴之湿蒸为热，上熏则食少而咳逆也。此时咯血已将安静，可无翻覆涌越之虞，但咳嗽已经四月之久，必须通腑清湿，调肝肃肺，务期渐渐热退咳减为要。

苡仁三钱　杏仁二钱　小川连三分　橘皮一钱五分　川贝母二钱　茯苓三钱　炒山栀一钱五分　桑叶一钱五分　鲜生地四钱　丹皮一钱五分　飞滑石三钱　芦根八寸

又投甘凉淡渗苦降之剂，以清养肺胃厥阴之气，以渗湿化热。已二旬余，虽热减、食增、咳稀、寐安，然舌苔后半犹有凝黄，小溲犹带黄色，阴囊甚至湿痒淋漓，频转矢气，蒸蒸凝热，易以汗泄，足见其湿热之郁蒸于肺胃者，非伊朝夕矣。今脉得左部迟濡，右关尺同，惟右寸尚见濡滑。晨刻痰咳尚较多且厚，喉痒，宜滋润肺胃三焦，以理气化存津气，务使湿热痰浊渐就清澈，则胃纳充而体气复，阳虚湿胜之体，不可遽进呆补。

西洋参一钱五分　橘红一钱五分　泽泻一钱五分　丹皮一钱五分　芦根八寸　川贝母三钱　茯苓二钱　甜杏仁二钱　炒山栀一钱五分　枇杷叶两片　金石斛三钱　米仁三钱　鲜生地三钱　驴皮胶二钱

光按：舌黄溲黄，阴囊湿痒，则下焦之湿热正复不少，用药仍宜兼顾。

西鸡河沈，酒客，吐血每发必多，已经数年，血去既多，自然疲惫。今秋以来渐增咳逆，入夜着枕即咳，是胃脉上逆而阳不恋阴也。脉右细促数，左细弦数，论

症颇非轻浅矣。

大熟地四钱　天门冬一钱五分　川贝母二钱　紫石英三钱　麦门冬一钱五分　驴皮胶二钱　海石粉二钱　炙甘草四分　大生地三钱　甜杏仁二钱　茯苓二钱

光按：血后而咳，多致不治。盖血止络宁，不加咳呛，渐可复元。若咳呛不已，血络必致复裂，再呛再吐，反覆无常，不死不已。此等方亦不过尽人事耳，欲求有效，诚戛戛其难矣。

斜桥程，肺胃素有郁热，加以烟酒辛泄耗气助热，是以咳久未止，又复咯血，血虽不多，而热势夜甚。脉右浮滑数，头晕舌黄。此属胃湿，因时而蒸动也。议清气络以消痰化湿除热为先。

米仁三钱　桑皮二钱　丹皮一钱五分　地骨皮一钱五分　杏仁二钱　瓜蒌二钱　川石斛三钱　通草七分　紫菀一钱五分　象贝三钱　茅根四钱　芦根八寸

双林穆妇，经行太早，阳明便属不充。去春咯血之后，或郁怒，或烦劳，辄易举发。今年热咳时作，于今为甚。脉弦数，舌黄而刺，咳呕，便溏，又为肝胆木火挟湿上扰肺胃。宜先清气息热，莫作损证用补。

桑白皮蜜炙，一钱五分　西洋参一钱五分　橘红一钱五分　炒山栀一钱五分　地骨皮一钱五分　叭甜杏二钱　莲翘二钱　黄芩一钱五分　粉丹皮一钱五分　川贝母二钱　桑叶一钱五分

泗安赵，失血屡发，已三四年。今夏独多，近更咳逆，痰稠带血，加以额胀、耳鸣、头晕、口渴、胸闷、溺黄，脉象芤弦，此由肝郁而致胃热、血虚而复受凝暑也。先清暑化气以理其标，徐止其咳以治其本，舒郁却虑，尤为静养之要图。

西洋参一钱五分　橘红一钱五分　丹皮一钱五分　荷叶一角　甜杏仁二钱　金石斛三钱　茜草根一钱　益元散包，三钱　川贝母二钱　鲜生地三钱　枇杷叶两片

桐乡曹，吐血起于去夏，至今屡发而多，多为胃络之血，然不能左卧，咳而兼呕且有滑泄，是胃兼肝矣。今胃钝，舌白，脉右细弦、左反虚小而静。脉左静是血证之佳兆，然细弦是肝邪阴脉，今偏见于右，当是木乘中土，胃不降而肝过升，以致阳络之血上溢不止也。肝胃皆宜降，议以静药降之。

大熟地三钱　白芍一钱五分　驴皮胶二钱　川百合四钱　紫石英三钱　紫菀一钱五分　潞党参三钱　沉香三分　怀山药二钱　蕲艾一钱五分　款冬花一钱五分　童便半盏

又血止后咳逆未罢，仍难左卧。畏寒是阳虚胃弱，偏卧是气竭肝伤，脉微弱，神虚怯，根蒂未固，风浪难经，血之暂止不足恃，再发深为可忧，宜乘平时急为补养。

照前方去款冬、紫菀、蕲艾、沉香、童便，加蜜炙黄芪一钱五分　川贝母二钱　炙甘草四分

光按：此亦不治之证。

湖州杨颜，上年五月咯血不多，即有胁痛咳逆，迁延至今，内热脉数，咳既不止，左胁复痛，自然络血复动矣。若咳久不止，最易成损，急宜养阴滋气，先期热退胁和，然后力图咳止。

大生地三钱　白芍一钱五分　驴皮胶二钱　石决明三钱　地骨皮一钱五分　丹皮一钱五分　泽泻一钱五分　怀山药二钱　川贝母二钱　茯苓三钱　炙甘草四分

太湖杨，烦劳嗜酒，阳虚久矣。饮咳年余，冬夏两次失血，先伤气，后动营，病势骎骎入里。今气息短促，脉象虚数，

不免有成损之虑，非息心静养何能充复。

西洋参一钱五分　杏仁二钱　款冬花一钱五分　榧子肉冰糖炒，四粒　川贝母三钱　蛤壳三钱　炙甘草四分　驴皮胶二钱　茯苓二钱　川百合三钱

周渡曹，素有嗳气，原属肝郁。去冬劳冗伤肝，适当春木发动之初，咯血，左膺痛止而复作，是肝阳未靖，时冲其络。脉右虚而静，左弦而大。弦为肝阳勃动，大则为虚。宜柔静之剂育阴潜阳。

大熟地三钱　白芍一钱五分　女贞子三钱　炙草四分　驴皮胶二钱　牡蛎二钱　旱莲草二钱　藕节两枚　紫石英三钱　枣仁二钱　穞豆皮三钱

又去秋咯血后微咳，下发脏毒，肺火下移大肠，咳势顿止。近复吐血经旬，所去过多，寒热、盗汗、口腻、舌滑，脉芤弦虚数，阳络空洞，痰涎蒸聚，阳明虚耗极矣。急宜充养阳明，以为峻补肝肾之先导，息心静养，节劳戒怒，毋使久延成损。

潞党参二钱　陈皮一钱五分　怀山药二钱　穞豆衣三钱　大有芪一钱五分　茯苓二钱　川贝母二钱　甜杏仁二钱　大熟地三钱　丹皮一钱五分　泽泻一钱五分

嘉兴陈，前年冬，陡然咳嗽，吐血过多，遂致两年来咳嗽竟不肯止。内热时寒，痰多食少、舌光、口燥、肉削、神疲，脉象沉细虚数。胃肾两虚，虚则成损。若能摒弃一切，恬神静养，或尚有挽回之望，然治法先宜养胃，不可紊也。

西洋参一钱五分　杏仁二钱　生扁豆三钱　炙甘草四分　麦门冬一钱五分　川百合四钱　驴皮胶二钱　榧子肉冰糖炒，七粒　川贝母二钱　怀山药二钱　女贞子二钱

又去冬咳嗽而失血，血虽不多，屡发无已，迄今仍有凝血、痰薄、头胀、消渴、汗多，时或脘腹痞胀，脉弦右甚。此胃湿内蒸肝阳上逆，因之肺不清肃络血时动，宜清肝胃以理肺，务使喘止。

西洋参一钱五分　茯苓二钱　小川连三分　丹皮一钱五分　陈皮一钱五分　杏仁二钱　白蒺藜二钱　桑叶一钱　川贝母二钱　蛤壳三钱　黄芩一钱五分　藕节两枚

又春间肺感，身热、咳嗽、胸痛，以致血证复发，嗣后竟似遇节必发者，肺络未为清养也。环唇赤瘰，亦属肺胃之火，病发则火内扰，故外反似退也。血证不宜屡发，宜先清上脘之膜胀无虑也。

大生地三钱　旱莲草二钱　川贝母二钱　丹皮一钱五分　驴皮胶二钱　西洋参一钱五分　白蒺藜二钱　藕节两枚　女贞子三钱　金石斛三钱　炙甘草四分

吴江许，吐血发过两次，止后体无大异。今复发，每日碗许，已旬余不止，微寒而不大热，胸闷能食，溺黄，脉芤弦虚迟。此暑湿蒸郁，胃脉逆上，络血随溢，急宜清胃理气化邪，以和络止血为先。

犀角尖八分　白芍一钱五分　连翘二钱　茜草根二钱　益元散二钱　鲜生地三钱　丹皮一钱五分　杏仁二钱　川贝母二钱　紫菀一钱五分　藕节两枚　茅根四钱　西瓜翠衣一钱

光按：此似阳虚证，而认为暑湿蒸郁者，其得窍在胸闷、能食、溺黄，若脉之芤、弦、虚、迟，尚未足为凭也。

盛泽汪，烦劳多思虑，体本阳虚，当此酷暑，不耐大气之发泄，加以暑热外逼，肝阳内动，以致胃脉逆上，阳络之血骤然涌溢，连吐三次，去血颇多且易。此属胃血为多，与向有失血微有区别。迄今半月余，咳逆渐止，夜寐尚和，其不便左卧，及头晕、耳鸣等状，皆失血肝虚、微有上扰耳。诊得脉虚濡而静，左手按之良久稍

见弦象，舌苔滑腻，口淡，便泻忽作忽止，溺尤短数。足见血后阳明空洞，厥阴风木易动难息，宜用血脱益气法，和胃息肝并进。

潞党参二钱　陈皮一钱五分　炒香扁豆三钱　枣仁二钱　怀山药二钱　茯苓二钱　穞豆衣二钱　莲子十粒　川百合四钱　白芍一钱五分　驴皮胶二钱　藕节两枚

胥塘陈妇，数年来咳呕曾无虚日，逢节必吐血。其所以咳呕吐血者，皆属气逆之故。甚或不能平卧，食少内热，经候愆期，脉虚涩。此冲任不足，易致逆举，非仅肺胃为病，积年虚证，调复不易。

大熟地三钱　归身二钱　驴皮胶二钱　怀山药二钱　枸杞子二钱　白芍一钱五分　左牡蛎二钱　炙甘草四分　紫石英三钱　川贝二钱

余杭费，咳嗽三四年，时或失血，去秋以来，更加便血，溏则不多，溺浑，脉弦大。肺、胃、大肠湿热蒸郁，久而不化，阴阳之络皆伤矣。然治咳难而治血易，宜先戒酒。

西洋参二钱　杏仁二钱　炒荆芥三钱　椿根白皮三钱　川贝母二钱　茯苓二钱　炒冬术一钱五分　柿饼半枚　驴皮胶二钱　炙草四分　荷叶一角

杭州沈，肝阳遏郁，郁极上乘冲动大络，则右胁痞闷作痛，咯痰如胶，时或失血，得嗳气与矢气则稍快，素易梦泄。亦属肝肾之热，宜先和络化滞，以防血溢过多。

归须二钱　旋覆花一钱五分，包　川郁金一钱五分　荸荠两枚　米仁三钱　海石粉二钱　漂青黛一钱　陈海蜇二钱　蛤壳三钱　川贝母二钱　橘红一钱五分

临平钟，体肥，阳明偏旺，幼即患头痛兼吐痰血。近年来，酒热助胃湿火，痰浊益甚。今春来，咳嗽痰血较去秋更剧，便难，胃钝，气逆火升，脉弦滑数。此皆阳明失降，痰火内蕴，宜通降宜清养阳，已能戒酒，可望痊愈也。

西洋参一钱五分　知母一钱五分　苏子一钱五分　枳椇子二钱　煨石膏二钱　杏仁二钱　米仁三钱　枇杷叶两片　川贝母二钱　陈皮一钱五分　茅根四钱

嘉善许，向有干咳气逆之症，每发必咳甚，不能平卧。向发于冬时为盛，此心火凌金之咳，既经多年，肺胃阳络受其冲击久矣。当此流火烁金之令，络血妄动，烦渴内炽，须进甘凉，所由至矣。今脉芤虚而静小。论症情尚可无碍，但肺金素虚，心火易炽，静养善调，究不可忽。

西洋参二钱　杏仁二钱　川贝母二钱　元参一钱五分　鲜生地三钱　金石斛三钱　莲子十粒　枇杷叶两片　驴皮胶三钱　益元散三钱　藕节两枚

桐乡孙，秋冬咳逆少痰，匝月复。继以吐血，血后咳逆，无故反加胸次隐痛。此属阳虚痰饮，内踞久则胃络血涌。血去之后，烦劳不能静养，以致痰饮瘀血膹郁中宫。今喘咳、短气、舌黄、脉弦，凡胃脉逆上，血家大忌，论症颇非轻浅。

潞党参二钱　陈皮一钱五分　沉香三分　驴皮胶二钱　旋覆花一钱五分　茯苓二钱　炙草四分　参三七一钱　炙大有芪一钱五分　苏子一钱五分　新绛一钱

光按：此不治之症，方却清灵可喜。

马窑陈，痰饮为咳，起于秋季。虽经屡次失血，甚少至春叉复稍来。是春木隐隐勃动，上扰阳络，故复连吐三日，血去过多，凡咳而兼呕，痰薄而稠，本属胃家。痰饮为咳，咳久则胃脉逆上，血热沸涌，所以上越过多。今虽脉象静小，而咳引胸

痛，便难口燥，多梦纷纭，尚属阳明气火上壅，未能通降，犹恐络血复动。急宜清肺疏腑，以化热安络为要。

西洋参一钱五分　杏仁二钱　粉丹皮一钱五分　米仁三钱　鲜生地三钱　橘红一钱五分　参三七一钱　藕节两枚　犀角尖六分　苏子一钱五分　白芍一钱五分

上柏李，上年夏秋寒热往来，继以吐血过多、痔疡，遂致咳嗽，右腹时痛。近进附、桂等剂，咳逆益炽，咽痛皆发，脉数。最防络血大来，深为可虑。

小生地三钱　西洋参二钱　杏仁二钱　炙草四分　金石斛二钱　川贝母二钱　陈皮一钱五分　白芍一钱五分　青皮八分　元胡索一钱五分　荔子核两放

嘉兴缪，每日午后必觉脘痛，已十数年矣。去春咳嗽起至今，吐血后，咳逆蒸热，舌白、溺黄、胃钝、脉虚。素来酒多谷少，中阳大虚，慎勿轻视。

潞党参三钱　陈皮一钱五分　泽泻一钱五分　炒扁豆三钱　怀山药二钱　茯苓二钱　蛤壳三钱　榧子肉冰糖炒，十粒　制半夏一钱五分　麦冬一钱　炙草四分　竹茹一钱

屠镇朱，滑泄，舌心光，苔腻，此属心胃虚热，湿火下注。冬来交节，辄见咯血，蒸热，溺黄，脉濡弦，亦属湿热蒸郁之象。未可遽进壅补，反助相火。

西洋参二钱　陈皮一钱五分　粉丹皮一钱五分　莲子十粒　金石斛三钱　茯苓二钱　泽泻二钱　藕节两枚　驴皮胶二钱　米仁三钱　川贝母二钱　茅根四钱

光按：吐血之证，其因多端，不可一概施治。热者寒之，虚者补之，伤者理之，肝胃上逆者清之镇之，肺络咳伤者调养之。缪氏三诀，颇能扼要。

《千里医案》卷三终

千里医案　卷四

桐乡　张千里梦庐　　著
金山　姚景垣光祖　录存
绍兴　裘庆元吉生　刊行

肿　胀

面论孙平叔宫保病案：大人体丰胃强，饮啖有兼人之量，加以节性禔躬，诚为松柏贞固矣。两年来，肿症屡发，其发也。肿自下起，由足及腹，上至头面、手臂。甚则痰多食少，动辄气逆不能平卧，茎囊俱肿，小溲淋漓。其退也，大都专科以草药为丸，为醴峻剂。逐水或从两足旁溢，或从大肠直泻。所用之药，虽秘不肯泄，然投剂少而见效速，其峻利可知矣。且尝其味辛涩刺喉，所尝仅似黍米，而味留舌本逾时不去，则其峻利又可知矣。自前年秋冬至今，翻覆再四，其情状大略如斯。今诊得脉象右三部弦而虚，其弦见于浮中，两候为多。在手因偏倚支撑，气滞益甚，皮肤肿厚，按之至骨，关位微细，寸尺尤甚。神色萎瘁，气饥促逆。项以代头，尻以代踵。痰稠色黑，咯咯难出。溺少欠利，其色黄赤。日食不过四五盏，而饭仅得其一。虽唇黑，缺盆、平脐、突足、心漏、背平等恶候俱尚未见，且幸神色不衰，音吐洪亮，然亦疲惫矣。夫水肿之为病不一，而其为状亦不一，初则日积月盛，久必泛滥盈溢。来去聚散，莫可端倪。倏起倏灭，与身中之元气相为倚伏消长。屡攻屡退，屡退屡复。其复也，病者咎医者之治理未明，医者咎病者之调养失宜。不知水肿之为病本如是，其反覆无常也。夫治水之逆行所无事耳，疏、凿、决、排、堤、防、导、引，皆宜就水之性以顺其流。源流既须明辨，次第尤当详察，稍不如法，鲜奏肤功。今承明问，究厥指归。将正其名，则支饮为本，皮水为标。将究其流，则思虑伤脾，劳怒伤肝。盖脾不能为胃行其津液，则水谷酒醴肥甘，不能输精布气运中枢，以达于四末，留酿淫溢皆为痰饮、水浊，加以肝风鼓荡汹越，则所聚之阴浊，排驱壳、廓胸胁、遏经隧、壅肤腠，以致便溺皆涩，寝食俱废，无所不至，害有难以尽言者。故愚谓蓄而聚者为饮，盈而溢者为水。饮为水之源，水为饮之流。非徒逐水可以奏功，又必究极其饮；非徒涤饮可以了事，又必探讨其所以聚饮之源。况此症又有风木之邪乘间窃发，或推或挽乎，况又贤劳如此，倚毗爱戴如此。以六旬之高年，困两载之积患，末学浅陋而欲借箸代筹，计出万全，不啻如鳌戴之重矣。竭思殚力以图报称，必将和肝脾、开鬼门、洁净府，三者虽有主客轻重先后缓急，然可偏废乎？脾复其输运之职，肝复其疏泄之常。则泛滥者，或可循途归壑；汹溢者，庶几风息浪恬。今专科投剂，逾旬似获小效，而克期又不迂旷。且窃观其用法，亦似小有操纵者。敬遵钧谕，徐俟其成效，而乐与安澜之庆，再容退而静思，博攻医籍，以备万一驰驱之用。谨论列如左。

光按：抑扬婉转，说理透而论治明，非大手笔不能。

次日又陈诸药皆停缘由：昨日晋谒，窃观大人色脉神气，皆似惫不可支，肿既复盛，溺又渐少，而钧谕谆谆与左右侍奉之人。似皆以为舍利水之外更无紧要之着，而不知水之为病，在肾为本，在肺为标。脾土既无堤防，肝风又加鼓荡，愈壅愈逐，愈逐愈壅，驯至中州陆沉，水泉下竭，犹复断除食味屡进疏凿。天下岂有粮饷不继，转战无前，尚可望其收功末路者乎？此盖由于专科之医草泽无知，守一己之口传，图侥幸于万一，治藜藿劳形之法，概施之君民倚赖之身。效则国之福也，不效则虽食其肉，犹可逭乎？此愚之所以痛心疾首，而进停药之说也。夫药犹兵也，不得已则用之，以去病耳。表、散、攻、逐所以去病也，温、清、和、解所以补偏救弊以适于中也，然犹有补、益、培、养之法在，即或病未尽去而正已先虚，尚有攻补兼施、补泻间进等法参互错综，驯至于利而无弊。从未有病经两年，发已数次，不辨病之浅深，体之虚实，只以峻下一法为可，屡投而屡效也。盖此症之起由饮啖，兼人胃强脾弱，继而忧劳过度，气竭肝伤。饮食所入，脾不能为胃行其津液，上输于肺，下利膀胱，通调水道流之，壅由于源之塞，不探其本而徒逐其流。岂止邻国为壑哉！将必竭一身之津液血气，尽付沃，宜漏卮，无当涸，可立待。故愚以为此时之肿，非水也气也，此时之溲涩，非水道之不通，水泉之已竭也。若再守饮食之厉禁，进暴戾之劫剂，初何异剿寇用兵而无节制，则兵反为寇，济师无饷而专驱迫，则民尽为仇，大人何忍以千金之躯，轻供孤注之一掷也。然专科之攻伐既不可用矣，而补养之剂何以又不亟进。盖草药悍烈之性留于中者未必尽化，遽以补养之药接踵而进，不但虑其反兵为斗，且恐助其虐而滋其戾。夫藉寇兵资盗粮，诚不如安堵休兵，待时而动之为万全也。扰攘之后相与休息，古人有糜粥充养之法，伏望大人放下万缘，静养数日。返观内听与病相忘，频进糜粥以养其胃，俟其胃中冲和之气稍稍来复，灌溉周身，濡养百脉，充满然后流动，将必有不期肿之退而自退，不期溲之利而自利者。苟或不然，然后审机度势计出万全，大人之师定能贞吉。又或不然，则专科草药仍在也，更进而谋之，或不虑饥兵之噪矣。敬疏诸药皆停缘由，以答明问，惟鉴纳是幸。

光按：停药以待胃气之来复，此等议论可发前人所未发。

论杨拙园明经病案：胃纳稍增，大便较润，自是可喜，但旬日，久病仅投三剂，见效必不能，多腹胀何能遽减，即是右足之痹，原属湿邪阻络。湿是地之气，主阴，受于下者必升于上。自觉冷者，正属阴湿之邪未化。既云隐湿，何不用温热，而反用苦燥乎？盖尊丈体多肝火，凡有肝火者，虽受阴湿亦易化热也。况病起颧颊阳明部，升胃气反致引动肝脾伏火伏湿，由足之络上行入腑，以致腹满气逆耳。湿以下趋为顺，脾胃皆以降为和，故前日拙方主乎通降腑络，以导湿下趋也。凡病机不一，有宜投剂辄效者，如伤寒卒中暴疾是也；有宜缓为调剂者，如高年久病，以及纠缠传变之类是也，不审病机之宜缓宜急，而专以急功欲速，鲜有不偾事者，务期耐心多服，至数十剂外，然后换方。

光按：论用药之宜缓宜急，确是不磨之论，但近世人无恒心，一二剂不效早已易辙。欲求痊愈，诚非易事，故医者有定识，已属难事；病者有坚忍心，更为难求矣。

湖州王，六月初肿自面起，渐及腹肢茎囊，渐致食减便泄。迄今两月，舌黄有刺，脉浮而濡。《经》谓：肿自上起者，当开鬼门；肿盛于下者，当先治其上。盖言水肿之挟风者，必先发汗也。今面肿于身，是病之主症未退而食减便泄，则脾胃之土德已薄。何以防堤泛滥？时已秋矣，肿盛必喘。若咳逆，喉作水鸡声，倚息不能卧，则肺之通调水道下输膀胱之权益驰，窃恐忧占灭顶。既形之肿固难退，退亦易复，而未形之喘必将至，至更难御，急须消患于未萌，后图崇土御水之计。

蜜炙麻黄三分　五味子十粒　广皮五钱　猪苓五钱　生姜皮三分　杏仁二钱　米仁三钱　党参一钱　泽泻五钱　炙草四钱　茯苓皮五钱　苏叶一钱　芦根八寸

泗安李，前年冬，陡觉面浮气急，延至肢体皆肿。此因风水为病，奈体素湿胜，肺既上痹，腑亦下滞，以致迁延反复。迄今，仍然偏体皆肿，便溺赤涩，不能平卧，舌光干燥，脉沉郁。欲疏腑必先理气，欲理气必先宣肺，盖肿极最虑喘也。

蜜炙麻黄三分　杏仁二钱　甘遂末五分　茯苓皮四钱　煨石膏二钱五分　干姜捣，五味十粒　西洋参一钱五分　大枣两枚　炙甘草四分　甜葶苈四分

此方服至咳爽痰多，凝汗津津，渐能平卧，接服后方。

西洋参二钱　蜜炙桑皮一钱五分　甘遂末五分　枇杷叶两片　橘皮一钱五分　猪苓一钱五分　商陆根五分　丝瓜络三钱　茯苓四钱　泽泻一钱五分　木防己一钱五分

又肿喘俱减七八，微咳便溏，气易上逆，脉右濡左弦大。凡水肿之症最易反复，暂效未足全恃，此时宜和阳调中为御水之本，息风养肝为因时之制，冀其无推波助澜之弊。

潞党参二钱　陈皮一钱五分　驴皮胶二钱　赤豆皮三钱　生冬术一钱五分　茯苓三钱　稽豆皮三钱　桑叶一钱五分　干姜捣　五味十粒　丹皮一钱五分　炙甘草四分　丝瓜络三钱

光按：案语谓水肿之症最易反复，实阅历有得之言。

德清沈，咳嗽音窒，气逆，数年来易发难已，是肺气之虚痹久矣。虚痹则治节不行，而通调水道下输膀胱之职弛，而水气泛滥，中土卑湿，不能枢运矣。况肿喘并盛，脉濡舌鲜，理宜先理中土，慎勿欲速，遽投温热滋腻，有碍脾胃。

潞党参二钱　甘草四分　大腹皮一钱五分　米仁三钱　蜜炙麻黄三分　陈皮一钱五分　桑白皮二钱　生姜皮三分　杏仁二钱　茯苓皮四钱

光按：当加生石膏。

金家墉张，素体平弱，阳虚湿胜，营耗肝滞，左胁下旧有肝积，兼之便溏、下血，时作时止。自十余岁至今矣。其脾胃之不和如此，则上既无以资肺之气，下亦无以御肝之侮。故入春少寐、盗汗，是脾阴不充也；春杪之能食不为肌肤，是脾阳之不用也；中枢无健运之权，无怪其当湿土之交而骤见腹满也。今脉象濡弱，舌干齿燥，肉削肌羸，咳嗽痰气有音，饥不能食，便数溺少。总之，皆脾胃肺气虚已极，健运之权弛而气化之机废，此臌症之极重者。若喘泻一见，便难措手，补既壅滞难

胜泻，又虚羸不合，惟有从宣气疏腑一法，希冀万一。

西洋参一钱五分　大腹皮二钱　麸炒枳壳八分　枇杷叶两张　茯苓皮四钱　川贝母二钱　炒谷芽三钱　芦根八寸　陈皮一钱五分　猪苓一钱五分　炙甘草四分

光按：此方太轻，当从肝脾着想。

石门赵，喘虽不盛，痰气尚逆，脉濡，舌白。先咳而后肿，先治其肺。况肿势盛于下半，明属湿蒸腑痹。治腑以理气为先，故专理痰气之逆。

西洋参一钱五分　橘皮一钱五分　丹皮一钱五分　枇杷叶两张　茯苓皮四钱　杏仁二钱　大腹皮二钱　芦根八寸　旋覆花一钱五分　桑皮一钱五分　川贝二钱

南浔王妇，去年痎疟，原属暑湿郁于气分，阻遏营卫运行之常，故时有闰余之疟参错其间，至春血阻而经不行，自气痹而肿，肿先于头面，及至阴之地。至阴，厥阴也。厥阴为肝，肝本与胆为表里，此疟肿之所由迭起也。肝本为风脏，交春则风木内动，风鼓湿动，则头面先肿也。迁延至今，湿热熏蒸于内，风阳鼓动于外，加以情志或有不调，饮食或有不节，则清阳升降之机益形窒滞，而肿及周身，胀至于废食也。顼喉间呼吸有音，而颔下如垂，疟状反轻而微，时或便干而数圊，溺少而气秽，齿燥口干、舌质砂白、脉象左弦数而右沉弦数实、脐突背平，是又脾肺大失通降之权，而肝气益横逆矣。急须缓剂以理气平逆为先，必得喘汗不至，庶乎可望迁延而开生机之一线。

旋覆花一钱五分　前胡一钱五分　云苓二钱　小川连三分　大腹皮一钱五分　沉香三分　紫菀一钱五分　生姜皮三分　五加皮二钱　橘皮一钱五分　桑皮一钱五分　丝瓜络三钱

光按：此症与疟迭起，仍当用越脾法加减。

关王庙吴，咳嗽四五月才止，春木司令即两胁走注作痛，入秋渐增腹满足肿，筋见青色，食少䐜胀，脉弦沉附骨，此属郁怒伤肝，痰阻气痹。中满已成，难许见效。

西洋参一钱五分　陈皮一钱五分　蛤壳三钱　海石粉二钱　桑白皮一钱五分　茯苓三钱　米仁三钱　丝瓜络三钱　大腹皮二钱　苏子一钱五分　川贝二钱　枇杷叶两片

又上呕痰饮，下泻瘀血，阳明似有通运之机。虽饮食稍进，脉象稍起，而蕴蒸之湿外达为黄、内阻为胀满者，岂能易化？故论症仍在险途。

西洋参一钱五分　小川连四分　川黄柏一钱五分　左牡蛎三钱　陈皮一钱五分　茵陈蒿一钱　鸡内金一钱五分　生谷芽二钱　茯苓皮四钱　炒山栀一钱五分　炒泽泻一钱五分

光按：此亦肝脾两伤之症。

菱湖李，幼有哮嗽，近虽不发，痰饮内聚，阻肺胃升降之气，加以肝郁不调，顺乘中土，以致入夜腹必攻胀，而汤饮香燥皆不能受，脉象小弦，宜用缓调，议通阳涤饮条肝法。

潞党参二钱　陈皮一钱五分　生冬术一钱五分　枳实五分　制半夏一钱五分　茯苓二钱　炙甘草四分　白芍一钱五分　青皮一钱　泽泻一钱五分　制香附一钱五分

平罗王，内有烟辛燥劫，外有疮疥浸淫。燥、湿二气内外交迫，脾胃大失通和之序。八月初燥令大行，大肠燥金气膹，以致脘腹膨胀疼痛，泄利不爽。迄今三月，脉之关尺犹然弦坚而数，取效谅难欲速，议通养肠腑以阖阳明为主。

潞党参二钱　陈皮一钱五分　枳壳八分

驴皮胶二钱　怀山药二钱　茯苓二钱　白芍一钱五分　炙甘草四分　炒黑荆芥三钱　桔梗三分　炒槐米一钱五分　柿饼半枚

王店张，嗜酒烦劳，二者皆伤阳气。阳虚者湿必胜，况酒易酿湿乎！今夏湿土司令之时，胃纳骤钝，则中阳益虚，以致足跗先肿，湿盛于下也。浸假而至肿势日上，渐及腿髀、茎囊、腰腹。则肿盛于下者，当先治其下也；肿盛必喘，是湿浊上干清阳也。今溺少而黄，肤腠似斑似瘰似痱，皆湿火内蕴之的据；况舌胖大而鲜赤，阳明亦有火矣；脉沉迟，宜专以扶阳化湿。宗古人“病在驱壳经隧者，毋犯脏腑”之训，缓以图功。

生冬术一钱五分　陈皮一钱五分　大腹皮二钱　商陆根五分　木防己一钱五分　米仁三钱　五加皮二钱　潞党参二钱　赤苓皮四钱　甘遂末五分　桑皮一钱五分　丝瓜络三钱

光按：既曰阳虚湿胜，则商陆甘遂总嫌太峻，且外见斑疹形，则邪已入于肌腠，正可用越婢法迎机导之，徒用攻下无益。

又阳虚不复恣啖生冷，中阳受伤，上逆为呃，下壅为肿，汗多食减，舌鲜苔黄，便干，溺涩少而赤，脉沉微迟涩。凡阳虚者，湿必胜，此物理之自然。故水肿之反复，皆当责诸阳虚也，第此中有区别焉。今阳虽虚而湿又甚，一味补阳未免助湿，宜用通阳法以调中疏腑，冀其呃即止，肿缓退，切宜樽节饮食，毋使壅遏其式微之阳。

潞党参　法半夏　米仁　大腹皮　生冬术　陈皮　泽泻　广藿香　茯苓皮　木防己　生姜皮　丝瓜络

又饮食不节，骤伤中阳，以致呃逆。人身之阳宜通运，不宜壅遏，既阳伤呃作，则不能敷布极矣。所以水肿旧恙复作。凡水肿多门，其源不外脾肺肾，其治法不外开鬼门、洁净府、实脾温肾，今肿由下渐及于上，便涩溺少，舌鲜苔白，脉沉涩，喉间痰气有音，啖肥浓有味而杳不思谷，其为肺失治节、胃不敷布显然，此时宜宣肺养胃，以调气化资谷气为要。俾不致水浊上僭，清阳日窒，而遽增喘逆，则可缓冀肿退。

蜜炙麻黄三分　杏仁二钱　干姜捣五味十粒　西洋参一钱五分，蜜炙　石膏一钱五分　米仁三钱　茯苓皮四钱　木防己一钱五分　炙甘草四分　陈皮一钱五分　枇杷叶两片　兰叶十片

光按：方论俱佳。

武康方晓帆，秋间泄痢时作时止，而脾胃蕴结之湿热究未清化，入冬燥邪搏肺，肺气不能清肃，则脾胃之承流宣化者益滞，以致咳嗽肿满交作。今腹膨妨食，夜尤欠运，多坐则囊足即肿，溺浑，便溏不爽，脉弦数右甚。急宜疏理痰气，以润其输运为先。

苏子一钱五分　莱菔子二钱　五加皮二钱　茯苓皮四钱　杏仁一钱　白芥子一钱　大腹皮二钱　地骨皮一钱五分　生姜皮三分　米仁三钱　鸡内金一钱五分

痰　饮

长兴俞，劳郁太过，阳滞肝横，顺侮所胜，久则饮食不能游溢精气，聚而为饮，举发无时，痛呕交作已经多年，脘胁胸背皆为凌轹之所驾轻就熟，理难骤止。舌淡白而黄，脉迟弦而虚，面黄筋掣，主客两虚矣。宜平时用丸以养肝和胃，发时用煎以温中御侮，旷日持久，有备无患，庶乎有济矣。

潞党参二钱　小川连四分　枳实五分　桂

枝三分　生冬术一钱五分　云苓二钱　炙草四分　干姜四钱　熟附子三分

又丸方

潞党参二两　大熟地三两　柏子仁三两　蛤壳三两　生冬术一两五钱　小茴香一两　川楝子二两　海石粉二两　云苓二两，泡　吴萸三钱　白芍一两五钱　黑芝麻二两

上为末，枣肉为丸。早、晚二服，每次三钱，荔枝橘饼汤下。

当按：痰饮之症极多，此篇句句经验，当熟玩之。

大窑沈妇，体丰阳虚，饮聚气滞由来久矣。交春木气司令，肝胆易动，顺乘阳明逼动心营，以致脘腹攻胀、心悸、头晕、耳鸣、舌光、少寐、多汗、火升足清、食减不饥，虽痰饮吐咯，究难清澈。痰火胶结，津气易夺；大气升泄之时尤虑气火妄动，汗液易泄也。今脉得寸关濡弦滑数，总属痰、火二者交相为病。气即是火，平气即所以清火；汗多亡阳，敛汗即所以和阳；再加涤饮以和胃，胃和则啖食渐安，而心营自不致妄动，肝胆自不致僭扰也。

西洋参一钱五分　制半夏一钱五分　炒枳实五分　蜜炙黄芪一钱五分　浮小麦三钱　麦冬一钱五分　煅牡蛎三钱　陈皮一钱五分　穞豆衣三钱　竹茹一钱　云茯苓二钱　旋覆花包，一钱五分　蛤壳三钱　生白芍一钱五分

新塍朱，进通阳饮方法，寒热之状已退，饮咳已减六七，然舌苔白腻，脉左浮弦，右胁隐痛，大便仅行一度，小便犹然短赤。尚属余饮未尽留踞中州，以致便溺未能通行，肝阳不免易动。议仍通阳和饮为主，疏腑润肝为佐。

潞党参二钱　陈皮一钱五分　米仁三钱　炒枳壳五分　生冬术一钱五分　茯苓三钱　蛤壳三钱　竹茹生姜一片同捣，七分　宋半夏一钱五分　杏仁二钱　猪苓二钱　大枣两枚

新市范，髀厌之痛虽由劳伤，后因发斑而愈，是必有风寒外袭，比来肢体畏寒，晨起痰饮涌溢，食少便坚，脘中不和，脉来弦滑，犹属寒遏卫阳、饮踞中脘之象，拟和阳涤饮法以通中州。

潞党参三钱　陈皮一钱五分　桂枝三分　生姜皮三分　制半夏八分　云苓二钱　白芍一钱五分　竹茹七分　生冬术一钱五分　炙草四分　苏子一钱五分

钱邱范，痰饮之聚，原由阳虚、高年脾胃运化力迟，水谷之湿酿为痰饮，每每有之。如古人三子养亲等方，虽为治标，亦有至理。今精气饮食已复，而脉弦有饮，亦当责诸脾胃运化之迟。时当湿土，宜参和胃益脾，以助谷气之运。

潞党参三两　法半夏一两五钱　木香六钱　莱菔子二两　生冬术一两五钱　陈皮一两五钱　谷芽三两　归身一两五钱　云茯苓二两　炙草四钱　白芍一两五钱　砂仁一两五钱　苏子一两五钱

水丸，晨服三钱，晚服四钱，莲子汤下。

光按：此方通补中阳颇妙，丸服更当。

石门马，脾胃阳虚，易受难运，水谷酒醴半酿，痰浊循络旁行则为臂麻或疼，溢冒上行则为头眩，泛滥于中道，则为咳呕便溏，充斥乎营卫则为汗泄、为肢清，此皆痰饮之为患也。去痰饮之源，在补脾和胃；节痰饮之流，在节饮食。今痰饮兼至，尚宜和阳之中参以清热化湿。为时在湿土潮令，因时制宜之法也。

云苓三钱　炙甘草四分　小川连三分　海石粉二钱　桂枝三分　法半夏一钱　蛤粉三钱　泽泻一钱五分　生冬术一钱五分　广陈皮一钱五分　生姜皮三分

又新凉外束，宿饮内动，左臂大痛，痰饮不多，四五十日才得痰少痛缓。然身凝热，脉尚沉着，余邪与饮俱未尽化也。

云苓三钱　桂枝三分　米仁三钱　木防己一钱五分　生冬术一钱五分　川乌三分　陈皮一钱五分　炙甘草四分　煨石膏二钱五分　猪苓一钱五分

或痛久而无效者，另服活络丹二分，陈酒下。

德清胡，夏末寒热咳嗽，右胁动即觉痛，时或带血。迄今胁和血止，而痰多脘痞，食少欠运，不能平卧，脉滑而坚，两关尤甚。支饮未和，肝阳又逆，肺胃益难通降矣。

苏子一钱五分　蛤壳三钱　海石粉二钱　莱菔子二钱　西洋参一钱五分　陈皮一钱五分　白芥子一钱五分　茯苓二钱　杏仁二钱

嘉兴王，向有失血频发，据述情状自是胃络怒伤之血。今春外感，咳久肺伤，复致吐瘀。近来寒热咳嗽皆止，而动辄气逆，脉坚弦。弦为饮，坚为肝阴虚。阴虚则肝无以养，饮聚则气易上逆也。

党参二钱　蛤壳三钱　旋覆花一钱五分　炙甘草四分　陈皮一钱五分　白芍一钱五分　驴皮胶二钱　茯苓二钱　泽泻一钱五分　左牡蛎二钱

光按：案语老练，方亦合拍。

海宁封，吐血成盆，是胃血也。胃本多气多血，往秋血证复发，胃脉逆举，血动则气亦动。凡胃中蕴结之痰饮湿浊，亦无不随气以动。痰饮湿浊，皆阴之属也，故阳为郁而不敷布，则晨起恶风。病经半年余，所投无非温补腻滞，则阳益不能通运，而痰益聚右胁下辘辘有声。厥气上逆，或痞聚于中，或梗塞于内，或浮越于肌肉肤膜，则不耐起坐、仰息，沃沫呕暖，食少，大便干溏泄泻不一，小便浑赤而少，身处重帏畏风如虎，种种具在矣。阳虚胃弱，则宜通和；湿浊内蒸，则宜淡渗；痰饮内聚，则宜涤逐。病机如此，然久病至此，才思振理，谅难速效也。

西洋参一钱五分　陈皮一钱五分　猪苓一钱五分　白蒺藜二钱　旋覆花一钱五分　茯苓二钱　泽泻一钱五分　丝瓜络三钱　宋半夏一钱五分　蛤壳三钱　米仁二钱，姜汁炒　竹茹一钱

光按：此症吐血复兼痰饮，温补柔腻俱在禁例，须看其用药灵动处，所谓成如容易却艰辛。

匠人港王，斑发数月才退，肤腠间有瞤惕麻痹，痰饮黏腻，舌苔黄滑，脉象濡弦，右部兼滑。总之，阳明水谷之湿易酿痰浊，以致脾肺之输运难速。宜清养肺胃之阴，以运脾气，远刚用柔，从秋令也。

西洋参二钱　穞豆衣三钱　陈皮一钱五分　米仁三钱　驴皮胶二钱　怀山药二钱　云苓二钱　秫米二钱　川贝母二钱　霜桑叶一钱五分　丹皮一钱五分

周渡曹妇，晨刻呕沫、头晕、耳鸣，由来久矣。今年濡泻，自春至秋才止，左胁痛渐及左背肋，舌苔或黄或灰，胃钝，脉濡，此痰饮稽留于肝胆之络而为痛，前次之泻亦痰泻也，未可竟作血虚肝病论治。

归须一钱五分　旋覆花一钱五分　郁金一钱五分　茯苓二钱　薏苡仁三钱　白蒺藜二钱　陈皮一钱五分　驴皮胶二钱　西洋参一钱五分　法半夏一钱　丝瓜络三钱

海盐朱云樵，烦劳伤阳，阳虚则饮聚。现病种种都属痰饮为病，盖“烦劳”二字，原该劳心劳力而言。“伤阳”二字，亦不专指一脏一腑之阳。惟其阳虚，则水谷之入胃，不能游溢精气上归于脾与肺而通调水

道、下输膀胱之常，皆乖其度留酿饮浊，阻遏清阳不能升降舒运，所以先见口淡食减。口淡胃阳虚也，食减胃气滞也，继见短气。《金匮》所云："短气者，其人有微饮。"微者言饮之不多，而属于阳虚也。驯致左胁下辘辘有声，按摩之稍若通运，是饮聚肝胆部分而渐著其形也。加之右腿麻，是饮之聚于阳明大络也；左臂痹，是饮之聚于旁络也。惟其饮微，故无大创；惟其阳虚，故久不愈。然阳虚饮聚，原是一贯。至于营阴亦亏，是体之虚而又虚也。迄今经年，投剂已多，而未见成效者，是徒知其虚而漫投补益，网络原野，而不知从痰饮入想用补也。《金匮》明明有"短气有微饮者，苓桂术甘汤主之，肾气丸亦主之"。二条既云苓、桂、术、甘通其阳，何以又赘入复出肾气丸以纳其阴中之阳乎？其云"亦主之"者正示人以智慧无穷，而其理又平易切实。盖短气不独肺主出气不足，而肾之纳气亦无权矣。微饮妨阳，自宜宣通；微饮挟阴气而上逆，致呼吸不利，甚至吸气短，则即宜通九渊下蛰之阳，以期龙雷下潜而不致飞腾，不妨用奠定系维之法并行也。经旨昭明，正与此症吻合，肾气之纳下不可缓矣。其苓、桂、术、甘之治上者，尚嫌其力微而功浅，且性纯阳易动。目下冬藏之时，固应如是。然冬至蛰将动，又宜稍以静药控制之。病之理治之法，粗陈梗概如此，不过病之由来积渐，非伊朝夕，未能欲速也。宜节劳怒，慎起居，下数月静养功夫，自可渐期康复。

光按：说明痰饮原委，阐明经旨，纤悉靡遗，令人一读一击节。

茯苓三钱　生冬术一钱五分　潞党参三钱　桂枝三分　炙甘草四分　白芍一钱五分　陈皮一钱五分　五味子干姜一分同捣，十粒　大枣两枚

丸方

大熟地三两　怀山药二两　茯苓三两　丹皮一两五钱　山萸肉一两五钱　淡附子三钱　泽泻一两五钱　桂枝三钱

上共为末，炼蜜为丸。早、晚两服，每服四钱，淡盐汤下。今有河车山药之丸，或纂入钱许同服，至立春止。

又来信诸知，症渐有退意，第起坐仍觉短气，左胁下饮踞如故，则饮之根株尚未划除。时届春令，虚阳不免易动，宜将肾气丸中之桂、附稍减，每晨用淡盐汤下三钱，每晚临卧用莲子汤下黑归脾丸四五钱，为春夏之交治法，其黑归脾丸料宜酌之。

湖州金，本属阳虚之体，酷嗜茶酒，久而聚饮，时苦右胁痛控引胸背，短气，口干，反不渴饮，便溏溺涩，必吐涎沫，肠胃辘辘有声，始得痛止。而凡酒家必易聚饮，况平时喜甘味。今脉亦沉弦，则阳虚饮踞无疑矣。宜节饮节劳，常服甘药以和之。

茯苓三钱　生冬术一钱五分　法半夏一钱五分　竹茹生姜同捣，七分　桂枝三分　炙甘草四分　枳实五分　生姜皮三分　陈皮一钱五分　潞党参三钱　大枣两枚

梳妆桥沈，身热不壮，经月不解，脘痞右逆有形，自觉汤饮入胃，皆痞滞不运。今耳聋、舌绛虽退，便溏、腰酸、手足疼、间有错语、脉虚涩，此属嗜酒阳微之体，痰饮湿浊留踞中宫，则阳虚不得敷布及于四末。时渐深秋，深恐转痢，殊非轻候。

潞党参　陈皮　法半夏　麦冬　桂枝　木茯苓　白芍　炙草　苏子　蛤壳　竹茹

疝

轧村顾，两睾丸上控，自幼如此，则

素有筋疝。筋疝必易举而善泄，力不能及远，宜结褵多年而未育也。脉得左弦且数，宜养肝以治疝。若乱投壮阳补肾，恐反滋梦泄淋滑之弊，且此时断难欲速，宜丸以缓调，并能节欲尤妙。

大生地四两　金铃子二两　元胡索二两　山萸肉二两　归身二两　小茴香一两　橘核二两　怀山药二两　白芍一两五钱　粉丹皮一两五钱　杜仲二两　韭子一两

右药研末，蜜丸。早、晚各服三钱，白滚汤下。

嘉兴曹，腹痛无定时，亦无定所，攻鸣有声而无形，得嗳与矢气则稍舒，经久不已，脉沉而涩，此属厥阴气郁而为冲疝也。宜柔养其体，疏调其用，久久自可渐愈。

大熟地三钱　归身二钱　小茴香一钱　火麻仁二钱　紫石英三钱　白芍一钱五分　金铃子两枚　炙甘草四分　胡芦巴一钱　橘核二钱　青皮八分

又冲气自左上逆，俶扰于脘腹胸胁，或呕或痛，作止不常，已经年许。脉左弦，舌黄，时有寒热者，即厥阴之为病，病苦寒热也。此属肝阳郁结，聚为冲疝，宜滋养肝阴以调其气。

归须一钱五分　小茴香一钱五分　茯苓三钱　吴茱萸三分　薤白两枚　白芍一钱五分　元胡索一钱五分　青皮八分　荔枝核两枚　陈皮一钱五分　川楝子两枚　橘核二钱　海藻二钱

洞庭山徐，幼患冲疝，发则睾丸控引入腹而痛，愈后越五六年。因疟致鼻衄，衄后脘痛屡发，发必由右而上，妨食便闭，必快吐便行，而后渐平。此仍属疝之上逆，脉得弦而近数，仍宜从疝冲为病论治，丸以缓调。盖久病根深非能速效耳。

大熟地三两　归身二两　青皮八钱　吴茱萸三钱　荔子核三两　川楝子二两　白芍一两五钱　海藻二两　玄胡索二两　小茴香一两　橘核二两　木香六钱　茯苓二两

蜜丸。早、晚每服二钱，陈米汤下。

徽州洪，狐疝偏右多年矣。疝为任脉之病，有所触忤，实则下连肝气，虚则内连冲逆。洪今年春初，即发腹痛、攻逆，是二者兼有之矣。然治法仍以疝为主。

归身二钱　元胡索一钱五分　橘核三钱　小茴香二钱　白芍一钱五分　川楝子两枚　青皮一钱　荔子核两枚　木香六分　吴茱萸三分　茯苓二钱

上海杨，初冬疝攻腹痛，此属劳倦伤阳，饮食阻腑，厥阴之气挟任脉逆行而为痛。冬底复感温邪，咳嗽咽干。今口渴舌鲜，脉濡弦，宜清养肺胃，兼调任脉法。

西洋参二钱　杏仁二钱　小青皮八分　牛蒡子二钱　川贝母二钱　陈皮一钱五分　白芍一钱五分　炙甘草四分　川楝子二枚　苏子一钱五分　元胡索二钱　老薤白一钱

光按：疝症诸方，俱妥帖易施。

寒疝宿饮

平望李，症情错杂，历久迭发不已，多属寒疝、宿饮二者为病。据述，自幼有症，疝攻于下必致饮聚于中。盖疝为厥阴之气，频扰于胃，则水谷皆易酿为痰浊。二者迭为宾主，冲逆于上，则眩晕、耳鸣、咳呕、络脉阻痹等症皆至矣，脉弦滑搏指。且曾失血，刚药难投，则取效不免难速。

蛤壳　海石粉　陈皮　竹茹　枳实　白蒺藜　茯苓　荸荠　白芍　左牡蛎　米仁　海蜇

湖州妇，肝阳郁勃，动必犯胃，久则胃气大伤，全失中和之用。以致肝之郁勃者，聚而为疝；胃之停蓄者，聚而为饮。疝动于下，则饮溢于中，所以居常胃气不振，时有厥气攻逆自下而上，懊侬痞满，必呕吐酸绿之浊饮而后中通，便溺渐行。此所谓寒疝宿饮互为其病也，病经数年，宜缓以图之。若得怡神舒郁，或可渐愈也。

茯苓三钱　生冬术一钱五分　吴萸三分　干姜三分　桂枝三分　小川连三分　枳实五分　生姜三分　白芍一钱五分　炙甘草四分　法半夏一钱　竹茹一钱

光按：此乃苓、桂、术、甘及温胆汤、戊己丸合成，正如淮阴将兵，多多益善。

又寒疝宿饮盘踞于中，久而不和，阳明大失中和之用。今阳渐通降，屡次所下黑黄干坚之矢，既多且畅，则肠腑之蓄积者得以渐去，肠通然后胃和，此真数年来病之大转机也。盖饮疝互扰，皆在阳明下流壅塞，则上流何能受盛传导？盆满必上溢，此理之易明者也。今宜专与养胃以充，复其受盛传导之职。机不可失，正在此时。至于痔瘘溺少，皆属阳明为病，可一贯也。

党参三钱　宋半夏一钱　黑芝麻三钱　麦冬一钱五分　陈皮一钱五分　火麻仁二钱　刀豆子三钱　杏仁二钱　茯苓三钱　白蒺藜二钱　白粳米一合　柿饼半枚

又病缠三四年，至今秋才得肠腑通润，燥结渐来，继以溏润，然后胃脉不至，上逆呕吐止而饮食进，可见阳明之病以通为补也。今秋深燥令，痔必稍愈，仍宜柔阳明，以期渐渐充复。

潞党参三钱　陈皮一钱五分　驴皮胶二钱　枣仁二钱　法半夏一钱　茯苓二钱　生甘草四分　柿饼半枚　金石斛三钱　麦冬一钱五分　秫米二钱　荷叶一角

光按：此二则亦见于《冷庐医话》中，称其首方效三易方痊愈云云。统观三方，用意不外通阳涤饮。

《千里医案》卷四终

千里医案　卷五

桐乡　张千里梦庐　著
金山　姚景垣光祖　录存
绍兴　裘庆元吉生　刊行

诸　痛

夹浦卢，脘痛先由绕脐而来，去秋至今不暂宁息，痛必在下。舌鲜而光，脉滑而数。初由肝木之侮脾，自及胃。痛既久，而药剂过温，伤气及络。络伤便有动血之弊，不仅痰气凝滞已也。宜柔剂，急为辛温和络。

酒归须二钱　海石粉二钱　九香虫一钱　陈皮一钱五分　薏苡米三钱　蛤壳四钱　柏子仁三钱　云苓二钱　旋覆花包，一钱五分　薤白三枚

南浔李妇，阳虚之体，素多痰湿，加以操劳悲郁，肝风失调，乘阳明挟化风，以致脘痛彻背，旁及胸胁膜胀，痞嗳作止不常。然肢面浮，脘腹肿，是饮溢于外也。耳鸣，痉搐，心悬，如饥得食稍缓，是风动于中也。凡肝升太过必致胃降不及，所以大便艰涩，而脘痛数月不已也。今脉右虚滞，左弦数，舌苔白腻近燥。宜急急通阳，涤饮泄肝和胃。

西洋参一钱五分　云茯苓二钱　旋覆花一钱五分　火麻仁二钱　法半夏一钱五分　陈皮一钱五分　苏子一钱五会　竹茹七分，生姜一片，同捣炒　枳实五分　炙甘草四分　蛤壳三钱　桑叶两张

光按：此证瓜蒌、薤白亦可选用。

荻江吴妇，腰脊痛自下及于中椎，甚则转侧不便，肢体渐惰，舌黄口燥，胃钝心悸，头眩耳鸣，火升汗泄。患经半年余，脉象濡弦，右关沉滑，此属肝郁气滞挟痰阻络，由少阳渐及太阳阳明络病，宜通，腻补益滞矣。

旋覆花一钱五分　米仁三钱　木防己一钱五分　石决明三钱　归须一钱五分　白蒺藜二钱　茯苓二钱　丝瓜络三钱　白芥子三钱　陈皮一钱五分　蛤壳三钱

荻江倪，胸背络痛，由夏秋外感发热而来，则为痰气阻络明矣。至今，然后咳逆，是痰气郁极而欲达也。然气痹久则津燥，津燥则痰凝，痰凝则络益痛，舌白、口干、脉沉，全属气机壅塞矣。

西洋参一钱五分　旋覆花一钱五分　苡米三钱　海石粉二钱　小川连三分　瓜蒌皮二钱　苏子一钱五分　竹茹七分　杏仁二钱　橘红一钱五分　枳壳八分　芦根八寸

钱家潭厉，当脐时痛，软而喜按，食难用饱，大便燥结，得嗳与矢气则快。然痛起上春前年，屡经下血，而音窒不扬，喉粗气促，脉右虚左弦，肺胃大肠津气大虚，加以木来乘之。宜用柔药通和，不可沾沾治痛。

西洋参一钱五分　大麦冬一钱五分　白芍一钱五分　火麻仁三钱　柏子仁二钱　苏子一

钱五分　大枣两枚　炙甘草五分　白蒺藜二钱　荔枝两枚

光按：此证乃虚中夹实，用药尚称得当。

王泾江陈妇，脘腹痞满不能纳食，食与动辄痛甚拒按，便溏，脉沉郁而虚涩，投以宣气通痹未见大效，宜柔剂养肝和胃，仿塞因塞用法。

西洋参一钱五分　橘皮一钱五分　大熟地三钱　柏子仁二钱　黑芝麻二钱　茯苓二钱　紫石英三钱　桃仁七粒　白蒺藜二钱　白芍一钱五分　石决明三钱

光按：此证当温运脾阳，以通凝阴。

新市范妇，气滞痰凝，肝胆脾胃失和久矣。迩来脘腹膨痛，寝食俱废，便结，气逆，脘右癥瘕有形，痛作则疟止，是气扰于中也。今痛虽止，而脉犹滞，舌白腻，黄溺未清澈，宜通调升降以和之。

法半夏一钱五分　小川连三分　苏子一钱五分　白芍一钱五分　陈皮一钱五分　干姜四分　柴胡三分　云茯苓二钱　枳壳一钱　青皮一钱

嘉兴莫，初因便坚下血，血燥生风，风阳内扰，左胁痛连肩背，数发不已，蒸痰酿浊，弥漫清空，堵塞隧络，是以有呕逆、痞满、头重、肢痹也，脉沉郁右甚，舌心黄，宜滋液息风清气化痰法缓调，久病不可以峻剂劫之。

归须一钱五分　海石粉二钱　白芍一钱五分　代赭石二钱　米仁三钱　胡麻仁二钱　旋覆花一钱五分　冬桑叶一钱五分　蛤壳三钱　制首乌二钱　丹皮一钱五分

另服指迷茯苓丸三钱，酒下。

南浔汪，少腹痛，子后午前较甚，三月不止，加以咳嗽、胃钝、舌黄、少寐，亦已月余，脉右沉小弦、左弦大坚。肝脾营虚气郁，故腹痛，宜以丸缓治肺胃；阳虚饮聚，故咳而寐食皆乖，宜以汤液和之。

粉沙参一钱五分　杏仁二钱　宋半夏八分　枳实五分　炙甘草四分　云苓二钱　陈皮一钱五分　秫米二钱，炒　谷芽二钱　生姜三分　姜竹茹八分

丸方

大生地三两　川芎七钱　小茴香一两　苍术米泔水浸，一两　归身一两五钱　吴萸三钱　元胡索二两　白芍一两五钱　炙草四钱　制香附一两五钱

又腹痛少减，咳倦如故，脉两手皆弦而左尤甚。右弦为饮，左弦为肝之郁，乘脾则环脐痛，痛甚于暮，是肝胆旺时也，肝阳扰肺则咳逆、气急，胃不和则疲倦少食也。

潞党参三钱　茯苓二钱　炒冬术一钱五分　枳壳八分　陈皮一钱五分　苏子一钱五分　炙甘草四分　蛤壳三钱　法半夏一钱五分　桔梗三分　沉香片三分

杭州董，厥阴之气横逆既久，阳明水谷不能输化，留酿痰浊益加阻遏，善嗳，矢气，舌黄，口苦，左胁腹厥气刺痛无已，肠鸣便溏，宜用轻剂理痰，气愈补愈壅矣。

仙半夏一钱五分　陈皮一钱五分　苏子一钱五分　小川连三分　旋覆花一钱五分　茯苓二钱　蛤壳三钱　刀豆壳三钱　海石粉三钱　川贝二钱　竹茹八分

便　血（附：肠风痔血）

永泰姚，痔血多年，血液虚燥。去秋郁怒闪挫，气血交阻，吐瘀后右肋气滞，如块中挟痰也；手指时赤而麻，手厥阴虚火亦动也。调气和络固不可少，而病之主尤须以止痔血为先。血液充，则痰亦不致易滞。

党参二钱　旋覆花一钱五分　炒荆芥一钱

五分　乌梅一枚　陈皮一钱五分　薏苡仁三钱　地榆炭二钱　阿胶二钱　云苓二钱　白蒺藜二钱　炒槐米一钱五分　柿饼煨，半枚

震泽严，鼻血，痔血，肺、胃、大肠虚燥之也。数年来虽有作止，然血既时去，气必易滞，眩晕、昏瞀、疲软、气乏、便结，心精不足阳道不旺，此皆阳明之为病。盖阳明虚，则水谷之精微不能灌输诸脏，且无以束筋骨而利机关也。兴利必先除弊，以清肺、胃、大肠为先。

西洋参一钱五分　石决明三钱　知母一钱五分　霜桑叶两张　麦门冬一钱五分　穞豆衣三钱　槐米一钱五分　柿饼半枚　小生地三钱　炒丹皮一钱五分　黑芝麻三钱

石门陈，起初便坚，后下血痔坠。原是阳明大肠金燥为病，此痔血也。迁延至三年余，竟无虚日。去血过度，多阴络大伤，血无统摄，有似漏卮，肝、脾、肾三阴俱已枯燥。所谓上燥在气，下燥在血；气竭则肝伤，血竭则胃涸。水谷所入，不能敷布。粗者凝滞于上，酿为痰浊；精者渗泄于下，迸迫大肠。其心悸、气逆，近更咳逆，是痰将为喘也；其便溏日四五度，每圊必失血数升，脉右芤弦，左寸关牢急，面黄唇燥，舌白如腐，是津液气血皆已告匮矣。然痔血肠风究属阳明本病，此时惟宜急急存养津气，以养胃化痰敛涩阴络，以安营止血。

西洋参一钱五分　橘皮一钱五分　驴皮胶二钱　大生地三钱　糯稻根须三钱　川贝母二钱　麦冬一钱五分　椿根白皮三钱　炙甘草四分　甜杏仁二钱　白芍一钱五分，炒　黑地榆二钱　莲房三钱

蒋溇吴，多痰多湿之体，湿热下迫大肠，痔血五年，肠枯血燥，大便艰涩异常。肠既传导失职，胃之受盛益滞，水谷精微半酿痰浊，以致中脘结块有形。凡中枢不运，则身脉络气机皆阻。虽吐痰不少，而气逆、足软、心荡、肠鸣、神疲等症皆作矣，今舌苔黄腻，脉右滑数。欲和胃化痰，必先润肠养血，取效虽难，耐心调之可也。

西洋参一钱五分　蛤壳三钱　旋覆花包，一钱五分　制半夏一钱　茯苓二钱　杏仁二钱　米仁三钱　火麻仁二钱　麦冬一钱　苏子一钱五分　柿饼半枚

晚，另服清气痰丸三钱。

又肠枯血燥，胃滞痰凝，以致阳明络脉皆为阻遏。今左膝肿痛，肩、项、肘、背皆痹，急宣润燥化痰，通络宣痹，虽难速效，尚不致废。

归须一钱五分　米仁三钱　木防己二钱　煨石膏三钱　竹沥一茶匙　姜汁和川牛膝二钱　防风八分　片姜黄五分　鲜生地三钱　豨莶草二钱　荆芥炒，一钱五分

王泾江王，素体肝阴不足，易郁多火，所谓木火之质，故平日喜进甘凉，九秋便溏，遽用姜辣烧酒矫枉过正，大反其常，则大肠既受其燥劫，厥阴又助其郁火，以致肠血杂下，血色紫暗，粪色苍黄，腹中气聚攻逆亘塞，嗳与矢气，中仍不快，稍有郁怒则寝食皆乖，左眦倏红，唇燥口干，此皆肠血去多，风燥火炽之象也。凡肠风为病，前贤皆主燥论，况又挟肝经郁火而发于秋冬之交，其为大肠燥金之病明矣。不待论及便干、唇口燥而可决也，且木火偏旺之质，阳明肠胃津液易被消烁。今病几五旬，肠不润则胃亦虚，自然痰饮上溢，故口燥而恶汤饮，饮反喜温也。此属久病之兼症，又当分别观之。今脉得右虚小而静，左三部皆小弦见数，急当养阳明以止血为要。血止则肝得养而不致横逆，胃不逆而渐就通和，庶乎不致纠缠。

米炒洋参二钱　陈皮一钱五分　茯苓二钱　川贝母二钱　玫瑰花两朵　驴皮胶二钱　白芍一钱五分　荆芥炒，三钱　椿根白皮炒，三钱　粉丹皮一钱五分　炙甘草四分　白蒺藜二钱　柿饼半枚

杭州许，烦劳饥饱，阳气久虚，便血百日，营阴又耗，以致肝阳挟冲气上逆，手指冷，懊侬，呕吐，或竟晕厥。今诊得脉弦，关尺欠柔。议通阳平逆为主，酸甘化阴为佐。

潞党参二钱　陈皮一钱五分　旋覆花一钱五分　苏子一钱五分　生冬术一钱五分　茯苓二钱　白芍一钱五分　沉香三分　炙甘草四分　桂枝三分　小川连三分

痫　厥

海盐吴，惊气通于肝，肝热则胆寒而胃不和，痰涎沃胆，风木内震，以致心悸、头眩、耳鸣、心神不能自主，甚或晕仆搐搦，此皆内风与痰涎搏击之故也。脉象弦小滑，宜温胆以息风，和胃以涤浊。病经多年，恐难痊愈。

制半夏一钱五分，炒　枳实五分　粉丹皮一钱五分　新会皮一钱五分　天竺黄二钱　石菖蒲三分　炙甘草四分　霜桑叶三片　穞豆衣三钱　云茯苓二钱　竹茹七分

塘西劳妇，去冬猝发痫症，迄今月必数发，发在夜，昏痉，口角血沫，必吐痰涎而后醒。居平经事不调、头晕、耳鸣、心悸、食少、脉右芤弦近数，此属肝郁生风、胆虚聚涎、猝犯胞络、神明遽蒙，宜戒忧郁恚恼，缓为图治。

制半夏一钱　陈皮一钱五分　炙甘草四分　大生地三钱　竹茹七分　天竺黄二钱　茯苓三钱　西洋参二钱　穞豆衣三钱　桑叶一钱五分　石菖蒲三分　枳实五分　酸枣仁二钱　胡麻仁二钱

光按：此症当治在血分。

又肝郁生风，胆寒聚液，夜寐每发痫状，痰涎潮流，昏不知人，甚或失溲。平时脉虚而静、头痛、脊酸、耳鸣、心悸、经事不调。前投息风化痰未见大效，拟养血液以治其本。

大生地四钱　归身二钱　元参一钱五分　石菖蒲四分　驴皮胶二钱　白芍一钱五分　白薇一钱五分　枣仁二钱　穞豆衣三钱　丹参二钱　池菊一钱五分　桑叶一钱五分

宫街口宋，前年夏怒气伤肝，肝胆风木挟痰火内扰，致发痫症，迄今二年余。其神呆善怒、默处寡言、多吐干呕等症虽皆减，而未净尽。近月来，神思困倦、饮食少进，大异常时，脉迟弱虚涩，惟右寸独大，舌苔滑白，边白胖中心黑腻，微寒而热，干咳，耳鸣，心虚，少寐，手臂动即振掉，此又有风燥之火上刑肺金，中劫肠胃，宜暂进滋肺养胃泄风化燥方法，以化客感。

西洋参一钱五分　陈皮一钱五分　杏仁二钱　丹皮一钱五分　制半夏一钱五分　茯苓三钱　川贝二钱　枳实五分　池菊一钱五分　天竺黄二钱　桑叶一钱五分　竹叶七张

善连孙，素有痰火风发痫厥，居平眩悸、耳鸣、消渴、便难，肺胃津气既虚，则痰湿愈益凝聚。今湿令气蒸，胸次欠舒，知饥不运，足酸，脉滑，干咳音涩，宜滋养肺胃津气，以化痰湿。

西洋参二钱　杏仁二钱　驴皮胶二钱　赤茯苓三钱　川贝母二钱　橘红一钱五分　煨石膏三钱　霜桑叶两片　火麻仁二钱　米仁三钱　天竺黄二钱

疟　疾

双林冯，先觉寒热模糊，呕吐殊甚，

继则疟状分明，先参差后间日，总计已旬有余日。昨疟来寒战而热甚，竟日始平，汗多，消渴，额胀，胸闷，胁痞，烦冤，疲惫，大便越数日一更衣，坚硬色黑，小溲赤热而不多，舌质红而苔凝白，脉濡长而数。此属暑热之邪由少阳直迫阳明，阻痹三焦，幸得战汗畅达，虽痞闷烦冤而不致十分纠缠，宜辛凉清解阳明，可挈渐愈也。

西洋参一钱五分　知母一钱五分　半夏一钱五分　竹叶十五片　橘皮一钱五分　煨石膏一钱五分　白蔻仁五分　荷花露一匙，分二次冲　赤苓三钱　杏仁二钱　益元散包，三钱

嘉兴宋，中年以后不免劳郁，则形气易虚。今秋因感作疟，所感者湿，故胃易钝，气易滞，舌黄，脉濡，阳事不充，皆阳明湿困。宜先和阳明以祛弊，后商培补以复元。

潞党参二钱　陈皮一钱五分　泽泻一钱五分　莲心十粒　大有芪一钱五分　茯苓一钱五分　黄柏一钱五公　鲜佛手一钱五分　广藿香一钱五分　米仁三钱

归安吴伯壎，上年秋季发痎疟纠缠至今，虽去年间有参差，然内蕴之湿迄不能解，甚至肿满，且发疮痍。盖阳虚之体，阳益虚则湿热益不能化。况疟为经邪留连，而暑湿之疟又属阳明多而少阳少，阳明属腑，每多经邪传腑，内阻气化，外遏肌肉隧络，浸淫漫衍无处不到，为肿为胀，皆势力之必至也。今脉得虚涩似弦，舌质光红，不但阳为湿困，兼之津液亦渐消耗。急须存津液和阳气，以为自强之本；佐以开太阳阖阳明，以止疟消肿。必得病魔渐退，不致拖延到长夏湿土之时，方可免陈陈困积之弊。

潞党参二钱　生冬术一钱五分　茯苓二钱　桂枝三分　丝瓜络三钱　炙甘草四分　蜜炙石膏二钱五分　五味子十粒　干姜一分同捣　生姜皮三分　制半夏一钱五分　麦门冬一钱五分　猪苓一钱五分　泽泻一钱五分

乌镇周，念九日竟得寒战而热，则暑邪已有外达之机。盖战则邪与正相持而可毕达，况间日又作疟状，则暑当无不达矣。其热甚时之昏沉谵语，是暑中夹湿之浊邪碍清也。暑欲去则湿亦不能独留，而其湿流连于肠胃之间者既久，且未免夹食夹痧，所以肠腑之气奔迫而下，夹溏夹痰夹血，或多或少腹痛滞下。且有干黑之宿垢亦渐错杂而来，则湿亦有下泄之机矣。暑湿之为疟为痢，皆三焦主病。脉得左迟濡、右较大而见流利，舌黄燥干而不渴，胸脘宽舒而纳食无味，甚少频转矢气。论舌与脉，则大肠犹有宿垢留滞，宜疏腑化滞专与理气，俾宿垢去而气化调，则胃当渐醒。

杏仁二钱　黄芩一钱五分　建曲一钱五分　益元散包，三钱　陈皮一钱五分　枳壳七分　鲜石斛三钱　茯苓二钱　银花三钱　鲜佛手一钱五分

又昨日仍有疟状，神气尚为清净，大便连下黑溏数次甚多，后虽似痢非痢，而腹痛后重亦微，稍能纳粥，脉得濡而微弦，非必疟邪在少阳之弦，非必乘土之弦，不过涩滞去而渐有流利之机也。然舌心苔犹老黄且厚，口渴溺少，上嗳下转矢气，显属肠腑宿滞与湿浊尚未净尽，阻其气机故耳。疏滞化湿是为要图。

建曲一钱五分　茯苓二钱　金石斛三钱　鲜藿香叶三张　枳壳八分　泽泻一钱五分　炒谷芽三钱　佛手片一钱五分　陈皮一钱五分　山栀一钱五分　益元散包，三钱　荷梗八寸

三诊：感症初平，遽尔啖饮，衣单且思出房，未免欲速太甚。当此大气升泄、

湿热蒸腾之际，即强壮无病，亦须加意调护，以防客气之侵，况体虚病后乎？五六日来忽寒忽热。热时烦冤、呕恶、消渴、喜凉雨、额筋掣、耳鸣、面赤、汗出涔涔，甚至神昏错语；热退则肢冷，引衣自覆。此皆湿热之邪郁蒸未化，阻遏气腑充斥三焦，故唇燥齿干，舌苔或干或润，而黄苔究未肯退，嗳闷䐜胀，寝食俱废，脉得弦大而数。分观之，似乎肝胆肠胃都病，且似虚实混淆，其实三焦湿热为病如是耳。虚弱之体平时极宜小心，既病不可躁急，则病不易受而重者轻矣。

西洋参一钱五分　小川连三分　通草八分　橘皮一钱五分　粉丹皮一钱五分　石菖蒲三分　赤苓三钱，炒　山栀一钱五分　佩兰叶七片　鲜石斛三钱　郁金一钱五分　芦根八寸

归安徐，初起寒热不常，而咳嗽较盛，继以间日疟状四作，寒热俱甚，呕逆，汗多，便溏或泻，咳痰浓而黄，舌苔白腻粗厚，脉象弦滑之中反似有力。可见初起原是新凉引动伏饮，因素体多痰聚饮，蓄之既久，则出之必多，阻遏肺胃则寒热交战，即所谓无痰不成疟也。今据脉象，痰饮之留于中者尚多，必须缓为清化，毋任逗遛，致生他变。

羚羊角　杏仁　川贝母　炒黄芩　天竺黄　橘红　西洋参　枇杷叶　姜炒山栀　云苓　宋半夏

痿躄

双洋伍，初夏寒热，原属湿热为病。湿阻气络则足肿，湿酿痰浊则咳嗽。纠缠半年，湿仍不化，足痿，肉削，内热，神疲，二便艰涩。湿病延至秋深，又兼燥气劫津，痿躄益深矣。

西洋参一钱五分　麦冬一钱五分　米仁三钱　豨莶草二钱　小生地三钱　玉竹二钱　木瓜一钱五分　川柏片二钱　黑芝麻三钱　丹皮一钱五分　首乌二钱　忍冬藤四钱

光按：太少通络之药。

双林刘，阳虚积湿，体肥多痰，湿热内酿，则大筋软短、小筋弛长而痿躄矣。其所由来非伊朝夕，酒客便燥，即是见端，即须通养阳明，腑络并调。脉濡右滑，慎勿杂投热补表散之剂。

木防己一钱五分　桂枝三分　苡米三钱　制半夏一钱五分　生石膏二钱　橘皮一钱五分　归须一钱五分　川牛膝二钱　西洋参二钱　茯苓三钱　竹沥半匙　姜汁数点　丝瓜络三钱

海盐杨，咳嗽半年余。冬至节一阳勃动，卒然腹痛加以咽痛音哑，足跗肿痛不能履地，此即肺虚极而子来救母，所谓肺热痿躄。脉小弦促数，急须养肺阴为要。

驴皮胶二钱　炙草四分　知母一钱五分　大生地三钱　马兜铃一钱五分　杏仁二钱　米仁三钱　川黄柏二钱　牛蒡子二钱　川贝二钱　枇杷叶两片，去毛

光按：此即《内经》“肺热叶焦，发为痿躄”之谓，亦即上损及肾之象，用药虽中，已恐鞭长莫及矣。

吴楼于，素体阳虚湿胜，湿酿成痰，易汗，畏风，又有肠痔，可见阳虚者阴亦不足也。今夏软脚而肿满而赤，便涩。湿当渗导，使之下趋，得温之运，得补之壅，则湿反随气蒸腾而上。脉症参看，不但虑其成痿，且虑其成肿，急宜疏通阳明腑络。

於术一钱五分　米仁三钱　木防己一钱五分　煨石膏一钱五分　猪苓一钱五分　桂枝三分　大腹绒二钱　丝瓜络三钱　泽泻一钱五分　陈皮一钱五分　茯苓皮四钱

光按：此乃湿热壅滞，将成痿象，与上痿症截然两途。比而观之可益人智。

乌镇李，足肿而软，步履维艰，两手大指亦皆微痹，溺涩而黄，时有气逆，脉浮濡滑，此阳明湿痰蒸热，气络皆弛而为痿躄也。去夏曾发，今又三月矣，急清阳明以化通之。

生冬术一钱五分　米仁三钱　川黄柏一钱五分　真茅术七分　木防己一钱五分　泽泻一钱五分　川萆薢二钱　豨莶草二钱　煨石膏二钱　秦艽一钱五分　赤茯苓三钱　丝瓜络三钱

嘉兴汪，先觉左足中指斜，外侧之筋酸疼，驯致两足皆痿，躃曳不良于行者已两年余。脉沉迟，便难，舌微白，此湿热郁于肺胃而成痿躄也。肺病则治节不行，故痰多而不耐右卧，胃病则大筋软短，小筋弛长，日久病深，难望痊愈。若得扶杖徐行，庶可逍遥晚岁矣。

西洋参　米仁　木防己　煨石膏　驴皮胶　归须　豨莶草　川黄柏　川牛膝　木瓜　知母

光按：此乃筋痿已成痼疾，只许带病延年，若穷治之而用峻利之药，必致伤生，吾见实多。

痹

大河施谦山，痹痛起于长夏，愈而复作。今又月余，初起手足关节等痛而且肿，此固痹也。湿甚于风，则兼肿。前贤谓风、寒、湿三气合而为痹，又有行、着、痛三痹之别。可知痹症中必当细辨也，今诸处皆愈，惟左膝犹肿挛而难伸，腘外侧之筋时或掣痛，闻木声亦痛，此痹在阳明而兼少阳也。舌黄不渴，胃钝少纳，易汗，脉濡涩，湿盛于风显然矣。宜专治阳明以通络，化湿兼治少阳，以养络息风，冀其速效不致纠缠成疾。

潞党参　川牛膝　威灵仙酒炒　归须　生冬术　木防己　秦艽　川黄柏　苡米　豨莶草　木瓜　丹皮　忍冬藤　桑寄生

光按：此等证，近世多谓之风，杂用白花蛇、蜈蚣等毒药，益以烧针，致阴津劫尽，反痼成疾者比比皆是。

塘楼伊，先腰脊痛两腿侧廉，后复聚于右肩胛及右臂外侧，上行部位皆在阳经。且游行上下者为风。痛有作止，而闪挫震动辄甚者，为痰。痰阻乎阳明少阳之络，宜通络化痰为主，毋事多歧。病经半年，杂药乱投，虽有中窍之方，恐难速效耳。

羚羊角一钱五分　丹皮一钱五分　钩藤三钱　片姜黄五分　当归须二钱　橘红一钱五分　枳实五分　天竺黄二钱　米仁三钱　桔梗三分　桑叶一钱五分　忍冬藤五钱

指迷茯苓丸每服五钱，早、晚二次，陈酒送下。

光按：此方用羚羊、丹皮以清少阳，佐钩藤、桑叶以祛风，枳实、竹黄、橘红、米仁以通络蠲痰，引以姜黄、忍冬、桔梗，复以茯苓丸以化肩臂之痰，面面俱到。

新市高，烦劳伤阳，阳虚气痹，升降不和，脉络滞痛，痛自左肩下至右腰及尻，且作止不常，呕逆、头疼、舌黄、便结，是病在气络矣。和阳平肝通络化痰，未可专用太阳之药。

茯苓　米仁　川连　姜竹茹　桂枝　旋覆花　陈皮　丝瓜络　生冬术　归须　独活

晨服清气化痰丸三钱，盐汤下。

新塍卜，湿热之邪混杂三阳。迄今旬日，虽壮热、神昏、身痛等症俱退，而邪势留经入腑，膀胱气痹，少腹高突拒按，小溲淋沥，大便闭结，所谓邪犯太阳之本，已成胞痹矣。脉来弦滑，宜急急宣通少腑，以防湿浊阴邪上逆、喘脱。

猪苓一钱五分　生冬术一钱五分　泽泻一钱五分　木防己一钱五分　茯苓一钱五分　小川连三分　桂枝三分　飞滑石三钱　木通一钱　车前子二钱

光按：此五苓加味。若势急，可先用葱白熨法，及罨脐法颇获捷效。

又大小便虽俱通，然宿矢未尽，胞痹未平，舌黄，脉右弦实，仍宜通利，犹在险途。

照前方去木通、滑石、车前，加煨大黄二钱，枳壳八分，桃仁十粒，薤白一钱。

嘉兴陆妇，左脘右膝痛肿，甚于他处痛。属风肿、属湿、属热，未可执定，前贤风、寒、湿三至成痹论治也。体肥必多湿，必畏热。当此湿热郁蒸之时，稍感风邪则痹痛作矣。迄今两旬，投羌、桂辄作咽痛而胃钝便溏，身动则痛剧，驯致头痛、肢体发热、口干、舌燥有裂纹、苔黄、气粗、惊惕、少寐，兼有错语，自觉神思不清，脉右滑大而数、左弦数，其为阳明热痹，痹在脉络，不在筋骨明矣。痹既在络脉，则躯壳之病虽重无碍，今热灼阳明，内逼心胃，则高年岂可轻视？右滑大，显属湿酿成痰，胃热及肺。急宜滋肺胃，养心营，以化热化痰为要。因症施治，不致痰热内蒙则吉。

西洋参二钱　鲜生地三钱　米仁三钱　霜桑叶两片　木防己一钱五分　羚羊角一钱五分　丹皮一钱五分　芦根一尺　煨石膏二钱　天竺黄二钱　川贝一钱五分

光按：先贤论痹多谓风、寒、湿三气杂合，但近世所见者多风、湿、热。良以初手多用羌活、桂枝，益以烧针，即有寒邪，亦已化热。

湖州汪，左臂痛止后，右手脘及左足肿痛。此名流火，乃湿热阻遏阳明之络，非伤科病也。湿热阻腑，所以舌黄、便干、胃钝，今脉弦数，急宜疏腑以化湿热。

归须二钱　木防己一钱五分　赤苓四钱　片姜黄五分　米仁二钱　小川连三分　丹皮一钱五分　豨莶草五分　丝瓜络三钱　牛膝二钱　煨石膏三钱　五加皮二钱　忍冬藤四钱

咽　喉

论裘哲文病案：顷奉来教，所述咽痛而肿，饮食皆妨，燥咳或呕，声哑痰黏，的是外感时行之邪郁遏太阴，上焦不得宣化。计必有蒸热、恶风、烦躁、发斑之类，书中言之未详。弟遵论拟上一方，乞即进服，并再与省中精于时感者熟商之。此时病状断非吾兄旧恙所致，幸勿牵缠同论，必得喉之痛肿全退，而后诸症随解也。今春来杭、嘉、湖、苏、松数郡此症偏多，的系时邪，俗名为喉风斑疹，务须轻剂宣透清阳，苦辛凉散、温燥腻补皆在禁例，务祈审慎。

吴家兜张，胃气稍醒，声音略爽，脉左部弦数、右部尺同，而寸关皆见虚弱。前方通补脾胃肾，服之颇投，绝无饱胀腻膈之弊，惟药饮到咽辄觉刺痛，且咽痛左右不同。而隆冬不喜暖帽，卧喜着左，涎沫时溢，寐则口涎自流，身凝热、口燥、便难，似乎津液之虚燥火之炎，不独阳明且多太阴证矣。合观脉象，则竟属秋燥之气劫为多，肺热痿躄固亦足虑也。议清燥救肺为主，养胃存津为佐，再图缓效。

西洋参一钱五分　蜜炙石膏二钱五分　驴皮胶二钱　川贝母二钱　枇杷叶两片　麻仁一钱五分　蜜炙黄芪二钱　大熟地三钱　炙甘草五分　麦冬一钱五分　杏仁二钱　淡秋石二钱　桑叶两片

双林王，喉癣初发时，原属太阴肺金

气燥津伤。迁延半年，肺既虚耗，子必救母，未免少阴之火上炎矣。痰涎涌溢，食物梗涩，吐纳大坚，饷道先绝，脉弦而数，势颇可忧。惟宜返视内听，摒除一切，再以静药滋养金水，希冀获效。

大生地三钱　阿胶二钱　小川连三分　炙甘草四分　西洋参一钱五分　天冬一钱五分　淡秋石二钱　鸡子黄冲二钱　大麦冬一钱五分　紫菀一钱五分　川贝母二钱

长兴周，喉癣，紫筋牵络，蒂丁赤痿，食后少腹胀，圊后溺孔有精，茎中掣痛，肾脏风。脉搏数，阴液不足。肝肾虚火游行上下，有失血溺血之虑。尚敢以火济火，急急加数月静养功夫以涵养之。

元参一钱五分　小生地三钱　川黄柏炒，一钱五分　知母一钱五分　泽泻一钱五分　淡秋石二钱　龟甲二钱　丹皮一钱五分　女贞子三钱　甘草梢六分

神墩僧，先喉中介介，继以咳嗽音哑而痛，痰来日以碗许，近更吐血，喉间臭气喷溢。迄今年余，脉浮大数，右手为甚，此内喉痈也。病不在咽，故纳食无大碍，然高年肺气大耗，岂能无虑？

鲜生地三钱　紫菀一钱五分　炙草四分　枇杷叶两片　驴皮胶三钱　元参一钱五分　牛蒡二钱　茅草根二钱　马兜铃一钱五分　川贝二钱　杏仁二钱

光按： 喉科之症，吹药第一，汤药次之。

痈疡

乌镇潘，初起恶寒，咳引左胁痛，痰薄，原是寒郁肺卫，气络阻痹，即是伤风重症，苇茎汤等可解也。奈邪郁不解，而为肺痈吐脓，至今已经月余，犹然气秽色浊，周身汗泄，阵嗽或呕，胃纳颇少，脉象虚小而弦。凡肺痈咳吐脓血，每症如是，犹不足怪。所虑者久不得寝、汗多、食少耳，此时以咳嗽爽利为要，且须汗敛食增，庶乎无虑。

西洋参一钱五分　米仁三钱　茯苓三钱　甘草节五分　橘红一钱五分　冬瓜子三钱　鲜生地四钱　茜草根一钱　杏仁二钱　川贝二钱　百合三钱　葶苈四分

乌镇郑，肝胃郁火上扰，左上龈齿痛，数月不止，致成牙痈，溃逾两旬，肿痛虽减，脓从鼻腭来尚未尽，甚至颊车不舒，脉弦且劲，咽梗，便燥。急当息虑戒怒，以静养肝胃法调之。

大生地三钱　白芍一钱五分　麦冬一钱五分　骨碎补三钱　桑叶一钱五分　石决明三钱　丹皮一钱五分　池菊一钱五分　忍冬藤四钱　西洋参二钱　阿胶二钱　胡麻二钱　青盐三分

泗安许，素来体肥多痰，上年春夏痰出遽少，此非生痰之源遽清，乃气化之郁也。郁极则生火，所以季秋先觉咽痛，左耳前后痛，继见上腭肿，后且左颈颏亦肿，此必郁怒劳心之故，致少阴心手、少阳足厥阴肝胆之火勃动于中，上炎清空，则内郁之痰亦因火之势上壅络脉，而致内外皆肿，至于此极也，迄今已越四月。然正其名，则咽腭之肿是上腭痈也。蔓延于外，左侧颈颔之肿，上至额颅，右及腮颊，坚硬不痛，是马刀侠缨也。病之源虽一，而症之象有二，此姑不俱论。但近来吞吐日艰，饮食日少，肿势日盛，精气日削，投治之要首重饷道，议补议清，皆属迂图。然脉得小弦数而沉滑，夫小为气虚，气虚则痰益难化；数为血虚，血虚则火益难清；况弦为木火，沉滑为痰伏在里，故上腭色红，舌根肿强，舌苔滑白，清涎黏腻，咯之欠利，便结溺赤，都属无形之火与有形

之痰胶固煎灼，如城狐社鼠之盘踞矣。症情既已如此，而斡旋之法，自必择其要，且急者而先图之。其先则莫要于先通饷道；欲吞吐得利，则势不出乎上膶之溃脓，或胶固之痰火出外。舍此二者，转机虽有，恐缓不及时耳。谨拟煎散并进法，庶几治痰不偏乎燥，峻清火不致乎腻滞，然恐铨材不能胜此艰钜。

潞党参二钱　陈皮一钱五分　川贝母三钱　天竺黄二钱　犀角尖八分　茯苓二钱　驴皮胶二钱　羚羊角一钱五分　海石粉二钱　苏子一钱五分　夏枯草二钱　另海藻　白矾二味等份，研细。

临卧用白梅，食盐各少许泡汤，乘热调药末二三钱送下。

溆浦陈，初因痰气凝聚，腹右有块隐见不常，或微痛，阅半年余而竟溃脓，似腹皮痈。迄今又复，半年未敛。脉小弦近数。总之不治，痰气因循至此耳。

小生地三钱　归身二钱　茯苓三钱　白芍一钱五分　潞党参三钱　丹皮一钱五分　米仁三钱　丝瓜络三钱　白蒺藜二钱　橘皮一钱五分　蛤壳三钱

长兴朱，肝、脾、肾三阴皆亏之体，故居常有梦泄、痰多、左膺跳痛等症。盖虚则痰火易生。近来颈疬串发、咽干、蒂丁下垂、脉濡弦数，宜清理浮游之痰火，以消颈疬为先。

小生地三钱　元参一钱　土贝母三钱　丹皮三钱　怀山药二钱　夏枯草一钱五分　昆布一钱　海藻一钱五分　橘红一钱五分

徐家滨陈，体疲无力久矣。两旬来，咳嗽，即继右胁肋痛而浮肿，气逆不能转侧。越数日，必稠痰大出，胸闷、臂肿、面浮、不能纳食、大便五六日一更，衣颇干涩，今又鼻衄，脉濡。此肺脾络伤，瘀阻饮聚，防成内痈，慎勿轻视。

米仁三钱　川贝母二钱　紫菀一钱五分　甜葶苈四分　桃仁七粒　鲜生地三地　桔梗三分　芦根八寸　橘红一钱五分　西洋参一钱五分　枳壳八分　丝瓜络三钱

光按： 先生亦精外科，案中多经验之谈，故并录之，以资参考。

《千里医案》卷五终

跋

忆昔髫龄就傅城南编吉巷施师补华塾中，课读间尝闻之太夫子许雷门、汪谢城两先生言吾浙名医以桐乡张千里学博为最著，惜咏生也晚不及瞻仰丰仪为憾事。旋从晓五胞伯侍诊十年，耳提面命时亦曾以张先生勖励后进尔。时先嘉六府君就贵阳张公秀水县刑席，公余之暇，散步城中，向有书癖，在旧书摊上购得此稿，阅之珍为拱璧，藏诸行箧有年矣。内有详陈锡山、孙文成公病肿，议请停止草药缘由，将身体作提防，洞彻病因，分明譬解，名言精义颇具至理，不愧斫轮老手。治病治河，何莫不然。令人企敬前型，百读不厌，咏曾筮仕山左，随督河主任豫怀张愚箴都转上，达于上中下三游堵合，张村、大寨、四纸坊、韩家垣、陶城埠、格提、高家套诸险工合龙。案内洊保二千石虚荣、随带加一级。于河工、堤防、堵合、宜泄、引河、挂柳、护扫诸要略有心得，躬履其境似与医病理由同一宗旨。如壅瘀者，宜开浚疏利以导之；若坍陷者，宜培士夯硪以补之，诚不刊之论，万古难移。医者意也，昔人谓用药如用兵，亦即狎玩多死之意，嗣于父执；武林校官陆定圃先生《冷庐杂识》书中，亦见有此论。则斯稿为张先生手泽可无疑虑，兼有吾湖归姓方案为之质证。今幸越中医界诸同仁发起搜集各省先贤遗稿刊印流传，俾存一线曙光，用作后学津梁，免致湮没勿彰，亦保存国粹一端也。爰录此稿邮呈，以应裘君吉生函招，藉副神交知己雅命，且咏肉帛逾年精力日衰，胡敢自秘，公诸同好，未始非活水灵源之一导也。

时庚申春后学吴兴凌咏永言医叟谨跋于沪滨尚素轩寓居

医学课儿策

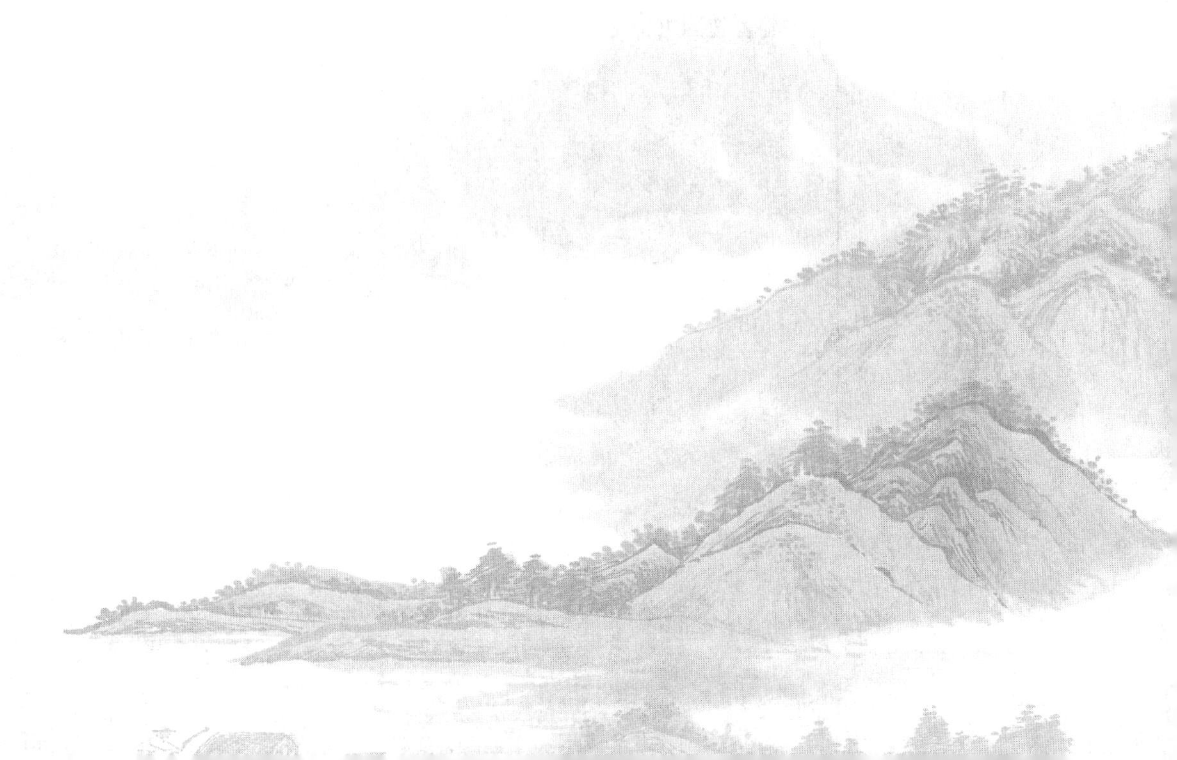

内容提要

是书为无锡高上池先生未刊之遗稿，经清季王旭高先生加注，社友周小农君录惠多年，前次第一集编辑未及刊入者。书用对策体以课儿之作搜为一帙，计三万言。无言不法，无法不经。盖为人父者，无不期其子之成，故与他项著作自有不同之处，学医得此教师有不成为国手者，未之信也。望读者回环三复，方知余言之不谬，尤望购者勿因书值之轻，而并轻其文也。

自　序

岁癸卯，鼎汾年届五十，从事医学者近二十年，每临证喜穷究其所以然之故，求之不得，质之古人，以寻其极致之理，俾惬于心而后安。于是次儿斗机年长，欲与切磋斯道，用策学条对例，随问随答，以得教学相长之益，名之曰《医学课儿策》。将逐渐添补，逐渐修改，未敢以为定论而问世也。先录数篇，质之同人，倘得直谅多闻之友教所不逮，则鼎汾虽不敏，窃慕先贤蘧夫子之知非。谨录初稿之目如下，时道光癸卯中秋朔日，高鼎汾上池书。

温热一　温热二　温热三　痢疾　中风　虚劳　痉病　暑病　湿病　燥病　疟疾　喉痧　妇人　胎前　肺病

周　序

有清以来二百数十年医术递变，由伤寒而开治温之道，以周、叶、陈、陈、薛诸氏为先，锡邑当宁、苏之冲，医学一门名贤辈出。嘉、道间，高锦亭先生造诣深邃，著有《疡科心得》，集《景岳新方歌》，邑志有传。孙文清公序而刊行。王氏旭高乃其门下士也，哲嗣上池，学博承其家传，研究治术内外并精，邑人称之。后学昔年与文孙研五遇，出示其令祖所著《医学课儿策》一卷，并谓策中间附旁注，为旭高先生诊余过从共相商榷所注。手录一过，想见当时教学相长，揣摩极精，非晚近浅尝者可及。方今欧风东渐，国学有沦胥之势，浙中诸名彦惧中学之失传也，续行医报，订行孤本，越州裘君吉生识高学广，实综其成，函来征书，亟录邮呈，当蒙称许，付梓问世，功非浅鲜。惟当此保存国粹之日，尤愿同志诸君相与搜罗征集，毋使名家著述或致湮没也可。

中华民国四年冬月无锡伯华周镇小农谨识

医学课儿策

无锡　高鼎汾上池　著
无锡　周小农　参订
无锡　王泰林旭高　注
绍兴　裘吉生　刊行

问：温病始于《内经》何条？仲景接言者几条？后人治温每与伤寒混者在何处？自汉以来论温病者几家？叶天士出而直接刘河间，以三焦论治而治温之法始详，其理安在？上焦之治不外肺卫心营，肺卫心营见证能详述欤？治肺卫者何方？治心营者何方？兼治者何方？中焦之病在阳明经府，见证分别何在？白虎承气变化几方？此外尚有何法？脾脏独不传欤？下焦之病在肝肾，宜详见证治当何方？近日治温多宗叶氏，叶氏之阙失者何在？吴氏之得失安在？与叶氏可互参欤？其详晰书之。

天有六气：风、寒、暑、湿、燥、火，惟火有二，曰君曰相。风湿与燥无不兼温，惟寒水与温相反。然伤寒者必病，热温病亦多矣哉。《阴阳应象大论》曰：“重阴必阳，重阳必阴，故曰：冬伤于寒，春必病温。”自汉以后，医家皆未注明，因以温病为伤寒伏气，遂以温病与伤寒同治由。其不知，“故曰”二字从上句来也。若曰：冬日严寒，重阴者必伤人之阳，而病在阳；春日大热，重阳者必伤人之阴，而病在阴。故曰：在冬则名伤寒，在春则名温病。仲景《伤寒论》剖别分明，曰：“太阳病，发热、无汗、恶寒、脉浮而紧者，曰伤寒，发热而渴、不恶寒者曰温病；发汗已，身灼热者名曰风温。”然则伏气竟不病乎？曰温病之原有三：一曰伏气，指春温兼咳，温疟春初恶寒之病而言；二曰主气，《六元正纪大论》曰：辰戌年初之气民病温厉，寅申丑未岁以次而推，此客气也，若每年主气，春夏之交，时令大热，热气感人，岂无温病；三曰戾气，凶荒兵乱之后，与非其时，而有其气，皆曰戾气。戾气成瘟，沿门相传，又可所谓瘟疫也。明乎此，而伤寒与温病可以不混。宋元以来诸名家，不知温病伤寒之辨，如庞安常《卒病论》、朱肱《活人书》、韩祗和《微旨》、王实之《证治》、刘守真之《伤寒医览》《伤寒直格》、张子和《伤寒心镜》等书，每以伤寒之法治温病，用麻、桂等方于心不安，另立通圣、九味羌活、双解等方，甚至辛温药中加苦寒，皆非理也。近时论温病者张景岳、吴又可、喻嘉言三家。景岳以“温病为伤寒”，无足论。喻氏有火证断不至化为寒病之说，分析极清，而亦用辛温辛热之药，是但能治春初伏气之温，而忘乎主气之温病也，又可直断温热之原非风寒所中，一以辟秽为治。彼当崇祯凶荒兵火之时，但能治戾气之瘟疫，忘乎伏气主气之温病也。两家详于治温者，各执己见，不能融会贯通，如此后之治温病者，将何从取法哉？幸也，叶天士出而剖析分明，谓：“伤寒从表入，自太阳经膀胱始，当从六经论传变。温邪自口、鼻入，自手太阴肺经始，当从三焦论重轻。伤寒必困其阳，当温散以救阳，得汗而寒解。温病必烁其阴，当辛凉以救阴，得汗而温亦解。”大纲之眉目既清，三焦之治可按部而理矣。试言上焦温邪，首先犯肺，逆传心包。肺主卫，心主营。肺卫见症：舌白、咳嗽、口渴、脉右大微、恶寒，甚则发疹，当以辛凉之品，轻则银翘、竹叶、蒡桔，重则石膏、知母、元参；心营见症：舌红或黑，神气模糊或见血，甚则见斑，当以清营之剂，轻则芩、连、丹、栀、赤芍，重则犀角、牛黄、麝、玳、紫雪，此皆上焦见症也。方主卫者银翘散两方、白虎汤化三方；主营者犀角地黄汤，又合银翘汤、五汁饮、栀豉汤，清寒清营牛黄、至宝、紫雪共，约治上焦者十方。次言中焦阳明为市，病至四五日后必传阳明，而况平日积滞者最多积在腑，则温热亦引而传于腑，其见症：胸痞拒按、口燥，脉沉实，承气证也。然而变化者十余方，胃实肠虚，用大黄而去芒硝（为小承气）；胃虚肠实，用芒硝而去大黄（为柴胡芒硝）；肠胃实而不痞，轻用硝黄去朴、实（为调胃承气）；虚者加三参（为新加黄龙）；兼上焦者，加瓜蒌、杏仁、石膏；兼心营者，大黄汤化牛黄丸；兼小肠小便不通，大黄同芩、连、丹、地苦泄之液；涸甚者，硝黄同元参、地麦合用，名增液。皆承气变法也。若在经见症，脉必洪大浮躁，白虎三法外，又有竹叶、石膏化斑汤两方，此皆中焦见证化方也。若伤脾者必发黄，其病最急，茵陈栀子大黄汤急救法也。下焦之病见于肝者、痉厥见于肾者、烦而不寐治痉者，宜龟甲、鳖甲、牡蛎、阿胶等。治烦者，黄连、阿胶、地芍共约十方，皆从定风珠复脉、黄连、阿胶数方变化。壮火盛者，不得用定风珠复脉。邪少虚多者，不得用黄连、阿胶。除虚痉，不得用青蒿、鳖甲。若夫，叶氏阙失在无消食消痰。盖温病初起，岂无夹食，当用保和之类；岂无胸满夹痰，当用陷胸之类者，叶氏方中独阙。而芳香化秽、甘寒生津二法，实足为温病死中求活之方。故吴又可能荡涤而短于养津；香化能治藜藿而不能治膏粱。叶天士能柔和而短于消痰，消食能治膏粱而不能治藜藿，此定论也。在今日读两公书者，去其偏而救其弊，何不可互参欤？

问：治病必先定病名，而后可按证立方。王叔和虽不能自立温病之方，而伤寒例中立温病名目九条，能一一分析其见证欤！吴又可著《瘟疫论》，“瘟”“温”二字能详辨欤？温病始于上焦，能言其所以然欤？温病之因与伤寒分别处安在？明乎死症之所以然，而后可救其生。温病之死法有几？能历历详言之欤？温病不用麻黄发汗者曷故？而冬温病葳蕤法独用麻黄者曷故？何者为斑？何者为疹？能详其所生所发之源欤？或曰宜托，或曰宜化，能剖其宜托宜化之故欤？医家以实事应人之求，了然于心者，先当了然于手。

温病有风温，有温热，有温疫，有温毒，有暑温，有湿温，有秋燥，有冬温，有温疟，共九条。王叔和以一切外感叙于伤寒例中，悉以伤寒法治之，贻惠无穷。今按：风温者，初春阳气始开，厥阴令行，风夹温也；热者，春末夏初，阳气弛张，温盛为热也；温疫者，厉气流行多兼秽浊，家家如是，若役使然也；温毒者，诸温夹毒，秽浊太甚也；暑温者，正夏之时，暑病之偏于热者也；湿温者，长夏初秋，湿中生热，即暑病之偏于湿者也；秋燥者，秋金燥烈之气也；冬温者，冬应寒而反温，阳不潜藏，民病温也；温疟者，阴气先伤，又因于暑，阳气独发也。《瘟疫论》一书，又可特论瘟疫一端，“瘟”字从温之半，仍属热病，但只指厉气为病耳，不可以统治四时之温病也。试言温病起手太阴之故，夫天地一阴阳也。若在时节一寒暑也，而寒暑之成由风变也。自秋而冬，风从西北方来，乃觱栗之寒风，寒必伤阳。膀胱足太阳府也。寒邪郁遏阳气，而为头痛恶寒之伤寒。自春而夏，风从东南方来，乃解冻之温，风温必伤阴。肺经手太阴藏也，温邪郁遏阴气，而为咳嗽、自汗、口渴、身热之温病。故伤寒从太阳经肌表始，由表而里；温病从太阴上焦始，由上而下。一纵一横，而寒热之病情彰矣。故曰：水火者，阴阳之征兆也；南北者，阴阳之极致也。天地之阴阳和平，而万物生；人身之阴阳和平，而百病却。一有所偏，即为病。偏于水者病寒，偏于火者病热。烛其病在水也，温之热之；烛其病在火也，凉之寒之。各救其偏，以底于平，而医之能事毕矣。虽然不明乎温病，所以死之故，将何以救其生？夫温病死状，大略不外五条：一曰火势燎原，血从上溢，肺之化源绝者死；二曰热入心营，心神内闭，内闭外脱者死；三曰阳明太实，土克水者死；四曰肝郁发黄，黄极则窍为闭，秽浊塞窍者死；五曰在下焦者，无非销烁津液，涸尽而死也。明乎此，病既了然于心，药可了然于手下矣。若夫温病发汗不用麻黄之故，可罕譬而知之。今夫冬令严寒，西北令行也。西北风为主风，见之不雨，风转东南而雨来矣。春夏温暖，东南令行也，东南风为主风，见之不雨，风转西北而雨至矣。人之汗，以天地之雨名之，夏令安得用辛温之麻黄发表之药乎？且夫汗也者，以阳气为运用，以阴津为材料。阴津有余，阳气不足，又为寒邪杀厉之气所搏，不能自出，必用麻桂辛温味薄急走之药，以运其阳气而汗始出，故《伤寒》一书始终以救阳气为主。若阳气有余，阴津不足，又为温热升发之气所烁，而汗自出，或不出必用膏、知、冬、地辛凉甘润之品培养其阴津为材料，以为正汗之地。故治温病者，始终以救阴津为主，至葳蕤用麻黄。虽感冬时之温，仍有冷风外束也，故以石膏治温，麻黄达表，或温病而误发太阳经之汗，其人热甚，血燥不能蒸汗，温邪郁于肌表血分，必发斑疹，不知手经本是逆传。手太阴病不解，本有必传手厥阴心包络之理，故温病中发疹者十八九，发斑者十二三。斑乃纯赤大片，为肌肉病，胃主肌肉，胃病也，赤为营色，故化以石膏、知母，亦可加犀角、元参，所谓主以咸寒佐以苦甘法也。若夫疹系红点高起，系血络中病，肺病也，当主以银、蒡芳香透络，薄、翘辛凉解肌，甘、竹、地、元参甘寒清血，一皆主以化法为正。彼吴又可出一托里举斑法，用归、升、柴、芷、山甲温燥之品。当春夏阳升时，更升阳气，能不畏其烁津液乎？此不通经文之过也，宜戒用之。

（一）论寒暑由乎风变及寒风伤阳、温风伤阴之故，洵是特识。（二）论温病发汗，不用麻黄，或用麻黄一节，理明辞畅。（三）叶氏《温热论》中，有琐碎小点淡红色，非属阴斑，即属虚斑之说，似宜补托，如加减复脉之类亦托法也。若又可之托里举斑、温燥升发，断不可从。王旭高注。

问：温病上焦肺卫心营外，尚有何证

何方？中焦脾胃外，尚有何证何方？下焦肝肾外，尚有何证何方？今人论舌苔较细，古人能分辨其见证欤？甘寒、苦寒、咸寒能分辨其当用欤？辛凉与香化用法，能言其故欤？古人每用败毒散起首，或陶节庵柴葛解肌，其宜安在？其禁安在？今人每用吴氏达原饮起首，其宜安在？其禁安在？白虎、承气、复脉三方之禁，能详言欤？小儿麻疹之类，与斑疹同源欤？妇人胎前产后之温病，丹溪谓宜先补气血，景岳谓宜急清外邪内食，能独出手眼欤？平日明白辨之，临时庶应手用之。

上焦营卫外，有夹痰证，咳喘、苔腻、脘闷，宜小陷胸汤；有夹饮症，烦躁、面红、苔黄，宜大陷胸汤；有膈间症，舌微黄、寸盛、懊侬、欲呕，宜栀豉汤；痰涎涌甚者，宜瓜蒂散；有液涸症，口渴、白沫，宜五汁饮。中焦脾胃外，下后汗自出，下既伤阴，汗又泄阴，当复其阴，宜益胃汤；下后无汗，脉数，宜清燥汤加沙参、梨汁、牡蛎；懊侬、小便不利，宜栀子柏皮汤；渴饮舌燥、发黄，茵陈蒿汤；证未可下，小溲短，宜冬地三黄汤。下焦肝肾外，少阴心烦不得卧，宜黄连阿胶汤；阴中伏热夜甚者，宜青蒿鳖甲汤；瘀血漱水便黑者，宜犀角地黄汤；少腹坚满蓄血，宜桃仁承气抵当；便脓血者，宜桃花粥；少阴胸满心烦者，宜猪肤汤；咽痛者，甘桔汤；少阴咽疮，苦酒汤。

试言舌苔：舌绛不渴夜甚，乃入营的候（清营），绛而中心黄者，当气血两清（玉女）；纯绛鲜红，急涤心包（清营牛黄）；中心干绛，两清心胃（化斑元犀）；尖独干绛，专泄火腑（冬地三黄）；舌绛而干，当濡胃阴（五汁）；绛而枯萎，急用胶黄；干绛无色，急投复脉。以上仍宜脉症合参。若舌绛，兼有白苔或黄白相兼，邪仍在气分；绛而滑苔，湿热熏蒸，忌血药腻补，邪必难解。若夫温家用方，经云：风淫于内，治以辛凉，佐以苦甘；热淫于内，治以咸寒，佐以甘苦。甘寒，如麦、地、石膏、梨、蔗之属；苦寒如芩、连、知、柏、山栀。盖咸寒保肾水而安心体（犀角金汁），苦寒通火腑而泻心火（连、栀、黄柏）。甘寒则养胃液而保肺阴，加以芳香化秽浊而利机窍（麝香、冰片、郁金、雄黄），是从仲景温化之外立一凉化法门，搜剔络中之秽最为微妙。活人败毒散、柴葛解肌汤，是冷风外罩肌肉、温邪内伏于里，其症必先恶寒，骨节烦疼。立此法者，先去其新感之寒，再理其温。然而阴亏者宜禁，自汗者宜禁。若夫吴氏之达原饮，达募原之邪，其见症所谓厌厌慑慑、苔如白粉然，惟强壮实体者宜之，液枯者禁，火重者亦禁，白虎之禁，脉沉细者禁，不渴者禁，汗不出者禁。承气非实热蔽锢、血气俱结者，不可用。复脉之用在邪少虚多，阴虚欲痉、壮火尚甚者禁之。若小儿麻疹、瘖瘄与温邪之疹无异，皆属热邪犯肺。但疹之限期最迫，只有三日。前人有痘宜温、疹宜凉之论，实为确见。惟温疹，更甚于小儿之风热疹，当先以辛凉清解，后以甘凉收功。今夫春升秋降，天地之常理也。况病温者，下焦之精气本虚，当春升之令，下虚之体再升，其少阳主气能无下竭上厥乎？治温疹者，忌麻黄、四河柳之辛温伤肺，尤忌羌、防、柴、葛之表散升提，误用必致喘咳欲厥。救其误者，仍宜用辛凉之品加苦桔、旋覆上升，下降甚则白虎加旋覆、杏仁。若斑为胃病已详言之，妇人胎前产后之温病，又当分别言之。朱丹溪曰：产后当大补气血，即有疾病，从末治之。一切病多是血虚，不可发表，是原于仲景“亡血禁汗”之条。张景岳曰：产后表邪宜解，火邪宜清，内滞宜消。此原于仲景小柴胡承气等法。是二子之论，不可偏废。然而产后自有妙法。妙法云何？手挥目送是也。手下所治是实证，目中心中意中注定是产后，识证真对病确，一击而罢。如病从上焦来，治上不犯中，药不可轻，须用多备少服法。外感已，即复其虚，所谓无粮之兵贵在速战；若畏产后虚怯，用药过轻，延至三四日后反不能胜药矣。如腹痛拒按则化瘀，喜按即补络，快如转丸。其六气为病，除伤寒遵仲景外，当于温热条中三焦救之，斟酌轻重而急用之，所谓“另出手眼者不外”是矣。顾产后热病之难，更有故。盖温经之药多能补虚，而补虚之品不能清热。此则复脉、三甲、定风等法，能补前人之未备，而产后阴气大亏之热证，可相机而用矣。若夫类白虎一证，东垣用当归补血汤，是劳役伤阳气之的方，产后之妙法也。而胎前一切病，仍各从见症，应清则清，应下则下，断弗拘执思过半矣。

（一）宜与叶氏《温热论》中“舌苔”一段合看。

（二）“手挥目送”四字妙妙。　王旭高注。

问：《内经》诸痉强直皆属于湿，其义安在？仲景治痉几方能举其要欤？今日之治痉可以通用乎？痉、瘈、痫、厥四症，分别处何在？痉病之寒热虚实能历历剖分之欤？痉病亦有六气所感欤？俗传小儿惊风分明是痉，俗传产后惊风分明是痉，可一一详言之欤？此症为时邪，变症最多，当细辨之。

《内经》云：“诸痉强直皆属于湿。”此“湿”字，“风”字传写之误也。痉症现象皆风木刚强屈幼之象，湿性下行而柔，木性上行而刚，湿非无痉也，而“湿”字不能包括痉病方中，行痉书十八条，除《素问》《千金》二条外，其余皆仲景之言，其论脉二条，曰痉脉紧兼弦，曰痉脉伏坚直，皆风木之象，余十四条，风寒致痉居其十，风家禁下一条，疮家禁汗一条，新产亡血两条，皆内因也。明乎此而外感内伤皆能致痉其理灼然，何不可通于今日之治痉乎？“痉瘈痫厥”四字最宜分别。痉者强直之谓，后人所谓“角弓反张”，古人所谓“痉”也；瘈者，蠕动引缩之谓，后人所谓“抽掣搐搦”，古人所谓“瘛”也；抽掣搐搦时作时止，数日数月复发，发则不治而自止者，痫也；四肢冷如水者，厥也，四肢热如火者，亦厥也。仲景曰：“阴阳气不相接，故曰厥。”《素问》谓：“太阳所至为痉，少阳所至为瘈。”盖痉属水而瘈属火，一则因寒，一则因热，各不相谋也。大抵痉、瘈、痫、厥四症皆当以寒热虚实辨之。六淫致痉，实证也；产妇亡血病久致痉，风家误下温病误汗、疮家发汗皆虚痉也；风寒风湿致痉者，寒痉也；风温、风热、风暑、燥火致痉者，热痉也；俗传慢惊风者，虚寒痉也；阴液虚而本脏自病者，虚热痉也。后人皆以痉名，其实寒为痉而热为瘈。仲景刚痉柔痉之论，为伤寒者而言，未尝议及瘈病，故总在寒水一门，兼风则为有汗之柔痉。盖寒而实者也，除寒痉外，皆瘈病之实而热也，治痉宜用刚而温，治瘈宜用柔而凉，痉而兼瘈，水极而似火也，瘈而兼痉，火极而似水也，此其大略也。欲细分六气内伤之条目，先当明辨痉瘈之九大纲。九纲云何？一曰寒痉，仲景之太阳病，身体强几几然，脉沉迟有汗者为柔痉，因其风多寒少而用桂枝汤加味。无汗为刚痉，属寒，用葛根汤，内有麻黄、桂枝，而不用麻桂立名者，病已至阳明也。若冷风咳嗽致痉者，用杏苏散。一曰风温痉，即瘈症也。当阳气发泄之时，君火主气之候，轻则用辛凉轻剂银翘散，重则用辛凉重剂白虎汤。伤津液者，加地冬；神昏者，用芳香开膻中，如清宫牛黄、紫雪，愈后用三才六味，以复其津；咳者，用桑菊饮，此症最忌辛温。一曰温热痉，此其病发于夏至之前，六淫之火气销烁真阴而致此症，较前症重而多，治法一如上，但药之浅深轻重，视病之浅深轻重而已。一曰暑痉，其症发于夏至以后，其时二气发泄，邪之来也如奔马，其传变也如击电。如身热、头痛、项强、无汗，暑兼风寒，宜香薷饮。有汗者，用银翘重加桑叶，咳用桑、菊，汗多用白虎，脉芤喘者用人参白虎，身重汗少用苍术白虎，脉芤、汗赤、多言、喘咳、欲脱用生脉，神识不清用清营加钩藤、羚角、丹皮，神昏者紫雪牛黄，势轻者清络饮。一曰湿痉，其症有寒有热，寒湿泻久作痢，五苓散或三仁汤；湿火入心包，清宫去莲、麦加赤小豆，重者紫雪、银翘、马勃、苇茎加滑、杏，寒湿苔白，经络拘急，桂枝、姜、附，余见苔黄手足疭者，用黄连泻心亦愈。一曰燥痉，燥气化火销烁津液，本能致痉，证略似风温，正秋时凉风外罩之症，宜辛凉润，有伏暑则兼湿，宜苦辛淡燥气化寒胁痛呕吐法，用苦温佐以甘辛。一曰内伤饮食痉，即俗所谓慢惊也。必先由吐泻有脾胃两伤者，有专伤脾阳、专伤胃阳者，有伤及肾阳者，参苓白术、四君、六君、异功、补中益气、理中等皆可选用，虚寒甚者，理中加丁香、肉桂、肉果、诃子类，因他病伤寒凉者亦同此例。一曰客忤痉，此则因惊吓而致者也。盖小儿神怯气弱，见非常物，听非常声，或失足落空百中一二，如谓皆因惊吓而致则谬矣。其症发热面青，时为呓语，四肢蠕动，宜复脉去参、桂、姜、枣，加丹皮、丹参、犀角，补心之体配心之用，便结加元参，溏加牡蛎，汗多神不宁恐惧者加龙骨、整琥珀、朱砂，然必得确情而后用之。一曰本脏自病痉，治此者一以育阴柔肝为主。以上所谓外感痉，即今日俗所传小儿惊风之痉也。以上所谓内伤痉，即今日俗所传产后惊风之痉也。盖小儿易痉之故，一由肌肤薄弱，脏腑嫩小，变传最速；一由近世不明六气，一见外感，即与发表，既痉之后重用苦寒，虽壮男壮女，误汗致痉者多矣。

寒为痉而热为瘈，一语破的。王旭高注。

问：湿温之病，其所由成者何因？湿温见症，以何证为提纲？其不能速愈者何故？忌汗者何故？忌下者何故？忌清润者何故？治当以何方为主方？上焦之变症何方？中焦之病何症何方其蔓延三焦之病亦分气血，治气分者何方？治血分者何方？湿温并治者何方？病至下焦与温热病异处何在？当斡旋者何方？此病今人混称瘴疟久矣，必须详辨明析，庶几挽世之谬。

暑兼湿与热者也。苍瘦而黑之人阴虚而火旺，感暑之热而即发者，为暑温。肥白面黄之人，感暑之湿不即发，至秋后发者，曰湿温。今人谬言瘴疟，其实皆湿温也。湿温所由成，湿重热轻热伏湿中而成也。其见症头痛、恶寒、胸闷、不饥、午后身热、状若阴虚，而必以舌白不渴、脉细而濡、面色淡黄为提纲。盖恶寒、身痛、头痛、发热，伤寒似之，脉濡则别于伤寒矣。舌白不渴、面黄，则并非伤暑之偏于火者矣，此湿温之的症也。湿闭清阳之道，则胸闷不饥。湿为阴邪，阴邪旺于阴分，故与阴虚同，午后之发热，湿性氤氲黏腻，非若寒邪之一汗即解，温邪之一凉即退，其症较之温病势最缓而实重，故难速已。世医不知其湿温，见其恶寒、头痛、身热，以为伤寒也，而汗之。汗伤心阳，湿随辛温表药蒸腾上逆，内蒙清窍，则神昏；上蒙清窍，则耳聋目瞑。不言湿证之所以忌汗也，见其中满不饥，以为停滞而大下之。误下则伤阴而重抑脾阳之升。脾气转陷，湿邪内渍，故洞泄，湿证之所以忌下也。见其午后身热，以为阴虚而用柔药润之，湿为胶滞阴邪，再加柔润阴药，二阴相合，同气相求，遂有锢结而不可解之势，湿证之所以忌清润也。治之之法，宜三仁汤，用杏、蔻、朴、半等先开上焦肺气。肺主一身之气，气化则湿亦化。用滑石、通草等份利下焦，此治湿之正方也。湿气弥漫，本无形质，最忌以重浊滋腻之药治之，愈治愈坏。其有热感肺胃营分者，咽喉阻隔而痛，银翘、马勃、牛蒡、射干。湿郁气分者，为呃宣痹法，用射干、枇杷叶、郁金、香豉。喘促者，苇茎加杏仁、滑石，此皆上焦之变症治法也。中焦之病略同于暑病，不食，不饥，不便，由浊痰凝窍而痞，宜半、枳开气分之湿结，芩、连开气分之热结，杏仁开肺大肠之痹。若其蔓延三焦，舌滑微黄者，邪在气分，仍以手太阴一经为要领。盖肺与大肠一家，气化则暑湿俱化，肺能通调水道，下达膀胱。肺痹开则膀胱亦开。治肺而胃与膀胱皆在治中，此三石汤微苦辛寒，用滑石、寒水石、石膏、杏、草宣气分之用，用竹茹通络，金汁银花败暑之热毒而兼芳香之治也。若邪气久留，舌绛苔少，热传血分，用苦辛寒法，清宫汤加知母、银花、竹沥，以治血分，此暑病延三焦气血分治之法也。湿温化火，亦宜照此用之。若夫伏暑舌白、胸痞、自利、呕恶，湿之见症也，潮热、烦渴、汗出、溺短，热之见症也，热处湿中，湿蕴生热，湿热交混，非偏寒偏热可治，以杏仁、滑石、通草，宣肺、膀胱之湿，厚朴苦温泻湿满，芩、连清里止湿热之利，郁金芳香走窍而开闭结，橘、半化痰止呕，三焦之邪皆得分解，此湿温并治之方也。若病至下焦，湿邪深入厥阴肝、少阴肾，与暑温同法。若阴分大虚，则与湿热下焦病者同法。此外若正气误伤于药，邪气窃踞于中，锢结不解，攻补难施，须旋转清浊之法，则来复丹复阳于下，寒热相配，阴阳互济，有扶危拯逆之功。阴液与元气俱伤者，可用三才兼补其阳；若饮留胁下者，旋覆、苏子霜、二陈，甚则控涎丹，此皆湿温与温热不同处，亦即斡旋之法也。而奈何今人混称瘴疟也，不知此症与阴气先虚、阳气独发之旨迥不相侔，谨明辨之，以俟有识者裁焉。

又有一种膏粱嗜酒体肥之人，时值春末夏秋，触染温邪与湿相抟，亦属湿温。王旭高注。

问：湿之体质何物能详言欤？仲景论湿十数条，多用温药，岂湿之体本寒欤？抑别有湿热之见症欤？湿之在人有中有伤，有外感曰风湿，有直中曰湿痹，有内生曰痰湿，能条分缕析其所以然欤？湿在上焦伤肺之见症若何？应何治法？湿在中焦伤胃阴之见症若何？伤胃阳之见症若何？伤脾阴之见症若何？伤脾阳之见症若何？宜各详治法。湿在下焦伤肝肾之见症若何？宜详治法。试明辨之。

尝读《易》曰：水流湿，湿之体质水也。在天之阳时为雨露，阴时为霜雪，在山为泉，在川为水。包含于土中者为湿。在人则与肺脾胃肝肾合，以人与天地异出同源，土为杂气水为天一所生，无处不合者也。今人竟恶湿之病人，而不知人为蜾虫之长。蜾者，土也，亦藉湿以为生长者也。故喻氏有瘦人以湿为宝之论，非探本者不能言仲景论湿十余条，其出方有四，桂枝附子汤、桂枝白术汤、麻黄白术汤、甘草附子汤，大都夹风之病多，其所谓风则冷风也，故多用温法。其湿痹一症留于关节者，以利小便为主，隐非五苓在于言下。其身色如熏黄者属热，隐非麻黄赤小豆汤，甚则栀子柏皮汤、茵陈蒿汤在言下，其丹田有寒、胸中有热、渴欲得水一症，有泻心汤意在言下。斯三者，皆湿热也。读仲景书可不明辨乎？或问中湿、风湿、伤湿之别，张石顽曰：山泽阴雨熏蒸之气，人气虚而冒袭者，曰中湿，脾肾受病也。其见症或身痛，或身色如熏黄，脉缓，治之以燥胜湿，兼利小便。汗出当风、湿郁腠理，名曰风湿，此膀胱与胃受湿也。其症恶风不欲去衣，肢节痛，脉浮涩，治之以风胜湿兼取微汗。若水谷内蕴，肺虚不能化气，脾虚不能散津，或饮寒饮冷，或酒客中虚，内外相合，客邪既从表入，伏邪又从内发，此脾胃受湿也。其症或痞满，或呕吐、腹胀、便泄，治之以和脾胃，此外治湿之法。在上焦犯肺者，气不得化水反克火，肺病心亦病，救上焦者以开肺气、救心阳为主。《金匮》太阴中暍，身热疼痛，脉微弱。此夏月伤冷水，水行皮中所致，用瓜蒂吐之，此湿郁于肺之一证也。又寒湿伤阳，形寒脉缓，舌淡白滑，不咳，经络拘束，桂术姜附汤，此亦湿郁于肺之一证也。皆属上焦中焦之病，土最恶湿，治法不外开沟渠，运中阳，崇刚土，作堤防。若伤胃阴，则口渴不饥，潮热，得食烦加。复胃阴者莫若甘酸化阴，用麦冬、麻仁、白芍、首乌、乌梅、知母。伤胃阳者，呕吐不食、膈胀、胸痛、渴不欲饮、味酸变浊，加减人参泻心汤。湿伤脾阳，在中则不运，痞满，以茯半培阳土，以吸阴土之湿，厚朴苦温泻湿满，连以渗湿通草利水。若木来克土者，腹胀、溺涩、便溏似滞，四苓加厚朴、秦皮。湿困脾阳甚者，肢冷、苔灰、自利、舌謇、神昏，四苓加木瓜、草果、厚朴。若中焦痞滞者，草果茵陈汤，甚则面黄肢冷阳虚者，茵陈四逆同服。若舌灰、脉迟、不食、寐者，椒附白通汤，皆所以治脾阳也。若脾阴为湿伤者，舌先灰滑，后反苔燥，大便坚结，治以连、芩、白芍、枳实、半夏。以上皆所以治中焦之湿也。若湿伤于下，邪水旺一分，正水亏一分。若胕肿者，治以鹿附汤升督脉之阳，佐以菟丝子。独一味草果，清太阴独胜之寒以醒脾阳。俾地气上蒸，白苔可除。若脾败而及肾者安肾丸，以鹿茸补督脉，附韭补真阳，苓术渗湿，所谓釜底增薪法也。又有痿弱不振、肢体麻痹、便血者，苓姜术附汤。及古方黄土汤，夫肾之真水生于一阳，治少阴之湿，一以护肾阳，使火能生土以化湿；一以泄膀胱之积水从下治，亦所以安肾中真阳也；一以升脾阳从上治，亦所以使水不没真阳也，此治少阴之湿也。若湿太过，水能泛木，木无生气，自失其疏泄之任。治厥阴之湿，复其风木之本性，便能疏泄，此治厥阴法也。皆下焦法也。

问：《大易》“水流湿，火就燥”二句之义能畅言欤？《内经》“少秋伤于燥”一句，后人遂疑燥不为病，得毋误欤？夫寒热燥湿皆有胜气、复气，燥病胜复二气能分别欤？喻西昌转补秋伤于燥二句，有所本欤？自立清燥救肺法，其用当在秋之何节欤？以此治燥，法果该备欤？燥症之见于三焦者，何证？分治者何方？能详言欤？燥病之变症能类举一二欤？《素问》有“燥极而泽”能言其故欤？宋元明书，罕言及燥，今人尤混，当细剖之。

圣人于乾之九五，示人以后天太极之象。此一节当连读、急读，言下俨然有一活太极在目前。若分读则无意味，缓读则失神。理水、流湿二句有三义：既是水则自然流湿，既是火则自然就燥，一义也。水之流湿已有就燥之机，火之就燥已有流湿之机，又一义也。水不能流湿，有火为之宰而湿乃流；火不能就燥，因水为之烁而燥乃就，又一义也。医家明乎此二句急读之，故中脏三义之说，治湿当常目在燥，治燥当常目在湿。余曾于疮恙验之，东南风起则滋水淋漓，顷之风转西北干枯燥痒，此其证也。《内经》少秋燥一句，后人疑燥不为病，固属诞妄，而知论燥者如戴人云：“休治风兮休治燥，治得火时风燥了。”亦仅知以润药治燥，以清药治火，是治燥之复气而非燥之胜气也。复气云何？大抵五行之理“克之太过其子必为母复仇”，知冬伤于寒，其胜气是寒胜热，用麻、桂、姜、附治寒之胜气也。寒水剽火，克之太过则火之子为母复仇，白虎承气治胃土，即寒之复气也。燥气亦然，燥属金，金属阴属寒，金能克木，克之太过，木之子火，也为母复仇而化火，故治燥之胜气属寒，治燥之复气属火。喻西昌“补秋伤于燥，冬生咳嗽”二句本生气，《通天论》曰“秋伤于燥，上逆而咳，发为痿厥”数语，其自立清燥救肺汤甘寒润液治诸气，膹郁诸痿喘呕之因于燥者，亦以治燥之复气而非治燥之胜气也。大抵秋分以前属长夏伤湿之余气为病，秋分以后，小雪以前，属阳明燥气为病。《内经》曰：“阳明之胜清发于中，左胠胁痛，溏泄，内为嗌塞，外发癫疝，大凉肃杀，华英改容，毛虫乃殃，胸中不便，嗌塞而咳。”据此经文，燥令必有凉气感人，肝木受邪而为燥也。《性理大全》谓：“燥属次寒。”知燥病属寒，与伤寒同类。经以寒淫所胜，治以甘热。此则燥淫所胜，治以苦温，用苦温辛温解表，与冬令麻、桂、姜、附虽不同，和中攻里则一，故不立方。且如夏暑熏蒸肌肉潮润，冬寒肃杀干槁燥裂，深秋气凉，肺金应之肌肤亦燥，火令无权。奈何诸贤皆谓属火，大相迳庭也。知此，则喻氏此法，但可治复气之燥，而不可谓该备也。欲求该备，先论上焦胜气为病。初感必在肺卫，清气分者桑杏汤，用桑、杏、象贝、香豉以化其表，用沙参、梨皮、栀子以清其本，咳者桑菊饮。如燥伤肺卫阴分，北沙参麦冬汤，用甘草、玉竹、桑叶、扁豆。清窍不利，用薄荷、桔梗、黑栀、绿豆衣、牛蒡、枯草。所谓火郁发之，如初寒咳嗽、痰稀、鼻塞、无汗，此诚燥之正病也，用杏苏散治之，皆治上焦法也。中焦之病，金能克木，木病与金病同见胸胁作痛，甚则疝瘕痛，以柴胡达少阳之气，即所以达肝木之气，合桂枝而外，出太阳加吴萸、川楝、茴香，苦温通降。若病在阳明里实而坚者，有二法，脉仍短涩兼紧，面青，此未从热化也，用苦温下之，如《金匮》大黄附子细辛汤，及天台乌药散加巴霜之类。如脉已数而坚、面赤、舌黄，参之他症皆见火象，此已从热化也，用苦寒下之，如三承气之类，轻用硝黄亦可。病在下焦，燥气结于血分而成瘕者，无论男女，皆当以化癥回生丹主之。经又曰：“燥淫所胜，男子癞疝，女子少腹痛。”故燥症中下焦病癥疝为多，所谓燥之变症也，亦自然之病也。然则变症其尽于此乎？未也，中燥之极重者，如霍乱、寒疫。盖风火暑为阳邪，与秽浊相参则为瘟疫；湿燥寒为阴邪，与秽浊相参，则为寒疫。其症肢麻、转筋、逆冷、吐泻，甚至反恶热、大渴、凉饮。经谓：“雾伤于上，湿伤于下。”此症乃燥金寒湿之气直犯筋络，由大络、别络内伤三阴脏真，所以转筋入腹，即死；吐泻者，阴阳逆乱也；诸痛者，燥金湿土之气所搏也；渴思凉饮者，仲景谓自利而渴者属少阴虚，故饮水自救也；阴邪上逼，阳不能降，所谓戴阳也；喜凉恶热者，饮邪内踞，阳气无附，欲外散也；阴病见阳证，水极似火也。辨此症者，以当脐痛甚拒按者为真阴证，治之之法以附、桂、椒、姜、草果、吴萸、良姜驱其内走之寒，保住阳气，乌木、降香、雄黄、薤白、丁、茴等芳香去秽，用细辛、石菖等以开其道，一面由真脏而别络大络外出筋经以达皮毛，一面由脏络府络以通六腑外达九窍，俾秽浊阴邪，一齐立解，所谓“离照当空，群阴退避”。今人以谓痧症，谬矣。若夫燥极而泽一语，以水为金子，土为金母故也，其病多见于寒湿伏暑门中，如腹痛、呕吐之类，均苦温治燥之正法也。学者宜知湿有兼热、兼寒，暑有兼风、兼燥，燥有热化寒化，先将燥湿分开，再将寒热细细辨之，庶几胸有准的，而手下丝丝入扣乎。

问：疟疾之因何由，而发疟疾之理何书最详，能细述欤？历来论疟何家最精，何方最妙，能缕述欤？温疟、瘅疟古方甚著，何以不验欤？痎疟、夜疟其说甚多，能辨其故欤？疟在少阳一经，其轻重深浅亦分上中下三焦脏腑论治，能分剖而明辨欤？外感有风寒暑湿，内伤有痰食瘀阻、有汗无汗、新久虚实，能条分缕析欤？疟母、疟劳能详病因治法欤？其逐层条对毋忽。

疟之因由于夏暑，疟之理详于《内经》。经曰：“阴阳上下交争，虚实更作，阳并于阴，则阴实而阳虚，阳明虚则寒栗、鼓颔，巨阳虚则腹背头项痛，三阳俱虚则阴虚骨寒而痛，寒生于内故中外皆寒，阴气逆极则复出之阳，阳与阴复并于外则阴虚而阳实，阳盛则外热，阴虚则内热，故渴而欲饮水也，此皆得之夏、伤于暑热。气藏于肌肤之内肠胃之外营气之所舍也，此令人汗孔疏，因得秋气汗出遇风，及得之于浴水遂闭汗孔，暑毒无从发泄，故气舍于皮肤之内，与卫气并居。卫气者，盖日行于阳夜行于阴，此气得阳而外出，得阴而内薄，内外相薄，是以日作。其间日作者，由气之舍深内薄于阴，其道远，其气深，其行迟，不能与卫气俱行，不得皆出，故间日而作也。”读以上经文，明郎朗如月，后人著作不昌斯言矣（以上疟因）。惜无治法，不得不求之后贤，而后贤亦有精当之论，可与经文并行者朱丹溪曰：“无痰不成疟。疟由暑邪舍于营卫，腠理不密，复遇风寒，郁闭汗孔，郁汗成痰，寒热相搏，故为疟。其治法，无汗者要有汗，散邪为主，兼补正气；有汗者要无汗，扶正为主，兼散邪气。”按丹溪补出“痰”字，所以易于缠绵。有汗无汗最当明辨于后，秦元宫曰：“少阳胆为震，为乾之长子，诸阳所从，邪欲入阴而拒之，遂积于经，随气行少阳而与邪争，二阳三阳并而入内为援。由是外无阳而战栗，顷之阳从外出则大热，胜复之道也。间日一发者，战后两衰不能争，休息而更战也。”按：此条可作经注。又曰：四序五行皆顺生，惟夏交秋为火克金，虽有坤土间之，热极忽凉，火未退而金受制。庚日为伏，是火未退而金潜伏也。立秋后金令当权，而木藉子之势不肯受制，于是金木相战。《易》曰：“战乎乾是也。疟病者，金木相战也。脉弦，木强之征也。然必有外邪交构而祸作。暑邪甚者党木，寒邪甚者党金。始则金先犯木，木火退而身寒；继则木出相争而大热，此其常也。木火强者木先犯金，先热后寒，变也。但热不寒者瘅疟，木火太旺，肺金束手无权，不得不用石膏、知母以泻其子，治法以助金为正理，以讲和为善术，柴胡疏肝，黄芩助肺金，甘草调和，半夏驱邪，而阴用人参、生姜补肺金为左袒，使相和而止，甚则膏知以助金，归、桂以和肝。若虚人胃呕吐不堪，用人参、姜皮专补肺金，使木不敢交锋，大兵压胜法也。露一宿者，藉秋气之助金也。”按：此条精当奇确，在诸家之上，能清其界（以上语诸家）。薛一瓢曰：“疟邪皆得自夏秋，浴水凄风，俞穴留邪，与卫气相遇乃作。”《内经·温疟论》谓：“冬寒藏于少阴，大暑用力而发，皆纸上空谈，仲景之白虎桂枝用之不见其撤热之功，反见营热烦躁之害，石膏徒足郁邪，桂枝反热其营，故不中病情。余制一方，治温疟、瘅疟颇效，名清疟饮，用青蒿、炒蜀漆、知母、花粉、淡芩、鳖甲、丹皮，取蜀漆苦辛引达疟邪，知、芩、花粉、苦盐清肺胃之热，鳖甲、丹皮、辛盐、清盐以破肝血，其症自愈，然不能速治，不可急，急则生变。”按：此条知今日但热不寒之瘅疟，与古人方论不合，当另出心裁（温疟、瘅疟）。三日一发为痎疟，以气虚不能抵受暑邪，邪气深陷故也。先哲皆以大补元气为主，立斋用参、术、煨姜顿服即止，丹溪用大剂补中益气加煨姜亦妙。其有不效者因暑邪未清，先宜清暑益气汤，驱散暑邪补养正气，再用温补。其病在脾肝肾，方详下焦疟中（痎疟）。夜疟者，诸书皆作阴分受邪，惟汪石山谓阳虚陷入，当用助气药加血药引入阴分，如四君加羌、防、柴、桂升接三阳，芎、归、桃仁引入阴分以出还阳分。按：此条论夜疟，宜与分析。三四发后渐入阴分者，从阳虚陷入，宜上法；若初起即发于夜，是阴分受邪，宜桂枝桃仁汤直散血中之邪。薛氏清疟饮、追疟饮亦治热入营中之疟（夜疟）。上焦之疟，舌白浊饮，咳嗽频仍，寒从背起，名曰肺疟，最忌小柴胡，以肺去半表半里甚远，不得引邪深入，用杏、蔻、翘、桑、芩、滑轻宣肺气，无使邪聚则愈（肺疟）。昏狂谵语、烦渴者曰心疟，加减银翘汤，甚则牛黄丸、紫雪丹（心疟）。中焦之疟变化最多，大约不外胃热脾湿两种。湿疟见疮，苍术、白虎加草果，此胃热也。胸中痞结，邪渐入阴，草果、知母、半、朴、芩、粉、姜、梅汤，此脾湿也。惟草果能治太阴独胜之寒，能升邪使出；朴、半助之；知母能泻阳明独胜之热，花粉佐之；姜、半开痞，梅、芩清热和肝，此从清脾达原两方化裁而出，实疟门之主方，用之善于剪裁可也。伤胃阴者味变酸浊，加减泻心汤；不复者麦冬、麻仁、白芍、首乌、乌梅、知母（胃疟）。脾疟多呕，热聚心胸，芩、连、枳、芍、姜、半；燥甚者，牛黄丸；脉濡腹满肢冷，露姜饮；呕吐噫气，腹鸣溏泄，参、姜、草果、青皮、陈、半；久不止者气虚，补中益气；偏热重者，青蒿鳖甲饮；少阳如伤寒者，小柴胡，热多加花粉，寒多加干姜；舌白、脘闷、肢冷、渴喜热饮，湿蕴之故，厚朴草果汤（脾疟）。下焦之疟皆三阴痎疟。在太阴脾者腹胀、不渴、呕水，温脾汤，草果、桂、朴、苓、漆、生姜；在少阴肾者形寒、嗜卧、舌淡、脉微，扶阳汤，鹿茸、参、附、归、桂、漆；在厥阴者痞结、气逆、欲呕，减味乌梅丸，术、附、参、橘、归。此皆下焦法也（以上三焦）。风疟，恶风、自汗、脉浮，桂枝羌活汤（羌、桂、防、草）；无汗加麻黄，呕加陈、半（风疟）。寒疟，恶寒、无汗、脉紧，麻黄羌活汤（即前方加麻黄）。暑疟，面垢、口渴、热退亦常自汗，白虎汤（暑疟）。湿疟，小便不利、骨节重痛而烦、胀满、自汗，渗湿汤加柴、芩，或胃苓汤加黄芩（湿疟）。痰疟，痰涎潮壅，二陈加常山、枳实、柴、芩（痰疟）。食疟，恶食、吞酸、嗳气、膈中不宽，平胃散加砂仁、草果、神曲、青皮（食疟）。瘀阻，即阴分夜疟之一种，桂枝桃仁汤（瘀阻）。久疟无汗，属气虚，宜扰元气，不宜散，虽属有汗，仍身疼怕风，此汗未彻，仍须汗之。初发多汗，当清暑疏风；无汗寒多，风寒未散，烦热多汗，暑热未清，气虚者，参术苓芪人参养营汤；血虚者，何首乌散（有汗、无汗、新久、虚实）。疟邪日久不散，私结营垒于肝木之部，名曰疟母，宜鳖煎丸。常在左胁结癖，其延久气血衰而寒热时作者疟劳，仍当从阴阳偏处调补。

问：滞下之病古称肠澼，后世名痢。“痢”字作顺利解，今以涩滞名痢者何居？其所以涩滞者何故？赤色者何故？色白者何故？赤白相兼见者何故？色黑者何故？色青者何故？纯血者何故？如浓血稀薄者何故？如豆汁者何故？如屋漏水者何故？自古论痢诸名家其精当可道者，能详述乎？诸家皆谓湿火，景岳、石顽独有寒冷一种，其故安在？厌食者曰噤口痢，时发者曰休息痢，当详所因所治，孕妇尤难，皆宜辨。

经曰：“饮食不节，起居不时，阴受之则入，五脏填满闭塞，下为飧泄，久为肠澼。”言“脏气久滞不能运行，津液移于二肠而为澼积崩迫，阴气受伤所致也。”审是痢疾，古名肠澼，今以痢名，传述之谬也。欲其所以滞下，所以五色，当求之诸名家。李东垣曰：“饮食起居不时损，其胃气则上升，清阳之气反下降为飧泄，久则太阴伤少阴为肠澼，寒冷伤中而胀者为飧泄，宜温热消导。湿热伤中下浓血，宜苦寒疏利。风邪下陷，宜升举。湿热内盛，宜分别：里急者宜下，后重者宜调，洞泄肠鸣脉细者温收之，稠黏涩滞脉有力者寒下之。”按：此条前注经而后统论痢病，最明晰。朱丹溪曰：“赤痢自小肠来，白痢自大肠来，皆以湿热为本。”按：此条明金色白而火色赤。王宇泰曰：“胃有湿热拂郁不化，气凝注大肠成白痢，血凝注小肠成赤痢，二肠均受赤白并下，以大肠合肺、小肠合心也。初起实者必推荡之，通因通用也。如失下，五六日后脾胃虚，难胜下。白者平胃加楂、槟、枳、芍、苓、连、滑、曲、归、姜，红者芍药汤加桃仁、滑石、枳壳、青皮、苍术，以引血调气。纯血脉弦，风邪伤肝，肝主血，宜防风白芍汤；痢如豆汁者，此元气大虚，香参散加当归、粟壳；赤黑相杂者，此湿胜也。”按：此条论痢甚明。薛立斋曰：“久痢黄中带青，肝木刑脾土，宜补脾平肝，四君白芍；黄而兼白，子全母虚，宜补脾胃，用益黄散；黄而兼黑，肾水侮土，宜补土制水，六君加姜桂。”按：此条明青黑色之所以然。张景岳曰：“痢起夏秋，湿蒸热郁，本乎天也。因热求冷，过吞生冷，由乎人也。气壮而伤于天者，郁热居多；气弱而伤于人者，阴寒为甚。寒者必虚，热者必实。”按：此条似痢有阴寒一种。周慎斋曰：“夏日太阴用事，过食生冷，积而不化，积久成热。发于秋者，阳气入里攻之使发，治宜苦寒，燥湿涤热，佐以辛热，开郁达气，故曰：行血则便脓自已，调气则后重自除。又曰：肺主气，凝滞伤气，移热大肠，气凝涩而成白痢。心主血，郁热伤血，移热小肠，则血凝涩而成赤痢。此二脏二腑之积热也。若胃伤于冷物则胃寒，精气不输于脾，脾不能散精于肺，津液留滞于胃为胃积。症见呕逆、恶心、便色如桃胶不臭、右关沉细而紧，当用朴、桂、萸、姜、木香；虚者附子理中，非二肠之积可比也。”按：此条辨寒者属胃积，热者是肠积。又曰：“色黑有两种。焦黑者，热极反兼胜己之化，芩芍汤送香连丸；如漆有光者，瘀血凝久，桃核承气汤。”按：此条辨黑色更明。张石顽曰：“刘、李、朱三家皆以痢主湿热，恣用苦寒，蒙害至今未已，曷知血色鲜紫浓厚者，信乎属热。若瘀晦稀淡及玛瑙色者，如阳虚不能制阴而下，非温理其气则血不清，理气如炉冶分金，最为捷法。余凡遇五色噤口及瘀晦清血诸痢，每用甘草干姜汤专理脾胃，肉桂、茯苓专伐肾邪，其效如神。腹痛后重加木香、槟榔以泄之；饮食艰进，兼枳实、焦术以运之；阴气上逆干呕，木香、吴萸以温之；呕吐涎水，橘、半、生姜以豁之；脓血稠黏，茜根、乌梅理之。”按：此条合以温法。秦元宫曰：“秋时肺金气欲降，而小肠有火，间不使达于大肠。小肠丙火克庚金，秋金燥，故腹痛后重而气不能通。正治之法，不过沙糖利小肠，莱菔汁以通大肠，加陈松萝茶四五钱以泻火，淡关头海蜇以润，燥则愈。火甚闭结者，用槟榔二三钱，煎汤下黑金丸三四钱，或酒蒸大黄泛丸三四钱亦可。若其人肥甘过度，瓜果炙煿煎炒热毒遗积肠间，肺气欲降随小肠之火而急奔大肠，则如被火焚，腹大痛、痢不休、烦躁口渴，急须芩、连、槟、柏大剂以救之。脉必数而有力，缓则肠胃腐烂。若兼发热脉浮者，必有外邪，用败毒散热服取微汗。兼疟者，先治疟。先辈脾传胃之说迂而未当，此症腹痛是丙火克庚金，与木克土不同，宜用通法，不宜芍、草、归等。若纯红者，热入血分，用凉血汤地榆、槐花、神曲酒炒各三钱，煎七分，藕汁一杯，沙糖调服。”按：此条明白晓畅，胜于前辈。从来论痢皆属火，而石顽、景岳独言寒凉者皆寒药误治而变之痢，非痢之本病也。因其始不急通大肠，而徒用栀、柏、芩、连，肠仍未通而胃已寒。或屡用香、陈、槟、朴，致火未除而气已大耗，未有痢疾起始而先虚寒者也。此丙火小肠闭塞而肾燥，肉苁蓉为对症之的药。他如恶心厌食者曰噤口痢，是湿热之气上塞于胃口也。若未下者脉有力，仍须大黄，下通上自宽也。若下过脉弱者，养胃汤茉莉、扁豆花、连肉、菖蒲根、枳壳、粳米、炒黄米、绿豆皮、人参，用老苏梗乘热泡药，再隔煮三四沸，即服。渴者加连一分，银花露温服数杯亦妙。服此不愈者，胃气大虚，用升麻一钱、炒莲肉五钱、人参三钱、煎服，此治噤口症也。又如经年累月时作时止者曰休息痢，因兜涩太早，积未尽除之故，宜再投荡积之药，后调脾胃。如虚者，以调养之中微加消导药。仲景云：“下痢已瘥，至其年月日后发者，以积未尽也。当下之余，用补中益气加肉果煎送驻车丸，多效。至如孕妇痢疾里急后重最为棘手，只用苏梗、杏仁、枳壳，不宜槟榔，黄芩可以重用，中气不和少加木香，重用砂仁，金银花露宜多服，不可缺也。若夫纯血如尘腐色，如屋漏水，大孔如竹筒，唇如朱红，身热脉大有力，四肢肿冷及呃逆者，皆不治。"

问：中风急症也，先当分辨闭、脱二症，若何见症？脱者何因？闭者何因？其次有中外风见症，有中内风见症，有风入肠胃见症，有风入经络见症，有类中风见症，有痰厥见症，有中暑见症，有客忤见症，又有无病忽然风发见症，以上十症各宜分别定方。此症风外惟痰，痰有从火化者，有从湿化者，皆宜明辨。又此症初病时往往不能言，切脉又为要务，当分别详细书之。

中风当先辨闭、脱二证。脱者见症：口开、目合、自汗、遗尿、喘急，此由真阴本衰，不能外固其阳，加以忧思劳心，郁火既久，一值酒色过伤，或触大怒，于是坎中之阳与雷电肝胆之火一齐冲击而上，猝然颠仆。脾绝而口开，肾绝而遗尿，肝绝而目合，心绝则自汗，肺绝则喘促。急治之法用奠坤汤。此脱证也，犹地震山崩也，故不治者多，亦有一脏未绝，停七日而死者（已上脱证）外。此皆闭证也。闭者手握、口噤、目张、晕眩、昏迷，此名中风，有外、内之别。中外风者，有六经见症，脉浮、恶寒、发热、拘急、不仁，用录验续命汤，即大青龙加芎、归、人参也；河间小续命，即益以熟、附、黄芩、防己、防风；其夹食者腹满便闭，用三化汤，即小承气加羌活。此纯实证也，江以南极少间有之（以上外风）。中内风者，肝胆火郁，冲击于上，火盛风生，狂风勃发，其性刚急，气血大乱，风火由下直上，将胃中津液顷刻皆化为痰涎，壅塞上焦，痰因凝聚而心气混浊。难言者，舌本干燥也；昏愦者，气血内乱也；手足劲直或摇动者，风能烁真阴也；口眼歪斜者，风入经络也；麻痹不仁者，血痹不流也；半身偏枯者，经络无血也。此皆风从火出，所谓内风也，位在震巽，左关寸之脉必弦急洪滑或数疾；如木反侮金，右寸亦弦数滑大。《史记》仓公传曰："迥风其脉滑，滑者内风发也。"巽风大旺，自当以助金平木为要义，以养血滋木为正治，治宜缓风汤。若饮食未消而风逼则痰食交结而胸满作痛，先用盐汤探吐之。口不开者，胜金丹或侧柏叶汤（以上内风）。若内风入肠胃者，《金匮》有风引汤及侯氏黑散，取诸石属金、金能平本之义。其冷食十日俾药积腹中填塞空窍，治法高出千古（以上风入肠胃）。若内风入经络，及风息血不归经，筋被风燥，手足不遂，半身偏枯，宜养血以润之，宜润枯汤及煮酒方（风入经络）。若肥人素多痰湿，脉缓或沉涩，肢节重痛，手足筋软，是痰湿积于络中也，宜桑枝汤（痰入络中）。又有类中风者不可不辨。其人素多湿痰，忽然气逆痰塞，牙关紧急是名痰厥中风者，左脉浮弦。此症右脉沉涩左脉和平，亦有脉伏者，以胆星、木香为末灌之，后用顺气汤。若醉饱恼怒之后忽然昏迷，右脉紧盛，急用陈皮姜盐汤，调以消食健脾之品（以上痰食）。又有暑天闷倒，昏不知人，冷汗出，手足冷或吐泻、喘满，是谓中暑，急用皂角末烧存性同甘草新汲水调下。轻者香薷饮冷服，大渴大热者茅术白虎汤（以上中暑）。又有飞尸鬼击、卒厥客忤或吊死问丧，忽然面青、错语、牙闭、口噤、昏愦，是名中恶，急以苏合香丸灌之（以上客忤）。若夫似轻而实重，毫无病苦，忽然一手一足重不能举，心神如醉，少顷复常，其脉沉迟，非风也，是脾肾阳虚胃中有痰有时不运，为后来脱证之根，急急用六君培养（以上阳虚）。此外内风一种内有痰从火化，心中烦闷言语謇涩者，经所谓风淫于内，治以甘凉。是症多阴虚瘦削之人，肝火郁热而生痰招风，宜先服竹沥汤。脾胃热者，用地黄煎。若邪中经络与痰气相抟，神暴昏、脉暴绝者，惟香药能达经隧通神明，然亦有寒、热之别。其脉沉缓或迟或伏，须用回天再造丸，或地黄饮子。有脉数大有力或浮或滑，须用苏合香丸及至宝丹。同一开法有寒、热各分，虚者以四君汤送（以上痰有火湿）。他如经络中有死血、湿痰留滞者，宜活络丹。此症名论最多，略举数家。喻嘉言曰："河间指火为本，东垣指气为本，丹溪指痰为本，曷不曰：阳虚邪害孔窍为本，而风从外入者，必扶身中素有之邪或火或气或痰而为标耶。故挟虚者，补虚则风去；挟火者，清热则风去；挟气者，开郁则风去；挟痰者，豁痰则风去。"按：此条笔最该括，然犹不敢别乎外风而言也。薛立斋曰："阳主气，以天地之疾风名之，不必外感而名风也。左半肝肾之居。肝藏血，主筋，肾藏精主骨。精血枯槁，不能滋养，故筋骨废。"缪仲淳曰："南方质多柔脆，多热，多痰，真阴既亏，内热弥甚，煎熬津液，凝结为痰，壅塞气道，不得通利。热甚生风，亦致卒仆。"按：此二条皆言内风也。张景岳曰："人之根本真阴也。阴虚有二，阴中之水虚，病在精血；阴中之火虚，病在神气。阳衰则气去，神志昏乱，非火虚乎！阴亏则形坏，肢体废弛，非水虚乎！以神离形坏之症，不求其源而治风乎？宜培养真阴以救根本。惟有实证者，但察其因痰因气，而暂开之。"按：此条分明补阴为主。张石顽曰："中风之脉皆真气内亏，即南方属痰，总由肾气衰微不能主持，是以脉不能沉，随虚风鼓激而见浮缓之象。"昔人云：中风脉见沉伏，亦有脉随气奔指下洪盛者。当知中风者多体肥痰盛，外有余中不足，加以房劳。初中气闭，脉必沉伏，少顷气还，脉见洪盛，皆风火痰湿用事也。大都中风之脉，浮小缓弱者生，坚大急疾者危。盖浮缓为中风之本脉，兼紧则多表邪，兼大则多气虚，兼迟则多虚寒，兼数则多虚热，兼滑则多痰湿，皆为可治之脉。惟兼涩者为脉不应病，多为危状。以痰症脉涩为正虚气衰经络闭滞，难于搜剔也。所以中风之脉，最忌伏涩，尤忌坚大急疾云。

问：虚劳一证仲景《金匮》七方多偏重阳虚，丹溪多用寒凉，后人薛立斋、、张景岳、李士材等多非丹溪之寒凉而是温补，又未必用仲景之方，今人遵用立斋、景岳等法，又未必效，其故何欤？夫病有寒热虚实，岂容预定，自宋元以来各家出入是非可详晰言之欤？近时名家治此病者能否有细腻沉着胜前人者乎？抑或另出心裁因症论治可补前人之未备乎？医贵实效，不必拘守前辈也，其细参之。

虚劳一症古今治法各殊，仲景七法卓然典型，其失精家少腹急、阴头寒、目眩，用桂枝龙牡汤。张石顽曰："人身气血全赖后天水谷滋生，水谷入胃，清者为营，浊者为卫。营气不营上热血溢，卫气不卫下寒精亡。营卫和三焦各司其职，而火自归根，热者不热，寒者不寒，水谷之精微输化，而精血之源有赖矣。以亡脱既愦恐下焦虚滑不紧，乃加龙牡以固敛之，以龙骨入肝敛魂，牡蛎入肾固精，皆收敛精魂之品入桂枝汤中，则为固蛰封藏之本药也。若失精悸衄腹痛，本方加胶饴为小建中；里急为营卫枯槁，更加黄芪为黄芪建中，此皆后天不足以调和营卫为主治。后人专用滋阴降火，未至于剧用此，尚可挽回。若先天肾虚者，八味肾气；虚烦不眠，酸枣仁汤；干血者，䗪虫丸。惟薯蓣丸专治表邪不解、误用凉药伤犯肺胃、自上而下之虚劳。”秦元宫曰：“仲景用建中复脉以扶胃而建立中气，以胃为气血生化之源。其人稍见膈虚内热，神气不旺，以建中未雨绸缪，桂枝和卫，白芍和营，调剂阴阳，而以饴糖、甘草、大枣补胃土，以生姜、生发多服，胃气旺而上升于肺，肺行降下之令而生水，所谓地气上为云也，天气下为雨，山泽通气之道也。故一则曰脉大为劳；又曰浮则无血，大则无气；又曰脉极虚芤迟，从未闻数脉也，亦未闻兼咳嗽也。失此不治而阴火上升，脉之迟者变而为数，火上弄金而咳嗽起，岂可仍用桂枝?”按：此条论仲景所治，非今日脉数咳嗽阴火上升之虚劳也。后贤论治，或以谓补气者，当补肺之母脾；补血者当补肝之母肾。又曰土旺而金自生，勿拘拘乎保肺；水盛而火自熄，勿汲汲乎寒凉。东垣谓：“人参补肺，气旺则四脏之气皆旺，精自生而形自盛。”白飞霞谓：“多服人参，回元气于无何有之乡。肺虚喘嗽者，并宜服之。”王好古谓：“肺，热还伤肺。王节斋谓：“虚劳服参芪者必死。”按：古书如聚讼，愚以谓无脉证而论治，犹无题而论文。宋元诸名家论理极是，施之实事皆属似是而非，惟沈朗仲曰：“阴虚多火之人，即感客邪，蒸热咳嗽，切忌羌、防、柴、葛表散，亦不可用桔、杏、苏、橘清肺止嗽，有积者忌消导，当静以养阴。”亦属调停之见（以上论古）。大抵此症起于斫丧者，肝肾过劳，多亡血失精，强中阴竭而死；起于郁结者，内火烁津，多致血结，干咳，嗜食，发斑而死；起于药误者，脾肺受疾居多，多致饮食减少，喘嗽泄泻而死。此其大概也。治之之法：阴火刑金而咳，脉数，为内风生，生则气行急疾，一呼一吸或六七至，气急巽风用事，逼血妄行，或吐衄，或血去，而阴益虚，不独肺燥，胆汁亦枯。胆枯木将自焚，且肺既嗽，又能激动火势化液为痰，逮肺枯而痿生，水之源绝，潮热不休，安得不死！仲景曰：“脉数者风发也，以饮食消息止之。”至精至妙。实虚劳生死之关，趁其人胃气尚强以饮食补之，所谓形不足者补之以味。补气血，以肥鸭、牛肉之属；补阴如海参、鳗、鳖；补土、如童雌黄鸡、鲫鱼、鲫鱼；清火，则燕窝、蛤蜊；补肺，猪肺、百合；健脾，大枣、莲子。多其火候，恣意食之；不可过饱，恐脾难运化，食后徐步，服滋生丸一丸；俾心闲气静内火不生，久久食入，于阴气长于阳，胃气充足上升于肺，肺能生水，脉数乃退，所忌发风动气生冷之品。此胃尚强时，饮食调补一法也（以上食养）。其或迁延日久，服药差误大耗真气，中虚胃弱，食少不运，前法难施，议者多本壮水制火，知柏苦寒，地黄湿滞，即苓、术亦苦燥。夫水从金出为天一之水，方能有济。金之所以能生水者，全赖脾胃之气上升而水可生。脾湿胃益弱，而肺金愈无土生。若用敛降，无论难降即或，火降而气既下陷，酷日无云，雨安从来，过时复升，其火愈甚，皆不明水出高源、水泽通气之义也。盖脉数不除，风行不息，必无愈机。

诊虚劳脉者，尽一昼夜间必有一刻其数少减，此正阴阳自为胜复之时，乘此投药迎机而导，否则寅初气注肺时服回风汤入米芪露一杯。数服后，兼服丙辛汤。及三合水汤脉少减者，即是生机。盖此风与中风之风异，彼则阴霾昼晦发屋拔木狂暴之风，此则夏日亢阳东南熏熟之风。逆其势自西而东，则西方凉风至，而雨可望矣。故阳不上升者用柴胡左升以趋右，今当升右之阳以趋左，此又一法也（以上回风）。若夫虚火上升，面赤心烦，咳嗽口干，其脉寸盛尺弱，来盛去衰者，病又加进，先用导火汤引火下入小肠，静坐数刻，火从下降，降至丹田，乘火在下时服赤帜汤填实中焦，不使火得再上，是韩信拔赵帜立汉帜法也，此又一法也（以上赤帜法）。若血初见时，慎不可用酸敛止涩及生地之泥滞，恐血凝而瘀，须用黑金散降火去瘀最妙。若劳力内伤呕血者，活蟹一大只捣烂，温陈酒调服，此皆阴火上升而生内风之虚劳也（以上血症）。如痰中带血如丝缕者，是因咳伤肺也；用清肺汤血从咯出者，从肝肾来，火犹未入于肺，急服镇火汤统治诸血；发热者，有三阴阳虚劳，常服者有升阴养血汤、止嗽汤。常服金生丸，可引肺气下入于肾（以上总治）。此外有发热昼夜不休，肌肤涩绝无汗者，必有外邪未清，或误为补药所痼，用内托汤热服发汗（以上夹邪）。又有骨蒸劳病，肌肤不甚热，按之骨间甚热，其人善食而瘦，皮肤枯涩，无汗，大便结实，其脉沉紧数有力，与诸虚劳不同，皆起于风寒外邪，日久蕴蓄而成，当用苦寒大补阴之类，大忌燥热之品。盖其热在骨髓，亦不宜用升散之使其热炎灼于外。又诸虚皆系胆汁枯，则肝木之火无水制，而风火大发。骨蒸一症，胆汁尤枯，用退蒸汤（以上骨蒸）。又如每日先寒后热如疟，汗出而热始退者，桂枝柴胡各半汤加胆汁二匙。此外有因血瘀而发者，妇人尤多，古人䗪虫丸之外有麦煎散，今方黑金丸。若夫传尸瘵症，其症心中烦热欲露体，覆之即闷，惊悸、怔忡、面无颜色、忘前失后，乃心蒸之状，用传尸劳方。若骨蒸五心烦热者，清骨散。

问：烂喉丹痧见于仲景书否，此症宋元名家议论绝少，能言其发病之故乎？或曰由乎司天，然燥令湿令俱能发病，主气客气不一，其说能详说其所以然乎？顺症何如，逆症何如，初起之治法当何如，中后之治法当何如，当清之见证当何若，当下之见症何若，能详言欤？此症近来颇多。

家大人已立论在前，尤当扩充其意而详说之。

《金匮》云："阳毒之为病，面赤斑斑如锦纹，咽喉痛吐脓血，五日可治，七日不可治。升麻鳖甲汤主之。"此条经文与今之烂喉丹痧绝似，而治法则不可从，无论蜀椒、雄黄温燥不可服。亦思此症发于春夏，地气本升，不当再用升麻，因于温热，血中伏火不必更用当归，人所共知也。古书绝少今时盛行者，宋元名家多北人，而此病盛于江南也，从来论司天者其说不一，吾以为客气不足凭，当实求之主气。与运行之令气客气如先天之八卦，有定位而无用。主气令气则参互错综，随时而见。如今年春令地气本温而多西北风，阴雨数旬，此太阴湿土令气加临少阳相火。主气病必见湿遏郁伏，烂喉丹痧所由发也。发之何如？因疫疠之气从口鼻而入于肺胃也。何以烂喉？湿热郁蒸也。如何为痧？与疹为类，是血络中病，与斑之出于胃者不同，当主芳香透络，辛凉解肌，甘寒清血。其后逆传心胞，仍不外乎叶老温热之旨。然一症宜分三种，风邪化热者治宜清透，湿邪化热者治宜清渗，痰火凝结者治宜清降。顺症初起，脉紧弦数，恶寒，头胀，肤红，肌热，喉中碎腐而痛，疹现隐隐。三四日后温邪化火，热盛痧透。五六日后，热甚，神昏，喉烂。此火盛逆传，内逼心胞见症也。七日后，热退，偏体焦紫，痧如麸壳脱皮而愈，此顺症也。若逆症，一二日脉见细劲，身虽红痧不外透，神识已昏，语言错乱，气逆喘急，此由邪毒内闭肺胃，内闭则外厥而脱矣。治之之法：顺症一二日宜疏表，牛蒡解肌汤或银翘散，加消食之品，吹以珠黄散。三四日化火，前方加犀角、羚角、花粉、石斛。五六日，见内逼心胞，症在营分，犀角地黄汤。有汗神清者，邪在气分，玉女煎加胆星、石菖、西黄药珠，甚则紫雪。中后之治法大都如此。其或便结燥实、舌干而黄黑者，凉膈散，即下法也。协热便泄、舌苔白腻者，葛根芩连。至于逆症，火毒内闭于肺胃，用鲜地四两捣汁，加金汁、梨汁、蔗浆更葛根、芩、连。至于逆症，火毒内闭于肺胃，用鲜地四两捣汁，加金汁、梨汁、蔗浆，更用鲜芦根煎汤，磨犀角汁，冲和紫雪丹，或珠黄散，要不外乎清开泄热为主。若夫不治之症，鼻塞流涕者，肺已伤，不治；合眼朦胧者，肝欲坏，不治；色白如粉皮者，气色败，尤属不治。盖元气虚者，不能托毒外出，毒且深伏，虽有清补化邪一法，究属难图，尚不如阴虚者可重用养阴泄热也。治详于温热证下焦篇中。家大人老年议论甚恶夫清之太早者，以感风感湿未曾化火而先清，必有结毒发颐之变。善乎！祖鸿范之言曰："初起发热憎寒者，以透散为主，火郁发之也。恶寒已止，内蕴之邪火方张，以凉解为宜，若仍执辛散，火得风而益炽，肿热必增，当于先后次第之间随机权变，各中其窥要，斯为尽善。"

问：妇人之病胎产为要，妊子之脉，能分辨欤？男女之分可预测欤？试胎之法果孰胜欤？恶阻之因治之之法能详言欤？胎漏小产其因其治能详说欤？妊妇有头痛、心痛、胃脘痛、少腹痛、股痛、环跳痛、目赤、咽痛、甚至于跌仆损伤，能各举其证因治法大略欤？胎死腹中验法下法，亦附详焉。

经曰："手少阴脉动甚为妊子，阴搏阳别为妊子，身病无邪脉为妊子，尺脉不绝为妊子。"夫尺者是少阴肾脉也。肾脉滑利亦见带症，惟与手少阴心动脉相应乃为妊子，无疑是即所谓阴搏阳别也。且血留气聚，胞宫内实，能无尺阴滑数乎？其与虚劳数脉分别处。胎脉数中有胃气，劳脉则兼弦涩无胃气也。然亦有中年羸妇，细小而不数者，其微弱中必有隐隐滑动之象可凭也。辨男女之脉最难执，左大为男、右大为女之说，不有脏气偏胜者乎？闻之先业师曰：妇人背阴而面阳，其左男子之右也，右则男子之左也。所以丹溪谓是诊脉者左右手。此不可凭者也，惟两寸浮滑为阳脉，主男胎；两尺沉滑为阴脉，主女胎。庶几近之。然曷不辨之男胎三月动而脐凸硬腹如釜，女胎五月动脐软腹如箕之为直截也！瘀阻与胎混，不得已而用试法：陈酒调佛手散（归七分，芎一钱），待两时许，脐腹微动为胎，不动者为经滞。法颇稳当，恶阻者恶心，阻其饮食也。其故有二：一由胃虚，宿有痰饮而兼气滞；一由冲任上壅，气不下行，盖经血既闭，水渍于脏，脏气不宣通，故心烦愦闷，气逆而呕吐。及三月后胎渐大，子能食血，自无上逆之患。然而间有不恶阻者，何也？中宫气健，胃无宿痰，清浊自能升降，不令秽气上壅，自无恶阻矣。治法：虚者加味参橘饮（温胆加参、术、归、藿、砂），实者小和中饮（陈、朴、苓、查、扁、草），吐酸不止者二香（藿草、香附）为末（服二钱）。大约胃寒者加丁香、豆蔻、砂仁，脾虚有火加黄芩、山栀、竹茹。要不外丹溪两言："肥人多痰，瘦人多火。"其法则二陈加减，须知此病不必疑半夏、茯苓二味为碍胎，胎漏小产。由于气血虚弱者多，气虚则提摄不固，血弱则灌溉不周，而系胞者肾，腰为肾府，腰痛则堕，不可不防。外此，则血太热而妄行。大凡暴下水者，胎必堕。若徐下者，可用补气安神治之。此症之脉宜弦牢滑利，忌沉细而微。其治视禀质所偏，阴虚内热者而用艾、附、白术、砂仁，温剂则阴愈消，如草木之无雨露，枯萎立见矣。阳虚内寒者，而用芩、芍，凉血则脾胃虚寒，气血亦弱，如果实秋冬少结矣。三月前宜养脾胃，四月后宜壮腰肾，此大法也。以泰山磐石山散为主方（八珍去苓，加参、断、芩、芪）。血热者加黄柏、阿胶，气寒者加艾叶、炮姜。然而胎漏一症，辨之宜慎。有妊妇血盛，月信常来而不堕者，治之反堕；亦有孕妇脉见滑数、月事略少，至三四月止者。今人以为七月生，其实足月也。又有壮盛之妇前三月按月去血点滴者，苟无腰酸胎动，不须服药。此又当合形体论也。再世人一月堕胎者最多，其人好洁，日必举足洗下体而滑也。胎前诸痛、气虚血虚、血热三种宜常目在之。而外感内伤，仍各宜分剖。如头痛血虚多火者，四物加减；感风者，加味芎归（芩、术、茶）；心腹痛或素有痰饮更触外感者，正气散；按之痛者积滞，保元；不痛者脾胃伤，六君；满痛及心，苓、术、芍三味；不时腹痛者血虚，熟地、当归二味煎汤服之；重坠者气虚也，补中益气；胁痛者不宜破气，童便和酒服之；少腹冷痛，小建中加炮姜；腰痛，环跳痛者，宜补；目赤、口舌咽痛者，凉膈亦可服；若跌仆伤者，胶、艾、芎、归加地。此其大略也。至如面青舌红，母死子活；面红舌青，母活子死，为验死胎之诀，一定无疑。下之之法：丹溪用佛手散重剂（归一两芎七钱），要不若平胃加芒硝为稳。

问：胎前症，最多子悬症，多心腹胀满，以紫苏饮为主方，其故何欤？抑另有法欤？又有子嗽、喘咳、子肿、子气、子满、子烦、五心烦热、烦躁口干、子淋、子痫、胎压膀胱遗尿等症，更有吐血、衄血、咳血、便血诸症，其因其治可详言欤？夫妇科诸书，似少专门名家所作，每见头绪烦多，杂乱无章，如能条分缕析，俾学者知各门用方之所以然，岂不善欤？

子悬者，怀子六七月胸腹满而胎上悬也。中于气郁者多，紫苏饮一方出许学士，《本事方》中自注云："有妇产数日催生法不验，此必心怀畏惧，气结不行。经谓恐则气下，精神怯，怯则上焦闭，闭则气还，还则下焦胀，气乃不行。爰制此方，服之即产，分明紫苏、川芎、陈皮、腹皮疏气舒郁，归、芍补血，参、草补气，皆佐使也。自注又云：兼治六七月子悬，数有效，亦疏气开郁之意。有热加芩、栀，胀甚加木香汁、归、术，名和气安胎饮。停滞呕吐，加苍、朴，名加参平胃散；郁多者，加味逍遥；子嗽者，妊妇外感风寒则咳，咳久亦易坠胎，古方用宁嗽散（苏、桑、杏、皮、知、桔、麦、草），亦有土虚不能生金者，归脾；有阴火上炎者六味，斟酌用之。”以余所用，胎前咳四五月不止者，橘饼一枚，松子肉一两，水糖三钱，煎服甚效。喘由外感者，参苏饮。然火动而喘，孕妇最多，治不外二母、芩、冬。他若腰痛短气，脾虚则母令子虚，肾气不归元而上乘于肺也，生脉补肺益气汤。补脾须去升、柴为妥，子肿与子气名异而相类。子气肿下体，子肿肿上体，子满又名胎水，在五六月后，因胎大而腹满遍身浮肿耳。三症皆属脾虚，或因泄利耗伤，病渴多饮，湿渍脾胃，水渍于胞胎易损伤，急治为宜。治法不外健脾利水四字，健脾用六君，利水用五皮出入，两方者利气之乌药、香附、紫苏，甚则加炮姜，古人用五皮，以白术易去桑皮。阎纯玺以为点铁成金手，可类推矣。外此，治水气有天仙藤（即青木香藤）散（香、附、紫六分，木香二分，陈皮四分）。气虚加参术，血虚加归。《千金》有鲤鱼汤（重一斤者，橘一分，姜七片）同煮汁入（术、苓、归、芍）同煎，虚加人参，此尤下水最捷法。子烦者，心惊胆怯，烦闷不安，由心肺虚热或积痰于胸，胎动不安，竹叶安胎饮为主方。君以竹叶、条芩、麦冬，臣以枣仁、远志，佐以四君去苓、四物去芍。渴加竹茹，痰积者以竹叶换竹沥、茯苓，躁甚热壅口干者加犀角、知母，气虚倍人参。又有因药多致烦不得眠者，用知母二两，枣肉丸弹子大，每日参汤化一丸。又有口干不卧，川连一味，米饮调一钱。子淋者，小便淋漓涩少，因气血养胎，不及敷荣渗道，且胞系于肾，肾中虚热移于膀胱，安荣汤主之，君以灯心、通草、苓皮、参、术补气，归补血，麦冬清肺，去原方之滑石，恶其重镇而滑也，以石斛、山栀代之。如在脉微弱气陷者，大剂参、芪。类此者有转胞症，因小便不通，脐下急痛，此由饱食忍尿，或忍尿入房，水气上逆，气逼于胞，不得舒张所致，非小肠膀胱病，当治其气，所谓胎压膀胱也，补中益气为主方。去湿者加油炒半夏六分，血虚加芎、地，急用盐汤吐提。又不若稳妥以香油涂手从产户托起其胎，俾溺之涨解为稳便。此症因虚，子淋之因火者不同，他如遗尿不知胎满之故，用白薇、白芍，酒调末服三钱。虚者同地丹服。子痫、口噤、项强、肢挛、语謇、痰壅、人事不省、忽然卒倒，与痩疭同，不可作风治。多因血虚血燥，阴火上炎，鼓动其痰，主以羚羊角散（钩、枣、独），气虚加（参、芪、术），血虚加（归、芍、苓），有用南星（一斤，炭火炕，酒制合）、琥珀一两、朱砂五钱　猪心血为丸，服五十丸，参汤下。此方通治痫症，胎前亦宜。妊家诸血症自当作火论，然“胎前宜清”一语不可拘泥，当分析其火所由来。第一辨虚实，实火宜清，其中又当分内外。从外感者，风热内郁所化（凉膈加归、地、茅、花），从内发者，肝经怒火（加味逍遥），膏粱积热，加味清胃（川、连、翘、丹、地、归）；郁结伤脾之火（加味归脾），虚火。宜补，当分阴阳，有气不摄血者（补中益气），有阴虚火旺者（地、归、二冬、知母、陈、犀、草、芩、栀、术、菀），有肾经虚火（六味加芩、地），此口鼻血也。二便之血多湿热，便血（槐、榆、防、归、乌梅），尿血导赤加（山栀、发灰、阿胶、麦、味）。

问：肺病咳嗽为多，“咳”字“嗽”字何解，能分讲欤？咳嗽症不外外感内伤两种，能分别欤？外感不外风、寒、暑、湿、燥、火六气，六气分见于四时，四时皆可以受六淫之邪，能各举其见证治法欤？内伤不外阳虚、阴虚，阳虚者多痰，阴虚者多见血，能各言其见证治法欤？劳风一症，外感内伤并见，能举其治法欤？先业师论治病莫妙于剖析分明，愈细愈精，曷不剖分而详说之。

咳者何？谐声也，其音开口而出，仿佛“亥”字之音，故有声无痰曰咳。嗽则如盥嗽然，有物在喉，漾漾而出，故从口从敕。后人遂以有痰者谓嗽。然则咳嗽之病何从生？曰病有万变，要不外内伤、外感两端。试言外感。外感者，风寒暑湿燥火尽之。而六者论其常，各主一时为病。论其变，则四时皆可以受六淫之邪。今且即风寒论，感风咳者，鼻塞声重，恶风涕清，此证也，左脉浮弦，此脉也。而风之中又有辨，春则伤温风，肝木用事则伤肝。而有又中气中血之别，伤气者为卫（参苏饮、桑菊饮），伤血者为营（芎苏饮）。夏则为热风伤心胞（鸡苏散），或伤冷风者（香薷饮）；秋为凉风犯肺（败毒散），兼痰者（金沸草散）；冬为寒风伤肾（麻黄汤加减），兼饮者（桂枝厚朴杏仁汤），倘冬时天热而感寒风（葳蕤汤、阳旦汤）。惟秋冬有暑湿，如春夏无燥气。他如先伤风而后伤热为热之寒（葳蕤），肺热感寒为寒之热（金沸草散），嗽而痰出稠黏者脾湿胜（二陈），连嗽无痰者肺燥胜（清燥救肺），此皆外感咳嗽也。内伤则痰饮、阴虚两种，痰饮者多阳虚，浅者六安煎，有火者温胆；虚者金水六君煎，阳虚而不可攻者（玉竹饮子），有痰火者盐降法，喘甚者（降气合贞元）。他若阴虚者阴火上升也，胃气不清者（麦门冬汤），五更咳甚曾见血者（四阴煎），痰多而浓无胃气者（六君加减），痰少嗌干胃气未绝者（六味八仙长寿）。凡若此者，所谓隔二隔三之治，土不生金者补脾，木反侮金者平肝，火上刑心者治心，皆隔一之治也。若水不涵木，因而反侮金者补肾，即补肺；命门之火不能生土，因而土不生金者补火，即所以补肺。皆所谓隔二隔三之治也。此外又有劳风一门，古人所谓发在肺下，今俗所谓寒入肺底是也。其病浅者（秦艽鳖甲、黄芪鳖甲），病深者，柴前梅连煎（千金法）。至于（芎、枳）之治寒久郁肺主未化火者而言，若化火而兼络伤者，服之必见血。二母之治虚火刑金，主已化火者而言，犹（泻白）之泻肺之母也。咳嗽一门，稍分其类，已成三十余言，此即剖析分明之道乎？他病可类推矣，而兼证兼方又用之无穷矣。

《医学课儿策》终

经历杂论

内容提要

中国医书欲求其别具卓见、学说不雷同者，实鲜见焉。京江刘吉人社友经验宏深、见解特异、著作等身，惜皆未付剞劂。本社在绍时，荷寄书稿多种，乃因偏隅之处，印刷未便，遂致鸿篇说论湮没有年。现在书经付刊而刘君已先物故，濡毫至此不禁泪潸然下也。本书亦其遗作之一，所论多别开生面之文。读其书者，要知先人一言一句皆从呕心绞脑而来，未可等闲视之。

序

老马识途，以其经历多也。谚云：“熟读王叔和，不如临证多。”盖临证既多，其学问见识亦有从经历而渐推广者。故医家有医案之传，以为前车之鉴。然以医案传者，每有重复雷同之弊。兹将余二十年所经历诸证诊治之法，不拘泥古方古法而获效者列案于后，而以余心得之法作一论，以冠于前。案验虽多，仅记一二。凡无甚大异之案，一概删去不录，以免烦冗。所记皆新奇创解，未曾经古人道破者，以开后学之见闻，神而明之，存乎其人，青过于蓝，则幸甚矣。

著者识

目 录

经历杂论

京江　刘恒瑞吉人　遗著
绍兴　裘庆元吉生　校刊

正名论

孔子云："名不正则言不顺。"医方所载病名是也，其命名之理真伪混杂，专总不分，名不正故其言亦不顺，其治法亦难讲求矣。余故谓：必以正名为先，得其正名，然后知讲求治法。凡古书所载，如伤寒、中寒、中暍、中暑、伤风、中风、中恶等名，是正名也，是专名也，可以其名求其治法、用其方者也。忽又杂入痉疾、痢疾、类中风等名，痉痢是总名也。仍有专名在焉，如伤寒化痉则名曰寒痉也。可伤风伤热化痉则名曰风痉、热痉也，可类中风伪病名也，自有其真名在焉。如血虚内风动，肝厥则名曰肝厥，或名曰内风可也；痰厥则名曰痰厥，或名曰中痰可也。乃不正其名，或以总名名之，或以伪名名之，又或杂入一二正名专名者，昧者不知其故，见一名即以一名门中治法囫囵治之，不效，则曰吾照古法治之，非吾之过也。此皆古人命名不清，不能点清后学眉目之故也。降至后世其弊更甚，如霍乱古之总名也，后人名之曰发痧，且有子午痧、瘪螺痧、转筋吊脚痧、绞肠痧等名；小儿惊痫古人之总名也，乃后人又有急惊、慢惊、慢脾风、鲫鱼惊、蛾口惊、老鹳惊、天吊惊、披弓惊、疳惊等名；翻胃呕吐古人一症名也，后人遂有胃家寒、噎膈、隔食等名。按：后人捏造名中，惟胃家寒之名最正、最专、最切，惜无一人名胃家热者以对待之，于是死于胃家寒者多矣，以其只知有胃家寒之证，有以胃家热告之者必讪其妄，以未之闻也。此外更有各处方言不同，如苏人患痉则名曰脾寒，南京人名瘪螺痧曰鬼偷肉，是更无理取闹，象形随意命名，更不可从者也。今余以正名告后学，而分别总名、专名，求其至当不易之理焉。今之人闻人有病辄问曰：何病？内证乎？外证乎？则外证内证是总名也（外证需外科，内证请内科）。内证中有二大总名，曰内伤，曰外感（内伤五志，外感六淫）。可执此总名以治病乎？总名曰外感，分而言之各有专名在焉。轻者曰伤，重者曰中，故有伤风、中风、伤寒、中寒、伤暑、中暑、伤湿、中湿、伤燥、中燥、伤热、中热之专名焉。感而不即发病，过后由里而发者总名曰伏邪，故有伏风、伏寒、伏湿、伏暑、伏燥、伏热之专名焉。此外感病之专名、真名也，可以其名求其治法者也。其有兼感两气者，则兼名之兼治之，可也。内伤之因于五志七情者，曰喜笑伤心，曰郁怒伤肝，曰思虑伤脾，曰恐惧伤肾，曰操持动作伤肾，曰色欲伤肾，曰悲泣伤肺。外此，又有气血痰食所生之病焉。此四者是六淫之渊薮，邪气所依踞者也，曰气虚（邪伤气，则气伤而虚），曰气实（初感则实），曰气郁（安按：六淫七情皆能遏郁气机），曰气复（安按：热病后血液大伤，气易复，血液难复多变浮肿症，名曰气复），曰气急（呼吸太速血难随之。安按：亦有邪壅气关，气逆而急者），曰血虚（安按：血不能配气则虚，有因邪伤者、有本质素偏者），曰血瘀（安按：血停经隧曰瘀），曰血涨（安按：血泛若水，贯注经络，曰涨爪，有红纹，一名血蛊），曰血溢（安按：溢泛于外也，阳络伤则血外溢，阴络伤则血内溢），曰痰结（安按：结，凝聚也。有寒气冰凝而结者，有火热炕干烧炼而结者，有气郁而结者），曰痰核（有形之核生于皮内，推之移，按之酸者是也），曰痰饮（安按：痰有风、寒、燥、湿、火之分，饮者水也，痰饮者稀痰如水也。有寒饮，有湿饮，有风饮，有热饮，有热燥，极反泽之假饮），曰痰气流注（安按：流注者，痰气流于腠理膜内也，为肿痛，溃则难敛，亦有阴阳虚实之分焉。红痰属阳属实，白痰属阴属虚，其实皆阴邪也），曰痰痹（痹者，痹于四肢经络之外也。痰气痹痛，肌肉不仁，四肢胁肋常见之症也），曰痰阻（阻者，阻于脏腑之内也，如痰阻肺络，喉中拽锯声），曰痰厥（安按：痰火蒙蔽清明则厥），曰食积（安按：胃阳虚则不能腐食，或胃阴虚不能运食），曰食痞（安按：非谓食水谷而为痞，乃指幼孩食黄土、纸、布、砖瓦之类，最难消化，多成痞块），曰生冷伤脾（安按：脾土喜燥，最恶生冷之物），曰食腐浊不消（安按：腐浊者食化也，不消者不降也，有因肺气不开，有因胃气不降也），曰宿粪结滞（安按：粪在腹中，如舟在水中，须水液以载之，风气以运之。今日结滞，其为无津液，或气郁可知矣），曰食复（安按：热，病后重食助邪化热，湿病后重食阻遏气化，咸能复病）。此以上皆气血痰食所生病之名也。有兼六淫外感而生者，有口腹起居不慎、七情不适而生者，当因名分别求治焉。其余又有以脏腑经络命名者，如胃寒、胃热、肝风、心悸、脾虚、膀胱气闭、转胞、肺胀等类，皆以所受病之脏腑命名也；如阳明热结、厥阴伏暑等类，是以经络命名也，如此等命名取义，欲人知病所犯脏腑经络，分别用药引经，无张冠李戴也。其他如疟疾之名，则很病之总称也，以其至其日时而即病也，门类甚多。有六淫气血痰食之别，当分别求治焉。如痢疾则滞之下总名，也亦必如上分别治之。推而广之，如发热、恶寒、呕吐、吐血、泄泻、遗精、怔忡、谵语、自汗、烦热、发狂、战栗、昏迷、抽搐、瘈疭、角弓反张、腹痛、疝瘕等类，皆非病之真名，实一病中之证候名也。以证候之浅深，知病邪之轻重耳。皆不可因名求治者也，必求其病之所以致有此证候之理，而后有治法焉。即《伤寒》《金匮》有阴阳易、百合、狐惑等名，亦诸邪皆有之证，不独伤寒为然也。亦当分别因何症之后传变而犯此症以治之也，使泥于古方投之不效，将如之何哉？亦必因症变化别求方法以救之矣。若外症之名，惟曰痈、曰疽、曰石疽、曰脱营、曰病移、曰疔、曰疮、曰疖而已，此可以名求治者也。其余有以穴道部位名者，欲人知分别用药引经也。有以形象名者，如杨梅疮、蛇头疔、鱼口等名是也，此不过状其形症而已，至于治法则虚实互异，阴阳不同，湿火迥别，《外科》《金鉴》《正宗》亦皆详言之，特未尽其旨耳。兼考本论后疔疮、痈疽诸辨证法自得之矣。故欲后学了然无疑，点清眉目，必以正名为先，名正而法亦随之正矣。慎勿为古人伪名、象形之名、总称之名、证候之名所惑也。

疼痛辨

近世医者遇疼痛之症，莫不以“通则不痛，痛则不通”二句定案，所用之药无非芳香辛通，破血行气之品，岂知痛有虚实之别乎？实痛由于气血凝滞，痛当拒按；虚痛由于气血不足，痛当喜按。此理在稍有学问者莫不知之然，其中犹有一至理焉，余亲历数症而得之者也。以痛生于血气，有血瘀、气虚、气不足以行血者，痛喜轻按，重按之则痛甚，必待推揉之而后减。法当补气以行血，其脉必举之不足、按之弦滑而长兼牢者也。有血虚、气郁、血不足以配气，痛喜重按，轻按之毫不减痛，当补血配气，其脉必芤涩而大，按之若按破芦管状者是也。更有六淫所生之痛，治六淫即治痛也。惟虚热之痛最易惑人，但补虚则痛甚拒按，但清热则痛甚喜按，必清补兼施方可，清补之中有偏胜亦如是。变法当随症变化加补加清，平而后已。凡六淫之痛，皆有虚痛、实痛之别，虚者正虚，实者邪实，治邪则正虚，补虚则邪实，故痛之喜按、拒按不能不因药而变也。正虚则邪陷，扶正即所以捍邪，使邪得以外解也。即用治邪之药亦必正气助力而后邪乃外解也，非徒恃攻邪之药可以祛邪也。倘正气不能捍邪，虽用攻邪之药，邪不解而正反伤矣。如用兵剿匪，军粮不足，兵必变而为匪矣。正气者兵粮也，善用兵者必先屯粮。善治邪者，必先养正。其有邪实正虚之证，不祛邪，正不得复，不养正，邪不能解，妙在祛邪不伤正，扶正不助邪，斯得法矣。

外证之痛，未溃脓为实痛，既溃脓仍痛，为虚痛人皆知之，殊不知亦有未溃脓正气不胜毒气之虚痛，亦有既溃脓毒气仍实之实痛者，不可不知。

马队营总延寿民肺俞穴生红饼，其大如顺治钱，其色鲜红如洋红棉胭脂，有白头在中，痛彻骨，觉农裳压之，若不胜其重不能得脓。余曰：肺气虚也，因以独参汤进，伊服党参至八钱，一剂独用，一服痛减，三服得脓，服至收敛方已，并未用别方。

诸痛论

古人谓“通则不痛，痛则不通”，盖为实痛而言。若执此以治诸痛，则谬矣。今将余历治诸痛而得效者，为业医者备陈之。夫痛亦各病中之一证也，必详其所因而后治之，始无差谬也。痛之名目不一，有少腹痛、胁肋痛、脐痛、大腹痛、胸脘痛、膈上痛、天府痛、头角痛、巅顶痛、眉棱痛、太阳痛、颊车痛、咽喉痛、项脊痛、肩胛痛、腰背痛、髀骨痛、肘臂痛、手腕痛、腿足痛、周身筋骨痛、痞块痛、走窜痛、流注痛、疔疮痛、痈疽痛、足跟痛、溺管痛、疝气痛，此以上皆痛之名也，而非痛之因也。若问其痛所因，总纲则有虚有实，有半虚半实，有阴虚阳实，有阳虚阴实，有阴阳皆虚，有阴阳两实。阴属血分，阳属气分。气血何以有虚实，当辨其外感六淫是何邪所伤？内伤七情是何脏受病？更有不内不外，乃人事之乖者，如跌打震动、刀伤失血等类，此所以致痛之因也。辨之之法，全在切按二字详细工夫。内证之因于六淫者，如寒从上受，发为太阳表证，则头项痛，太阳痛，头痛如劈，脉浮紧，无汗，表散之则愈。寒从中受，发为胸腕胁肋痛、吐水，甚引背痛，脉弦迟而紧，痛绵绵不已，无止息无松紧，喜热手按摩者，温中散寒则愈。寒从下受，传入三阴，发为脐腹疝瘕痛，甚则如奔豚上逆，痛有定所，痛若筋牵引，无止息无松紧，爪甲青白，甚则厥逆、肢冷，喜热熨者，急温足三阴则愈。阳明燥金胜气兼寒化者，其症相若燥金本气之痛，症相似但脉象弦涩而短，善伤血分，血虚人易患此，法当温润。有燥结者，当温润以下之，若将化火，其脉兼数，当平润以和之。风痛者，善走窜，痛无定所，血虚人多患此，其脉浮大而缓，按之芤，此肝血亏虚，经络隧道空匮，血不配气，气行太速之故。古人以内风名之，脉不甚芤者，养血祛风；芤甚者，当填补血液。湿邪流注而为痹痛，多手足四肢症，当宣气化湿以胜湿邪。若郁于内而为脐腹胁肋痛者，痛有止息有松紧，绵绵难愈，多太阴脾证，其脉缓，法当宣燥调气。化暑热之兼湿者，当先从湿治化热，而后从热治之。热证头痛如裂，胸膈痛如夹，胁肋痛如胀，脐腹痛如吹，爪甲红紫，痛有止息松紧，其脉数，法当清热。若夫七情狂喜大笑，心脉震动，火气赫曦，血散四旁，当胸而痛，其脉洪数，法当酸敛。大怒伤肝，木气奋游，血液妄行，经络震痛，其脉弦劲，按之芤，法宜甘酸以缓之，微辛以和之。哀郁伤肺，气机阻滞，胸膈隐痛，其脉结涩，法当宣畅气机。小郁者，芳香宣达。大郁者，则中气受伤，法当寓宣于补。思郁伤脾，木气遏郁，脾气不舒，胁肋脐上隐痛，饮食不甘，其脉结而涩，往来不利，见于右关，左关弦细，法当芳香醒脾，甘酸柔肝。恐惧伤肾，腰髀虚痛喜按，法当甘咸补肾。色欲失精，劳心失血，血液枯槁，经隧空痛喜按，始则腰脊，继则项背，甚则随处皆空痛而喜按，当用血肉有情填补精血。盖虚则喜按，实则拒按。气虚轻按不痛，血瘀重按则痛，揉之痛减。气实血虚轻按痛，重按不痛，久按之乃快。更有虚极反实，发为伪癥瘕者，喜按；发为石疽脱营者，亦拒按也。其脉弦劲无和滑之象，按之则芤。外证之红肿高大者，起尖顶必焮痛，脉必数而有力，阳毒也，必清解消散之。胀痛者浓汗已成，中顶必软，可溃之去腐生新。已溃而反痛增者，虚也，脉必虚芤或散，当补之。蔓种无头、不起尖顶、日痛轻夜痛重者，半阴半阳，当用回阳法，使归于阳而后泄之、溃之、提之、托之。皮色不变、塌肿无头、痛而兼酸，全阴也，始终以回阳法治之。已溃而平、烂蔓延、紫晕红开、痛不胜衣、虽薄绢衣压之觉有多重者，虚甚也，急宜峻补气血。跌打不破者，多血瘀气滞，当行和。刀伤失血者，气血两虚，当平补。其色证形象，即虚实二痛之师鉴也。天府穴痛、足跟痛，肺痈、肺痿二候也，亦当察其所因而治之；疝症属肝，有气疝、血疝，有虚实六淫之别、七情之分，亦如上法以辨之；溺管痛，有虚实，当通利，当滋补，亦如上法以辨之。兹不赘述。

虚痨真伪辨

世人以痨瘵之症为必死者，多死于庸医之手也。遂致因噎废食，坐而毙，相习成风，良可慨矣！而医家见此症亦推辞不治，或见勉强之则必曰“另请高明斟酌”，以为谢过塞责地步。嗟呼！操活人之术者，安可不求其生乎？使求其生而不得，然后彼死于病，而不死于我也。余少时，凡遇人不敢治之症莫不勉强以求其生，苦索深思务，必欲于无治之中得一治，法投之间有一二不效者，必深以为己责，抑用药未尽善欤？抑辨证未确的欤？抑病人服药未如法欤？必求得其法而后已。念年以来，声名虽因之不振，学问则因此而增，知虚痨之症除古人所论五痨七伤，而犹有似痨非痨者几种存焉，故虚痨真伪不可不请求分别以施治也。兹为后学敬告之，古人所论五痨者五脏自生之症，五脏中有一脏败坏也，故有心痨（计会拣持竭尽心血）、肝痨（郁怒伤肝耗血）、脾痨（思虑歌读，饮食伤脾）、肺痨（咳嗽多言，喘促多痰）、肾痨（房事失精，恐惧伤肾），五痨之目焉；七伤者七情所伤也，仍不外五志五脏之治法也。痨病之所以难治者，因七情而伤其无形之元气。元气无补法，医道所不能到者也。如有此能便是回天妙手，天地是我做矣。若无形之元气未受大伤，仅伤有形之精血，虽曰七情之病较难于六淫，然余尚可设法以救之，法载七情篇中。然此五痨七伤真痨其不兼六淫者，皆五脏自生之病，其来势也缓，其成功也徐，非半年一年之久，不致有性命之危。苟初起之时，遇明医治之便不致增重矣。若似痨非痨有兼夹六淫伏邪者，或本非痨病，实因六淫伏邪为病，状似虚痨者，其病反速于真痨。俗传百日痨病大约皆似痨非痨者也，有伏淫似痨者，有伏暑似痨伏热似痨者，有痰饮喘咳似痨者，有疟疾久而不愈似痨者，有伏风在内咳嗽似痨者，有伏燥伤阴似痨者，兹将真痨伪痨案验列后。

余未冠时，家严每戒余不得妄治人病。而余每见有待毙之症辄技痒多事，偶有效者，辄相传就余诊。一日，有患噎膈老妇复诊，偕一少妇来。少妇颜色鲜媚动人并无脂粉，老妇诊后少妇戏谓余曰："先生看我有病否？"余诊得两关细弱，因谓曰："肝脾两虚，痨将成矣。午后至夜半当寒热，五更汗出，心悸，心窝如凉水，饮食不香，天癸愆期久矣。"少妇惊曰："先生何以如见乎？余家寒无力医治，先生虽洞见病情，奈我连药资难得，惟待毙而已。"余劝之曰："煎剂多费，尔用不起，以余观之有二百文即可愈矣。"少妇曰："何太容易？何太便宜？"余曰："请试之便知不谬。"少妇喜请赐方，余以二丸各四两与之。早服六君子丸三钱，淡姜汤下；晚服六味地黄丸三钱，淡盐汤下。药尽病痊。

逾年，少妇又偕一中年妇来诊，余见中妇脉两关弦长而迟缓，左寸芤涩，舌白滑，两颧微红，咳。余曰："痰饮停于中宫，隔断心肾不能交媾，夜间咳甚，所吐皆白沫，寒热大汗如水，传尸痨成矣。头上当有红发三根，取下焙灰服之。"因用六君子加黄连、官桂、桃仁、明雄少许与之服下，夜间得寐，次日早起作呕，吐出痨虫一，长二三寸，红绿花色。又来复诊，遂去桃仁、明雄，命服二剂后，用六君子丸收功。后来谢曰："余家六口病此而死，惟余一人赖先生独生，恨不早遇也。"一同学生员李，苦读用功，家计亦绌，心肝血耗，至暮夜骨蒸，天明盗汗，余见脉芤涩而弱，因用猪腰子汤加忘忧草煨食，每夜五更时嚼龙眼肉二五枚，随津细咽之，半月愈。

一邵姓，肾虚成痨，咳嗽失音，坐必曲身而后能寝，且痰甚多，诸医药以化痰补脾补肺滋水之品皆不应。余偶过访，见其面色鲜洁，黄白无滞色，虽形消骨立，尚可救治，请脉则芤字一字而已，因劝之曰："药不可服，痰不可化，愈化愈多，脾不可健，愈健脾死愈速也。"经曰："精不足者补之以味，凡有气之药闻之即吐矣。

宜不服药以留胃中未亡之阴为能饮食地步，但食猪腰子汤、生鸡子黄盐水海参汤与猪肤汤，或羊肉汤、羊肾汤间日配搭用之，自可活命。若再用药肆中物必不可救矣。”邵从余言，服食半月已能行走上街买物矣。后忽耳某明医名，从其弟数十里同往就医，数日回家不起，不可救矣。以上真五劳也。

伪劳一乡人，午后发热状，似阴虚痨瘵状余诊其脉缓，曰：“伏湿，似劳非劳也。”藿香正气散加滑石，三剂愈。

艾竹楼嫂，日晡寒热，胸闷腹胀，天癸不调，四肢倦怠，腰痛。王锡仁治之十余日不解，后告其邻曰：“艾嫂痨瘵已成，嘱不必治矣。”艾嫂闻之，请竹楼哀哭托孤，以为必死。竹楼笑曰：“焉得有如此速死之劳病，此症刘吉人治之如反手耳。”因请余治之。余诊其脉两尺长大，两关虽细弱而涩，而右关重按之有力。余曰：“伏暑结于阳明也。”以青蒿鳖甲加蒌、贝与之二三剂，加调味承气法微下之，七剂而愈。

朱霞村外室，湘产也，偶感风咳嗽，润医不知湘江地土犯柔润之弊，遂加剧，每日吐白沫一二盂。霞村遇余于途，沽饮后因曰：“敝室劳病已成，万难痊活，昨卜吉凶，需路遇良医方可救之。”见余执《扁鹊心书》喜曰：“吉翁用心此道，敝室救星也。”因同至其家，见其卧蚕浮肿，久卧床席，脉则双弦迟缓，舌润白，余曰：“水饮、寒痰凝结中宫，卧必咳喘较甚矣。”因以苍、朴、桂、附、苓、术大剂与之，一剂较愈一剂，五七日能起床矣。后水去，脉芤，血虚象见，加甘温补血，如桂元肉、鹿角胶等类，实土补血收功。

辨浮肿鼓胀

古法所载，如脾虚湿肿、肺虚气肿、血瘀成胀、水溢为肿、风入腠理头面痒肿、大风疠疾周身浮肿外，仍有温热之气复为肿，鞠通已载于《杂说》矣。又有一种未经古人言及者，则阳明伏热传变为浮肿是也。夫肿胀亦一症之形也，见肿胀者当求其致肿致胀之因，而分别治之。无奈近世医者皆认为脾虚湿肿，张冠李戴，妄为施治，能勿夭乎？兹将各样浮肿鼓胀之诊治分别之法，细详于后。

湿肿由于脾虚。脾阳不旺，不能消有形之水液，湿气泛滥，弥漫中宫。必先食不香，饮入辄胀，四肢倦怠。脾土濡润胀大，土濡不能克水，不能作堤岸之功，而肿势成矣。及其肿也，势亦缓缓而增，不甚骤急也。其人面色黄暗，肿处色亦黄暗不鲜洁，始则不甚光亮，继则肿极，方见微有光亮，其脉缓无力鼓指，其爪甲甚不红，其舌质淡，其唇之四白微浮，不起棱角。治宜培土，宣气化，调水道。

气肿，肺病也，先喘后肿。由于肺之燥金本气不足，燥不胜湿，肺之津液痰涎有余，涨满肺络，肺气不安，格于外而为肿也。其人面色浮白显于黄暗之上，额上白如浮粉，目下微浮，脉气口缓大如散而不聚，不能鼓指，治宜培土生金，复其燥金之本气。

血瘀致肿胀大腹者，乃二阳之病发心脾，不得隐曲，女子不月，冲任不通，月事不来，瘀血塞其道路，寒热作于日晡，多梦怪诞。视其因寒、因郁、因热分别之。寒瘀人，人能治以通，血脉之药多温也。古有陈法，兹不复述。热瘀之理人鲜知之，以热伤血络，血中稀汁。明汁干耗久，则为火热，炼干如血余炭热。昧者不知此理，仍用温通之法以溢其火热，乌不自焚乎！法当从鞠通加减桃仁承气法加增液之品，使耗干者复化为稀，稀而后能通行也。郁者，气郁不能统有形之血液以行也，然气郁久多化火热，症每多热。因郁所化非真热，不可清也，脉必浮涩，但解郁舒气，气行血亦随行矣。

水益致成肿胀者，《金匮》有风水皮水黄汗停饮，治法具在，学者可于《金匮心典》中求之。古人有阴水、阳水之别。阴水者，阳气已虚，坎中真火不足，阴寒之水充溢皮肤，形症较实者，尚可用温下之，法；虚甚者，先建补真阳，待脉气稍旺，再温下之以散其流，后用补火生土，以收全功。

阳水者，在腑之病也。阳气仅受遏郁，未受大伤，阳郁而化热淫热之水充溢于皮肤之间，如《金匮》葶苈泻肺，《外台》茯苓饮，甘遂、芫花、大戟之属，下之可也。余更以《内经》“水热者刺其络”之旨，用针浅刺其委中、承山、阴陵泉、三阳交，以分消之。诸水之脉弦长，沉则滑利，浮则不能鼓指，或缓、或迟、或数，无定也。水热兼数，湿水则缓，寒水则迟，水液有余则滑利。以上之症其势缓，不若以下之症其肿速也。风入腠理，头面先痒，其肿甚，一日可偏身皆肿，其皮色不变，脉浮缓大，而风热则数大。风疠疾周身浮肿，每逢骨节其肿较甚，眉脱，筋骨酸痛，渐至手足不仁。诊治法详于伏风条下。

温热气复之肿，由温热病后阴液大伤、余热未尽、阴液未能来复、阳气先复无阴以敛之故，气暂浮居于外而为肿也。如人遭兵燹之后，夫先回家，妻尚未归，夫必寄食于外待妻回，自一室安居矣。治之之法，惟补阴以配气，补肾以纳气，其肿自消矣。

案：张西园长子时疹之后，鼻流黄水，一二日间周身浮肿，其势甚急。柳幼安诊之曰：“绝非湿热，然不知所以致肿之理，吾不能立方也，敢辞。”后遇二医误作湿热，治以淡渗法，小便遂不通矣。延余入见，其夏月裸衣坐床上浑若玉人，其周身皮色鲜洁，如羊脂玉中孩儿面色，一望而知其为气复矣。诊其脉芤大涩数，舌赤少苔，用生脉增液合法，加猪肉肾汤。西园以为创见疑，余曰：“但服余药，明日小便通是余第一功也。”次日将鞠通先生书与看，始信。服七剂而消。阳明伏热传变浮肿，详伏热条下。

案：张西园族人先是阳明伏热化疟后发疮，乃假愈内伏，遂腿足浮肿、腹大、囊阴皆肿、呕不纳水谷，诸医皆以湿水治之更剧。余诊其脉状似促而涩，两尺虚火而长，静中有动似虾游，以增液承气下阳明之热结，一剂呕止、疮见点，再下大消。

虚极反实生伪癥瘕与石疽辨

经云“虚极反实，阳极似阴，燥极反泽”，皆有至理存焉。阳极燥极之证前已言之，惟虚极反实证，古书不多见也。除燥热伤耗胃阴、胸中反觉痞闷是常有之症外，仍有血虚已极气独走注下元，少腹胁肋等处反见硬块疼痛喜按，类似癥瘕痞块实证而非癥瘕痞块者，病家以为痞块，医者亦以痞块攻之，误杀者多矣。又有坚硬如石包在皮肉之内者，按之移者为硬核，推之不移者为石疽，此皆气血两虚死气发也，全赖温和补气补血，方有转硬为和、消患无形之望。否则溃敛无日矣，可慎哉！（石疽之症溃则难愈，因其气血两虚，不能化脓，多出腐渣、饭末、硬石、枯骨之形，动辄崩塌如地陷。然不可以外证法治，但温养生化其气血可耳。）

一刘姓女痨瘵将危，忽生一硬块在少腹关元穴。以余善针灸攻痞有奇功，延余治之。余诊其脉芤弦相合，无和缓，气咳甚，夜热，痛处喜人用手按之刻不可离。余曰："虚极反实伪癥瘕假痞块也，宜补之则消。"刘不信固请针炙，余开导再三，始服。余论以为闻所未闻，余用甘酸温和两补气血法加猪腰子汤、鸡子稀黄，一剂痛止、三剂软化、七剂消，内症亦大效。后以环跳穴生石疽，刘用大红袍药敷之，疽未成而宗气大伤。延余，余辞曰："此症可以望救者，无形之气未受大伤耳。今麝香耗散真元，医之短者惟真元无补法耳，不可救矣。"不日卒。

一向兰谷右翼协领也，胯纹际生石疽。一名医用提脓法，以为得脓则生。其子告余，余曰："陷成矣，防有石团出，不可救矣。"未旬日卒。

一余业师严，介眉、腰间生石疽，延余友王少徐治之，虽溃少，徐用温和膏外贴，用温补药内服，竟能化脓生肌收功。余自左胯纹间生一石疽，如近世五月所卖角黍状，坚硬如有三角石在皮内，服独参汤、猪腰子汤消。

气郁徒用攻散禁

凡人敢怒而不敢言之事谓之郁。世医治郁率用攻散之品如槟榔、枳实、青皮、郁金、乌药、香附、木香等类，非不暂解，终无愈期。盖以此等药治郁，如以石投水，非不暂开，石下复合，再以石投之，旋开旋合，而水亦因飞溅之多折耗多矣。气犹水也，易耗而难生长者也，岂可屡胜攻散之药乎？余观郁症初起者，气结而不通畅，尚可稍用芳香借疏阳气。其郁之久者，非特气虚且阴血因之暗耗矣。故气郁之初症，脉象浮涩沉滑，久症脉则浮沉皆涩矣。温散太过，有脉变芤虚散大者矣。攻散降气太过，有脉无力鼓指若有若无者矣。夫郁本于七情，人之阳气不能舒畅耳。有兼感六淫者，有不兼六淫者。不兼六淫治之较易，若兼六淫治之较难，全在医者明白寓攻于补、寓补于攻，调治得宜耳。治不得法，耗伤气血，病中生病更难支持矣。兹将治验列案于下。

一杨姓妇，久郁成瘕，医攻散之久而不愈，痛更甚。余诊其脉细涩若无，因用独参汤，潞党五钱一味主之，服三剂安。

一余姨母之婶，因久郁患胃气痛，呕吐不纳，医治无功，因往孟河就医，回以方示余，余曰："无功效，明春木旺恐大发作。"次年正月杪病发，诸医束手，复延余。时已大痛七日，不食不寐矣。余诊其脉芤虚弦，因谓之曰："气郁血虚，血不配气，经隧空疼延胸引背，非补血配气不可，勿徒怪气郁也。"因用温和补血甘酸并用法加鸡子稀黄。一剂安，又用膏四五料，竟不复发。

一余姨母因与伊子怒，郁甚而无如之何。翌日至余家以冀散闷，余见其口吐粉红沫，因问之，姨曰：昨因作气后即如此，且口中自觉败鸡肝臭味甚重。"余请诊脉，左关若绝若续。余曰："肝已伤矣，速回服药。"因与真阿胶五钱属配（生炒）蒲、黄各四分，分煎，化胶顿服。次日觉左肢一边大痛不止，延余，余曰："郁气发，欲通而不能通之候也。"因仍用昨日方，外以黄芪、全归、红枣各二两煎浓洗熨，渣敷，次日效。

初下便用生军禁

下法始于仲景，试看伤寒入阳明化燥

用承气篇中，大黄之下有注明酒炒者，有注明酒浸者，有注明是酒洗者，岂无分别取义乎？夫大黄将军药也，医之用大黄如国家之将将，全赖用之得当，驾驭有法耳。故善用将军药，为医家第一能事。考《本草》大黄条下，称其有冲墙捣壁之功，走而不守，由胃中直走，下达肛门，能逐无形之热同有形之粪而出。《本草》又称为黄良，以其无毒也。又曰："得酒良。"今之庸医，畏之如虎如毒而不敢轻用，以不善于用将之过也。近世时医，见识不广读书不多，知其然而不求其所以然，故偶尔知用承气法，而不知承气命名之义，竟昧昧然用之，误杀者多，旁观者遂相习成风，因咽废食，竟视大黄为毒药矣。余为后学正告之：大黄入阳明药也，入胃与大肠；酒制之则下力缓，可在胃与小肠稍为停留，而后方入大肠也，能降无形之火热，非攻有形不化之积滞者也。凡温热之初感在肺，不解传阳明，胃之上脘作结胸痞闷，神糊谵语者，此时之热邪犹在肺之上膈。若仅用蒌贝下法又恐势缓，有病重药轻之弊；若竟用承气又有太过之虞，法当用蒌贝微加酒炒大黄以佐之，则以一剂而解。若大黄不用酒炒酒浸生用之。必有遗热在上不解之弊。兹将余以历验之案，述为后学之戒。

一祝姓名家仪，住鲇鱼套四圩中，向曾在余家茶业学徒。丙戌岁感暑热，余诊视后劝其在店服药易愈。奈祝归心似箭竟自擅回。途中烈日曝背半天，受暑热更重，归服余方嫌轻不解。遂延圩中潘医诊治，老潘以正气散法投之。翌日亢热神糊，复改延其子小潘诊治。小潘见其结胸痞闷、舌如芒刺，急下之，数剂不解，大便已下黑垢半桶矣，而谵语如故也；又下之，至小便不通，欲便则厥逆汗出，小潘仍以五苓、八正等方求通之，势更危。延余下圩，余至时已二更，见其脉虚芤而涩，手足下颏皆冷，惟额上胸间微热，余曰："势急矣，脱在一二时耳。"急用银花一两，白芍、麦冬各五钱，生甘草稍三钱，阿胶三钱，姜一小片，枣三枚。煎服后小便通，厥冷回，神志清楚，家人皆喜。次早，余复诊其脉，两尺关仍虚芤，两寸已有数象，戒曰："勿喜，尚有恐吓在后，今日仍服昨方去姜、枣，明日当复亢热谵语，今留一法在此，余回矣。"留方，案曰："津液元气稍复，遗热在上膈者，如仍作谵语亢热，法用去姜、枣之方加制军一钱，再以钱大一片口含之，随津咽汁以搜至高之热使下尽，则可调理善后矣。后果如余言复下黑垢半盆，方神清热退。

滋阴徒用甘寒草木之品禁

阴者，凡人之肾水、五液津、吐痰涎、精血等，流动有形稀汁之总名也。凡人身内流动有形稀汁亏乏，名曰阴虚。此滋阴法不可不讲也。如热证起之轻者，仅耗其无形之阴气，而不能骤伤其有形之阴质。若热邪久羁，伤及有形之质始则内肾水亏，肺经精液干耗，口乏涎吐，继则胃汁上溢，胃中之汁反少，末后则骨髓干槁，真精亦耗；藏精既耗，反吸身中经络之血，而血亦耗，此热邪伤阴先后轻重之分也。此外又有燥气伤人，先耗肺液，继耗胃汁肝血，终及肾水真精。若风亦能先耗肝血，继及胃汁，终及肾水真精。寒邪伤人，营血先耗，五液敛少，如寒暑表水银缩下状。暑邪伤人，先使人血液泛涨，如寒暑表水银之升，继则炼升丹，水银上溢，锅底反干。湿气先伤人之阳气，阳气伤不能通调水道，如水道下流淤塞，上流泛溢，必为水灾；一旦水退，干旱从之，亦能使人真阴不生长，而耗及阴液。经曰："湿伤肉。"肉何物乎？即脾胃之阴汁贯注皮内腠理耳。此皆六淫伤人之阴自然之理也。然滋阴者，当先辨其水亏、液亏、汁亏、精亏、血亏及无形之阴气亏，分别治之补之矣。乃近时医生，率以甘寒滋润，如冬地之属草木之品以滋阴，在热伤肾水之症，未尝无效。若大肉削脱、大骨枯槁、大热伤及精血、腹中脂膏有限者，何能起死回生乎？因病久伤阴，阳气亦必带累，如妻病甚夫亦忧劳不安，斯时若仅用甘寒草木之脂膏汁水以填补失丧之精血，少用无济于事，多用阳气不足以消化煎炼而化为血液。若用之太骤，大剂甘寒药汁存留胃中，有反伤中阳之弊。余于精血亏乏脂膏不足之证，改用物类血肉有形之脂膏，以填补人之失丧之脂膏，同类相济，象形补形，较草木之汁水事半功倍，且无需阳气煎炼即可复其本元。以告后学，多一法门变化耳。

肾水不足精耗者，猪腰子汤，取以水中之水补水也，无伤阳之弊。

精血脂膏胃汁大耗者，用猪肤汤，去白粉、白蜜单用猪皮。遇肌肤甲错大肉脱者，以此汤缓缓沃之。

血虚者以鸡子稀黄补之，煮干则有损无益，稍老则其功减。

胃汁肺液虚甚者，生鸡子温水浸去冷气，生吞之。

以上之法，皆以近时无好阿胶用，代阿胶法也。

血虚气亦虚者，连皮羊肉汤补之。

肝虚者，鸡肝汤，心虚者，亦可用。

若仅热伤阴，龟板汤补之。

前祝家仪，神清热退后，仍延潘医调理善后，潘遵温病法率以甘寒滋阴之品大剂投之。越七八日，复急请余下圩。余至圩，诊其脉象弦细，往来滑利而缓，惟两寸稍大，症现大渴欲热饮，饮不解渴，腹胀胸冷，身体软弱，头汗出，舌反赤无苔。余曰：是必滋阴太骤，甘寒柔腻有汁之药水停结中宫，中阳困惫不能通调水道，而化生津液，故脉滑、舌干、时求热饮也。若投以辛温，又恐余热复炽，思维至再，惟有用甘辛淡渗法，以甘辛和阳，淡渗消饮，小其制，遂用制半夏一钱，云茯苓五钱，生苡仁三钱，秫米一钱，姜一片，枣二枚与之。服一剂解。因思调理善后不善，尚生枝节，而彼素贫寒，又非可常费舆金者，虽合膏滋补亦难为力，余因留善后之策，属用猪腰子汤、乌龟汤间服。十日后，又以大便难告于余求方。余以猪肤羹、生鸡子与之。七日后，又来告余曰："大便如常，一切皆好，惟腿足腰间力不能坐立。"余以独用金毛狗脊汤与之。一月后壮健如常，到店矣。

温下寒下润下攻下不可混用禁

俗尚日偷甫读《汤头歌》便思行道者，多矣。子和汗、吐、下三大法，皆医家选锋治真病者也，用之当否，吉凶立见。汗吐之法不多，兹不另议。惟下法门类极多，古方甚伙，其大纲有温下、寒下、润下、攻下四者之别。温下，如古法天台乌药散加巴霜，以下寒燥之结者也。脉必短小紧涩有力，方可用之。来复丹，以下寒湿凝结者也。脉必迟缓兼结者，方可用之。寒下，如调胃承气、增液承气用大黄、芒硝是也，脉也气口大数或小数有力，方可用之。润下，如蒌仁泥、火麻仁等品，取其有油滑润以下之是也。脉兼细涩、血少阴虚便秘者，方可用之。攻下，如木香槟榔丸用槟榔、枳壳、枳实、神曲、山楂消导等品，以下饮食痰滞有形之积滞者是也，脉必气口紧甚或牢坚而滑，方可用之。此外，有寒温并用以下之者，如大小承气、大黄、附子、细辛汤是也。大小承气可以下伤寒已化为燥，燥化热之剂，大黄、附子、细辛可以下寒伤营血化燥之剂。润下法，有温润润下法，如用归身、淡苁蓉、金紫、苏子、杏仁泥等品，以下燥气伤血、血少人虚之燥结者也。五仁丸亦温润下法也。去砂仁，则为平润下法。寒润下法若增液承气减大黄，或少用大黄，以下火热伤阴、便秘人虚或热结旁流、自利多日、阴液耗损者也。攻下法有攻瘀血者，如桃仁承气是也。必右尺脉长大而数，血海瘀热，方可用之。有攻痰涎胶固者，如礞石滚痰丸、竹沥达痰丸是也。必气口脉滑大有力，方可用之。有下痰饮水液者，如《外台》茯苓饮、泄肺汤，芫花、大戟、甘遂等下阳水者是也。必脉象弦长流利而至缓者，方可用之。有用巴霜下寒饮阴水者，必脉象细长、往来流利、至迟二三至者，方可用之。再合舌症、人形虚实斟酌轻重用之，方可无失。若指下不清，目中不清，当寒用温，当润用攻，祸不旋踵矣。

谵狂症不可专认心包火热辨

近世医生，有因读叶氏、吴氏《温热论》，善治温热而得名者。其尤易名噪一时者，则莫如心包火证，用牛黄、至实、紫雪等证。盖此等证最恐吓病家，最易拨乱反正。此辈见识浅短读书不多，凡遇谵狂莫不以其得意之，法治之反将古人所论各种谵狂症忘却矣。按：《内经》有“心包火证因于暑汗静则多言”之文，凡心包谵语之症，其人必沉迷而阴有烦躁之象，不甚狂也语。声低，脉两寸独大数或促而有力，舌赤，尖更如火灼，方是心胞火热证之的候，方可用清心宫法。若其人狂甚，烦躁显然，言语声洪亮，但妄言妄见、所问非所答，则是阳明谵语。考谵语之症，古法以伤寒化燥结于阳明、胃中有燥屎为第一。谵语症法当下之。若误用牛黄、紫雪等，芳香太甚反伤其宗气，不胜下药，且有开门揖盗引邪入心之弊。又有热入血室、厥阴瘀热与阳明合病，亦能谵语、妄言妄见，如有鬼神凭附状。由伤寒传变者，用仲圣桃仁承气法；由温病传变者，用吴鞠通加减桃仁承气法。此外，仍有痰迷鬼祟症亦能谵语，当祛痰逐鬼者，不可不知。盖鬼祟凭附之症，无论其鬼之真与有与无，即使真有鬼祟，然鬼为阴物，使其人无痰瘀阴物阻遏阳气，鬼何由得近人身？故鬼祟附人必借痰与瘀血为渊薮，去其痰瘀鬼亦无所附矣。孙真人《千金方》有案验、徐灵胎有案验，可查，兹不复赘。

案：余堂妹婿患阳明谵语，神志半明半昧，余曰：“当调胃承气下之。”其家畏大黄如虎不听，他医用紫雪三服不应，元气耗散，自利虚脱而死。

一友人王少徐谈及其友柳明之症曰：胸闷拒按，谵语烦躁，苔老，汗不达腰以下，脉涩小有力，类似促结。他医投犀角至实紫雪不应。今延余，余谢不敏，未敢立方，请问此症倘可救否？余曰：此阳明热结证也，君明日往诊，其右脉尚有力，稍能鼓指，虽涩小，可以增液承气主之。王从余言遂七八剂愈。

一索姓女妄言妄见，如有鬼神，骇人听闻，他医用清宫法不效，用巫亦不效，余以吴氏减加桃仁承气汤合青蒿、鳖甲法，二剂痊。

咯血咳血非死症辨

世人每以吐血为危症，而必欲勉强止之者此犹人情，不知医者之常不足怪也。乃亦有通品医生，亦以咯血咳血为危血症中难治之症，且见有痰中带血丝血点者，即名之曰金丝吊虾蟆，极险之症，以为必死。如此吓人，病者闻之亦恐甚，多致不救。不知此辈之言从何而来？学无根据可知矣。殊不知血症之死者，多死于勉强止血耳。不治其本，徒塞其流，非不暂遏其势，而崩溃随之，反致势不可救。故善治血者，不治其血，必求其致血出之因以治之，其效虽缓，然可保无反覆之弊。兹举一二症，为后学开拓心目。

甲申年，余友浙人陈惠尧患痰中带血症，医治多人，率用甘寒清润法。积久弊生，胁下停蓄水饮辘辘有声，不能寝食，自知必死，株守而已。余因治朱友姜之病遇于朱家。朱因促之，出手诊脉，余曰："脉缓而弦细，阳气不足，水饮停留法当宣燥。"且许之曰："水饮可治，也痰血不必治也，余但能使君寝食如常，操作如常而不能使君痰中无血也。"陈曰："血不止命难久已，每日饮食能化血几何而可使之常出乎？"余曰："男子之所重者莫贵乎精矣，好色之徒，家中内色旦旦伐之者有之，即每日一度所泄，必较君所吐者多，况有宿妓三四度者乎！白血尚如此其贱，何况君之红血乎！"陈闻此，比大笑曰："吾无忧矣！"因服药十余剂，寝食如常，身体精神复旧。次年出而经纪至上海输船中，遇浙人四五，内有同病者三皆至上海就医者，见陈痰中亦有血点，惊曰："君不治乎？"因固邀同至上海名医处就诊。三人得方皆服，惟陈不服。三人医三日血止而食不能进矣，延未多日三死其二，其一速回，免作异乡之鬼。陈后十年遇余亲告其事曰："彼三人以止血死，我独以吐血生，先生所赐也。"

安胎论

胎之不安必有所因，非漫然拘执古方即可以求安者。古安胎之方用寒、用热、用补、用泻、用涩、用通各有取义，非无故而造出此方可以安尽人之胎也。其有因跌仆殴打损伤动胎者，伤轻尚可望安，伤重万难获效；亦有因举重动高而动者，攀高则身体伸长，血管脱离儿口，重压则气不舒展，阳气压下遏郁，血难流通，此数者皆人事不慎使然也。治法惟攀高者，宜酸甘以敛之。余则宜伤科法和血疏气，使其瘀积之血得行，再生新补助以益之，则不致血竭胎蒂枯落之患矣。

有因外感六淫邪气害正胎，无好气好血以养之者；世医因辨证不清，用药错误，益邪伤胎者。遂至胎前外感六淫之症对症之药，每以妨胎而不敢用，坐误机宜，卒至大小同亡，良可慨矣！余谓胎因热邪不安者，清热即可安胎。虽寒如大黄，用之可也。因寒不安者，散寒即可安胎。虽热如桂、附，用之可也。在辨证清楚、用药得当耳，慎无以大黄、桂、附伤胎而不用也，经曰："有故无殒。"言有病则病受之，治邪尚且不足，焉有余力以伤胎乎？兹举一二症，以备后学隅反。

一刘子聪妻，孕五月患疔毒，治愈后火毒结于阳明，漫延督脉、阴跷脉，腿弯而不直，膝并而难开，虽欲入一指于两膝间而不可入，且身体硬直，头难转动。前医亦名士执古法不敢下，延月余势急。余用增液调胃两承气合法，加羚羊、犀角咸寒之品，服四十余剂，膝开，后足月而生。生后又四十余剂，腿方直。

一周大云外室，孕三月患阳明伏热内结症。余用亦两承气合咸寒法治之，至十二朝，伏热外达，症势似险，周延樊医评论余方曰："药当。病重，伏邪外出也。方甚合，宜可不必改。但大黄能下胎宜去之。"周阴从其言。二三日，余讶其脉不甚流利，有欲停之势，因问得其故。余曰："保胎将军安可去乎？"遂加用。至三十二剂，病痊，胎安如故。

催生与下胎之不同辨

下胎者，如胎死腹中或私胎不可使人知，二者皆但欲下之，而不必保全其胎之能生长也。若有夫之妇，孕胎足月临盆，太早生产，疑难除试痛非正产，仍需安胎可不必催者外，有已当正产，因有他故不能遂生，不得不借仗于药力者曰催生。虽催之使下，而生下之后，务必期保全此儿易长易育，能长大长寿无灾病也，非徒下之则已者可比。古方兔脑丸、凿柄木等方，但取捣下之义。然余观之，用此等法者，产后大人、小儿多不健旺长寿，是以戒催生者不可拘执古方。凡下胎之方，更不可用。

生产本妇人常事，本无难者。试观胎生之畜类与私产之室女，可有难产者乎？其所以有难产者，除因惊觉太早，累次临盆，空费气力者外，亦有因气不足者（如船在江河中无风以送之也），亦有因血液虚者（如船在河中，潮小无水，不足以载舟，徒费推移之力，不能行也。当补血液），亦有因气郁已久、气逆而不能降者（胎前家中多拂意，有肝气郁抑已久。如船在江河中，虽有风，奈非顺风，不能行也。当解郁顺气），亦有因肝肾素虚、阴虚不足以化生者（老阴不足，则无以生化。当培肝肾之阴），亦有因外感六淫、邪气缚正而不生者（感热则血耗干不能运动；感寒燥则血凝结阳气不能运行；感风则本气上逆营卫不和，血因风耗；感湿则中气困乏，阳气不运，脾不统血，不能运行），亦有因七情五志所伤不能生者（悲则气结不能运血；恐则肾伤，肾阴不足，不能生化；思则脾气郁，不能统血；怒则气逆，肝木横张肺失肃清下降；喜甚则肺气涣散，亦不能降；惊则气上越，散而不聚，乱而不顺）。

以上有一，皆足以妨碍正产之势，故不能速生。此催生法不可不讲也，谨将旧案有效者列左。

催生通用外贴膏（龟甲、蛇蜕）入麻油炸枯后，去渣入龟甲胶，收摊贴少腹。如无此膏，仓卒用龟胶化贴亦可。本古方龟壳散化出，取补老阴，阴足则能生化之义。如惊觉太早，用之亦可安胎。

一妇因惊觉太早，余诊其脉未离，经水未下，贴此膏腹痛止，过三日方生。

一苏姓妇难产，周时不下。余诊其脉芤虚已过鱼际劳宫，中指节两旁动甚。余曰："血不足以运胎也。"用阿胶杭芍生甘草汤，外贴催生膏，越戌至辰，六时而生一子。

一胡姓妇难产，二日不下。余诊其脉细如游丝，不能鼓指，用四君子汤，越六时生。

一刘姓妇难产，三日不下。余见其面青、舌赤、寒战，脉大无伦。用龟甲（一两）、生甘草（三钱）服下，痛止安眠不战，越七时而生。

一卜姓妇产，二日不下，气喘急、舌

黄赤、脉大数、口渴，余曰：“大热血干，气逆不降。”用清降法，羚羊、石膏、冬、地，少加大黄，以降之，服下，逾时即生。

一妇产二日不下，脉弦涩如循刀，按之微滑利。余曰：“此气郁也。”用香附芎归汤服下，越三时生。

一妇产三日不下，又当冬令，面青、脉紧甚、逼指有力。余曰：“寒邪缚阳气也。”用苏梗防风辛散解表之剂，服下，一时得微汗，三时生。

胞衣不下不必惊慌论

稳婆无识，每见胞衣不下，故作惊慌者，但须镇定，勿为所惑。俗有用自己发入口作恶心取下者，其法亦效。然有沥浆生者。因下血水过多，胞衣干涸，滞于腹内者，需用补血生其血液，方能达下。法宜于增液四物汤，酌虚实寒热、脉象，择而用之，并无因胞衣不下上走至心者，医家勿为邪说所愚可也。

亦有反胞而生者。因胞已仰承在腹内，胞中满注瘀血不下者，但须稳婆用手伸入以一指顶胞底，则胞内瘀血得溢于外，亦可下矣。

产后论

古人论：产前多实热、产后多虚寒，世俗遂因之。新产后必食红糖粥汤、胡椒汤、蕲艾汤、生化汤等类牢不可破，习俗相沿，永定为例。即寻常庸医，亦只知以芎归四物汤、佛手散、乌金丸、生化汤温和之剂调理产后诸症。间有产后虚热、瘀热、温热等，需用甘寒辛凉之剂者，无不群相讪谤，以为不可。殊不知古人立言下一多字者，亦不过虚寒证多于虚热实热耳，非谓必无热证也。若产前岂无一二伤寒虚寒需用温者乎？产后岂无一二虚热实热用寒者乎？岂可胶柱鼓瑟拘执一偏之见乎？学者但须照脉舌症合参断病，宜寒则寒之，宜温则温之，宜补则补之，宜通则通之，全在指下清楚，目下清楚，务在得其病根，不致张冠李戴耳。兹将产后，破格用药治愈之案列后，以告后学知所变通焉。

一郑姓女，因夫妻相打，动胎下血延余安胎不遇。次日余往，其夫曰：“昨日请君不至，因抄《达生编》中安胎方服下，何反比催生散更速乎?”余见其脉洪数鼓指有力，按之力更甚，因谓其夫曰：“方中殆用归、芎、续断等品，现在热血已干滞腹中矣。宜戒俗用通套艾椒、红糖之品，下咽恐难挽回，过七日自见热证大作矣。”过七日延余，诊脉更数，至七八至，亢热气喘，有汗不退热，腹中时痛时止，口渴，余曰：“气血两燔，今西瓜上市，可用西瓜自然汁缓缓沃之，需服七八日再议。”其夫不敢信，门外门内邻医闻之吐舌。幸病人自主索西瓜甚急，因与之。一抔稍安。后其夫胆渐大，遂日以西瓜汁三次，当三餐。七八日周身出红痱，数次始变白痱，白痱出，腹觉胀痛。又延余，余用吴氏加减桃仁承气汤，一剂大寒热，二剂经行，其病如失。

按：此证与古产后黄芪汤血虚证相似，惟脉有根无根之别耳。此证全在脉按之愈数愈有力定案，若按之虚空无力，则是血虚阳无所附证矣。仍遵古法可也。

目疾论

眼科诸书率以风热外感主治，久患者率以补肾、补肝等法主治。殊不知眼之全体属肝，黑珠属肾，白睛属肺与大肠，两目角红肉属心与小肠，上下胞属脾胃，目外眦属少阳，内眦下属阳明，睛明穴上胞眉棱骨属太阳、阳明。五运六气偏胜，六淫皆能为病，亦有气血痰湿自生之病，其湿邪如云雾蔽太阳，患目者固多，而瘀血湿痰阴凝之气侵目者亦复不少，气虚血瘀不能生光退红者亦复时有。非深明医法者，不能出古法拘执范围也。

辨之之法全在于脉，六淫时气脉症，诊治如以上内症法，特神而明之存乎其人耳。谨将罕闻创见之反乎古法治之获效者列案于下。

一耿姓患目念年，医以滋补肝肾法治之久不效，且觉羞明不可见些微之光，胸中气怯，甘甜之物不能稍离片刻。余诊其脉缓大如绵包，止三四至，往来滑利。余曰："此湿痰凝结中宫证。上下胞浮肿光亮，用苦辛温兼苦寒法，倍苍、朴、黄芩、黄连，微加桂、附以消前服阴寒药，配药时药店力阻勿服。次日又延余，余曰："尔觉虚甚，桂圆、蜜枣不能稍离，然亦不能不虚尔。先购川朴（二分）来，放一二片入口嚼之，如比枣、圆有功，觉不甚虚矣，尔即服昨方，不必改也。"二剂愈矣。

一施琴夫婢女，左目白睛有黄脓一点，如苏子大，外眦红丝贯之。余曰："瘀血循少阳胆经贯目，其殆天癸来不畅欤?"用加减桃仁承气法，二剂愈。

余侄文澜，黑睛下白脓一点，如苏子大，揉之觉睛酸，余曰："此痰气循阳明经上也。"用二陈汤，一剂愈。

一吴霖生，患二目久不愈。至余处时，已欲相者扶至，余诊其脉浮涩沉滑而细，二目红瘀不辨黑白。余曰："此气郁血凝，因不遂意而得也。误服凉润矣。"用辛温散郁，七八剂愈。

痈疽论

痈疽者，外证之总名，其小者疖（大不一寸之径），大者为痈（二三寸大者有头）。高起有头、溃脓有包者为痈平肿。扁塌平烂横延者为疽。亦有高起如覆杯、如小馒者，根脚如绳束引头，如平圆棋子小豆饼者，溃后深凹起肛口，亦阴疽也。

疖阳毒根浅，来源少，易治（内服清凉，外用升丹、太乙膏）。痈阳毒根深，来源远大，难治。《内经》有"初传热中，末为寒中"之文，故有始实终虚者，亦有毒实人虚者，有始末皆虚者（未溃已虚，既溃更虚，脉芤血虚，脉涩弱气血两虚，脉细弱气虚，法当甘补甘温益气），有半阴半阳者（湿热相兼，治宜平剂，内用《金鉴》《正宗》活命饮，有八珍汤等法，外用忌疔散、擒王散、万应膏），全阳者（脉数，舌宣，红肿有头，初宜清解，溃后防虚，宜兼扶正），有阳毒发于阴部位者，有兼阴毒而发于阳部位者（如伏兔疽、环跳疽部位则阳病，因有兼寒湿血气凝滞者，阴部如囊痈、横痃鱼口、大腿里面、腋下、胸腹等是也），疽阴证也。有气血凝滞而发者（如范增因恚忿发疽而死），有湿痰凝结而发者（如红痰、白痰、痰核等），有气血不足死气而发者，如石疽脱营等症是也（诸书有以红白辨阴阳虚实分痈疽治法者，然余每见有初起不红之疽，因治不得法变为红紫而平烂者，甚有紫暗灰暗色者。若曾经治颜色已变，从何分别乎？法当问其初起颜色形状以定之。盖白疽误用凉散之药，水凝其血，其色必改变，红紫灰暗矣，法当用阳和膏或小散阴膏贴之。如石疽脱营之症，其脉多弦细紧涩，按之如引绳循刀，坚而不移，往来不利，法当内外温补，虚甚者用血肉有情填补之法），有介乎痈疽之间，实因内症不解发于外而为病移者（其外证形势介乎不痈不疽之间，传变症候不与外症古人定论相合，必问其外证未起之先曾有他病否？但此种病移之外证，多阳明当下不下症传变而来，但有暑热燥湿之异耳。治之之法务在得其内证之根由，对症施治，除尽病根方愈。外亦勿用痈疽古法末药敷掺之，但以温和膏药贴获其外。慎毋用凉血败毒提脓之法，若外用凉药遏其内邪外解之势，则绵延难愈，横烂侵淫，脓水多稀，累月经年杳无效验矣）。

疔疮论

疔毒之发有二种：一为火毒独发，一为兼火兼湿而发。生于手足少阴经穴极重，两厥阴、两阳明次之（少冲、涌泉穴极重，大敦、劳宫穴次之）。皆有红丝人中、口角、虎口、眉头、眉心，阳明部皆易散大漫肿。古方法多拙，惟菊叶汁入酒少许服，为治湿火之疔最当法。今增一法，凡脉数极有力振指者，大黄甘草汤；脉无力大数软如绵包而滑近散者，大黄汤一味主之，外用砭石或磁锋角针等刺之出紫恶血，有红丝用金针刺红丝尽处出血，外贴洞天仙草膏，稍加陈升九一丹贴之，单洞天膏贴之亦可，皮薄肉薄之处禁用升丹，恐生努肉肛口，不可不知。

疮毒

疮有干疥、湿疥、脓窠之异。干疥，颗粒密而小，色红隐于皮内者，多搔破有血，火气所发也，肺胃肾肝血热也。其脉细数，沉数舌质红。治宜清凉血分。湿疥，粒如珍珠光亮。有水湿热平等者，亦有红盘湿重者，无红盘，脉缓滑。治宜甘辛淡渗法，从太阴主治脓窠。亦有有红盘者，亦有无红盘者，亦从上法分别治之。其颗粒较大如豆式，兼阳明肌肉之分也。若大如元眼、大如杨梅者，从下梅疮治法治之。

如用一扫光合掌丸治之者，其效虽速，必变他症。有化疟痢者，有变生疮蛊浮肿者，有发为大痈疽者，不可不知。

干疥，用三仙丹猪油调搽。湿疥，用二妙丸末干掺脓窠，用万应膏或救苦膏加陈升丹，和入黐内摊贴。干掺者，必极陈者方可。不痛不起努肉，和入摊贴则无弊矣。不陈者，更宜少用为佳。

疮蛊浮肿，古有蟹黄酒发之之法。但在脉滑数不芤涩者，可用。设脉已细涩芤数，是热已伤阴，营血已耗，岂堪再用破血之蟹乎？蟹为介虫，属金，得燥金之胜气，故西北风起，九月菊黄，则蟹正盛矣，以治湿热相兼之疮蛊，诚是以治火热之疮蛊，则恐有竭阴之弊。兹改用增液承气汤加（麻黄、升麻、薄荷、细辛）等一二分，微兼辛以开其表，不致冰伏内陷足矣。此四种药中，择一二味合用者，用之可耳，不必全用也。透发于外，后去之。

杨梅疮诊治法

痘疮，因于先天相火而成；梅疮，则后天相火而成，有挟湿毒者，有不兼湿气者，有妄治妄泻、克伐太过、伤及元气、津液、精血而成内陷者，有误用轻粉劫药而成结毒者。何谓结毒？以梅疮属阳毒，轻粉属阴毒。阴阳二毒凝结一团。清之不可，温之不可。故曰：“结毒杨疮虽重易治，结毒虽轻难医。”

其脉数大有力鼓指，苔黄厚腐，虽体无完肤易治，以增液承气汤加鲜生地下之。

以其相火一气为病也。

其脉数大而软如绵包者，兼湿气也。加苦寒以泻之，苦辛以和阳气，淡渗以通水道。

其脉芤虚涩者，元气阴血不足也。宜先清补滋益之，以防内陷托毒外出。

脉象弦数兼紧涩者，恐已误服轻粉，阴阳二象并见，如有筋骨酸痛、肌肉麻痹如蚁行瑟瑟处者，必已误服无疑矣。宜用收水银法，取尽轻粉毒气方愈。法用开口花椒十四粒整吞，如送丸药法，每日吞之便出，至不开口止。外以金针取穴道，引轻粉气吸针上。缓缓日日针之，取尽阴毒方止。凡服轻粉霜者，牙龈必肿，口流涎水，其犯阳明经可知。凡病人阳明多不再传，用金针取法，亦取足三里、手合谷二阳明经穴耳，深内针久留之，待气至然后出针。弱者徐出针，恐其不胜大泄也。富者可用赤金为珠，如绿豆大数粒，当丸吞之，待其由大便出，拣出洗净，其色必淡白，用火烧后再吞，便出再烧，如是可数次。再筋骨酸痛、肌肉麻痹如蚁附之处，用金器磨之。磨擦久，皮转紫黑，如破用真金箔贴之。若结毒已溃者极难敛，需用金叶作油纸，摊散阴膏掺制去油硫磺末贴之。如无桂末，与花椒末亦可用赤金者，取物类相感，水银食金之意也。痘疹另有专书。

斑疹诊治法

斑疹者，肺胃病也。肺主皮毛，胃主肌肉。疹病轻，斑病重。斑有大小，小者其根浅，病轻，邪易外解。大者其根深，入肌肉之里，其因肺肾心三藏血热涨泛而成，虽有阴阳之别，实则伏热所在。阴斑者，其色紫黑暗重浊，有因外寒遏郁内热而成阴斑，有因气血两虚，正不能捍邪而成灰暗之斑。与痘疮灰陷、黑陷、五陷无异。庸医以斑、疹二症必须发表，有妄用刚燥之药者，亦有以斑疹属热，妄用凉剂苦寒者，如用茅根妄用至四两者。并不审其气血虚实、在表在里，率以上二法治之，误人多矣。故分别治法，大略于后。

其脉浮或缓。风疹，风温也，辛平解肌。其脉浮紧者，有表寒缚之也，方可辛温透表。舍此一脉象，无辛温发散之理。其脉中部数大，甘寒微苦法以清之。其脉实大有力搏指者，阳明实热在里，虽斑疹未能透达，时隐时伏，必微下利之，里和则表自透达矣。两尺脉数大而长者，甘寒咸寒苦以泻之。虚数芤者阴虚，重用甘寒以润之。脉象虚芤者，益气增液以滋益之，否则白痦空泡作矣。有自如水晶、有光亮者，气分独发也，脉滑缓无力，舌润白，气分湿邪所发，宜加甘辛淡法。脉不滑缓而仍沉数者，血伤于热，血少不能随气而出于表也。法当益血滋润以助其外达之力。曾经误治、误燥、误表，脉散者，甘酸以敛之，如生脉法最佳。误泻气弱脉微者，加减复脉法与生脉法合用。

小儿脐风撮口诊治法

面色微青白，额上黄、目胞黄、鼻黄，黄至口角则不治。脉象弦紧而微，口如荷包撮紧锁，不能出声，不乳不食。按：此症《幼科铁镜》有成法具在，可不必再论。但夏氏之说有未尽者，引而伸之。夏氏谓此症“断脐时受风也，七日以外无是症也，发作必在七日以内”。然已丑年八月，吾胞侄文选生已半月，忽患此症。吾以夏氏灯火十三醮法治之，虽有效，仍未能出声，延一日至晚间，先进温散足三阴药，仍未全效。后灸肺俞二穴，灸神阙，各三壮，始哭出声，能乳矣。盖灯火醮法近于发散。虽面色转红，黄色退，口不甚撮，而不能出声者，肺脾两太阴之气虚也。吾用补法灸之，气得补方能有声也。后此子常患寒水喘哮之症，足见两太阴阳气不足矣。

犯太岁鬼神奇怪症诊治法

其人面色中部黄暗，脉象变，现症亦无定形，此必其鬼神邪祟症也（宜禳解，巫医并用）。

医家首重望字，末重切字。余于庚寅年左胯纹际生一核，状如鸡子。自知因境所郁，先宽后窘，症类脱营，法当不治。先治以解郁不应。后因友人敦劝再三，勉从其议，服醒消丸三分。翌日身不可直，向之如鸡子大者，反变成硬坚，如石、如角黍大矣。适有友人朱霞村善风鉴因事顾我，见面色惊曰："吉翁特无犯太岁乎？面色险矣。"余答以无修造事，何得犯之。朱不信，遍视宅内，回告曰："君宅内寅宫有粪坑，是何时所作？"余曰："是旧坑也，殆小奴不听吾言私倾于内耳。此污犯也，敢求禳解。"朱为选时日如法禳之。余自用补气补肾法，一二日硬块消，疾如失。

乙未，邻女赵病黄。延余诊视，视三日略有效，而黄终不减。余细诊之，见其脉乍大乍小，乍数乍缓，余曰："此变脉也，鬼神为病。敢问宅内曾动土乎？"宅母细思曰："病者前七日曾在西南角栽扁豆。"余视其方，正值未上太岁，因问曰："宅长曾有恙乎？"曰："栽次日，宅长重病三日，不药愈。愈则女黄作矣。"余因学朱法教之禳解，不药愈。

中表姐丈苏植三，因起灶犯岁，破飞五黄杀灶，未成而苏病。延余视之，见其面色黄赤黑暗，如炒枳壳色。病脉三日，一日一变，代其细查动工日，知所犯者重，必有或十或五数日之厄，因力辞医任，教之禳解法，曰："得保命幸矣！"后由内症变为外症，重困五十日，方渐安痊。

《经历杂论》终

痢疾明辨

内容提要

本书一卷，亦属未刊稿本。系社友常熟吴玉纯君所录惠，为暨阳壶芦山人子虚子吴士瑛甫恬先生手著。其自序题“折肱心悟”四字冠之。盖先生治痢之法经四十年之久而著此书，自有心得，可概想矣。书中辨痢疾分六经、列四纲，自初症以至坏症及老人虚痢、休息痢、产后痢、胎前痢、噤口痢，详论古今方法之得失，间附治验备案，允称“治痢专书”。临证医家，当人手一篇也。

序

澄江之东南隅有龙沙山，瑰奇灵秀，代生名医。清道、咸间有吴公甫恬医名噪遐迩。髫龄闻前辈谈吴公轶事，公于醉后诊新产妇，投以安胎药，随诊者不敢下笔。先生促之。翌日酒醒，方疑虑间，而病家来云："复生一儿。"公乃狂喜曰："吾三指固未尝醉也。"镇江将军女病，闻吴公名，以重金聘之诊，公误为妾媵也，诊毕谓将军曰："非病也，且喜得男将军。"默然。少顷，公方膳，将军出，谢曰："先生果名医也。"以一盘捧上，盖破腹而出者也。公大惊，由此得心疾。其门下传抄有《痢疾明辨》一书，云传自喻嘉言之甥舒进贤，其大旨以南阳《伤寒论》六经为主，中分陷邪（外感六经陷下之邪）、秋燥及时毒（即疫痢）、滑脱四门，实为痢证特开生面，并能阐发《伤寒论》之精义。涵窃以是书为可传，不敢自秘，爰加校勘，录数语于简端。

民国十一年八月暨阳后学吴文涵谨序

自　序

尝谓医者意也。通其意则灵，不通其意则滞；善用其意则巧，不善用其意则拙。余尝有句云：“学医漫说秘青囊，用法全凭用意良。”又云：“读书泥古非师古，因证施方不执方。”甚矣！医贵通其意而尤必善用其意也。何则道本无言，因人以显，然一落言，诠便著相矣。浑言之而无所不通者，圣言也。专言之而条分缕析者，凡言也。然规矩在此，绳墨在此，熟于规矩绳墨之成法，而能因时制宜，处处参以活法，而又动合古法，斯为至矣。即如痢疾一门，外因六气之邪，内因饮食之积，又因疫疠之气合而成病，乃时气也。古之医书，每以脏病内伤下痢混同论治。执死法者滞而不圆，拘古法者泥而不变。爰著痢疾之明辨，分六经列四纲，辨种种见证，以及妇女胎产。四十年来由折肱而心悟，由心悟而知古今之得失，一一辨之。后之君子，倘有通其意而善用其意者，是余之所厚望也夫。

咸台七年岁次丁巳闰夏五月之吉江阴吴士瑛甫恬序

凡例五则

痢疾由暑、湿、热三气，夫人知之及至治病，虚实不明、表里不辨、用药杂乱无章、胸中全无把握，故首列六经辨证，以资考证。明乎此，则伤寒六经亦贯串矣。

痢疾四大纲，嘉言喻氏扼要法，渠锷舒进贤亲承口授。窃附鄙意，公之同志。

痢疾三阳最多，皆因初起误治或延久不治而入三阴，从未有病起即见三阴者，最宜分别。

医案，如州县详办之成案所以印证诸病之寒热虚实也。辨证在此，治法在此，效验亦在此，阅之未免烦冗，然皆临证要法，宜详究之。

各条据实记载，援古证今，阅历研究，苦心悟出，江浙两省患者实在如是，未知他省若何？稽之宋元明以来，殊多歧说，惟河间、丹溪之论若合符节，故尊之为“四大家”。景岳专于温补，遗外感而重内伤，未免一偏之见欤！

目 录

痢疾明辨

暨阳　壶芦山人子虚子吴士瑛甫恬　著
常熟　吴玉纯　录存
绍兴　裘吉生　校刊

辨痢之源

痢疾一证，古称滞下，乃时邪病也。暑、湿、热三气之邪滞于肠胃，三焦流行之机因此阻滞，所下无非湿火蕴酿之积垢，久之伤及肠中之脂液，其现证里急后重，数至圊而不爽。其腹或痛或不痛，甚或痛之极，故曰滞下。盖滞者，气血被湿热凝滞之谓；下者，暴注下迫之谓也。其病名最确。又曰肠澼，并无痢疾之称。后世谓之痢疾，命名不切。盖“痢”者，通“利”之谓也，非滞下之后重窘迫明矣。医书每列于杂证门中，初不指明为温暑时邪之疾，且又与泄泻连类而及混同论治，虚实寒热不分，致后人误以泄泻之法治痢，而于《难经》五泄之义茫然无所分别。徒知理脾健胃，消导破气，温燥乱进，杀人无算。殊不知小肠泄，大瘕泄也。夫痛必在少腹及当脐小肠部位也，邪气固结于下有似癥瘕，痛则泄，泄又不爽，如有癖块，故曰大瘕泄也。热伤气分白冻多；热伤血分红冻多；赤白相杂者，气血交病，并非赤为热，白为寒也。李士材、王莽诸贤皆有明论，惜未究其本源。海虞吴本立有《痢证汇参》一书，不过摭录前人方论瑜瑕并收，不知弃短取长。编书者既少卓识，又不能阐发此中精义，何以为治痢指南？至倪涵初治痢三方徒令印定后人心目，皆无足取。惟嘉言喻子议论颇详，时医亦不参考。余数十年来目击心伤，临证之暇，殚心研究，颇有一得，聊与及门论之，以期济人，颜曰《痢疾明辨》，条陈于后，不正其名而仍曰痢疾者，从俗也。不揣固陋就正有道。倘蒙高贤赐教，则幸甚。

辨六经表里阴阳虚实寒热乃治痢纲要

凡病必先辨明六经。一切外感内伤不能舍六经而为治，于痢疾何独不然。首太阳者，诸阳主气，察其邪从太阳经陷入，宗仲景太阳例桂枝羌活为主药。从阳明经陷入，葛根为主药。从少阳经陷入，柴胡为主药。陷入阳明之腑，有结有热者，三承气汤选用；有热无结者，黄芩汤、诸泻心汤选用。此外感三阳痢之成则也。失治则由三阳陷入三阴少阴经，有寒证，有热证。热则黄连阿胶汤，寒则桃花汤、真武汤、四逆辈。厥阴经有寒证，有热证，有寒热错杂证。热用白头翁汤，寒投吴茱萸汤，寒热错杂者进乌梅丸。独太阴有寒证，而无热证，所谓鹜溏是也，理中汤为主方。此定例也。不独痢疾为然，一切病皆当察脉辨证，使寒热、虚实、表里、阴阳八字胸中了了，指下了了，庶几下手无误。学者先当明此理。

辨痢大纲有四

一曰陷邪。凡一切外感恶寒发热，忽而里急后重，下冻色白，或出黄如糜，此三阳经之热邪下陷也，而暑、湿、热三气尤多。此病无论发热与不发热，审其为陷邪。嘉言喻子用活人败毒散，谓之逆流挽舟法，至精至妙。观其论曰：《内经》冬时伤寒已称热病，至夏秋暑、湿、热三气交蒸互结其热，十倍于冬月矣。外感三气之邪热而成下痢，必从表而出之，首用辛凉以解其表，次用苦寒以清其里，一二剂愈矣。失于表者，外邪俱从里出，不死不休，故虽百日之远，仍用逆挽之法引其邪而出之于表。死证可活，危证可安，治经千人，成效历历可纪。《金匮》有云："下痢脉反弦，发热身汗者自愈。夫久痢之脉深入阴分，沉涩微弱者忽然而转弦脉，浑是少阳生发之气，非用逆挽之法，何以得此？久痢邪入于阴，身必不热，间有阴虚之热，则热而不休，今因逆挽之热逼其暂时燥热，顷之邪从表出，热自无矣。久痢阳气下陷，皮肤干涩，断然无汗，今以逆挽之法卫外之阳领邪同还于表而身有汗是以腹中安静，其病自愈。"此段议论从古无人道及，乃治外感三阳邪陷为痢之宝筏也。吾乡前辈名医姜恒斋先生始用此法，及门宗之审为陷邪，万举万当，百无一失。嘉言喻子恐浅学者不能分经用药，举活人败毒散以为矩，首用辛凉以解其表，不使陷邪变重；次用苦寒以清其里。则河间、丹溪清热导滞之法，跃然言外矣。

引　证

舒进贤曰："所谓陷邪者，六经之邪陷入而为痢治，法当从六经之例，再看兼见何经之证，即加何经之药于其间合而治之。如兼见太阳表证有汗，主桂枝；无汗，主麻黄；兼见太阳腑证，仍兼五苓。阳明表证兼，见加葛根；阳明腑证兼见，察其浅深而斟酌于白虎承气。兼见少阳表证用柴胡，里证用黄芩。太阴虚寒之证附子理中。少阴协水而动者温经回阳，协火而动者生津解热。厥阴纯阳无阴之证，破阳行阴；纯阴无阳之证温经止泄；阴阳错杂之证寒热互用，阴阳并驱。凡六经陷邪，以六经之法合而用之，无不立验。又鹜溏一证，粪内清水如鸭粪，常见于陷邪之中，属太阴脏寒，主用芪、术、姜、附温经散邪。甲寅夏，与及门论痢疾三阳湿热最易下陷于手阳明、足阳明、手太阳之腑，失治则陷入三阴，便属棘手。适友人以陈修园医书数种见示，观其痢门救逆之道，实获我心，节录于此，印证陷邪非臆说也。

陈修园曰："痢疾脉沉小易治，脉浮大难疗。"又云："发热不休者死。"此遵《内经》肠澼所论，执一不通之过也。余别有所悟，脉浮为表邪，浮而兼大是表邪侵于阳明之界而下痢。仲景有葛根汤等治法，发热不休非感冒风寒，即是邪留经络，宜用桂枝汤、四逆散祛风寒以调经络，人参败毒散加老米名仓廪汤，亦是此意。大抵初病治法，发热恶寒者，香苏饮加防风、川芎，或四逆散，以取微汗；若寒热往来多呕者，小柴胡汤；若热多而口渴者，小柴胡去半夏加栝楼根主之；若发热不恶寒、里急后重者，以葛根黄芩黄连甘草汤，照古法先煎葛根后煎诸药，日服二三剂必愈。若用痢门成方，其邪无不陷入变危者。余深恨倪氏三方为杀人之具。

愚按：三阳经陷邪有虚实之分，实者必陷阳明之腑。俗云："无积不成痢。"盖因积滞引邪而入也。虚者，中气之虚，活人败毒散。中有人参，夹虚者，必须加入以鼓舞胃气。至三阴经陷邪，悉宜遵仲师心法。附录近贤三阳陷邪医案，俾虚实之辨了然心目，以增识见。

喻嘉言治：周信川，年七十三，平素体坚秋月病痢久而不愈。至冬月成休息痢，一昼夜十余行，面目浮肿，肢体肌肤晦黑，诊其脉沉数有力，此阳邪陷入于阴之证也。以法治之尚可痊愈，于是以人参败毒散，煎好用厚被围椅上坐定，置火其下，更以布条卷成鹅蛋状置椅褥上垫定肛门，使内气不得下走，然后以前药乘热与服。良久又进，遂觉皮肤间津津微润，再溉以热汤，教令努力忍便，不得移身。如此约二时之久，皮间津润，病者心躁畏热，始令连被卧。是晚只痢二次。不旬日而愈。盖内陷之邪欲提之转从表出，不以急流挽舟之法施之，其趋下之势何所底哉？闻王星宰患久痢，诸药不效，苏郡老医进以人参败毒散，其势差减，大有生机，但少此一段斡旋之法，竟无成功。故凡遇阳邪陷入阴分，如久疟久痢之证，皆当识此意，使其缓缓透出表外，方为合法。若急而速，则恐才出又入徒伤其正耳。

吴兴陆养愚治归安李令尹之岳，路途感冒至署，头常微痛身体微热，然饮食如故，不以为意。数日后患水泄，小便赤涩，自服胃苓汤不止。后下赤白，又服芩连槟芍木香，二剂不效。李公邀余诊视，脉两手浮弦沉，按涩数。曰："此因表气不舒，故里气亦不顺，偶值脾胃不调而泻痢也。"以五积散加白蔻、木香，二剂大汗，诸症悉退。

虑绍庵评云：长途未免劳顿感冒，又兼表邪，饮食失调，业已成痢。世俗惟投痢疾之药，此其常也。先生以五积双解表里之邪，得汗而诸症如失，痢因汗愈。非真知灼见孰敢如斯！

惺庵治塘桥庞湘帆下痢，昼夜约二百遍，腹痛后重无片刻安。初起本有微寒发热之象，至第二日寒热已无。第四日延余治之，见其神清音亮，脉浮弦数，用活人败毒散一剂，次早又服一剂，晚用洁古芍药汤制大黄三钱去桂，是日下痢百余次。第三日再进败毒散一剂，加白芍、木香、槟榔汁，至晚痢减十之七。三更时又进芍药汤，熟军只用二钱，白芍用肉桂炒，是夕出溏粪颇多，痢减半。又投芍药汤去桂大黄加桔梗。是夕下痢尚二十余遍。明日停药一天。次早用轻剂，渐次平安，为时不过十余日而愈。症虽重，每日尚能吃粥三碗，故能应手。时道光己丑八月也。

承守丹明经，体质素虚，壮年即耳聋，不寐，患三阴疟忽转下痢白赤，里急后重，神气昏倦，面色青晦，疟发之日昏沉如蒙。延余诊之，谓曰："此少阳之邪陷入太阴，法宜逆挽，使伏邪出表。疟重则痢自止，痢重则疟反轻。"然活人败毒散内宜重用人参加木香，如是三剂，果疟势重而痢势轻，但腹痛未止。于是停药一日当审。仍用败毒散。次日用四君子合小建中汤送香连丸，冲入木香、槟榔汁。停药一日，又进败毒散。翌日，仍进四君建中香连，痢即止，而疟仍如期也。用丸药补正托邪，明年方愈。

孙姓妇年四十余，质极弱。甲寅秋患痢呕吐不止，医进黄连、参、术不应。痢反剧，投藿香正气，又不应，进连理汤又不应。易一医，进温涩之剂，乌梅、粟壳、肉果、干姜，症更重，日夜七十余次。又一医用人参、姜、附，痢稍稀。翌日发热恶寒，延余诊视。脉浮数微弦，其夫谓余曰：“下痢身热法在不治。”余曰：“此陷邪出表，乃生机也。”议小柴胡汤，病家不肯发表，于是停药，但饮粥汤，痢渐稀，令其用鲜荷叶、粳米、桔梗、益元散、薄荷，泡汤饮。明日胸腹白疹满布，微汗热退，痢止而愈。此妇命不该死，故温补误治而剧，勿药而痊。或曰：此妇平日常吃冷饮冷粥，多啖瓜果，服参附去其脾胃伏寒，故邪热得从外达，理亦有之，乃偶中也。然三阳陷邪误进温补而死者，不可胜数。必发出陷邪透红白疹，暑湿之邪方退耳。

一人病霍乱，明日发热下痢，进活人败毒散二剂，赤白未止而身发斑，议再投败毒以发表，合犀角地黄汤以清里，加槟榔木香青麟丸以理气导滞，两剂而愈。

童佩芬茂才，冬初伏暑兼秋燥患痢，守不服药之戒已将匝月，医进青麟丸燥矢去而痢不减，又进制军亦不应。此时投逆挽法尚可图治。乃易医，进附子理中加杜仲、肉果、阿胶，二三剂，痢不止，而口燥，舌红，脉数大有力，延余治。余谓：“伏邪，未经透表提出陷邪，徒用推荡无益于事，然犹未受害也。用肉果、白术等药，非太阴病而误投之，则受害深矣，安能挽回？”书一清火育阴方而辞之。后闻咽痛、舌碎、口糜而毙。

以上略举三阳下痢证万不可用温补引邪入里致伤人命。切戒！切戒！再按：外感三阳痢夹内伤者颇多，一时难辨。有内伤多、外感少者，有外感重而内伤轻者，有宜分别先后缓急而治者，姑举一二成案为则。

喻嘉言治：仲仪张君，初得痢疾三五十行，即请往诊，行动如常，然得内伤之脉而夹少阴之邪。余诊毕，议此宜一表一里，但表药中多用人参，里药中多用附子，方可无患。若用痢疾门诸药，必危之道也。仲仪以平日深信，迳取前方不疑，然疾势未著也。及日西忽发大热，身重如巨石，头在枕上两人始扶动，人事沉困，举家惶乱，忙忙服完表里二剂。次早诊时，即能起身出房，再与参附二剂，全安。若不辨证用药，痢疾门中几曾有此等治法乎？况于疾尚未著乎？

生生子治：大宗伯董浔阳门下马厨者，七月初旬病痢，延二十余日，危在旦夕，寒热极重，寒至不惮入灶，热至不惮入井，痢兼红白，日夜八十余行，腹痛，恶心，汗多，神倦。蒋虹桥沈乐间述其状而请，余曰：“脉何如？”蒋沈曰：“下痢洪大者死，细微者生，今洪大逆也。”余曰：“痢忌洪大，而寒热又不宜细微，其中必有故。”余诊其脉，果如所言。询其致疾之由，病者云：“日前客众，厨间燥热，食瓜果过多，晚又过饮，御内而寝于楼檐下。次日即寒热腹痛，因而下痢。”余虽得其病情，尚未融通一治法，沉思久之，作背城一战，人参、白术、石膏、滑石各五钱，知母、炮姜各三钱，大附子、炙草各二钱，作一剂煎服。谓曰：“倘一睡则阴阳和，和则汗可敛而寒热呕吐可止也。”明日巳刻再诊，痢减半，汗吐止，脉亦敛矣。再用人参、石膏、白芍、白术、滑石各三钱，炮姜、知母、肉桂各二钱，炙草、附子各一钱，服后疟止，痢又减半，饮食渐进，神气渐转。改用白芍、酒炒五钱，人参、白术、滑石各二钱，甘草、炮姜、广皮、肉桂各一钱，三剂而痢止餐加。蒋沈问曰：“公寒热均投，此谓何证，而剂何名乎？”余笑曰：“此滑公所谓混沌汤也。经曰：夏伤于暑，秋必痎疟。白虎汤、益元散皆解暑之剂，瓜果寒凉伤其中气，酒后御色损其下元，附子理中正所以温中补下者。经云：实者邪气实也，故以白虎应之。虚者正气虚也，故以理中应之。若以寒热均用为疑，则仲景附子泻心汤既用大黄、黄连，又用干姜、附子，此何说哉？盖假对假真对真也。”

愚按：前嘉言之治，乃三阳下痢而兼少阴病，用人参败毒散，重用人参以提出其下陷之邪，即用少阴附子汤重用附子以温其里。此案阳明经感暑、湿、热三气，如惔如焚，大汗淋漓，非白虎不能驱其暑热。而酒色戕其下，瓜果伤其中，非参、附不能救其脾阳。此太阴、阳明，一表一里同时受病，与温病之两感无异，白虎理中合用，乃正治法也。由此推之，今之暑湿伏邪等病，岂无两感证邪？皆当察脉辨证，胸中了了，方可立定主意用药。试观今之发热脉微，数日即变者，皆此类也。附记数言，以为学者告。

附：上盛下虚、阳明少阳热邪、太阴少阴厥阴里寒一案

舒进贤治：天庆班小生患痢甚危，七日不食，其证上身有热，下身作冷。此阳热在上，阴寒在下也。心中烦热，乃阳明里证，法用石膏；口苦咽干，乃少阳腑证，法用黄芩；食不下属太阴，宜用黄芪、白术、半夏、砂仁；身重多汗者，少阴亡阳也，法宜熟附子、炮姜；厥逆腹痛者，厥阴里寒也，法主生附子、吴茱萸。因其阴阳错杂，药即寒热互用，一剂病略减，再剂心中烦热、口苦、咽干、上热下寒厥逆诸证俱已。于是方中减去石膏、黄芩、生附子，加甘草、茯苓，数剂而愈。

附：少阳兼太阴陷邪一案

又治：一人寒热往来，口苦不食，痢红白兼绿冻又带清水。有知医者问曰：“此噤口痢也。主用黄连乎？”凡不能食者，皆名噤口，然有寒食、湿热、虚实、阴阳、表里不同。观其外证，少阳之经证也。绿冻者，少阳之本色也。清水为鹜溏，太阴之脏寒也。少阳等证主表，太阴脏寒主里，其阴阳表里懵然不辨，妄投黄连必杀之矣。问者闻而愕然，复问曰：“当用何法？”余曰：“法主小柴胡汤，去黄芩，加白术、茯苓、附子、肉桂。”一剂而效，三剂而愈。

附：三阳三阴六经之邪皆陷一案

又治：陈春元侄，患痢红白相兼，身发热而食不下。医谓受暑。用香薷、黄连，加剧，痢转纯红，不能起床。延余视之。其症恶寒、发热、头痛、项强、时有微汗者，太阳表证也。前额眼眶连两侧痛者，阳明兼少阳之表证也。胸膈不开，饮食不下，属太阴。又有少阴之目瞑、身重、少气、懒言，且见厥阴之腹痛、拘急逆上胸膈。此证陷邪，六经皆具矣。用桂枝、葛根、柴胡，以解三阳之表；黄芪、白术、半夏、砂仁，为太阴理脾开表；附子、炮姜，走少阴温经散邪；吴萸、川椒，入厥阴驱寒降逆。一剂头痛止，而寒热清，痢转白无红，其三阴诸证仍未减。于方中去三阳表药，再剂。饮食渐进，腹痛略止，痢亦稍轻。将前药再服二剂而愈。

附：三阳陷邪兼太阴脏寒下痢赤白夹血一案

壶芦山人治：贡楚翘孝廉，下痢赤白兼血，而脉缓弱，进活人败毒散先解其表，其脉仍缓弱无力，脾虚兼暑也，用附子理中加香连、归芍而愈。盖孝廉平素胃寒，

暑月食瓜必加火酒，又值中年以后中虚之故。当日同议者贡上之先生也。此亦外感兼内伤者。

附：陷邪未经透表而先下伤阴一案

吾乡老医孙御千于乾隆戊子七月治：季谐禹令正赵氏，年十七岁，患痢极重，乃翁韶度请入城诊，痢已五六日，始纯红，继白色相杂，今下红白黏腻，昼夜四五十行，后重窘迫，多在腰尻尾闾之间，少腹不过微痛，胃口不能纳食。阅前方并未外解，用硝黄攻下而剧。外邪暑热凝结下焦，无从解散。先疏其壅，用川连、生姜、秦艽、枳壳、木香汁、槟榔汁、楂肉、神曲、桔梗、鲜荷叶、陈仓米，汤煎服一剂。次日坠痛少减，腹中喧响，矢气甚臭，滞未净而有粪色赤，且知饥纳谷，书谓“下痢矢气者当利其小便”，急开支河以通之，滑石、茯苓、甘草、扁豆花、川连、青皮、广皮、阿胶、白芍、荷叶，服二剂。八月初二日早诊，痢已减半，谷食渐增而安寝，脉皆和缓，独右尺劲大不平。浊邪陷于大肠之分未清，拟将欲降之必先升之之法，羌活、升麻、醋炒防风、南沙参、滑石、甘草、茯苓、广皮、楂肉、槟榔、干荷叶、炒陈米，煎汤。晚又进末药一服，地榆、银花、楂肉、木香、麦芽、茯苓、广皮、甘草，以肠胃病宜散不宜汤也。初三日痢止便溏，肌肉润泽有汗，神思清爽，谷食顿加，脉细弱而数。痢后阴虚宜和，用阿胶、白芍、炙草、扁豆、建莲、广皮、茯苓、砂仁，数剂痊愈。

秋 燥

一曰：秋燥燥者，火之余气，淫之复气也。其时大火西流，燥气盛行，故痢每甚于四气五气之间。因暑热最伤肺气，肺气不肯受邪，传之于腑肺，火郁于大肠，其腹痛甚，所下皆赤白脓血稠黏，其症甚重。阴虚者，尤多患之。《金匮》云：“下痢肺痛者，非肺痛也，肺火郁于大肠故痛也。”宜用梗桔以开之，苦寒以化之，育阴以润之。《金匮》主紫参汤。紫参不知何物？张路玉以紫菀代之，亦是开肺之义。此证忌用败毒散，以风药多燥也；忌大下，阴虚者下之，复伤其阴也；忌补气，气愈滞则燥愈甚也。张飞畴云：“此证攻积死，补气亦死。宜白头翁加甘草阿胶汤。”余常用黄连阿胶汤加桔梗多效。每见此证误治，夭枉甚多。喻氏云：“水出高源，肺气清则小便自行。”肺与大肠为表里，大肠之热皆因肺热所移，尤宜用辛凉之药清化肺源，况肠胃有病其所关全在于肺。《本草》谓：“紫参主心腹中积聚，疗肠胃中热，通九窍利大小便。”仲景取之通因通用之意。又可见肺气不通而痛，则急通其壅可知矣。

愚按：嘉言此论，即秋燥之根由。余见患此极多，医者不识，故详及之。

引 证

舒进贤曰：秋燥者，秋分以后燥金主气之时，凉风渐起，暑气退而淫气收，天气清而土气燥，人皆精神爽慧，起居咸康。然而天道靡常，时有不正之气溷入清肃之令，转令暴气流行，谓之秋燥。其燥上侵于膈，则干咳、失音、咽痛、心烦、肺无润泽，法宜玉竹、蒌仁、天冬、桔梗、鸡子白；其燥下侵肠胃，则腹痛、下痢、里急后重、皮毛焦槁索泽、无汗、心躁、咽干，法宜生地、阿胶、桔梗、蒌仁、鸡子黄。燥与火不同，火为实证，阳亢热甚，身热多汗，宜苦寒夺其实而泻其热。燥为虚证，阴亏失润，肌肤熯燥，宜甘寒滋其阴而润其燥。又与陷邪不同。陷邪有湿热，有脾虚，此则为阴虚，芪、术、砂仁、半夏，万不可投也。

附：秋燥痢医案

舒进贤治：一人身体熯燥，声音重浊，腹痛心烦，口涩无味，痢证日增，醉胀愈甚。曰：此秋燥证也。用生地、阿胶各四两，桔梗、甘草各一两，浓煎，不时与服。一日一夜服完，人事苏畅，各证略减，忽想鲜鱼下饭，即与之食，食讫得汗，其病如失。或问：此症腹痛有寒乎？余曰：否。肺气为燥气壅遏陷入腹中，搏结作痛，但清其燥气，无所往不得之矣。

壶芦山人治：尹山令弟，秋燥下痢，腹痛异常，赤冻中有血，医进败毒散及辛温燥剂，证反增重，舌红口燥，澼出无度。延余诊脉，得涩数，进黄连、阿胶汤加桔梗、荷叶、白粳米，汤煎服。两剂痢减半。再将前方去桔梗加益元散、炒银花、知母，三服而安。时道光庚子秋也。

秋燥痢亦因岁气盛衰

孙氏御千曰：乾隆戊子少阴君火司天，小满后交三伏之气正属主气，客气亦属君火加临，二火盘旋于太虚，风自火出，日日大风，亢旱自春至秋，逢风息之日即炎蒸异常。立秋后，上自湖广，下至江浙，皆患疫痢，色赤或五色相杂，虚者受之必噤口而入脏肢冷，五六日告毙矣。轻者由赤转白乃愈，疟疾绝少。夫火盛之年，本能生土旺胃，因木火同性，肝胆肆横挹取胃中津液，肠胃中被窃空虚，暑毒乘虚内袭，故患痢者多疟。乃少阳经病，木旺邪不入，故少。本年治痢，肝为刚脏，宜制以柔，用阿胶、白芍；胃为阳土，喜通恶塞，用人参、茯苓、炙草、陈米通补胃阴；荷叶升清，广皮理气，银花清少阴君火而解毒，少加槟榔汁以疏利肠中之壅。同姜体乾酌定，无不应手取效。

时　毒

一曰：时毒乃疫气流行，或因天时亢旱暑热异常，或因天时大水湿热蒸郁，或因岁气偏胜一方，盛衰不同。其病速，其证重，每有三四日告毙者，逆挽法虽不可废，而鞭长莫及，苦辛寒急下之法不可缓投。喻氏曰：“有骤受暑湿之毒，水谷倾囊而出，一昼夜八九十行，大渴饮水自救，此则肠胃为热毒所攻，顷刻腐烂，更用逆挽法迂矣。”每引《内经》通因通用之法，大黄、甘草、川连，一昼夜进三五十杯，俟其上渴下痢之势少缓，乃始平调于内，更不必挽之于外，盖其邪如决水转石，乘势出尽无可挽耳。更有急开支河一法，其邪热之在里者，奔迫于大肠，必郁结于膀胱，膀胱热结，则气不化而小便短赤，不用顺导而用逆挽，仍非计也。清膀胱之热，令气化行而分消热势，则甚捷也。仲景谓：“下痢矢气者，当利其小便。”夫气者，膀胱之化也，反从大肠而出，当利其小便，非急开支河之谓乎！

引　证

舒进贤曰：时毒者，天行疫疠，时气流行，人触之而为痢，外见心烦恶热，口鼻气粗，渴欲饮冷，腹满搅痛，鼻如烟煤，肛门似烙，乃热毒内攻脏腑，有立坏之势。急宜三黄陡进，以救内焚，加桔梗开提肺气，宣其壅而举其陷，腹痛自止，热毒除而疫疠消，下痢亦愈。此证腹痛乃肺气为火热所迫，陷入腹中，壅满过甚而为搅痛，与虚寒腹痛不同。虚寒者，腹不满，喜手摩按，法宜温补。火热内壅者，其腹满，不喜摩按，芪、术温补毫不敢犯，即如陈皮、木香、厚朴等药，皆不可用，惟有桔梗开提一法，投之立应。

缪仲淳曰：时行疫痢一证，三十年前间或有之，今则往往夏末秋初沿门阖境患此。其症大都发热、头疼、口渴、烦躁、下痢、溺涩，甚者一日夜行百次，或兼发斑疹，势甚危迫。世医指为漏底。殊不知此时气使然，因世人禀赋渐薄，积感湿蒸疠气所致，治法当清热解毒表散为急，如升麻、葛根、柴胡、黄连、黄芩之类。或热甚、渴甚，前药可加寒水石，更有别症，以意加减。切忌破气收涩，犯此多致不救。

愚按：仲景《伤寒论》中凡寒热泄泻、热结旁流等证统曰下痢，毫无分别，故方书每以泄痢二字混同立论，缪氏此段亦举泻痢而统言之，学者未免蒙混，须知滞下亦属时行杂感，与暑湿、霍乱、洞泄、飧泄、协热下痢、热结旁流，同源异流皆时毒所致。有赤白积里急后重，痢疾也；无是者，非也。治法总宜表里双解，下手稍缓，去生便远。时行之病，大率类此。余长子十八岁，亦系此证殒命。当时拟用败毒散加制军、芩、连，虽得小效，而邪仍内陷，发颐咽腐而毙。早知缪氏之说，当不至此。

附：时毒医案

喻嘉言治：朱孔扬，年二十五岁，形体清瘦，素享安逸，夏月因构讼奔走，日中受暑湿内蕴之火而成痢疾，昼夜一二百次，不能起床，以粗纸于铺褥上频频易置，只饮水而不能食，其痛甚厉，肛门如火烙，扬手掷足，躁扰无奈。诊其脉弦紧劲急，不为指挠，谓曰：“此证一团毒火蕴结在肠胃之内，其势如焚，若二三日外，肠胃俱臭腐矣。”于是以大黄三两，黄连、甘草各二两，入大砂锅内煎滚，随服。服下人事稍宁片刻，少顷仍作躁扰，一昼夜服至二十余碗，大黄俱已煎化，黄连、甘草俱煎至无汁。次日病者再求前药，余诊毕，见脉势稍柔，知病可愈，但用急法不用急药，遂改用生地、麦冬各四两另研生汁，而以花粉、丹皮、赤芍、甘草各一两煎成，和汁大碗咽之。以其来势暴烈，一身津液从此奔竭，待下痢止后，生津养血，则枯槁一时难回，今脉势既减，则火邪俱退，不治痢而痢自止，岂可泥润滞之药而不急用乎？服此药，果然下痢尽止，但遗些少气沫耳。第三日，思食豆腐浆。第四日略进陈仓米清汁，缓缓调之。旬日方能消谷，亦见胃气之存留一线者，不可少此焦头烂额之客耳。

缪仲淳治毒痢及发疹时毒痢，方用鲜金银花三两，浓煎三大碗，入地榆五钱，川连、槐米炒各四钱，川柏、黄芩各二钱，白芍酒炒三钱，炙草二钱，绿色升麻醋炒六分，同煎一碗，调飞滑石末五钱，不拘时服。

滑脱

一曰：滑脱每见于久痢之后，三气之邪已尽，五脏之气不固，所下不过微黄稀水并无赤白冻，亦无里急后重，小便不赤，口舌不燥，脉沉细而弱，审定属虚寒者，方可用温涩之剂。仲景所谓“阳明不阖，太阴独开，下焦关闸尽彻，主以赤石脂禹余粮汤”。必如此，而后可曰滑脱也，岂可以里急后重数至圊而不爽，日夜无度者亦曰滑脱耶？生死关头，不容不辨，每见市医治痢并非滑脱，误进粟谷、肉果、补骨脂、杜仲、菟丝子等兜涩之剂，杀人无算。

引 证

舒进贤曰：滑脱者，由病后久虚，脾胃土败，肾阳衰乏，中气不固，下陷而为滑脱，法宜大补元气、扶阳固肾、理脾健胃，更加涩以固脱，方用人参、附子、肉果、鹿茸、炮姜、半夏、砂仁、川椒、芡实、山药、故纸、益智仁、莲子肉，大剂多服。俾令阳回阴消，脾胃强健，肾气收固，元气大复，滑脱自止。

缪仲淳曰：凡治滞下，与大肠滑脱自痢不止不同。滑泄自利不止有可涩之道，古人有间用罂粟壳及诃黎勒以止其脱。若夫滞下，本属湿热涩滞不行，法宜疏利，药忌兜涩。大肠者，肺之腑也。大肠既湿热留滞，则肺家亦必有热。肺为华盖之脏。经曰：脾气散精上归于肺，通调水道，下输膀胱，是肺气喜通利恶闭涩。故古人药性中每云“利肺气”，其意概可见矣。倘误用粟壳、诃黎勒，使湿热无所宣泄，肺气不得下行，非惟滞下增剧，湿热熏蒸上干乎肺，则胀闷、气逆、不得眠、不思食诸症至矣。

附：滑脱医案

喻嘉言治：浦君艺病痢，初起有表邪未散，误用参、术固表，使邪气深入。又误服黄连凉膈，大黄推荡，治经月余，胃气不运，下痢一昼夜百余次，一夕呕出从前黄连药汁三五碗。呕至二三次后，胃与肠遂打为一家，内中幽门、阑门洞开无阻，不但粥饮直出，即人参浓煎膏才吞入喉，已汩汩从肠奔下。危急之中诸昆玉及诸内戚俱探余曰：“此证可无恐乎？”余曰：“在此用药，便有可恃，吾岂不知疾势之危，但无别人可任，姑以静镇之，而殚力以报知己耳。”于是以大剂四君子汤煎调赤石脂、禹余粮二末，连连与服。服后其下痢之势少衰，但腹中痛不可忍。君艺曰：“前此下痢虽多，然尚不痛，服此药而痛增，未可再服矣。”余曰：“此正所谓痛则不通，通则不痛之说也。不痛则危，痛则安，何乐而不痛耶？”仍以前药再进。俟势已大减，才用四君子倍茯苓，十余剂而安。

叶天士治：乔姓，初起无寒热，即泻痢、呕恶、不食，乃噤口重病。夫暑邪之伤，由口鼻吸入，邪与水谷交混，蒸变湿热，酿为积滞，血脓肠胃，气窒欲解，不能通畅，遂致里急后重。香连苦辛理气，导湿清热，初用颇是，但平素劳碌，非膏粱温养之质，淡薄积劳，中气易伤。四十日来，积少，痛缓，似属病解，然犹食不下咽，不知饥饱，诊得脉弦形衰，舌白，不渴饮水，日泻数行，全属胃倒气夺，中宫损极，下关不摄，谷不能咽，焉能承受汤药？药味气劣，胃衰必恶，久痢久泻，务在能食。古人非醒脾即安肾摄纳，再询粉浆下咽，或呛或噎，议以上脘宣通其清阳，下焦当固摄其滑脱，仿古方中参苓白术散末，佐以米饮，日服二次，间以不腻滑之物日食少许，以示胃之所喜为补。必得胃气渐苏，方得转危为安。方用人参二钱，焦白术一钱五分，茯苓一钱五分，炙甘草五分，炒扁豆二钱，桔梗一钱，薏仁一钱五分，砂仁七分，炮姜一钱，肉豆蔻一钱。以上各药共研细，称准。每次用香粳米饮汤调服一钱五分，须日进二次。

痢疾初起亦有用补塞者，附录案备考

吴兴陆肖愚治：吴南坵八月间醉后御内，明日患痢，一日夜百余次，赤白相兼状如烂肉，腹中作痛，四肢厥冷，脉缓大无力，两尺尤弱，余谓：即宜补塞。处方先书人参、肉果二味。其诸公子大骇曰："无积不成痢，岂有一二日即用补塞者乎？"余姑以调气养营汤不进不退。明日又诊，还宜补塞，诸郎又力争。仍以前汤加人参，而彼竟不加，亦无进退。一医进芩、连、槟榔、木香、芍药，腹痛如前劙，足厥如冰，冷汗时出，气乏不足以息，所食之物即从大便而出，色竟不变。复延余诊，进而视之。身体不能转侧，大便如流，势甚危险，而脉与神气尚未绝，因用大料附子理中汤，倍人参，加肉果、肉桂一帖，腹痛少减，数剂足温泄少。后用人参二斤始起，须发尽落。

陆闰生评曰：病有反治，有正治。有常治有变治。痢而通因通用者反治也，通久用塞者，正治也。然初起用通者，常治也。初起用塞者，变治也。知反知正，尤宜知常知变，方为大医。吴南坵诸公子执"无积不成痢"之常法，而不识尊君脉证之虚，若非神手，几败乃事。

以上四大纲陷邪秋燥二证，患者极多，亦有陷邪兼秋燥者，亦有始为陷邪继而伤阴化燥者。至于时毒疫痢亢旱酷暑之年，暑湿盛行时多有之，若滑脱不多见，久痢之后邪净正虚者始有此证，极少极少，切勿以里急后重者误作滑脱治之。凡久痢之症正虚邪恋者甚多，皆因误治所致。元气旺者，清邪渐愈。元气弱者，邪正同归于尽而死。不可不慎！

痢因暑湿热三气

痢疾一证盛于夏秋，暑、湿、热三气与食滞交蒸，互结为病。盖湿为黏腻之邪，热为无形之气，积为有形之滞，必用苦辛寒清热导滞，如沟渠壅积，污浊不能一通即愈，一下即安。故七日内，初进喻氏法，次宗河间法、丹溪法，无不应手。

痢不独湿热

经云："春伤于风，夏生飧泄、肠澼。"此因春风之伏气至夏始发也。又曰："饮食不节、起居不时者，阴受之。"阴受之则入五脏，䐜满闭塞，下为飧泄，久为肠澼。常见恣纵口腹，肥甘浓厚伤其肠胃，或多食瓜果阳气被抑，反受生冷之累。须知肠胃一伤，不能运化精微，传送糟粕。壮者气行则已，弱者着而为病，蓄积停滞而为痢矣。故戴元礼曰："痢疾古名滞下，以气滞成积，积成痢。"治当顺气为先，再古人清热导滞方中必用辛温药味为反佐，如洁古芍药汤之肉桂，泻心汤之炮姜，皆先正法程也。按：春风伏气至夏肠澼，亦是陷邪。活人败毒散，亦对证之方。

辨治痢与泻不同

泄泻有寒、有热、有湿、有食积、有清气下陷之不同，用药有温燥分利之各异，痢则纯乎暑湿热与燥火交结为病，又有陷邪秋燥时毒，或凉、或润、或清、或宜推荡、或宜清暑、清湿化燥，不忌清滋、滑润，温燥万不可投芪术，人与治泻有天渊之隔。每见治痢者，辄进姜、附、二术燥烈之剂，误人不少，明乎仲景六经辨证之法，自无此等之弊。

辨痢属脾胃湿热当分阴阳虚实

脾为已土，属阴，湿袭之便为寒湿。胃为戊土，属阳，湿袭之化为湿热。痢者，湿热病也。脾不运化，湿热袭于阳明者居多，故痢疾每多阳明病，或通因通用，或寒因热用，热因寒用。导去肠胃中之热，则湿亦渐化矣。若脾之寒湿为病，当温脾化湿。此太阴病，不可混治。

辨痢有燥矢冻系旁流

下痢脓血稠黏，必有燥矢结于肠内，故后重窘迫，屡便不爽，结于广肠则后重更甚，赤白肠膏皆从燥矢之旁流出。燥矢一日不去，肠膏一日不止，每见用升柴提而后重依然如故者，何哉？盖无形之气下坠可升，有形之滞压于肛门不能升也。当用大黄下之，大解顿然通畅，燥矢尽去，后重如失，肠垢自无，霍然而愈。若元气稍虚者，燥矢化作小块陆续而下，一时不能顿愈，必待数日粪多冻少渐次而愈。无论陷邪、秋燥时毒，均有燥矢结于阳明，此理前人亦未发明也。忆道光戊子七月，先君七十七岁患痢，腹痛后重，日三十余次，进败毒散用参，是夕不减，明晨又进一剂，谓士瑛曰：“余收视返听，觉致疾之处在小肠，下口接大肠，上口之地有病焉其痛令人难堪，所以病痢不起者颇多。”不肖，于是晚又进败毒散半剂。明晨进洁古芍药汤，制军用三钱，至下午大解栗粪数枚，尚有冻。傍晚又大解燥矢二三寸者数枚，诸症如失。即饱餐夜饭，从此霍然。盖府君平日勤修好学，内养功深，谓不肖曰：“守真刘子和云‘和血则便脓自愈，调气则后重自除’，二句切中是病肯綮，方悟出：正粪结而不行，冻系肠膏因后重逼迫旁流而出。前贤不说破者，要后学用功心悟耳。”

辨腹痛，有火、有滞、有肝邪横逆、有伤脏阴之不同

湿热与食滞互结，定然腹痛。痛在中脘，阳明病也；痛在当脐及少腹，大小肠病也。皆因食滞与湿热阻滞气分，并伤及血分不能运行所致。治当清火理气导滞，所谓“和血则便脓自愈，调气则后重自除”。至肺火郁于大肠，少腹之痛尤剧，宜桔梗以开提之，紫菀以辛润之。痛必夹肝白芍在所必用。脓血剥肤从肠中刮下焉得不痛？吴人谓之刮积，正是此意。若伤阴而痛，皆因痢久肠膏竭绝，邪已尽者，扶正补阴可愈。邪未净者，虽补无益，必至邪正同归于尽而已。再按：邪正相搏则痛，食滞中下则痛，气分郁结则痛，血分凝结则痛，水火相搏则痛。其有不痛者，人多忽之。不知邪正混合为一痢，虽重腹亦不痛，最宜详审。

辨痢不腹痛

痢有不腹痛者，湿重于热不与热争，故不痛也。若是寒湿邪正相争，亦必腹痛。病家、医家每以不腹痛而忽之，迁延日久，每多误事。

治痢七日以内用药宜峻不可因循误事

痢证初起，乘其元气未伤，投剂宜峻，如发表、攻里、清热、导滞、理气等法，万勿可缓。若胆小用疲药，因循误事，致延久痢，或休息痢，甚至困邪致虚。正虚

邪实，误人性命者，医之过也。

治痢又不宜鲁莽峻攻致伤元气

治痢宜相人之虚实、寒热、表里、阴阳，斟酌用药，庶无太过不及之弊。若一味猛浪，攻补乱投，实实虚虚，祸不施踵，必细细察脉辨证，而又不拘于俗见，不泥于成见，当清则清，当下则下，当补则补。实有把握，方不愧为司命。

辨治痢用补中益气汤之谬

痢为滞下，因气血凝滞，失流利之常度而成，宜理气，不宜益气；宜疏通，不宜壅滞。芪、术呆钝之物，非特闭气留邪，抑且助火化燥。若谓因后重而用之，则有形之燥矢压重肛门，用升、柴升之无益，徒使虚火上升而后重窘迫如故也。若谓中虚而补之，则留邪遗祸也。余表叔曹时桢先生年近古稀患痢，医者初起亦知用败毒散以解表，苦寒以清里。旬日外未痊。虑其年老也，补中益气从此重矣。延至十一月，延余治。余曰："此补中留邪之误也。"用香连丸、青麟丸以撤邪，至正月方愈。余见此等误治甚多，不可不辨。至人参除活人败毒散之外，亦不可轻用。

辨治痢用二术之谬

苍术虽燥湿而不滞邪，用之于寒湿则可，用之于湿热则不可。白术则壅闭气分，更非所宜，常见服此者，皆纠缠难愈，亦有因此殒命者。至山药、白扁豆，皆不可轻用。缪仲淳治一少年青介，暑月出外饮食失宜患滞下，途次无药，归家腹痛不已，遍尝诸医之药，入口痛甚，亦不思食。仲淳视之曰："此湿热耳。"其父曰："医亦以湿热治之而剧。"仲淳曰："投何药?"曰："苍术、厚朴、枳壳等。"曰："误也。术性温燥善闭气，故滞下忌之。郎君阴虚人也，尤非所宜。"以滑石一两为细末，丹皮汁煮之。另以白芍五钱酒炒，炙草二钱，炮姜五分，水煎调滑石末服之。须臾小便如注，痛立止。引此以证用术之谬。

辨痢因邪滞广肠，所以药力难到，以致后重窘迫

痢因邪滞大小肠，其回薄曲折之处，邪滞于内，用药已难清理。邪滞广肠燥矢压之，后重窘迫痛苦万状，煎药一时难到病所。盖汤者荡也，仅能荡涤中上无形之邪，广肠在下焦极下之处，其道远其邪固，必用苦寒有形之药，润之导之，方能直到病所。青麟丸、滞下丸，甚者当归龙荟丸均为应用之剂，古人必用槟榔者，正为此耳。

祝思佳病痢，进败毒散以提其陷邪。渠欲速效，吸洋烟而痢益不爽，肛门内如有刺毛刺痛。余谓："一团湿火结于肛门，必须通之。"用青麟丸、芍药汤，重用大黄，皆不效。服更衣丸，始去结粪数块。又进龙荟丸三钱，大下结粪数次而瘳。因知后重逼迫肛门如烙，乃湿火结成宿垢滞于广肠之故也。

血　痢

痢下纯血，或鲜红，或红紫相兼，皆暑湿热伤及血分，此极重之候也。必用苦寒以清其热，归、芍以和其血，制大黄青麟丸在所必用，洁古芍药汤、东风散皆对证之，王道药也。时贤陈修园曰："医书云下痢纯血者死，按其治法，不过阿胶、地

榆、槐米之属，安能救得死证?”如果鲜血下奔、口渴、便短、里急后重、脉盛者，为火证，宜白头翁汤，一日两服。虚人及产后加甘草、阿胶，亦有鲜血而非火证者，血带点而成块，俱宜从症细辨。

附：血痢色鲜色晦治验

缪仲淳治：陈督学因校士过劳感暑，滞下纯血。医皆难之，陈刺史曰：“此非缪仲淳不能疗也。”使者傍午得之吴门，一日夜驰至武林，仲淳诊得其所由，用人参五钱，升麻七分，炙草一钱五分，乌梅二个，红曲二钱，黄连三钱，白芍二钱，莲肉四十粒，煎调滑石末五钱，两剂愈。督学曰：“痢止矣，心摇摇不能阅卷奈何?”仲淳曰：“此劳心太过，暑因客之故耳。”加枣仁、干葛、竹叶，一剂遂平。

吾乡戚孟阳先生治：潘金奎，里急后重，腹痛，下痢纯血，不爽，日夜三十余次，脉沉弦，数有力，以暑湿滞食兼时毒伤血也。用洁古芍药汤去桂，易炮姜灰，加地榆、银花、鲜荷叶、陈米汤煎，三剂而愈。

又治一人，血色晦暗，脉细弱如丝，腹痛作恶，后重逼迫，二十余日饮食不进，用黄芩汤加炮姜、地榆、桃仁、楂肉、枳壳、伏龙肝、荷叶、陈米服之，血渐少，后用连理汤而痊。

下痢血水

下痢血水如洗鱼之血水，或如洗猪肺之血水者，此湿热俱重，蕴结于魄门，煎药不到其处。用桂圆肉七枚，每个包苦参子仁七粒，空腹淡盐汤送下，宜一日间一日服之，以待脾之运化。若日日服之，囫囵之物一时消化不及，恐反防饮食耳。此方先大夫得之都中，本治湿热便血。余因下血者百药无效，用此愈人甚多。治病在广肠，必用有形之物苦泄之。而又恐苦寒败胃，用桂圆之甘温包于苦参之外，先到胃中，甘温之味先化，苦寒之味未彰，直至小肠大肠以至魄门，苦水直趋于下。俾湿热之陷于极下者，始得清耳。用药之妙如此，方书以下痢血水为死证，亦未必尽然。

附：暑热下痢血水急证案

国初云间清白里老医治：吴玉英令郎琴五，于八月十三日患痢里急后重。似乎轻症，惟脉息沉数，积滞不清，热邪郁伏之象也。即告以勿轻视，当清虚淡泊为主。越数日内热甚，日夜百余次，皆血水，后重逼迫肛门如火，大小便不利。诸医皆用消积和血药，反脉大身热，血水如注。议者皆以为不可治。余曰：“脉证虽可危，尚有善状。胸膈舒畅，粥饮可进，身体轻快，积色鲜明，无臭秽不堪之气，热势虽甚，肠胃未伤，此系暑邪伤其津液，无形之火为患也，必得有形之水制之。”用井水调益元散与之，并以西瓜汁间服，一日数十碗，方觉爽快。以黄芩芍药汤加川连、枳壳、滑石末、木通、银花之类，治之而安。盖此证不宜用消导和血之药者，乃无形之暑邪为患耳，半月间用西瓜四十余枚，井水调益元散三十碗，黄连五两余，肛始不热，口始不渴。若以痢门常当治之，则津液愈耗，绵延日久而毙者多矣。

下痢如屋漏水

方书载下痢如屋漏水者死，亦未尽然。夫所谓屋漏水者，即红黑色之水也，或如赤豆汁，或如糖芋艿汁，混浊不清，治以苦寒清火而兼分利以化其湿，无不皆痊。始知屋漏水非死证也。余每用丹方黄鳝去肠杂及血，风干炙灰，每服三钱，拌赤砂糖三钱，黄酒调服，四五服即腹痛亦愈。

附：录医案

壶芦山人治：峭岐缪金官，年四十余，七月中旬病痢，延至八月中延余治。腹不痛而后重不爽，胃口不苏，所下秽水如糖芋艿汁。阅医方，有用温者，有用凉者，杂治罔效。余用焦楂、银花炭、地榆、炭益元散、茯苓、木通、枳壳、芩、芍、陈米，煎服二帖。续进黄鳝灰，如法服之。七日霍然。半月以来知饥食进，未起床也。更心中觉饥，适有煮烂猪肺在床头尚未冷极，尽吃之，因又下痢赤少白多。复延余治，进青麟丸二钱，下宿垢颇多。又投归、芍、楂肉、槟榔、香连、炮姜，粪多冻少。又进理中丸合资生丸，日服，过冬至，方愈。

下痢五色及冻如鱼脑

下痢五色及冻如鱼脑者，方书咸谓之死证。余所见者治之得法，无不中窍，常用猪小肠之油垢刮下，瓦上炙焦黄色研末，陈酒调服三四条，即愈。腹痛者亦效。盖小肠乃人之分金炉，饮食由胃而下，至此始化糟粕归于大肠为粪，水饮化入膀胱为溲，属丙火。故曰：“赤肠火热逼之失其传化，故病滞下痢久。”刮肠膏便如鱼脑，或如五色，即以小肠之垢治之，亦同气相求之理也。

附：五色痢医案

壶芦山人治：江阴祝艺芳明经令正，患痢赤白，续下五色，温之寒之攻之不应，一月不愈。诸医咸曰：“不治。”延余诊，脉虚弦数，腹痛后重，苔白。余谓：“声音清亮，粥食可进，未见绝症，但性躁多怒，非所宜也。”用香连、槟榔、芍药、归身、枳壳、天水散两剂，青麟丸三钱，继进猪小肠垢，如法制服，十日痊愈。

痢疾发斑疹

时疫痢多见发斑疹，前录缪氏说可以为法。活人败毒散、银翘散诸法皆妙诀也，不治痢而痢自止。提发之后而热炽舌绛者，犀角、地黄合以清之。邪传于胃者，凉膈散、大柴胡汤、双解散均可参用。至于发白疹，乃暑湿陷邪由肺而达于皮毛，最为佳兆，勿药亦痊。咳嗽亦佳，若转疟邪从少阳之极而出，均属生机。

久痢伤阴

大肠主津，小肠主液，故痢久必损津液。每见液涸、舌干、齿燥、唇裂、言说不清者，其症多险。舌黑、舌绛、舌光、舌碎、舌糜，均为恶候。邪尽正虚者，受补可愈。邪少正虚者，育阴尚救二三邪，甚者，必至津枯液尽而毙。

附：孙御千、姜体乾两前辈案

乾隆戊子七月十六日，无锡太平桥季姓室祝氏患痢极重，请孙、姜二君诊视。是日孙先至，痢已半月矣，五色相杂。初起锡医治之，因症由泻转痢，为脾传肾之脏病。用干姜、白术、石脂、龙骨、蕲艾、人参等一派辛温之药，反佐黄连、乌梅，病势日重，饮食日减，而色晦滞，精神困顿已极，诊脉细涩不和，右尺激搏，按之时又鼓指，手温足冷，有时微热，舌苔白，心中烦，腹痛后重如初。孙曰：“此非脏病内伤，乃暑湿内郁肠胃，初未外达，又未内消，邪未尽而阴已耗，液已亏矣。”拟和阴润燥之剂，用阿胶、白芍、炙草、银花炭、扁豆花、大沙参、炒丹皮、茯苓、陈米，煎汤代水，是夜只痢三次。烦痛亦减，但神倦似睡，汗微出，举家咸喜病减，又疑欲脱。孙曰：“微微汗出，乃暑湿外泄，阳得阴则解耳。”十七日早，姜体乾到同诊，脉象虚涩如雨沾沙，姜曰：“未刻交白露节，正气当培，人参、阿胶、白芍、炙草、姜汁、炒黄连、白扁豆花、荷叶梗、神曲、广皮、陈米汤煎服。”一时许即索粥，神思稍清而能安卧，惟痔漏、小便涩少，口中干燥，饮以麦冬汤，至夜小便二次，痢竟止矣。十八日，前方去川连、神曲、白扁豆花，加麦冬、小麦，养心调理，令服四剂而愈。

孙御千云：乾隆丁亥六月，侄某患痢极重，治疗月余已愈，然不能戒口、戒怒，复发至闰七月二十外日没时，人事昏沉，更定后方苏，余诊其脉细弱无神，右关为最，腹如仰瓦，脐右动气大如鸡卵，震跃不息，中虚已极，生气索然。投以建中，疾势不减。次日延姜体乾诊视，案云：“久痢亡阴肉削形夺，姑以养阴清燥之法治之。”用阿胶、大沙参、生白芍、炙草、生白扁豆、桑叶、天冬二剂后，下午神已不昏，再邀体乾同诊之。案曰：“下痢肠垢五十余日，犹腹痛抽掣，憔悴尪羸殆甚，几几欲脱矣。虽胃口有滞，势难消散，亟救其阴以恋其阳，仿佛复脉之意。”大生地、天麦冬、阿胶、麻仁、沙参、炙草、白芍药，药毋过煎，三五沸即服，取浊药轻投之义。八月初六日，脐旁动气已平，腹亦渐厚，痢减，腹不掣痛，惟所下垢中有白点不已。众皆望其向愈矣。余同姜戚再诊之，案云：“诊脉左弱右较有神，连进复脉汤，中宫柔和，神乱躁烦俱止，有津回液转之机，此时不问其虚，安问其余。”用大生地、麦冬、大沙参、白芍、阿胶、鲜藕大片五钱，井水煎五十沸服。自此之后，余症俱减，家贫不得服参，日啖羊肉许斤一方快。又延一月，面浮足肿而毙。是役也，虽未收功，实因病久反覆多端，而医法另出一种，亦堪传也。

痢疾呃逆

痢疾呃逆初起决无是症，或邪甚致此，或误治致此，皆为恶候。大抵因中气大伤，邪正混合不清，有以致之耳。其有湿热上冲者。诸逆冲上皆属于火也，丹溪法可遵。中气虚寒，理中可投，然必鹜溏泻白者方可用。寒热错杂者连理汤挽救。再按：是症景岳主乎中虚气逆，必降气调气最属近理，临证者宜参之。

附：医案

嘉庆庚辰七月初，壶芦山人治：祝诚斋姻伯下痢赤白，干呕不止，邀余同祝晋垣姻丈诊治。脉数大、舌白腻、一团暑湿郁结于内，昼夜四五十次。议进仓廪汤三剂。继进芍药汤去桂，服一帖，痢少减。去制军，又服一帖，痢又减，而干呕不止，遂微呃逆，服橘饼汤即止。迨后其汤不灵，呃逆连续不已，进半夏泻心汤加白芍、槟榔、沉香汁，下稀粪颇多，赤白渐少，而呃终不止。刀豆子、丁香、柿蒂亦不应，已越十四日矣。细思老翁平日思虑过度，痔漏脱肛，中气必虚，所下稀粪如水，已无里急后重之苦，当作胃虚呃逆治，因促其邀戚君灿辰来城同议。戚君至，亦曰：“中虚呃逆无疑。”议进人参连理汤，呃如故，加附子于前方中，二剂而痢止，呃平。

计呃十一日方止，调理半月，康复如旧。

噤口痢

胃中湿热之气熏蒸清道，以致浊气上干胃口壅塞，或作呕，或呕吐汤水不能纳，虽曰极重之症，然致疾之由不一。有挟肝者，木克土也；有火逆上冲者，诸逆冲上皆属于火。有挟痰、挟饮、挟湿，或寒热错杂者，皆浊气在上也，宜谛审其因而治之，无不中窍。丹溪用人参、石莲子散等份煎服，但得一口下咽，虚热即开。又用田螺一枚捣烂，入麝香三厘掩脐，内引热顺下而行，颇效。单方用五谷虫炙焦研三钱，米饮汤送下。此皆前人定法，然宜按证施治，热则清之，寒则温之，湿则燥之，分利之邪则发之疏之，方为尽善。

缪仲淳治噤口痢神效方

绿色升麻醋炒一钱　人参三钱　莲肉去心，炒、焦黄三十粒　水煎至半盅饮之。蜜和为丸更妙。每四钱一服，白汤吞下。又治滞下，如金丸。治各种痢恶心欲吐，即噤口，用人参多加石莲、升麻醋炒八分，白芍酒炒三钱，白扁豆炒三钱，花亦可。

胎前痢

妇人胎前患痢邪陷者，宜提散，邪滞者，宜疏利；有火者，宜清润，与治平人下痢之法同，但不可用伤胎药，大黄可用，而青麟丸不可用，因有车前子滑胎故也。槟榔虽理气，其性下坠，亦宜酌用。每见世俗遇此等病，动曰安胎，执用苓、术，不知痢疾苓可用，而术断不可用，用之每多误事。须知下痢一日不止，胎气一日不安，急去其邪，邪去痢止则胎不安而自安也。普明子曰：“余为此证仔细揣摩，忽见烛光，遂恍然有得。思火性炎上者，何以降下于肠间而为痢，良由积热在中，或为外感风寒所闭，或为饮食所遏，以致火气不得舒伸，逼迫于下，里急后重也。医者不察，更用槟榔等药下堕之剂降者，愈降而痢愈甚矣。余因制治痢散以治痢疾，初起良验。”

产后痢

胎前患痢治不得法多致伤胎，无论半产正产，邪未尽而延至产后痢者，即为产后。此极重之证也，古人谓之七日死。张路玉主以伏龙肝汤丸，用之于暑热已清但见薄粪稀水而无实火者，诚然有效。若暑湿热邪未清，舌红或黄，唇燥口渴，腹痛后重窘迫者，均非所宜。每见医家治此证，不肯用苦寒清热，执张氏三禁之说，又据丹溪忌用白芍之说，不肯用黄芩汤。病者躁烦不堪，扬手掷足而毙者，深为惨伤折衷。吾乡戚孟扬先生亦云：“苦寒宜忌致于迂执之见，无法起死回生，又无明师可以折衷，思之至忘寝食，一夕不禁，憬然悟曰：仲景为医中之圣，《伤寒》已得先辈口诀心法，《金匮》一书岂不可以《伤寒》心法通之乎？从此用功《金匮》，寐寐神游，至“产后热痢用白头翁汤”一条，恍然知苦寒之剂先圣未尝禁用，只要辨证清楚耳。余自庚子年至今，常用黄连阿胶汤、黄芩汤、三泻心汤，皆应手取效。是知湿火下痢万不可用温燥药也。又有并非胎前下痢、产后数日患此亦如上法，切勿用温燥之药，均宜辨明六经“表里、阴阳、寒热、虚实”八字而治之，万无一失。

附：医案

道光庚子七月，壶芦山人治：章姓令

正怀胎七月病痢，数日即产，产后痢仍不止。舌绛，无津，口渴，唇燥，里急后重。徐秉衡邀余，诊脉弦数大，烦躁不安。暑邪化燥加以新产后营血大伤邪火反炽。议进黄连阿胶汤，用荷叶、陈米，煎汤代水，一剂痢少减，又进一剂痢虽减，舌绛口渴如故，自汗身热益甚，其脉洪大，内有实火也。与西瓜汁，进玉女煎荷米汤代水，煎服一剂，热退汗少；再剂，诸恙皆痊。

又治：筑塘一妇胎前患痢，里急后重，腹痛，澼出日夜无度。医进胶艾肉果四物，又进杜仲、芩、术等安胎药，痢更剧，三日而胎殒；产后易女科，用生化汤加荆芥、牛膝、山楂。病者热甚，昏厥，始延余治。脉数滑，舌绛干，内外皆热，而腹痛异常，痛即痢，痢复痛，循环不已，无刻得安。此营血已耗，误投温补，助火劫阴，而暑、湿、热三气未经外达，内消以致如此，危险极矣。议进黄连阿胶汤，诸医皆曰不可。服后病势依然，腹痛甚即厥，法在不治。沉思良久，究因邪陷少阴，故口渴、舌绛、心烦，又见厥阴之腹痛下痢，阳明之呕恶不纳，似可与白头翁合用。将黄连阿胶汤为主，取白头翁一味以升清，而白芍、甘草、银花、地榆、夏枯草、金铃子肉、桔梗、滑石、荷叶、陈米，一剂稍安，连进三剂，又用鲜荷叶、枇杷叶、金银花、鲜稻叶、芦根、西瓜翠，蒸露频进，又频进西瓜汁。经治第七日，身发白痦而夹红疹，痢止。仍进花露荷米煎益元散。可见痢由暑湿为患，即伏暑之陷入者。方书皆以内伤泻痢混同论治，即张氏医案亦毫无足取，惟仲景法乃法王手眼。

又治：琴川大东门外白场米铺叶姓妇，二十三岁怀孕，九月忽患霍乱吐泻，一日而产，产后下痢赤白，里急后重，一昼夜五十余次，腹痛甚厉，痛则汗出、烦躁、口渴、不寐，诸医作瘀血腹痛治，失笑散、桃仁、延胡、香附等一派辛温破血之剂，痛痢更甚。越五日而延余，诊脉弦而大数，苔白厚，唇干，面白，有时火升，恶心不纳。佥曰瘀血不行。余问产妇痛状。谓余曰：痛而痢，痢而痛减，少停又痛，痛势直趋后阴，欲大便但所下无多，旋又苦痛不堪耳。余曰："此痛随痢减，滞下之常，非瘀也。因滞下而痛也，痛在少腹，凝滞子宫、胞门，大便不转矢气。"其姑曰："何以无恶露。"余曰："吐泻伤胎，其血必少，亡阴故也。"为定一方，桂炒、白芍、萸炒、川连土炒、当归、炮姜、楂炭、益元散、广皮、木香汁、槟榔汁、干荷叶蒂、陈米、赤砂糖。脉不甚数，用伏龙肝煎汤代水以温中止呕。服后宿垢大下，腹痛即止。翌日再诊，原方去木香、槟榔、姜、连，另服香连丸。明午又诊，下痢尚三十次，白冻中有红血点，畏寒蜷卧，汗出过多，鼻准之汗如珠，头亦多汗，脉象虚弱不数，告其翁姑曰："恐亡阳变脱，用制附子、炮姜、白芍、归身、龙、牡、茯苓、洋参、炙草、陈米、淮小麦、红枣，另服香连丸五分，以清湿热。两剂汗止，所下纯白冻，尚二十余次，而不知饥，忽恶寒发抖，伸手诊脉片刻即入被内，懒言，气短声微，皆不足之象。用桂枝、炮姜、白芍、丹参、炙草、朱茯神、枣仁、党参、归身、荷米等补养之剂，又服猪小肠，方三服，日进稀粥一盏，而胃口不醒。伊夫又病伏暑，房中皆羌、防、荆芥之气，令其撤去药炉而焚以红枣，室中煮枣粥，烹鲜鲫鱼汤，令其闻香气。由是胃口大开，白冻亦止。十余日杳无音信，一日过其门而问之，知其妇活而夫死矣。当其日诊其妇，竟未请一诊其夫，此亦有数存焉。时咸丰丙辰九月也。

休息痢

痢疾时止时作缠绵不已者，曰休息痢。其弊有二：一误于医家撤邪不清，或早补早涩；一误于病家，视为小恙。眠食尚可，不以为意，迁延时日，正气日衰，邪气尚留而不愈者，亦有食物不谨，旧积未去新积又生，致时发时止，竟有数十年不愈者。延至脾肾两亏，面浮足肿，痢仍不止而毙，皆属邪正同归于尽而已。故患痢必须早治，以断其根，与时症无异。若迁延日久，必至伤生，治法并宜察脉辨证，分别寒热虚实而治之。

附：休息痢又感新邪案

云间清白里明医治：南汇徐某病休息痢已二年，因冒暑而伤酒，里急后重，身热而下血冻。医进七味地黄汤，热更甚，脉洪大。即以黄连、白芍、柴胡、黄芩、木通、滑石、枳壳、厚朴、甘草，四剂热减痢清。再投凉血理滞，新邪退而旧病亦愈。

老人虚人患痢

老人、虚人气血亏，暑湿热与食滞交蒸最能成痢。治法尤不可因循，乘其初起元气未漓，发表攻里及早图治，所谓“无粮之师贵在速战者”也。若畏虚养病，迁延时日，多致不救。

附：医案

云间清白里明医治：明胡正之年七十二岁，先胸膈不舒，饮食不得达下者两月，自以为膈证，与老友决别，往太仓调理。八月初，患痢里急后重，腹痛，血积黏稠，肛门如火，饮食不纳。诸医以年老气血衰耗，以培脾健胃为主，痢更甚，且烦躁、内热、恶心，其势危急，邀余诊。脉息数大，面色带红，小便不利，后重逼迫。煎药入口即吐，用大黄、槟榔、川朴、枳壳、黄芩为丸与服。大下红积甚多，胸膈稍舒，热势更甚。以西瓜汁、益元散徐徐饮之，自觉爽快，即以芩、连、枳壳、木通、川朴、白芍、滑石、槟榔汁。三剂大去积垢，颇觉神思困倦。以独参汤饮之，其夜安寐，然腹痛后重未除。又以参汤送槟黄丸，攻补兼用，去积滞不计。仍用益元散、西瓜汁调服，腹始不痛，肛始不热，积滞已除，颇思粥饮，渐渐加餐，胸膈舒畅，食物可进，月余而愈。寿八十三。此膏粱厚味凝滞胃中，因滞下而新疾旧恙皆瘳。愚按：此案合洁古所云小制汤丸累累加之，关扃自透，故膈证非痰即瘀凝滞胸膈。观此案，可通治膈证之法矣。

又治苏城齐门外蒋奶奶，寡居七载，劳心抑郁，肝气不能条畅，体质极虚。夏初，患滞下腹痛后重，胸膈不宽而恶心。叶天士以为不足之证，用人参、人乳等调补而剧。余适在吴门，延余诊视。脉息弦大带数，腹痛后重，肛门如烙，口干气急，此肝家之郁火挟湿热下注而为滞下，上升丽为呕恶，胸膈不宽。用黄芩芍药汤加川朴、枳壳、香附、山栀、黄连、木通、滑石，一剂腹痛顿除，饮食可进。连投四剂，痢止胸宽。后用香附、广皮、川朴、枳壳、芩、连、山栀，理气清火，郁疏而愈。

小儿痢

小儿患痢，与大人治法无异。盖所受暑湿热同也。惟肠胃柔脆，难于克化，而又喜食杂物，其积滞比大人尤甚。八九岁者，尚可询其痛与不痛，热与不热，以察病之轻重，邪之深浅。若三岁以下，不能自述病情，全赖医者察色听声，以谛审其病之虚实寒热，方无差谬。

附：医案

姚公远幼子病痢，一医误下之，遂下纯血，气喘、身热、不思食。仲淳偶至，亟以人参五钱，石莲子、白芍、升麻、橘红、草石蚕、扁豆、滑石、炙草投。一剂喘平血止，又数剂痢止。仲淳临别嘱公远曰："儿虽愈，百日内不出痘则生，以元气未复故也。"未几即痘，果殇。《内经》云："下痢发热者死。"指杂病湿热下痢而言。仲景云："下利手足不冷反发热者，不死。"指伤寒阴邪内出而言。

附：通用诸方

败毒散、香连丸、青麟丸、龙荟丸、滞下丸、芍药汤、桂圆肉包苦参、猪小肠垢灰、治痢散。

治痢奇方

川连、川朴、青广皮、枳壳、槟榔、山楂、木香、白芍、黄芩、地榆、归尾、桃仁、红花草。

东风散

黄芩、槟榔、枳壳、山楂、青皮、川朴、当归、白芍、炙草。肢冷加肉桂，热甚加黄连，兼疟加柴胡，红痢加桃仁、红花、地榆，白痢加香附、陈皮。

芍药汤

白芍、茯苓、官桂、甘草、槟榔、木香、归尾、川连。滞加枳壳，后重加升麻，脏毒加黄柏，血弱加胶、姜、芎、柏，燥粪加大黄。

《痢疾明辨》终

伏邪新书

内容提要

粤稽古今载录治六淫新感者，法赅理尽，治六淫伏邪者，略焉不详。是以临证之医，辨别未易清楚，夭枉者多矣。本书亦为刘吉人故社友之遗著，分伏燥、伏寒、伏风、伏湿、伏暑、伏热而列论，六气伏邪，条分缕析，事事皆从实验中得来，开后学无数法门。洵谓发古人未发之旨，立古人未立之法。不特嘉惠医林，抑亦泽及病黎先人，特别见解笔之于书，吾侪现成获读，何幸如之。

序

伏邪为病，前人未有，特笔畅明言之。凡近世医生，所谓调理本证是也。以其病持久而徐，变动不速，奏效不易故也。其实内有伏邪为病者十居六七，其自生之病不兼内伏六淫者十仅三四，前人未尝分别著书立说，以故伏邪与本脏生病皆所混杂不分，而总以调理本证目之，以《金匮》与《和剂局方》等之。古法治之，仅按其外面自现证候名目用方，按图索骥，有效，有不效，总未得究其病根之法，分别用方。在本脏自生之病或有对症之理，在伏邪为病之症不知祛邪外出之法，故鲜能收功。余经历多年，觉本脏自生病不兼伏邪者用古法治可以奏效，若兼伏邪即难应手。一遇全因伏邪为病而累及本脏自病者，更无痊愈之日矣。俗人徒以试药戏药目之，以为病不可治，而余创立伏邪说，治法分别六淫治之，一面扶正，一面祛邪，不操切图功，务使内伏之邪气外解，脏腑之真元复旧而后已。念年以来，获效甚多，于心甚安，不敢自秘为独得之奇，愿以公诸后世。非余敢独创为异说也，以《内经》有“春伤于风，夏为飧泄”等论。吴氏、叶氏已先开伏暑法门，余因隅反，觉六气皆有内伏为病者，故条分缕析六气伏邪分别诊治法，以告后学。盖邪机隐伏，病根深藏，非若新感易于辨识、易于祛除也。

著者识

目　录

伏邪新书

镇江刘吉人遗著
绍兴裘吉生校刊

伏邪病名解

感六淫而即发病者，轻者谓之伤，重者谓之中。感六淫而不即病，过后方发者，总谓之曰伏邪。已发者而治不得法，病情隐伏，亦谓之曰伏邪。有初感治不得法，正气内伤，邪气内陷，暂时假愈，后仍复作者，亦谓之曰伏邪。有已发治愈而未能除尽病根，遗邪内伏，后又复发，亦谓之曰伏邪。夫伏邪有伏燥、有伏寒、有伏风、有伏湿、有伏暑、有伏热。

伏　燥

其面色如常，但中正、印堂、年寿、两颧等处间有白气隐于皮肤之里，白而不泽，舌苔白腐（白如银灰色，亦有黄白相间者，如表心纸色而厚），甚则仅如钱大一块在舌中心，而四面如驳去者，或四面有白腐而中心如挖去者，脉象沉取短涩，浮取反觉小滑（兼胜气者脉兼紧，左右弹，兼胜复气者脉兼大数），胃脘不舒（中气故觉痞闷也），此伏燥常见之形症也。

燥金邪气伏于阳明，发为呕吐翻胃，当胸脘痛，肠结（内有燥屎如羊矢豆，内结而大便反溏泄，或细如金果条，或滞下），滞下（大便不爽，痛而不通之候），噎膈（俗传膈食病皆由燥屎而成，《紫虚四言脉诀》有“翻胃呕吐结肠者亡”之论，余以燥结下之无不生者），无汗，或但头汗出（无汗，燥伤津液也。但头汗出者，头属阳明部也），加减调胃承气汤主之，去芒硝，加苏子、归身、淡苁蓉、火麻仁，润以下之之法也。

燥金邪气伏于阳明，日久不解，传入冲任，发为当脐而痛（时作时止，时紧时松）。疝瘕癥结，脱营血枯，久则成干血痨症（干血痨本世俗之俗名，然惟此一症名实相符），治如上法，加桃仁、苏木、乌贼骨、杏仁、苏子、苏梗以通之，此寓补于通之法（桃仁、苏木、乌贼骨温通活血而不伤气，杏仁、苏子、苏梗少用之以为助，以调气降气，生甘草梢亦能通下）。日久虚甚者，参用通补丸、奇经丸。脉结而牢紧者，天台乌药散加巴霜法亦可参用。

燥金邪气伏于两厥阴血分（肝与胞络皆主血），兼及冲任，男子虚疝，血虚之人日渐瘦弱，呛咳，寒热似痨，少腹拘急，似痛非痛，胁下疞痛（如带束腰际状者带脉亦病），大肉削脱（津液消亡也），脉芤虚短涩者，当归羊肉汤主之（用归身一钱，连皮羊肉三斤，白煨另煎，加入食羹独用亦可），补血润燥之法也。女子月事正盛及男子血不虚者，燥气缚血结成疟母痞块癥瘕，腹胀痛者化癥回生丹主之，虚者（人虚证实）通补奇经丸参用（人虚证实，故用通补兼施法）。

燥金邪气伏于手太阴肺络，发为肺痿，皮毛枯，津液槁，呛咳咯血，天府穴痛胸痛如夹未化热者。

紫苏子汤主之方用（杏仁、玉竹、柏子仁、生甘草、苏子、火麻仁、阿胶），化热者（脉数大兼芤）润燥救肺汤主之（即喻氏清燥救肺汤去桑白皮加蒌仁）。燥金邪气伏于阳明，传入足太阴脾络，少腹两旁夹脐而痛甚，不能直身，如伸直则脾之大络拘急而痛更甚，大便细若金果条，亦有羊屎矢豆粪在内者，五仁丸主之。脾约麻仁丸亦可参用（此条当与前阳明法参用）。

燥金胜气，阳虚不旺者感之，颇似寒证（以其脉紧涩而小，舌白无汗，形类伤寒），用散寒药则化热（脉变小数，口渴睛红等症），用清凉药则又似寒（脉又变小紧而涩缓细结等阴象，口中生水，此甘寒药之弊也），用苦寒药（如芩、连、知、柏之属，蒌、贝、山栀等类）则益燥，而血液干元气减，用温补（如黄芪、潞党、苍术）则中宫壅塞不通，用消导化痰药（如陈皮、半夏、厚朴、山楂、神曲、鸡内金等）则劫伤胃阴（胃汁津液反壅塞干胃之上脘不降，口生涎沫，燥极反泽矣），燥结愈坚（胃汁燥干，肠中无津液滑润，则燥屎愈加坚结难下矣），兼胜气为次寒，为清邪。当温攻润下之者误用寒下法，必变生厥冷肢逆，汗出如水。阳气旺者易化为火（即燥金复气也，脉数有力，舌黄），化热即从火热治之，故燥气化火之证易治（人人能识，人人能治，但在化而不化，脉象方数，舌色初黄之候，误用苦寒则难治矣）。

按：燥金之证与七情抑郁悲忧思症相似，以其同为秋气伤人，治法皆以春和生发之气解之（脉同一涩脉，而有长短浮沉之异，燥伤血，故脉沉而短。忧郁生于七情不适，善伤气，故脉浮涩而长细。金性沉着坚敛，易生燥屎，忧郁则无之，故忧郁用苏梗、制香附，温和行气，疏畅气机，伏燥用苏子、杏仁、归身，有油有汁之品，温润血液）。而一由六淫燥气内伏，一由七情抑郁而生，学者当考其同中之异，分别用药以施治焉。

又按：燥极反泽，口生涎沫，与热邪入营、口反不渴、津唾多、胃热则廉泉开症相似（热证舌质多红紫，苔薄白如雪青杭绸色。燥证舌色不甚红紫，少有分别）。而热证可清，燥证不可清也。至于热证末传，阴液大伤，脉反小涩，燥证阴伤，脉亦小涩（热证小涩，然静中有动，多芤涩相兼者。燥证以涩为本脉，其人形症未久，未大伤阴津，即有涩脉，一为末传败象，一为初中传本脉，病之久暂深浅，其候不同，亦易变也），学者亦当细心分别焉。盖燥即干也，一则是西风吹干，一则是火气烘干。其耗伤津液则同一干燥，而治法则大有不同，一宜清润，甘寒而润（火燥治法也），一则宜温和，甘平而润（燥金治法也）。

伏 寒

其人面色淡黑而黄（如浮烟笼罩黄黑，皮里有青白气，隐隐现于年寿、山根、额上、两颧、卧蚕等处），爪甲色淡不甚红（微兼青白），舌苔薄白（如敷米饮，如染豆浆）而润，舌质淡（不甚红），脉沉迟弦细而弱，痛者兼紧，痛甚则如新张弓弦，或兼结食不甚消（有食入半日而吐出仍未腐化者），行动言语皆迟缓，神气消索，小便清长，此伏寒常见之形症也。

寒邪伏于足阳明经，伤胃之阳气，胃

汁冷发为胃寒，饮食不消，胸闷脘胀（胃汁冷、阳气困，故消化不速而有是症），吐水（津液不消，阳气不足，脾不消水液也），甚则腰以下如坐冷水中（胃阳不足，肾阳亦惫也），喜热恶寒（此寒从胸受，或从足背受者，故无伤寒表证），治以甘温。温中散寒汤主之（干姜、砂仁、附片、甘草、蔻仁、苓、术）。加灸足三里、胃俞、中脘。畏灸者，以蒜泥代灸法，或散阴膏贴中脘穴。

寒邪伏于手阳明、手太阳经，发为肠澼、白痢、五更冷泻（泻色白臭腥淡），少腹痛有定处，绵绵不已，非得热熨不能解也。白芷干姜汤主之（白芷、桂枝、补骨脂、干姜、苁蓉、甘草、莱菔子）。灸二肠俞，散阴膏贴脐、贴大小肠俞穴。

寒邪伏于足三阴经（肝、脾、肾三阴经由足心脐腹而受），发为少腹痛，为奔豚气。气上冲痛（兼冲任脉病）为伏梁（任脉病也），为寒疝（厥少阴冲任病），为足筋拘挛（阴跷病也），膝冷胫酸（肾病也）。感寒即发者，温暖三阴汤主之（吴萸、木香、干姜、肉桂、附片、甘草），疝者加荔枝核、橘核、元胡索，足筋拘挛者加五加皮、虎骨胶、木瓜，灸三阴交、涌泉穴，散阴膏贴之亦可。畏灸者以炒盐填脐中，上加姜片灸之，不伤皮肉。火气缓缓入腹，灸一火急按之，使火入腹，为补火法。

寒邪伏于手太阴肺经，咳喘甚则哮咳，吐寒饮白沫（白沫如水不黏，不能引丝，有丝亦易断），感寒即发，轻者苏杏二陈汤主之，重者麻黄汤。兼足三阴证，仲圣小青龙汤、麻黄附子细辛汤、苓桂术甘汤选用（两太阴脉虚缓而迟弦，按之滑者兼湿痰水饮证也，故用苓桂术甘汤实土以制水也）。灸肺俞穴或散阴膏贴（天府、肺俞穴亦可）。

寒邪伏于冲、任二脉，女子天癸后期，短缩而少，少腹胯纹际酸痛，子宫虚寒，血凝经闭，则为癥结血蛊（女子癸适气至，冲任二脉虚，或食冷，或下部受寒，每多致此）。仲圣桃仁承气汤主之，生化汤亦可主之。子宫虚寒者宁坤丸，癥结者化癥回生丹。

寒本水气，静顺之化，其气凝冽，故有冰凝之患。人之血液也，得寒则冰凝，水液反少，不比湿邪，水液反多也。其感寒而水饮停蓄，为吐水、喘哮、痰饮之症者，非其人阴液有余，即犯滋润之弊，故经文曰：寒淫于内，治以甘热，佐以甘辛。良以阴液少者，感寒则易化为燥也（甘属土，以土克水用甘者，亦胜制之义也。甘辛发散属阳，以舒阳气而化为汗也）。阳气旺者易化热，用甘以润，保护津液，使阳气舒和，运津液而为汗，使寒从汗解，由皮毛而出，无化热之弊也。《内经》：冬伤于寒，春必病温。此寒犹伏在皮毛腠理，其人阳气旺，阳郁久而化为温热也（世医读王氏《经纬》，故只知寒化热为伏邪，而不知有六淫本气伏于内，从内而发之伏邪矣。此篇故不得不作也）。化燥者参用燥金治法，化热者参用伏热治法。有其人阳气不足、阴液有余则自始至终为寒气不化燥热，而水液不消，与湿气合而为寒痰水饮之证者，参用湿邪治法（脉沉迟而滑者，阴液有余，可用温燥。沉迟而涩者，阴液不足，不可燥，则以甘辛温法治之）。

按：伏寒脉症颇与七情忧郁思虑相似（盖思则脉多沉迟，甚则结者，忧郁气滞，脉亦迟涩），但伏寒脉左寸人迎必应，七情脉左寸人迎不应。若两关、右寸、气口脉见沉迟细结之象，而无上第三四条足三阴症与手太阴证者，从七情思虑治之。但用温和，舒散其阳气而已，不可用以上之法也（人迎主外感六淫伏邪，虽无表证，亦外感入内者也。内伤以气口诊之。见东垣《内伤外惑辨》）。

伏风

其人面色如常，但鼻上、山根、年寿微现青气隐隐，卧蚕、颧际亦微青白，爪甲青白，白睛带青，舌苔浮而易去（无定色，间有菜色，青黄相间），舌质如雪青纺绸之兼青者，色暗不鲜，其脉弦缓，往来滑利，如波浪之涌，按之则芤，浮取则虚，神志荡荡。然胸中嘈饥善饿，或有微恶风之状（青，木色也。浮而易去无定色，风善行而数变也。舌质兼青暗，风伏于内，血色变也。弦，肝木本象也。缓，一息四至，风之征象也。滑利如波浪者，血被风气鼓荡而行也。滑利似津液有余而按之芤者，风耗血液也。浮取则虚，风不在表而入里之候，卫阳返虚也），此伏风常见之形证也。

风伏足阳明太阴脾胃，土受木克，风气疏土，运化较速，时欲嘈饥，食已欲泻（此即《内经》“春伤于风，夏为飧泄”证也。风伏入夏，土旺不受邪，故能捍邪而病发也。胃能化食，全赖胆汁入胃以化之。风，甲木胆气也，故运化速于平时。脾，阴土也，主统运水液。风，阳邪，阳主动，故运消水液亦较速也。飧，食也，以嘈饥而时时欲食也。食已即欲泻者，运化太速，水分不及分别清浊，故干稀皆从大肠而出也。此似土虚之证，不知土旺之候伏风发作而为病法，宜培土抑木，祛其伏风），桂枝汤主之（桂枝木、生甘草、杭白芍、木香。桂枝去皮用木，使入里也。甘草培土，白芍能于土中泻木，微加木香者，以配白芍也。日久欲化热者，去木香加木瓜少许）。久不愈者，橄榄四茶饮之（橄榄与木瓜皆木中之金也，善制风木，此胜制法也。橄榄五枚，打破泡汁，缓缓饮之。如无鲜者，蜜饯甜橄榄亦可用之）。

风入阳明之里者，腹痛喜按，白矾红糖丸（此亦胜制之下法也，以明矾末用红糖蒸化和为丸，如桐子大，每服七丸或十四丸，使风气从大便解之法也）。飧泄不已，小儿则成疳疾，牛肉全蝎粉（方载吴鞠通解儿难中）。大人则成消食，风消骨瘦，混元一气丹吞之（即生鸡蛋一枚，温水浸温吞之），甘草芍药汤少加（鸡金、全蝎）。

风伏脾络，大人夹脐而痛（有松紧、有止息），戊已丸全蝎汤下。小儿脐风撮口（未发之先，面色如土，既发则额上黄，黄至口角，不治。治法详《幼科铁镜》中夏氏灯火十三醮法），口不能张，唇若荷包，撮不能乳哭，木香疏风饮主之（木香、全蝎、桂枝、蝉蜕、木瓜、芍药、甘草）。

风伏肺络，鼓荡痰饮，发为喘咳，吐白沫，兼寒者麻黄汤，不兼寒者白芥子汤独用，兼化热者麻杏石甘汤，耗伤津液发为呛咳桑菊蒌杏汤（桑叶、菊花、蒌仁、杏仁）。兼化热者加冰糖、川贝母润之。痰涎实者，酿为肺痈，咳吐臭痰，脓浊，异常之多，独用白芥子，或用芥子末拌（青黄牙白）菜醮麻油当菜食之，数日则风痰可从大便下（古有陈芥菜卤治肺痈法，余因思陈卤难得，且咸能伤血，棘人喉咙，臭而难食，改用此菜食之治效甚多）。化热者雪羹汤（大荸荠、淡海蜇头），热甚加甘草（酒炒）、大黄微降之。

按：伏风、喘咳、呛咳之证，误用辛温，其变证颇有失血吐红似劳者，喘咳之症误用滋补，亦多缠绵，饮食不进似痨者，误滋补者三子养亲汤，误辛温者桑菊蒌杏汤加冰贝。

风伏肝络，发痫厥瘈疭，眩晕抽搐，目睛余视（此即俗谓羊癫风等类也。经谓之痫，方书谓有五痫，有夜发，昼发，阴跷，阳跷，脉病也。肝络血液不甚虚者，有风痰饮流入经络隧道，故或发或愈），明矾、郁金、橄榄汁为丸，缓缓治之。血虚者左瘫右痪，手足不能举，痿痹还原酒主之（方载后）。

风伏阳明肉腠理，为痒为虚肿（痒甚肿甚，自头面起，一二日遍身皆肿），桑菊饮加钩藤、蝉蜕主之。不治及治未尽者，变生癣癞（轻者为癣，重者为癞），还原酒主之。

风入膝眼犊鼻穴，发为鹤膝风。膝肿大腿细，屈伸不利，还原酒主之。

风入环跳穴，发为附骨痛风，不治则成附骨疽，三退二香散主之（露蜂房、人发、制没药、蛇蜕、制乳香）。共研细末，酒调如干面式，服一团陈酒下取汗，还原酒主之。

风入卫阳，头生白屑，面皮干燥，渐及遍身，发为白癣。阴液不足，好色之人，发为肾脏风，俗名阴癣（生于两胯阴间，渐及两股），还原酒加减主之。在上生白屑者，去油松节加干浮萍、葛花。在下部者，去油松节加黑大豆、阿胶、黑芝麻、龟甲胶。血热者为紫癜风，加酒炒大黄。血气虚者为白癜风（即白斑驳杂），加潞党参、黄芪、防风（白斑多有兼湿者，宜加油松节用之）。

风入阳明颊车穴，酸痛口不能张，为骨槽风，辛桂芷黄汤主之（细辛、白芷片、黑大豆、肉桂、炒大黄、芥穗）。

风入阳明肌肉，厥少阴筋骨肌肉麻木，筋骨酸痛为风痹，化热则为白虎痛风，风痹者还原酒主之，痛风者白虎汤加钩藤。

风入筋骨，历节疼痛，痒肿，走窜不定，甚则癞筋坏骨，鼻塌，毛发脱落，手足拘挛，日久则皮破流水，溃烂浸淫，骨节脱离而死者，俗名曰大麻风、疠疾，又曰疠风（此风证广东名曰麻风，各省皆由彼处传来，亦如杨梅疮毒，名曰广疮，亦由广东传来。二症末候形症大抵相似，盖同一气候之症，源同而流异也。杨梅毒不服轻粉，不入筋骨，麻风人内之精气不虚，不入筋骨，盖同一疠气也）。未癞筋坏骨鼻肿者，还原酒主之。已癞筋坏骨者，五虎七液丹主之。方用（全蝎、斑蝥、蜂房、蜈蚣、蛇蜕各一两），皆焙存性研末（明雄精、月石）各五钱研细末，酒炒大黄末四两，诸末合为一处，瓷盘盛之，加（侧柏叶、鲜荷叶、大青叶、佩兰叶、紫背浮萍、野菊叶、五叶藤）各取自然汁一两（青果连核磨汁一两，石菖蒲磨汁七钱），倾入前末药内，干则研细再倾，以汁尽为度。阴干再研，猪油拌为丸，如梧桐子大，日服三十丸，生甘草汤下，服至泄泻止，停数日，每消息胃气再服，弱者减之，壮者增之。痿痹还原酒方（土炒钩藤一两，白归身五钱，炒小胡麻一两五钱，人乳拌油松节五钱，酒炒桑椹子二两，夜交藤一两五钱，蜜炙络石藤七钱，九节石菖蒲五钱，川牛膝八钱，五加皮盐水炒五钱，十大功劳子七钱，伸筋草七钱，薄橘红五钱，盐水炒沙苑子一两五钱，千年健八钱，大秦艽一两二钱，寻骨风六钱，藕节须一两，猪脊髓五条，杭白芍八钱，蚕茧四十九枚，白花酒六斤，酒浸一宿，隔水煮一炷香，存性五七日，每日随量饮之，治肾脏风阴癣者，去油松节，加熟地二两）。

伏 湿

其人面色黄白，惟天庭两太阳微暗，鼻有油垢，皮肤润泽，舌质淡，边如锯齿，苔无正色，黄白灰杂相混，其脉缓弱，沉取则滑利，喜食香脆，恶饮（兼热脉则缓大，化热则脉数，兼寒脉则弦迟沉，寒则迟细如屋漏），体重神困，此伏湿常见之象也。

湿邪伏于两太阴者，寒热往来如疟，又似虚痨，午后热甚，绵绵不已，或微咳，或不咳，口淡舌白滑，苔薄，胸闷，饮入辄胀，食不消，腹胀或自利溏泻，小便不爽，脉右关寸缓，藿香正气丸主之，六君子丸亦主之，三仁汤亦可选用。

湿邪伏于足太阴厥阴者，脾不统血则血化为水，女子不月，男子少腹胀，大小便不爽利，沉沉泽泽，毫无所苦，呵欠，倦怠嗜卧，四肢重，久则浮肿，香连丸、左金丸、戊己丸选用，脉见两关缓。

湿邪伏于两阳明足太阴者，胃阳困，泻痢后重，腹痛时作时止，面浮，右关见寸缓，痢痛甚者，脉兼结，小儿发为疳疾，头毛槁，腹大化热则嘈饥，时时欲食，食亦不多，不消，食已而泄，神术丸、异功散、香砂枳术丸。

湿邪兼热，伏于二少阳二太阳经者，寒热小便赤，自汗，目胞浮，脉缓大兼数，见于左关寸，舌苔黄腻，黄芩滑石汤。

湿邪兼热，伏于二厥阴经者，善怒，胁下痛，有止息，女子经前腹痛，月事不爽，色淡黄，男子疝瘕，脉左关寸右尺缓大兼数，舌苔黄灰而腻。金铃子、元胡索散湿邪，兼热伏于手太阴足阳明者发为阳黄。舌黄灰而腻，脉右关寸缓大而数，苡仁滑石汤。

湿邪伏于两太阴、两厥阴、足少阴者，两脉弦缓，痰饮停蓄，喘咳嗽稀痰，面微浮，甚则如哮，呕吐状如胃寒，小青龙汤、《外台》茯苓饮。见水心怯，欲作寒战者，膏肓受湿，需灸膏肓俞二穴，砒豉丸少少与之，不知再加二粒。

湿邪伏于足少阴肾经者，小便浊，腰胀，腰以下如坐水中，面色黄而暗，如油垢状，脉两尺缓大，如按绵包。鸡丝鱼翅汤（鱼翅如平常调和，亦可加鸡丝）。兼寒湿者发为阴黄，茵陈术附汤、金毛狗脊五加皮汤。兼热者发为阳黄，黄汗，滑精，茵陈大黄汤、麻杏石甘汤加细辛。滑精者二妙丸、黄芩白术散。

阳气虚阴液足者易化为寒湿，阴液虚阳气旺者易化为湿热，阴阳平等者湿邪本气始终不变，有因药而变者，不可不知（如久利则阴伤阳馁，如久燥则阴伤阳亢之类，润之则病深不解，补之则惊闷烦躁，下之则润泻不止）。鸡丝鱼翅汤（母鸡、沙鱼翅，治法如酒席烹煮法，不拘多少，量力酌用，大约每日极少一小碗，多则二小碗，连汤连翅饮食之。贫者以乌鱼羹代之，即黑鱼有七星者，白汤煮食，不可加酒盐。金毛狗脊五加皮汤：金毛狗脊一两，五加皮五钱，附片一钱，苡米五钱，木通一钱，酒炒鹿角霜一钱，何首乌三钱、炒）。

伏 暑

暑属少阳相火，同气相求，多手少阳三焦、手厥阴心胞络证。相火亦寄于肝胆，亦有足少阳、足厥阴证。兼湿气者多太阴脾肺之证。

暑字从日，夏日炎烈，天上太阳火气

也。在六气则为少阳相火，其邪气伤人，皆由人头背口鼻皮毛而入。夏日受暑而不即病者，以从人之汗孔化汗而出也。若汗孔闭，津液虚，阴气不足送邪出表，则病作矣。有送而未尽出表，日复一日，积累暑邪，内伏至秋方病作，或至秋末冬时而作者，皆为伏暑。秋初即发者轻，易治，冬月方发者重，难治。不兼湿邪与秽浊之气者，治法可与伏热同参。

其症恶寒身热气虚，入暮热甚，口或渴或不渴（不渴者已入血分矣），面色额上黑暗，紫气隐于皮肤之内，头眩体酸，自汗，有汗亦不退热，其脉两关寸虚大而芤，两尺长大洪数，尺肤热甚，舌苔白沙，舌质红紫（甚有薄白苔如雪青杭绸色反觉滑润者）。此伏暑常见之形症也。治宜荷梅汤、六一散、生脉散、白虎汤四法选用（恶寒甚者用白虎汤加薄荷，脉芤虚甚者生脉散加六一散）。入暮热甚，似疟非疟，舌红润，口不渴，天明得汗始退热，入暮又热，是暑邪已深入，伏于少阳厥阴血分也。青蒿鳖甲煎主之。

暑邪伏于手太阴肺经者，日晡咳甚，肌热，右寸芤虚，喉中干，甚则气喘，生脉散主之。欲作肺痿者（暑热伏肺阴津液则痿），天府穴痛（天府穴肺之募也，在乳上三肋间），咳引胸腹痛（阴气伤也），毛槁发焦（则痿已成矣。肺之华在皮毛，毛槁发亦干槁矣，至此候则危）。大剂生脉散加濂珠粉主之。贫者以鸡子清代珠，温水浸热，生吞之，连黄亦可食。

暑伏于手足太阳、手足少阳经者，口苦而渴，小便不利，头眩心烦，手足心热甚，尺肤热甚者，六一散主之。

暑伏于足厥阴肝经者，或渴或不渴，呕酸水，胁痛，脉左关弦数，椒梅汤主之。暑伏于手厥阴胞络血海者，梦多怪异，少腹胀痛，时作时止，呕，胸闷不思食，烦躁，女子月事不调，男子疝瘕癥结，甚或谵语，吴氏加减桃仁承气汤主之。

暑伏于两太阴者，舌白口渴，腹胀气怯，寒热似疟，有汗不解，小便已洒然毛耸，右寸虚大，右关弦缓，左关细涩，此兼足太阴湿气为病也。东垣清暑益气汤主之。

暑兼湿气伏于两太阴者，舌苔薄白而滑，脉缓身重，藿香正气散主之。热甚者，加滑石汤送下。

暑兼湿气伏于足阳明太阴者，舌白，脉弦缓而大，无汗，或但头汗出，香薷饮主之。

暑兼湿气伏于足厥阴阳明者，吞酸，心悸，胁痛，消暑丸主之。化热脉数大者，椒梅薄荷汤。脉缓弦细而滑，不鼓指者，虽渴甚，左金丸、香连丸选用。

暑兼湿气伏于足厥阴太阴大络者，胁痛吞酸，日久变生停饮，胁下辘辘有声，脉弦舌滑，香附旋覆花汤。

暑兼湿气伏于两阳明及手太阳小肠者，脉右关寸左寸皆缓滑而大，滞下红白，后重里急，腹中时痛，木香槟榔丸主之。化热脉数大有力鼓指者，调胃承气汤加薄荷主之。脉振指有力，按之芤者，可参用热证治法，增液承气汤主之。

暑邪伏久，深入足厥少二阴与足阳明经者，失治（谓不得治法）日久，阴液伤耗，大肉削脱，皮毛枯槁，脉弦涩而紧劲，或细若虾游，发为战栗，抽搐，角弓反张，或形似虚痨，而有外证病移者危（有外证病移者尚可救活，以其正气尚能捍邪外出也，溃久则难矣），勉救之，用大定风珠法加珍珠合增液承气。

伏 热

相火为暑，君火为热。热即二火之总名也。凡暑热不兼湿证者，皆可以热名之，皆可以热证法治之。其症恶寒头眩，身热，形类伤寒，但身里之热甚于表（胸腹、手足心、腋下、胯内较背项诸阳部更热，不似伤寒表热甚也），日晡热甚，日轻夜重（入暮热甚不若伤寒日夜绵绵热无退时，无轻重之别也），有汗亦不退热，或汗出退，至时复热（不若伤寒表热可以一汗而解也，此是分别处），口或渴或不渴（渴者轻易治，不渴者重难治。不渴者热邪深入血分，用清润药服之，使达至气分，则渴能渴而甘饮则热邪已浅一层矣），唇燥（口虽不渴，其唇必燥，以口中津液被火灼，以舌舐唇，唇上津液易干燥，如豆腐皮米汤锅焦状），面虽黄暗，睛明二穴、鼻孔及法令额上必有紫赤之色隐于皮肤之里（冒看黄黑浮于外，如烟煤笼罩，如久禁风尘日晒，细看或背光看，则紫红隐于内矣）。周身骨骱酸（骨骱酸者，髀热骨筋皆被热灼也，肝肾热之明症也），腰痛（肾水为热所灼也），胸闷（肺管中津液与胃脘中胃汁为热所灼，津汁少则肺胃之气不滑利，故闷），自汗（津液热逼走于皮毛之外也，虽有汗，手足心必无足心更难得汗），头眩（如酒醉状），其脉沉数，两尺长大（浮取细软，沉取则数而有力，或静中有动或促），舌色白沙（如米粉铺红纸上，或如雪青杭绸色），舌质锋紫（深入血分则反滑润），此乃手足少阳、厥阴、足少阴伏热常见之形症也（凡六淫伏邪首列常见之形症，其下虽不言及，皆当与常见之形症参合而断病，伏热之症尤当加意问其初病形症与首列者合否，以下诸条，不详述者，省笔墨耳）。治宜青蒿鳖甲汤或青蒿二甲汤（不言手太阴证，以肺经伏热尚未深，其证与初感无甚大异，且鞠通、天士有太阴伏暑在前，人易知识，不必再述）。

伏久传入阳明（即以上之证日久不愈，或误服二陈、三仁等辛温宣中之药，或未服药，热邪循经伤耗胃汁，传入胃中而生热结），但头汗出，或身半以下无汗，或呕，或不甚呕，便秘，身半以上自汗，便溏泻酱色，误药甚者（多服曲、谷、枳、朴、砂仁辛温化痰之品），则津液上逼，壅于胃脘上口，则口生涎沫（状若水饮），辰巳时热甚烦闷，其脉或芤或洪（芤者胃汁已伤，所存者少。洪者较轻，有洪芤并见者），或细数，按之涩而有力（阴液阴气皆伤于热也。涩见于沉部，精血亦耗也。有力鼓指，邪热之力也），舌质紫，苔或黄（黄宣者正象，易治。有红孔腻滑者，难治，必有他故）或燥（燥者正气，黄燥易治，黑燥难治。防其由润而变燥，变为神糊脱，津热证未传之候则危），或润（润者热入血分，热逼津液上泛也），或白腐而厚（热证有白苔，厚腐之苔无寒证，苔乃胃中浊气热逼，浊气上蒸，故厚如腐渣堆铺状。湿痰寒痰油腻之证，苔虽厚而腻贴舌上，不服苦温宣化药宣透，终不腐），或中心裂（有直裂一条者，是气分不足也。有横裂三二条者，有直横俱有裂纹者，皆阴津伤也。有裂如冰片纹者，肾水血皆伤耗也。直块如挖去者，胃中阴汁大亏也。有无苔赤舌而中心如挖去一片皮者，胃汁大亏，损及胃里膜也。有舌尖如挖去一片皮者，有舌边破裂者轻），胸闷，或拒按（拒按者，按之痛，正象也，人易知，为阳明胃中结热，其病轻，以其正气尚能捍邪，尚自知邪实也），或不拒按（不拒按者重，必其人下症初见之时尚知拒按，延误多日不下，正阴已伤，正不能捍邪，邪热安结于内，贼已久踞城池，城中人反觉无贼，兵来克复，贼难安居，又乱作矣。正阴稍复，正能捍邪，则反知闷而拒按矣。必待下尽，邪结方解）。**治宜调胃承气汤。阴液干耗者合增液法润之。如当下不下，邪结在胃之上中脘者，易变谵语，烦躁狂迷，土实克水，耗尽肾阴，水不濡木，肝木生风，直视摇头。督脉实强，角弓反张则危。昏迷静卧，或自言自语，唧唧哝哝，声音不高，呃逆，声如击木，是内传手少阴厥阴，心与胞络胃阴欲脱之候，则危在旦夕。甲日甚**（土被木克，正五行气受克，甲为土运有余，今土实而土助旺克水，是五行化气克水也。病更甚，药难见功），**戊日险**（正五行土克水化气，五行戊属火运有余，火土炎烈，金水气虚者不堪命矣，故多难延残喘者）。**每见于辰巳二时**（辰巳时气血注于脾胃）。**肺脉弱，气逆，多绝于寅卯二时**（寅卯时血注肺与大肠，且金绝于寅，肺病怕寅时）。**辰、戌、丑、未四时，土旺克水，肾阴败者，多绝于四时之内。**

阴明伏热肠胃，中有燥屎，热结旁流，自利稀水者，增液承气合调胃法主之（凡系阳明热结，皆有首条与上条传入阳明之形症，热伤胃汁，肠胃中之脂膏不甚滑利，故宿粪难下，热邪逼迫津液，稀汁上下消亡，上则呕吐明汁清水，下则热泻暴注清水，甚有清水中如蛋白而下者，其仅泄溏粪酱色金黄金红色者犹为轻症，故下阳明热结用增水行舟法，使水长舟浮，方能行动，如初下用增液调胃法，虽下出稀水稀粪，或黑水，或清水有腐渣，脚如石屑状者，皆可下之症、难下之症也，不必惊惧，仍守法，更加重用之。小至有粪色稍见下效，下至宿粪如鞭如马栗如羊矢豆、甚有小如豌豆黑坚如铁子者。下去之后，复待大便新黄如鸡爪葵花黄白相兼，色软如折带，盘若小蛇之粪，其热乃真尽之候，始停下法，用养正法调理，如加减复脉汤、芍药甘草汤等类，不比伤寒化燥下法。伤寒化燥有燥屎无热邪伤阴，故伤寒未化燥屎，误用大小承气下稀水者，十有九脱，不救。热证用增液，调胃二承气，下无形之热，为重下有形之宿粪，为次不过借有形之粪水验无形之热邪，解，未解尽未尽耳。热邪有重轻，下有难易之别。热结轻者，一下便得燥粪而症解者，稍重者，初下便得溏酱色，再下得燥屎解。有初下得稀黄粪，再下得黑垢，再下转酱溏，再下燥屎，再下得新黄折带恭始解者，有初下得青黄粪水，再下得黑水，如洗黑灰垢水三四下始能得黑垢如黐黏黑血条，五六下后始转换酱溏燥屎者。有初下得清水，再下得蛋白漂水中，二三次下之始得清水蛋花粪少许，然后渐转黑水黑垢酱溏等样者，有初下得清水，中夹黑屑如锅焦黑屑如茶末，再下得清水，中有白屑，脚沉底如炒黄腐渣屑或如石屑粗粉，然后始转蛋花粪等样。有初下已得燥粪，症脉不减，再下得前样等物者。有中间已得燥屎，其症不减，再下得羊矢豆后始转新黄折带方解者。有下得燥屎后，症脉不减，或症减脉不减，或脉减症不减，再加生脉法合前法下之，又得黑烂水粪或得小铁丸研子，之后始渐转黑垢酱等样者。其症则始轻后重，先不渴，后反渴，先不烧热，后反大烧热。先舌不黑，后反舌黑。先唇不焦破，后反焦破。总之，下症先不全现，后反下症全现，皆药攻病外达之象也。攻阳明伏热，推大黄为第一良将，元明粉次之，生甘草则宰相安民，运饷驾驭将土，扶助国脉之大功臣也。前所述各样之粪水皆一层重一层，层次甚多，险象叠现，清水以下皆奇险难治之症，现症多可怕煞人病家，医士多心惊胆战，而余敢守定润下增水行舟之法而收人难能之功者，其要诀秘法惟在于脉，任寻按，愈下之愈觉脉象起有神有力鼓指，按之愈觉有力，虽细弱如无脉，按之至筋骨间，觉细数有力之一二动，下之一二剂反觉有脉者，皆可救之症也。经历多年不爽，故敢述之，以告后学。案验列后，此皆阳明热结，当下失下，日久遏伏而成之症。治之之法，总不外乎增液、调胃二承气，故细述所下之物以坚后学之心，特用药有重轻，加减要贵随症变化耳）。

阳明伏热传入血分，周身血脉皆热，气旺者发红疹，气弱者邪深发紫斑（俗名葡萄瘟症），犀角大青汤合调胃承气主之。气虚者加北沙参，气旺者发疹，加薄荷油三四滴（疹高起而亘手者，肺气旺也。斑不高起气虚者，邪陷不能外达，反有中凹者，有欲烂破者，皆危候也。如颜色鲜红不紫，黑斑虽大无妨）。

阳明伏热发为牙痛、牙疳，喉疳口臭者，胃已腐也，增液承气汤主之（牙痛者轻。牙疳者，疳蚀也，牙龈紫暗，黄白横延，如蚕蚀叶之快。喉疳者，喉外不肿，尚轻，重者内外皆肿，极危。肿者，外面宜用针刺出血，内需大下大泻方能挽回。如不泻及不大泻者，有腐胃、烂肠、烂喉、烂舌、鼻流臭涕者，涕有红白黄水而臭，由阳明热传入脑髓也，皆十难救一二之症也。仅流黄水，汤内加薄荷油五七滴，如不嫌麻刺，或不觉薄荷辛而反觉甜者，倍加与之）。

阳明伏热发为疮疡，或发为疫痘，腰痛甚者，增液承气汤合青蒿、龟甲煎主之。发而未尽，疮假愈复变为疮蛊，或变为浮肿，以上法加薄荷油三四滴主之。有疹后发肿、有斑后发肿、有疮后发肿者，有疟痢后发肿者，其肿与湿肿无异，但皮色不黄而红，皮上抚摸之觉毛孔如有刺，病人觉刺痛，稍重则不觉痛，有衣角衣边轻扫之而觉痛者，误作湿肿治之，必坏（世医见肿多作湿肿治之，不知浮肿有几种病因，故经历杂论有浮肿辨法，此阳明伏热变生浮肿者，由于热邪窜入肌肉故也，虽肿，皮不甚光亮，不甚黄白，皮内有血色，隐于内必稍兼色，必有以上伏热形症，即现在不见以上伏热形症，其初病之时，必已现过，医者切脉问症，必问其初症情形，与现在形色参合，断之自无疑惑矣。有阳明伏热之证，下之已通，燥粪已下，而忽然红肿，乃内里余热外达也，再下之见折带新黄粪则消）。

阳明手太阴、足少阴伏热发为下痿，皮槁，或内作肺痿，干咳引痛，或内作肾痿，腰痛，足痿，足皮发宣，增液承气加龟甲雪羹汤主之。实者发为热痹，见于手足腿腕肩臂而痛，其痛处色微红，前方加忍冬藤、桑枝，下部加木瓜少许以引经（经曰：肺叶焦，令人痿，肺主皮毛，肺热耗伤津液，则毛发枯槁而不生。咳则牵引胸胁痛，耗及肾水少腹，亦觉牵引抽痛，咳则筋骨震，有欲咳而不敢咳之势。腰为肾腑，足为肾司，虚则足不能立，其足皮发宣者，阳明主肌肉，故皮肉宣厚如隔布袋，搔痒甚则麻宣不仁。气体实者，正能捍邪热，故仅见四肢痒痛，恐人误作风寒湿痹痛治，故标明痛处皮色微红有血热之象，或不见红色，以手按之，指缝际皮色即现红紫血印，指按处白印是热，伤肌肉脉络之血，的实证据也）。

阳明、少阴、督脉、阴跷伏热，发为筋急拘挛，脊强反张，腿并不能开，膝弯曲而不直，增液承气加龟甲、犀角、猪脊髓主之（此条人以风证目之，而不知热证亦有是症也。热入督脉则脊强反张，以督脉之阴液被热所耗也。入督脉之药多系温品，寒品少有，而余于古人无法处思出一法，用大黄以泻阳明，阳明会督脉于头，泻阳明即所以泻督脉也。猪脊髓咸寒滋润，以猪为水畜，能治火热，即用其督脉以补人督脉之阴液，清人督脉之火也。《脉经》曰：尺左右弹者，阴跷脉为病，动苦少腹拘急而疠痛，足内挛。又曰：阴跷脉为病，当下之，此腿并不能分开，膝曲而不直。足阴跷脉内挛急之证据也。其未筋挛以前，必有少腹拘急之症，既挛之后，或反不自觉矣。此症虽筋骨拘挛而不知痛，下之至知筋痛，再下之，由小痛至于大痛，复下之，由大痛日渐轻减，至于不痛而后伸开，再清其余热，养其肾阴，方渐复。若误作风湿痹证，治之易至不救）。

阳明伏热当下，失下日久变生外证，名曰病移发（其症界乎痈疽之间，有初起红者，晕大，白粒小，红晕易散大溃，亦易于平烂。敷以阳痈药则变腐黑紫暗，用提脓药则流水而不得脓，更易漫延散大。有初起颜色不变、漫肿无头而皮热，愈摸愈热，肉中脉管青紫色，生于手臂腿下者轻，生于腰背股腋胸腹者重，难治。有内生胃痈，外发于胃俞穴部，有内生肠痈而外发于少腹脐腰下者，有发于肾俞穴者，有发于肺穴者，皆难救治。必须先治内证，待内证减而后可顾外证。若先闭遏外证邪出之路，内必加重不救矣。故外用从治法使引热外出，内用胜治法）。外贴（散阴膏、和阳膏）能散能敛（增液调胃），承气汤主之（阴液不虚者调胃承气主之，阴液虚亏者增液承气主之，气虚者加北沙参）。

阳明、足少阴、手太阴伏热，状似虚痨，干咳，或吐白沫（甚则粉红白沫），夜热骨蒸，饮食不纳，肌肉消索，大肉削脱，大骨枯槁，皮黑毛槁，色如面垢，猪肤汤、猪肾汤合调胃增液法加龟甲主之。富者加珍珠、燕窝，贫者以生鸡子代之（阳明与肺肾热久，阴伤津液枯槁，则干咳无痰，反咳吐白沫者，此沫非湿气饮水也，乃肺肾胃津液被热邪逼迫而上也，甚则红白相间，热伤血络，肺络伤破也。粉红色者，肺本色也，其病必危。夜热骨蒸，阴虚内热本象也，病甚则热邪内陷，反自不觉蒸热矣。胃阴伤者，先食不香，难纳米饭，若用药再燥劫其阴，遂致亦不能容饮水矣。肉消骨立，皮黑枯槁，如面垢，肺主皮毛，毛槁皮垢，干而棘手，邪伤肺汁之症也。胃主肌肉，大肉即合谷两臂两腿之鼠肉也，病者无鼠肉，胃汁已将竭也。大骨枯槁谓骨瘦如柴，骨韧锋露，骨孔空陷也。肾主骨主髓，肾热已久，骨髓枯槁，骨衣之油皆耗，故大小骨空深陷毕现于外也，用猪肤汤去白粉蜜，单用猪肤即猪之厚皮也，取其咸寒微甘而多脂膏，能除大热，能填补胃汁肺汁，骨髓功力最大。猪肾汤取猪为水畜，位镇亥方，上应室宿，得乾六之精，能生坎水，有一六共宗之妙，为水畜中之水脏，以补人之肾水，大有殊功。本草不载，其能前人谓无补益之性，但可用以引经，而余则以卦理断之，每独用以为大将而成功收效，神妙无比。调胃增液承气合龟甲，治病之本也，加珍珠者，取珠为蚌，受月华而孕胎成珠。月者先天金水之母，太阴之精取先天金水之气，以补人先天金水之气，有再造肺肾之功。极富者，用数钱文武火日夜煎服，但煎至水泛白即服。珠有光放水再煎，煎至无光，再换再增，但宜吊空煎，不可沉底。力薄者用二三分乳极细，以药汤送下燕窝，取其滋润肺液耳。生鸡子亦有重造肺肾、填补胃汁之功。温水浸热生吞之，象形补形能补人稀汁，尤能补肺脏中之蛋白汁，不特贫者可用，富人亦可兼用之，收功更易矣）。

阳明少阴伏热，戊癸合化为火，发为瘅疟（俗名子母疟）。每日辰巳时大热，午后方退，日晡复大热，天明方退者，青蒿二甲煎合增液承气汤主之（辰巳时血气注于脾胃时也，日晡酉时气血注于肾经时也。世人见病有去来，发于二时，皆目为子母疟，而不知其时是何经主事。其疟来寒轻热重，或但热不寒，故名曰瘅疟。宗《内经》凡病至其年月日时复发者当下之之旨，故主以增液承气。得燥粪下后见新黄折带粪，辰巳冒热方解，青蒿二甲煎治少阴伏热之正剂，得热汗至足心，日晡夜热方解）。

阳明、少阴伏热，夜间热甚，逼迫津液，血滞滞下，俗名痢疾，调胃承气汤主之。日久上呕，下则完谷不化者，加白芍、龟甲、阿胶主之（热痢滞下之证，多由于阳明伏热而成。热邪逼迫肠中脂膏血垢而下，腹痛时作时止，痛甚则便，便后痛减。不入少阴，夜间不热，一入少阴，则夜间热。痛则少腹拘急，身不能直，故以调胃承气主之。若误治伤阴，燥伤胃汁，则舌光无苔而呕恶，下则完谷不化，此乃邪热不杀谷，非脾土虚无火者，此良以肠胃中脂膏刷尽，米谷不能兜留故也。故加白芍之酸寒以和阴气，合甘草有奠定肠胃之功。龟甲咸寒以胜大热，阿胶填补脂膏令能留存米谷也。仍以调胃承气加味者，取寓通于补，得燥粪则痢自止矣）。

阳明伏热与足厥阴合病，发为胸闷脘痛胁痛（俗名肝胃气痛），翻胃呕吐噎膈（俗名痛膈）。便溏者，调胃承气加白芍、乌梅、花椒主之（结热在阳明胃脘，故胸闷而脘间食入辄胀痛甚，得大便则减痛，或泄气则减痛。胁痛者，厥阴肝络之血亦受热邪也。肝木上犯胃土，故呕吐。世人皆以胃寒胃气目之，以辛温降气治之，每多反增呕吐不能纳谷，势成隔食之症。不知实属肝胃热邪上犯所致。便结者，无正相好屎，非便秘即便溏，而细如猫屎，甚或如金果条。虽便亦不甚多，皆脏气通而不通之证也。故主以调胃承气之缓下，而加椒、梅、芍以和肝，取甘酸咸苦以和胃而降胃之热结也）。

阳明伏热与两厥阴、冲、任、带三脉合病，男子疝气，结核便毒（肾囊阴茎两旁肿大如痈），女子天癸不调，或崩或漏，或带下，或经不行，或妄言妄见，如有鬼神依附状，或烧热体蒸，咳呛消瘦而少腹胀（俗名干血痨症），加减桃仁承气汤主之。阴液干涸，形消骨立者，加增液润之（此条即《内经》云：二阳之病发心脾，有不得隐曲，女子不月，其传为息贲。风消者，死不治之症。二阳即两阳合明阳明病发也。心脾有不得曲隐，谓女子善郁，不得遂其隐曲之私心，故胸脘不舒，饮食少进也。其传为息贲者，即胸中当脘处墳起一块，状如覆杯而热也。风消骨瘦也，冲脉而于阳明，任脉与冲脉会合，同为血海，为月经之源。带脉横绕于身，当带系之所，浑如一带，阳明胃阴虚则带脉拘急，如带束紧之状。带脉丽足少阳胆与厥阴肝，肝胆热、胃热则白带下，甚则黄色，或赤带下，胞络为血脏，生血发血之源，）中任之上游也。冲任不通，血海瘀热上犯心胞络，故妄言妄见。血多而热甚，妄行则血崩，天癸当去而不去，欲行而不行，行亦不畅，为漏。血海有瘀热停滞，庸医再用芎、归等温通之药，则血中稀汁明汁如水液者耗干，血轮血块干涸于内，反更不得流行，故烧热骨蒸瘦损之证成矣。俗有干血痨之名，惟此因热瘀而成之证最合，名实相符，惜世有其名而无其法，余因名悟出治干血之法，必先令干血变为稀汁，方能流行，故主以吴氏加减桃仁承气汤，用大黄入冲任阳明，以逐热瘀。桃仁助之，干甚者加增液润之，添补血中稀汁，使复其流动之流质，而后可通行也。其病根不过阳明伏热耳，阳明热解则冲任诸脉络之血热自解矣。余屡验有功，谁谓《内经》死症无治法耶）。

阳明厥阴伏热发为息贲（胸中墳起一块，状如覆杯，按之皮愈热）。**疟母硬块者，加减桃仁承气汤主之**（此热结、热瘀、热疟、热痞之治法也。疟母结于胁下，热疟、热邪归结之所也）。

阳明伏热，吐血鼻衄，女子天癸逆行者，加减桃仁承气汤主之（此血逆热行治法也）。

阳明伏热当下，脉尚滑利，痰涎津液多者，不可与调胃、增液、二承气，当以蒌贝承气汤下之。气实者加枳实，气虚者加北沙参。

《伏邪新书》终

鬼遗方

内容提要

《医学大辞典》曰：《鬼遗方》五卷，刘涓子得之于山中鬼物，后传其姊之从孙龚庆宣。原本草写无次第，龚氏得之厘为五卷，并为序于篇首，以详其源起。书中于痈疽金疮之部位及治疗法颇详，所用药品少于《千金》《外台》而多于《伤寒》《金匮》。观其制方之法，确为魏晋人手笔，实中医外证治法之最早者云。据此，则此书之价值可知，惜世少传本，今本社裘君吉生不自秘而公诸世。

目录

补　白

中医之疗疾有特效者，多在古方。盖古方之传，自今日已经若干人之试验也，故吾人欲发扬中医，必须多传古方，庶乎有济。

鬼遗方　卷一

龚　庆　宣　撰
绍兴裘吉生刊行

序　论

昔刘涓子晋末于丹阳郊外照射，忽见一物，高二丈许，射而中之，如雷电声若风雨。其夜不敢前追，诘旦率门徒子弟数人，寻纵至山下，见一小儿提罐，问何往为。我主被刘涓子所射，取水洗疮，而问小儿曰：主人是谁？人云：黄父鬼。仍将小儿相随，还来至门，闻捣药之声。比及遥见三人，一人开书，一人捣药，一人卧尔。乃齐唱叫突，三人并走，遗一卷《痈疽方》并药一臼。时从宋武北征，有被疮者，以药涂之即愈。论者云：圣人所作，天必助之，以此天授武王也。于是用方为治，千无一失。姊适余从叔祖涓子寄姊书，具叙此事，并方一卷，方是丹阳白薄纸本写，今手迹尚存，从家世能为治方，我而不传，其孙道庆与余邻居，情疑异常，临终见语，家有神方，儿子幼稚，苟非其人，道不虚行。寻卷诊候，兼辨药性，欲以相传嘱余。既好方术，受而不辞。自得此方，于今五载，所治皆愈，可谓天下神验。刘氏昔寄龚方，故草写多无次第。今辄定其前后，蔟类相从，为此一部，流布乡曲，有识之士幸以自防。齐永元元年太岁己卯五月五日撰。道庆曰：王祖母刘氏有此鬼方一部，道庆祖考相承，谨按处治，万无一失。舅祖涓子兄弟自写写称云无纸而用丹阳录，永和十九年，资财不薄，岂复无纸，是以此别之耳（案：永和只十二年，且去宋武甚远，疑元嘉之讹）。

黄父曰：夫言痈疽，何以别之？岐伯答曰：荣卫稽留于经脉之中，久则血涩不行。血涩不行则卫气从之不通，壅遏不得行，火不止，热胜，热胜则肉腐为脓。然不能陷肤于骨髓不为焦枯，五脏不为伤，故曰黄。曰：何为疽？岐伯曰：热气浮盛，当其筋骨良肉无余，故曰疽。疽上皮肉，以坚上如牛领之皮，痈者，薄以泽背其候也。黄父曰：及如所说，未知痈疽之性名，发起处所，诊候形状，治与不治，死活之期。愿一一闻之。岐伯曰：痈疽图曰：

赤疽发额，不泻十余日死。其五日可刺也。其脓赤多血死，未有脓可治。人年二十五、三十一、六十九、十五者，在额不可见血，见血者死。

禽疽发如轸者数十数，其四日肿合，牵核痛，其状若挛，十日可刺。其肉发身核寒，齿如噤，欲痓，如是者十五日死。

抒疽发顶若两耳下，不写十六日死。六日可刺。其色黑见脓而痈者，死不可治。人年十九、二十三、三十五、三十九、五十一、五十五、六十一、八十七、九十九。百神在耳下，不可见血，见血者死。

丁疽发两肩，比起有所逐恶结，血流内外，荣卫不通，发为丁疽。三日，身肿痛甚，口噤如痓状，十日可刺。不治，二十日死。

蜂疽发髀背，起心腧，若连肩骨，二十日不治死。八日可刺。其色赤黑，脓见青者死，不可治。人年一十八、二十四、三十五、六十七、七十二、九十八者，百神在肩，不可见血，见血者死。

阴疽发髀，若阴股始发，腰强，内不能自止，数饮不能多，五日坚痛不治，三岁死。

刺疽发起肺腧，不写二十日死。其八日可刺。发面赤，其上肉如椒子者死，不可治。人年十九、二十五、二十九、三十九、五十七、六十、七十三、八十一、九十七，百神在背，不可见血，见血者死。

脉疽发颈项，如痛身随而热，不欲动悄悄，或不能食，此有所大畏恐骇而不精，上气嗽，其发引耳不可以肿，二十日可刺，不刺八十日死。

龙疽发背起，胃俞，若肾俞二十日不写死。九日可刺，不刺其上赤下黑，若青脓黑死，发血脓者，不死。

首疽发热八十日。一方云：八九日大热汗头，引血尽如嗽，身热同同如沸者，皮颇肿，浅刺之。不刺，二十日死。

荣疽发胁起，若两肘头二十五日，不写死。九日可刺。脓多赤白而可治也。人年一岁十六、二十六、三十二、四十八、五十八、六十四、八十、九十六。百神在胁，不可见血，见血即死。

行疽发如肿，或后合相从，往来不可，要其所在刺之即愈。

勇疽发股起太阴，若伏鼠，二十五日不写死。其十日可刺。勇疽发脓青黑者死，白者尚可治。不可治人年十一、十五、二十、三十一、三十三、四十六、五十九、六十三、七十五、九十一。百神皆在尻尾，不可见血，见血者死。

摽叔疽发背热，同同耳聋，后六十日肿如聚水，其状若如此者可刺之。但出水后及有血出，即除愈也，不可治人年五十七、六十五、七十三、八十一、九十七者，百神在背，不可见血，见血者死。

旁疽发足趺若足下，三十日不写死。其十二日可刺，旁疽者，白脓不太多，其疮上痒赤，黑者死，不可治。人年十三、二十九、三十五、六十一、七十三、九十三，百神在足，不可见血，见血者死。

冲疽发小肠痛而振寒热，四日五日悄悄，六日而变刺之，五十日死。

敦疽发两指头，若五指头七八日不写死。其四日可刺。其发而黑拥者不堪，未过节可治（一方不呼为敦疽，恐是刺写明堂引为败疽）。

疥疽发腋下若两臂两掌中，振寒热而嗌干者，饮多即呕，心烦，悄悄六十日而渐合者，如此可有汗，如无汗者死（一方云：床疽《明堂》亦引为床疫）

筋疽皆发脊两边大筋，其色苍，八日可刺。若有脓在肌腹中，十日死。

陈干疽发两臂，三四日痛不可动，五十日身热面赤，六十日可刺。如刺无血，三四日病愈。

搔疽发手足五指头起节，其色不变，十日之内可刺。过时不刺，后为蚀，有痈在脉腋，三岁死。

叔疽发身肿牵核而身热不可以行，不可以屈伸，成脓，刺之以除。

白疽发脾若肘后痒自痛伤，乃身热多汗，五六处有者死。心主痈疽，在股胫六日死，发脓血六十日死。

黑疽发肿居背大骨上，八日可刺，过

时不刺为骨疽。

骨疽脓出不可止，壮热碎骨，六十日死。胁少阳有痈肿在颈，八日死。发脓血者，十日死。

仓疽发身痒后痛，此故伤寒气入脏，笃发为仓疽。九日可刺之，不刺九十日死。腰太阳脉有肿，交脉属于阳明在颈，十日死。发肿七十日死。

尻太阳脉有脓肿，痈在足心少阳，八日死。发脓血六十日死或八十日死。

头阳明脉有肿痈在尻，六日死。发脓血六十日死。

股太阴有肿痈在足太阳，十七日死，发脓血百日死。

肩太阳脉有肿痈在颈，八日死，发脓血百日死。

足少阳脉有肿痈在胁，八日死，发脓血六百日死。

手阳明脉有肿痈在渊腋，一岁死，发脓三岁死。

黑疽发渊腋死。

黑疽发耳中如米大，此疽不治死。

黑疽发肩死，黑疽发缺盆中名曰伏疽，不治死。

赤疽发于脾，半夜可治，出岁死。

黑疽发肘上下，不死可治。

髀解除指本黑头赤死。

黑疽发掌中，不死可治。

赤疽发阴股，软可治，坚，死。

赤疽发肥肠死。

黑疽发膝膑，软可治，坚不可治。

赤疽发掌中，不可治。

黑疽发趺上，坚，死。

足下发久肿痈，色赤，死。

痈高而光者不大热，用薄痈，其肉平平无异而紫色者，不须治，但以黄芪并淡竹叶汤申其气耳。痈平而痛，用八物黄芪薄。大痈七日，小痈五日，其自有坚强色诊宁生破发背及乳岩，热手近不得者，令人之热熟，先服王不留行散，外散外摩发背大黄膏。若背生破无毒在乳者，熟之候，手按之，若随手起，便是熟，针法要脓看，以意消息之。胸背不可过一寸针。良久不得脓，即以食肉膏散，差瓮头肉痈口中人体热气歇，服木瓜散。五日后痈欲瘥者，排脓内寒散。

凡破痈之后，病人便连绵欲死，内寒热肿，自有似痈而非者，当以手按肿上无所连，是风毒耳。勿针，可服升麻汤，外摩膏，破痈口当合流下三分，近一分针，惟今极热，便不痛。破痈后败坏不瘥者，做猪蹄汤洗之，日再，下汤二日，故可用。冬六七日，汤半剂亦可用，胸中断气。断气者，当入阇中以手按左眼，视右眼见光者，胸中结痈，若不见光者，瘭疽内发，针伤脉，血不出住实不写，留成痈。肾脉来者大渐小阴结，若肌肉痹痈为发寸口，如此来大，如未渐小矣。

有黑色者，是石留黄毒。有赤色者，是丹砂毒。有青色者，是硇砂毒。有似盐颗者，是钟乳毒。有黄水者，是杏桃人毒。有白水者，是附子、干姜毒。有脓者，热肉面等毒砂发，白雄鸭顶上血一合，已来取黑铅汤一茶碗，调服之解钟乳发。雄鸡肘上血一合，将针粉汤一茶碗调服之，解附子发。取附子皮三升，豉半升，相和，以水一升，煎约一茶碗，服之解丹砂发。取黑铅、黄芪、防风、伏龙肝各半两，水一升，煎半茶碗，去滓服之解。

《鬼遗方》卷一终

告　白

周氏《集验方》正集、续集收采古方不少，且多经验者，“正集”中与《易简方》合刻，《易简方》尤为便于家庭之检查，未购者请速购之。

鬼遗方 卷二

龚 庆 宣 撰
绍兴裘吉生刊行

治金疮止血散方

乌草根三两 白芷一两 鹿茸二分，烧灰 当归一两 芎䓖一两 干地黄一两，切蒸焙 续断一两

上七味捣筛，令调着血出处即止。

治金疮血肉瘘，蝙蝠消血散方

蝙蝠三枚，烧令烟尽，沫下绢筛之

上以水服方寸匕，一日服令尽，当下如水血消也。

治金疮肉瘘，蒲黄散方

七月七马勃一两 蒲黄二两

上二物捣筛为散，温酒调服一钱匕，日五服，夜再两服。

治金疮箭肉中不出箭，白蔹散方

白蔹二两 半夏三两，汤洗七遍，生姜浸一宿熬过

上二味为末，调水服方寸匕，日三服。若轻浅疮十日出，深二十日出，终不停住肉中。

治金疮中腹，肠出不能内之，小麦饮喷疮方

取小麦五升 水九升

煮取四升，去滓，复以绵度滤之，使极冷，旁含喷之，疮肠自上渐入，以冷水喷其背，不中多人见，亦不欲令旁人语，又不可病人知，或晚未入，取病人席四角，令病人举摇须臾，肠便自入。十日之内，不可饱食频食而宜少，勿使病人惊，惊则煞人。

治金疮肠出欲人，磁石散方

磁石三两 滑石三两

上二物下筛，理令调，日饮方寸匕，日五服，夜再服。

治金疮烦闷，止烦白芷散方

白芷三两 芎䓖二两 甘草二两

上三味熬令变色，捣为散，水调服方寸匕，日五服，夜再服。

治金疮先有散石烦闷欲死，大小便不通，止烦消血解散，硝石散方

硝石 泽泻 白蔹 芍药 寒水石苦蒌以上各一两

上六味捣筛为散，水服方寸匕，日夜各一服，或未通稍增之。

治金疮痛不可忍，烦疼不得住，止痛当归散方

当归 甘草炙 藁本 桂心 木占斯以上各一两

上五味合捣筛令调，水服半方寸匕，日三服，夜一服。

治金疮弓弩所中，闷绝无所识，琥碧散方

琥碧随多少捣筛，以童子小便服之乃热，不过二服。

治金疮弓弩所中，筋急，屈伸不得，败弩散方

干地黄　干枣三枚　杜仲二分　当归四分　附子四分　炮故败弩筋烧灰，取五分

上七味合捣筛，理令匀，温酒服方寸匕，日三服，夜一增一至三。

治金疮内伤，蛇衔散方

蛇衔　甘草炙　芎䓖　白芷　当归各一两　续断　黄芩　泽兰　干姜　桂心　乌头五分，炮

上十一味捣筛，理令匀，酒服方寸匕，日三服，夜一服。

治金疮中筋骨，续断散方

芎䓖一两半　地黄二两　蛇衔二两　当归一两半　苁蓉一两半　干姜三分，炮　续断三两　附子三分，炮　汉椒三分，出汗，去目　桂心三分　人参一两　甘草一两，炙　细辛二分　白芷三分　一本用芍药一两半

上十四味捣筛，理令匀，调温酒服之方寸匕，日三服，夜一服。

治金疮烦疼，麻黄散方

麻黄六分，去节　甘草五分，炙　干姜三分　附子三分，炮　当归三分　白芷三分　续断三分　黄芩三分　芍药三分　桂心三分　芎䓖三分

上十一味捣筛，理令匀，调温酒服方寸匕，日三服，夜一服。

治金疮烦满，疼痛不得眠睡，白薇散方

白薇　苦蒌　枳实炒　辛夷去毛　甘草炙　石膏以上各一两　厚朴三分，炙　酸枣二分，炙

上八味为末，调温酒服方寸匕，日三服，夜一服。

治金疮去血多虚竭，内补当归散方

当归三分　芍药五分　干姜三分　辛夷去毛，二分　甘草三分，炙

上五味捣筛，理令匀，调温服方寸匕，日三服，夜一服。

治金疮去血多，虚竭，内补苁蓉散方

苁蓉　当归　甘草炙　芎䓖　黄芩　桂心　人参　芍药　干姜　吴茱萸　白及　厚朴炙　黄芪各一两　蜀椒三分，出汗，去目闭口

上十四味捣筛，理令匀，调温酒服方寸匕，日三服，夜一服。

治金疮内塞，泽兰散方

泽兰　防风　蜀椒去目、汗、闭口　石膏　附子　干姜　细辛　辛夷去毛，各二两　芎䓖三分　当归三分，炒　甘草四分，炙

上十一味捣筛，理令匀，调温酒服方寸匕，日三夜一。脓多倍甘草，渴加苦蒌二分，烦加黄芩二分，腹满气短加厚朴二分，疮中血瘀加辛夷一倍。

治金疮内塞，黄芪散方

黄芪三两　芎䓖　白芷　当归　麻黄去节　鹿茸　黄芩　细辛　干姜　芍药　续断　桑虫屎以上各一两　附子半两　炮山　茱萸一两

上十四味捣筛，理匀，调温酒服方寸匕，日三服，夜一服，渐可至二日。

治金疮中茵药，解毒蓝子散方

蓝子五合　升麻八两　甘草四两，炙　王不留行四两

上四味捣筛，理令匀，调冷水服二方寸匕，日三夜二。及以方寸匕水和匀涂疮上，毒即解去矣。

治金疮大渴，内补瞿麦散方

瞿麦　芎䓖　当归　甘草炙　干姜　桂心　续断　厚朴炙　白蔹　蜀椒去目闭口汗　辛夷去毛　牡蛎末　芍药　桔梗　干地黄

防风各三分　细辛二分　瓜蒌一分　人参三分

上十九味捣筛，理令匀，调温酒服方匕，日三夜一。或筋骨断，更加续断三分。

治被打腹中瘀血，蒲黄散方

蒲黄一升　当归二两　桂心二两

上三味捣筛，理匀，调酒服之方寸匕，日三夜一。不饮酒熟水下。

治痈疽金疮，续断生肌膏方

续断　干地黄　细辛　当归　芎䓖　黄芪　通草　芍药　白芷　牛膝　附子炮　人参　甘草炙，各十二两　腊月猪脂四升

上十四味㕮咀，诸药纳膏中渍半日，微火煎三上，候白芷色黄，膏即成，敷疮上，日四，正膏中是猪脂煎。

治金疮痈疽，止痛生肌甘菊膏方

茵草　芎䓖　甘草炙　防风　黄芩　大戟以上各一两　生地黄　芍药一两半　细辛　大黄　蜀椒去目，闭口，汗　杜仲　黄芪　白芷各一两

上十四味㕮咀，以腊月猪脂四升微火煎五上下，白芷候黄成膏。一方添甘菊二两，以敷疮上，日易两次。

治痈疽金疮，生肌膏方

大黄　芎䓖　芍药　黄芪　独活　当归　白芷以上各一两　薤白二两，另方一两　生地黄一两，另方二两

上九味合薤㕮咀，以猪脂三升煎三上下，白芷黄膏成，绞去滓。用磨之，多少随其意。

治金疮腹内有瘀血，乌鸡汤方

乌雌鸡一只　大黄三两　细辛三两　人参一两　甘草一两，炙　地黄三两　杏仁一两，去皮　双人虻虫一两　当归二两　芍药一两　黄芩一两　桃仁二两，去皮，碎　大枣二十枚

上十三味理乌鸡如食法，以水二斗，煮鸡取一斗，㕮咀诸药，纳鸡汁中，更煮之粥，慎食他物。

治金疮内有瘀血，未及得出而反成脓，乌鸡汤方

乌鸡一只　白芷　麦门冬去心　甘草炙　芍药　当归以上各一两　桂心二两　瓜练二两

上八味先理鸡如食法，以水二斗，煮取七升，㕮咀诸药，纳汁中，更煮取三升，去滓服七合，日三，夜勿食。

治金疮有瘀血，桃核汤方

䗪虫三十枚，熬　虻虫　水蛭各三十枚，熬　桂心二分　大黄五两　桃核五十枚，去皮切

上六味酒水各五升，㕮咀，合煮，取三升，去滓，服一升，日三服。

治金疮惊悸，心中满满如车所惊怛，犹心汤方

猪心一具　人参　桂心　甘草炙　干地黄　桔梗　石膏末　芎䓖　当归二两

上九味细切锉，诸药㕮咀，先以水二斗煮心，取汁八升，纳诸药，煮取一升，一服八合，一日令尽。

治金疮痈疽，生肉膏方

黄芪　细辛　生地黄　蜀椒去目汗闭口　当归　芍药　薤白　芎䓖　独活　苁蓉　白芷　丹参　黄芩　甘草以上各一两　腊月猪脂二斤半

上十五味㕮咀，以苦酒一升合渍诸药，夏一夜，冬二夜，浸以微火，煎三上，候苦酒气成膏用之。

治被打腹中瘀血，白马蹄散方

白马蹄烧令烟尽，捣筛，温酒服方寸匕，日三夜一。亦治妇人血疾消为水。

《鬼遗方》卷二终

鬼遗方　卷三

龚　庆　宣　撰

绍兴裘吉生刊行

治年四十已还，强壮，常大患热痈无定处，大小便不通，大黄汤方

大黄三两　栀子五十　升麻二两　黄芩三两　芒硝一两，另方二两

上五味切，以水五升，煮取二升四合，去滓，下消绞调，分温三服，快利为度。

治发痈疽兼结实，大小便不通，寒热，已服五痈汤，吐出不得下，大渴烦闷，淡竹叶汤方

淡竹叶切，四升，去尖　瓜蒌四两　通草　前胡　升麻　茯苓　黄芩　知母　甘草炙　石膏末，以上各二两　生地黄十两　芍药一两　大黄　黄芪三两　当归一两半　人参一两

上十六味先以水一斗六升，煮竹叶，去叶取九升，纳诸药后煮取三升二合，分四服。三日三夜一快利便止，不必尽汤，汤尽不利，便合取利。

治发背发乳，四体有痈疽，虚热大渴，生地黄汤方

生地黄十两　竹叶四升　黄芩　黄芪　甘草炙　茯苓　麦门冬去心，以上各三两　升麻　前胡　知母　芍药各二两　瓜蒌四两　大枣二十枚，去核　当归一两半　人参一两

上十五味，先以水一斗五升，煮竹叶取一斗，去叶，纳诸药，煮取三升六合，分为四服，日三夜一。

治发背乳痈，已服生地黄汤，取利后服此，淡竹叶汤方

淡竹叶四升　麦门冬去心　黄芪　芍药　干地黄　生姜以上各三两　前胡　黄芩　升麻　远志去心　瓜蒌　大枣十四枚　当归一两

上十三味先以水一斗八升，煮竹叶、小麦、黄芪、芍药、干地黄、生姜，取一斗，去滓纳诸药，再煮，取三升，分温三分（上语煮竹叶、小麦恐是麦门冬，非是小麦也）

治痈疽虚热，生地黄汤方

生地黄五两　人参　甘草炙　黄芪　芍药　茯苓各三两　当归　芎䓖　黄芩　通草各二两　大枣二十枚　淡竹叶切成三升

上十二味先以水二斗煮了水，取一斗五升，去滓，复诸药再煮。取四升八合，一服八合，日三夜再，能顿服为佳。

治痈疽内虚热渴甚，黄芪汤方

生地黄八两　竹叶切成三升　小麦二升　黄芪　黄芩　前胡　瓜蒌四两　通草　芍药　升麻　茯苓　甘草　知母各二钱　人参　当归各一钱

上十六味先以水二斗，煮竹叶及小麦取一斗二升，去滓，复煮诸药，取四升，分四服，日三夜一。小便利，除通草、茯苓，加麦门冬，腹满加石膏三两，热盛去人参、当归。

治背生地黄汤方

生地黄八两　人参　甘草炙　芍药各二两　通草　茯苓　黄芪　黄芩各三两　淡竹叶切二升　大枣二十枚　当归　芎䓖各一两

上十二味先以水三斗煮竹叶，取一斗，去滓，纳诸药，再煮四升，一服八合，日三夜再。若能每服一升佳。

治痈疽内虚，黄芪汤方

黄芪　人参　甘草炙　芍药　当归　生姜各三两　大枣二十枚　干地黄　茯苓各二两　白术一两　远志一两半

上十一味以水一斗三升，煎取四升，去滓，分温四服。

治痈疽，五味竹叶汤方

竹叶切，二升　五味子　前胡　当归　干地黄　人参各二两　小麦二升　黄芪　黄芩　麦门冬去心　生姜各三两　甘草一两半，炙　升麻一两　大枣十四枚　桂心半两

上十五味先以水二斗煮竹叶、小麦，取一斗，去滓纳诸药，煮取三升，分温四服，日三夜一。

治痈疽发背，乳大去脓后虚惙少气欲死，服此远志汤方

远志去心　当归　甘草炙　桂心　芎䓖各一两　黄芪　人参　麦门冬去心，三两　茯苓二两　干地黄三两　生姜五两　大枣十四枚

上件十三味以东流水一斗，煮取三升二合，分温四服，日三夜一。

治发背乳下复往，服此白石脂汤方

白石脂四两　龙骨三两　当归　桔梗　女萎　黄连去毛　甘草以上各二两　白头翁一两　干姜二两

上九味以水九升，煮取三升二合，分四服，下住便止，不必尽服。当下未即来日止。

治发痈疽取利热小便退，不用食物，竹叶汤方

淡竹叶切三升　小麦二升　干地黄　人参　黄芩　前胡　升麻各二两　麦门冬去心　生姜　黄芪　芍药各二两　大枣十四枚　桂心半两　远志半两，去心　当归一两　甘草炙

上十六味切，先以水一斗八升，煮竹叶、小麦，取一斗，去滓纳诸药。又煮取三升，分二服，羸者分四服，日三夜一。

治痈疽取下后热少退，小便不利，竹叶汤方

淡竹叶切一升　小麦三升　干地黄四两　黄芪　人参　甘草炙　芍药　石膏　通草　升麻　黄芩　前胡各二两　大枣十四枚　麦门冬三两，去心

上十四味先以水一斗六升，煮竹叶、小麦取九升，去滓纳诸药，煮取三升二合，强即分三服，羸即四服，日三夜一。

治痈疽取利后，热，小便不利，竹叶汤方

竹叶切，三升　小麦二升　人参　黄芩　前胡　芍药　甘草炙　干地黄　当归　桂心　黄芪三两　麦门冬三两，去心　龙骨　牡蛎一两，末　赤蛸蛛三十枚，炒　大枣十四枚，去核

上十六味以水二斗煮竹叶、小麦，取一斗，去滓纳诸药，煮取四升，分四服，日三夜

治发背痈及乳，兼味竹叶汤方

淡竹叶切，三升　小麦二升　黄芪　黄芩　五味子　人参　前胡　干地黄　当归各二两　大枣十四枚　麦门冬二两，去心　升麻一两　桂心半两　甘草一两，炙　生姜三两

上十五味以水二斗，煮竹叶、小麦，取一斗，去滓纳药，煮取三升，分温三服，

一日服。

治发背已溃而下不住，白石脂汤

白石脂四两　龙骨三两　当归二两　桔梗二两　女萎　白头翁各四两　黄连二两　干姜三两

上八味以水九升，煮取三升三台，去滓，服八合，日三夜一。

治发背已溃，大脓汁，虚惙少气力，内补黄芪汤方

黄芪三两　干地黄　人参　茯苓各二两　当归　芍药　芎䓖　桂心　远志去心，各一两　甘草一两半　麦门冬去心，三两　生姜五两　大枣十四枚

上十三味以水一斗，煮取三升二合，去滓，分温四服，日三夜一。

治痈疽内虚热，生地黄汤方

生地黄五两　人参　甘草炙　芍药　茯苓　芎䓖　通草　黄芩　当归各二两　大枣二十枚　竹叶切，三升

上十二味以水三斗，煮竹、地取半，去滓纳诸药，煮取四升，分五服，日三夜二，能服一升可佳。

治发背，黄芪汤方

黄芪　黄芩　远志　麦门冬去心，二两　干地黄　人参　芎䓖　甘草炙　芍药　当归各一两　大枣二十枚　生姜五两　鸡肶胵二具，勿去皮　桑螵蛸十四枚，炙

上十四味吹咀，以水一斗，先煮取四升五合，一服九合，日三服夜一服。

治炎疽，枳实汤方（甘林所秘不得）

枳实炙　夜干升麻　干地黄　黄芩　前胡各三两　犀角一两半　大黄二两半　麝香半两　一方用甘草二两

上九味吹咀，以水九升，煮取分温三服，须瘥也。

治肠痈，大黄汤

肠痈之为病，诊小腹肿，痞坚。按之则痛，或在膀胱左右，其色或赤或白色，坚大如掌热，小便欲调，时色色汗出，时复恶寒。其脉迟坚者未成脓也，可下之，当有血脉数脓成，不可服此方。

大黄四两　牡丹三两　芥子半升　硝石三合　桃仁五十枚，去皮炒，切之

上五味吹咀，以水六升五合，分为两服，脓下无者下血大良。

治背上初欲作疹便服此，大黄汤方

大黄三两　栀子一百枚，去皮　升麻　黄芩　甘草炙，三两

上五味以水九升，煮取三升半，分为三服，得快下数行止，不下更服。

治妇人妬乳，辛夷汤方

辛夷一升，去毛　大枣三十枚　桂长一尺　防风二分　白术　甘草一尺，炙　生姜二分　泽兰一升，切

上八味切，以水一斗，煮取三升，分温三服。

治妇人客热乳结肿，或溃或作痈，内补黄芪汤方

黄芪　茯苓各三两　芍药二两　麦门冬三两，去心　甘草二两　炙　厚朴一两，炙　人参三两　生姜四两　干地黄三两

上九味切，以水一斗二升，煮取三升分五服，日三夜二。

治痈肿患热盛，黄芪汤方

黄芪　麦门冬三两，去心　黄芩六分　栀子十四枚　芍药二两　苦蒌二两　干地黄一两　升麻一两

上八味锉，以水一斗，煮取三升，分温三服。

治发痈疽肿溃去脓多，里有虚热，内补黄芪汤方

黄芪　茯苓　桂心　人参　麦门冬三两，去心　甘草六分，炙　生姜　远志二两，心　当归二两　五味子　大枣二十枚

上十一味切，以水一斗煮取四升，分六服，日四夜二。

治痈去脓多，虚满上气，竹叶汤方

竹叶切，二升　半夏二两，汤洗　甘草二两，炙　厚朴三两，炙　小麦四升　生姜五两　当归一两　麦门冬二两　茯苓　桂心各一两　黄芩三两

上十一味切，以水一斗半，先煮竹叶、小麦取九升，去滓，又煮诸药取二升，分温三服。

治痈疽肿烦热，增损竹叶汤方

竹叶一握，切　当归　茯苓　人参　前胡　黄芩　桂心　芍药各二两　甘草三两，炙　大枣二十枚　小麦一升　麦门冬一升，去心

上十二味切，以水一斗六升，煮竹叶、小麦取一斗一升，去滓纳诸药，煮取三升，分服，日三。夜重加黄芪二两，胸中恶加生姜六两，下者减芍药、黄芩各六分。如体强羸者以意消息之。

治痈疽后补塞去客热，黄芪汤方

黄芪　生姜　石膏末　甘草　芍药　升麻　人参以上二两　知母　茯苓各一两　桂心六分　麦门冬二两，去心　大枣十四枚　干地黄一两

上十三味切，以水一斗二升，煮取四升，分温四服，日三夜一。

《鬼遗方》卷三终

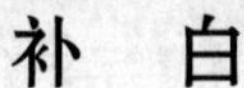

读古医书与读今人书大有不同处，古书文辞深奥，一也；古书用药重猛，二也。至流传日久，转向抄写而错简衍脱，尤为读古书文难处，校古书则更难。

鬼遗方　卷四

龚　庆　宣　撰

绍兴裘吉生刊行

黄父一疽论

九江黄父问于岐伯曰：余闻肠胃受谷，上焦出气，以温分宍，而养骨节，通腠理，中焦出气如露，注溪谷而燥经脉，津液和调而变化赤为血，血和则乘脉先满，乃注经络，经络皆盈，乃注于经络（句有脱误）。阴阳已张，因息乃行，行有经纪，周有道理，与天合同，不得休止，切而谓之，从虚去实，泻则不足，疾则气留，去虚补实则有余，血气已调，形神乃持。余已知血气平与不平，未知痈疽之所从生，成败之时，死生之期，期有远近，何以度之，可知闻乎。

岐伯曰：经脉流行不止，与天同度，与地同纪，故大宿失度，日月薄蚀也。经始纪水道流溢，草蓄不成，五谷不植，经路不通，民不往来，庵聚邑居，别离异处，血气犹然，则言其故。

夫血脉荣卫周流不休，上应星宿，下应经数，寒客于经络之中则血泣，泣则不通，不通则归之不得复，及故痈肿与寒气化为热，热胜则肉腐，肉腐则为脓，脓不泻则烂筋，筋烂则伤骨，骨伤则水髓消不当骨肉不泻，筋枯空虚，筋骨肌肉不得相亲，经弥败漏，熏于五脏，五脏伤故死矣。

黄父曰：愿闻于痈疽之形与其期日。

岐伯曰：略说痈疽极者一十八种。痈发于嗌，名曰猛疽。猛疽不治则化为脓，脓塞其咽，半日死。其为者，泻则已，含豕膏无冷，泻三日而已（一方无冷食）。发于颈者名曰夭疽，其状痈大而赤黑，不急则热气不入渊脉腋前，伤任脉，内熏肝脉十余日死，阳气大发，消脑，名曰脑溧，其色不乐，项痛如刺，以藏头乘心者，不治（本作留字）。发于肩及臑者名曰雌痈，其状赤黑，急治之，此令大汗出至足，不害五脏。

发于腋下赤坚者，名曰米疽，治之砭石欲细长疏，或云涂豕六膏，日以勿裹，其痈坚而不溃者，马刀侠缨乃治之。

发于胸者名曰并疽，其状如大豆，三四日起，不早治，下入腹不治，十日死。

发于臆者名曰甘疽，其状如谷实蒌瓜，常寒热，急治之去其寒，十岁（似误）死，死后脓自出。

发于胁者名日改訾，改訾者女子之病也。久之其疾大痈脓，治之，其中乃有生肉大如赤小豆，锉陵翘草、陵根各一升，水六升，煮之竭为三升，即强饮，厚衣坐釜上，令汗出至足已。

发于股阳明，名曰股瓮疽，其状不甚变而痈脓附骨，不急治四十日死。

发于股阴名曰赤施疽，不急治六日死。在两股之内，不治六日死（一方云十六日死）。发于尻名曰兑疽，其状赤坚大急，急治之，不速治三十日死。

发于膝名曰雌疽，其状痈色不寒热而坚，勿破，破之死。须以手缓柔之，乃破。诸疽发于节而相应之者，不可治之也。

发于阳者百日死。

发于阴者四十日死。

发于脑名日菟啮，其状疾赤至胃，急治之，不治煞人。

发于踝名曰走谖，其状痈也，急不变，灸而止其寒热，不死。

发于足上名曰四淫，其状如痈，不急治之百日死。

发于足名曰厉疽，其状初小指发，急治之，去其黑者。不辄，益不治，百日死。

发于足指名曰脱疽，其状赤黑不死，治之不衰，急渐去之，治不去，必死矣。

夫痈疽者，初发始微，多不为急，此实奇患，惟宜速治之，急治不苦速，成病难救，以此致祸能不痛哉！具述所怀，以悟后贤。谨按：黄父痈疽论所著缓急之处，生死之期，如有别痈之形色、难易之治如左僧纳私撰是用，非是先贤恐后高雅，故记之名字，令惑之耳。

发皮宍浅肿，高之赤即消，不治亦愈。

发筋宍深肿，下之坚其色，或青或黄白黑，或复微热而赤，宜急治之。成消中半发附骨者，或未觉肉宍，肉宍已殃者，痈疽之甚也（肉宍似误，按宍即肉字也）。

凡发背，外皮薄为痈，皮坚为疽，如此者多现先兆，宜急治之。皮坚甚，大多致祸矣。

夫痈坏后有恶宍当者，以猪蹄汤洗其秽，次敷饮宍膏散恶宍尽，乃敷生肌膏散，乃摩四边令善宍速生，当须绝房室、慎风冷，勿自劳动，须筋脉复常，乃可自劳耳。不尔，新宍易伤则重发，便益溃烂，慎之慎之。

相痈疽知是非可灸法

痈疽之甚，未发之兆，肥渴为始，始发之始，或发日疽皛似若小疖，或复大痛，皆是微候，宜善察之。欲知是非，重按其处，是便隐复。按四边比方得失审定之后即灸。第一便灸其上二三百壮，又灸四边一二百炷，小者灸四边，中者灸六处，大者灸八处，壮数处所不患多也。亦应即帖即薄令得所即消，内服补暖汤散，不已，服冷药，外即冷薄。不已，用热帖帖之法，开其口泄热气。

相痈知有脓，可破法

痈大坚者未有脓，半坚薄半有脓，当上薄者都有脓便可破之。所破之法，应在下逆上破之，令脓得易出，用排针脓深难见，上宍厚而生宍火针，若外不别有脓，可当其上数按之，内便隐痛者，宍殃，坚者未有脓也。按更痛于前者，内脓已熟也。脓泄去，热气不尔长速，速即不良。治痈疽肿松脂帖方。

黄柏　芎䓖　白芷　白蔹　黄芪　黄芩　防风　芍药　茵草　白蜡　当归　大黄各一两　细辛二分　肶脂三两　松脂二斤

上十六味切，曝干极燥，微火煎三上下，手不得离，布绵绞去滓帖之。

治痈疽肿松脂帖方

当归　黄芪　黄连　芍药　黄芩　大黄　腊蜜　芎䓖各一两　松脂一斤半　陈肶脂各一合半

上十味细切，合煎，微火三上下，膏成绵绞去滓，向火涂纸上帖之。

治痈疽松脂帖肿方

松脂一斤　大黄三分　豚脂一两　细辛半分　黄芩一分半　防风半分　白芷　白蔹　芎䓖　当归　芍药　茵草　黄连　白蜡　黄柏各一分

上一十五味细切，曝令极燥，先煎脂蜡下松脂烊尽，纳诸药三上下，候色足绞以绵布，水中以新竹片上火炙之，施纸上贴之。此药大秘，实有奇效，不妄传之。

治痈疽，升麻薄极冷方

升麻一两　大黄一两　白蔹六分　黄芪一两　黄芩六分　白及一分，干者　牡蛎二分，粉　龙骨一两　甘草二分，炙　芎䓖一两

上十味筛，和以猪胆，调涂布敷之痈上，燥易之。

治痈，白蔹薄方

白蔹　大黄　黄芩各等份

上三味捣筛，和鸡子白涂布上，薄痈上，一燥辄易之，亦可治。又以三指撮置三升水中，煮三沸，绵注汁拭肿上数十过，以寒水石沫涂肿上，纸覆之，燥复易，一易辄以煮汁拭之。昼夜二十易之。

治痈疽始一二日，痛微，内薄令消，猪胆薄方

黄芪　龙骨　青木香　栀子仁　羚羊角　干地黄　升麻　白蔹　大黄　黄柏　黄芩　芎䓖　赤小豆　麻黄去节　黄连　犀角一两

上十六味各等份，捣筛，以猪胆调令如泥，以故布开口如小豆大，以泄热气。

治痈肿热盛，口燥患渴，除热止渴，黄芪汤方

黄芪　瓜蒌　干地黄　升麻各二两　麦门冬三两，去心　栀子二十枚　芍药　黄芩一两半

上八味以水一斗，煮取三升，分温三服。

治客热郁积在内，或生疖，黄芪汤方

黄芪二两　人参一两　芎䓖　当归　甘草炙，各一两　远志去心　干地黄各二两　大枣二十枚　生姜五两　麦门冬去心，五两

上十味切，以水一斗二升，煮取三升，分温三服。

治痈未溃，黄芪汤方

黄芪四两　甘草二两，炙　桂心三两　芍药　半夏　生姜各八两　饴一斤

上七味以水七升，煮取三升，饴化分三服。

治痈，内补竹叶黄芪汤方

竹叶切，一升　黄芪四两　甘草二两　芍药四两　黄芩一两　人参二两　桂心一两，如冷用半两　大枣十二枚　干地黄二两　升麻三两　茯苓　生姜各一两

上十二味以水二斗，煮竹叶澄清，取九升，纳诸药，更煮取三升，分温三服。

治补度冷下，赤石脂汤方

赤石脂　人参　甘草炙　干姜各二两　龙骨一两，碎　附子大者，一枚，炮

上六味切，以水八升，煮取二升半，去滓，分温三服，如人行十里进一服。

治取冷过寒，下蚀见出，温中汤方

甘草六分，炙　干姜六分　附子炮，去皮破，六分　蜀椒二百四十粒，去口者出汗

上四味切，以水六升，煮取二升，分温三服。

治断下补胃，附子汤方

附子二分，炮　当归　人参　黄连　甘

草炙，各一两　干姜　桂心　芍药各二分　蜀椒去汗目闭口，半分

上九味以水五升，煮取一斗五合，去滓分温二服。

治痈疮及恶疮，有恶宍，猪蹄汤洗方

猪蹄一具，治如食法　白蔹二两　白芷二两　黄连一两　狼牙二两　芍药二两　黄芩　独活　大黄各一两

上九味以水三斗，煮猪蹄一斗五升，去蹄纳诸药煮，煮五升洗疮，日四次，甚良。

治痈疽肿坏多汁，猪蹄汤方

猪蹄一具，治如食法　芎䓖　甘草炙　大黄　黄芩各二两　芍药三两　当归二两

上七味先以水一斗五升，煮蹄取八升，去蹄，纳诸药，更煮取三升，去滓及温洗疮上，日三。亦可布纳汤中，敷疮肿上，燥复之。

治肘疽方

黄连皂　皂荚各等份，炙，去皮子

上二味捣下，和以淳苦酒，调令如泥，涂满肘，以绵厚薄之，日三易，良。

治痈疽最脓，增损散方

黄芪五分，脓多倍之　小豆一分，热口干倍之　芎䓖二分，内未生倍之　白蔹三分，有脓疮不合倍之　瓜蒌三分，若小便利倍之

上六味捣筛，令细酒调温服方寸匕，日三。

治痈消脓，木占斯散方

木占斯　桂心　人参　细辛　败酱　干姜　厚朴　甘草炙　防风　桔梗以上各一两

上十味捣筛，酒服方寸匕，入咽觉流入疮中。若痈及疽之不能发坏者，可服。疮未坏，去败酱。已发脓，纳入败酱，此药时有化痈疽成水者，方正桂为异，故两存焉（案：正桂句似误）

治发背及妇人发房并肠痈，木占斯散方

木占斯　厚朴炙　甘草炙　细辛　瓜蒌　防风　干姜　人参　桔梗　败酱以上各一两

上十味捣筛，清酒服方寸匕，日七夜四。以多为善。败酱，草名也。病在上者当吐，在下者当下脓血，此谓肠痈之属也。诸病在里，惟服此药，即觉有力。及痈疽便即腹痛，长服。治诸疮及疽痔疮已溃，便即早愈。凡俗流医不知用此药，发背有不善而渴，便勤服之。若药力行觉渴心，便消散。若虽服坏，终无苦，但昼夜服勿懈也。发此药消散不觉，肿去时即愈。或长服即去败酱，偏治妇人乳肿诸产，疵速愈良。又云惟服有异，始觉背有不善之也。

治诸痈疽已溃未溃，疮中疼痛，脓血不绝，瞿麦散方

瞿麦　白芷　黄芪　当归　细辛　芍药　薏苡仁　芎䓖　赤小豆末，各一两

上九味先以清酒小豆出于铜器中，熬令干后，渍渍后复熬五过止。然后治末，合捣筛，温酒服方寸匕，昼夜各五。三日后痛痒者，肌肉也。又方：用苦酒渍小豆，多痛倍瞿麦，疮口未开倍白芷，多脓倍黄芪、薏苡仁、芍药等。

治痈食恶宍散方

藜芦一分半　真珠一分半　石硫黄　雌黄　麝香各三分　马齿　矾石熬　漆头　芦茹各三分

上九味筛捣，粉疮上，亦可为膏和敷疮上。

治痈疽食恶，宍散方

雄黄一两　矾石一分，熬　芦茹一两

上三味捣筛，稍著之，随用多少，不限一两。

治痈疽，兑膏方

当归　芎䓖　白芷　松脂各二两　乌头一两　猪脂二升　巴豆十枚，去心皮

上七味㕮咀，纳膏中，微火合煎三沸，已纳松脂搅合相得，以绵布绞之去滓，以膏着绵絮兑头丈作兑，兑之疮虽深浅，兑之脓就，兑尽即善。肉疮浅者不起，兑着疮中日三，恶肉尽则止。

治食宍，青龙膏方

白矾二两，火炼末之　熟梅二升，去核　盐三合　大钱二十七枚

上四味于铜器中猛火投之，磨灭成末，乃和猪脂捣一千杵，以涂疮上，甚痛勿怪。此膏食恶宍尽复著，可敷蛇衔膏涂之，令善宍复生。

治痈疽金疮，生肉膏方

大黄　芍药　黄芪　独活　白芷　芎䓖各一两　当归一两　薤白二两　生地黄三两

上九味㕮咀，以盛煎猪膏三升，煎三上下，以绵布绞去滓，用兑磨，多少随意，常用之。

治丹痈疽始发，焮热浸淫长成，搶汤方

升麻　黄芩各三两　黄连　大黄各二两　当归一两　甘草一两，炙　芎䓖二两　芒硝三两　羚羊角屑各一两

上九味㕮咀，以水一斗三升，煮取五升，绞去滓，铛中纳芒硝，上火搅令成沸，尽滓，稍分适冷热贴帛，搶肿上数过，其热随手消散。王练甘林所秘，不传此方。

《鬼遗方》卷四终

告白

考查古书之源流及古人之历史，本社有《历代名医传略》十卷，自上古至清季并方外及西洋各医家，著有何书，生在何时，源源本本，一考便知，每部一元一。

鬼遗方　卷五

龚　庆　宣　撰
绍兴裘吉生刊行

治痈疽败坏，生肉地黄膏方

生地黄一斤　辛夷　独活　当归　大黄　芎䓖　黄芪　薤白　白芷　芍药　黄芩　续断各二两

上十二味切，以腊月猪脂四升，微火煎，白芷色黄膏成，绞去滓敷，日四。

治痈疽疮，生肌黄芪膏方

黄芪　细辛　生地黄　蜀椒去目闭口汗　当归　芍药　薤白　白芷　丹参　甘草炙　苁蓉　独活　黄芩以上各一两　腊月猪脂一斤半

上十四味细切，以苦酒一升二合，夏即渍一日，冬二夜，微火煎三上下，酒气尽成膏，敷之极良。

治发背，乳口已合，皮止急痛，生宍膏方

丹参　防风　白芷　细辛　芎䓖　黄芩　芍药　甘草炙　黄芪　牛膝　槐子　独活　当归

上十三味切，以腊月脂五升，微火煎三上下，白芷黄膏成，病上抹，向火，日三四。

治痈肿坚强不消，不可用敷贴，处黄芩膏方

黄芪　黄芩　芎䓖　白蔹　防风　茵草　白芷　芍药　大黄　细辛　当归以上各一两

上十一味㕮咀，以猪脂四升，微火上煎一沸一下，白芷黄即成膏，敷之坚硬者，日可十易。

治痈疽，止痛生肌，鸥脂膏方

松脂七两　芍药　当归　芎䓖　黄芩各一两　鸥脂七两　白蜡五两

上七味㕮咀，以腊月猪脂二升二合，微火煎一沸一下，三十过成，以抹于疮上。

治痈疽金疮，续断生宍膏方

续断　干地黄　细辛　当归　芎䓖　黄芪　通草　芍药　白芷　牛膝　附子炮制　人参　甘草炙，以上各二两　腊月猪脂四升

上十四味㕮咀，着铜器中，下膏，诸药渍之半日，微火煎三上下，白芷候黄膏成，敷之疮上，日四五过良。

治痈疽疮，止痛生肉，甜竹叶膏方

甜竹叶五两　生地黄四两　大戟二两　腊月脂四升　当归　续断　白芷　茵草　芎䓖　防风各二两　甘草一两半，炙　芍药一两半　蜀椒半两，去目汗闭口　细辛　大黄　杜仲各半两　黄芪半两

上十七味㕮咀，以猪脂微火煎五上下，候白芷黄膏成，敷疮上甚良。

治痈疽败坏，生肉茵草膏方

茵草　当归　薤白　黄芩　甘草炙，各二两　生地黄五两　白芷三两　大黄四两　续

断一两

上九味㕮咀，以猪脂三升，微火煎三上下，白芷黄膏成，敷疮良。

治痈疽脓烂并小儿头疮，牛领马鞍，及肠中诸恶，耳聋痛风肿脚疼，金木水火毒螫所中，众疮百疹，无所不治，蛇衔膏方

蛇衔　大戟　大黄　芍药　附子炮　当归　独活　莽草　黄芩　细辛　芎䓖　蜀椒去目闭口汗　薤白以上各一两

上十三味㕮咀，以苦酒渍之淹一夜，以猪脂一升半，微火煎三上下，膏成，绵布绞去滓，病在内，酒下弹元大。

治痈疽，食宍膏方

松脂五两　雄黄另研　雌黄　野葛皮各二两　猪脂一斤　漆头芦茹三两　巴豆一百枚，去皮、膜、心

上七味先煎松脂，水气尽下诸药，微火煎三上下，膏成，绞去滓，纳雄、雌二黄搅调，以膏着兑头内，疮内口方六匕及宍兼新故初用病更肿赤，但用如节度，恶实尽止，勿使过也。

治痈疽，大黄食宍膏方

大黄　附子　苋草　芎䓖　雄黄　真珠末各一两　白蔹　矾石　黄芩　漆头　芦茹各二两　雄黄一两

上十一味㕮咀，六物以猪脂一升四合，微火煎三上下，末芦茹下煎成膏中，以涂兑头，敷疮中，须恶肉尽，勿使过也。

治痈疽茹，食恶肉，芦茹散方

漆头　芦茹　矾石　硫黄　雄黄以上各二分

上四味捣筛，搅令着兑头内疮口中恶宍尽止，勿使过也。

治痈疽始作便败坏，发疮膏方

羊髓一两　甘草二两　胡粉五分　大黄一两　猪脂二升

上五味切，合脂髓煎二物，令烊，纳甘草、大黄三上下，去滓，纳胡粉搅令极调，敷疮，日四五上。

治久病疥癣，恶疮膏方

丹砂　雄黄　雌黄　乱发洗　松脂　白蜜以上各一两　芦茹漆头者，三两　巴豆十四个，去皮心　腊月猪脂三升

上九味先煎乱发，消尽纳松脂煎三上下，成膏，绞去滓，末茹纳膏中，煎搅极调，敷疮上，日三易之。

治久病疥癣，诸恶疮毒，五黄膏方

雌黄　雄黄　黄连　黄柏　黄芩　青木香　白芷各二两　乱发一团　鸡子　大鸡舌香一两　狼跋子四十枚

上十味㕮咀，以苦酒半升渍诸药一夜，以腊月脂三升，先煎发一沸，纳诸药三五沸止，绞去滓，成膏，敷疮上，日五易之。

治病疥癣恶疮，散热水银膏方

水银　矾石　蛇床子　黄连各一两

上四物两度筛，以腊月猪脂七合和，并水银搅令调，打数万过不见银，膏成敷疮。若膏少益取并小见疮良（龚庆宣加芦茹一两）。

治面黄疱，麝香膏方

麝香二两　当归　附子　芎䓖　白芷　芍药以上各一两　细辛二合　杜衡二分

上八味㕮咀，以腊月猪脂一升二合，煎诸药三上下，绞去滓，另末研麝香，安膏中，搅令调，敷疱上三易之。

治面查疱，木兰膏方

木兰　防风　白芷　青木香　牛膝

独活　藁本　当归　芍药　杜衡　辛夷　芎䓖　细辛各一两　麝香一分　附子二分，炮

上十五味㕮咀，诸药以腊月猪脂一升微火煎三沸三上下，去滓，末下搅令调，膏成敷疱上，日三。

治查疱，鸬鹚屎膏方

上取鸬鹚屎一升，捣筛，腊月猪脂调和敷之。

治头颓生发，白芷膏方

白芷　蔓荆子　附子　防风　芎䓖　茼草　细辛　黄芩　当归　蜀椒各一两，去汗闭口　大黄一两半　马鬐膏五合此所用多无

上十二味切，以腊月猪脂三升，合诸药微火煎三上下，白芷色黄膏成，洗头泽发勿近面。

治妇人乳肿痛，丹参膏方

丹参　芍药各二两　白芷一两

上三味以苦酒渍一夜，猪脂六合，微火煎三上下，膏成敷之。

治头白颓疮，发落生白，经年不瘥，五味子膏方

五味子二分　菟丝子五分　苁蓉二分　雄黄一分　松脂二分　蛇床子　远志去心，各三分　雌黄　白蜜各一分　鸡屎半分

上十味，以猪膏一升二合煎，先纳雌黄，次纳鸡屎，次纳蜜，次纳松脂，次纳诸药，并先各自末之，膏成，先以桑灰洗头，后敷之。

治疽瘘病疥诸恶疮，连年不瘥，并小儿头疮悉治之，膏方

藜芦　附子　芦茹　桂心　天雄　蛇床子　野葛皮　雄黄　乱发洗　白芷　半夏汤洗　矾石　细辛　杏仁　芎䓖　芍药　白术　乌头各二两　黄连　当归　藁本以上各二两　斑蝥　茵草　巴豆去皮心　黄柏　吴茱萸　蜀椒各一两，去目闭口汗

上二十七味㕮咀，以苦酒渍一夜，以腊月猪脂四斤，微火煎令酒气尽，膏成，日四五敷，用多妙。

治久病疽，诸疮，冶葛膏方

冶葛皮　黄连　细辛　杏仁　茵草　芍药　藜芦　附子　乱发　芦茹　芎䓖　白芷　蛇床子　桂心　藁本　乌头　白术　吴茱萸　雄黄　矾石　天雄　当归以上各二两　斑蝥　巴豆去皮心　蜀椒去目汗闭口　黄柏各一两

上二十六味㕮咀，各捣筛，以猪脂五升，于铜器内微火煎诸药七沸上下，绞去滓，更煎搅匀，成膏以敷疮上，日四五。

丹砂膏方三首

丹砂五两　芎䓖三两　大黄二两　蜀椒二两，去目出汗　白芷二两　麝香三两　升麻二两　冶葛皮二两　麻黄五两，去节　丹参五两　巴豆二升，去皮心　桂心二两　附子十二枚　皂荚二两，去皮、子

上十四味以猪脂六升，春夏共用，调合在后方消停。

又方

丹砂三两　芎䓖三两　大黄二两　蜀椒去目出汗，二两　白芷二两　麝香六两　术二两　附子十二枚　干姜五分　冶葛二两　丹参六两　细辛二两　巴豆三升，去皮、心

上十三味秋冬共用，亦在年中有所宜，以意消息，药各捣罗之，巴豆细切，以苦酒渍一夜，量足不须覆之，明旦以猪脂成六升，铛中微火煎三上下，膏成，勿使旁人及鸡、犬、猫见其膏。同治共叙此方，须是细意事持。

又方

丹砂二两，末　蜀椒去目闭口汗　大黄

白芷　甘草炙，以上各二两　巴豆三升，去皮、心　麝香　芎䓖各二两　附子二枚　升麻二两　冶葛皮　犀角　当归　乌头各二两　丹参一斤

上十五味切，以苦酒渍之一夜，以猪脂六升微火煎三上下，膏成，绞去滓用之。此膏是四时常用，日三，此方无比。

丹砂膏叙治百病，伤寒，温毒，热疾，服如枣核大一枚，鼻塞取半核大纳鼻中，缩气，令人聪里。若耳聋，取如两枣核大，烊之如水，纳其耳中，三五年聋可瘥。或寒癖腹满坚胀，及飞尸恶毒楚痛，温酒服。霍乱当成，未成已吐未痢，白汤服枣核大。若已痢，一两行而腹烦痛，更服之。眼中风膜，膜或痛，常下泪，取如粟大，注眼中，自当下止，或半自痛，便愈。

又胸背喉颈痛摩足，口中亦稍稍令常闻有膏气，人体自有不同者，易为药当服，取利为度。老小增减。服膏之法，得利，若不利，如人行十五里，可与热饮，发当预作白薄粥，令冷。若过利，要止者，多进冷粥便住。若能忍待药势尽自止更佳。

赤膏　治百病方（治病同丹砂膏用之）。

冶葛皮一两　白芷一两　蜀椒二升，去目闭口汗　大黄　芎䓖　巴豆三升，去皮心　附子十二枚　丹参一斤　猪脂六升

上九味㕮咀，以苦酒渍一宿，合微火煎三上下，白芷黄即膏成，绞去滓，用伤寒䶊鼻，温酒服如枣核大一枚。

贼风痈疽，肿，身体恶气，久温痹，骨节疼痛，向火摩之。瘑疥诸恶疮，以帛薄之。鼠瘘疽痔，下血，身体隐轸痒搔成疮，汁出，马鞍牛领，以药敷之即愈。腰背手足流肿，拘急，屈伸不快，以膏敷之，日三。妇人产乳中风及难产，服如枣核大，并以膏如摩腹，立生。如食鱼哽，日五服愈。如耳聋，以膏如小豆大着耳中。患息肉，以膏纳鼻中愈。眼齿痛，以膏如粢注背中。白芦医当童子视，以膏如粟注眦愈。

治瘭疽，丹妙膏方

丹砂末　犀角　夜干　大黄　芎䓖　麝香末　黄芩各二两　生地黄十两，切　升麻　前胡　沉香各三两　青木香一两

上十二味㕮咀，以苦酒渍淹一宿，以猪脂五升，微火煎三上下，绞去滓，纳丹参、麝香末搅调，稍稍服之。

治疽麝香膏方

麝香末　凝水石　黄芩　丹砂末　芎䓖　鸡舌香　青木香各二两　茵草三两　升麻三升　羚羊角　夜干　大黄　羊脂各三两　地黄汁一升

上十四味切，以苦酒渍一夜，用猪脂六升微火上煎三上下，绞去滓，纳麝香、丹砂末搅令调成，以摩病上甚良。

治疔肿，生芎䓖膏方

生芎䓖汁一升　丹砂二两　生地黄二斤　白芷三两　大黄三两　麝香末三两　甘草三两炙　当归二两　升麻二两　薤白八两

上十味㕮咀，以苦酒渍一夜，猪脂五升，微火煎三上下，膏成抹于肿上。

治瘭疽始发未曾治，宜速服丹砂膏方

丹砂末　犀角二两　夜干三两　生地黄十两　大黄三两　升麻三两　芎䓖三两　麝香二两　前胡三两　沉香二两　黄芩三两　青木香一两。

上十二味㕮咀，以猪脂五升，微火煎三上下止，绞去滓，入麝香、丹砂末搅令调，温酒服如枣核大，日三服。

治风温瘑疽诸恶疮，经年不瘥，其着胸臆，背日大不可视之，恐见肺，肺髓者，

皆主之，敷当火，须以意用之。

丹砂膏方

丹砂　雄黄末　附子　天雄　干地黄　大黄　当归　秦艽各二两　乌头　桂心　黄连　松脂　茴芊各四两　蜀椒一升，去目汗　干姜二两　巴豆一百枚，去皮心　蜈蚣四枚，去头足赤者　石楠草二两

上十八味㕮咀，十六味以苦酒一斗渍一夜，以猪脂六升微火煎三上下，药色膏成，绞去滓，纳二石末，搅令调敷疮，有口亦可兑疮口。此脂多治合即随多少，苦酒不必尽一斗，以意量用之。

治病疥癖诸恶疮，丹砂膏方

蜀椒三升，去目汗　丹砂　细辛　桂心各二两　附子三十枚　前胡　白芷各切一升　芎䓖切　白术　吴茱萸各一升　当归一两

上十一味㕮咀，诸药惟椒、茱萸不捣，以苦酒渍一夜，合淹，以猪脂不中水者十斤，细切，合诸药于铜器内，煎三上下，白芷黄成膏，以绵布绞去滓。如患风温肿不消，服如弹元大一枚。

若鼻塞不通，以膏着鼻中。若青盲风目，烂眦痒痛，茫茫不见细物，以绵絮裹箸头注膏中，以敷两眦，至卧时再敷之。齿痛亦如，耳聋亦准之。诸恶痛皆治之。金疮牛领马鞍疮亦敷之。治下赤腹中有痈，并痈疾在外，即抹之，在内即服之，如弹元大一枚，日三服。此膏无所不治。

治小儿头疮并恶，紫草膏方

紫草三两　黄连　女青　白芷各一两　矾石三两，烧令汗出　苦酒五合　生地　榆根一两

上七味内三味矾石、紫草、黄连为末，入诸药煎，白芷黄，膏成敷疮上。

治小儿热疮，水银膏方

水银二两　胡粉二分　松脂二两　猪肝四升

上四味煎松脂、水银气出，下三物搅令不见银，放冷，以敷疮上。

治火疮，柏皮膏

上皮去黑皮用白肉，以猪脂少多煎去滓，候凝随实使之。

治熛疽浸淫广大，赤黑烂坏成疮，羊髓膏方

羊髓二两　大黄二两　甘草一两　胡粉二分

上四味㕮咀，以猪脂二升半，并胡粉微火煎三上下，绞去滓，候冷敷疮上，日四五。

治热毒并结及肿成疮，升麻膏方

升麻三两　白术一两　牡蛎三分　白及二两　白蔹二两　茵草二分　夜干二两　大黄二两　黄连二两

上九味㕮咀，以猪脂三升微火煎，膏成，绞去滓以敷疮上，日四五。

治热疮，生地黄膏方

生地黄　白蔹　白芷　黄连　升麻　黄芩　大黄以上各十两

上七味㕮咀，以猪脂一升半，微火煎成膏，绞去滓，敷疮，日四五。

治恶疮皆烂，雄黄膏方

雄黄　矾石（末）　藜芦　当归　黄连　附子各二两　茵草　芎䓖　白及各一两　巴豆六十枚，去皮、心

上十味㕮咀，以猪脂二升，微火煎成，绞去滓，纳石末搅调，敷疮，日四五。

治病疽瘘，水银膏方

水银二两半　胡粉二两　松脂二两　猪脂

四升

上四味先煎松脂，水气尽下胡粉，搅令水银尽不见，可敷疮，日三。亦治小儿瘑热疮，头疮。

治痱瘰疬疮，白蔹膏方

白蔹三两　白芷三两　芎䓖　大黄　黄连各二两　当归二两　黄柏二两　豉八分，炒　羊脂三两　猪脂二升

上十味㕮咀，以二脂合煎，纳诸药，微火煎膏成，去滓，候凝敷之。

治皮肤中热痱瘰疬，白蔹膏方

白蔹　黄连各一两　生胡粉一两

上三味捣筛，溶脂调和敷之。

治热疮，生地黄膏方

生地黄四两　黄连四两　大黄三两　黄柏　甘草炙　白蔹　升麻各二两

上七味㕮，以猪脂二升半，微火合煎膏成，绞去滓，候凝可敷之。

治热疮，生地黄膏方

生地黄四两　黄连五两　白蔹　芍药　白及各二两　苦参　升麻各三两

上七味㕮咀，以猪脂二升半纳诸药同熬，膏成去滓，候凝敷之。

治温热诸疮，黄连膏方

黄连　白蔹　白芷各二两　生胡粉一两

上四味细筛，用猪脂调涂之。

治热疮，蛇床子膏方

蛇床子　干地黄二两　苦参一两　大黄　通草二分　白芷　黄连　狼牙二分

上八味捣筛为细末，用猪脂以意调和涂之。

治热疮，木兰膏方

木兰一两　白芷　黄连各三两　黄柏二两　芍药一两　栀子二十一枚　黄芩二两　狼牙二两　夜干一两　蛇床子一两

上十味㕮咀，以猪脂二升合诸药微火煎，膏成去滓。

治热疮，黄连膏方

黄连　生胡粉各三两　白蔹二两　大黄二两　黄柏二两

上五味为末，用猪脂以意调和涂之。

治炙疮，甘草膏方

甘草一两　当归一两　胡粉　羊脂一两半　猪脂三两

上五味㕮咀，以猪羊脂并诸药微火煎，成膏，绞去滓，候凝敷之。

治诸痈破后大脓血极虚，黄芪膏方

黄芪　附子　白芷　甘草　防风　大黄　当归　续断　芍药各一两　苁蓉一分　生地黄五分　细辛三分

上十二味切，以猪脂三升，纳诸药微火慢煎，候白芷黄色膏成，绞去滓，候凝涂疮抹四边口中，日四过。

治痈疽已溃，白芷摩膏方

白芷三分　甘草三分　乌头三分　薤白十五攻　青竹皮

上五味以猪脂一升合煎，候白芷黄膏成，绞去滓，涂四边。

治诸疽疮膏方

蜡一两　乱发　矾石熬，各一两　松脂一两，拣　猪脂四两

上五味先下脂煎，令消，下发，发消下矾石，矾消下松脂，松脂消下蜡，蜡消膏成。滤过，候凝涂敷之。

治鼻中塞，利鼻白芷膏方

白芷　通草　蕤核各一分　薰草二铢　羊髓八铢　当归一分

上六味以清酒炼羊髓三过，㕮咀，诸药

煎膏成，绞去滓，用小豆大，纳鼻中，日三。

治竹木所刺，入手足，壮不出脓，疼痛，羊屎膏方

上取干羊屎捣筛，用猪脂和以涂之，疮口立出。

治汤泪人宍烂坏，术膏方

术二两　附子二枚，大者，炮　甘草一两　羊脂五两　松脂　鸡子大，一块　猪脂五两，不入水者

上六味微火上煎猪脂后，纳羊脂并诸药，又煎膏成，绞去滓，候凝，涂疮上日三。

又方

柏树皮四两，去黑处　甘草三两，细切　淡竹叶二两，切

右三味以不中水猪胆一升二合，入药煎膏成，绞去滓，涂疮上，日三。

又方

麻子一合，取仁　柏皮一两，取白　白芷一两　生柳皮一两，去白

上四味㕮咀，以脂一升同煎膏成，滤去滓，候凝敷疮，日三。

治宍疽疥癖及恶疮，芦茹膏方

芦茹三两，漆头者　雄黄　雌黄末各一两　丹砂一两，研　乱发半两，洗

上五味捣筛，令调，煎以先用猪脂二升半，煎发，取尽，纳诸药微火更煎，候膏成，不令他人、鸡、猫、犬见，日上三四。

治妇人妬乳生疮，雄黄膏方

雄黄　白蔹　雄黄　漆头芦茹各一两　乱发一团，如鸡子大

上五味各研捣筛，以不中水猪脂二升，先煎乱发令尽，下诸药，再微火煎，候膏成，放凝，涂疮上，日三四。

治诸恶疮，麝香膏方

麝香　冷石　雄黄　丹砂各五分

上四味各细研如粉，以腊月猎脂量其多少调和，如涂敷疮时，先用大黄汤放温，洗了淹干，然后涂膏。

治头疮恶疮骨疽等，牛屎熏方

取苦瓠截除底断其鼻，取牛屎者地上烧，以无底瓠笼屎上，引烟从瓠空出，以疮着烟上熏之自然止，过三度即除。

六物灭瘢膏方

衣中白鱼　鸡屎　白鹰粪　白芍药　白蔹　白蜂

上药研如粉，以乳汁和涂瘢上，日三，良。

《小品》灭瘢方

鸡矢白一两　辛夷仁四分　白附子二分　细辛二分

上四味酒浸一宿，以羊脂六合微火煎三上三下，去滓。伤瘢以甘草汤洗讫涂之。一方又有桂心一分。

又方

鹰屎白一两，研

白蜜和涂瘢上，日三。

《鬼遗方》卷五终

医医医

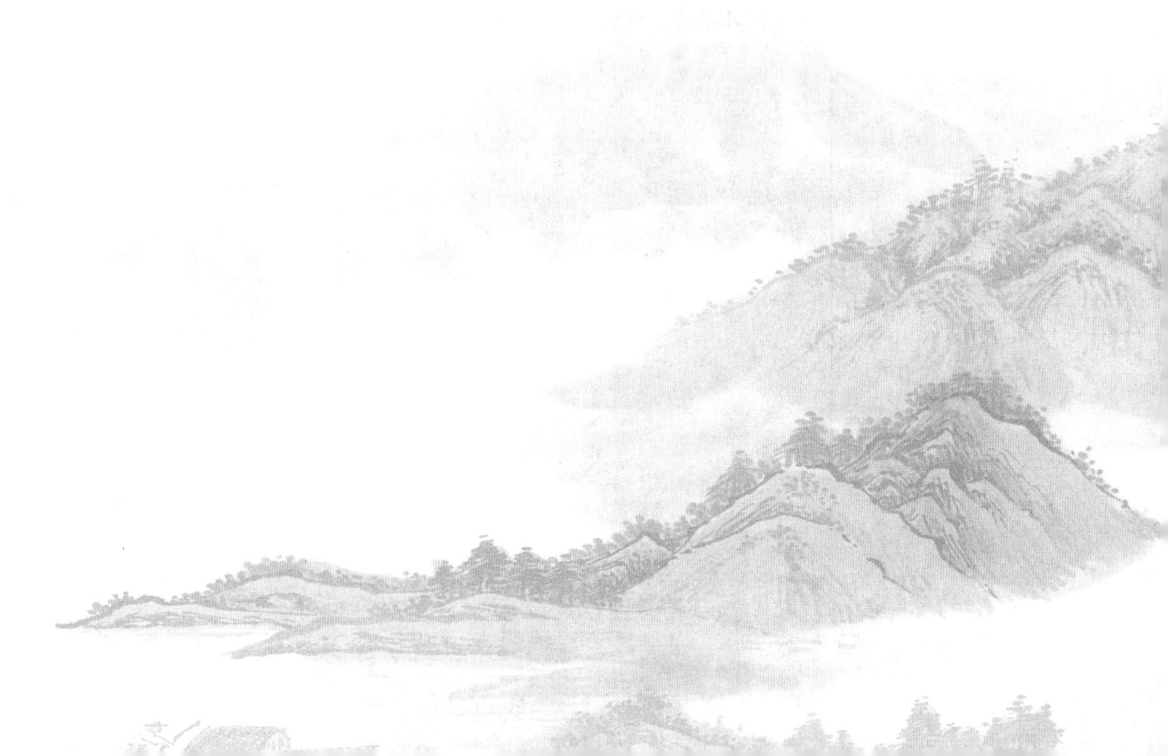

内容提要

“医医医”三字，骤观之似奇特不可解，换言之，即医治医生之医法也。书分三卷，分则每卷成一文，合则三卷为一篇。一气呵成，切中吾中国医界之病，其所设医治之法确为根本之谋。前年部分取缔中医之时，本社在绍时征得全国之意见书无数，欲求如是书之所计划者，绝无仅有也。裘君吉生录自何廉臣社友藏本，今特刊行，以供全国同道之谋保存中医者之采择焉。

序

国朝钦定《四库全书》，经史子集三十六万卷，其未入《四库》以及后出、昭昭在人耳目者，不知凡几。虽未遍观尽识，而浏览涉猎，要多不可磨灭。然自四子九经如日月经天，江河行地外，大都各成一家言而已。方今四海交通，朝命翻译欧西、东洋各国书籍，以为土壤细流之助有志之士。又从而广译之，毋虑数千万种，其善者亦不过一家言已耳。一本万殊，万殊一本之道，未尝有贯穿群籍合为一书者，而况医籍向以小道目之，杂家属之耶。《医医医》一书则大异是，孟今于风八先生桢髫年在桂林闻名相思，即有神交之契，亲炙后不时过从，适与共治经学、医学暨举子业，尝语人曰：有汉儒之实学而无琐碎之病，有宋儒之实行而无迂拘之遗迹，吾不如于风八，乃各以亲老家贫，日藉笔耕供菽水，频年奔走，时相睽合桢于佐人政治之余，辄喜著述，撰有《四书质疑》《孝经质疑》《三国志质疑》《算学入门》《勾股精义》《靖冥馆诗古文词集》若干卷，每一书成，必函质之，先生虽皆许弗置而终疑其未惬于心，至今思之犹滋悬焉。先生自永感后绝意进取，专一于医，于是名誉益广，当道大吏，四路争迎，有屡以道府敦迫出而济世者，先生皆夷然不以为意，而乃以性情率野学问粗疏不宜处于公卿之间而与公卿之事，力却而善辞之。于以知先生，达无加穷，亦无损，二十年前尝请其著一医说寿世，先生以为斯未能信，迟之又久。顷始邮到近著《医医医》一书，嘱为校序，伏读久之，始而异其名之奇，继乃悉其论之正，终且叹服其苦心孤诣，超越古今，致广大而尽精微，极高明而道中庸，有不可以寻常名医论说拟议，所谓一本万殊，万殊一本，贯穿群籍而为一书者非欤。其中所论医理尽抉岐景之奥，且多发前贤所未发。如论治道兵机，大声疾呼，头头是道，而复丝丝入扣，以示医学源流，《伤寒论翼》更觉郑重分明，功殊不在禹下，大有裨于政界、军界。桢虽不敏，请事斯语。至以孔孟为内伤国手，欲人人皆能自治，以循至于圣贤之涂，犹为宪政无尚之理，空前绝后之论，洵属闻所未闻，迥非今世中医西医所能梦见。诚能朝廷、世界、医者各服篇中，鼎峙三方，岂仅改群医之良治，万端之病起，八代之衰已哉！盖将立万世之宪而息列强之争矣。惟愿读是编者潜心静气，反覆寻绎，勿轻放过一句，勿忽略过一字，如食蜂蜜，当味其有百花之香，如饮醇醪，须知其非一时之酿，乃为不负东观未见之书，且以知桢之言非阿好也医籍云乎哉。

宣统纪元岁次己酉十二月，卸署江北提督、记名提督、苏松镇总兵统领、江南全省练兵、第九镇统制、番禺举人徐绍桢固卿拜序于江南陆军营次

自叙

噫噫噫，医医医，医何易言哉！医之为道，广矣大矣，精矣微矣，危乎危矣！举凡古今中外，学问事业，无有难于此者矣。名为卫生去疾之道，实不止于卫生去疾已也。盖合格致诚正、修齐治平之道，而一以贯之，且更有难焉者也。非探天地阴阳之秘，尽人物之性，明气化之理，博考古今，随时观变，汇通中外，因地制宜，而又临事而惟澄心定灵，必不能语于此。虽然夫妇之愚可以与知焉，及其至也，圣人亦有所不能焉，故夫一知半解、摇铃悬壶之徒充斥天壤，时或生人，黄农岐景之圣，卓绝古今，而又未尝不死人。究之生之者偶然，而杀之者无算，死之者适然而生之者恒众，是非成败明镜谁悬？此医道所以不明不行也。今天竟言医矣，且广开医院矣，又新开医学研究会矣，更多开办军医学堂矣。十室之邑必有忠信，百步之地必生芳草。不敢谓千虑者必无一得也，当道大吏谬以余为老马，屡嘱余为提倡一医学堂，举甚美，意亦甚挚，余惟唯唯否否，迁延岁月，卒不能应。大吏热心兴学，一切新政次第举行，惟此医学一界，尚觉棼如，切诘再四，无以谢之，不能不有以晓之日。噫噫噫，医医医，医非不至要也，如所谓一切新政，皆医之事也，医道不明而欲使庶政更新，窃不谓然。盖医道，通于治道，不可殚述，即如强种强兵，犹为密切关系。且中外交通以来，吾国无事不落人后，其犹有可望胜于他人者，医学、文学而已。文学之妙已造其极，毋庸赘言，医学虽当晦盲否塞之秋，而胚胎于黄农，萌芽于岐景，固已久矣！如有伟人起而振之，引而伸之，变而通之，郑而重之，大可冀放奇光异彩于环球上，使吾道文明亦有以输入于他邦，而为开通西医之导线。近之蔑视中医者固其宜，而其谬许西医、偏重西医者殊耳食而目论也，则开办医学堂之举不更急务乎！然尚有难言也。方今吾国医界，皆为读书不成、他业不就者之逋逃薮，道其所道，既非黄岐之道，更非吾所谓一贯之道。其自待菲薄，绝无精妙高明者，原不足怪，而其腐败不堪，庸恶陋劣之病，又实对待于医者，苟且轻贱之心有以中之，虽亦由于医者之自取戾，然医者之病已自深入，已遍天下，将极终古，莫之能愈。尚欲其善为医，又更为医国，犹之拯饥者而求粒于荒垦，断断乎其未有也。今拟开办医学堂，亦思有以医医之病也。然不知医者之病之所在，而徒为之严章程，订功课，令之勤讲求，精诊切，是犹治其标而未治其本也。虽学堂开遍天下，办至百年，无当也。医之病何在，医医之方何在？非得朝廷之一人与世界之多数人为之探其病源，一一洗其旧染腐败之气，庸恶陋劣之习，苟且轻贱之俗而改良焉，必不能起其沉疴，而望医学之进步，诚能得斯二者而出吾方以医医，并令医者时进吾方以自医，则医界自将耳目一新，别开生面，精神奋发，志向异趣，学业日精，即不开办学堂亦必人才辈出，医道昌明也。医之病源，既深且赜，医医之方，似难实易，然非片言可明，请于篇内，分析论之。余为医学界明医道、求人才、储良方，即所以为他日开办医学堂之嚆矢，不禁痛心疾首，发愤而著此编，名之曰《医医医》，一以寓一字三叹之意，一则先求有以医医之医也。噫嘻噫，医医医，医岂易言哉！

宣统纪元岁己酉秋八月孟今氏撰

目　录

医医医　卷一

清　孟今氏著
裘吉生刊

朝廷对于医者之医方

名利者，绝技之师，天地生死，人人之具，古今中外，帝王驱遣群伦，培养人才，而转移风俗之妙用也。圣贤豪杰，或不为利动，而不能不为名动，惟恐不好名之说，不只为三代以下言也。孔子曰：忠信重禄，所以劝士，西汉经学之盛，班孟坚谓是利禄使然。至于唐以诗赋盛，宋以理学经义盛，有明以迄国朝，皆以八股取士。八股至今，至无用当也。而当未废之前，毋论智愚贤否，莫不竭尽毕生精力以入其中而卒之，以此称神品，称能品，号大家名家者不可胜数，以之致大位，拥大富，膺懋赏殊荣者不知几何。当时未闻有八股学堂也，不过人自为学而已，虽有书院之名，每省不过数区，省外则无几矣。虽有院长之号，每月不过数课，课外不他问矣。而何以八股之盛于斯也？所谓风会之所趋，而当王者贵也。又实为富与贵之所驱，名与利之所使也，是可藉为医医之方也。

八股之外又有卷摺，其睎八股，尤为无谓，而当时卷摺人才之盛，亦几与八股相埒，盖非工此，虽八股入彀，仍不得与于状元宰相之荣，于是天下士夫咸相率而成此种人才。各相虑而惟恐不及此种人才。呜呼，时亦未闻有卷摺学堂也，而卷摺人才之盛又如彼，要亦风会之所趋而当王者贵也。又何莫非富与贵之所驱，名与利之所使哉？是更可为医医之方也。朝廷医官置太医院，位仅三品，有差俸只百金以外，而又囿于一部，不能流通转用，以至老死，真所谓不甚爱惜之官也。官犹如此，则所谓医士医生者，更无怪世人小道目之，贱工待之矣。稍有聪明才力者，且不屑为，而谓贤智为之乎？虽有豪杰崛起代兴，自成名流，而一代不过数人，当其盛名鼎鼎，曾不数闻一字之褒，及其既也，要亦不过列入方技传中，如扁鹊、仓公、华佗、思邈而已。最可怪者，圣如仲景，史汉并无一传，尤令人索解不得。当时八股卷摺为富贵之阶梯，群既趋于彼矣。今日新学新政为终南之捷径，群又趋于此矣。而谓辞尊居卑，辞富居贫，别有人才，其人才亦可想见，是皆所以致医之病也。

医道较有用于八股卷摺万万一，实按之则尽人知之矣，八股卷摺早已可废，医道则虽终天地不可废，乃以早可废者而曾见其隆盛如彼，以万不可废者而转任其腐败若此。不知医者自存何心？对待于医者又何心也？

医道殊有济于新政新学亦万万，非切言之，则人莫或知也。新政新学似欲以医旧政旧学之病，非善医之则虽终天地而仍无济，乃新政新学今则并举，而莫敢废矣。

医道之有济于新政新学者，今乃犹是，废莫能举焉，不知医者自有何说？对待于医者又何说？

朝廷之置医官也，岂不以医之为用卫生治疾已耳。政治无与，焉不知医之为道，必合格致诚正修齐治平之事而一之，通天地人而贯之，然后可谓之医。所谓良医良相，所谓国手，更所谓补天手者，非虚拟之词，实当然之事，而固有之道也。惜古今中外，医者思想多不到此，学问向不由此，资格都不及此，遂致对待于医者，相习而忘之，相忽而轻之，一至于此。

医不止于卫生治疾已也，即只以为卫生治疾计，虽在常人，亦万不宜苟且轻忽而托之于庸恶陋劣之手以尝试。况朝廷之莅天下也，将以治万方之疾苦，使无一夫不被其泽，循至天地位而万物育，所谓一人有庆，兆民赖之。圣躬偶然违和，即属治于太医，京师口号国子监之文章銮舆，卫之刀枪，太医之药方诚有概乎言之也，一有不效，则各直省督抚将军应诏以进群医，太医群医，吾皆闻之熟矣，知之稔矣，封疆大吏又皆非真知医者，乌得有真是非？亦惟荷朝廷洪福，或藉手以奏功，不可谓非一得之能，一时之幸，然而临大敌则恐非真将军矣。王子安与程伊川曰：为人子者，不可不知医。愚则曰：为人臣者，亦不可不知医。实则凡为人者，皆不可不知医。所谓知者，又非一知半解之知，必灼见真知之知，乃为知也。

设使朝廷变通医官，或与封疆台阁并重并用，或与台阁封疆流通转用，或特设高爵厚禄以寓医官，专为顾问，天下利病先诏天下学者，凡识字读书之始，必兼习医，使医道治道合而为一。盖医道无一不通于治道，治道亦无一不通于医道，未有不谙治道而能医病者，亦未有不精医道而能治国者。治民如治病，良相无异于良医；用药如用兵，名医即可为名将。兴利除害，补偏救弊，理本一源；锄暴安良，驱邪养正，道原一贯。古今中外，歧而为二，其称治者，尚非郅治，所号名医，仍非通医，诚能贯而通之，则人人皆能自治，皆能治人，皆能治疾，皆能治国，皆能治兵。所谓良相良医，名医名将，所在皆是仁寿之宇，无敌之国，大同之世，且将见之如此，而犹虑医界之人才不辈出，如八股卷摺之盛，吾不信也。转移风气，端在朝廷，然总不越乎名与利二者之妙用，故曰：名利者，绝技之师。诚如是也，不特医学堂无事开办，即各学堂亦不必设立。只悬名利以为鹄，而高爵厚禄以为招，则人莫不自为学，且将合医界、学界、政界、兵界而一以贯之，截留无限经费，以待学成者之懋赏，此一本万殊，万殊一本，抱一而为天下式之理，非故为高论也。医道无一不通于治道，虽古今中外大儒名医未尝几见及此，故世多墨墨诚诚，纵观而博考之，静按而细绎之，何一端不相通，何一理不相贯，而乃任其苟且轻贱，庸恶陋劣，各相隔阂几千万年，无惑乎医道之不明不行也，今之偏重西医，与言西人之重医，皆属耳食目论，若徒论其解剖、实验、制药，良不无一得之长，然解剖亦为吾国先代俞跗、华佗辈所遗，其中得失参半，昧者未尝索考外篇，已为缕析言之，若论气化，则仍如今之中医茫然如堕五里雾中，若复望其通治化则更堕百里雾中矣。又安能语于医道。伏愿圣人在上，起百代之衰，振千秋之业，通一贯之道，开万世之利，渐以吾国医道之文明输入列邦，而为开通外人之导线，岂不懿欤！尤有进者，朝廷治化，莫要于赏罚，亦莫先于赏罚。如承明诏，变通医官，振兴医学，既悬懋赏，以为鼓励之方。即订。严刑以为滥竽之戒，庸医杀人，向不论抵此，虽世人苟且轻贱之习有以自召，以致是非成败，难于稽核，久使庸医漏网，乃复充斥人间。今必。明谕重申，先令世界之人毋得仍蹈苟且轻贱于医之习，以自取祸，且当格外隆重以致敬礼，再于地方为立乡医、县医、府医、省医各等医官名目，而令真能通医可为国师者，按临各省，认真考试，或令试于京师，如中式者即录之而分布各区，一切经费悉由各区社会及地方官合筹分给各医，总以优裕足赡医之身家，使得藉以资医穷乏。其不录者，仍自归为医士，加功探讨，以待后日续选，不许即妄与人诊治。更令各区之医遇证立案，将脉相、证相、治否方法逐一详列，存之病家，并榜诸通衢，按月分年，报官核验，以定是非功过，而为赏罚黜陟，然后上之大府，奏之朝廷。若果成效多著，而又能通治道者，即行破格录用，不次超迁举主，并予上赏。若仍恶劣如前，以及大不韪者，则即治以应得之罪，或更予以不测之诛，并将举主连坐，虽功过只论是非，难论成败，然有真是非者，自必多成鲜败，虽天之降才各殊，通才谈何容易。然能悉照愚方以医医，即不能人人合医道治道为一贯，亦必良医辈出，多谙治道，一洗前习之陋，是可决也。故上赏者为医医之先声，而严罚者又医医之后盾也。此者朝廷医医之良方也。

《医医医》卷一终

医医医　卷二

清　孟今氏著

裘吉生刊

世界对于医者之医方

人生何生乎？莫不生于钱。人生何死乎？莫不死于病。甚矣，生命金钱疾病，三者固互相维系，而变相为用者也。生命重乎？金钱重乎？疾病重乎？非有生命不能有金钱，非无疾病不能保生命，则生命重矣。天之于人，既不能各长其生命，悉与以金钱尽免其疾病，则医又重矣。医所以去病卫生也，无论良否，能舍金钱以生乎，抑或天别与医以金钱乎？奈何世之人一是皆以要钱为本，一是皆以一己要钱为本，一是皆以不愿他人要钱为本，其至一钱如命，或竟要钱不要命，或且得命又思财，此世界之普通病，即所以致医之病也。在穷乏无告者，犹或可说，而不谓富贵利达者，转居多数也。可谓不恕之甚矣。非强恕而行世，安得有良医哉！庸医杀人，不可胜道，然亦实由重视金钱者之自误，虽即谓之自杀也。可又况有一知半解者，舍脉论病，舍病论药，从旁助刀耶。

世之人曰：医者，意也。意为之者也。又曰：医者，易也。至便至易之事也。此不特门外汉之言，实病医而误尽苍生之言，不知医之为言，易也，精微广大有如易道，诚合古今中外事业学问，无有难于此者。孔子曰：人而无恒，不可以作巫医。恒，常久也。易，卦也。所谓天地之道，恒久而不已也。日月得天而能久照，四时变化而能久成，圣人于其道而天下化成，观其所恒而天地万物之情可见矣。恒之时义如此，医之道亦当如此。医既为子之所训，故疾遂为子之所慎，未达不敢尝之旨，其难其慎为何如乎？自朱子误注，虽小道必有可观，章谓小道如农圃医卜之属，于是世人更以小道目贱工待之，至重者，不过数金之酬，或只数十百钱呼之即至，且有并此区区而不畀者，一有不效，诟毁随之，不恕之事莫此为甚。尤可怪者，平时既以小道贱工视之，而临病时又以神仙望之，岂小道贱工中有神仙游戏耶？自问当亦哑然自笑（医本于易，章虚谷先生《医门棒喝》论之精详，此段发端与章不同，故持论各异，非有出入也。）

小道贱工之名，数十百钱之利，其微末亦至极矣。而谓贤者为之乎，乃欲以求良医而保生命，不唯不恕，亦且自轻良医，如何可得？盖良医虽不好利，未尝不自惜名，在病者之意，不过谓病有大小轻重浅深之不同，小者、轻者、浅者何必定求良医，不知不遇良医则小者、轻者、浅者必致于大、致于重、致于深，或更致于危险而不可为，此病之常势也。善卫生者，必谨小慎微而不忽略于轻浅，以故圣人治未病，不治已病，所谓治制于未乱，保邦于未危也。奈何世人只以金钱为重，殆至危险而不可为，则虽有善者，亦无如之何矣。况当是时尚，多不能舍金钱以求保生命于一线，卒之又不能带入冥中，徒令后人笑其拙。呜呼！亦可怜矣。

此种可怜情形，古今天下当如恒河沙数，《史记·扁鹊传》谓扁鹊受桑君之术，饮上池之水，视见垣一方人，以此视病，洞见五脏癥结，尝于赵、于虢多著神效，天下尽以为能生死人。及于齐，齐桓侯客之，入朝见曰：君有疾，在腠理，不治将深。桓候曰：寡人无疾。扁鹊出，桓候谓左右曰：医之好利也，欲以不疾者为功。后五日，扁鹊复见曰：君有疾，在血脉，不治恐深。桓侯曰：寡人无疾。扁鹊出，桓侯不悦。又五日，扁鹊复见曰：君有疾，在肠胃，不治必深。桓候不应，扁鹊出，桓候不悦。五日，扁鹊复见，望见桓候而退走，桓候使人问其故，扁鹊曰：疾之在腠理也，汤熨之所及也；在血脉，针石之所及也；其在肠胃，酒醪之所及也。今在骨髓，虽司命无奈之何，臣是以无请也。后五日，桓候体病，使人召扁鹊，扁鹊已逃去，桓候遂死。使圣人预知微，能使良医得早从事，则疾可已，身可活也。人之所病病疾多，而医之所病病道少。故病有六不治：骄恣不论理，一不治也；轻身重财，二不治也；衣食不能适，三不治也；阴阳并，脏气不定，四不治也；形羸不能服药，五不治也；信巫不信医，六不治也。有此一者则重难治也。夫扁鹊，良医也，桓候，富有之国君也，即使扁鹊好利，桓候非不能应，况扁鹊并无是心，其所以谆谆于桓候者，不过欲神其术以为广大，名誉则或有之，而不意桓候重财轻身，转以好利疑之，卒致疾发而不可为，殊可哀也。又仲景见侍中王仲宣时年二十余，谓曰：君有病，四十当眉落，眉落半年而死，令服五石汤可免。仲宣嫌其言忤，受汤不服。居三日，见仲宣，谓曰：服汤否？仲宣曰：已服。仲景曰：色候固非服汤之诊，君何轻命也。仲宣犹不言。后二十年，果眉落，落后一百八十七日而死。此二事者，所谓圣人治未病也。愚尝于中风、虚劳两证辄先谆谆于人，如扁鹊之于桓候，仲景之于仲宣，惟人不曰危词耸听，即曰意别有在，卒之皆竟如桓候、仲宣。噫！今天下如扁鹊、仲景者无几，而如桓候、仲宣者无限，世人其不惜为桓候、仲宣乎？抑不愿为桓候、仲宣乎？或亦望有扁鹊、仲景者乎？自计不可不早。

如必欲生命金钱并保，惟有人人读书，必兼习医，且必如吾之所谓医而后可，不然则不得不听命于医。医欲良乎？否乎？此不待问而知也。谚云：又要马儿跑得好，又要马儿不食草，世界那得有是事，世人却多有是心，此神骏龙驹所以不世出也。

吾不敢谓世之人皆重财也，自世道衰而势利甚，捐纳之途，夤缘之风，弊混之事，日骎骎乎天下而不可遏。虽盈千累万之金钱，亦必亟亟焉谋之而乐为用，甚至倾家荡产，以及丧耻辱身，曾不稍自顾惜。惟一旦对于医者，则必反其所为，纵较向所乐用者，不过千万之一二，仍如出纳之吝而不肯少宽假，此最不可解者也。岂不曰以利为利，谋生之事大，而卫生之事小耶。亦何轻重失宜至是耶！

又尝见夫挥金如土，掷金若沙于嫖赌者矣。当其初入迷途，尚未至于倾家荡产，父兄或预为严责，师友或婉为戒劝，皆不能阻其挥霍浪掷之心。及一旦对于医者，则又大反其所为，虽区区者亦必靳以与人而卒之家产仍然倾荡于嫖赌中，或且召染恶疾，或且流为盗匪，并至丧失其身而不悔，此尤不可解者也。然此特无益有损之大者耳，而凡小焉者毋论矣。世之人盖禁绝无益之用而转为有益之用哉。

圣人之用财也，自奉俭约，待人丰厚，而于理欲之界，尤严防其出入。世人之用财，则反是矣。于欲路上，虽恣用千万不嫌其多，于理路中，虽偶用一二即谓为过。此圣道所以日衰，世道医道因此日坏也。然亦间有理欲并用者，则仍是求福免祸之心，非真能绳向理路，上为作用也。如各省官医局及各赠医院，皆官界社会，所以分济贫乏也，局中院中主持医者，不知果为良否，然一医日诊数十人者有之，且过百诊者亦有之，此虽圣神不能如是，是直以为儿戏矣。其中纵或有一得，而究之所失者多，然则官医局与各赠医院之设，非仁者与非也，所谓好仁不好学也。

医本仁术，赠医局院之发起，亦本仁心，惟不得其道，则转以仁者之心而反为不仁之事。盖得一良医，可以活千万人，否则，反是何如？得千万之良医而全活天下后世无量数之人？此其义虽前人亦偶见及，不过责望医者之自为良而不能深切著明，医者之病根，改良医者之方药，纵使责望再深，学堂开遍，局院设满于天下，无当也。《医医医》一篇正所以济仁者无穷之心，而不使偶有贻误，稍留缺憾，只须厚筹经费，丰给修火，多聘通医，严订功过，无论局院，大小病者，多寡限制，各医一日不得过十诊，并须随证详立脉相病情、治否方法，以及一切禁忌，交给病人，仍一面注册存之局院，按月分年合榜通衢，以待官府考核。照此章程逐渐扩充，由省会以及各府州县，自城市以至各乡村落，一省如此，直省皆然。除富厚者足以自行奉请外，其有不能设立局院者，即合一区之众，预为厚集养医之费，或论年月给奉，或临时分诊给奉，皆可取之公中，总使医者足以赡其身家而有余，并一洗从前苟且轻贱之习，则天下随处皆良医，天下病者亦皆全活而无患矣。

《医医医》一篇，非特欲世界之人皆无疾病，医尽良医，且更望人人皆为圣贤。人生富贵不可必，神仙不可求，而疾病则可却，圣贤亦可为也。古今天下之病，推而广之，不知几千万种，而一证又千头万绪，差之毫厘，谬以千里，诚不易言医治。约而言之，又不过外感、内伤两病，外感则风、寒、暑、湿、燥、火六淫之气为之，内伤则喜、怒、哀、乐、爱、恶、欲七情所发，合之所谓十三因也。然人能慎起居而适其寒温，自可以却外感，且外感除伤寒两感、温疫四感与中风之直中脏者，则俱可以不死，而世之多死于外感者，皆医药误之也。内伤则无不死者，何也？本非草木无情可治也。间尝窃论神农、黄帝、岐伯、仲景为外感之国手，若内伤则孔孟为国手，降而宋儒、明儒，旁及老庄、佛氏亦内伤之好手，其书千言万语，莫非治人性情，洵为内伤良药。惜古今天下人无一善读而觉者，古今天下医更无一梦见而觉者，故死于内伤者又不知何限。今特为世界医界大放光明，如此于岐景孔孟之书以及各大家诸大儒之语论一一寻绎，融会深长思之，则外感内伤无不毕治矣。明儒吕新吾先生有曰：以淡食为二陈，以寡欲为四物，以清心省事为四君子，无方之药，不名之医，取诸身而已。旨哉斯言，庶几与吾不谋而合，惟惜阐发未尽耳。吾尝于内伤之证，辄先以言语之药为治，其情并属病者，以情治情，无如皆以为迂腐，不但不服此方，且非笑之，而惟乞灵于草木，曷可得耶？世界之人如不愿轻身重财也，则请悉遵吾方以医医，良医自必辈出，以应所欲。如仍生命财产并重也，则惟人人多读书而兼习医，合医道治过而为一贯，更以自治而渐进于圣贤之室，循致默化列强竞争之病而合中外为大同之世，勿谓圣贤不可为也。颜渊曰：舜何人也？余何人也？有为者亦若是。公明仪曰：文王，我师也。周公岂欺我哉？曹交曰：人皆可以为尧舜。孟子曰：尧舜与人同耳。又曰：圣人与我同类也。此皆为圣贤之方药也。疾病云乎哉，若以为徒为高论，是不为也，非不能也，吾未如之何也已。

《医医医》卷二终

医医医　卷三

清孟今氏著
裘吉生刊

医者自医之医方

读书宜识字，顾名即思义，人事尽如斯，少弊自多利。

今医者满天下矣，试问以医字作何解说，莫不张口茫然，如坠烟雾。字且不识，而欲其技之良、道之精，得乎？

医之字义，从匚矢从殳从酉。匚受物之器，受矢于器为医。《说文》训为“盛弓弩短矢器”，加殳于右上，殳亦兵器，下复从酉，酉，古酒字，古为毒物，故大禹绝之（石顽谓为从古服药多以酒助，非也）。神农尝毒，经谓药多为毒物，凡治某病皆谓以某药毒之，《内经》亦多如此，即以毒攻毒之义，可见医之为用尽伤人之具矣。病者既积矢殳、毒酒之属于一身，其危已可想见，医者如再不慎之又慎，不更危乎其危乎？黄帝以治兵之余治病，于是医字下笔从医，国语兵不解医本此所谓用药如用兵也，凡欲为医者，可不知所从事哉？

古之医者，人皆神圣而又贵为天子，富有四海，或为大臣，如岐伯、伊尹是，或为达官，如长沙太守仲景是。大臣达官虽富贵不逮天子，而身家皆自优裕，得以专一于医，而无别虑萦扰，且复药皆自尝自备（今之西医、东医亦自备药，颇合吾国古法，此其一得），一遇病者，无不应手奏效。盖先于经络脏腑，洞见癥结，更于气化传变，预为防制，非若今之西医，必待其人死后，购而剖解，始知其病之所在，自以为实验，人亦莫不以为然，然究不知其病之所在也。人惟有生气，方有气化传变，既死则气已绝而无迹可寻。如咳嗽病，有因外感，有因内伤，有因外感而变成内伤，或只关本脏，或为火刑金，或为子累母，或为母累子，或不能胜其所胜而转使胜其所不胜。《内经》所云：五脏皆令人咳，甚则移传六脏。此皆古圣神人明气化传变之理，传之至今，历历不爽者也。西医则剖解后见肺叶焦枯，或且溃烂，遂只名之曰肺炎。凡遇咳嗽，概以肺炎治之，无论寒热有异，即只以肺炎论，亦不知其炎之由于心，由于肾，由于脾胃与肝胆，徒执一本位为治。无怪其多不效，而转以为本不治，是皆由于不明五运六气以及脉息之确有可凭，故虽至死亦不知病之所以然。今之重视西医、从学西医者，直与西医同梦，吾所以为医者立自医之方，并欲以开通西医者，以其一也。类乎此者，不知凡几。

又如寻常疟疾，寒热来往，作止有时，一证既有，来往之名必有来往之处，来从何作？往从何止？医者昧昧，漫不加察，虽中古以后之名大家亦皆不知其病之所在，稍贤明者，不过能分十二经络，或阴或阳，于邪来时，所注重之经界，经界既正，则药力专到，不致累及无辜。然必既专且久，邪始渐衰而退，非能直指病之来源也。下此则皆囫囵乱治，抄撮本证数方投之，或以止截为功，或当邪衰自愈，以故病疟者无不经年累月受害。西医亦只知以金鸡纳霜截之，然亦有效有不效（阴虚者，则多不效，且不宜服）。即使收效一时，后必再发，更或变生他证而不可救，吾见不可殚述。岂知凡病皆不离经络、脏腑，惟此病若不在经络、脏腑而别有所寄发作时，始由经络而脏腑，退止时又由脏腑而经络而止其所休焉。以时来往者，则又胃气为之也。胃于五行属土，于五德属信，故有信若潮，如人饥则思食，皆胃之日信，与妇女之月信同。然此虽余一人之私言，然实体验有得，圣人复起不易吾言矣。《内经》阴阳疟论，岐伯曰：疟之将来也，阴阳之且移也，必从四末始也，坚束其处而决去之。只此四语，贼情，贼踪，贼窟，治法无不毕具。如法为之，无论何疟，莫不霍然，所谓捣其老巢，老贼净尽，非圣人而能若是乎？非真洞见脏腑经络而能若是乎？又何须效西医之剖解而始为实验耶！恐虽剖解，亦莫名其妙也。今特为医者揭之，以为自医医人最便宜方，更以开通西医，使知吾国古圣人之法，不事剖解，向能洞见经络脏腑之神（此证惟张子和、喻嘉言见及经旨，惜皆不能笃守圣法而杂出多方）。

今之医者，大率下愚者多，其较古之圣神不知几千万里。且又皆读书不成，别业不就，无聊之极，思始遁于医之一途。于是圣神与天地参之道，遂变为至愚无聊者之逋逃薮，况当世界，苟且轻贱之积习牢不可破，其欲以为利者亦未矣。或别有会心者藉此以夤缘入官，遇上官病，或其家属病，不俟延请，行同毛遂，时运一至，偶然幸中，美差优缺，纷至踏来，上官亦最乐，此所谓惠而不费也。富贵逼人，亦常有事，是则不必问其道之若何矣。若其不善夤缘，又无真实本领，不过聊为糊口计，且有时并口亦不能糊，徒见轻鄙于世界，且并贻讥于外人，以为吾国医者如是，任意推测古圣之道，亦不过如是言。念及此，吾又不愿人之再业此，如果有发愤而欲为此者，则请相率而进吾之方，毋虑其愚也，以学愈之，毋虑其贫也，以勤俭愈之，毋虑其糊口不能也。以夷齐首阳之日孔子在陈之时较之，虽饿死事小也，能如是天下何事不可为乎？则再请进吾之多方更以自医。

医道务从正心博学为体，而以继往开来为用，其间息邪说，距诐行贯治道功夫，亦万不可少。若徒以日诊数人，月好数病，年活多人为毕能事，而于国家元气，天下痌瘝毫无所裨，人虽视我甚重，自待未免尚轻，良医良相之说，非虚语也。燮理阴阳，且足以弥天地之灾沴，于人事更无论矣，相位不可必期，道理要归一致，出位之思君子，当不禁此，且不必问朝廷世界对待医者何如，而只裕吾胞与之怀时，切饥溺之思尤于贫贱，富贵不易其心，所谓宁可人负我，不可我负人，此正心之说也，即自医之第一方也。

博学者于识字读书之始即以《灵》《素》《内经》《难经》《伤寒论》《金匮玉函经》《甲乙经》《活人书》合《四子》《五经》《尔雅》先后并读，更于性理经济书多读，然后再读《神农本草经》《长沙方》，经唐、宋、金、元、明代、国朝各大名家著述，以及欧亚之《儒门事亲》，西医五种广学汇编，英国产科诸书择其大要者，次第阅之。其余如《千金》《外台》《圣济总录》《证治准绳》《古今医统》《名医类案》《三因方》之类，不过为医家之大类书，略为涉猎，以备参考可耳。至若邪说诐行，有乖圣道古法而误世者，则概从阁置，或直以从火，惟读时须精考古书之简脱，与后儒之参附者，勿使为其蒙蔽而贻误，尤须于经史子集中不明言医而于医道有合者，心领而神会之，所谓无字句间之医也。此博学而又须善学者也，自医之第二方也。

学医最忌先看本草与各方书，一经寓目，即可略识药品，聊记汤头，凑杂成方，于天地阴阳五运六气，全无理会，于人身经络脏腑、病机脉情，毫无觉察。一遇病者，遂觉技痒，为之诊治，偶然幸中，自鸣得意。人有见之，亦谓知医，于是误尽苍生，终无入道之日。今之医者大都如是。况所阅本草，既非《神农本经》所见，方书又非古圣经方，不过坊间所刊俗本，如《本草备要》《医方集解》《验方新编》《三指禅》《笔花医镜》《万病回春》《冯氏锦囊》《东医宝鉴》《医宗必读》之类，此种最易误人之书，却最盛行于今之世，几于家置一编，以为医道尽于此矣。况且并此种类，亦未尽读熟读，凡有病家必为彼辈先试其手，及至辗转贻误，始思一延名医，而时所谓名医者，又不过薛立斋、赵养葵、张景岳、李士材、陈修园之徒。然其自命亦颇不凡，意谓较多读书，总属儒医，其实于医道仍是隔靴搔痒，不知取法乎上，仅得其中，取法乎中，品斯下矣。又况等而下之耶，有志医道，其惟从吾息邪说距诐行而直入于圣人之室。

学医尤忌误解《伤寒论》，案仲景自序云：作《伤寒杂病论》合十六卷，原为万病立法，所谓法者，即六经气化传变，而方药随之而变之法也。以六经提纲者，使医者必先明六经经界，则万病不外乎六经。唐宋以来，致力于《伤寒论》者无虑百数十家，究其所作，不出二义。一则因本文为之注疏，犹公谷之说春秋，一则引本文而为立论，犹韩婴说诗。外传非多，以辞害义，即失断章取义。自王叔和编次伤寒、杂病分为两书，于本论削去杂病而论中杂病又存，而未去者尚多，且参以私意，紊乱仲景原文，改头换面不少，以致世之读《伤寒论》者谓能治伤寒即能治杂病，遂多以杂病当伤寒，以伤寒概杂病而混治之。不知天下之病杂病多而伤寒少，如地当西北，时当严寒，或多伤寒，外此则皆杂病矣。若地当东南，则杂病温病为多，即时当严寒亦不过感寒冒寒而已。医者不明六经之法是统伤寒杂病而论，只以治伤寒之方药概治杂病，而不知以六经之法分治杂病，此皆叔和阶之厉也。叔和序例所引《内经》，莫不增句易字，况仲景耶！欲识真仲景者，当于原书本论逐条察其笔法，知考工记自不合于周官，褚先生大不侔于太史，世皆以《金匮要略》为仲景《杂病论》，有若似圣人惟曾子以为不可耳。柯韵伯《伤寒论翼》辨之最精且详，吾敢附于柯曰：王叔和者，岐伯、仲景之罪人，而后世医道之蟊贼也。虽《金匮》由叔和而始彰，其功亦不可没，然究功不掩罪，有志医道者，不得仲景《伤寒杂病论》原本十六卷而读之，慎勿以伤寒之药治杂病而误尽苍生，幸甚幸甚。

学医必须讲究气化传变，欲知气化传变又必先明阴阳，切忌混论阴阳，不分六经经界。脏腑固分阴阳，而一脏又各有阴阳，一腑亦各有阴阳，俱宜逐脏逐腑一一分清，气化传变始能分晓。此在古名大家已少概见，今世中外业此者更无。徒梦见人身只阴阳两端，一病则千头万绪，非能先正经界，鲜不堕入迷途，差之毫厘，谬以千里。世之学者既不曾闻大道，又不力追上乘，只以苟且从事，因陋就简，谬以袭谬，歧之又歧，全不知气化为何事，何能梦岐景耶！不能窥见岐景，又何能与论医道耶！君子之道，辟如行远必自迩，辟如登高必自卑，所谓下学而上达也。若夫医道，则必上学而旁达，笃守古圣之法，然后旁通四达，以斯推广博大而收土壤细流之助，仍不出古圣范围，方为医学正宗。

学医更须知凡病是随脏腑之气而变，又随药气而变。如太阳恶寒，非必伤寒始恶寒也，无论风寒湿暑燥火，邪气一入太阳，无不恶寒。盖以太阳本寒水经，邪入触动寒水之气，遂自恶寒。阳明发热，非必中热即发热也，阳明为南方火部，无论何邪，一入阳明，未有不发热也。如入少阳，少阳为太阳阳明转枢，在半表半里之间，故又有寒热往来之势。或又随药气而变使然。不然，何以伤寒在太阳有桂枝麻黄等方，一入阳明、少阳又有葛根、白虎、承气、大小柴胡等方，是一经界中已有在经在脏在腑之别。若邪未入阳明，尚在太阳，一用葛根未有不入阳明也。尚在太阳或在阳明，一用柴胡未有不入少阳也。是皆脏腑气化传变与药气传变之故也。不独伤寒为然，杂病亦莫不然。不独三阳为然，即六阳六阴亦莫不然。仲景《伤寒杂病论》先以六经提纲者，亦此之故，虽未条分缕析，善学者，要当善悟而三反也。世之混论阴阳，只论寒热虚实者，何能语于医道？而况乎能辨寒热虚实者亦寡矣，学者可不知所务乎？西医不亦闻所未闻乎！

用药如用兵，兵法之要在明地势，用药之要在明经界。凡治病必先明六经之界，始知贼邪所从来，知某方是某府来路，某方是某郡去路。来路如边关三阳是也，去路如内境三阴是也。六经来路各不同，太阳是大路，少阳是僻路，阳明是直路，太阴近路也。少阴后路也，厥阴斜路也。客邪多从三阳来，主邪多由三阴起。犹外寇自边关至，乱民自内地生也。明六经地形，始得握万病之枢机；详六经来路，乃能操治病之规则。如伤寒，大寇也，病从外来；中风，流寇也，病因旁及；杂病、内病，乱民也，病由中起。既认为何等之贼，又知为何地所起，发于其境，便御之本境，移祸邻郡，即两路来攻，如邪入太阳地面，即汗而散之，犹陈利兵于要害，乘其未定而击之也。邪之轻者在卫，重者在营，尤重者在胸膈。犹寇之浅者在关外，其深者在关上，尤深者在关内也。是麻黄为关外之师，桂枝为关上之师，大小青龙为关内之师矣。凡外寇不靖，内地盗贼必起而应之，因立两解法，故又有大小青龙及桂枝麻黄加减诸方。如前军无纪，致内乱蜂起，当重内轻外，因有五苓、十枣、陷胸、抵当等汤也。邪入少阳地面，宜杂用表里寒热攻补之品，为防御和解之法，如偏僻小路利于短兵，不利于矛戟，利于守备，不利于战争也。邪之轻者入腠理，重者入募原，尤重者入脾胃，小柴胡腠理之剂也，大柴胡募原之剂也，小建中、半夏泻心、黄芩、黄连四汤少阳脾剂也，柴胡加芒硝龙牡二方少阳胃剂也。如太阳少阳有合并病，是一军犯太阳，一军犯少阳矣，用柴胡桂枝汤是两路分击之师也。甚至三阳合并病，是三面受敌矣，法在独取阳明，阳明之地肃清，则太少两路之阳邪不攻自解，但得内寇宁而外患自息，此白虎之所由奏捷耳。若阳邪一陷于内地，用大承气以急下之，是攻贼以护主；若阴邪直入于中宫，用四逆汤以急救其里，是强主以逐寇也。阳明为内地，阳明界上即太阳少阳地面，邪入阳明之界，近太阳地面，虽不犯太阳，太阳之师不得坐视而不救，故阳明之营卫病即假麻黄桂枝等方以汗之。邪近少阳地面，虽不入少阳，少阳之师不得高垒而无战，故阳明之腠理病即假柴胡以解之。是阳明之失守，非太阳之不固，即少阳之无备，所以每每两阳相合而为病也。若邪已在阳明地面，必出师夺击，以大逐其邪，不使少留，故用栀、豉、瓜蒂之吐法以迅扫之。若深入内地，不可复驱，则当清野千里，使无所标掠，是又白虎得力处也。若邪在内庭，又当清宫除盗，此二承气所由取胜，加茵陈、猪苓辈又为失纪之师立法矣。太阴亦内地，少阴厥阴是太阴之夹界也。太阴居中州，虽外通三阳而阴阳既已殊途，心腹更有膈膜之藩蔽，故寒水之邪从太阳外属者轻，由少阴内受者重。风木之邪，自少阳来侵者微，因厥阴上袭者甚。又本经主邪转属阳明而为实，犹师老势穷，可下之而愈。如阳明实邪转属本经而成虚，则邪盛正衰，温补挽回者甚难。盖太阳阳明地面虽分，并无阻隔。阳明犹受敌之通衢甲兵所聚四战之地也。太阴犹仓禀重地，三军所依，亦盗贼之巢穴也。故元气有余，则邪入阳明，元气不支，则邪入太阴。在阳明地面则陈师鞠旅可背城借一取胜，须臾在太阴地面则焚劫积蓄，仓禀空虚，枵腹之士无能御敌矣。厥阴之地，相火游行之区也，其平气则为少火，若风寒燥湿之邪一入其境，悉化为热，即是壮火。其少火为一身之生机，而壮火为心腹之大患，且其地面通达三焦，邪犯上焦则气上撞心，心中疼热，消渴，口烂，咽痛，喉痹。逼入中焦则手足厥冷，脉微欲绝，饥不欲食，食则吐蛔。移祸下焦则热利下重，或便脓血，为害非浅，犹跋扈之师也。乌梅丸方，寒热并用，攻补兼施，通理气血，调和三焦，为平治厥阴之主方，犹总督内地之大师也。其与五苓以治消渴，茯苓甘草汤以治水，炙甘草汤以复脉，当归四逆以治厥，是间出锐师分头以救上焦之心主而安神明也，用白虎承气辈清胃而平中焦之热实，白头翁四逆散清脾而止下焦之热利，是分头以救腹中之阴而扶胃脘之元气耳。胃为一腑而分阴阳二经，少阴一经而兼阴阳两脏者，皆为根本之地故也。邪有阴阳两途，脏分阴阳二气。如阳邪犯少阴之阳反发热、心烦、喉渴、咽痛；阳邪犯少阴之阴，则腹痛、自利，或便脓血；阴邪犯少阴之阳，则身体骨节痛，手足逆冷，背恶寒而身蜷卧；阴邪犯少阴之阴则恶寒、呕吐、下利清谷、烦躁欲死。仲景制麻黄、附子、细辛、黄连、阿胶、甘草、桔梗、猪肤、半夏、苦酒等汤，御阳邪犯少阴之阳也。制桃花、猪苓等汤御阳邪入少阴之阴也。附子、吴茱萸、四逆等汤御阴邪犯少阴之阳也。通脉四逆、茯苓四逆、干姜附子等汤御阴邪入少阴之阴也。少阴为六经根本而外通太阳，内接阳明，故初得之而反发热，与八九日而一身手足尽热者，是少阴阳邪侵及太阳地面也，自利纯清水、心下痛、口燥、舌干者，少阴阳邪侵及阳明地面也。出太阳则用麻黄为锐师而督以附子，入阳明则全仗大承气而不设监制，犹兵家用向导与用本部不同法也。其阴邪侵入太阴则用理中四逆加入尿猪胆等法，亦犹是矣。此伤寒六经正治之法，所谓层层节制，步步为营也。若夫传经之邪，必先夺其未至，所以断敌要道也。横暴之邪必急保其未病（如中风证必为填窍），所以守我岩疆也。挟宿食而病者，先除其食，则敌之资粮已焚。合旧疾而发者必防其并，则敌之内应既轻，别经界而不诛伐无过，此之谓王者之师。因寒热而有反佐之方，此之谓行间之术。一病而分治之，则用寡可以胜众，使前后不相救而势自衰。数病而合治之，则并力捣其中坚，使离散无所统而众悉溃。病方进，则不治其太甚，固守元气，所以老其师。病方衰，则必穷其所之更益精锐，所以捣其穴。虚体之邪攻不可过，衰敝之日不可穷民力也。实邪之伤攻不可缓，富强之国可以振武威也。然而选材必当，器械必良，克期不愆，布阵有方，此又不可更仆数也。孙武子十三篇治病之法尽之矣，《灵》《素》两经、《伤寒杂病论》十六卷，治兵之法亦尽之矣。

国朝惟柯韵伯、徐洄溪两先生见及此义，言之甚详，学者诚能究心岐景，先明经络脏腑、六经气化传变，而用药如用兵，神明于规矩之中，谁谓名医不即名将哉！世言强兵者可不知医哉？

病有万端，其实不过外感、内伤两病，再推广之，外感不过六淫之气，内伤不过七情之害，所谓十三因也。治外感则岐景为国手。治内伤则孔孟为国手，降而宋儒、明儒以及老庄释迦，古今大词章家（诗古文词佳者，大可感发人之志气，宣畅性情，时一为之，亦足抒写郁抱）。它如各国诸哲学家亦皆治内伤好手，学者诚能祖述岐景，宪章孔孟，旁及诸子百家，则外感内伤无不毕治。此虽创论，实是至理。圣贤千言万语，无非使人节制性情，发抒性情。喜怒哀乐之未发谓之中，发而皆中节谓之和。致中和天地位焉，万物育焉，天地位而万物育，又何有于七情之害，《论语》二十篇孔圣答诸贤之问，莫不各就其性情之偏而医之，《孟子》七篇，七年之病，三年之艾，如耻之莫若师文王与夫好勇、好货、好色之喻，心不若人则不知恶之类，亦皆因其所病而医之，此非孔孟治内伤之圣剂哉？类推者不可殚述，奈世人皆不知服此等药，以为自治而入圣贤之阶，有内伤者仍不肯服此等药，以为自治其情之剂，而惟乞灵于草木。不知草木之品，神农、黄帝、岐伯、仲景所以治外感也，若内伤则必须服圣贤语言之药，以情治情，自为节制，或藉草木之品，聊与宣通血气，始为治内伤者之至良法。医者苟能预诸此等良方，遇内伤者即以投之。内伤者如能顺受其治，则世界自无不治之内伤，且皆以自治而入圣贤之途，学者当亦闻所未闻也，西医不更闻所未闻乎。

内伤即虚劳证，方书列于中风之后，中风为外感第一难治，虚劳为内伤第一难治。以风为贼，邪行速而数变，如疾风暴雨，其来也骤，猝不及防。然惟直中脏者不治，若中经络、血脉与中腑证尚皆可治。而虚劳则皆不可治，何也？一由病者向所见闻，失血之证终成虚劳而不可救，今忽己身患此，不免心惊，病一入心，已不易出。医者又见患此证者终亦必亡，只为敷衍，不与深求，既不知进以圣贤语言之药，而只以草木之品杂乱投之，又不能层层节制，步步为营，徒为见血止血，见咳治咳，见热治热，混论阴虚阳虚，任意滋阴补阳，而不审其血之何由失。盖吐血者阳络破也，下血者阴络破也，虽吐逆而下顺治法难易攸分，然其破络则一。人身只血气两端，日夜循行经络躯壳，周流无间，何故破络而出？必先切察其出之因，按经循去，即为止血。血止之后，已离经而吐未尽之血，与吐时所过络口黏滞之血，皆为瘀血，此种瘀血为害最大，而隐不去其瘀，则日夜循行经络之血所过瘀积之地必致瘀结日甚，一旦有所感触，不论外因、内因，又必破络而出，则络口日大，瘀结更多，屡发则络口愈大，瘀结愈多。如地方积匪不去，则必扰害良民，勾结党援，盘踞日坚，乘机窃发，往往决裂而不可治。故必止血之后，即与去瘀，分别经界络口，各为扫除净尽，随即更与补络，乃称完善。不然，罔不复发，发之不已，罔不危殆？愚于此证必为大声疾呼，先与订明止血、去瘀、补络三法，并谆谆以圣师语言之药，使其自治其情，以竟全功。能遵法者，无不收效，而藐藐自误者亦复不少，吾未如之何也。已治此证者，元代葛可久，国朝徐灵胎、叶天士先辈，俱为世所推重。然《十药神书》与《叶氏医案》皆无深切著明之义，惟《洄溪医案》琼玉膏方论尚觉高简有法，惜仍未尽其法耳。奈失血者求医，只求止血而已，医者亦只知止血为能事毕矣。去瘀之论，前贤中或偶一见，及补络之议，则直前无古人。但愿后有来者，合以吾创立圣贤语言之药方为内伤失血而成虚劳者，一一次第，先后以尽法度，则世无不治之内伤矣，岂非世界医界之大幸哉！圣人复起，当不狂悖吾言，中医西医与世之病此者，其谓然乎？其不谓然乎？有此棒喝，虽在梦酣，皆当警醒（本草方书至多，皆无明白补络方药，必须化裁成方，已详《医医医外编》。本证门中，兹不赘见）。

学医不可为古人所愚，亦不可为古人所囿。盖古书流传日远，虽圣经不免有后人参附错简者，非明眼人不能分辨，比不可为所愚也。若夫古今有变迁，病情亦有变迁，有古人多此病，今人少此病，古人无此病，今人多此病（《医医医外篇》已为详列古今各证门中）。又汉以后之方书，所云不治者，今非必皆不治也，必须神明变化，殚虑竭思，以尽其法。如汤液不治者，或针灸可治，针灸不治者或又汤液可治，此不可为古人所囿也。古人立言，或一时不尽其词，或散佚不尽其传，此正古人留余地，以待后之学者。况《内经》治病之法，针灸为本而佐之以砭石、熨浴、按摩、导引、酒醴等法，病各有宜，缺一不可，今世只一汤剂了事。汤者，荡也，其行速，其质轻，其力易过而不留，惟病在经络、营卫、肠胃者其效最速，其余诸平病有宜丸者，宜散者，宜膏者，非各适宜则难奏效。若邪在筋骨肌肉之中，则病属有形，药之气味不能奏功也，必用针灸等法以适其宜，而委曲施治，病始无遁形。《灵》《素》两经，其详论脏腑经穴疾病等说，为针法言者十之七八，为方药言者十之二三。上古之重针法如此，然针道难而方药易，病者亦乐于药而苦于针，所以后世方药盛行而针法不讲。今之为针者，其显然之失有十，而精微尚不与焉。两经所言十二经之出入起止，深浅左右，交错不齐，其穴随经上下，亦参差无定。今人只执同身寸，依左右一直竖量，并不依经曲折，则经非经而穴非穴，此一失也。两经治病，云某病取某穴者固多，其余则指经而不指穴。如《灵》终始篇云：人迎一盛，泻足少阳补足太阴。厥病篇云：厥头痛，或取足阳明太阴，或取手少阳足少阴，耳聋，取手阳明，嗌干取足少阴。皆不言某穴，其中又有泻子补母等义。今则每病指定几穴，此二失也。两经论治，井荥输经合最重，冬刺井，春刺营，夏刺输，长夏刺经，秋刺合，凡只言某经而不言某穴者，大都皆指井荥五者为言，今则皆不讲矣，此三失也。补泻之法，《内经》云：吸则内针，无令气忤，静以久留，无令邪布，吸则转针，以得气为度，候呼引针，呼尽乃去，大气皆出，为泻；呼尽内针，静以久留，以气至为度，候吸引针，气不得出，各在其处，推阖其门，令神气存，大气留止，为补。又必迎其经气，疾内而徐出，不按其痏，为泻。随其经气，徐内而疾出，即按其痏，为补。其法多端，今则转针之时，以大指推出为泻，搓入为补，此四失也。纳针之后，必候其气。刺实者，阴气隆至乃去针，刺虚者，阳气隆至乃出针。气不至，无问其数，气至，即去之，勿复针。《难经》云：先以左手压按所针之处，弹而努之，爪而下之，其气来如动脉之状，顺而刺之，得气因而推内之，是谓补，动而伸之，是谓泻。今则时时转动，俟针下宽转而后出针，不问气之至与不至，此五失也。凡针之深浅，随时不同，春气在毛，夏气在皮肤，秋气在肌肉，冬气在筋骨，故春夏刺浅，秋冬刺深，反此有害。今则不论四时分寸有定数，此六失也。古之用针，凡疟疾、伤寒、寒热、咳嗽一切脏腑七窍等病，无所不治，今则只治经脉、形体、痿痹、屈伸等病而已，此七失也。古人刺法，取血甚多，《灵枢》血络论言之最详，而头痛、腰痛，尤必大泻其血，凡血络有邪者必尽去之，若血射出而黑，必令主色见赤而止，否则病不除而反有害。今则偶尔见血，病者医者已俱惶恐失据，此八失也。《内经》刺法有九变、十二节。九变者：输刺、远道刺、经刺、络刺、分刺、大写刺、毛刺、巨刺、锌刺，十二节者：偶刺、报刺、恢刺、齐刺、扬刺、直针刺、输刺、短刺、浮刺、阴刺、傍刺、赞刺。以上二十一所，视病所宜，不可更易。一法不备，则病不愈，今则只直刺一法，此九失也。古之针制有九，镵针、员针、堤针、焠针、铍针、员利针、毫针、长针、大针，亦随病所宜而用，一失其制，则病不应。今则大者如员针，小者如毫针而已，岂能治痼疾暴气，此十失也。大端之失已如此，而其尤要者更在神志专一，手法精严，经云：神在秋毫，属意病者，审视血脉，刺之无殆。又云：经气已至，慎守勿失，深浅在志，远所若一，如临深渊，手如握虎，神无营于众物。又云：伏如横弩，起如发机，其专精敏妙如此。今之医者随手下针，漫不经意，即使针法如古，志不凝而机不达，犹恐无效，况全与古法相背乎？此外尚有先后之序，迎随之异，贵贱之殊，劳逸之分，肥瘦之度，多少之数，抉发难数，果能潜心体察以合圣度，必有神功。其如人之畏难就易，尽违古法，所以世之视针甚轻，而其术亦不行也。若灸法则较针所治之病不过十之一二，知针之理则灸又易易耳。此《医学源流》所以郑重分明言之，不惮烦者，甚望学者勿误入歧途，而转失古圣之正传也。

医道最可怪而又可笑者，莫如内外分科，不知始于何时何人。试思人身不能外经络、躯壳、筋骨、脏腑以成人，凡病变不外六淫七情以为病，试问外科之证，何一非经络脏腑所发？原无所谓内外也。若不深明六气、七情、五运、六经经界，两科中皆不得立足，未有能治内科而不能治外科，亦未有能治外科而不能治内科者也。

在前人之分之者，不过以医道繁难，通才不易，分之欲其专精。不谓世之各执其业者，竟如分门别户，不相通问，如画鸿沟而东西卒之，专门名家皆不可得，似乎业内科者，可以不必多读书，只奉《医方合编》以为秘本，即号精理内科。业外科者，更可不必多识字，只须略辨之无聊，记败毒、拔脓、生肌、收口数方，即号精理外科。于是显然为内证者即属内科治之。显然为外证者即属外科治之。其有病在腹中，内外皆未显然，而患又最深大，如所谓腹内痈者，则又将谁属哉？腹内之痈，又有数证，有肺痈，有肝痈，有胃脘痈，有大小肠痈，有膀胱痈。惟肺痈咳吐腥痰，人犹易辨，余则或以为痞结，或以为瘀血，或以为痰积、食积，医药杂投，卒莫知病，及至成脓，治已无及。并有不及成脓而死者，病者医者始终不知何以致死，比比然也。今先为辨明痞结、瘀血、痰积、食积之状。凡痞结瘀血，必有所因，且由渐而成。痰积则痛止无定，又必别现痰证。食积则必有受伤之日，且三五日后大便一通即解。惟外证则痛有常所，而迁延日甚，《金匮》云：诸脉浮数，应当发热而反淅淅恶寒，若有痛处当发其痈，以手按肿上热者有脓，不热者无脓。此数句乃内痈真谛也。又云：肠痈之为病，身甲错，腹皮急，按之濡如肿状，腹无积聚，身无热是也。若肝痈，则胁内隐隐痛，日久亦吐脓血。小肠痈与大肠相似而位略高。膀胱痈则痛在少腹之下近毛际，着皮即痛，小便亦艰而痛。胃脘痈者，有虚实二种，实者易消，若成脓必大吐脓血而愈；惟虚证则多不治，先胃中痛胀，久而心下渐高，其坚如石，或有寒热，饮食不进，按之尤痛，形体枯瘦，此乃思世伤脾之证，不待痈成即死。故凡腹中有一定痛处，恶寒蜷卧不能食者，皆当审察，防成内痈，慎毋因循求治于不明之人，以致久而脓溃，自伤其生也。又有邪留经络致成刖足，伤寒瘀留经络致成背胸奇痛等症，今之外科名手与西医之向称善治外证者，其知此乎？或云跌打刀伤可属外科似也，然跌打刀伤之顷尚属外证，以后而溃气散，或血瘀气滞仍属内科，盖人身只气血两端，终不能分内外也。惟望分业内外者仍合内外为一贯，而精深以求之。至于妇人一科，不过多胎产两端，小儿一科则已七情之病，而世更有分之者，不惟不见专精而转少，使因陋就简，又何为哉。

近年，闽广时疫流行，每至春夏之交尤甚，病发时寒热、呕吐、神昏谵语，或闷绝不知人事，辄于项颈、两腋、两胠之际发出恶核，有谓鼠疫者，有谓标蛇者，有谓天花毒者，又有当痈疽治者种种，妄立名目，千百不救一二。患者沿门比户，互相传染，闻者心慌胆裂，蛇影杯弓。医者既不知病名，何能知病源？只以方药杂投，或寒、或热、或攻、或散、或泻、或表，皆无当于病情。西医则更可笑，或以冰压其胸，或以黄熏其体，更或以臭丸臭水洒满居室，以刀割其核，以蛭吮其血，卒之亦无一效，而转速死不可胜计。殆至死后，并剖解视查，究为何病，而亦不敢，恐其传染也。又有上吐下泻，转筋，类乎霍乱而实非霍乱者，间年流行，亦与核证之恶且速相似，此则速用温补收摄之剂，偶有治疗一二，迟则不及。实则两病，皆脚气一病，不过来路不同耳。脚气传于肝胆则发核，脚气传于脾胃则吐泻，两病只要毒气不攻心，无不可治，诸经方虽有脚气之论，古人却少此病（脚气之名，《金匮》已载，但患者少）。自永嘉南渡，衣缨士人多有患者，有支法存、仰道人等，并留意经方，偏善此术，多获全济。又宋齐之间，释门深师述二公等诸家旧方为二十卷，其脚气一方近百余首，魏周之代亦无此病。所以姚公《集验》殊不殷勤，徐王撰录未以为意，特以三方鼎峙，风教未一，霜露不均，寒暑不等，关西河北，不识此疾，唐代开辟，无外南极之地，坐镇于彼，往往皆遭。元和十二年二月，柳柳州得此病，夜半痞绝，两胁有核，块大如石，且死，困塞不知人事，三日，荥阳郑洵美进杉木汤，服半日食顷，大小便三次，气通核散（方详《医医医外编》脚气汤中）。此病先从脚起，甚微，饮食如故，深师云脚弱，《内经》云缓风湿痹，一旦发泄，遂成恶疾。或问：风毒中人随处皆得，作病何偏著于脚？答曰：人有五脏，心、肺经络所起在十手指，余三脏经络所起在足十趾，地之寒暑风湿皆作蒸气，足常履之，所以寒暑风湿邪毒之中人，必先中脚，久而不去，遍及四肢腹背头项，经云次传、间传是也。凡脚气皆感风湿之毒所致，人多不即觉，曾因它病一度始发，闽广皆当湿热之地，故每于春夏之交，一遇风邪暑邪触动，遂即决裂而出，莫之能御。世医既不能多读古书，自不能多识病名，作余病治，罔不尽弊。余于甲午之际，适在岭南，正值此证盛发之时，遂亟起而作《时疫辨治》一编，大声疾呼，并汇集《千金》《外台》所述岭南恶核证治，以告病者医者，而皆藐藐置之，惟经诊治者除病，已入心及已误他药者，无不循法获救，愿以后遇是证时，医者悉于脚气中求之，慎勿再妄立名目以误人，而终自误。更以知怪病百出，总不外六气六经以为治也。

人禀天地之气以生，人亦因天地之气以病，医者不明三才相应之理，侈口言医，是犹出门而不由户也。天地只此阴阳，化生五运六气，人身亦只此阴阳，生成五脏六腑，万病莫不由五运六气五脏六腑所生。不深究夫气化之源，而徒执乎中西之见，皆属梦中说梦耳。方今四海一家，五洲同轨，要使轸域俱化，有无交通，酌剂盈虚，共由大道。欧西各国自入中土，不独声光电气诸学矜能，即医学一道亦诋中国为非，此虽中国近今医者苟且庸陋，有以启之，殊不知中国古圣之精确迥非西医所能梦见。盖《内》《难》仲景之书，西医从未之闻，故以剖瞟实验自矜，然皆详形迹而昧气化，未免得粗遗精。世之重视西医与从学西学者，尤皆耳食目论，道听途说，举凡五运六气，人身阴阳，五脏所藏，五脏所主，六腑所合，五脏所开九窍，男女天癸，营卫生会，六经六气，经气主治，十二经脉，奇经八脉，中国古圣言之凿凿者，晋唐以后中医且多不讲，近医尤多不知，又何怪西医之昧昧耶？西医以剖解脏腑，形迹列图，虽较中国旧图为详，然其说则皆知其当然，而不知其所以然。且并有当然亦全不知者，因皆执死者之尸具为据，而云人是铁锁炭等十四质凑合而成。夫彼所谓十四质，皆经剖解锻炼而得，而人之未死者，岂止此块然之质哉？况生气已尽，何从知所谓气化耶？如西医动言脑筋，而不知脑是何物所化。又常论髓，亦不知髓是何物所生。又云饮食之汁由吸管递运至颈会管，与心血混为赤色，此一混字殊谬，岂有日日混入而赤色不日淡者乎？不知汁入颈会管即水交于火也，变为赤色，即奉心火之化而为血也。又云血内有红白二轮，红多白少，不知其白者水液之本，形也，其红者奉心所化之赤色也，即《内经》所云：中焦受气取汁，变化而赤，谓血也。又云：心有出血管，导血出，又有回血管，导血入。西医名管，中国名脉，二而一也。脉气流经者，谓流行于各经络而回复有常。又云：心左房之血由出血管导行于周身，心体动跳不休，每一跳则周身之脉应之而跳，血既行遍周身，则转入回血管，其色变紫，以受炭气也。紫血由回血管递传复返于颈会管，得肺气呼出，则炭气出而紫色退，复变为赤，入心右房，转至左房而又出也，则脉气流经之谓矣。时医有大络散众络、众络散孙络之说，言其出而不言复，与流经二字尚不确切，故引西医之说证之。西医所图脉管详矣，然不能分别十二经脉，奇经八脉，以为脉不足凭，《医林改错》亦然，不知彼皆割视死人，安能复辨经脉。又其言回血不能知几时方回于心，惟内言一呼脉行三寸，一吸脉行三寸，计昼夜一万三千五百息，脉行五十度，则能算出血行之时节，何时出者当何时回。西医虽经剖视实验，何能如中国古圣之精确哉！至若六经六气，经气主治之理，西医则更全然不知，治病焉能悉当。他如种种鲁莽，不可殚论，虽其法皆本五禽图，然万不及其精细。蜀中唐容川宗海曾著《中西汇通医经精义》一书，缕析条分，层层互证，苦心孤诣，先得我心。惜其书尚未盛行于世，又无善释者释之，与吾《医医医》三编及《内》《难》仲景诸经并以输入欧西各国，使西医得以窥见吾国古圣之精法，而有以自悔其失，并以渐进文明，以为环球康济，斯民之助。

治病犹治天下也，天下之乱，不过外患内忧，人身之病，不过外感内伤。风寒暑湿燥火六气之疾，所谓外患也；喜怒忧思悲惊恐，七情之害，所谓内忧也。治外患者，以攻胜四郊不靖而选将出师，速驱除之可也。临辟雍而讲礼乐，则敌在门矣。故邪气未尽而骤用补者，必使邪气内陷而亡。治内伤者以养胜，纪纲不正而崇儒重道，徐化导之可也。若任刑罚而严诛戮，则祸益深矣。故正气不足而轻用攻者，必致正气消尽而死。然而全盛之世，不无玩民，故刑罚不废，则补中之攻也。如以小寇而遽起兵戎，是扰民矣。故补中之攻不可过也。征诛之年亦修内政，故教养不弛，则攻中之补也。若以戎首而稍存姑息，则养寇矣。故攻中之补不可误也。天下大事以天下全力为之，则事不堕，天下小事以一人从容处之，则事不扰。患大病以大药制之，则病气无余，患小病以小方处之，则正气不伤。然又必大小有方，先后有序，轻重有度，疏密有数，纯而不杂，整而不乱。所用之药，各得其性，则器使之道，所处之方，各得其理，则调度之法上。古圣人治未病，更须于望形察色予为之防，即制治于未乱，保邦于未危也。所谓医道通于治道，良相即是良医，大略如此。若夫临机应变，又必随事参观，神而明之，存乎其人，不可执成见而为定论，此《医学源流》正义，用特引而伸之，诚能朝廷变通，医官世界郑重重医，道医者，精通医学，悉以《医医医》三编方药分服之，而各尽其道，且以开通外人，变齐变鲁以至于道。仁寿之宇，大同之世，不可睹哉！医医医，噫噫噫！

《医医医》卷三终

察病指南

内容提要

本书三卷，为岘山施桂堂先生所著，裘君吉生旧藏手抄本也。施先生儒而医者以贤，宰官而任司命之职，用由博返约之法，著此脉学书，以贻子孙，不求人知也。其间诊法，如定四季六腑平脉，与夫七表八里之主病，分见于两手三部者，亦本于圣贤遗论。特推而广之，触类而补之，其他言之未甚昭著者，附以己意发明之。夫脉学少专书，本社刊本亦独少脉学书，爰特付刊。

序

医之为学，自神圣工巧之外无余说，今人往往遗其三而主其一。一者何？切而知之谓之巧也。然亦曷尝真见其所谓巧者，特窃是名以欺世耳，间有以活人自任者，又弊于医书之委压，惑于议论之纷纭，无所折衷，每得其粗而不得其精。余自弱冠有志于此，常即此与举业并攻，迨夫年将知命，谢绝场屋，尽屏科目之累，专心医道，取《灵枢》《素问》《太素》《甲乙》《难经》及诸家方书、脉书参考互观，求其言之明白易晓，余尝用之而验者，分门纂类，裒为一集，名曰《察病指南》。其间如定四季六脏平脉，与夫七表八里之主病，分见于两手三部者，亦本于圣贤之遗论。特推而广之，触类而补之，其他言之未甚昭著者，则附以已意发明之，盖将以贻诸子孙，非敢求人之知也。年来疫疠盛行，病者不幸而招医，多见以阳病服桂附者悉殒于非命，岂惟不知脉并于证，而不知吁何惨哉。或者不察，乃目吾取医之运耳，奚暇问其学之精否。殊不知恃运以言医，虽幸而或中，而所丧亦多，求其万举万全者难矣。此余所以不敢自私，欲锓梓以广其传，庶几与同志者共云。

淳祐改元九月立冬后四日永嘉施发政卿序

序

七月既望，祷雨获应，翌日皂史递诗筒来，啘而视之，乃岘山施君为喜雨作也。语意伟健，有宰官寻痛声之句，其知予忧民之忧者欤。越数日，又以裒类医书出示，议论可观，非儒而医不能也。予未尝学医，未尝无活人之心，为邑于斯，每访民间疾苦，思有以起其危，日夜懔懔，用药不同而用心同，其相与勉之。

淳桔乙巳良月冀邸赵与谘书

序

能医人多矣，能使人皆能医人不多也。盖以医医人有限，以医教人无穷。

施桂堂察病证有书曰《指南》，考本草有书曰《辨异》，而续易简。又有方有论，桂堂之心使人人知有此书此方论也。不特自能医人，且欲人莫不能医人，视录录辈曰秘方，曰家藏方，小智自私，靳不示人，心之广狭盖可见。

淳祐丙午正月中澣澹斋赵崇贺书

赘 语

读赵先生序言，不期先得我心。《三三医书》之刊行，欲期人能知医，能知病，且一洗从前秘不示人之恶习。赵先生亦以此意序此书，不禁感慨系之。

目　录

察病指南　卷上

岘山施桂堂著
绍兴裘吉生刊行

十二经总括

左手寸口，手少阴心脏部，为帝王（一云君主之官），属朱雀，南方丙丁君火，主血脉及暑，外候在舌，其神神，其志喜，其声笑（一云言），其色赤，其臭焦，其味苦，其液汗，其音徵，其卦离，其数七（此成数也，其生数二），其变动为忧，其腑手太阳小肠，其积伏梁如臂连脐。

左手关上，足厥阴肝脏部，为尚书（一云将军之官），属青龙，东方甲乙木，主藏血及筋、爪、风，外候在目，其神魂，其志怒，其声呼，其色青，其臭臊，其味酸，其液泣，其音角，其卦震，其数八（此成数也，其生数三），其变动为握，其腑足少阳胆，其积肥气若杯覆左胁边。

左手尺内，足少阴肾脏部，为列女（一云作强之官），属玄武，北方壬癸水，主藏精及骨髓、齿、水湿、寒，外候在耳，其神志，其志恐，其声呻，其色黑，其臭腐，其味咸，其液唾，其音羽，其卦坎，其数六（此成数也，其生数一），其变动为栗，其腑足太阳膀胱，其支脉曰巨阳，其积贲豚在脐下。

右手寸口，手太阴肺脏部，为将军（一云相傅之官），属白虎，西方庚辛金，主藏气及皮毛、燥（一云寒），外候在鼻，其神魄，其志忧，其声哭，其色白，其臭腥，其味辛，其液涕，其音商，其卦兑，其数九（此成数也，其生数四），其变动为咳，其腑手阳明大肠，其积息贲左右胁边。

右手关上，足太阴脾脏部，为大夫（一云仓禀之官），属勾陈，中央戊己土，主藏智、肌肉、劳倦、湿，外候在唇口，其神意，其志思，其声歌，其色黄，其臭香，其味甘，其液涎，其音宫，其卦坤，其数五（此生数也），其变动为哕，其腑足阳明胃，其积痞气在胃管覆大如盘。

右手尺内，手厥阴命门部，属相火，一名神门，一名手心主，一名心包络，主藏心，与肾同气，男子以藏精，女子以系胞，其腑手少阳三焦，上焦其卦乾，中焦其卦艮，下焦其卦巽。

诊三部脉法

寸部法天，主上焦，诊自头以下至心病也。

关部法人，主中焦，诊自心以下至脐病也。

尺部法地，主下焦，诊自脐以下至足病也。

三部九候

三部者，上中下即寸关尺也，每部三

候各自分天人地。

上部天以候头角，上部人以候耳目，上部地以候口齿。

中部天以候肺，中部人以候心，中部地以候胸中。

下部天以候肝，下部人以候脾胃，下部地以候肾（九候虽有数说，不如此说易晓，今亦难用，姑存之）。

王子亭云：一位有三候，浮取之属阳，沉取之属阴，中得之为胃气，故无胃气则死。

左右三部六候

左寸，外以候心，内以候膻中（其穴在两乳间）。

左关，外以候肝，内以候膈中。

左尺，外以候肾，内以候腹中（腹属下焦，右手尺中亦可候也）。

右寸，外以候肺，内以候胸中（三焦之所主也）。

右关，外以候脾，内以候胃脘。

右尺，外以候心主，内以候腰。

四季脉名

春弦（谓端直如弓弦也）。

夏洪（一云钩，谓脉如钩芒，来疾去迟）。

秋浮（一云毛，谓如鸿毛之轻举也）。

冬沉（一云营，一云石，谓其沉也）

诊五脏四季常脉

春，肝脉，微弦而长（一云弦细而长，一云弦长而软，一云濡弱而长）。

夏，心脉，洪大而散（一云浮大而散，一云浮洪而快，一云洪而微实，一云浮大而洪长，一云洪大而长）。吕广云：非是，乃小肠脉也。

四季，脾脉，娜娜而缓（一云软大而缓，一云沉而濡长，三月、六月、九月、十二月，各王一十八日）

秋，肺脉，浮涩而短（一云微涩而短，一云轻虚以浮）。

冬，肾脉，沉滞而滑（一云沉濡而短，一云沉而紧实，一云沉细，一云沉实而滑，一云沉濡而滑）。

定四季六脏平脉

春，肝脉欲弦而长，心脉欲弦而洪浮，脾脉欲弦而缓，肺脉欲弦而微浮，肾脉欲弦而沉濡，命门脉欲弦而滑。

夏，心脉欲洪大而散，脾脉欲洪而迟缓，肺脉欲洪而浮涩，肾脉欲洪而沉滑，命门脉与肾同，肝脉欲洪而弦长。

秋，肺脉欲浮而短涩，肾脉欲微而伏，命门脉欲微而滑，肝脉欲浮而弦细，心脉欲浮而洪，脾脉欲浮而微缓。

冬，肾脉欲沉而滑，命门脉与肾同，肝脉欲沉而弦，心脉欲沉而洪，脾脉欲沉而缓，肺脉欲沉而涩。

定四季相克脉

春得秋脉者，死于庚辛日（谓金之克木也）；

夏得冬脉者，死于壬癸日（谓水之克火也）；

四季得春脉者，死于甲乙日（谓木之克土也）；

秋得夏脉者，死于丙丁日（谓火之克金也）；

冬得四季脉者死于戊己日（谓土之克

水也）。

五脏相克所不可胜者，为贼邪，其难治也，信矣。至于所可胜者为微邪，虽不治而自愈。王叔和《脉赋》云：春得脾而不疗，冬见心而不治，夏得肺而难救，秋得肝亦何疑？反以微邪为可畏者，何耶？及观《灵枢》经云：水动而火明，火炎而土平，土盛而金生，金盛而水盈，乃知叔和之说，有所本试，即土盛金生言之。夫土气既旺，则生金以克木，使肝脏之脉弦而缓，是本脉尚存，脾或侵之，此所谓微邪不足虑。若本脉全无，而独见脾脉者，斯足为害也。余脏可以类推。

诊五脏贼邪脉

东方角、木、春，肝木畏金，遇肺金乘木，大逆，八月死。

南方徵、火、夏，心火畏水，遇肾水乘火，大逆，十一月死。

中央宫土，脾土畏木，遇肝木乘土，大逆，二月死。

南方商、金、秋，肺金畏火，遇心火乘金，大逆，五月死。

北方羽、水、冬，肾水畏土，遇脾土乘水，大逆，六月死（此即前四季相克脉也，前言其所死之日，此言其所死之月，故两存之）。

诊四时虚实脉歌

春得冬脉只是虚（谓春脉弦，反得冬石脉，是肾水为木之母，从后来乘肝木之子，为虚邪），兼令补肾病自除（母虚则补之），若得夏脉缘心实（得夏洪脉，是心火为木之子，从前来乘肝木之母，为实邪），还应泻子自无虞（子实则泻之）。夏秋冬脉皆如是，在前为实后为虚，春中若得四季脉，不治多应病自除（四季缓脉，是脾土为木之妻，不胜于夫为微邪，虽不治而病自愈）。

下指轻重法

凡诊候安神靖气，男先诊左手，女先诊右手，将中指揣得关位，却以第一指着寸部，令彻骨渐徐举指，关尺部皆然（此先重而后轻也，《活人书》云：先浮按消息之，次中按，次重按，此先轻而后重也，亦得）。

诊五脏动脉法

脉来五十动一止者，五脏六腑受气足，其人无病。

脉来四十动一止者，一脏无气，谓肾气先尽也，其人后四年春草生时死。

脉来三十动一止者，二脏无气，其人后三年谷雨至时死。

脉来二十动一止者，三脏无气，其人后二年桑椹赤时死。

脉来十动一止者，四脏无气，其人后一年草枯时死。

脉来五动一止者，五脏无气，其人后五日死。

王叔和云：脉来四动一止，八日死；三动一止，六七日死；两动一止，三四日死（别本云：但此止者，非结脉、促脉之止也。此是代脉之止也。至于代脉，非达人者难窥者乎）。

诊六腑平脉法

左手寸口，手太阳小肠脉，洪大而紧（一云洪大而长），为受盛之官，名受盛之腑。

左手关上，足少阳胆脉，弦大而浮（一云大而浮，一云乍数乍疏、乍短乍长，一云乍大乍小、乍短乍长。其与祟脉无异，何以区别？然两手三部皆然方为祟脉，今独左手关部如此，则谓之胆脉可也），为中正之官，名清净之府（一云中精之府），相火胆与风木肝合，脉急则为惊。

左手尺内，足太阳膀胱脉，洪滑而长，为州都之官，名津液之府，寒水膀胱与君火肾合，脉急则为瘕。

心脉居午，谓之君火宜也。今肾脉居子，亦谓之君火，何义？命门脉为心主，居亥谓之相火宜也。今胆脉居寅，亦谓之相火，又何耶？及观《内经·天元纪大论》篇鬼臾区曰：子午之岁，上见少阴，已亥之岁，上见厥阴，少阴所谓标也，厥阴所谓终也，厥阴之上，风气主之，少阴之上，热气主之，少阳之上，相火主之。而释者谓午亥之岁为正化，子已之岁为对化。由此言，则心肾皆可言君火，以其热气主之也。厥阴既主风气，而手厥阴命门不当以相火言。少阳既主其相火，则胆与三焦为相火明矣。

右手寸口，手阳明大肠脉浮短而滑（一云短而涩），为传道之官，名传道之腑。右手关上，足阳明胃脉浮长而涩（一云浮大而短），为仓禀之官，名水谷之府，燥金胃与湿土脾合。

右手尺内，手少阳三焦脉洪散而急，为决渎之官，名外府。

脉息大数

人一呼一吸，脉各行三寸，此一息也。一日一夜一万三千五百息，荣卫行阳二十五度，行阴二十五度，为一周也，复会于手太阴。

诊五脏脉诀

轻手于皮肤得之者，肺也；至肌得之者，心也；至肉得之者，脾也；至筋得之者，肝也；至骨得之者，肾也。

男女反脉

男子阳脉常盛，阴脉常弱，女子阳脉常弱，阴脉常盛。男得女脉为不足，病在内（当作虚医）。女得男脉为有余，病在外（谓在四肢，左得之病在左，右得之病在右，当作实医）。男子生于寅，寅为木；女子生于申，申为金。故男脉在关上，女脉在关下。三阳从地生，故男子。尺脉沉也，三阴从天生，故女子尺脉浮也。

观人形性脉法

人长则脉长，人短则脉短，人肥则脉沉（一云脉厚，一云脉细而实），人瘦则脉浮（一云脉急，一云脉大而长），人壮脉欲大，人弱脉欲小，反者为逆。形盛脉细，少气不足以息者死，形瘦脉大，胸中多气者死；老人脉微，微阳羸阴者平（一云脉濡而缓）；妇人脉当软弱于丈夫；小儿四五岁，脉实，自呼吸八至（一云幼人脉数而壮）；性急脉急，性缓脉缓。

察平人损至脉法

凡一呼一吸为一息，一呼脉再至，一吸脉再至，是一息之间脉四至，并五至不大不小，不短不长，是为平人之脉也。

一呼一吸脉不及四至者曰缓（一云气虚），其人少气；三至者曰迟（一云损），其人可治；二至者曰败（一云寒），其人难治，延时而死；一至者曰息，其人虽行方，当着床待时而死。此为阴病之损脉也，故曰阴病脉迟。

一呼一吸脉六至者曰数（一云离绝），为始得病；七至者曰极（一云无魂），八至者曰脱（一云夺精，一云无魄），九至者曰死，十至者曰墓（一云因）。沉细者困在夜，浮大者困在昼，十一十二至者曰死（一云绝魄，一云命倾）。沉细夜死，浮大昼死。此为阳病之至脉也，故曰阳病脉数。

诊暴病脉法

脉来急大洪直者死，细微者无害。

诊祟脉法

脉来乍大乍小，乍短乍长，为祸祟（别本云：右尺洪大为祟脉），寸尺有脉，关中无脉，为鬼病。

诊病内外法

脉浮大者病在外，沉细者病在内。

诊癥病脉法

左手脉横癥在右，右手脉横癥在左。脉头大者脐上，脉头小者脐下。

诊候约法

浮为风为虚，沉为湿为实，迟为寒为冷，数为热为燥，洪为惊为痫（一云数为虚为热，滑为实为下）。

又云：风则脉浮，寒则脉紧，中暑则脉虚而滑，中湿则脉细而涩（《活人书》云：脉沉缓为中湿，脉细者非也），伤于阴则脉沉，伤于阳则脉浮。

辨杂病脉吐汗温利可否法

弦紧者可下，弦迟者宜温，紧数者宜汗，脉微者不可吐，虚细者不可下，沉微者不可汗。

人迎气口脉

人迎脉在左手关前一分（其穴在结喉两旁，同身寸之一寸五分，脉动应手者是也），诊之以候六淫，浮则为风，紧盛则伤于寒。

气口脉在右手关前一分，诊之以候七情，浮则为虚为气，紧盛则伤于食。

辨三因

寒、暑、燥、湿、风、热，谓之六淫，属外因。

喜、怒、忧、思、悲、恐、惊，谓之七情，属内因。

疲极筋力、尽神度量、饮食饥饱、叫呼走气、房室劳逸、金疮踒折、虎狼毒虫、鬼疰客忤、畏压溺等，为不内外因。

陈无择云：凡诊须识人迎气口，以辨内外因，其不与人迎气口相应，为不内外因，所谓关前一分，人命之主也。

定生死诀

阳病得阴脉者死，阴病得阳脉者生。脉病人不病者死（名曰行尸），人病脉不病者生（为内虚尸厥）。既有人病而脉不病者，直是息数脉与相应者可治也。《难经》云：然人形病，脉不病，非有不病者也，谓息数不应脉数也。《脉经》云：病人得健脉名曰卧尸。《脉诀》云：病人脉健不用治。夫人病脉不病者，安有是理？当如《难经》之说，谓息数不应脉数者是也。人之初病，脉非数则迟，必此等脉可生。若健脉，则急大洪直，与形证相反者，断不可治。

下指疏密法

凡诊视，其臂长则疏下指，臂短则密下指。古人身长，其臂亦长，故寸部占九分，关尺部各占一寸，三部共二寸九分。今人身短，其臂亦短，有三部共不及二寸者，若依古法诊之，则头指诊在关部，次指诊在尺部，第三指诊在闲处。如何知病之所？在今但以高骨为准，逐一指诊，指其部位不必拘九分一寸之说，庶几可也。

《察病指南》卷上终

察病指南　卷中

岘山施桂堂著
裘吉生刊

辨七表八里九道七死脉

七表脉

属阳，浮、芤、滑、实、弦、紧、洪也（《秘宝》以洪、大、浮、数、紧、动、滑、实为阳，《伤寒论》以大、浮、数、动、滑为阳）。

一、浮脉，指下寻之不足，举之有余，似水上浮物，以手按之虚散，举之有力，故名曰浮也（浮为在表，主风、虚乏短气）。

左手寸口脉浮，主伤风、发热、头痛、目眩及风痰。

左手关上脉浮，主胃虚、腹胀、小便难；（肝脉本微弦而长，今见浮脉，周氏云：主胃虚胀，乃是胃经受病，何也？黄帝云：主小便难，乃是膀胱经受病，又何也？岂肝脉从小腹上挟胃而然耶？）浮大而实，主眼目昏痛、溢；关与寸口相应，主目眩、头重、筋疼；浮洪盛大，主筋脉缓弱，身体无力；浮大而长，主风眩癫疾；左手尺内脉浮，膀胱受风热，主小便赤涩；浮而紧，主耳聋及淋闭；浮而大，为阳干阴，溺则阴中痛；浮而数，主小便频并热淋。

右手寸口脉浮，肺感风寒，主咳嗽、气促、鼻塞、清涕、冷汗自出、背膊劳强、夜卧不安（浮本肺脉，但全浮则为病，如浮涩而短斯为平脉也）；浮而实，主咽门干燥、伤损有疮痈；浮短，为肺伤，为诸气；浮滑，为走刺；浮缓，为皮肤不仁，风寒入肌肉；浮紧，为肺有水。

右手关上脉浮，脾气不足，腹满不饮食，食不消化，积热在胃中；浮滑而疾速者亦然，浮缓不思饮食；浮而实，脾胃虚，主消中、口干、饮水多、食亦饥；浮大而涩，为宿食滞气；浮滑，为饮；浮细而滑，为伤饮；浮而微，则伤客热邪风，主病寒热去来，进退不定。

右手尺内脉浮，大肠受风热，主大便秘涩，客热在下焦；浮数，主大便坚（大肠虽肺府居下焦）；寸关脉浮而疾，名阳中之阳，主头痛；尺寸俱浮，主患气，俱浮而滑，男子疝瘕，妇人有孕，或月闭不通；浮滑疾紧，为百合病。

趺阳脉浮虚者（浮为风，为虚风，脉则指下浮有力，虚脉则指下浮而无力）。

二、芤脉，指下寻之，两头即有，中间全无。其脉浮大而软，按之中央空两边实，喻似指按芤草叶。芤叶即葱类，中心空虚，故名曰芤也（主失血）。

左手寸口脉芤，主吐血，微芤者，衄血。

左手关上脉芤，主腹内作声有瘀血，亦主吐血眼暗。

左手尺内脉芤，主淋沥，小便赤或有血。

右手寸口脉芤，主胸中积血瘀血。

右手关上脉芤，主腹内暴痛，肠胃内有痈积瘀血（《活人书》云：主大便血）。

右手尺内脉芤，主大肠血痢或下血。

三、滑脉，指下寻之，三关如珠动，按之即伏，不进不退，或云往来流利，按如动珠。子而有力，替替然与数相似，故名曰滑也（主吐逆）。

左手寸口脉滑，心脏热；滑而实大，心惊、舌强。

左手关上脉滑，肝脏热，上连头目为患；滑散为瘫缓，滑而浮散者有风。

左手尺内脉滑，肾与膀胱俱热，主小便结涩、淋沥，茎中痛，尿色赤；又滑为风，多血少气，少气则四肢困疲疲疼，多血则疼痛，小便赤；滑而弦主腰脚痛，滑而弱主阴中痛（《脉赋解义》云：男子尺部见滑，主膀胱冷气缠聚，小腹急胀，便漩利数，两胁胀满，直以滑脉主冷，亦未可当如弦脉说）。

右手寸口脉滑，阳气盛实，主呕逆，滑而实，肺脏大热。主毛发干焦、胸膈壅滞、聚气为痰、头目昏重、涕唾稠黏、咽中干燥、疼痛，或时咳嗽。

右手关上脉滑，脾脏热，主口臭恶气，喘息粗大，胃脘先受寒气变为热实，饮食不下，下则吐逆，病脾风疝；滑实为胃热，滑而大小不匀，必吐，为病进，为泄利。

右手尺内脉滑，下焦有实热，渴而引饮，饮冷过度，脐似冰冷，腹鸣时痛，或下痢，妇人主血气实，经月不通（然而尺脉滑者亦本形也，《脉赋解义》云：尺脉滑，主胞络极冷，女经不调，则以滑为阴脉也）。和缓，为妊娠；滑而浮，大小腹痛；滑而弱，大便痛；滑为鬼疰，滑数为结热，滑为痰逆。

趺阳脉滑者胃气实。

四、实脉，按之洪大牢强隐指愊愊然，故名曰实也（主病在内）。

左手寸口脉实，则胸中热甚，及生寒热；实而大，主头面热风所攻，心中躁闷，身上疼痛，面色赤；实大而滑，主舌强、心惊、语话艰难。

左手关上脉实，主腹中切痛；实而浮大，肝气盛，主眼目赤痛昏暗。

左手尺内脉实，主小腹满痛，小便涩；实而滑，主淋沥茎中痛、尿色赤；实而大，膀胱热，主小便艰难不通；实而紧，主腰痛（或本云实紧，胃中有寒，若不能食，时时利者，难治）。

右手寸口脉实，主上焦热；实而浮，是热乘肺脏，咽门干燥，伤损有疮痈，及主气塞喘咳。

右手关上脉实，脾脏虚弱，饮食减少（热气蒸脾虚也），反胃气壅滞；实而浮，脾家热，主消中，唇口干燥，饶饮水浆，食多不饱，四体劳倦（陈无择谓实而紧为胃寒，然二脉虽属阳，实脉则主热痛，紧脉则主寒痛，今二脉俱见，谓之主胃寒，恐非也）。

右手尺内脉实，主忽下痢（此则热痢，黄帝《脉经》于关部之脉实，腹满寒疝，下痢。夫其阳脉如何？主寒疝必传之讹也。今下痢移于尺部，属下焦也）。

五、弦脉，劲急如张弓弦，故名曰弦也。《脉经》以为表脉，则属阳，《伤寒论》以为阴，《脉赋解义》亦云：弦滑之脉，虽属于七表，皆主于阴。数说不同，当如《活人书》说：若弦而洪数者为阳，弦疾而沉且微细者为阴，主拘急。又巢元方、王子亨以弦为虚，主拘急。

左手寸口脉弦，主头疼有心气，心胸中急痛，及心悬如人大饥之状，主劳气发作，乏力，多盗汗，手足酸痛。

左手关上脉弦沉，主患痃癖（痃者悬也，以悬于心下，或左或右或中也。癖者侧也，其气在于脐胁之侧，或上下左右也）。弦而紧者，胁下痛，为恶寒，为疝瘕，为瘀血；弦小者，为寒癖。

左手尺内脉弦，主小腹急满痛。弦而滑主腰脚痛。

右手寸口脉弦，主皮毛枯槁。

右手关上脉弦，主胃中寒，有宿食及饮。

右手尺内脉弦，主小腹中拘急，下焦停滞水积；弦数，为劳疟；双弦，胁急痛；弦长为积，弦急中风热（急者紧也，弦紧多主寒，此言中风热何也）。

六、紧脉，按之实数，似切绳状，来疾而有力，故名曰紧也（主痛）。

左手寸口脉紧，主头痛；紧而沉，心中气逆冷痛。

左手关上脉紧，主心下苦满，热及心腹痛，筋脉拘急，主风气伏阳上冲，化为狂病；紧而实主患痃癖。

左手尺内脉紧，主脐下及腰脚痛。

右手寸口脉紧而沉滑，肺气实，主咳嗽。

右手关上脉紧，主脾中痛，胁肋下拘急，欲吐不吐，干呕气逆，冲昏闷盛；紧者腹胀，紧而滑者，为宿食，为蛔动，为吐逆。

右手尺内脉紧，主下焦疼痛。

紧而长过寸口者，为疰病；紧而急者，遁尸；紧而数者，寒热俱发，下之乃愈；尺寸俱紧而数，其人中毒吐逆。

七、洪脉，极大，在指下举按满指，或云来大去长，故名曰洪也（主热）。

左手寸口脉洪，主头痛、胸膈胀满、烦热。

左手关上脉洪，肝脏热，及四肢浮热，遍身疼痛（手足本属脾部，今四肢浮热，乃见肝部则知关脉主中焦病，故肝脾俱可候也）。

左手尺内脉洪，膀胱热，主小便赤涩而脚酸疼。

右手寸口脉洪，主毛发干焦，涕唾稠黏，咽喉干燥。洪而紧为喘急。

右手关上脉洪，胃中积热，主翻胃、大吐逆、口干。洪而紧为胀。

右手尺内脉洪，主大肠不通，燥粪结涩。

洪大为伤寒、热病；洪实为癫；洪紧为痈疽；洪浮为阳邪来见为祟；洪大紧急，病在外，苦头痛，发痈肿（别本云：三部俱洪，三焦俱热）。

八里脉

属阴，微、沉、缓、涩、迟、伏、濡、弱也（《秘宝》以微、沉、缓、涩、迟、伏、软、弱为阴，《伤寒论》以沉、涩、弱、弦、微为阴）。

一、微脉，指下寻之若有若无，极细而浮软，往来如秋风吹毛而无力，故名曰微也（主气痞）。

左手寸口脉微，心脏虚，多忧惕，寒热更作，寒气上侵心胸，痞结，阳不足，恶寒，虚劳盗汗；微而浮弱，心中寒。

左手关上脉微，心下气满、郁结、目暗生花、四肢拘急。

左手尺内脉微，主败血不止、男子溺血、女子崩血，久为白带。

右手寸口脉微，上焦寒气、痞结，微

弱为少气、中寒。

右手关上脉微，胃中寒气、胀满、饮食不化、厥逆拘急。

右手尺内脉微，小腹寒气积聚、肚痛、脐中声吼而泻。

尺寸俱微，男子五劳、妇人绝产。

微浮，秋吉、冬病。

二、沉脉，举之不足，按之有余，重按乃得，故名曰沉也（沉为在里，主冷气、水病，一云主湿冷洞泄）。

右手寸口脉沉，胸中气短，有寒饮及胸胁痛、有水气；沉而紧，主心中气、逆冷；沉而细，名阳中之阴，苦悲伤、不乐闻人声、少气、自汗、两臂不举。

左手关上脉沉，主心下痛、气短促、两胁满、手足时冷；沉而弦者，主痃癖、腹内痛；左手尺内脉沉，主冷气、腰背痛、小便稠数、色如米泔；沉而细，名曰阴中之阴，苦两胫酸疼不能久立、阴气衰少、小便余沥、阴下湿痒（沉本肾脉，但全沉则为病。如沉濡而滑，则为平脉也）。

右手寸口脉沉紧而滑，主咳嗽；沉细而滑，主骨蒸病，寒热交作，皮毛干涩；沉细为少气，臂不能举。

右手关上脉沉，主心下满、苦吞酸；沉紧，为悬饮；沉在下则为实。

右手尺内脉沉，主患水病、腰脚沉重而弱；沉而紧，主腰脚寒痛；沉而细者，苦疠痛、下重痢；沉滑者，有寸白虫（此脾虫见于此），为下重，背膂痛，为风水（肾主水因何见此？盖命门与肾同气故也）。

沉弱为寒热，沉迟为痼冷，沉重为伤暑发热，沉紧为上热下冷，沉重而中散者，因寒食成症，沉重而直前绝者，有瘀血在腹，沉重不至寸，徘徊施者为遁。

三、缓脉，指下寻之，浮大而软，去来微迟，故名曰缓也（主风结）。

左手寸口脉缓，主脊项筋紧急、搐痛（肝主筋，今见心部，何耶？盖项筋属上焦故也）。

右手关上脉缓，主眩晕，腹内气结，痛如筋紧之状。

左手尺内脉缓，肾虚、耳鸣、有冷结气、梦为鬼随、小便难、有余沥（此冷淋也）。

右手寸口脉缓，主气促不安、皮肤顽痹不仁，为气不足。

左手关上脉缓，主风寒入肌肉、胃虚不能食；缓而滑，胃中热（脾之本脉软大而缓，若全缓则为病脉）。

右手尺内脉缓，下焦寒、脚弱、下肿、风气秘滞；缓而滑，为热中；缓而迟，为虚寒相搏、食冷则咽痛。

四、涩脉，细而迟，往来难，时一止，轻手乃得，重手不得，按之数浮，如轻刀刮竹皮，或云三五不调，如雨沾沙，故名曰涩也（即黄帝涩脉，王冰云：阳气有余则血少，故脉涩主身热无汗。此言未足信，其实阴虚之脉也，主血气不足而痹）。

左手寸口脉涩，主荣卫不足，无心力、不能多言，主中雾露、冷气、亡汗、心痛。

左手关上脉涩，肝脏虚，主而散失、肋胀胁满（两胁下有骨处为肋，肋者勒也，以勒五气。肋下无骨处为胁），通身疼痛，女子有孕胎痛、无孕败血（谓崩中漏下，或血瘕，月信不调之候是也）。

左手尺内脉涩，肾脏虚，乱梦涉水、小便数、精频漏及患疝气、小肠气。

右手寸口脉涩，上焦冷、阳虚、卫气不足、痞涩、气促无力、背膊刺痛。

右手关上脉涩，脾气不足而痛、不思饮食、胃冷而呕。

右手尺内脉涩，主小腹冷，作雷鸣及下痢、足胫逆冷。涩细而紧者，为寒湿痹。

五、迟脉，一息三至，去来极迟，重手乃得，隐隐迟慢，故名曰迟也（迟为肾虚之脉，主虚，恶寒，气塞满胀）。

左手寸口脉迟，主心上寒。

左手关上脉迟，主腹中冷痛（此脐以上痛也）。

左手尺内脉迟，主肾虚不安、小便白浊、身寒体颤、夜梦惊悸。

右手寸口脉迟，主上焦有寒。

右手关上脉迟，主中焦有寒、胃冷不欲食、吞酸吐水；迟而涩，胃中寒、有癥结。

右手尺内脉迟，主下焦有寒、腰脚沉重。

关迟名曰阴中之阴，其人苦悲愁不乐、少气力而多汗。

六、伏脉，按之着骨乃得，不出其位，举之全无，故名曰伏也（主物聚）。

左手寸口脉伏，主胸中有聚物。

左手关上脉伏，主阴病常欲瞑目。

左手尺内脉伏，主小腹痛、寒疝、瘕。

右手寸口脉伏，主胸中气滞、有痰、噎塞不通。

右手关上脉伏，主中脘有滞物，及肠澼、水气、溏泄。

右手尺内脉伏，主宿食不消，伏而芤，大便去血。

七、濡脉，按之似有，举之全无。一云按之似无，举之全无，力极软而浮细。一云按之不见，轻手乃得，不能隐指，故名曰濡也（即黄帝所谓软脉，《集韵》濡软二字，同呼同用，主恶寒）。

左手寸口脉濡，主虚损、多汗、五心烦热。

左手关上脉濡，主体重、少力、虚弱、精神离散。

左手尺内脉濡，主肾虚损、骨髓不温、肉不著骨、齿长而枯、发无润泽、脑转耳鸣；濡而弱为小便难（此冷淋也，论大小便虽在尺部，当参寸部大小肠脉方准）。

右手寸口脉濡，主元气败、少力。

右手关上脉濡，脾气弱、苦虚冷、重下痢。

右手尺内脉濡，主发热恶寒、下元冷极。

濡而弱为内热外冷、自汗（此虚热盗汗也）。

八、弱脉，指下寻之如烂绵，轻手乃得，重手稍无，极软而弱，细按之欲绝指下，故名曰弱也（主虚而筋痿及风气）。

左手寸口脉弱，主心中悸、阳气虚、汗自出。

左手关上脉弱，主筋痿，弱微而浮散，主目暗生花、妇人产后、客风面肿；弱而虚，为风热（此风虚而客热）。

左手尺内脉弱，主骨肉酸痛。

右手寸口脉弱，阳道虚损、卫气不足；弱微而浮散，主气滞。

右手关上脉弱，胃气虚、有客热（不可大攻，恐热去寒起也）。

右手尺内脉弱，下焦冷、无阳气。

古人于左右尺部诊大小便，往往少验，然大便出于大肠，大肠乃肺之腑，当于右手寸口脉参之。小便出于小肠，小肠乃心之腑，当于左手寸口脉参之。

九道脉

属阳者二，属阴者七。

一、长脉，属阳，指下寻之，往来通度三关，如持竿状，举之有余曰长，过于本位亦曰长（黄帝《脉经》无长脉，有散脉，云大为散，乃阳盛阴虚之脉，焉知散非长也）。主浑身壮热、坐卧不安（是阳毒邪热之气居于三焦，患在于表，宜徐徐发表出汗而愈，散脉按之满指，六腑气绝于外，则手足寒，上气，五脏气绝于内则下利不禁，甚者不仁，其脉皆散。散则不聚，病亦危矣）。

二、促脉，属阳，阳盛则促，按之极数，时止复来曰促。主积聚、气痞、四肢困劣、精神交乱，忧思所成（若诊之，向前而来，渐出关上，并居寸口，疾数则病血热，发成斑点，忽然退减则生，渐加即死。然其促有五，曰气、曰血、曰饮、曰食、曰痰，以五者留滞不行则止促，止促非恶脉也）。

三、短脉，属阴，指下寻之，往来极短曰短，不及本位亦曰短。主四体恶寒、阴中伏阳、三焦气壅、宿食不消（宜大泻，通利肠胃而安）；短而滑者，病酒；短而数者，心痛、烦躁。

四、虚脉，属阴，按之不足，迟大而软曰虚。主气血虚、生烦热、少力、多惊、心中恍惚、健忘（宜补益三焦即安）；虚为脚弱、为食不化、为伤暑、小儿主惊风。

五、结脉，属阴，阴盛则结，脉往来迟缓，时一止复来，曰结。主胸满、烦躁、积气生于脾脏之傍、大肠作阵疼痛（宜宣泻于三焦而愈）；结为痰、为饮、为血、为积、为气（一云：气塞脉缓则为结，《活人书》云：阴盛发躁）。

六、牢脉，属阴，按之实强，有似沉状，一云沉伏实大如按鼓皮曰牢（即黄帝所谓华脉也）。主骨肉疼痛、皮肤红肿、胸中气壅、喘息短促（此心绝之脉也）。尺脉牢，男子主阴疝偏坠、女人主血崩瘕聚（胞肾虚冷使然）；尺寸脉牢而长，关中无，为阴干阳，苦两胫重、小腹引腰痛；革为满、为急、为虚寒相搏、妇人半产漏下、男子亡血失精。

七、动脉，属阴，指下按之无头尾，大如豆，沉沉微动，不来不往，曰动。主四体虚劳疼痛、崩中血利，为惊恐、为挛、为泄（众经悉皆以动为阳脉，此脉居关上，阴阳相搏为动，阳励则汗出，阴动则发热）。

八、细脉，属阴，指下寻之，细如丝线，来往极微小，曰细。主胫酸髓冷、乏力损精、囊下湿痒、小便遗沥。细为气血俱虚、为病在内、为积、为伤湿、为后泄、为寒、为神劳、为忧伤过度、为腹满；细而紧，为寒疝、为癥瘕积聚、为刺痛；细而滑为僵仆、为发热、为呕吐。

九、代脉，属阴，指下寻之，往来缓动而中止不能自还，因而复动，或云脏绝中止，余脏代动，曰代。主形容羸瘦、口不能言（老得之生，少得之死，妇人亦然。有孕约三月余日也，代为五脏气绝之脉）。

右前七表八里九道共二十四脉，按诸家脉书，皆二十四脉，互有少异，但无濡、牢、长、短四脉，却有数、革、软、散四脉，若取诸家脉经观之，乃有数、革、软、散、大五脉（革、软、散脉已见于前）。

数脉，属阳，指下寻之，去来急速，一息六至，曰数。主热，数为虚、为烦渴、为烦满；寸口脉数，主头痛；关上脉数，脾热、口臭、生疮、胃热、呕吐；尺内脉数，下、恶寒、小便黄赤（言虚当如浮脉说）。

大脉，属阳，指下往来满大，主热。大为病进，寸口脉壮大，尺中无，此为阳干阴，若腰背痛、阴中伤、足胫寒；大而坚疾，主癫病（大脉即洪脉，此阳盛之脉，如何主癫？经云：重阳者狂，重阴者癫，谓主狂病）。

七死脉

一、弹石脉，在筋肉皮，按举皆劈劈急，曰痒石。是肺绝，死脉也（弹石脉者兼处厚，谓肺绝之脉，此说既未稳，吴仲广又推广之，以为象西方金，令肝元绝，其说尤穿凿，当以为肾绝之脉可也。石乃肾之本，脉合沉濡而滑，今其脏脉现，如弹石劈劈然凑指，殊无息数，其死无疑矣）。

二、解索脉，在筋肉上，动数而随散乱，无复次第，曰解索。是五脏绝，死脉也（王叔和云：解索散散而无聚。吴仲广云：解索脉者，其形见于两尺，脉来指下，散而不聚。若分于两畔，更无息数，是精髓已耗，将死之候也）。

三、雀啄脉，在筋肉，来而数急，曰雀啄是心绝，死脉也（王叔和云：雀啄顿木而又住。吴仲广云：雀啄者木脉也）。主脾无谷气，已绝胃气，无所荣养，其脉来指下连连凑指数急，殊无息数，但有进而无退，顿绝，自去良久，准前又来，宛如鸡践食之貌，但数日之寿也（据此所云，乃脾绝之脉，萧处厚谓之心绝，何耶？王叔和云：雀啄顿木而住，此雀乃啄木儿也。吴仲广因其顿木之说，遂认为木脉，木脉者，肝脉也，其说尤达，当以脾绝为是）。

四、屋漏脉，在筋，按之止，时起而不相连，曰屋漏。是心肺绝，死脉也（王叔和云：屋漏将绝而复起。吴仲广云：屋漏脉者，主胃经已绝，谷气空虚，其脉来指下，按之极慢，二十息之间或来一至，若屋漏之水滴于地上，而四畔溅起之貌，立死之候也。据此云乃胃绝之脉何？萧处厚谓心肺绝脉耶）。

五、虾游脉，在皮毛，浮而再起、寻还退没，不知所在，起迟而去速，曰虾游。是脾胃绝，死脉也（王叔和云：虾游冉冉，而进退难寻。吴仲广云：虾游之脉，其来指下若虾游于水面，泛泛而不动，瞥然惊掉而去，将手欲趋，杳然不见，须臾于指下又来，良久，准前复去。又如虾蟆入水之形，瞥然而上，倏然而去，此是神魂已去，行尸之候，立死也）。

六、鱼翔脉，在皮肉上，如鱼不行，而但掉尾动身，疏而作久，曰鱼翔。是肾绝，死脉也（王叔和云：鱼跃澄澄而迟疑掉尾。吴仲广云：鱼翔之脉，主肾与命门皆绝，卫气与荣血两亡其脉来指下寻之，即有泛泛高虚，前定而后动，殊无息数，宛如鱼游于水面，头不动而尾缓摇之貌，故曰鱼翔也。又曰亡阳之候，死矣。旦占夕死，夕占旦死，日中占夜半死，夜半占日中死）。

七、釜沸脉，在皮肉上，涌涌如羹上肥，曰釜沸。是死脉也。

诊七表相承病法

浮芤相传中风衄血，浮滑相传中风吐逆，浮实相传中风下利，浮弦相传中风拘急，浮紧相传中风体痛，浮洪相传中风发热。

《察病指南》卷之中终

察病指南　卷下

岘山施桂堂著
裘吉生刊

察诸病生死脉法

伤寒类

伤寒热盛，脉浮大者生，沉小者死。

伤寒头痛，脉洪大者可治，实牢者生，沉细者死。

伤寒已得汗，脉沉小者生，浮大者死。

伤寒咳嗽上气，脉散者死（谓其形损故也）。

瘟病类

瘟病三四日不得汗，脉细难得者死。

瘟病瀼瀼大热，脉细小者死。

瘟病身体温，脉洪大者可治，微细者剧。

瘟病大便不利，腹中痛甚者死。

热病类

热病三五日，身体热，腹满痛，食饮如故，脉直而疾者，八日死。

热病七八日，气不喘，脉不数者，当后三日温汗，汗不出者死。

热病七八日，脉微细小，便黄赤，口燥，舌焦干黑者死。

热病已得汗，脉安静者生，躁盛者气极也，必死。

热病汗后，脉静者当便瘥，喘热脉乱者死。

热病脉躁盛，得汗者生，不得汗者，阳极也，十死不治。

热病已得汗，常大热不去者死（脉必盛也）。

热病已得汗，热未去，脉微躁者，切不得针灸。

热病发热甚者，其脉阴阳皆竭，切勿针灸，汗不出者，必死。

水病类

水病，脉洪者可治，微细者不可治。

水病，腹大如鼓，脉实者生，虚者死。

水病，阴闭脉浮大者生，沉细虚小者死。

消渴类

消渴，脉数大者生，细小浮短者死（一云虚小者死）。

消渴，脉实大病久可治，脉小紧急不可治（人病口甘而渴，此因数食甘美而多肥，五气之溢也，谓之脾瘅。或病口苦而渴，此因数谋虑不决，胆气上溢也，谓之胆瘅。凡消瘅之脉实大，病久可治；悬小坚，病久不可治）。

泄泻类

泄而腹胀，脉弦者死。

腹大而泄，脉微细而涩者生，紧大而滑者死。

泄注，脉缓微小者生，浮大数者死。

注下，脉细者可治，浮大者剧。

洞泄，食不化，下脓血，脉微小者生，紧急者死。

下痢类

下痢，脉微小者生，大而浮洪者生。

下痢脓血，脉悬绝者死，滑者死。

下痢白沫，脉沉者生，浮者死。

肠澼类（痔也）

肠澼下白脓（一云白沫），脉沉者生，浮者死。

肠澼下脓血，脉沉小流连者生，数疾大热者死。

肠澼下脓血，脉悬绝者死（一云悬涩），滑大者生。

肠澼身不热，脉不绝，滑大者生，弦涩者死。

肠澼，有寒者生，有热者死。

肠澼筋挛，脉细小安静者生，浮大坚者死。

咳嗽类

咳嗽，脉浮直者生，沉坚者死。

咳嗽，羸瘦，脉坚大者死。

嗽脱形，发热，脉紧息者死。

嗽而呕，脉弦欲绝者死。

诸嗽，脉浮软者生，沉伏者死。

上气类

上气，脉数者死。

上气浮肿，脉浮滑者生，微细者死。

上气面浮肿，肩息，脉大不可治，加痢必死。

上气喘息，低昂，其脉滑，手足温者生，脉涩，四肢寒者死。

寒气上攻，脉实而顺滑者生，实而逆涩者死。

中风类

中风口噤，脉迟浮者生，急实大数者死。

被风不仁，痿厥，脉虚者生，坚者死。

癫狂类

癫狂恍惚，病脉实牢者吉，沉细者凶。

癫疾，脉大而滑者，久久自已，脉小紧急者死。

狂病妄语，身微热，脉洪大者生；四肢逆冷，脉沉细者，一日死。

霍乱类

霍乱，脉微细者生，微迟，气少不言者死（一云：脉浮洪者生）。

头目类

风痰头痛，脉浮大者生，短涩者死。

头目痛，卒视无所见者死。

病目不见人，脉涩者生，浮大洪直者死。

闭目不欲见人，脉浮短而涩者死。

开目而渴，心下牢，脉沉涩而微者死。

心腹类

心腹痛，脉沉细者生，浮大弦长者死。

心腹痛、积聚，脉坚急者生，虚弱者死。

心腹积聚，其脉劲强者生，沉小者死。

心下坚硬，若渴，脉沉细者生，浮大而坚者死。

腹肿，脉浮大者生，虚小者死。

汗　类

病多汗，脉虚小者吉，紧者凶。

病汗不出，出而不至足者死。

厥逆汗出，脉紧，弦急者生，虚缓者死。

血　类

吐血而嗽，上气，脉数，有热不得卧者死。

吐血衄血，脉滑小弱者生，实大者死（一云沉细者生，浮大者死；一云浮大而牢者死）。

衄血汗出，脉小滑者生，大躁者死。

唾血，脉坚强者死，滑者生。

瘀血在内腹胀，脉牢大者生，沉者死。

金疮类

金疮出血太多，脉虚细者生，实大者死（急疾大数者死。一云：血出不断，脉大而止者，三七日死。一云：伤在阳处者，去血四五斗，脉微缓而迟者生，急疾者死）。

金疮失血，脉沉小者生，浮大者死（一云：实大而浮者死）。

坠压类

从高顿仆，内伤肠满，脉坚强者生，小弱者死。

中毒类

中毒药，脉洪大而速者吉，细而但出不入，并大小不齐者皆凶。

卒中恶毒，脉大而缓者生（一云：坚而微细者生），坚而浮者死。

中恶腹胀，脉紧细者生，浮大者死（脉紧细微者生，紧大而浮者死）。

中恶吐血数升，脉浮大而疾者生，沉数细者死。

患虫毒，尺寸脉紧数而直硬者死。

杂病类

咳而尿血，脉微细者生，大者死。

寒热瘈疭，脉代绝者死。

外实内热吐泻，脉沉细者生，洪大者死。

内实，腹胀痛、干呕、手足烦热，脉洪大实者生，沉细者死。

阴阳俱竭，齿上如熟小豆，脉躁者死。

身热脉浮涩者死。

无故而喑，脉不至，此气暴厥，气复则已。

病人饥寒，脉细气少，泄痢，饮食不入，是谓五虚，其人必死。

病人浆粥入胃，泄注，上则肌大热，前后不通，胃闷，脉盛，是谓五实，其人必死。若得身汗，后利则生。

老人脉微，阳羸阴强者生，脉躁大加息者死。阴羸阳强，脉至而代，奇日而死。病甚，脉洪大者易瘥，脉不调者难瘥。

病人脉实大急数者凶。

左手寸口脉偏动，乍大乍小，从寸至关，从关至尺，三部之位处处动摇，各异不同，其人仲夏得此脉，桃叶落时死。脉若小急，背膈偏枯，年不满二十者，三岁死。脉至而搏，衄血身热者死。

右手寸口脉偏沉伏，乍大乍小，朝来浮大，暮即沉伏，浮大则上过鱼际，沉伏则下不至关，来往无常，时伏又来者，榆叶枯落时死。

三部脉皆涩、皆滑、皆紧急、皆软弱、皆如张弓、皆微而伏、皆细而数、皆累累如珠者长，病人得之皆死。

诊太冲冲阳脉

太冲穴，在两足大指本节后二寸，陷中动脉是（一云一寸半），足厥阴之所注。诊此者，可决男子之死生也（或诊太溪命门脉，穴在足内踝后，跟骨上动脉陷中）。

冲阳穴（一名会源，即趺阳穴也）在足跗上五寸，骨间动脉，上去陷谷三寸是（即足面系鞋之所）。诊此者以察其胃气之有无也。

论病之本

肝恶风，诸风掉眩，其本在肝。

心恶热，诸热暴瘈，疮疡血疾，其本在心。

脾恶湿，诸湿肿满，其本在脾。

肺恶寒，诸气膹郁，其本在肺。

肾恶燥，诸寒收引，其本在肾。

诸厥痼泄，其本在下。

诸痿喘呕，其本在上。

察杂病生死证

痉病，腰脊强急瘈疭者，不可治。

肌瘦脱肛，形热不去者死。

尸厥，体无所知，耳内有声如啸，汗出身温者，当自愈；唇青身冷者，必死。

内外俱虚，身体冷汗出，微呕而烦扰，手足厥逆，体不安静者死。

形羸不能服药，谷气绝也，一病才已，一病复生，五行胜复相乘也，其人必死。

五脏虚实外候

肝实则目赤胁疼，多怒颊肿，头旋耳聋，宜泻之。虚则目暗，筋挛胁拘，多悲恐，爪甲枯，不得太息，宜补之。

心实则胸胁背臂尽痛，喜笑不休，口舌干燥，宜泻之。虚则少颜色，惊悸，忧悲，舌根强，腰背痛，宜补之。

脾实则腹胀，大便不利，足痿不收，行苦，脚下痛，身重，苦饥，宜泻之。虚则吐逆，腹胀肠鸣，饮食不化，泄利无时，宜补之。

肺实则肩背股胫皆痛，喘嗽上气，宜泻之。虚则少气咳血，耳聋嗌干，宜补之。

肾实则腹胀体肿，汗出憎风，面目黧黑，少气飧泄，小便黄色，宜泻之。虚则眇中冷（乃胁下夹脊两傍空软处也），脊疼，耳聋，厥逆无时，小便色变，宜鹿茸、巴戟补之。

脏腑病外候

喜寒而欲见人，为腑病，属阳。喜温而不欲见人，为脏病，属阴。

诊妇人病脉生死诀

妇人胞中绝伤，有恶血，久结成瘕，其病腹痛，逆满气上冲，尺涩脉如坚，为血实气虚，尺脉细而微，血气俱不足，谷气不充，得节转枣叶生时死。

妇人赤白带下，脉迟滑吉，数疾凶。

妇人新产，脉缓滑者生，实大弦急者死。沉小者吉，坚牢者凶。寸口脉沉微附骨不绝者生，涩疾不调者死。

妇人已产，脉沉小实者吉，浮虚者凶。

妇人产后热病，脉细四肢暖者生，脉大四肢冷者死。

治蓐，脉缓滑沉小细者生，实大弦急坚牢者死。

辨胎脉

脉动入产门者，有胎也（谓出尺脉外，名曰产门）。

尺中脉数而旺者，有胎脉也（一云细滑而不绝者是也，一云脉微是经脉闭塞成胎也，或带数是血盛之脉有胎也）。

左手尺脉浮洪者为男胎，右手尺脉沉实者为女胎。

关部脉滑者为有子（《素问》曰：滑为多血少气，故有子也）。

左手寸口脉浮大，为怀男，右手寸口脉沉细，为怀女。

足太阳膀胱洪大，是男孕，手太阴肺脉洪大，是女孕。

阳脉皆为男，阴脉皆为女。

阴中见阳为男，阳中见阴为女。

手少阴脉动甚者，妊子也。

两手尺部俱洪者为两男，俱沉实者为二女（一云左手带纵为两男。纵者，夫乘妻也，即鬼贼脉也。王氏《脉经》云：水行乘火，金行乘木，名曰纵也。右手带横为双女，横者妻乘夫也，即所胜脉也。谓火行乘水，木行乘金，名曰横也）。

左手脉逆为三男（逆者子乘母也，即己所生脉也。王氏曰：水行乘金，火行乘木，名曰逆也）。

右手脉顺为三女（顺者母乘子也，即生己之脉也。谓金行乘水，木行乘火，名曰顺也）。

寸关尺脉，大小迟疾，皆相应，双怀一男一女（一云足太阳、手太阴脉俱洪者，一男一女）。

脉滑而疾者，三月胎候也，但疾不散者，五月也。

关上一动一止者一月，二动一止者二月（准此推之，万不失一）。

中冲足阳明胃脉连胞络，脉来滑疾者，受孕及九旬。

尺脉沉细而滑，或离经夜半觉痛，日中则生。

外候胎法

左乳先有核者为男，右乳先有核者为女。

又法：令娘妇面南行，于背后呼之，左回来者生男，右回来者生女。

妊娠杂病生死外候

血漏胞干者杀胎，亦损妊母。

心肠急痛，面目青色，冷汗自出，气欲绝者死。

血下不止，胎冲上，四肢冷闷者死。

举重顿仆，致胎死腹中，未出而血不止，冲心闷痛者死。

产难外候

寒热频作，舌下脉青而黑，舌卷上冷，子母俱死。

唇口俱青，痰沫呕出，子母皆死。

面赤舌青，母活子死。

面舌俱青，痰沫频出，子活母死。

面青舌赤，口中沫出，母死子活。

诊小儿杂病脉法

凡小儿五岁以下，三岁以上，只看形。五岁以上，渐可诊脉，呼吸八至，是常脉也，九至者病，十至病者困（许氏以大指按三部，十至为发热，五至为内胀）。

小儿脉浮而数，主乳痫、风热之病。

小儿脉浮而数，主五脏壅（因乳热或着绵衣过多如此）。

小儿脉虚涩，主惊风（及浮则主风，促急主虚惊）。

小儿脉紧，主风痫。

小儿脉紧而弦，主腹痛不安。

小儿脉弦急，主气缠绕不和。

小儿脉牢而实，主大肠秘。

小儿脉沉而数，主骨中寒（此数为虚，虚则髓少，故骨中寒）。

小儿脉沉而细，主冷。

小儿脉大小不等，乍大乍小，皆有祸祟。

小儿脉小，或缓或沉，皆主食不消化。

小儿变蒸之时，身热脉乱，汗出不欲食，乳食即吐，切不可医，必自瘥（其候身热神昏，或吐乳泻黄沫，多啼，无喜悦，唇上生白珠子是也，每三十二日必一变，六十四日再变，兼蒸，或二十八日及三十日必变者，亦无定期，至二五日方歇，歇后精神必有异于前也）。

辨小儿生死脉

小儿中风热，喘鸣肩息，脉缓则生，急则死。

小儿痢疾，脉浮大而腹痛者必死。

乳子病热，脉悬小，手足温则生，寒则死。

小儿困，汗出如珠，着身不流者死。

小儿有病，胸陷，口唇干，目直视，口中气冷，头低，卧不举身，手足垂软，身体强直，掌中冷，皆不可治，脉乱者同。

小儿死证一十五候歌

眼上赤脉，下贯瞳人，囟门肿起，
兼及作坑，鼻干黑燥，肚大青筋，
目多直视，睹不转睛，指甲黑色，
忽作鸦聋，虚舌出口，啮齿咬人，
鱼口气急，啼不作声，蛔虫既出，
必是死形。

看小儿虎口诀

凡婴孩生下一月至三岁，当看虎口内脉两边（脉有黄、青、红、紫、黑五色，除黄色为平和黑色为危急外，青、红、紫色可以察病）。

青色，受胎气不全，
主惊、积、多搐掣

指脉深青卧不宁，微青脉痛粪多青，
青兼黑色盘肠吊，发搐牵抽不暂停。

红色惊入脾窍

孩儿指脉深红色，发热惊时自强直，
微红下痢腹中疼，吐泻脾虚多不食。

紫色胎惊热

指中纹生紫色深，惊时哭泣又呻吟，
微中紫色肠中痛，吐泻纹变中恶心。

听声验病诀（声者脏之音也）

肝应角，其声悲而和雅，
心应徵，其声雄而清明，
脾应宫，其声慢而缓大，
肺应商，其声促而清冷，
肾应羽，其声沉而细长，
声悲是肝病（一云声呼），
声雄是心病（一云声笑），
声慢是脾病（一云声歌），
声促是肺病（一云声哭），
声沉是肾病（一云声呻），
以上脏病也。
声清是胆病，声短是小肠病，
声速是胃病，声长是大肠病，
声微是膀胱病。
以上腑病也。
声悲慢是肝脾相克病，
声速微细是胃膀胱相克病，
声细长是实，声轻是虚，声沉粗是风，
声短细是气，声粗是热，声短迟是泻，
声病长是痢，声实是秘涩。

察五脏色知生死诀

（色者气之华也）

肝病面青，如翠羽或如苍王之泽者生，如蓝、如地苔、如草兹、如枯草，眼眶陷入者三日死。

面肿苍黑，舌卷而青，四肢乏力，两眼如盲，泣出不止，八日死。此肝脏绝也（一云中热、嗌干、善溺、心烦、舌卷、卵上缩）。

病人筋绝，爪甲枯黑，八日死。

面青目黄，半日死（一云五日死）。

手足甲青，频呼骂者，是筋绝，九日死。

项筋舒展者死。

目无精光齿断黑者死。

病人目寰绝，系不能正，胆绝也。

心病面赤，如鸡冠之色或如帛裹朱者生，如代赭、如虾血、如瘀血，一日死。

面黧、肩息、直视、掌肿没纹、狂言身热，一日死。此心脏绝也。

面赤目青者立死。

病人脉绝，口张唇青，毛发干竖，五日死。

久病人两颊颧赤，口张气直者死。

脾病，面黄如蟹腹，如罗裹雄黄者生，如枳实、如黄土色、四肢肿起者，九日死。

面浮黄，脐肤肿满，泄泻下痢，肌涩唇反，十二日死。此脾脏绝也。

人中满背青，三日死。

唇青，体冷遗尿，背食，四日死。

肩息、直视、唇焦者死。

体肿，溺赤频数不止者，是肉绝。六日死。

口目动作，善惊妄言，胃绝也。

目眦黄者，病欲愈，有胃气也。

面如土色不食者，四日死。胃气绝也。

肺病面白如豕膏，或如白壁之泽者生，如盐、如垩、如枯骨者死。

口鼻气出，唇反无纹，色黑似煤，皮毛干焦，爪甲枯折者，三日死。此肺脏绝也。

面白毛折者，死。

发直如麻者，半日死。

肾病面黑如乌羽，或如黑漆而泽者生，如炲、如炭煤，耳色萎黄，兼卒呻吟，四日死。

面黑齿痛，两目如盲，自汗如水，腰折沉重，皮肉濡结，发无润泽者，四日死。此肾脏绝也。

病人骨绝，齿如熟豆，一日死。

耳目口鼻黑色起者死。

面黑目白者，八日死。

面肿苍黑者死。

脊痛腰重不能反覆者死。

面黑齿长而垢，腹胀闭不得息，善噫，善呕，皮毛焦，肾脏绝也。

大凡黄赤为热，白黑为寒，青黑为痛。

病人脚趺肿起，身体沉重，卒失屎溺，妄语错乱，忽作尸臭，阴囊皆肿，口反张，爪甲黑，两目直视，皆死证也。

头倾视深，精气将夺，谓项不能举，天柱骨折也，转腰不能，肾气已惫，背曲肩随，腑气已坏。其音嘶者是气不朝肺，声散者，肺损也。凡见此证，不出三岁。

考味知病法

好食酸则肝病，好食苦则心病，

好食甘则脾病，好食辛则肺病，

好食咸则肾病。

好食热则内寒，好食冷则内热。

原　梦

肝气盛则梦怒，心气盛则梦喜。

脾气盛则梦歌乐，肺气盛则梦哭。

肾气盛则梦恐惧。

上虚则梦堕，下虚则梦飞。

阳盛则梦大火而燔灼，

阴盛则梦大水而恐惧，

阴阳俱虚则梦相杀毁伤。

甚饱则梦予，甚饥则梦取，

短虫多则梦聚众，

长虫多则梦相击毁伤。

王叔和《脉诀》，余于其滑、实、弦、紧四脉有疑焉，滑弦之脉略论于前，而实紧之脉未尽释。张仲景以浮紧为伤寒，用之常验矣。独实脉或以为热，或以为寒，余谓实不当以寒言。姑并录之，以俟明哲者。

《察病指南》卷之下终

补白

察病之法，古重四诊；四诊之中，望诊最要；望诊之中，辨舌最为有据。四明曹炳章君是以有《辨舌指南》之辑，医者当各手一编。

温证指归

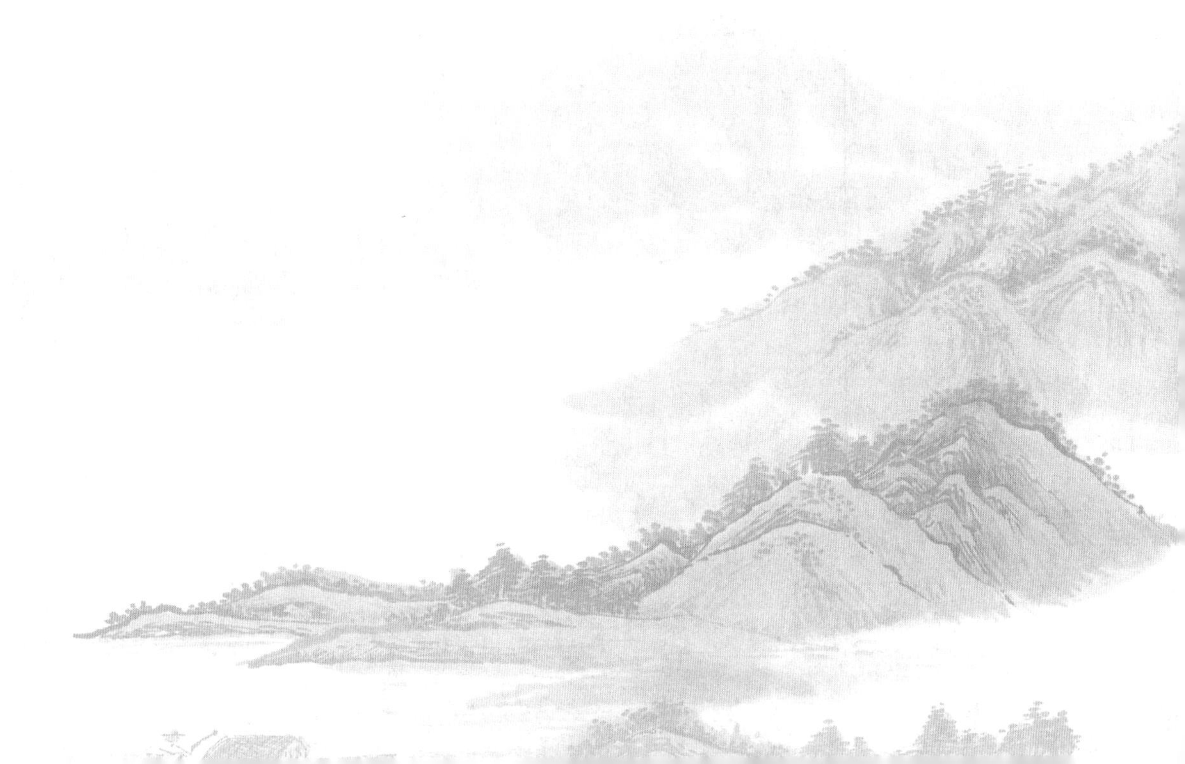

内容提要

《温证指归》四卷，江宁周杓元先生著，亦本社裘君吉生旧藏抄本也。第一卷论温证之因，引孙真人至近代诸贤，穷源竟委，言所以与伤寒不同治者，谆谆再三。第二卷论湿证之治，详载证候变化，兼瘟疫重症。第三卷为汇选温证应用之方。第四卷罗列温证治验之案，是类切实发明之书，不特治中医学者自应购备，即西医之研求学问而欲探讨古医法者，亦当争先一读。

自　序

轩岐以来，无温疫之书，张长沙为千古伤寒之祖，而温症略载数条而已。至河间书出，而温症始有所宗。宋以来温症局方，概宗河间双解法，明喻嘉言从伤寒诸论，发长沙未发之旨，然《尚论篇》究非温症专书，吴又可始著《瘟疫论》，创邪在募原之说，询乎元灯独得矣。

我朝诸名家，各执一见，以补偏救弊，究不外河间三焦立论，益以吴氏诸成法而已。吾乡戴麟效先生，复广其论，分汗吐等法为六门，及诸杂症，条分缕析，开后人无数法门，兹祖其意，略附以温疫所受之原，及诸名家所论，与夫似温症而实非温症等法，汇为一册，非敢云指南之鉴，然其中一二心得之处，未必不可补前人所未逮，而为青囊家之一助也。

静居氏自序于药书草堂

补白

温热证与伤寒证固不同，然温疫病、温热病亦有别。必须多读书然后能理路，明鉴别易，且于临证无毫厘千里之误，奏效亦捷，否则未有不夭枉人命也噫。

目　录

温证指归　卷一

江宁杓元周魁澹然子著

绍兴裘吉生刊

引录孙真人论温一则

孙真人曰：易称天地变化名正性命。然则变化之迹无方，性命之功难测，故有炎凉寒燠，风雨晦冥，水旱妖灾，虫蝗怪异，四时八节，种种施化不同。七十二候，日月运行各别，终其晷度，方得成年，是谓岁功毕矣。天地尚且如此，在人安能无事！故人生天地之间，命有遭际，时有否泰，吉凶悔吝，苦乐安危，喜怒爱憎，存忘忧畏，关心之虑，日有千条，谋身之道，时生万计，乃度一日，是故天无一岁不寒暑，人无一日不忧喜。故有天行温疫病者，即天地变化之一气也。斯盖造化必然之理，不得无之，故圣人虽有补天之极，参天之德，而不能废之。虽不能废之，而能以道御之。其次有贤人，善于摄生，能知撙节，与时推移，亦得保全天地所生之物，以防备之，命曰知方。知方则病无所侵矣。然此病也，俗人谓之横病，多不解治，皆曰日满自瘥，以此致枉者天下大半。凡始觉不佳，即须救疗，迄至于病愈，汤食竟进，折其毒势，自然而瘥。必不可令病气自在，恣意攻人，拱手待命，斯为幸矣。

温证正名论

《内经》曰：气合而有形，因变以正名。故病必先名正而后言顺，如伤寒、温病名实悬殊，汉张仲景专究伤寒，其书以伤寒立名，详列六经诸证，然后治法井然不乱，所谓名正言顺也。至温证特附见其名而未详论其治，以其书本为伤寒，设非为温证设也。后人不察，遂以温病为伤寒，因以伤寒之法治温病，其妄久矣。惟刘河间治温，独出手眼，为功甚巨，惜仍附入伤寒门中，未正其名。昆山王安道先生受业于朱彦修，著《溯洄集》二十一篇，始言温病不得混称伤寒，发明温病脉右盛于左，由怫热在内，虽间见表证，而里证为多，法当治里热为主，而解表兼之。亦有治里而表自解者，于是温病之名始正。厥后喻氏嘉言著温病语录，言温病热自内出，经气先虚，虽汗之多不解，反复申明不可汗之禁，以为发汗死者，医杀之也。张氏路玉因之论伤寒自气分传入血分，温病由血分发出气分，并申明伏邪自内达外，最忌辛温发散，于是温病之旨渐畅。惜喻氏议论太繁，未免芜而寡当，而张氏仍杂入伤寒条例，亦觉择焉未精。至若吴又可论邪伏膜原创达原三消等法，吾乡戴麟郊先生复广其说，增入色脉兼夹诸条，立法甚精，但二书惟主膜原，温从湿化之义仅能治湿温之病，不能治三焦温热之邪。近时杨君栗山《寒温条辨》一书荟萃前言，折衷理要，辨明温病与伤寒异受，治法各殊，立论以清邪中上焦，浊邪中下焦，及温病由血分发出气分诸说，为温病发受之原。遵《内经》热淫之旨，参河间通圣之义，变为增损双解诸方，其说似创实因其法似奇实正，温病一证，乃得名正而治详矣。迄今遇温病用其法，十全八九，或疑膏黄硝石过凉，易于冰伏，不知吴方本为火化之病而立，非可概治他病也。如纪晓岚先生笔记云：乾隆癸丑春夏间，京师多疫，以张景岳法治之，十死八九，以吴又可法治之，亦不甚验。有桐城一医以重剂石膏治冯鸿胪星实之姬，见者骇异，然呼吸将绝，应手辄痊。踵其法者活人无算，有一剂石膏用至八两，一人服至四斤者，虽刘守真之《原病式》，张子和之《儒门事亲》专用寒凉亦未敢至是。可知病随气发，治随病更。经曰：必先岁气，毋伐天和。医者能推其运气，正其病名，施其治疗，无不可效。兹特述其大略，因名之曰温证正名云。

温证汇海论

百川共汇于海，海也者，汇百川于一源也。如温证自《灵》《素》以下，历代名贤各有著述，惜乎皆混入伤寒中，求其类聚于一源者，多不概见。于是遍集诸书，以求归宿，粤稽《内经》热病、刺热等论，井井有条，至为详备，此温证之发源也。秦越人著《八十一难经》云：伤寒有五，温病附于其中。仲景《伤寒论》云：太阳病，发热而渴，不恶寒者，为温病。所以提纲列目，正见温病之治不同于伤寒，而后人转因此混寒温为一门。考《史记》仓公治热病用火齐汤，火齐汤者，三黄汤也，是温病宜凉不宜温，主里不主表，前乎仲景已有成法矣，后贤如子和、东垣专理内伤，丹溪方矫局方温补之非，子和发明泻南补北之义，其书皆有功医学，而于温证未有定论。河间凉膈双解诸方，识超千古，惜仍附入伤寒，未特成一书，以垂世立教。迨王安道先生《溯洄集》始辨明寒温，灿若列眉。后此喻嘉言《尚论篇》云：温暑湿热之气交互结蒸，人在其中无隙可避，病者当之，迫汗淋漓，一人病气足充一室，况于联床并榻，沿门合境，种种恶秽，人受之者，亲上亲下，各从其所类，谓大头捻颈爪瓤、杨梅诸温，名状不一。又论东南地气卑湿，温邪易受，其《温病语录》一书论之尤详。吴又可独抒心得，发明温厉之气自口鼻入膜原，特制达原三消诸方，祛秽逐邪。麟郊戴氏因而广之，其法更备。长洲张氏路玉著有《医通缵绪》二论，言温病慎勿误认伤寒而与表药发汗，不惟不解，其热转变危殆，治法当从双解凉膈诸方两解表里。以上各家虽流别稍殊，而渊源则一，譬之江淮河济，各擅波澜。栗山杨君因是溯流穷源而成《条辨》一书，阐明邪伏三焦之义，推河间双解，为增损双解、清化神解诸方。以温邪皆秽浊之气，用僵蚕、蝉蜕清化之品以升之，芒硝、大黄猛勇之剂以荡之。其于治温一法，可谓集诸说之大成而包罗万有，总会众流者也。历考方书，惟张氏景岳偏于温补，治温稍异诸家，就其中论证立方，非无可取。他若柯韵伯《温暑指归》辨明冬不藏精及三气合病之理，叶天士《温热论》详著通阳救阴及辨舌验齿之法。以及松峰说疫，《温疫论类编》广入方言，俱有微旨，拟之支流曲涧，皆可资灌溉之功，而求其江洋浩瀚，确乎为众派之归宿。吾于栗山一书，有观海之叹焉，独于伤寒旧习者，倘亦如河伯之旋其面目，否乎？

温证穷源论

客有问于余曰：温证有源乎？余曰：有厉气者，温证之源也。夫厉气自口鼻入，中人三焦，内通脏腑，传变不一，乃天地间别有一种疵厉旱潦之毒气，非四时不正之常气可比。如《内经》：冬不藏精，春必病温。仲景太阳篇不恶寒之温病，以及风温、湿温，犹是四时不正之常气也。惟厉气则不然，中人则人病，中畜则畜伤，且此隅病而彼隅安，可知气至则病，气不至则安。试观天之寒暑，地之草木，应候而生，应候而更，概可见矣。平脉篇云：清邪中上焦。浊邪中下焦，以此悟之，邪中三焦又可征矣。此温证感受之源也。盖温厉之气多行于岁火太过之年，流行一方，民病相似，邪之中人，潜伏三焦，无声无臭，郁极而发，发时为病不一。考《评热病论》，问有温病者，汗出辄复热而脉躁疾，狂言不能食，病名为何？对曰：病名阴阳交，交者死。参之今之治温者，往往强发其汗而邪不解，其义显然矣。且邪伏三焦，其病作之状，有可得而言者，肾通心脏之阳，又为胃之关门。胃为交会之地，两阳合明，病从其象。故上焦受邪则胸闷、壮热、背胀、气急；中焦受邪则呕吐、胁痛、口渴、胃痛；下焦受邪则二便或有或无，或腹便血；三焦俱受则头痛如破、腰痛如折、一身不动、往往昏愦、反似虚寒。有脉或沉伏如丝而病现壮热烦渴者，有舌或白滑而口干咽燥者，有便利而解脓血者，外虽似寒，内实大热，所谓亢极似阴。若不细心研究，误投温补，祸不旋踵。详此治法，栗山杨君先得我心，《寒温条辨》书出，首列升降一方，以一方化至十余方，轻则清之，重则泻之，与吴氏达原变而为三消等方之义同。但达原者，因岁土太阴之政，邪发膜原，故立辛温苦寒之法，此湿土之正治也，与三焦有名无形不同。考《中藏经》云：三焦者，人之三元气也，号曰中清之府，总领五脏六腑，荣卫经络，内外左右上下之气。三焦通则内外左右上下皆通，闭则皆闭。可见温邪困伏，为病不一。且是经为手少阳与命门相火为表里，故焦字从火义可思矣。少阳又为半表半里之境，邪伏于此，则出表入里，任其所谓，治法自当表里兼治，双解法所为，独得其旨也。假令伏邪初萌，外为寒湿所困，时俗治法，往往投以辛温发散，一汗而表解，解后温邪继发，而仍守表里常格，每见变生仓卒，若以治温之法治之，无不随手而愈。更有虚寒兼夹温证得双解，病势甫平，虚寒随见，或以温补之法偶尔成功，遂大谤双解之非，此不明兼夹之故，岂足以言经权也哉。

羊毛痧辨

按：羊毛痧之说，倡于张阳和，辨于沈萍如。阳和以其法治病，多所全活，余及疡医濮韫良皆身受其益。余踵其法以愈诗人何南园，南园酬我以诗，载在诗集。萍如引《证治准绳》说铃谈往及御纂《医宗金鉴》三则，逐条辨释，并斥阳和指灾异为常病。余请为平心论之。夫明于理者不可惑以神怪，《准绳》妇人散毛之说本属不经，说铃谈往乃文人纪载未必深悉医理，且云有红点在背，既未明言为痧，亦未确指为疔，云包羊毛一缕，则与阳和所治擦出羊毛甚众者不符，云无得活者则与阳和救治多人不合，是此条与羊毛痧全无干涉。惟御纂《医宗金鉴》载有羊毛疔形症治法，井井有条，且言后心有红点隐隐如痧形，则疔与痧相通，固已明著其端矣。萍如乃谓吴太医未尝经见此证，因《准绳》载有前条，不敢遗，又不敢信，不知《金鉴》一书乃我皇上仁育万物之心，一时秉笔皆老师宿学，所载证治确而为征，岂他书不足取信者比耶。萍如引经文，毛虫属木，及肝胆属木，其气臊之说，以为羊毛疔证乃少阳经病，木邪侮金，发于肺部膻中背俞之分，独不思痧亦肺病乎？木邪侮金可以为疔，独不可以为痧乎？若谓从前方书未见其名遂弃而不信，则读汉以前之书将谓世无痘证，可乎？至其详列岁气，谓前此丁亥癸未未闻有此证，则尤所谓刻舟求剑，视古今成一印板，天地而造化为无权矣。若羊毛之名，原不必泥，礼云羊曰柔毛，或取毛之细弱有类于羊而名易大壮，以羊象阳，羊为兑象，或如萍如所言，少阳经病以羊象少阳，或如萍如所言，木邪侮金以羊象兑金，于义皆有可通，复何訾议耶？若云荞麦面久搓能落毛发，则毛之一搓即出，及必待针挑而后见，且毛间五色长短不一者，又何说耶？总之，阳和立法，原有活人之功，萍如著书，亦为济人而设，乃阳和既未能自畅其说，而萍如又徒逞一己之私见而不酌事理之平。其书中罨酱生毛之喻，及少阳为枢，枢辟而毛化，枢滞而人死之论，亦多可取。独其据说铃指为灾异则是理不足，而以危语相恐吓，非君子立言之道也。夫医者意也，当参活法，毋狃成心。况《金鉴》明载有羊毛疔，以疔例痧，正可举一反三，何灾异之有？如晰微补化之羊毛沙胀，《金镜录集解》之羊毛沙证种种，皆可印证，岂可尽指为灾异耶？余浅见寡闻，未能博考方书，惟准以情理，参以见闻，觉疔痧皆属温邪，重则为疔，轻则为痧，结则为疔，散则为痧。治痧者但治其温邪而毛自化，与《金鉴》治疗之法相仿，间或加以挑擦，亦祖《内经》泻热之义，于人亦何所损失？医乃仁术，生命所关，惟望二三同志毋狃于有此说而借此居奇，尤毋狃于无此说而直废成法，使可治之病横罹夭枉。虚心辨证，按证立方，务求切实功效而不徒为哓哓口舌之争，则于张、沈二君之心两无所负，并能推广。《金鉴》仁育万物之功于无穷矣。讵不足增医林之光而为苍生之福哉。

又按：痧疹二字，遍检字学，有疹无痧，想痧字乃近世之方言也。考疹者，瘾疹也，皮外少起，又痱病也，与今所见之疹如云头，如疙瘩，如粟起，如痱瘄，颇与字学相符，多属风热郁于手太阴肺、足太阴脾，困于里故腹痛，散于表故搔痒。虽曰微恙，调治不当多成痼疾，甚者闭闷即危，可不慎欤？

又考痧之形证，每逢盛行之际，比户皆然。患者身发壮热，咳嚏频频，现形如霞如锦，有轻有重者，三日渐没，重者七日尚不能遽退，闭者一二日即毙，毙后浑身青紫。有邪化不尽，多延岁月，或羸疲潮热，或肌肤甲错，或咳吐脓血，或牙龈破烂，种种不一，竟无一起，良可悲夫。昔贤论属胎毒，发自六腑，于理未确，余则谓天行疫气使然。今人肖形命名，痧字与疹字，义原可通，况古人原有痧即是疹、疹即是痧之说。《内经》曰：金位之下，火气承之。明指热邪郁于肺、胃、膻中、胸膺、背俞之分，以此悟彼，羊毛温痧可以类推矣。

治温证当明气运方隅高下人质强弱论

尝考历代名贤，绝无一人专言温病之

源，只《内经》温病刺五十九穴以泻热一语而已，未有汤药治疗也。不知天地之大运，偏阴偏阳，数十年必一更转，如南北高下之不同，水土刚柔之各异，人质因之而强弱。或逢大运君火，则河间之凉膈、通圣是其时也；运转寒水，则《医贯》《全书》《锦囊》之辛热温补中其病也；或温土之运，吴氏之达原、三消；相火之运，粟山之升降双解皆在所必需。至于风木燥金，可以类推矣。要之数，君生不同时，居不同方，其书原俟人对证采择，乃知刘氏乃大运君火之时。大运有君火，则必有寒水，此时大运偏阳，逾时又必偏阴，惟是推之，以运征之，以病验之，以药则知气运有偏胜，而用药亦必有经权，苟执前人印定之书，心胸为其所滞而不通变，则与痴人说梦有何异焉。

又五运六气，周甲而更，随运而转，偏阴偏阳，孰寒孰热，自有定理。而后人随证之治，所著之书，寒热不同，补泻各异。前贤历历可稽，犹有未经发明之处，如大运六十年一更，小运十二岁一转，静揆其理，大运六十一更乃定数也，小运十二一转乃变数也，定数可稽，变数难察，犹易卦之爻理难穷，惟业医者心领神会耳。如厥阴风木之运，则承上太阳寒水之运而来，考之于经，明之大运已转风木，而所现之证，所施之法，仍属寒水，厥后渐渐不应，而以风木之法治之又如影响，何也？运虽按甲而更，而上运之余气不能遽已，譬如大水之后，巨浪虽平，细流未息，直待本运转正，则天下之人咸知其为某运也。是时英贤随运著作，书帙甫成，尚未广行，孰料运又暗更，人犹未觉，据其书用其法，施治罔效，当运之贤又讥前非，不知运气循环，周而复始。逾数十年逢其运，用其书施治而无不应。明乎此非书之偏也，乃运之更也。大运如此，更有小运转迁，客气加临，非神而明之，乌能洞悉。业医者更当心领神会。

发明温热伤寒不同断断不可混治

伤寒、温热二证，同受天地之气为病，咸云厉杀，自古至今，人相习而不察。据其外证，恶寒、发热头痛、身热，无不以伤寒为名，皆混于象而不察其证，执其常而不观其变，概名之曰伤寒，孰知岐出多端，岂可一律论哉？且伤寒为病，一日太阳，二日阳明，三日少阳，次之三阴，七日传遍，不再传矣。在表一汗而解，在里一下而解，在胸一吐而解，确有定期、定证可据。若温热则变化无常，感受不觉，莫可寻思。其发也，不循经次，乘窦而作，亲上亲下，各从其类。感之轻者，即体虚之人照常疫治之，亦随手而愈。受之重者，即强壮之辈，一病无不头痛寒热、身体酸疼，有似伤寒而误以治伤寒之法治之，强发其汗而汗反无，转增神昏、胸闷、苔刺舌黑、谵妄、呃逆等危，致津液枯竭，真阴内败无生机也。其尤重者，一病即神识不清，舌黑、鼻煤、肢冷、脉伏，有似虚寒，医者见此，每每投以姜、附、参、桂，无不立毙。要之辨证贵精，虽外现寒象，内兼一二热象，可疑之处即当细心详究，如咽干、口苦、舌赤、心烦、气喷如火、坐卧不宁、二便短少等症，自当以里热为真，外寒为假，经所谓亢极似阴，施治必须寒凉，故辛温之品，皆为戈戟。经又曰：寒者热之，热者寒之，寒为阴邪，治阴邪以阳胜，麻桂姜附等汤是也。温属阳邪，治阳邪以阴胜，三黄、石膏、双解、凉膈等方是也。二证寒热不同，汗下各异，断断不可混治。大抵伤寒汗解在前，温证汗解在后，伤寒下不厌迟，温证下不厌早，此曷故也？伤寒之邪中人肌表，可一汗而解，温毒之邪中人内脏，不但汗不能解，即屡下尚不能敌其凶厉之锋，正如酷暑炎威，烁石流金，非大雨滂沱，商飚顿起，不能变火境为清凉，化刚强为柔顺。夫然后天露降，土膏润，萎草苏，人身亦然。揆之以理，天运为之，近年以来，冬无层水积雪之寒，反多温暖之天，患伤寒者少，病温热者多，况东南之地，阳气常泄，偶有风寒，多属感冒，非西北地高风冽多病伤寒可比。间有不然，五运交换，寒暑更易，有相火之运，则必有寒水之年，斯时南北气运又不可同日语也。苟明气运更迁之理，而为治病之大纲，其于伤寒温热，判若黑白，了无余蕴矣。

治温毒当与治痘毒同参

痘毒者，父母情欲之火也。温毒者，天地疵厉之火也。同一火也，为病各殊。痘感未形之先，发于既形之后，必待天行疫气，击而后发，如石中之火，不击则不出也。是疫为击火之器，火为发痘之原。古人谓痘为温疫之一端，诚哉此言。治痘法以升散、攻利、保元、化毒、导邪外出为先，尚有一定之规模，不似温毒，有质皆伤，如枣得雾即枯，蟹得雾即死，人中之，无论老幼强弱，一触即病。至其失治，较痘之焦头破额，烂胃腐肠，实同一辙。更有甚者，毒闭不出，如痘之折腰发斑，温之肤紫衄血，形异情同。考之《内经》诸痛疮疡皆属心火之旨，为火言，非专为痘言余以静理参之，上古人情淳朴，饮食淡泊，即有七情六淫之火为害亦小，不似今人，腥膻适其口，炙烙充其腹，醪醇灌其肠，嗜欲劳其精，起居失其时，一遇天行温毒，邪未中人，而人以预损之躯早已招邪外入，与内蕴之火两相搏激，其致病与痘相因，痘得天真之体，尚称完全，温欺残伤之身，诚难施治。余一得之见，请证高明。

治温当以保元为要

人身元气，犹大厦之栋梁，四壁结构层檐飞覆，无不附此而出。一遇温邪，如火沿焚，即当扑灭，庶几梁不腐而厦不倾。观妇人怀妊患温，去其邪而胎荫如故，大可觉悟，请以藜藿之夫，少壮之辈论之。年华方盛，气血方刚，一受温邪，即当先行逐邪，俾邪去正安，不必保元，而保元之意，已寓其中矣。尝见世人拘泥者多，融会者少，一见患者温邪萌作，神疲体倦，色晦无神，多疑正不胜邪，不审人之强弱，概以扶正化邪、育阴化热为主，视为平稳，每每因循失治，变生仓卒。殊不知温毒酷厉，敝人清神，真实假虚，最易滋惑，急去其邪，即是保元。惟有真虚者为难，一受温邪，如懦人招事，不敢声张，当审明何脏虚损，照四损不可正治条参看。先固其虚，复治其邪，斯为合法。经所谓毋实实，毋虚虚，即此意也。然而，实者如栋梁，大厦尚可撑持，虚者比朽木，颓垣无所倚恃。斯时烈焰焚空，为问救梁是务，救火是务乎。意欲保元而病邪不去，将欲去邪而正气先伤，医者处此，每有无所适从之叹焉。然未尝无法也，曲直方圆，皆归绳墨，善战善守，出自将才，古人谓用药如用兵，一补一攻，一补三攻，非无成法，于邪盛之际而攻之，攻邪不伤元气，于邪衰之候而补之，补正无妨病邪，斯为攻补两得其宜，不犯虚虚实实之弊，即所谓保元之要说也。然虚实之当辨，岂独为温病一语设耶？

吴又可为治温证千古一人

温热一证，自轩岐以下，千百年来绝无一人。专言此病者，前已申明，兹复何赘，意犹未尽，请再详之。夫《灵》《素》一书，圣经也，一言而包万有。伤寒一书，圣文也，一海而汇百川。圣经既已发明伤寒、温病两途，长沙医圣自必有文以阐经旨，断不能详于伤寒而略于温证也。想因兵火之后，伤寒一书尚出自散亡之余，温证之文遗失殆尽，无自追寻欤。迨至吴又可能辟千古之案，独开生面，自创自因，发明邪伏膜原，及论证剀切详明，治法井井，俾后世业医者得以问津，谓非千古一人耶。厥后戴氏广其论说，活人之功岂止亿万，虽其立义仅详湿温一门，栗山杨氏因其绪论，推其气运，阐河间之奥义而治温之法益详。然原其作，始创立专书，标明宗旨，吴氏之功诚不可泯云。

温病有表证无表邪论

温属厉气，自口鼻吸入，流布三焦。越人云：上焦在胃上口，主纳而不出。中焦在胃中脘，主腐熟水谷。下焦在膀胱上口，主分别清浊。细绎经文，三焦虽有名无状之腑，而实总统于胃，胃者五脏六腑之海，主里不主表，温邪自里达表，故治温诸家有下不厌早之说，盖在经谓之表邪，在胃谓之里邪，温病有里邪无表邪，与伤寒表邪传里方为里邪者不同，故当专治里邪。或问：温病既无表邪，焉有表证？如太阳之发热、头项痛，阳明之目痛、鼻干、眉棱骨痛，少阳之胁痛、耳聋、寒热、口苦，伤寒有之，温病亦有之，何谓也？余曰：不然。伤寒之表证，皆表邪显呈于外也，故有表邪，因有表证。温病之表证即里邪浮越于外也，故有表证，实无表邪。又可吴氏所谓热淫之气，浮越于某经即现某经之证者，此也。试以格物之理言之，燃薪于一室，烟必迷漫于当空，人望其烟而指为烟，不知烟之有其本也。《内经》云：有在其标而求之于本，使治其标而忘其本，不几误哉。尝见今之治温病者，一见发热头痛，遂误认表邪，桂枝麻黄者为常例，不但双解、凉膈不敢遽投，即神解芳香亦不敢遽用，皆缘辨证不明，故致贻误。夫三焦总统于胃，胃气能敷布十二经而荣养百骸毫发之间，靡所不贯。温邪本厉气耳，浮越于经而现表证则有之，谓表邪则断断无也。问者曰：唯唯。自而又曰：温病亦有无表证者乎？亦有兼表邪者乎？余曰：有无表证者。温邪内伏，如穷凶巨寇埋伏之兵，更为酷厉，非严肃之师不能克济，至于兼邪而作，而为表邪所困，自当兼治其表，如九味羌活汤、荆防败毒、栀豉汤之类，先解表邪，再治温病，方为合法，此温病兼表邪则有之，若谓温病有表邪有表证则误矣。于是问者曰：余今而此始知，治温病者不可误认表邪而强发其汗也。

治温证当明五兼十夹

温病兼夹不可不辨，素无其证与温邪合病，为之兼，素有其证与温邪并病，谓之夹，是温病为本兼夹为标。若辨之不明，未有不以标为本，甚至治其标而忘其本者。阅古方书，惟麟郊戴氏有五兼十夹之说，其意甚善，惜乎略而不详。如五兼详于风寒，略于燥火，主夹详于本证，略于阴阳。

兹于未备者补之，烦冗者删之，使后之治温病者，凡遇兼夹之证，胸有成竹，不致歧路亡羊，宁不为温病中增一法门耶？即以六淫论之，暑必兼湿，故夏伤于暑，秋必病疟，夏伤于湿，秋必病痢。其所以为疟为痢者，夏之暑与湿相兼为患也。至于夹证，尤为明显，如内伤饮食，外感风寒之类相并而为患也。若不细为考核，徒讲兼夹，不究温病误矣。即究温病而不知兼夹，更误矣。尝见温病有兼之证，轻者必先治表，后专治温，重者表里两急，自当双解。若胶执解表在前，无不贻误，诚可悼叹。果能明乎温病之兼夹，治温病不遗兼夹，无妨温病。或先治兼夹，或端治温病，或治兼而温病渐轻，或治温病而兼夹自除，庶几温病兼夹，两相发明，而于治温病也，了若指掌矣。

舌苔论

舌苔之说启自长沙，然所论者只白苔一种，其余概未之及。后人《金镜录》观舌心法、《伤寒舌鉴》诸书立说甚详，皆伤寒舌苔之梗概也。若温病热邪自里达表，舌苔尤不可忽。盖伤寒一证，自表入里，六经传变，一病舌无不白，可一汗而解。其不解者，寒郁化热，舌苔必由白而黄，由黄而黑，邪已传腑，自当攻下，有一定之规。若温病则不然，三焦受邪，不循经络，传变不一，且少阳为三阳之枢，出表入里，任邪所为。即有发热头痛之表证，实无在经之表邪，书所谓有表证无表邪，诚至言也。既无在表之邪，是以有一病即黄即黑之舌苔，自当有急攻急下之汤药，以救燃眉。若泥伤寒之说，必候邪入胃腑，苔转黄者方可攻下，恐病温者肠胃腐烂，早赴九泉矣。至于白苔一种，更宜细察。其苔虽白，燥而无津，此白砂苔中必夹湿，至死不黄，或白而润。舌本必赤，或有红点，如古所谓虫碎舌，法当清解，不宜温燥。若误认外感而投辛温之剂，害不旋踵。其他诸舌，种种不一，而温邪进退之机，大都不出乎此。今急为详辨，愿同志者早具燃犀之目，俾胸有把握，亦如舟师之有舵，庶几操纵在我，所往无不利也。

又如陶节庵《伤寒六书》三十六舌，可谓至详至备矣。但伤寒之舌，表邪传里，寒化为热，方现出黄苔，不似温病，邪自里达表，一病即现黄苔，以此为准，万不失一。至愈下而舌苔愈黑愈燥者，属阴虚，润者属阳微，皆死候也。更有舌赤无苔，如太阳初出之状，闪灼不定，胃中阴阳皆绝，万无生理。以上阴虚、阳微二证，欲百中救一。阴虚者，麦味地黄汤合养阴法，阳虚者，术附合理阴法，补其未逮也。

望色论

望色重于切脉，《内经》云：上古使僦贷季理色脉而通神明。又云：能合色脉，可以万全。盖脉动于内，其理甚微，色现于外，其象至显，且有诸内必形诸外，可一望而知之。如肝热左颊先赤，肺热右颊先赤，脾热鼻赤，肾热颐赤，心热额赤之类，观于某部之赤即可以识某脏之热矣。推而论之，青则为寒，黄则为湿，黑者多实，白者多虚。温病属热，无不面赤，甚者如大醉后，如暑天远游，面多绷胀红赤。大抵温病初起，天庭必晦，温病将愈，鼻准先光。垢暗不堪者，病邪必重，松缓微润者，病势渐轻。吴又可谓：望之可憎，如油腻，如烟熏，为温病之色，诚至言也。余静参至理，温病者，厉气也，神者气之余，色者神之标，亢厉之气内受而为病，外现而为色，理固然也。脏腑精华毕陈于面，人能望面部之色以知脏腑之病，而不能望脏腑之色以决生死之机。彼洞见脏腑，一望而决生死者，大都观其外而知其内，使今之人理色脉而通神明，以为治病把握，胸有成竹，奏效可以十全。若徒讲病情，不知望色，茫然以温病为伤寒，将使病者含冤于地下矣。昔晋景公有疾，医缓视之，曰二竖入膏肓，不可为也。医缓洞见脏腑，宁非合色脉而参详耶？从古有诸内必形诸外，观其外可知其内，能于色脉而参详之，斯不独为治温病之大纲，即以为治他病之大纲也可。

切脉论

切脉一道，古人置之四诊之末，何也？盖脉之理易于蒙混，难于显明。如诊浮脉有力为风热，无力为血虚，一虚一实，千里毫厘。必得望其色，闻其声，问其情，而后参之以脉，方得病之真谛。即以浮脉论之，有力为风热，外必有声重、咳嗽、洒洒恶寒之证；无力为血虚，内必有烦热、身痛、蒸蒸自汗之证。若温证之脉，《溯洄集》始略示其概，而尤有难辨者，初起时邪伏血分，脉多沉伏，有似微弱。余初诊此疾，投以辛温发散，每多不效，后细参吴戴之论，又得《寒温条辨》之书，见其申明气运之更张，阐发温疫之源流，变辛散为清解，变温燥为凉下，尊《内经》热淫之旨，仿河间攻下之法，余胸次为之顿开。可见医学无穷，难以拘执，遂细心研究，守用其法，无不获效。始知初病微弱之脉，乃伏脉也，非沉脉也。及恶寒作麻，乃阳气内闭，非表寒也，投以温剂，所以不效者此也。迨至伏邪渐溃，由里达表，病势更张，脉象变态，或数或洪，或长或大，斯时失治，致真阴受伤，则脉反细数，甚者肢逆脉微，阴竭于内，热灼于中，外则目瞪口张，唇焦舌黑，神昏不语，内则脏腑焦腐，纵有良工莫可如何。今特序其大略如此，非谓脉之不足凭，正谓诊脉者之宜先审证而知所通变也。

治温当分老幼不可弃其老为不治

三春旱草，得雨滋荣，残腊枯枝，虽灌弗泽，此言少易治而老难治。试为罕譬而喻，然亦有不尽确者。如三春旱草得雨滋荣之句，乃少壮之辈失治之候，热邪燔灼，煎熬津液，能以大剂苦寒之药治之，即可汗出而愈，信如三春旱草，一雨而欣欣向荣。惟以残腊枯枝似老人之气血既衰，虽灌溉不能稍回其润，则仅可以论本证，而在温证则或有不然。假使禀先天之厚处和顺之境，得后天之养，虽古稀耄耋，感受温邪，乘其初萌，一鼓溃之，真阴真元俱不受伤，何败之有。即有劳碌衰颓之辈，岂忍弃而不救。古人置有黄龙汤等法，原可破格治疗，至幸与不幸，天也，命也，非医之过也。

温证失治致变不咎误而咎医辨

温病一证，原属火邪，认明证候，急早清解，无不获效，此治温热之法，非杜撰也。奈何世人拘执不化，多致因循误事，反咎清解之非，动云失表冰伏，诚可慨也。究其由，揆其情，盖有四焉：一曰病家，二曰医家，三曰旁人，四曰病者。病家何以致误？尝见稍通文墨之人，自命知医，平居案头，置本草医方数则，逐日翻阅，见大黄称为将军，石膏名曰白虎，惴惴然者非一日矣。及遇温证，即势处凶暴，畏双解如蛇蝎，坚执不服，甚至舌黑神昏无可如何之际，强服不应，以致危殆，不曰自误，而曰药误，此病家之通弊也。医家何以致误？如温病极盛，服下药一二剂，汹势略平，邪仍猖獗，自当再行攻逐，病家疑怯，另延他医，或惊曰重剂伤元，或骇曰凉药冰伏，不审病情，先存雌黄之见，说前药之非，急易前药，或养阴，或和解，以为稳当，殊不知温毒燎原，势属燃眉，即急攻急逐尚未能灭其烈焰，而反行和解，致病者阴枯津竭而死，不日后药之非，而曰前药之误，此同道中之积习也。又如旁人，或亲或朋，略明药性，见医见药，强为辞说，动曰如此药断不可服，或曰寒凉太过服之必败，此时病家处惊疑之际，心本无定，又闻亲朋如此之言，以为旁观者清，遂致停药，因而致败，败后亲朋仍不知已之误，而犹归咎于前药，诚可痛恨也。更有病者素处膏粱，性多执拗，不肯服药，或父母姑息，药不尽剂，或暗换汤液，阳奉阴违，在医前云药已服完，病未见减，反责不力。如此种种，医者抱屈，何处伸耶？

治温证不急去邪胶执养阴贻误论

温病热毒之邪熏灼脏腑，为害最烈，急早凉下，乘其贼势萌动，羽翼未成，使贼不能猖獗，一鼓而先灭凶首，不但贼势易溃，而城郭仓廪亦无受伤之处，岂不万全。奈人不能见真守定，视膏、黄、芩、连如蛇蝎，守养阴化邪为良方。殊不知温邪如火，人身如釜，津液如油，煎熬脏腑，势不焦枯不已。若不急抽其薪，徒事扬汤止沸，实与养痈无异。更有扶正祛邪，似属稳当，然此为正气虚者立言，非为邪气实者立法。如果体质素弱，阴阳久亏，或病后，或亡血后，自当救虚为急，养阴扶元之法所必需，岂可一例论哉！譬如空城遇寇，必先措置粮饷，充实仓廪，然后开门拒敌，自无不利。若温病初起，邪气方盛，急行攻逐，使邪不伤阴伤元，而养阴扶元之意即在其中。倘遽投滋补，是犹遗敌兵而资盗粮，害莫大焉。余历此证十有余年，得心应手之处，指不胜屈，故不惮反复详述，诚以生命为至重也。

治温证误投辛温香燥重竭真阴论

病有正治，有反佐。正治者，治寒以热，治热以寒；反佐者，治寒病以凉药为向导，治热病以温药为先锋。若温病，则正治可，反佐不可，误治更不可。盖温病本属阳邪，治阳邪以阴胜则真阴不伤，舍正治之法无二策也。若泥于古法，或任意反佐，真阴受伤，终归必败。更有甚者，辛温迭投，香燥频进，或曰事先防，祛风发表，或连投苍朴，燥湿温中，其尤甚者，姜附香蔻种种温燥，不止一端，是何异火上加油，岂不益助其焰！吾见舌干起刺者有之，舌赤如绛者有之，脉象细数、皮肤甲错、筋抽直视者又有之。噫！真阴已竭，病者死矣。问何以致此？曰：非温燥药之过，乃治温病者误投之过也。夫辛温香燥，应于寒湿之证，原属神丹，用为温病之方，何殊戈戟？此亦如膏黄芩连不宜于治寒而宜于治热，使治温病者省心自悟，无误治之愆，庶几赫赫炎威，顿变清凉福地，岂不快哉！

温证下不厌早有首尾宜下辨

考《内经》治温病，刺五十九穴以泻热，明乎温病当以泻热为急，后人因之而立下夺之法，本即《内经》之意而变通之。盖温热内蕴，津液受伤，虽在初起之时，即宜攻下，万勿泥伤寒先表后里之说。昔贤谓温病下不厌早，诚至言也。下之者，使邪即出，无停留之意，故温病服攻利之后，必有水沫随大解澼澼而出，邪轻者色黄，甚者色赤，剧者色黑，此即无形之热邪下泻，原不拘于结粪之有无，若必待痞满实痛而始行之逐，不亦晚乎？其尤要者，虚人实邪于攻邪之中，必视其何脏之虚，照应虚处，为吃紧要着。如邪胜于虚者，先去其邪，继补其虚；正虚于邪者，先固其虚，后攻其邪。或先攻后补，或先补后攻，或一攻一补，惟医者圆通变化，明体达用，存乎其人，非笔所能罄也。至温病之邪伏而后发，不似风寒外感，可一汗而已。是以温病投凉下之剂，多有病势猖獗，昧者说为错治，每每更医换药致误，不知伏邪犹之伏匿之火，扬之则焰起，非大下叠下，焉能胜此燎原之热势。常有石膏用至数斤，大黄用至数两，首尾不彻，始获全功者。大抵温邪传变不一，非一下即能净尽，古人原有如剥蕉心之喻，其邪势轻者，一二剂即愈，重者非叠下不效。若畏药峻猛，怯不透下，欲不至腐肠烂胃者，几希矣。医者惟见真守定，方无妄治之虞。孙真人曰：胆欲大而心欲细。其斯之谓欤！

治温邪首重凉下终或温补及不宜妄下过下论

温邪一证，屡经汗下，邪虽渐解，而真阳真阴自无不伤。或其人素本阳虚湿盛，或调养不善，以致反复，而症现面青、寒热、食少、便溏、舌苔白滑、脉来无力，虽有热象，不得仍以前邪正治，自当辨明阴阳虚处，为吃紧关要。如阳虚，轻者香蔻、六君、补中益气，甚者参附、理中；兼阴虚者，理阴为主，纯阴虚者，六味为主；余邪不尽，少加和邪之品，方可救末路之危。至下之不当谓之妄下，下之无节谓之过下，妄下由于辨证之不明，过下由于权衡之失度。若辨证明晰，如温病兼表不宜妄下，妄下则有引邪入里之戒，胸积痞满之危。甚有夹湿、夹痰、阴阳素亏、肠胃素弱，以及老人、虚人、病后、亡血后诸证，自不当遽然攻下。吾又见权衡失度者，诊治温病，惟守下法，无分虚实，莫辨阴阳，愈下而舌苔愈黑，甚至干红无津，仍然肆行硝黄，置养阴之法为无用，或叠下而热更增，仍投双解，视和邪之方为无济。病缓药急，药七病三，病去元羸，合扶元之功而不讲，且苔退热轻，病去而下药不微，阳虚阴败，病后而补剂不施，贼去城空，终归罔济。过下之失，又如此也。甚矣，温病不宜妄下，不宜过下，稍一不慎，而当下不下者，转得因以借口，可勿戒与？然而妄下过下之害，实同一辙，惟临证时神而明之，存乎其人耳。

《温证指归》卷一终

赘　语

论温证之书，章虚谷先生之《医门棒喝》发明实多，是以王孟英先生所著《温热经纬》采其说者不少。社中刻本又有吴鞠通先生评批，世无流行，本书未提及，故赘数语。

温证指归　卷二

江宁杓元周魁澹然子著

绍兴裘吉生刊行

慎　始

温邪慎始，最为要着。常见伏邪轻而发之，缓者尚可迁延时日，若伏邪重而发之，速者一病舌即干红，或紫，或黑，人事异常，身体散漫，不能站立，颇似虚象。误认为虚，投以温补，往往一二日即毙，可不慎欤？甚有不热反冷，心腹绞痛，酷似中寒，认明舌苔，一见红紫裂纹，或口渴引饮，不论脉之浮沉，放手施治，无不迎刃而解。倘病家医者疑似畏怯，必致轻变重，重变死矣。更有始治不善，邪化不净，延致潮热津枯者有之，肺伤咳嗽者有之，肌肤甲错、骨立而死者有之，此时继有良工，莫可如何。初起轻者，神解、芳香、升降选用；重者非大剂双解不可，或黄连解毒合升降散亦可；夹表者，败毒散合升降为妙。

温疫之邪，本天地秽恶之气，古人所以饮屠苏、采兰草，取芳香之气重涤秽也。如神解、芳香、升降、太极等方，皆逐秽之剂，故首列之以冠群方，与古人之意有深契焉。

发热恶寒

温病发热，是阳邪外达之机，温病恶寒，乃阳气内闭之象，故与诸证发热恶寒不同。诸证发热恶寒，诸书俱已辨明，兹不复赘。惟温病发热必蒸蒸然由里达表，摸之在肌肉之分，夜盛于昼，或寒，或热，或冷，或麻，不欲近衣，参之脉象，或沉，或伏，或浮，或大，或数，甚至至数模糊，面色晦暗，神识不清，舌色黄赤，咽喉干痛剧者，一身悉痛，两胁胸腹痛甚。以此数证辨之，温病之发热恶寒，自不能混于他证矣。初起宜清化汤、神解散，如舌苔已黄、大便秘结者，加酒炒大黄下之；或合升降散、太极丸。兼表者，荆防败毒散；兼寒者，九味羌活汤之类选用。如人素本阴虚，受温邪不能外达，先有泉竭之危，腰必痛甚，与大剂六味合生脉先救水源，再治温邪；如人素本阳虚，恒多自汗，怯风恶寒，感受温邪，自当暂以维阳透邪，如玉屏风散用生芪合神解清化，或芳香饮，或人参败毒散，皆可选用。此二证当参四损四不足条参看。温病后寒热，又当参虚实治之。如余邪未净，仍当逐邪，热方能退。无邪方可清补养阴，更有湿郁发热，愈投凉解而热势愈甚，烦躁不宁，或有汗，或无汗，口干不饮，再视舌苔或黑而润，或黑中边白，或灰黑不干，小便清利，脉虽长大，必兼软濡之形，此湿郁之热，有似温热也。总以舌润不渴为辨。药当以参附、术附，维阳化湿为主，热始能退，若再投寒凉，必殆。此温证行时，偶有之证，不可不笔之于此，以俟临证采酌。更有阴阳双亏，有汗、发热、面赤、心烦、躁扰不宁、脉大无力，又当以十全大补汤为专治，一概寒凉皆非所宜。

不　热

温热之邪，自口鼻吸入三焦，三焦乃手少阳所属，少阳为枢，出表则热，伏里则不热，其理显然。征之内证，舌心干红，咽或痛，口或干，心中嘈杂作烦，夜卧不宁，二便或有或无，时或恶寒作麻，脉必沉数，悉属困郁之象。郁极必热，热则变证不一。审明脉证，轻以败毒、清化、神解、芳香，择其对证主之，重以升降、双解缓缓间攻。亦有始终不热而愈者，亦有因揭宣而病势加重者，乃邪因宣而外达，自当叠进双解，务以邪净为止，万不可半途而废。凡视此证，必须先向病家说明病情，使彼疑释，方可放手医治。若徒执仁心，恐遭谤议。

寒热往来似疟

寒热往来在伤寒为少阳，现证温病有此，亦属半表半里之邪，与恶寒发热不同，亦与疟不同。盖疟发有时，确有定期定证可据，恶寒发热是一时兼至，故与寒热往来，热已方寒，寒已方热不同。但温证中多有似疟者，或先寒后热，或单热不寒，参看舌白如粉者，达原饮加柴胡。苔黄、舌赤、脉数、口干、便赤者，增损大柴胡汤下之。但寒热往来，在初起时，邪郁少阳，少阳为枢，传里则重。始则四肢作麻，寒热往来，继则热多寒少，再则但热不寒，是温病入里为重。治法于初起时寒热往来，宜用芳香神解加柴胡、薄荷，热甚加大黄。如热壮烦渴，增损大柴胡加花粉为妙。若邪溃后用小柴胡汤或参胡三白散加减调治。如正气已虚，寒热往来，又当以补中益气、柴芍六君。兼阴虚者补阴益气参用。

头　痛

（附巅顶痛头目胀）

温病头痛乃热邪上干清阳，故头痛面必赤，神必烦，舌必红，脉必数。认明证候，急与清化、升降之方，使清气升，浊气降，头痛自止。如热甚口渴，则白虎汤、玉女煎最妙，羌防芎芷皆非所宜。如兼风寒，面必收束，色必惨暗，舌必白滑，外必恶寒，自当先行散表。审明痛在巅顶属太阳，痛在满头及眉棱骨者属阳明，痛在两角属少阳，兼暑者必在夏月，皆照加引经药可也。惟温病头痛，浑浑不自知其所苦，所以温邪最易昏人神识也。更有素本真阴真阳皆亏，一遇温病，正不胜邪，阳虚头痛必现，面青、肢逆、恶寒，喜见灯火光，旋又畏之，缘有伏邪故耳，治法从权，暂投参茸膏，贫者党参、桂枝借用亦可。阴虚头痛面必浮红，舌必干紫，口或渴不饮，恶见灯火光，宜六味地黄先救肾液，再治温邪可也。

温邪头目胀，乃热邪上蒸，初起轻者，清化菊花天麻；重则凉膈加荆、防、天麻之类，或神解太极下之。如阳明有热目胀，加石膏；舌黄，宿食也，用保和丸、二陈汤，或查麦、神曲、莱菔、厚朴，皆可选用。如屡经攻下，头目胀者，又属阴虚，宜六味地黄汤治之。

头重头眩

《内经》曰：因于湿者，首如裹。此乃

湿热上蒸之故，是以头重，温病亦有之。兼湿者，脉必濡滑；温热者，脉必长大而浮，宜用升阳苦降之药，如清化汤加羌、升、防、芷、龙胆、大黄之类。至头眩，在温病悉属热邪伏郁中焦，干犯上焦清阳之位，是以眩然如晕，脉必寸大于关，宜用升降散、清化汤，如菊花、天麻。至有兼风、兼痰、兼虚，吴、戴二氏辨之甚详，兹不再赘。惟肾气素虚之人，一过温热，大耗真阴，阴不下吸，阳无所依，上为眩晕，又当照肾不纳气条治，非大剂潜镇之品不可，如六味地黄加磁石、黑铅。如真阴虚极，少加参附亦可，此脉重按必空散，或不及尺，以此为辨。

身体痛

（附身重）

温病身体痛与伤寒有别，寒邪乃严肃之气，气主收敛，中人肌表，故身体多如缚束而痛。温病乃亢厉之气，气主散漫，中人三焦，浮越诸经，营卫怫郁，身体多如损伤，胀闷而痛，参看面色，或垢、或赤，脉或伏、或弦数，舌苔或白、或黄，舌本必赤，且多红点，辨明色脉，外证虽现发热、恶寒、头眩诸表证，自不得误认表邪而用表药发汗。初起宜照《寒温条辨》例，用神解、芳香、升降、双解诸方，随其轻重斟酌。至于阳虚者，身体亦痛，外必有恶寒、作麻、自汗、神倦别之，黄芪建中合透邪药可暂用。阴虚者，身体亦痛，乃营血不通，以夜热、脉细辨之。湿胜者，身体必重，头如裹，身如石，脉必濡软，逢阴雨更甚辨之，此温病之外杂证。身体痛者，又不可不详辨也。

项背酸痛

项背全属太阳，初起酸痛，乃邪越太阳也，神解、清化为主；如兼寒邪，九味羌活为主；或兼狂躁，热壅其经也，石膏、黄芩为主；屡经汗下，热退而项背酸痛者，血燥而筋不荣也，六味四物为主。

腰痛腰酸

腰者，肾之府也。因病致酸痛，其中虚实不可不辨。所谓实者，邪也；虚者，本也。如太阳经感寒，腰必酸痛；感湿，腰必重痛，如坐水中；气滞，痛必流走。此杂证之腰痛、腰酸也。若温病则不然，热邪深伏，出表则浮越太阳，困里则直逼少阴。设肾不虚，贼邪因何直入？古人所谓邪行如水，惟注者受之，良有以也。此温邪最剧之候，十难全半。若不先救真阴，邪何由化？当与大剂生脉、六味加化邪之品，预救真阴以全生命。若不预为筹画，肆行攻伐，则邪正俱亡，肢冷、脉微、舌黑、苔刺、直视、遗尿等证，势所必至。如感邪极重，腰痛如折，防火燎原，必须急下救阴，或于下法中佐用水之品，或朝服六味，暮投双解，务于临证酌行，非笔所能罄也。至于病后腰痛，虚不待言，又当以六味地黄加参茸为主，余可类推。

腿膝胫足酸痛

温邪初起时，腿膝胫酸痛者，邪在太阳经也，羌、独、艽、防、牛膝、防己为主。痛有因脚气瘤疾者，于治温邪药中加槟榔、木通、灵仙、艽、防。以上四证兼见，再加头痛、身疼，又当汗下双解为主。如未经汗下，则以九味羌活加牛膝、木通、豆豉、艽、灵之类；如已经汗下，表邪已解，则当察邪气之有无，正气之虚实，专治筋部，免致残废为要。如余邪不净，则清化方中加苡仁、牛膝、木瓜，筋挛则秦艽、木瓜，筋缓则苍术、防己，红肿则赤芍、丹皮之类；若无余邪，尺脉虚小，肾阴不足，又当以六味、牛膝、知柏，滋益阴精为主。惟足软，或肿或痛，站立不起者，乃软脚温也，苍术白虎汤合神解散方为合法。

肩臂酸痛附腕痛

肩臂酸痛，手太阴经脉受邪。温邪初起，神解加引经药。汗下后肩臂痛甚，经隧阻滞，脉弦有力，证多热渴者，神解加秦艽、银花藤之类。血脉空虚，脉濡无力者，证多痿困，四味六味为主。至腕痛，乃风淫末疾，初起解表，病后和血，与肩臂痛同治。

周身骨节酸痛

周身骨节酸痛，在他证是寒邪凝结，表散为是。温证有此，是邪伏极深，不易透化，非双解不可。

拘挛瘈疭痉

（附筋惕肉瞤）

温证首尾皆有拘挛、瘈疭、痉痓之病。初起时，邪困三焦，经络滞塞，或夹风湿，表里困郁，太阳经气不行，常有此证，一经汗下，经气一通，诸证自平，或屡经汗下后，或病愈后，或其人肝阴本虚，风火内炽，或夹余邪，亦有此证。治法又当以养荣血为先，祛邪次之。若因循失治，恐成废人矣。汗下之法，增损双解或加艽、羌、威灵、牛膝以引经，或加二妙以化湿。惟麻黄断不可用，盖辛温发汗，恐竭真阴，此温病之所以异于伤寒也。末路治法，养荣清邪，清燥养荣汤、柴胡清燥汤对证选用，俱可加僵蚕、犀角、羚羊角、忍冬藤、钩藤、木瓜、白菊花、桑叶、白薇、丝瓜络之类。至筋惕肉瞤一证，不但温证最剧，即杂证亦然。筋所以惕者，无血荣也；肉所以瞤者，无气调也。气血既败，人岂能生？更有热邪失下以致真阴枯竭，症现舌黑、神昏、直视、遗尿、呃逆、肢冷，在无邪尚属败证，况炎枭未灭，一身有限之气血尽为邪耗！纵有良工，其如病之不治何然？而医为仁术，岂忍坐视，据证论情，惟以生脉合六味地黄加犀、羚、牛黄、金汁之类，大作汤液，日进数斗，或可希侥幸于万一也。

诸　汗

温病有自汗、盗汗、狂汗、战汗之别，更有无汗者，不可不辨。温热之邪，天地厉气，自口鼻吸入，由里达表，易于自汗。或其人素本多汗，一遇此邪，甚至淋漓不止，不可以表证论，神解、清化合白虎。如兼六淫，自当随证加减。如邪困膜原，舌白如粉，又非达原不可。盗汗多在病之中末二路，不是余邪潜匿，即是营血热溢，清其邪盗汗自止，增损小柴胡出入加减主之，当归六黄汤加浮麦亦可。惟狂汗一证，必须细心研究。温热盛时，或手舞足蹈，烦躁不宁而后作汗者，最为骇人，须验其作汗之状，面忽浮赤，脉多浮大，人事了了，方是作汗之象，否属狂证，三黄石膏汤、白虎汤、竹叶石膏汤为最至。战汗一证，向用达原治半表半里之邪，每多战汗而解，战时摇床撼榻，邪正相争，气闭，脉伏直似死者，气宣汗出，即时而愈。有一汗不已而再战者，有单战而不汗，对期复战，有汗者生，无汗者死。有战一次不能再战，屡下而愈者。有不能再作战汗，即加沉困而死者。总因人之强弱耳。凡战汗之时，不可服药，补则助邪，下则伤气，应听自然，再观脉证施治。战汗时，或多与热米汤饮之，助其作汗。大抵战汗之脉，以浮为佳，邪出于表也。虚散微细，应有变证，煎人参汤以待之，防其脱也。然必察其战后，邪净而气欲脱者方可用。若贫者，米饮代之。战汗后脉静者吉，躁疾者危；气平者吉，气粗而短者危；神清者吉，神昏者危；舌痿不能言者死，目眶陷者死，目直视无光者死，戴眼反折者死，形体不仁、水浆不入者死。战汗虽为佳兆，亦有吉凶。尝见服大汗药毫不得汗而饮冷水得汗者，又有服下药得战汗者，凉血活血养血得战汗者，生津益气得战汗者，种种不一。当知战汗乃阴阳交和，表里通达，自然而然，非可强致也。近年以来以达原之法治温病罔效，以解表药治之亦不效，然后揆之以理、验之于舌脉，则与达原有别焉。达原之治温邪者，寒热往来，舌白如粉，脉多长滑，是以溃半表半里之邪，每多一汗而解。直待舌苔转黄，方行攻里，此所谓表里分传也。较今之温证，一病舌即红赤，或如紫绛，亦有白肥，多杂红点，初起时脉反沉伏，肢反逆冷，邪逼于里则亢极似阴，亦有一病即脉现洪大，口干咽燥，有渴有不渴，外虽憎寒作热，甚则作麻，表之不应，汗之无功，投以双解，大便频行，热沫时下，往往无汗而热自解者。亦有一下而汗自得者，始知六气更迁，运转相火，三焦受邪，不同湿土司政，故草果、槟榔、厚朴一切辛温之品，皆非所宜。他如运转寒水，则今之膏、黄、芩、连，与昔之草果、槟榔、厚朴，前后同一辙也。

头面肿耳旁肿

温邪头面耳旁肿，乃热邪上溢三阳，溢于太阳则头肿，溢于阳明则面肿，溢于少阳则耳旁肿。头肿者，俗名大头瘟，此证最恶，治不宜缓，缘清阳为浊邪所干，最易滋蔓，急用普济消毒饮加野菊、大黄。面肿色赤属温热，宜用荆防败毒散加白芷、葛根、芦根、石膏、滑石等药；如舌黄口渴，谵妄便赤者，增损双解；若面肿，色黄色白者，皆属风温，即《内经》面肿，曰风之证，又当从神术、青龙、越婢诸法而参酌之。至于耳旁肿，亦名时毒，初起只宜疏散，不宜敷贴，致邪内闭。如红肿坚硬，则有溃脓之患，并宜荆防败毒散加柴胡、牛子，甚者，加制军下之，增损小柴胡汤亦可。

颈项胸红肿

温邪颈项肿，乃邪郁阳明，兼夹风热，俗名捻颈瘟，又名虾蟆瘟，宜普济消毒加生军、石膏、葛根之类。余邪发颐，又当参虚实治之。至胸前红肿，有赤起小疹，羊毛瘟多有此证。亦有不见此形者，治法不外乎神解、双解，总以邪之轻重为准。

周身红肿

温邪周身红肿，一则热为寒伏，一则热邪外溢，最佳之象，宜用清化汤、神解散。如红肿如疹如霞，宜荆防败毒散加僵蚕、归、芍之类；如颜色紫暗，或片或块叠叠，或如葡萄，或如玳瑁，又属葡萄疫，玳瑁瘟也，宜普济消毒饮或犀角地黄汤为最。此瘟疫门中周身红肿之大概也。至于病后周身肿亮如灯，或目下卧蚕，脉象沉滑，又当作风湿治，开鬼门、洁净府诸法，又在所必需也。

发　黄

温证发黄，乃邪热侵犯肝胆，非湿热郁蒸阳明可比。脉必弦数，口必苦，心必烦，胁必胀，一身尽黄，两目如金，小便如血，夜卧不安，舌尖红赤，茵陈蒿汤倍大黄为专主，或增损小柴胡合温胆、导赤皆可选用。兼呕者，橘皮竹茹汤加茵陈、枇杷叶；如瘀血发黄，面色不荣，必多晦滞如烟熏状，小便自利，茵陈蒿汤加桃仁、归尾、僵蚕、丹皮、栀、滑之类破瘀化热为主；如兼湿热，色亦黄，多暗垢，舌白，不渴，小便不利，以此为辨，茵陈五苓散或益元散加苍术、白蔻之类，甚者理中汤加附子；如胸闷、胁胀，兼憎寒作热，脉或弦长滑大，苔虽白必兼红点，达原饮加茵陈、栀、滑之类主之。至于女劳黄、酒黄不在此例。

发斑疹

（附葡萄疫、玳瑁瘟、疙瘩、瓜瓤、捻颈、大头、软脚诸瘟）

温病发斑与伤寒迥别。伤寒之斑，寒郁化热，热伤胃腑，或失表散以致热邪内郁，燔灼荣血，阴液尽竭，或失下以致病邪内陷。故伤寒发斑则为病笃。温病发斑不拘轻重，无论红紫，皆由热毒聚于胃，胃为多气多血之腑，足以敌邪，力能化邪于肌肤之外，为斑为疹，故为病解。况温邪由里达表，非伤寒经邪传变可比。常见患温者，得能发斑发疹，邪向外化生，全者多。但斑疹一见，急须神解、清化。轻者，消风败毒倍僵蚕加牛子、元参、石膏、浮萍；里实者，加大黄；重者，大剂双解加犀、羚、板蓝、野菊花，重用石膏；如唇齿肿黑，口臭异常，或兼肉瞤筋惕，邪不能出，急加生地、蚯蚓汁、丝瓜瓤，以透经络之匿邪；有患蓄血发斑者，斑形棱角，血必先蓄而斑后见，于前法中加桃仁、红花、苏木之类，至葡萄疫已在御纂《医宗金鉴》发明不赘。惟玳瑁瘟庞安常仅言其证，未备其法，又如疙瘩、瓜瓤、捻颈、大头诸瘟悉属瘟毒肆虐，治法亦不外普济消毒、增损双解、大小清凉、清化等方，择其对证施治。惟软脚瘟一证，必兼湿邪，加苍术于凉解方中，诚为合法。

烦　躁

温证烦躁与他证不同，古人原有烦为心烦，躁为肾躁之说，在温邪悉属热郁。邪轻则烦躁轻，邪重则烦躁重。有一病即烦躁者，症现憎寒发热，败毒散、冬月九味羌活汤；有传变烦躁者，舌黄、渴饮、身热汗出，邪已到胃，增损双解散、三黄泻心汤、加味凉膈散选用；舌苔已黑，人事渐昏，邪入心包也，犀角地黄汤加羚羊牛黄、黄连解毒汤、紫雪选用；屡经汗下，表里俱清，而仍烦躁者，阴液伤也，生脉散、六味地黄汤、吴氏诸养荣汤、杨氏大小复苏饮选用，或用汗解、清利、滋润诸法；不应，而烦躁更甚者，当细验舌苔，若黄黑苔中夹一块白润，是为夹水，或平素胸有痰饮，或未病时曾饮冷物，或初烦躁时过用生冷，或过用清凉太早，皆能停饮于胸膈胃脘之间，热为寒伏，外不能达表，内不能传腑，故烦躁转盛。验舌之后，细按胸胁，满痛而软，辘辘有声；再诊其脉，右寸关或弦紧，或缓滑，皆停水确据，当以苍术、半夏、莱菔先消其水气，然后治其烦躁，无不应者；甚者加醋炒芫花，不论舌苔有无黄黑，而少腹或有痛满处，但烦而兼小便不利者，即属水气，当以导赤、泻心、猪苓、四苓、益元利其小便，所谓心邪不从心泻而从小肠泻也。

呕吐自利

（附吐蛔哕呃）

呕吐、自利，乃温病中最善之候。何也？邪自口鼻吸入，先中上中二焦，胃不受邪，与邪相拒，在上则吐，在下则利，已具分消之势。惟呕有别，邪犯阳明、太阴者呕，有口气者属温证，无口气者属杂证，不可遽用寒凉，使邪不能透达、传化。虽时有肢逆，脉沉，亦不可妄用温热，致增呕势。甚有舌紫、神昏，毒邪上犯清道，急当下之，下即不呕。若已发热，舌白而呕者，吴氏达原饮加半夏。有三阳证兼三阳加法，如舌赤、苔黄，又当兼神解、太极，使表里宣畅，其呕即止；若呕而烦渴，邪犯胃也，白虎汤、玉女煎加芦根；若呕而舌黄、胸有痛满处，橘皮半夏汤；夹实，加枳实、楂麦、神曲；若呕而舌白，心下脐上悸，小便不利者，有水气，四苓散加半夏、木通，或益元散利之；若呕而满痛拒按者，大柴胡汤、调胃承气汤选用；呕而口苦，邪犯少阳，增损小柴胡汤；不寐者，温胆汤；有干呕不止，舌干口燥者，胃受火伤，竹叶石膏汤；若屡经攻下、呕不止而舌无苔，多汗心烦，中气伤也，大半夏汤或香蔻六君子汤合定中汤煎汁频服；若呕甚吐蛔，利甚便蛔，皆属脏伤之象。甚则哕呃，神昏，已蹈危机，经所谓脏败者，声必哕呃，证更危，尤当详察。如声自丹田而起，一则应下失下，热邪伤阴，发为呃逆，调胃承气汤佐益阴之品，加刀豆子、柿蒂苦以降逆，或可十中救一；一则真阴枯竭，肾不纳气，吸不至肾，呃声频频，舌黑而神不昏者，缘邪轻正惫，归气饮最捷，加刀头子、柿蒂更妙。更有一种多郁喜怒之人，或夹痰滞气与邪抟，呃声必从两肋而起，虽呃至摇床撼榻，视舌或黑而肢不冷，当以散郁开气化痰之剂，使邪气宣扬，自有生理，逍遥、越鞠、代赭、旋覆、四七皆可选用，不可以呃逆尽弃为不治之证也。

唇燥裂赤紫淡白

阳明之脉绕唇，温病唇燥、唇裂、色赤、色紫，俱属热毒困于中焦，阳明热盛之象，宜用白虎汤合神解、升降、竹叶石膏汤。如兼苔黄、舌赤、口渴、壮热、烦躁、脉数者，双解散重用石膏，或增损凉膈散加石膏，随证与之；至温邪初起，邪伏三焦，或匿膜原，未经宣达，唇色困暗，颇似淡白，不可用温药，当与清化、神解、芳香、达原选用；如温邪退后，唇淡、舌白、脉来无力、倦怠、少神，又属虚象，宜用六君子汤；或其人素本阳虚，胃弱多湿，当与理中汤、金水六君煎；如余邪未尽，热犹未清，参胡三白散加味为最；脾虚不运，资生丸食后服再；如便溏少食，参苓白术散调之。

鼻孔干黑

（附鼻煽扇）

鼻乃肺窍，风寒外袭则鼻流清涕，荆、防、前、桔、紫苏为主；温邪内郁，则鼻孔干燥，肺热则清化加薄荷、麦冬，胃热则烦渴，葛根、石膏为主，腑证则苔黄而渴，增损双解三黄石膏为主；伤津液肺燥，麦冬、生地合大小清凉饮为主。热在经者，十之五在腑者，十之二三亡津液者，十之一二至鼻孔黑如煤烟，温热灼肺已极，由干燥失治而热急，当清下，少缓则肺胃焦枯矣，三承气合白虎或三黄石膏加犀羚芦根，或犀角大青汤，视其兼证，择而用之。总不及增损双解重用石膏为端主。尤有鼻孔煽扇一证，有虚有实，实者缘鼻为肺窍，肺为华盖，外合皮毛，易于受邪，风寒外袭，痰火内壅，两相抟激，遏抑不宣，气粗有声，喘咳，胸满，不渴，又宜苏叶、前、桔、荆、防、葛根、莱菔、白芥、黄芩主之。惟麻黄一味，断不可用，忌其温散也。兼寒者，暂用亦可；虚者，肾气不纳，呼多吸少，出入息微，多死。此证必得之屡经汗下，或其人色欲过度，肾脏本亏，急用大剂六味加麦、味、牛膝、枸杞、黑铅，或可百救一二，加人参亦可。

舌苔强燥卷短痿

古人云：论病寒热，以二便辨不及舌辨为准。盖舌乃心苗，有诸内必形诸外。惟温热一病，邪由吸入，游溢诸经，心为之主，故一病观其舌而知其病之吉凶。如温证苔黄舌赤，或多红点，用升降散、神解散。兼喉痛者，清化汤加牛子；兼风寒者，苔必白，荆防败毒散、香豉汤；兼湿热者，苔必白滑，加苍术为专治；兼暑者，舌必纯赤，或喘之，暑在表者，实人以升降散合香薷饮加葛根、黄连，如烦渴竹叶石膏汤；虚者人参白虎汤、生脉散，量人虚实与之；夹食生冷，凝滞中宫，苔必白厚，或如白粉，吴氏达原饮加香薷、藿香、砂仁、莱菔、青皮、山楂之类；至深秋早冬之际，燥火当权，一患温邪，阴津立亡，舌必干红无苔，口鼻如火，皮肤皱揭，筋缩爪枯，金从火化，反见恶寒不渴之象，若误为寒湿，投以温散，无不危殆。初起时神解合升降，烦渴者竹叶石膏汤、雪梨浆、玉女煎更妙，或吴氏清燥养荣汤、养荣承气汤加犀、连、石膏、僵蚕、大小清凉饮；温邪直入心包，人事昏闷者，急与紫雪或珠黄合天水散、灯心汤下；如冲脉为邪所伤，厥气上逆，重用白薇降之；至舌燥，乃热邪聚胃，津液受伤，急下急清；舌本强硬，为热为痰，急宜清下，须加消痰之药；兼白苔者，膈间未经煎熬，其痰尚湿，佐以半夏增损大柴胡汤；兼黄苔者，已经煎熬，其痰渐燥，蒌贝小陷胸汤；兼黑苔者，热极，痰亦为火，佐以牛黄方效；若无痰，舌色正赤，深紫，燥裂而强者，热毒蕴于心包络也，三黄石膏汤加犀角、牛黄或紫雪，急彻其热。舌燥虽与舌强相类，而燥属胃主热，强属心主痰，差有别焉。又舌短而痿，舌硬如木，乃虚脱已极，大补及滋润或可百救一二。若屡经汗下，清热消痰而舌强者，又当与舌痿同治。又舌卷一证，一见黄苔，即便当下，失下则必由黄而黑，更生芒刺。再失下，舌必短缩，为下证至急之候，宜大下叠下方，和缓则不救。

胸背胁肋腹痛

（附胀满、羊毛温）

温证胸背胁肋疼痛胀满，俱属热邪深重，怫郁三焦，由里达表，不能透化，最为凶逆。治法轻则清之，重则夺之，轻则如清化、芳香、神解诸方，加薄荷、竹叶、蒌、贝；甚者加味凉膈散、诸泻心汤；如邪犯膜原，舌白如粉，又当以达原合三阳加法为主；至于诸痛胀满，乃温证中最剧之候，每每初病时，不渴，不热，身无大苦，微觉痛楚，参之舌赤脉数，便黄、口苦、夜卧不宁等症。若视为泛泛，不即祛除，直待猖獗，变生仓卒，莫可救援者比比。尝见腹痛不热，一二日即弊者，弊后浑身青紫，直似痧胀，良由秽恶之气闭人清窍，闷人关隘，致血脉不行，荣卫不通，所以弊之速者，气闭也，浑身青紫者，血凝也。似此迅雷不及掩耳之凶候，当遵《内经》刺穴泻热之法，外用针砭，内投双解，轻者一二剂，重者数十剂，使闭者开，闷者宣，何败之有。倘畏药峻猛，或半途而废，轻不中病，终归必败。业医者一见此证，审明舌色形证，见真守定，放手施治，不但元气不伤，抑且邪去正安。设遇此证，不妨向病家说明病之凶恶，必须早治，庶可幸全，迟则无益。今特笔之于此，望业医者以仁宅心，务以生命为重也。

又羊毛瘟邪一证，大都胸背闭闷，余每踵其法而治之，活人甚多。若不申明闭闷二字，何以释医者病家之疑，试观痘之闭闷，初病亦无大苦，转瞬腰折头倾，目泛红水，胸闷气促，斑点丛生，痘形不见，窍血肉紫，非闭闷之明验乎。大抵痘与瘟同一疫邪也，而痘之酷于温者，一病即腰折不立，缘胎毒伏于命门，与肾相通，温邪一闭，二火交灼，肾经留邪，断难望生，间有不然，能治萌芽，表里双解，使外疫开而内毒解。余之经手验者，余之子与侄及孝廉路公之侄也，他处未有，多由不能治其萌芽之故。但羊毛瘟痧一证，有何异于痘痧乎？以此悟彼，能治痘之闭闷，即能治瘟之闭闷也。况瘟邪中人三焦，较痘又轻一层，所以人之疑议者上古无此名证，要之痘证，上古亦然。至于“痧”之一字，余历验二十余年，有病解而现点如痧者，非人人病解必有之形，今而后不呼羊毛痧而呼羊毛瘟，可乎？治法总以清凉解散，纵有虚象，当审明何处之虚，加药兼治，为此证始终之关键也。

羊毛温痧治法

羊毛温痧，有轻重迟速之分。感邪轻而发之速者，挑擦固愈，即不挑擦亦愈，药不出神解、太极诸方。若夫感邪重而发之，迟者厉气久蕴于三焦，热象忽彰于一旦，症现胸闷、壮热之形，且有红紫干刺之舌，脉洪、口渴、谵语、神昏，壮邪郁极而发也。不行挑擦之法以泻热，不用双解之法以涤邪，不至胀闷而毙者几希矣。夫证有轻重者，邪也，发有迟速者，邪之化与不化也。故用药得当，邪从外化，则为汗、为利、为吐衄、为斑疹，气血得以条畅，荣卫得以宣和，毛其化矣。邪不外化，内郁于上焦，使肺气不宣，温邪不散，盘踞于上、中、下三焦之间，清虚之府，全成浑浊之区，且肺为生毛之脏，以气相感，毛其现矣。或谓平人之身，得荞麦面久搓则毫毛自落，此说似乎近理，而抑知大有不然。人身之毫毛甚短，而兹之盈寸、盈尺者与此不符。人身之毫毛色白，而兹之，或白、或红、或间五色者，与此更觉不符。况毫毛生于皮肤，而针挑必在肉里，且毫毛遍身皆可黏落，而羊毛独在胸背之间，此其显而易见，不待辨而自明者。即或偶有平人搓出，直与病者无异，每每越数日即病。可见温邪感受，潜伏于里，发之轻重迟速更可见矣，余恭读御纂《医宗金鉴》羊毛疔证，除毛有法，用药有方，黑豆、荞麦粉以涂之，五味消毒饮加军以下之，堂堂惶惶，正治法门，自当遵仿。

其法表里双解之务，使有此证者不致藉口于无此证以自误，非此证者不致混同于是此证以相欺，庶乎同庆生全而医者病者之心两无憾矣。

腹满痛

（附少腹满痛）

腹为胃与小肠之分界，满痛者，邪结在胃也，双解下之则愈。至其中兼痰水、蓄血，各详本门。少腹满痛，邪结下焦也，小便不利，兼蓄水也，四苓散；小便通利，大便色黑，兼蓄血也，抵当丸；如无兼证，但系邪结，双解散。

便脓血大便闭

温邪便脓血有燥湿之分，便血属热，宜凉宜攻，犀角地黄、调胃承气治之；便脓属湿热，清热兼分利为主，分清饮治之。如初起兼疫痢，则当解表为主，仓廪汤最妙，毒势重极，方可下之；如邪在少阳便脓血者，寒热似疟，小柴、苓、芍、木通治之；温邪烦渴，谵妄便脓血者，非叠下不可，双解重剂连下之；兼里急者，加槟榔、枳实。如屡经攻下，便血滑利者，又当以补阴益气加减主之。至大便闭秘，温邪热困，攻下自不待言，更当参看舌脉，如苔黄、口渴、壮热、舌干、脉数，双解散；舌白如粉，三消饮，当分别轻重与之；如大便闭，屡下不通者，阴枯也，生料六味以滋阴液，或合黄龙下之；若人多有此证兼水者，大便多闭，肠鸣，脉弦，当用小半夏汤，甚者加醋炒芫花。如虚人久病人，又当用蜜导诸法，务使温邪涤尽，方可称为良工，其间进退，亦须斟酌。

诸小便

（频数不利黄赤黑多短少遗尿）

温证中小便频数乃热在下焦，宜用神解六一加军治之；不利者，亦属热郁，初起在表时，头痛、发热、小便不利者，热入膀胱也，四苓、猪苓合神解、升降选用。东垣云：小便不利而渴者，热在上焦，法当淡渗；小便不利而不渴者，热在下焦，法当苦寒。此为可据，温邪传里大便闭而小便不利者，当先通大便，大便通小便自利，此时疫为然，他证则否。时疫屡经汗下，小便不利者，阴竭也，生脉六味主之。至少腹如鼓，则无救也。凡小便不利日久，下关不通，必反于上，往往呕吐、呃逆、哕阻，涓滴不能下咽，至汤药不进者，死。用大田螺一个，麝香二分，同捣敷脐上，帛束之，即通。古法用葱熨，及井底泥敷少腹者俱可，但不宜于阴竭之人耳。至温邪初起，小便多赤黑或兼黄色，热甚则赤，热入血分，蓄血则黑，即小便一证，可以验里热之有无深浅，邪在表，小便黄，可用清化败毒加六一；在里，色赤，可用双解、升降；如色黑者，当以逐瘀清热为主，犀角地黄加大黄、桃仁合神解、清化，或大小清凉饮；如清凉大过，表里无热证，而小便赤者，又当以升脾阳为主，不可寒凉。至温邪属热，小便多者甚少，短少者恒多。如初起小便多者，乃热邪未化，当以溃邪为主，神解、升降主之；如屡经汗下，小便多者，属虚也，益气升阳为主，补中益气汤、补阴益气煎皆可；亦有肾虚小便多者，六味地黄汤加五味；湿热下注，导赤、六一合升降散。大抵未下之先小便多者，属热未化，小便必黄，必烦热渴饮，既汗下后，属虚，虚则色必白，不渴不饮，气虚寸脉不及尺，血虚尺脉不及寸，以此为辨。初起小便短少，热在膀胱，宜大小分清饮、抽薪饮、升降、六一加知、柏、芩、连、车、滑之类；至遗尿，乃膀胱失约，急清其邪，遗尿自已，清化合抽薪为主；若有燥结、苔黄谵妄之症，可加大黄；甚者热闭三阳，口渴异常，急宜白虎汤加僵蚕、生地、花粉以解热救阴为主，否则易成消渴；若神昏谵言，苔刺、鼻黑，疟结阴枯，小便自少，多属不治。欲尽人事，惟以大剂养阴攻邪法，或可百中救一。

囊缩

温疫囊缩与他证异者，他证囊缩，寒邪陷入厥阴则囊缩，阴证寒极深中厥阴则囊缩，温证悉属热邪直犯厥阴，断非阴证可比，务要辨明脉证施治。阴证囊缩，身冷厥逆脉沉，温证囊缩，亦身冷厥逆脉沉，然寒热各异，当参看脉象，沉必兼数，或至数模糊，再以舌辨，或紫、或黑、或强、或硬，人事不清，不似阴寒之舌白，可以立判矣。且阴寒囊缩，囊必入腹，如妇人温热囊缩，玉茎必在，此外形之辨也。设遇此证，急以大剂双解下之；如虚人，以黄龙汤破格救之，或六味地黄加僵蚕、大黄皆可。考古书，扁鹊以囊缩为死证，然能极力救援，或者百救一二，亦不负仁人之心也。

多言谵妄善忘

（附呢喃郑声）

温邪多言即谵妄之渐，谵妄乃热邪干犯上焦，当以双解、凉膈、三黄、泻心汤诸方选用。如膈热蒸心，脉洪、身热、汗出、恶热，白虎汤、黄芩汤。痰热聚于中上二焦，脉弦滑，胸痛拒按，小陷胸、增损大柴胡选用；至妇人热入血室，脉必弦沉，心下少腹或有痛满处，增损小柴胡汤加犀地、桃仁、承气皆可；如热入膀胱、少腹满、小便不利，四苓、六一加太极为主，此实证之谵妄也。至于屡经汗下，二便已调，胸无阻滞，六脉无力，又当作神无所倚治。又有呢喃、郑声，乃阴气虚极，心神失守，不可不辨。呢喃者，如燕语也；郑声者，郑重频频，谬语谆谆不已也。皆极虚之象，当大剂调补阴阳。阳虚，参附为主；阴虚，六味为主。如热在上焦，生脉散；中焦，归脾汤；下焦，六味地黄汤、诸养荣汤。此虚证谵语之治也。至于善忘，多因畜血，乃谵妄之渐。如兼脉芤，痛有拒按，虚即照畜血治，桃仁承气、代抵当丸选用；如无蓄血证，又当用双解、清化诸方也。

发狂

发狂一证，乃阳明热极，胃实之象，急当凉下。甚有弃衣而走，登高而歌，逾垣上屋者。盖四肢为诸阳之本，阳盛则四肢实，故能登高也。《内经》以邪入于阳则狂，是皆阳明邪实之象，以增损双解、凉膈之类下之。如无胃实，白虎、三黄、石膏、大小清凉之类清之，此皆实证治法。至于虚烦似狂，而危更胜于实狂也，病后多有此证，或余邪不尽，养心化热为要；或悲忧不已，病在肺也，生脉散；或失精不秘，病在肾也，六味地黄汤；或多郁怒，病在肝也，逍遥散；或饥饱不一，病在脾也，归脾汤。此虚烦似狂治法。更有蓄血发狂，目睛红黄，舌色多黑，桃仁承气、抵当之类加减治之，此其大略也。

沉昏多睡

（附不寐）

温邪沉昏，乃热邪入手厥阴心包，有渐入、深入、直入之分。渐入者，邪犯心经，人事尚清，深入心包，人事半明半昧，直入心脏，则人事全不知矣。皆极危极险之证，当于治温药中加辛温之品。如舌赤、舌紫、苔黄、苔黑、沉困昏溃，双解散加犀角、牛蒡、紫雪之类；如舌净无苔，黄邪已退，余邪尚存，当大养阴液或犀角地黄或生料六味地黄皆可。至其中夹痰水，夹结血，亦令沉昏。惟夹痰者，加蒌、贝；夹血者，加赤芍、桃仁；有燥屎者，加元明粉、大黄，此治沉昏之大概也。若夫温邪多睡，在未经攻下之前，舌黄、脉数，此邪实也，急下则愈。或经汗下，病邪已去，六脉平和，舌苔已退，多睡，醒时了了，此名复阴气，最佳之兆，不可汗下，惟静养消息，勿药为佳，即或投药，当以养阴化热为主。如夹痰多睡，清化方中加蒌贝；夹水，加苓平，甚者加醋炒芫花。如脾虚多睡，病后多有之，六君子、参胡三白散、归脾汤、枣仁生用。虚实既分，补泻各异，又当存乎其人也。至于不寐在温邪初起时，属邪实，每多不寐或夜梦纷纭，皆谵妄之渐也。视邪之轻重，酌与神解、太极清之。至于病后不寐，又属肾阴不交心阳，宜六味地黄合酸枣仁汤加减；仍有痰热侵犯肝胆，当以温胆加连，或因微劳不寐，朱砂安神丸随证酌用。

循衣摸床撮空

循衣、摸床、撮空三症兼见，非大实即大虚之候，邪实正虚者间亦有之。如舌赤苔黄或舌黑起刺，谵妄神昏、脉数、口渴，见循衣摸床撮空者，此实证也，当用大剂双解叠进为是。如屡经攻下后，六脉虚数、舌净无苔、日晡热甚，见循衣摸床撮空者，此虚证也，大剂生料六味地黄煎浓汤液，日进数斗，尽力救援，或可百救一二。如失下，舌黑苔刺，鼻燥厥逆，当以大剂养阴化邪，所谓壮水之主以制阳光，此亦十中救半之候。若夫老人、虚人、病后、亡血后，正气虚极，温邪又盛，见以上三症，又当破格救援，黄龙汤或朝服六味暮投双解皆可。总之，三症兼见，原属败证，能审明虚实，按证施治，或可希侥幸于万一也。

身冷

身冷与恶寒不同，恶寒是风寒外袭皮肤，恶寒身冷是浑身肌肉皆冷。在他证属寒邪，在温证属热极。如温邪萌动，外虽肢逆身冷，恶寒作麻，乃热邪深伏，郁极内闭，脉多沉伏。参之内证，必有咽干、口苦、头眩、心烦、手足心热、眼鼻喷火、睡卧不宁、尿赤、烦闷、舌赤、舌干等症，万不可认为寒邪，误投温表香燥，为害非浅。当以神解合太极，宣化伏邪，使伏邪外达则厥回身热。更当消息邪之轻重，酌与双解、凉膈等方治之。如失下阴伤，病邪困里，亢极似阴，即热深厥深之旨。浑身厥冷，当审明舌色神脉，酌定虚实施治。若舌黑干燥、舌本紫赤、口渴、咽燥、及筋惕肉瞤、神昏、脉细等症，又当大养阴液，佐以攻邪之品，以尽人事，黄龙汤、玉女煎加硝黄皆可选用。至于初起，夹寒夹表，妄下以致邪陷，身冷脉伏，又当从温化之法，宜四逆合归、葛或真武诸方参酌之。惟温病无阴证，姜、附、麻、桂须宜慎用。然寒邪若重，自当随证参酌，不可拘滞也。

耳聋

温邪耳聋，乃少阳邪热上壅清阳。时邪自三焦起，三焦属手少阳，无论初终，皆以神解合小柴胡，清散少阳，耳聋自愈。如病后耳聋或肾水素虚，又当以养阴壮水为主，六味地黄汤缓缓图治可也。

咳

咳属肺病，时邪初起，每多不咳，即有之亦兼他邪。如兼风，脉浮；兼水，脉软；兼燥，脉涩之类，当于时邪方中看所兼何邪，加药治之。如兼风加前、桔、荆、防；兼水，加茯苓、半夏；兼燥，加桑叶、麦冬。更有平素阴虚，干咳无痰，一染时邪，咳必更甚。盖时邪属火，最易伤阴，当于解时邪药中加养阴之味。至于温邪病后多咳，邪达皮毛，周身必发疴发痒，佳兆也，清养肺金自愈。甚有金被火灼、咳至失音，成痿成痈，尽心救治，痿宜复脉汤去姜、桂，痈宜泻白散。吐脓成痈多不可治，又不可一概论也。

渴

温邪为热证，无有不渴，间有不然，或湿热相兼，或邪在血分，或夹水饮，或夹脾湿，此外无有不渴者。初起渴者，宜察病邪之轻重，渴甚则邪甚，渴轻则邪轻，双解升降斟酌与之。病后渴者，当审明邪之有无，渴为有余邪，不渴为无余邪，有余邪则复苏合升降，无余邪只阴虚者，参麦六味为主。

口苦口甘

口苦口甘同为热证，口苦在伤寒为少阳证。伤寒传足，时邪传手，手少阳三焦也，时邪困伏三焦，无有不口苦者，当于神解方中倍加芩、连、知、柏或三黄石膏汤选用。至口甘，为中焦热郁，盖脾胃属土，稼穑作甘，热邪熏蒸，故甘味上溢于口。此证每每舌多不燥，或口不大渴，万不可用温燥之药，于解时邪方中加芩、连、栀子可也。

齿燥

温邪齿燥有邪重、阴枯之分，邪重必兼口渴，三黄石膏合双解；阴枯者，或屡下后，或素本不足，非大剂六味地黄不可。

咽干咽痛

时邪咽干，乃热淫上焦，凉膈散、清化汤；若痛甚，当视其有无结否，无结以甘桔汤、清化汤，有结用凉膈散加牛子、射干之类；或起紫白泡，是为乳蛾，甚有急喉风、急喉痹证，旦发夕死，夕发旦死，不可不慎。内治时邪双解合甘桔法治之，外证另延专司参看可也。

汗法

温证之汗与伤寒不同，伤寒邪在三阳，近于肌表，每多汗解在前。温病邪伏三焦，近于内脏，每多汗解在后。然亦有不发汗而汗自出者，或其人素本阳虚，或湿盛，往往有汗而热仍不退者，大约温邪发汗宜辛凉不宜辛温，所有应汗之证条列于下。

发热，恶寒，无汗，头项痛，背痛腰痛，肩臂痛，遍身肢节痛。

吐 法

吐法古制也，今罕用之。在温病中，如邪拒上焦喘满者，可吐。痰涌膈上者，可吐。此外更有血结胃口，水停心下，及膈间饮证，无不可吐。成方具在，特备于后，以见古法之不可废焉。

壮盛之人痰壅气促，脉滑胸高胸满，脉芤胸满拒按。

以上用瓜蒂散吐之，虚人参芦吐之。

下 法

温邪下法原为泻热而设，本不拘于结粪之有无，故下不厌早，亦不拘于表证之解与未解，即便当下。盖温邪由里达表，必里气通而表汗始得，每有下至一二次或五六次甚至数十次者，惟以邪净而后已。至于老人、虚人，正虚邪实，又当随证斟酌，或兼扶正，或兼养阴，或用导法，是又不可不知也。应下诸证列下。

急下证

舌干，舌强，舌卷，苔刺，苔黑，齿燥，鼻煤，胸腹满痛，狂，沉昏，身冷，发热，汗多，呃逆（有气郁热不可下者已列前条）。

当下证

舌赤，舌黄，谵语，多言，善忘，头胀痛，烦躁，渴饮，便秘，协热，下利，热结旁流。

缓下证

舌苔淡黄，小便短赤，潮热。

和 法

和者，解也，解去热邪即谓之和。仲景惟少阳有和法，若温病则和法多端，不可枚举，而所用之药，有辛凉解热者，有养阴化邪者。或补泻兼施，或寒热并用，化其刚暴，平其炎袅，无不谓之和。至于热在营卫者，以辛凉之味和之，热在胸膈及肠胃者，以苦寒之味和之。至于热入心包，则牛黄、紫雪种种皆和法也。

当和证

寒热往来，盗汗，咽干，头眩，胸胁满，渴，耳聋，小便黄，呕吐，下利，心下痛，痞满心悸，大小便闭塞，寒热，二便自利舌有苔，形体瘦损舌有苔。

热在营卫证

身热汗自出，不恶寒反恶热。

热在胸膈证

身热反减，咳呕哕，咽干，热入血室，谵语。

热在肠胃

便血，便脓血。

热在心包及心证

痴，狂，沉昏，多睡，舌黑久不退。

补 法

温邪属热，原无用补，而有屡经汗下必待补而后愈者，当消息阴阳虚处治之。大抵时邪伤阴居多，亦有阳虚者，当斟酌施治，今将阴阳虚证详列于下。

当补阴证

舌干无苔，舌黑无苔，耳聋，目直视，目不明，服凉药烦热加盛，服攻下药苔更厚，服下药舌苔芒刺更甚，身体枯瘦，用利药小便不通腰膝软痿，周身骨节痛不可移动，多睡，久热不退。

当补阳证

多冷汗，汗出身冷经日不回，小便清而多，大便利清谷，呕吐，用清热开导药更甚，自利用清下药更甚，痞满服正治药而热不退、舌反淡白、恶食。

四损四不足

四损者，大劳大欲大病久病也；四不足者，气血阴阳也。四损由人事，四不足由天秉。然四不足亦由四损而来，如四损四不足之人，复感温邪，正虚邪实，极难施治，攻邪则正伤，养正则邪锢，故补泻兼施，惟在临证审明虚实。如全局属实，内中有一二虚象可疑之处，即当吃紧照顾其虚；如全局俱虚，有一处独见实证，更当谛视斡旋其实。此治病权衡也。若夫表之而头痛身痛更甚，下之而痞满倍增，凉之而烦渴愈加，此所谓大虚有盛候也，急宜补之无疑。尤当察之以脉，如脉浮候盛大者，当审其何部无力，即是真虚处，他部诸浮盛脉皆作假有余看，从而施治，万无一失。以上四损四不足当以补泻兼施为善。又视明损之来由，邪之轻重，如人参败毒散、人参白虎汤、黄龙汤、竹叶石膏汤皆补泻兼施之法也。至于四不足亦由四损而来。气不足者，少气不足以息，感邪虽重反无胀满之形，凡遇此证纵要去邪，必以养气为主，人参败毒散最妙。血不足者，面黄色晦，唇口淡白，虽宜攻利，必以养血为先，四物汤合神解散。阳不足者，肢冷体寒，泄泻夜甚，口鼻气冷，受邪虽重反无身热，苔刺，烦渴，一遇此证不可攻利，先温补，待其虚回，实证全现，然后以治实之法治之。阴不足者，五液干枯，肌肤甲错，受邪虽重，纵宜攻利，必先养阴，待其气化津回，邪多不治自退。设有未退，酌用清利，不可早攻，愈伤阴津为戒。总之，应补应攻，存乎其人，临证斟酌耳。

三　复

何谓三复？劳复、食复、自复也。劳复因病后血气未复，劳伤精神，以致夜热作烦，脉象虚数，是证在藜藿之辈常任，勤劳多无此复，惟膏粱之人，素处温饱，溺于酒色，不必大作勤劳，即偶然应酬动作起居，及梳洗沐浴之类，皆能致复。轻者静养自愈，重者必大补气血，八珍、养荣、四君、六味，参酌阴阳虚实选用。食复者，舌苔黄厚，右关脉滑，轻者损谷自愈，重者保和丸加消导如楂、麦、枳实、青皮之类。若无故自复，乃余邪不尽，如舌上仍有黄黑苔，当酌用增损小柴胡加军。但温病之后阴分易虚，又当慎用加育阴之品为要，邪尽自已，急当培元，甚有复至再三者，惟斟酌病之虚实施治，方为补泻合宜，不致偏弊误人，仁心仁术亦复何愧。

五兼十夹

五兼者，风、寒、暑、疟、痢也；十夹者，痰、水、食、郁、脾虚、肾虚、亡血、疝、心胃痛、哮喘也。吴氏辨之甚详，兹不复赘。独遗燥证，如皮肤皱揭、喉干、咽痛等症，当仿喻氏清燥救肺或竹叶石膏汤加僵蚕化邪之品。至十夹之外，仍有夹阳虚、阴虚二种，如人素秉阳虚，即冬日围炉不觉其温，日啖姜、桂不嫌其热，若感温邪，当视何者为重，何者为轻。如阳虚之极，邪伏之轻，当以益阳为主，透邪次之，柴胡桂姜汤加僵蚕、泽兰；若伏邪重极，又当兼治大小复苏饮加姜、桂。总以邪之轻重为端倪。甚者下之，邪去又当固正。又如阴虚者，虚阳外越，真阴内亏，甚有一病即舌干无津，脉来数急，以大剂参麦六味先救垂绝之阴，佐以涤邪之品，或透或下，随证斟酌。至若受邪太重，值此阴虚，岂忍坐视不下，或于大剂养阴之中，合攻下之品，以希侥幸于万一可也。

风温

风温一证，乃天时亢燥，火邪内郁，风邪外伏。症现发热、咳嗽、咽痛、面胀、舌赤、心烦，甚则头眩、气急，所谓风温上受，专责肺胃，治以清散栀豉汤、荆防败毒散加僵蚕、牛子主之。

时毒

时毒一证，亦由天时厉气，风热郁于少阳、阳明，作时每多耳畔高肿，轻则不热，重则恶寒发热。夹食者胸闷，阖家大小每每传染无遗，虽属轻恙，不可忽视。倘经敷过，致邪不化，或口腹不禁，以致热邪内陷，为害甚酷，治法亦主清散，甚则兼下。

发肿

时邪后，面目肢体浮肿，气虚者，脉软无力，补中益气汤；脾虚有水气者，小便不利，四苓理中；食滞者，心下痛，保和丸。

发颐

时邪病后，耳后或项下或巅顶肿者，此余热留于营血，即颐毒也。速用普济消毒饮加荆、防，耳后加柴胡，巅顶加羌活，外以葱水浴之，不可敷贴，恐致成脓，致有他变。

发疮发痿

时邪后发疮，乃热邪外达皮毛，极佳之象，清热化邪自愈。发痿，乃荣血伤也，吴氏养荣汤。

发蒸

蒸乃余邪留于阴分，当看有无邪否。如余邪不尽，仍当攻邪，佐养阴之品，神解复苏酌用。如纯无邪者，方可养阴，六味地黄为主。

索泽

温邪索泽之证，多因失治或误投香燥温散之剂，真阴受伤，致邪难化，多在病后。其症身体枯瘦，皮肤甲错，消索而不润泽也。皆缘阴液为热所耗，肌肤失其濡，筋骨失其荣。或症现潮热，咳嗽，吐沫，吐脓，或脾惫不食，渐渐羸瘦，骨立而死。若早进六味地黄丸及吴氏诸养荣法，兼潮热者，银甲散；血虚者，全龟膏；肺损者，百合固金汤，或可挽回。至于善后，惟有薄滋味，不助热邪，慎起居，勿伤血气，不可徒恃药饵，以滋蔓延。

急发证

夫证有缓急，犹天地之有常变。处常如和风甘雨，证之和缓者然。处变如狂风疾雨，证之暴急者然。观于天地之常变，而证之缓急思过半矣。惟温疫一证不同他证，不循六经，难以窥测，故有缓急之殊。缓发者多延时日，用药颇可消息，惟急发者，每每仓猝不及提防，甚至朝为平人，暮为病鬼，虽有良工，其如走马之势何。

是以业医者当细心研究，其于证之急者能早辨之，不致夭人性命，是即回天再造之手也。谨将急证情形略举数则，以便阅者易于明白。

早间发热，午即舌黑，神识不清者，增损双解大剂叠进，方能有救。

陡然如醉如痴，神情恍惚，六脉全伏，舌色紫赤，肩胁胸背痛者，邪伏最深。趁此初萌，先与神解合太极升降，或败毒加大黄、滑石等药，俟邪势向表，可与败毒加栀、豉、人中黄或凉膈。

初病即头痛如破，身痛如杖，腰痛如折者，即用神解、败毒、九味羌活皆可。

初病即神昏不语，有似中风，甚至手足抽掣，半身不遂者，其人平素必有痰火气郁之证与邪并作，可与清化汤。兼痰者，可加白芥子、莱菔子；兼火者，加酒炒熟大黄；兼气者，加乌药、青皮、野郁金或凉膈散。

初病即狂妄不识人者，急与败毒加犀连大黄；甚者，双解或凉膈加人中黄。

陡然阻厥如气厥气阻，脉象全伏，神解、清化、四七选用；舌紫赤者，清化汤加白薇；邪势发作，增损双解散下之。

小儿突然惊搐不醒，少定又惊，或一连数十次者，参之舌干、舌赤、舌黑、头重不立者，即是温病极重之候。初起宜用清化汤加羚羊，或珠黄散合加味太极丸，沙痘常有此证，宜用大无比散和加味太极丸，药用神解散加羌活、大黄。

妇人或壮热、神昏、崩下不止者，此邪热入胞中，舌必干红。或黑或紫赤，宜用神解散、黄连解毒汤加生地。

面色青缩者，舌必紫赤，苔或白黄，口有臭气，或小便短赤，脉或沉伏而数，此邪伏极重。初宜清化汤，继用增损双解散。

或登高而歌，弃衣而走者，舌必紫赤，三黄石膏汤加大黄、铁落。

无故吐血者，脉或数大，舌或紫赤。抽薪饮、清化汤加生地、泽兰、归、芍。

无故霍乱者，舌色干红，清化汤、定中汤加芦根；若舌本淡，舌苔白，又宜藿香正气散。

下痢不止，舌赤、脉数者，荆防败毒加军或双解散，此通因通用法也。

缓发证

温邪之急发者，前条申明。惟缓发者，其始悠悠戚戚，若无大苦，现症与温邪殊不相类，医者不察，见病治病，屡药不效，迨至旬日或半月后，病邪陡然猖獗，即成燎原之势，甚至热邪内溃，谵妄神昏，舌刺，呃逆，循衣，撮空，危证叠现，斯时即有对证之药极力救之，虽鞭之长不及马腹矣。惟能早辨其证，治其萌蘖，或有兼夹，先治兼夹，使邪得外达，正气不伤，庶可保全。今将缓法证治列左，俾业医者熟习胸中，不致临证误治，斯为尽善尽美之道也。

初起不热，恶寒时作时止，舌苔白者，荆防败毒散；舌白如腻粉者，宜服达原饮、藿香正气散、栀豉汤；虚人，人参败毒散；阴虚，归葛饮临证选用。

恍惚如醉如痴者，舌或干红，或咽干口不渴，或头眩而不自知其苦者，宜用神解散、清化汤、升降散消息之。

恶食不渴如湿痰者，而心内作烦，舌尖泛红者，初起夹寒食者，藿香正气散加羌、防、芎、芷之类，俟寒食退，再照温例治之。

咳嗽咽痛如风热者，参之脉数、舌赤，

清化汤、升降散、甘桔汤加牛子、薄荷。

偶然失血一二口如内伤者。

胸闷胁胀如气郁者。

胃痛胸痛及肋胁肚腹痛，有似气逆夹寒者。

呕吐痰水如霍乱者。

头眩头痛者。

面色青黄，饮食不为肌肉者。

兼夹风寒，舌先有浇白苔，舌本或淡或红，伏邪发动，舌必红紫。

兼夹暑湿，舌或白腻，或净赤无苔。

兼夹饮食，舌苔粗厚，口有秽气，舌本红赤。

温邪坏证纪略

温邪失治，变生肿胀、喘满者，多死不治。

温邪初起，精神异常者不治。

温邪萌作即身痛、神昏、肢逆、脉伏、面色晦滞，变生仓猝。

温邪一病，口臭喷人、舌黑、脉代者死。

温邪初病，腰痛、身疼、脉伏、神昏、咽燥、不语者，乃邪闭之候，死期最速。

温邪失治，久延潮热羸瘦，有似怯证者，不治。

温邪失治，热久伤阴，得能发疮发疥者生。

妇　人

妇人温证治法与男子异者，经期妊娠产后之别。经候适夹温邪，恰受血为邪遏，多致腹痛胀满，治温法中加桃仁、红花、元胡、丹皮、龟甲之类。经候适去，血室空虚，邪因乘入，多致谵妄，舌黑，神昏，潮热，又当以增损小柴胡加养阴之品。如患温时经自行，热随血泄，只治其温，经行自已。至妊娠之妇，一受温邪，胎为热伤，势在必下，胎下母亦难全，处此不妨向病家说明原委，急当速彻其热以希侥幸，往往如此施治，不但胎不下坠而反安然无事。岐伯曰：有故无殒，亦无殒也。诚哉此言。而吴又可又有悬钟之喻于理，更切要之，此时下胎亦坠，不下胎亦坠，然下胎之坠，母犹可救，十中二三。不下则母无生理，胎亦焉能独存？同一胎坠。较之此善于彼，自当尽力援之，双解散及增损大柴胡皆可选用。更有妊妇一病，舌即干红或黑或燥，此属温邪太重，非大剂重剂不能破格救人，惟减芒硝一味，亦有胎死腹中，又非硝不能下也，尤宜向病家申明再用，勿致贻谤为要。至于幸与不幸，天命也，人事不可不尽也。若产后受邪，较胎前更难施治，缘气血早亏，温邪直入难化，此时攻不可，补亦不可，惟审明证候，以固本为主，去邪佐之。邪轻，大小复苏、神解合四物；邪重，复苏为主，攻邪如升降、太极；至于放手攻利则不可，若果邪热深重，一病神昏、舌干，势有燎原之危，又非大剂凉下不能有济，或兼扶元，或佐育阴，总俟临证采酌，攻补得宜，庶为美善兼尽。

小　儿

小儿温证与大人异者，肌肤柔脆，脏腑娇嫩，阴常不足，阳常有余，一受温邪，两阳合并，多致抽搐，似惊实非惊也。缘温乃热邪，最易伤阴，阴伤血燥，风自内生，是以眨眼摇头，吐舌撩唇，苔黑鼻煤，渴饮气促，人事昏沉。以上种种现症，温病常有而惊证实无也。若作惊治，万无一生，照温热例治，十全八九。余一见此证，当以加味太极丸、紫雪合神解散加犀羚膏连，获效如响。此等证尤易惊骇惑人，病家仓惶之际，每招无师之妪，一见如此光景，即以衣针挑放，偶有见效，以为应手居奇，殊不知《内经》原有刺穴泻热之旨。然而仓惶之时，得此稍安人心，尚属可嘉。间有不然之人，身带无名之药，重价售服，反谤正治之非，而世之病家相沿受惑者比比，纵有明哲之辈，多易坠其术中，良可悲夫。不思惊证从无鼻煤苔黑等症，以此为辨，万不失一。

《温证指归》卷二终

温证指归　卷三

江宁杓元周魁澹然子著
绍兴裘吉生刊行

神解散

温病初觉憎寒，体重，壮热，头痛，四肢无力，遍身酸痛，口苦，咽干，胸腹满闷者，此方主之。

白僵蚕酒炒，一钱　蝉蜕五个　神曲三钱　金银花二钱　生地二钱　木通　车前子炒，研　黄芩酒炒　黄柏盐水炒　黄连　桔梗各一钱

水煎去渣，入冷炒黄酒半小怀，蜜三匙和匀冷服。

此方之妙不可阐述，温病初觉，但服此药，俱有奇验。外无表药而汗液流通，里无攻药而热毒自解。有斑疹者即现而内邪悉除，此其所以为神解也。

清化汤

温病，壮热，憎寒，体重，舌燥，口干，上气喘吸，咽喉不利，头面猝肿，目不能开者，此方主之。

白僵蚕酒炒，三钱　蝉蜕十个　金银花二钱　泽兰叶二钱　广皮八分　黄芩二钱　黄连　炒栀　连翘去心　龙胆草酒炒　元参　桔梗各一钱　白附子泡　甘草各五分

大便实加酒大黄四钱，咽痛加牛蒡子炒研一钱，头面不肿去白附子。水煎去渣，入蜜酒冷服。

其方名清化者，以清邪中于上焦而能化之，以散其毒也。芩、连、栀、翘清心肺之火，元参、橘、甘清气分之火，胆草清肝胆之火，而且沉阴下行以泻下焦之湿热，僵蚕、蝉蜕散肿消毒定喘出音，能使清阳上升。银花清热解毒，泽兰行气消毒，白附散头面风毒。桔梗清咽利膈，为药之舟楫，润脏腑。酒性大热而散，能引诸凉药至热处，以行内外上下，亦火就燥之意也。其中君明臣良，佐使同心，引导协力，自使诸症悉平矣。

芳香饮

温病多头痛，身痛，心痛，胁痛，呕吐，黄痰，口流浊水，涎如红汁，腹如圆箕，手足搐搦，身发斑疹，头痛，舌烂，咽喉痹塞等症怪怪奇奇不可名状。皆因肺胃火毒不宣，抑郁而成，治法急宜大清大泻。但有气血损伤之人，遽用大寒大苦之剂，恐及转闭塞而不达，是害之也，此方主之。其名芳香者，以古人元旦汲清泉以饮芳香之药，重涤秽也。

元参一两　白茯苓五钱　石膏五钱　蝉蜕全，十二个　白僵蚕须炒，三钱　荆芥三钱　天花粉三钱　神曲炒，三钱　苦参三钱　黄芩二钱　陈皮一钱　甘草一钱

水煎去渣，入蜜酒冷服。

达原饮

槟榔二钱　厚朴一钱　草果仁五分　知母一钱　黄芩一钱　芍药一钱　甘草五分

本方加羌活一钱，柴胡一钱，葛根二钱，即三消饮。

九味羌活汤

羌活　防风　苍术各一钱五分　白芷　川芎　黄芩　生地　甘草各一钱　细辛五分

加生姜，葱白煎。

藿香正气散

藿香一钱　大腹皮五分　紫苏一钱　甘草五分　桔梗一钱　陈皮八分　茯苓二钱　白术　厚朴　半夏曲各一钱　白芷五分

加姜、枣煎。

栀豉汤

豆豉　栀子等份

本方加葱一握，名葱白香豉汤。

荆防败毒散

荆芥　防风　枳壳　桔梗　柴胡　前胡　茯苓　甘草　羌活　独活　川芎　薄荷各等份

加生姜煎。

本方去荆防加人参，名人参败毒散。

本方加厚朴、陈皮、僵蚕、蝉蜕、藿香，名消风败毒散。

普济消毒饮

黄芩酒炒　黄连酒炒，各五钱　玄参　甘草　桔梗　柴胡　陈皮　牛蒡　板蓝根　马勃　连翘　薄荷各一钱　僵蚕　升麻各七分

本方加蝉蜕、栀子、酒大黄、蜜酒，即增损普济消毒饮。

归葛饮

当归　葛根等份

防风通圣散

大黄酒蒸　芒硝　防风　荆芥　麻黄　炒栀　白芍炒　连翘　川芎　当归　薄荷　白术各五钱　桔梗　黄芩　石膏各一两　甘草二两　滑石三两

加姜、葱煎。

增损双解散

温病主方。温毒流注，无所不至，上干则头痛、面肿，注于皮肤则斑疹、疮疡，壅于肠胃则毒利、脓血，伤于阳明则腮睑肿痛，结于太阴则腹满、呕吐，结于少阴则喉痹、咽痛，结于厥阴则舌卷、囊缩。此方解散阴阳内外之毒，无所不至矣。

白僵蚕酒炒，三钱　金蝉蜕十二枚　广姜黄七分　防风一钱　薄荷叶一钱　荆芥穗一钱　当归一钱　白芍一钱　黄连一钱　连翘去心，一钱　栀子一钱　黄芩二钱　桔梗二钱　石膏六钱　滑石三钱　甘草一钱　大黄酒浸，二钱　芒硝二钱

水煎去渣，充芒硝，入蜜三匙，黄酒半酒杯，和匀冷服。

栗山曰：温病本末，身凉不渴，小便不赤，脉不洪数者，未之有也。河间以伤寒为杂病，温病为大病，特立双解散以两解温病表里之热毒，以发明温病与伤寒异治之秘奥，其见高出千古，深得长沙不传之秘。且长沙以两感为不治之证，伤寒病两感者亦少，一部《伤寒论》仅见麻黄附子细辛汤一证。惟温病居多，以温病咸从三阴发出三阳，乃邪热亢极之证，即是两感。惜长沙温病方论散佚不传，幸存刺五十九穴一法，惟河间双解散郁、散结、清热、导滞，可以救之，必要以双解为第一方，信然。余加减数味以治温病，较原方尤觉大验。惟麻黄春夏不可轻用，古方今病，不可过执也。所以许学士有云：读仲景之书，学仲景之法，不可执仲景之方。乃为得仲景之心也。旨哉斯言！河间双解、三黄，俱用麻黄，仍是牵引叔和旧说。盖温病热郁自里达表，亦宜解散，但以辛凉

为妙。

凉膈散

连翘二钱　大黄　芒硝　甘草各四钱　黄芩　炒栀　薄荷各一钱　竹叶三十片

蜜煎去渣服。

加味凉膈散

温病主方。栗山曰：余治温病，双解、凉膈愈者不计其数。若病大头、瓜瓤等温，危在旦夕，数年来以二方救活者，屈指以算百十余人，真神方也，其共珍之。

白僵蚕酒炒，三钱　蝉蜕全，十二枚　广姜黄七分　黄连二钱　黄芩二钱　栀子二钱　连翘去心　薄荷　大黄　芒硝各二钱　甘草一钱　竹叶三十片

水煎去渣，冲芒硝入蜜酒冷服。胸中热，加麦冬；心下痞，加枳实；呕渴，加石膏；小便赤数，加滑石；满，加枳实、厚朴。

连翘、荷竹，味薄而升浮，泻火于上；芩、连、栀、姜，味苦而无气，泻火于中；大黄、芒硝，味厚而咸寒，泻火于下；僵蚕、蝉蜕以清化之品，涤疵疠之气以解毒；用甘草者取其性缓而和中也；加蜜酒者，取其引上而导下也。

升降散

温病亦杂气中之一也，表里三焦大热，其证不可名状者，此方主之。如头痛，眩晕，胸膈胀闷，心腹疼痛，呕哕吐食者；如内烧作渴，上吐下泻，身不发热者；如憎寒壮热，一身骨节酸痛，饮水无度者；如四肢厥冷，身凉如冰而气喷如火，烦躁不宁者；如身热如火，烦渴引饮，头面猝肿，其大如斗者；如咽喉肿痛，痰涎壅盛，滴水不能下咽者；如遍身红肿，发块如瘤者；如斑疹杂出，有似丹毒、风疮者；如胸高胁起，胀痛，呕如血汁者；如血从口鼻出，或目出，或牙缝出，毛孔出者；如血从大便出，甚如烂瓜肉，屋漏水者；如小便涩淋如血，点滴作疼，不可忍者；如小便不通，大便火泻无度，腹痛肠鸣者；如便清泻白，足重难移者；如肉瞤筋惕者；如舌卷、囊缩者；如舌出寸许，绞扰不住，音声不出者；如谵语狂乱，不省人事，如醉如痴者；如头疼如破，腰痛如折，满面红肿，目不能开者；如热盛神昏，形如罪人，哭笑无常，目不能闭者；如手舞足蹈，见神见鬼，似癫狂者；如误服发汗之药，变为亡阳之证而发狂叫跳，或昏不识人者。外证不同，受邪则一。凡未曾服过他药者，无论十日、半月、一月，但服此散，无不辄效。

白僵蚕酒炒，二钱，全蝉蜕去土，一钱，广姜黄去皮，三分，川大黄生，四钱

称准，上为细末，各研匀。病轻者，分四次服，每服重一钱八分二厘五毫，用黄酒二匙，蜂蜜五钱，调匀冷服，中病即止。病重者分三次服，每服重二钱四分三厘三毫，黄酒三匙，蜜七钱五分，调匀冷服。最重者，分二次服，每服重三钱六分五厘，黄酒二匙，蜜一两调匀冷服。一时无黄酒，稀熬酒亦可，断不可用蒸酒。胎产亦不忌，炼蜜丸名太极丸，服法同前，轻重分服，用蜜酒调匀送下。

栗山曰：温病总计十五方。轻则清之，神解散、清化汤、芳香饮、大小清凉散、大小复苏饮、增损三黄石膏汤八方；重则泻之，增损大柴胡汤、增损双解散、加味凉膈散、加味六一顺气汤、增损普济消毒饮、解毒承气汤六方。而升降散其总方也，轻重皆可酌用，察症切脉，斟酌得宜，病之变化，治病之随机应变，又不可执方耳。

按：处方必有君臣佐使，而又兼引导，此良工之大法也。是方以僵蚕为君，蝉蜕为臣，姜黄为佐，大黄为使，米酒为引，蜂蜜为导，六法备俱而方乃成。窃尝考诸本草，而知僵蚕味辛苦气薄，喜燥恶湿，得天地清化之气，轻浮而升阳中之阳，故能胜风除湿，清热解郁，从治膀胱相火，引清气上朝于口，散逆浊结滞之痰也。其性属火兼土与木，老得金水之化，僵而不腐。温病火炎土燥，焚木烁金，得秋分之金气而自衰，故能辟一切怫郁之邪气。夫蚕必三眠三起，眠者，病也，合薄皆病而皆不食也；起者，愈也，合薄皆愈而皆能食也。用此而治合家之温病，所谓因其气相感而以意使之者也，故为君。夫蝉气寒无毒，味咸且甘，为清虚之品，出粪土之中，处极高之上，自甘风露而已吸风，得清阳之真气，所以能祛风而胜湿饮露，得太阳之精华，所以能涤热而解毒也。蜕者，退也，盖欲使人退去其病，亦如蝉之脱然无恙也，亦所谓因其气相感而以意使之者也，故为臣。姜黄气味辛苦，大寒，无毒，蛮人生啖，喜其祛邪伐恶，行气散郁，能入心脾二经，建功辟疫，故为佐。大黄味苦大寒，无毒，上下通行，盖亢甚之阳，非此莫抑，苦能泻火，苦能补虚，一举而两得之，人但知建良将之大动而不知有良相之硕德也，散为使。米酒性大热，味辛苦而甘，令饮冷酒，欲其行迟，传化以渐，上行头面，下达足膝，外周毛孔，内通脏腑经络，驱逐邪气，无处不到，如物在高巅，必夺飞冲，举以取之，物在远方及深奥之处，更必迅奔探索以取之，且喜其和血养气，伐邪辟恶，仍是华佗旧法，亦屠苏之义也，故为引。蜂蜜甘平无毒，其性大凉，主治丹毒斑疹，腹内留热，呕吐便秘，欲其清热润燥而自散温毒也，故为导。盖蚕食而不饮，有大便无小便，以清化而升阳，蝉饮而不食，有小便无大便，以清虚而散火，君明臣良，治化出焉。姜黄辟邪而靖疫，大黄定乱以致治，佐使同心，功绩建焉。酒引之使上行，蜜润之使下导，引导协力，远近通焉，补泻兼行，无偏胜之弊，寒热并用，得时中之宜，所谓天有覆物之功，人有代覆之能，其洵然哉。是方不知始自何氏，兹改分两变服法，名为赔赈散，用治温病，服者皆愈，以为当随赈济而赔之也。余更其名曰升降散，盖取僵蚕、蝉蜕升阳中之清阳，姜黄、大黄降阴中之浊阴，一升一降，内外通和，而杂气之流毒顿消矣。又名太极丸，以太极本无极，用治杂气，无声无臭之病也。余用此散救大证、怪证、坏证、危证，得愈者不可数计，更将此方传施亲友，全活甚众，可与河间双解散并驾齐驱耳。名曰升降，亦双解之别名也。

加味太极丸

小儿温病主方。凡治温病，皆可随证酌用。

白僵蚕酒炒，二钱　全蝉蜕去土，一钱　广姜黄三分　川大黄四钱　天竺黄一钱　胆星一钱　冰片一分　加西牛黄二分更妙。

上七味称准，为细末，糯米浓汤和丸，如芡实大，冷黄酒和蜜泡化一丸凉服。薄希熬酒亦可。

大柴胡汤

柴胡一钱　半夏姜汁炒，一钱半　黄芩二钱　白芍一钱　枳实麸炒，一钱　大黄酒浸，二钱　生姜二钱　大枣一枚

水煎服。

增损大柴胡汤

温病热郁腠理，以辛凉解散不至还里

而成可攻之证，此方主之，乃内外双解之剂也。

柴胡一钱　薄荷二钱　陈皮一钱　黄芩二钱　黄连一钱　黄柏一钱　栀子一钱　白芍一钱　枳实一钱　大黄二钱　广姜黄七分　白僵蚕酒炒，三钱　全蝉蜕十个　呕加生姜二钱

水煎去渣，入冷黄酒一两，蜜五钱，和匀冷服。

小柴胡汤

柴胡一钱　黄芩二钱　半夏二钱　人参一钱　炙甘草一钱　生姜二钱　大枣二钱

水煎温服。

本方加僵蚕、蝉蜕，即增损小柴胡汤。

加味六一顺气汤

僵蚕二钱　蝉蜕一钱　大黄二钱　芒硝　柴胡　黄连　白芍各一钱　甘草五分　厚朴　枳实　黄芩各一钱

蜜导法

用蜜熬如饴，捻作挺子，掺皂角末，乘热纳谷道中，或用猪胆汁醋和，以竹管插肛门中，将汁灌入，顷当大便，名猪胆汁导法。

调胃承气汤

大黄酒浸，三钱　芒硝三钱　炙甘草二钱

水煎服。

养荣承气汤

知母　当归　芍药　生地黄　大黄　枳实　厚朴各一钱

加姜煎。

解毒承气汤

僵蚕二钱　蝉蜕一钱　黄芩　黄连　黄柏　栀子　枳实　厚朴各一钱　芒硝一钱

五味消毒饮

金银花三钱　野菊花　蒲公英　紫花地丁　紫贝　天葵子各一钱二分

火齐汤（即三黄汤）

黄柏　黄芩　黄连等份

三黄石膏汤

石膏两半　黄芩　黄柏　黄连各七钱　栀子三十个　淡豉二合

本方去麻黄，加僵蚕、蝉蜕、薄荷、栀子等份，入蜜酒服，即增损三黄石膏汤。

三黄泻心汤

《汤液论》有黄芩，《保命集》有甘草、大黄、川黄连。

以麻沸汤渍之须臾，绞去滓，温服。

竹叶石膏汤

竹叶二钱　石膏四钱　麦冬去心，二钱　半夏二钱　人参一钱　炙甘草一钱　生姜二钱　粳米二钱

水煎温服。

白虎汤

生石膏八钱　知母三钱　甘草生，一钱半　粳米二钱　竹叶三十片

水煎冷服。加人参一钱五分，名人参白虎汤。加苍术一钱，名苍术白虎汤。

黄连解毒汤

黄连　黄芩　黄柏　栀子各一钱

水煎冷服。

玉女煎

熟地五钱　牛膝钱半　石膏五钱　知母钱半　麦冬去心，二钱

水煎服。

犀角地黄汤

怀生地六钱　白芍四钱　牡丹皮三钱　犀角镑

水煎入犀汁服。

犀角大青汤

犀角镑，二钱，为末或磨汁对汤服　大青或以青黛代之　元参各三钱　升麻　黄连　黄芩　黄柏　栀子各一钱　甘草五分

水煎去渣，入犀角汁、童便冷服。一方加白僵蚕酒炒三钱，全蝉蜕十个更妙。大便秘，加大黄。

二陈汤

半夏姜汁制，二钱　陈皮一钱　白茯苓一钱半　甘草一钱　生姜一钱

水煎温服。

本方加竹茹、枳实，名温胆汤。

导赤散

生地黄　木通各三钱　淡竹叶　甘草梢各一钱

水煎温服。

导赤泻心汤

黄连酒洗　黄芩酒洗　栀子　姜汁炒黑　知母盐酒拌炒　犀角镑，磨汁另入　人参　麦冬　茯神去木　生甘草各二钱　滑石二钱　灯心三分　生姜二钱　大枣二枚

水煎温服。

大清凉散

温病，表里三焦大热，胸满胁痛，耳聋目赤，口鼻出血，唇干舌燥，口苦自汗，咽喉肿痛，谵语狂乱者，此方主之。

白僵蚕酒炒，三钱　蝉蜕全，十二个　全蝎去毒，三个　当归　生地酒洗　金银花　泽兰各二钱　泽泻　木通　车前子炒研　黄连姜汁炒　黄芩　栀子炒黑　五味子　麦冬　龙胆草酒炒　丹皮　知母各一钱　生甘草五钱

水煎去渣，入蜂蜜三匙，冷米酒半小杯，童便半小杯，和匀冷服。

此方通泻三焦之热。其用童便者，不及自己小便之佳，《素问》曰轮回酒，《纲目》曰还元汤，非自己小便何以谓之轮回？何以谓之还元乎？夫以己之热病用己之小便，入口下咽，直达病所，引火从小水而降，甚速也。此古人从治之法，惜愚夫愚妇未曾晓也，甚且潮而笑之。眼见呕血人接自己小便饮一二碗立止，非其明验乎？

小清凉散

温病，壮热烦躁，头重面赤，咽喉不利，或唇口颊腮肿者，此方主之。

白僵蚕炒，三钱　蝉蜕十个　银花　泽兰　当归　生地各二钱　石膏五钱　黄连　黄芩　栀子酒炒　牡丹皮　紫草各一钱

水煎去渣，入蜜酒童便冷服。

黄连清心火，亦清脾火，黄芩清肺火，亦清肝火，石膏清胃火，亦清肺火，栀子清三焦之火，紫草通窍和血、解毒消胀，银花清热解毒，泽兰行气消毒，当归和血，生地丹皮凉血以养阴而退阳也，僵蚕、蝉蜕为清化之品，散肿消郁，清音定喘，使清升浊降则热解而证自平矣。

大复苏饮

温病，表里大热，或误服温补和解药以致神昏不语，形如罪人，或哭笑无常，或手舞足蹈，或谵语骂人，不省人事，目不能闭者，名越经证。及误服表药而大汗不止者，名亡阳证，并此方主之。

白僵蚕三钱　蝉蜕十个　当归三钱　生地二钱　人参　茯苓　麦冬　天麻　犀角磨汁入汤和服　丹皮　栀子炒黑　黄连酒炒　黄芩酒炒　知母　生甘草各一钱　滑石二钱

水煎去渣，入冷黄酒、蜜、犀角汁，和匀服。

小复苏饮

温病，大热或误服发汗解肌药以致谵语发狂，昏迷不省，躁热便秘，或饱食而

复者，并此方主之。

白僵蚕三钱　蝉蜕十个　神曲三钱　生地三钱　木通　车前子炒，各二钱　黄芩　黄柏　栀子炒黑　黄连　知母　桔梗　牡丹皮各一钱

水煎去渣，入蜜三匙，黄酒半小杯，和匀冷服。

大分清饮

茯苓　泽泻　木通各二钱　猪苓　栀子或倍之　枳壳　车前子各一钱

水一碗，煎八分温服。

小分清饮

茯苓二钱　泽泻二三钱　苡仁二钱　猪苓一钱　枳壳一钱　厚朴一钱

水一盅半煎七分。

抽薪饮

黄芩　石斛　木通　栀子　黄柏各一钱二分　枳壳　泽泻　细甘草三分

水一盅半，煎七分温服。

玉屏风散

黄芪蜜炙　防风各一钱　白术炒，二钱

水一盅，姜三片，煎服。

神术散

苍术　防风各二钱　炙草一钱

本方去防风、炙草，加黄柏一钱，即二妙散。

大青龙汤

麻黄四钱　桂枝二钱　炙甘草二钱　杏仁泡去皮尖，十枚　石膏八钱　生姜三钱　大枣一枚

小青龙汤

麻黄二钱　桂枝二钱　白芍二钱　半夏二钱四分　五味子一钱　细辛一钱　干姜一钱　炙甘草一钱

越婢汤

麻黄六钱　石膏八钱　炙草一钱　姜三片　大枣五枚

香薷饮

香薷一钱　生扁豆一钱　厚朴炒，一钱

黄龙汤

治胃实失下，虚极热极，循衣撮空，不下必死者。

人参钱半　熟地三钱　当归二钱　大黄酒浸，二钱　芒硝二钱　枳实一钱　厚朴一钱五分

小陷胸汤

黄连一钱五分　半夏三钱　瓜蒌一个

保和丸

山楂三两　神曲　半夏　茯苓各一两　会皮　莱菔子　连翘各五钱

曲糊为丸。

抵当丸

水蛭三十，猪脂熬黑　虻虫三十，去头、足、翅　桃仁三十，去皮尖，研　大黄四两，酒浸

蜜丸。

代抵当丸

大黄酒洗，四两　芒硝　穿山甲　蛤粉炒　夜明沙淘焙　莪术酒炒　肉桂去皮　当归尾酒蒸，各一两　红花酒炒，七钱　桃仁不去皮尖，用七十粒，另研

蜜丸。

桃仁承气汤

桃仁连皮尖，十五个　桂枝三钱　大黄酒浸，四钱　芒硝二钱　炙甘草一钱二分

茵陈蒿汤

茵陈蒿二钱　栀子三钱　大黄五钱

本方加桂枝、白术、茯苓、泽泻，猪苓即茵陈五苓散。

六一散（即天水散）

滑石六钱　甘草一钱

本方加朱砂，即益元散。

四苓散

白术　泽泻　猪苓　茯苓等份

本方去白术，加阿胶、滑石，即猪苓汤。

橘皮竹茹汤

橘皮五钱　竹茹一钱　沙参一钱　炙草五分　半夏一钱　陈皮一钱　麦冬一钱　赤苓二钱

加姜、枣煎。

橘皮半夏汤

橘皮　半夏等份

加生姜煎。

大半夏汤

半夏　人参等份　白蜜

小半夏汤

半夏　生姜等份

瓜蒂散

甜瓜蒂炒黄　赤小豆等份

为末，热水二盅，入淡豆豉三钱，煎一盅去渣，和药末一钱温服。或用参芦煎汤热服，以指探吐。

参胡三白散

人参一钱半　白术一钱半　柴胡二钱　白芍一钱半　白茯苓一钱半

清燥养荣汤

知母　天花粉　当归身　白芍　甘草　地汁　陈皮等份

加灯心煎。

柴胡清燥汤

柴胡一钱　黄芩一钱　陈皮一钱　甘草五分　花粉一钱　当归一钱　白芍一钱五分　生地二钱　知母一钱五分

加生姜、大枣煎。

清燥救肺汤

桑叶三钱　人参一钱　麻仁一钱　炙草一钱　枇杷叶二片　阿胶一钱　麦冬二钱　杏仁一钱　煅石膏一钱

当归六黄汤

当归　炙芪　黄柏　黄芩　黄连　生地　熟地等份

定中汤

雄黄　黄土等份

逍遥散

当归一钱　白芍一钱　柴胡三分　茯苓一钱　白术一钱　甘草五分　薄荷三分　姜一片

越鞠丸

川芎五分　苍术三分　香附五分　山栀八分　神曲一钱

归气饮

熟地三钱　茯苓二钱　扁豆一钱　炮姜五分　丁香三分　藿香一钱　炙草五分　会皮八分

代赭旋覆汤

代赭石一钱　旋覆花五分　人参五分　半夏一钱　干姜一钱　大枣五个

四七汤

半夏一钱　厚朴一钱　茯苓一钱　苏子一钱

姜、枣煎。

仓廪汤

人参五分　茯苓一钱　甘草五分　枳壳一钱　桔梗一钱　柴胡五分　前胡　羌活各三分　独活一钱　川芎五分　薄荷五分　姜一片　陈仓米一钱。

酸枣仁汤

酸枣仁一钱　甘草五分　知母一钱　茯苓一钱　川芎五分

四逆散

柴胡五分　炙甘草五分　芍药一钱　枳实八分

柴胡桂姜汤

柴胡一钱　桂枝五分　干姜五分　黄芩五分　煅牡蛎一钱　甘草五分

甘桔汤

桔梗一钱　甘草一钱

独参汤（附参茸膏）

人参，轻重酌用。加鹿茸等份熬膏，即参茸膏。

参附汤

人参、附子，轻重酌用。

术附汤

白术、附子，轻重酌用。

真武汤

茯苓一钱　白术一钱　芍药一钱　附子一钱　生姜一片

四君子汤

人参二钱　茯苓一钱　白术一钱　甘草五分

六君子汤

人参二钱　茯苓一钱　白术一钱　甘草五分　半夏　陈皮各一钱二分

香蔻六君子汤

木香五分　蔻仁五分　人参二钱　茯苓一钱　甘草五分　陈皮一钱　半夏一钱　白术一钱

柴芍六君子汤

柴胡一钱　白芍一钱　人参二钱　茯苓一钱　甘草五分　白术一钱　半夏一钱　陈皮一钱

金水六君子煎

熟地三钱　当归　半夏　陈皮　茯苓各一钱　甘草五分

四物汤

川芎五分　当归一钱　地黄三钱　芍药一钱

八珍汤

川芎　当归各一钱　地黄三钱　芍药一钱　人参一钱　茯苓一钱　白术一钱　炙甘草五分

十全大补汤

地黄三钱　芍药一钱　当归一钱　川芎五分　人参一钱　白术一钱　茯苓一钱　甘草一钱　黄芪一钱　肉桂一钱

补中益气汤

黄芪一钱　陈皮一钱　升麻五分　柴胡五分　人参一钱　甘草五分　当归一钱　白术一钱

补阴益气煎

熟地三钱　山药一钱　白术一钱　陈皮一钱　升麻五分　柴胡五分　人参一钱　甘草五分　当归一钱

理中汤

人参一钱　甘草五分　白术一钱　黑姜五分

理阴煎

人参一钱　甘草五分　白术一钱　黑姜一钱　熟地二钱

小建中汤

芍药三钱　肉桂五分　炙甘草五分　大枣二钱　饴糖一酒杯　煨姜五分

黄芪建中汤

黄芪二钱　芍药三钱　肉桂一钱　煨姜五

分　甘草五分　大枣一个　饴糖一酒杯

归脾汤

人参一钱　白术一钱　黄芪一钱　当归一钱　炙甘草五分　茯神一钱　远志一钱　酸枣仁五分　木香五分　龙眼肉五分　姜一片　枣一个

复脉汤

肉桂五分　炙草五分　麦冬二钱　生地二钱　麻仁二钱　阿胶一钱

加姜、枣煎。

泻白散

桑皮一钱　地骨皮一钱　甘草五分　粳米一钱

生脉散

麦冬二钱　五味一钱　人参一钱

六味地黄汤

地黄八钱　山萸四钱　山药四钱　丹皮三钱　茯苓三钱　泽泻三钱

本方加麦冬、五味，即麦味地黄汤，加知母、黄柏，即知柏地黄汤。

资生丸

人参五钱　白术八钱　藿香三钱　蔻仁一钱　黄连一钱　楂肉五钱　陈皮四钱　桔梗二钱　山药五钱　苡仁五钱　建莲六钱　芡实五钱　神曲五钱　茯苓四钱　麦芽五钱　炙甘草五钱　扁豆四钱　泽泻四钱

参苓白术散

人参　白术　陈皮　茯苓　扁豆　山药各一钱　甘草五分　建莲一钱　砂仁五分　苡仁一钱　桔梗一钱　大枣一个

朱砂安神丸

川连五分　归身一钱　生地二钱　生草五分　琥珀一钱　犀角一钱　枣仁一钱　远志一钱　元参一钱　辰砂五分　白茯苓一钱

大无比散

辰砂　滑石　生草　雄黄等份

全龟膏

熟地二两　生地二两　天冬二两　麦冬二两　知母一两　贝母二两　丹皮一两　地骨皮二两　龟甲一斤

百合固金汤

熟地一钱　生地二钱　元参二钱　贝母一钱　桔梗一钱　甘草五分　麦冬一钱　芍药一钱　当归一钱

银甲散

银柴胡二钱　龟甲三钱

金汁

粪清绞汁，以陈为佳。

绿豆汁

绿豆熬汁，以清为佳。

雪梨浆

大梨汁以成浆为度。

紫雪

黄金十两，用水三斗，先煮一斗，旋添煮至三斗为度。去金取汁，煮下项药。

石膏　寒水石如无真者，元精石代之　磁石醋煅　白滑石各五两

上四味捣入前汁中，煮至五升，入下项药。

乌犀角镑　羚羊角镑　青木香切　沉香研，各五钱　黑参切　升麻各一两六钱　生甘草八钱　丁香捣碎，一钱

上八味入前汁中煮取一升五合，去滓入下项药。

芒硝一两　焰硝三两

上二味入前药汁中，微火上煎，柳木捶搅不住手，候有七合半，投在水盆中，半日欲凝，入下项药。

朱砂研细，水飞净，五钱　麝香当门子研，一钱二分

上二味入前药中搅匀，勿见火，寒之二日，候凝结成霜紫色，铅罐收贮，每服一分至二分，杵细，冷水或薄荷汤调下，小儿以意量减。

珠黄散

珍珠二分　牛黄二分　川贝六分　辰砂二分

《温证指归》卷三终

温证指归　卷四

江宁杓元周魁澹然子著
绍兴裘吉生刊行

丁巳春二月初旬，有何姓子患温病，初起舌即干红，身次不支，神情恍惚。余诊之曰：此证感温甚重，十难救一，非大剂双解不能挽回，迟则不治。因病家曾患此证，专信不疑，遂顺手治疗。得愈。计服大黄一两五钱，膏、黄、芩、连倍数，不但正气不亏，抑且病起旬日，俨如无病者。然于以见温病，早得下药之力，其效之神速如此。

有张姓妻，忽然寒战，战后大笑，笑甚即厥，日暮至晓如此者数次。邀余诊之，见其面赤壮热，头痛如破，心烦作麻，胸背作胀，舌苔白滑，六脉沉数，谵言神昏。余曰：此脉乃羊毛瘟也，方以大剂双解治之。其时同事数医论证用药咸同一辙，药后得利而呕沫，邪困上焦也，连投三剂，外行搓法，毛出，五色诸症渐平。时又邀一医诊云：乃肝风内动，少阳受病，方主温胆白薇一法。病家见其立方平稳，停双解而投是药，夜间前证复作，次日仍以双解投之，渐平。至第五日，惟自笑不已，遂以加味太极丸加牛黄治之，一服而诸症俱平，竟获痊愈。

乾隆乙卯六月上浣，余诊盛姓之子，患羊毛温半月。诊时脉证俱平，每交午刻即心烦作麻，不自知其所苦，口内喃喃不已，人即昏去，交子即醒，如是者三日。询及前诊之医，皆以治温之法治之，今病未解者，是温邪感受，原轻发之不暴，治法虽当，奈毛毒未化，故延多日，一挑擦即可愈也。病家旋邀一老妪挑之，得毛如缕，内服神解散，是夜即安，后以辛凉之药清理上焦，得愈。夫羊毛本热化耳，得挑则毛去，毛去则热不留。《内经》刺穴泻热之法，岐伯已先得我心，因《内经》之义，引伸触类可为治温证之津梁，亦可为后人之楷式。

丙辰夏四月，有高姓之子患温，夹荤滞甚重，中宫堵塞，邪不易透，邀余诊之。初时病家颇不介意，余即嘱感邪极重，又夹荤滞，将来发作非轻。旋邀二医公同商酌，先开里气，使邪有出路。其时已服过温燥散药数剂矣。而现在之症，神烦舌赤，苔黄口渴，遂以大剂双解叠进，五六日去宿粪以斗计，壅滞虽开，伏邪大作，舌黑苔刺，谵妄烦躁之势叠现。要之此状，因邪重夹食，初病又投温散，未治萌芽，以致病势猖獗如此。再以增损大柴合犀、羚、梨、汁、芦根等味，黑苔渐退，邪势向衰，余等医俱云幸有生机。讵料病家信任不专，另延他医，谮言叠进，有云凉药太过者，拟理中法，有云失表者，拟达原法，不知所服何剂，而病势更加沉困，谵妄更增，而医又欲以凉下法治之，苦病家谮言已入胸臆，坚不肯服大黄群药。仍属大剂清凉解毒，拖延多日始安，要之再得双解二三剂，则邪净病已，不致半途而废。又投温燥以致病势更重，在病家执谮言。只说前药之非，孰知后药之误！此余之得以生全者，天意也，非人力也。

又同时汤姓子患温毒，结于少阳、阳明，腮肿结硬，龈溃出脓。邀余诊时已数日矣。时寒热交作，人事不清，苔黄舌赤。余即云：此温毒极重之证，若不极早双解。迨至伤阴，舌黑神昏则无救矣。奈病家胆怯，坚不肯服。权与清化太极，二三日宿粪略去而病势未减，言之至，再始服双解一帖，尚未尽剂，去宿粪甚多，而身热人事顿爽。意欲再进此药，病家万不肯服。又延二日，诊时苔黑神昏，余即谆辞。旋邀一医，一见此证即行凉下，见病家坚执不服，只得以加味太极丸加牛黄，服后病势亦减，再进不允。又延他医，乘机进谮，而昏溃之病家在他医前不述病之原委，而只云余辞言之过激，致病者因惊致舌黑神昏，有是理耶？殊不知未进言前，余临床诊时早已神昏舌黑，连叫不醒，病家阖室环听，抑因惊致神昏耶？抑因失治之神昏耶？而后医不知所进何药，终致不能起。悲夫！夫前此两证，有幸有不幸者，虽属天意，亦由人事。在高姓之病，得双解多剂，后药虽误，尚可挽回。汤子之毙，不毙于后药，而毙于前药之不彻也。

丙辰夏温证大行，现症多有口不能言，神情昏倦，其症有愈有不愈。如陈姓一子，甫生数岁，哭不出声，神情倦怠，其家以为必败，置之于地者久矣。病者与余有姻谊，邀余往视，余见势非全败，先投以加味太极，缝与双解。而哭声出，人事安。同时有陆兄妇归宁，母家一病即苔黄壮热，余与一医合诊，见势甚重，即与双解，延至三日口不能言，舌干苔刺，病势加剧。余询及再四，缘何似此重剂不得去病，家人告以其母姑息，每剂药服不及半，以致如此。后延至七日，内陷厥阴，舌强脉微而毙。要之温邪者，热邪也。不语者，厥阴为热邪所闭也。夫伤寒传足，温证传手，手厥阴为心包络之经，热邪伤阴则厥阴心包内闭。不但口不能言，并且舌强拘挛，神昏囊缩，变态多端，故早下以去邪，则六腑通，三焦畅，不致陷入厥阴，如陈氏子可为明验也。因循失治则变症甚速，张氏妇亦良可慨。夫更有失治如李翁之孙、田翁之妇，皆系温邪内陷厥阴，不语而逝。又有陈姓妻，七月中旬，若发本证脚气，呕吐阻厥，邀一医投以解暑和肝息风之剂，次日神识昏愦，脉气散乱，舌硬不言，四日而逝。朱氏之子得挑、得下，数日而苏，是温邪之治宜用力于未曾不语之先，如待不语而急力挽回，犹堪几幸。迨至不语数日而欲其语也，不亦难哉甚矣。治病于未然者，其圣人之法欤？

有林姓患羊毛温疹半月，所服之药，初温散继养阴，未曾攻下，亦未曾挑放。余诊时见其发狂自笑，歌乐不休。诊其脉则沉数，验其舌则苔黑芒刺。余曰：此证失下，奈阴分已伤，难任攻逐，所幸者得前药养阴，尚未枯竭。今据现症种种，悉属温邪困伏三焦，心包内闭，发狂自笑，最凶之候。治法当以逐邪为主，佐以养阴之味，古人原有黄龙一方，两得其妙，遂用之加牛黄、犀角等药，是日得解，自笑稍止，外用挑法得羊毛缕缕，胸次稍宽，次日换方，仍用是药，令以荞麦作团，滚胸背间。后复诊一次，狂笑热势稍轻，舌虽未尽，脉亦少和，药用轻剂攻邪，佐以和法。病家见凶势已平，率皆大意，竟不延诊。孰知燎原之火虽去，而余焰犹未熄也。闻知数日不药，以致余邪猖獗而毙。可见余邪不尽一分，即为祸一分，俗云星星之火，能烧万顷之柴，吁可畏哉！

张公子丙辰年夏间，阖室患温者十余人，初病者伏邪甚重，余与一医合订清解攻下之方，服之而愈。越数日伊仲媳亦患温邪，余与一医视其一病苔即满黄，均云邪重，直与神解加军，二日不愈，病势加剧。余曰：温邪之证得下药而不解，病反加重，其故何也？询及再四，诘旁人始知，以其祖母姑息，药未即服，交三日邪势猖獗，直犯厥阴，神昏舌硬，拘挛倔强。旋邀一医看视，同以大剂育阴化邪，毫无一效，迨至七日而死。皆由温毒萌时未得药力以致于此。又一人一病即壮热苔黄，一医初用九味羌活，次用三消。余见势剧，投以双解，叠下数次，病势更剧，知受邪太深，病家自云似此酷毒，若不放手攻击，势难救援，是以医胆倍壮，硝黄膏连猛进，舌黑神昏症俱渐退，嗣后转疟日作，迨至月余而痊。此时又一患温者，一医以温散之剂，七日而死。可见温邪之证得能早下，使表里通畅，十全八九，迟下、失下，十难全半。呜呼！大命虽有天定，医药岂可混施？此所谓君子言理不言数也。

吴氏子患温邪之证，他医谓暑湿痰滞，药用发表温消之剂。迨至二旬外，诸症更剧，始延余诊视。余察其苔黑唇焦，舌紫鼻煤，身热未退，腹胀如鼓，种种病状，悉属温邪困郁，未经宣泄。且从前所服之药，半属辛温，夫温邪本易灼阴，又加燥剂，阴分愈竭，邪伏更深，法在难治。不得已拟大复苏饮滋培阴气，加味太极丸涤荡热邪，服后诸症少减，更以双解散加养阴之药下之，连投数剂，热象渐平。改用养阴化热之剂，越数日肛门肿痛，大解欲便不能。余知其下焦热结，阴液亏涸，不能滋润之故，遂易大剂润肠药，内加肉苁蓉四钱，峻补真阴，一剂下燥粪数十枚，腹胀满消，竟获成功。此证设首用清解，何至此极！以见不明温热治法，误以风寒混治，其失有如此者。

杨姓年二十，乙卯年间，忽然右半不仁，舌强不语神昏，诸医以中风受寒治之罔效。延余诊视。余诊其脉象沉数，舌黄面垢，外虽不热，内现口渴便闭，神昏不语，种种形症。余曰：此证全系温邪内伏，非中风也。夫中风脉应浮缓，无口渴便闭之证，况年力富强，中风之事亦少。据脉症相参，端是温厉之气由里达表，自阴分发出阳分，四肢为诸阳之本。不仁者，温邪伤阴，阳气未宣之象也。偏于右者，右为阴，男子不足于阴也。舌强神呆者，少阴之脉循舌本。盖其人少阴素亏，故温邪易乱其神明。观冬不藏精，春必病温，是其明验也。治法当急下以存阴，若待津涸阴亡，几无济矣。于是以大剧硝黄下十余次。彼延二医合诊，亦主此法，后舌始转音，热象始作，继得养阴化热收功。使非辨别精细，以中风之法治之，不几误耶！

金姓六月间患温，初病时早起食面蛋，午食荤腻，午即舌白神昏，谵妄胸闷，头胀脉伏，面色垢暗，势极危笃。余知其温邪极重，非速进攻下不可，投以双解，数剂服后毫不应手，其势更甚。余急令挑放，挑出羊毛无数，仍投双解，一服即得大解彻行，人事渐清。连进攻逐之品约十余剂，热象方减，后转疟证，以小柴养阴调理而安。志此以见温邪极重者，若不先为挑放，虽有对证之药，亦难取效也。七月伊母患痢，兼口干咽燥胸闷，以神砂丸荞麦面搓之，得毛如许，照温邪治痢，随手而起。

朱叟年逾七旬，素无疾苦，乙卯四月中旬，午后方食糕点，忽然烦躁壮热，人事迷乱，热颇危殆，延余诊视。余验其舌色干黑、脉象洪大、烦渴谵语，知温邪骤发，兼夹痰滞，壅遏极重之候，拟双解救之。连投三剂，热象少减，但舌黑而润，人事昏沉如故，更加呃逆。六脉无力，此阴竭之象，双解不中与也。急以归气治之，一剂呃止神清，诸症悉退，后与和荆而愈。彼不守禁忌，甫愈三日即食糕肉无数，以致余邪复作，后以清解消滞之品始获成功。噫！前以凉下驱邪，后即以甘温扶正，转丸之技固不可与胶柱者同日语也。

金姓者，乡间人也。据云客岁秋间患温证疟痢，迭至仲冬方愈，服过硝黄十有余两。今春间，午后忽腹大痛，恶寒，头疼，自利，脉沉，口渴，舌干，苔刺。旋邀里中医者治之，以脉沉、肢冷、痛泻为寒，用附子理中汤，病人因去岁病时悉领温热之象梗概，颇知若尽寒邪，岂有口渴苔刺等症，未敢服此药。又延二医，一系去岁之医，订清解散，一订温中散寒之法，皆未行。次日邀余诊视，面垢神烦，唇燥口渴，苔刺鼻煤，热利无度，寒热仍作，胸闷腹痛，幸得刮放经络，少松。余云：此系温邪极重之候，泻乃热邪自寻出路，脉伏腹痛乃邪困未宣，据此唇舌，确非寒象。病者疑旧病愈未久，焉得又招此邪。余曰：邪之中人，乘人之虚，如水之趋下，遇窦即留。何分远近，能保周身之元气，庶免贼邪之侵害。刻据证用药，仍当双解，稍迟阴竭则无救矣。旋投双解，泄泻反止，痛势大减，然唇舌如故，更加筋惕肉瞤，余与前医知为病后与阴未复，大有阴竭之象，难于纯用攻下，酌以生鳖甲、生地、沙参各两许煎浓汁以煨前药，叠投三剂，病势大减。忽然呛咳不休，吐痰沫数盂，知肺为燥伤，遂用清金保肺化邪一法，不出十日痊愈。

己未冬，天气甚暖，宛如春日，盖阳气不主收藏而反发泄。是时彭姓阖室病温，轻者数人，重者亦数人，俱已向愈，最后一妇人甚笃。初起时不甚大热，微微咳嗽，脉象沉数，面色微赤，咽干口苦，舌净无苔，舌赤如绛。彼延许生诊视，许生以神解清化之药与之，越三日壮热大作而舌终无苔，神情躁乱，口渴心烦。余诊之曰：此温邪伏在营分，由里以达于外也。譬之隐伏之火，得搜扬而烈焰焚空，不可止遏。但此妇禀质素弱，阴分极亏，阴亏则不能化邪，以致邪势延漫三焦，若不下，邪无出路，若下，又恐阴液随竭，勉用复苏饮加军末八分，一剂而得解数次。二日添舌短神昏、鼻煤谵妄等象，余曰：此枭焰猖狂，阴液干枯不可救矣。其子再三谆请，余想《内经》曰：诸寒之而热者取之阴，所谓求其属也。王太仆云：寒之不寒，责其无水。仿费建中治痘用浊阴，意合张景岳玉泉散，方用金汁一碗，井水两杯，生石膏二两研和服下，而人事渐清，谵妄亦止，舌不绛而心不烦，热亦渐退，惟咳更甚。余曰：此温邪余热从营阴出于卫阳，由血分达于气分，热在上焦肺部，温邪渐达皮毛，后必发疴、发痒，清金保肺可愈矣。令许生以清燥救肺汤与服，继以梨汁熬膏，调治而愈。

乙卯夏有耿姓客寓某行，患寒热身痛等证。一医用清散之药，越三日热象颇加，人事昏迷，身痛不能转侧。行东延医诊视，医云脉象数大，舌苔黄厚，作热邪伤阴，治以滋化之法，病势更重，时已六日矣。邀余诊之。余验舌色深黄，脉象数大，面垢神昏，壮热，至夜更盛，胸高气促，种种危证，皆温邪深伏三焦，未经溃达，时已六日，病势益剧，阴分先伤，虽连得养阴之药，奈温邪不溃，若不早下以存阴，必致舌黑苔刺，谵妄传变。但病者系异乡孤客，非一人可以担当，必得一二道中同为斟酌，方能用药。伊即延一医诊视，亦主此法，用增损双解散。硝黄四五钱，连服二荆，下败粪十余次，病势颇减，改用养阴，壮热如故。与双解数剂，苔色已退，脉和热轻。越二日呃逆甚剧，舌苔白，舌本淡，与同视之医合商，医曰：邪势未尽，下之可乎？余曰：邪固未尽，但正虚呃逆不可下也，宜归气饮消息之。服后呃止，又二日呃复作更盛于前，皆以为邪未尽之故，正虚不能再下，酌用和法，服二帖呃全不止。余诊时旁坐久听，呃声由肋而起，此必兼气郁，因订代赭旋覆汤合归气减丁香，一服即安。可见温邪盛时宜凉下，衰时有兼证自当从兼治，不可拘于一格也。

文学某翁素知医，四十二岁始得一子，甫一周。于嘉庆丁巳七月间患温，某与前葛枳桔等药服之不效，次日又服清化之剂。至三更喘逆非常，就诊于余。余见苔黄带黑，喘如曳锯，因与麻杏石膏合加味太极法治之。药未煎就，舌黑如炭，芒刺如锉，喘逆尤甚，举家号哭，以为必毙矣。所幸者犹可灌药，至次日午刻，忽解一次，余大喜曰：生机在此。又与加味太极丸二粒，始终服增损双解一法，至十六日始得喘平热退而愈。共约服硝黄二两有余，下粪一百余次，愈下愈多，颇可惊讶。其祖母年逾八十，向余泣拜曰：非翁见之真、守之定，小孙何能再生。余急扶而谢之。志此以见温邪始终当下，有如此者。

《温证指归》卷四终

女科折衷纂要

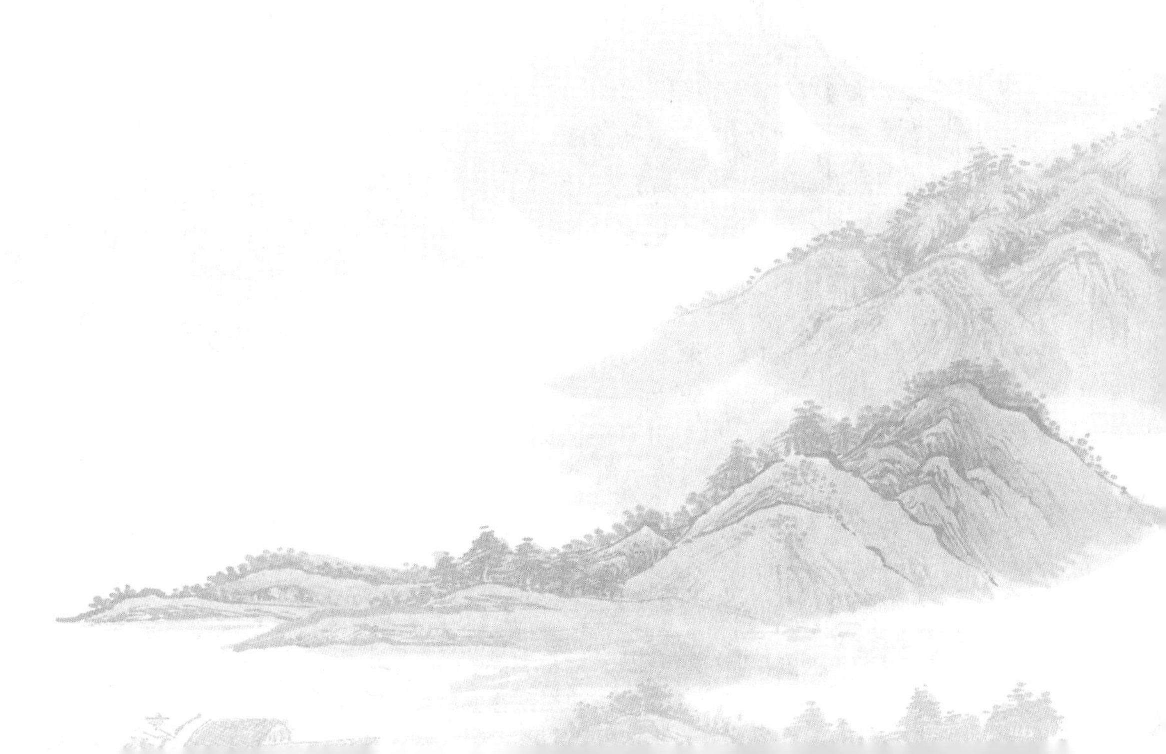

内容提要

本书清吴兴凌嘉六先生之遗著，乃兄晓五先生鉴定之未刊稿本也。为哲嗣永言社友所假录，又经同社沈仲圭君校勘一过，为女科中切于实用之书，非徒以议论为事之本所可同日语焉。盖凌氏藏书既富，经验又深，昆玉二人著作等身，本社在绍刊行《医学薪传》一卷及第一集中《外科方外奇方》四卷、《咳论经旨》四卷、《凌临灵方》一卷均为凌氏之稿，开卷有益，读者自知。

弁　言

甚矣，吾道之不孤也。沪上行医人多于鲫，然求其精通三坟五典绩学之士，惜焉罕觏。良以频年兵火灾祲，致入山之吏、失幕之儒为饥驱所迫，略知汤头本草。陡然大胆悬壶。世有以耳代目之侪，乐为揄扬，十失三四，偶尔徼幸时髦，遂以成名。以此例彼，皆因成本尚轻，不惜以医为市，遑论利害死生。性命攸关，出必高车驷马，俨然医界万能，询以《素问》《灵枢》《难经》《金匮》《外台》《千金》《神农本草》《太素》《脉经》《巢氏病源》《圣济总录》《王氏准绳》《医宗金鉴》，以及前后四大名家诸先贤医学薪传，乃瞠乎其目，曰现在新法，勿用旧方，趁我十年运，有病早来医而已。从此医悦莫别，男妇不分，无怪癸丑岁刘、汪两教育部长有废弃中医之议。咏曾仕山东，岁庚子拳匪滋扰京师时，项城袁大帅开府齐鲁统领武卫全军驻此，缘其生母刘太夫人病亟，经徐大军医长华清等六十人轮流进院调治，医药无功，帅心焦急，乃邀胡方伯景桂潘廉访延祖两司上院商榷，于同僚中可有知医者否。两司以咏暨陕西张兰洲封翁举荐，经姜军门桂题劝进服咏拟方，一药顿瘳，神乎技矣。兄世廉、弟世辅互相为之骇愕（方案曾登上海医报）。嗣即奉委步卫军粮台差使。回忆昔日武卫同辈，半多民国伟人，亦幸事也。有此原因，民国二年，沪上诸同志发起神州医药总会，公举咏为文牍员，明知滥竽充数，然尝闻顾亭林先生有言：国家兴亡，匹夫有责。当仁不让，聊尽义务。废弃中医之议起，适大总统府内秘书长阮斗瞻旧友忠枢衔命南来，调和张冯对调事宜。襜帷暂驻南京四象桥湖楚军械所，咏乃趋谒南京寓门帘桥广陵春旅馆守候四天晚上，始见面，将公订申办理由五端呈览。阅竣，回言：甚好，此事废不了。咏即切恳云：苟能转圆，为苍生一线生机，公乃万家生佛也。告辞返沪，次年春奉大总统发下国务院第三十五号命令，会长余德埙等原呈批谕中有初非有废弃中医之意也句，得达目的不废，咏以年老力衰，文牍非我所能为，就此卸肩告辞。此举多阮君斡旋之力。而中医所以不废者，要各有其渊源，并非中医竟若牛溲马勃。用药投机，亦可赏鉴乎。宗工寒家医学溯自唐都察院，竹隐公避居苕濠，藉医济世，代有传人，入志乘者不鲜。咏为先胞伯晓五公第七弟子侍诊十年，其时就诊者户限几穿，门墙甚盛，见多识广，济以经书，知认证当以阴阳寒热表里虚实八字辨别的确，方可称为有道之士。更于一发千钧之际，能下重剂，希冀转危为安，斯即道德犹存，仁人之术，医所以寄死生，半积阴功，半养身，谈何容易。若以之谋利，因循误事，则其心不可问矣。沪上医家林立，不乏专长，先府君嘉六公及咏尤以妇女科鸣于市，社会信用幸尚不恶，古者扁鹊自称带下医，《金匮》书中载有古人列经脉为病三十六种，皆谓之带下病，非今人所谓赤白带下也。至其阴阳虚实之机，针药安危之故，苟非医者辨之有素，乌能施之而无误耶？三十六病者，如十二癥、九痛、七害、五伤、三痼是欤。后贤群起，又有一百八病之论，总之妇女病有与男子不同者，盖有冲任督带阴阳跷维、奇经八脉之辨别，病由斯致为多。先哲且云：崩中日久为淋带，漏下多时骨髓枯。故有“宁治十男子，莫治一妇人”之诫，而乌鲗雀卵经籍载有专方。盖以妇女病有种种隐情难以形容者，在言传意会，固非人人可学也。若杂乱无章，莫衷一是，何从何去，端赖发明。是以先府君嘉六公心焉伤之，乃纂辑诸大名家要义，名曰《女科折衷纂要》，经胞兄先师晓五公鉴定，咏妄参末议，不揣谫陋，详加引注。孟子曰：人之患在好为人师。所以先府君只收梁溪李澹平君燮一徒而已，斯稿本作子孙师范模型简易楷则不敢问世，兹承越中裘君吉生暨社中诸同仁，有流传遗稿之求，发刊凌氏医学遗书之议，爰将先府君嘉六公德采入《上海县志》艺文游宦类诸遗稿邮呈斧政，曷敢自秘，公诸同好，瑜瑕不计，要使后学率循有自，简练揣摩，方知妇女科中有此一苇慈航，未始不可宝庆耳。

藏庚申上丁祭孔日，安吉凌咏言医叟谨识于上海乔居寿世堂之尚素轩，时年七十有二

序

中华素称礼教之邦，男女分别甚严。妇人寂处深闺，罔知交际，故于生殖器讳莫如探。而自生殖器发生之疾患亦秘而不宣，对家人然，对医生亦然。医者欲于三指盈寸之地断明其为何病，殊戛戛乎难矣。是以昔人有“宁治十男子，莫治一妇人”之谚也。而稽考古籍，如《内》《难》《金匮》，对于女性生殖器之解剖、生理、病理，大都语焉不详，学者既莫能于载籍了解生殖器之生理病理，复无由取尸体解剖而实地验查，徒以个人之管窥妄测身内之脏器，于是诸说纷起，莫衷一是，使读者如堕五里雾中矣。迩者欧风东渐，社交公开，顽固之空气为之一变，而诊治女子亦不若曩之困难矣。特是吾国妇科诸书除由气化上推阐，尚觉精凿外，其涉及形质者类系凭空臆测，难于取信。苟有人焉取西人之生理病理以印证中土古籍，俾数千年来蒙混之说昭然若揭，而治疗一道亦有正规可循，斯非特有大功于医学且造大福于女界也。本书博采约取，折衷至当，复经折肱老人（晓五公晚年自号折肱老人）鉴定于前，永言先生参注于后，愈觉尽善尽美，叹谓观止。虽于形质上间有袭谬仍误之处，要亦时世为之，订正之责端赖后人，岂得苛求作者欤。

中华民国十三年八月晚学仲圭氏沈熊璋谨书于非非室

目　录

女科折衷纂要

吴兴凌奂晓五鉴定
吴兴凌德嘉六纂辑
男　咏永言参注
孙　文寿伯仁录稿
孙　康寿仲昌校字
晚学沈仲圭校勘

调经门

总　论

尝闻经曰：女子七岁，肾气盛，齿更发长，二七而天癸至，任脉通，太冲脉盛，月事以时下。夫天为天真之气，癸为壬癸之水。壬为阳水，癸为阴水。阴阳之气以冲任为都会也。盖冲属血海，任主胞胎，胎脉流通，经水渐盈，应时而下，天真气降与之从事，故曰天癸（仲圭曰：天癸在男子为精虫，在女子为卵子，故两性同具而为媾胎之要素。世以月事当之，荒谬甚矣）。常以三旬一见，以象月盈则亏，又曰月信（任脉主任一身之阴血，太冲属阳明，为血之海，故谷气盛则血海满，而月事以时下。天真，天一也，天一之气升而为壬，降而为癸。壬阳而癸阴也。三旬一见也，为一小会之周天，此其常也。然有大会、中会之不同，故又有三月一行、一年一行之变异，究其盈亏之义则一也。其有数年不行而一行即受孕者，又超乎理之外矣，岂医药所能为哉）。故经行最宜谨慎，与产后相类。若外被风寒，内伤生冷，及七情郁结，余血未净，瘀积于中，名曰血滞。若用力太过，入房太甚，及服食偏燥，邪火妄动，津血衰少，名曰血枯。若被惊恐恚怒（惊则气乱，故错经妄行，怒则气逆上冲，故从口鼻而出），则气血错乱，逆于上则从口鼻而出，变为吐衄。逆于身则与水气相搏，变为肿胀。逆于腰腿心腹之间则重痛不宁，经行则发，过期则止。若外溢阳经则头眩呕血、瘰疬痈毒，若内渗阴络则窍穴生疮，淋沥不断，湿热相搏，遂为崩带。气血相滞，遂为癥瘕。凡此变症百出，不过血滞与血枯而已（总结）。犯时微若秋毫，成病重于山岳，可不畏哉！按妇人童幼天癸未行属少阴，天癸既行属厥阴，天癸已极属太阴。此三者祖气生化之原也，故血之资根在于肾，血之资生赖于脾，血之藏纳归于肝。三者并重，乃先天之体耳。若夫后天之用，则独重于脾经，曰中焦受气取汁，变化而为赤，是为血。血者，水谷之精，和调五脏，洒陈六腑。在男子则化为精，在女人则上为乳汁，下为月水，故虽心主血，肝藏血，亦皆统摄于脾，补脾和胃，血自生矣（知水谷之精气是生血之原本，则知脾胃是生血之源，故脾胃不健而血不生者，不可端主四物矣）。凡经行之时，禁用寒凉辛散，以伐生气。诗云：妇人平和则乐有子。和则阴阳不乖，平则气血无争，则天癸应时而下矣。

精血论

褚澄云：饮食五味，所以养骨髓、肌肉、毛发者也。男子为阳，阳中必有阴，阴中之数八，故一八而阳精升，二八而阳精溢。女子为阴，阴中必有阳，阳中之数七，故一七而阴血升，二七而阴血溢，皆饮食五味之实秀也。方其升也，智虑开明，齿牙更生，发黄者黑，筋弱者强。暨其溢也，凡充身体手足耳目之余，虽针芥之历。无有不下，故子形肖父母者，以其精血常于父母之身，无所不历也。是以父一肢废则子一肢不肖，其父母一目亏则子一目不肖其母。然雌鸟牝兽无天癸而成胎者何也？鸟兽精血往来尾间也。故男子精未盛而御女以通其精，则四肢有不满之虞，异日有难状之疾。阴已痿而思色以降其精，则精不出而内败，小便涩痛，为淋。若精已竭而复耗之，则大小便牵引而痛，愈痛则愈便，愈便则愈痛。女人天癸既至，逾十年无男子合则不调，未逾十年思男子合亦不调。不调则旧血不去，新血误行，或渍而入骨，或浮而为肿，后虽合而难子，合多则沥枯虚人，产众血枯杀人（仲圭曰：妇人产众能使血液不足，全体衰弱，容颜易老，而男子之负担又骤然增加。在富裕者，虽无何种影响，而贫乏之家茹尽艰辛矣。此山额夫人所以有节制生育之说也）。观其精血，思过半矣。

按丹溪云：人受天地之气以生，天之阳气为气，地之阴气为血，故气常有余，血常不足。夫人之生也，男子十六岁而精通，女人十四岁而经行，故古人必待三十、二十而后嫁娶。可见阴气之难成，而养之必欲其固也。经曰：人年四十，阴气自半，而起居衰矣。夫阴气之成，止供三十年之运用，男子六十四而精绝，女人四十九而经断。肾乃阴中之阴，主闭藏者，肝乃阴中之阳，主疏泄者。二脏皆有相火，其系上属于心，心火一动则相火翕然从之，所以丹溪先生教人收心养性，其旨深矣。盖天地以五行更迭衰旺而成四时，人之五脏六腑亦应之而成衰旺。如四月属巳，五月属午，为火，火为金之夫，火太旺则金衰。六月属未为土，土为水之夫，土太旺则水衰，况肾水常藉肺金为母，以补其不足，所以古人于夏月必独宿（仲圭曰：冬夏固宜独宿，藉资保养，即平时亦可分眠，以减性交。盖伉俪同床共枕，最易引起肉欲。而自卫生方面言之，同眠亦至有害。《春秋繁露》曰：少壮者，十日一游于房中。可见古人先见及此矣）淡味，兢兢业业，保养金水二脏，正嫌火土之旺耳。经又曰：冬藏精者，春不病温。十月属亥，十一月属子，正火气潜藏，必养其本。然之真以助来春生发之气。则春末夏初无头痛脚软、食少体热、疰夏之病矣。窃谓人之少有老态，不耐风寒，不胜劳役，四时迭病，皆因气血方长而劳心亏损，或精血未满而早年斫丧，故其见症难以名状。若左尺虚弱，真阴不足也，用六味丸（仲圭曰：六味丸内有萸肉、丹皮、泽泻，不甚宜于真阴不足之症，不若集灵膏为妙）。右尺细弱，真阳不足也，用八味丸。至于两尺微弱，是阴阳俱不足也，用十补丸，皆滋其化源也。

养血论

《产宝方》序云：大率治病，先论所主，男子调其气，女人调其血。气血者，人之神也。然妇人以血为基本。苟能谨于调护，则气血宣行，其神自清，月水如期，血凝成孕。若脾胃虚弱，饮食不化，荣卫不足，月经不调，肌肤索泽，寒热腹痛，则难于子息矣。或崩漏带下，血不流行，而成癥瘕。

按立斋云：妇人脾胃久虚，以致气血俱虚，而月经不行，宜调其胃气，滋其化源，经自下矣。或患中消胃热，津液不行，而致血海干枯，宜清胃补脾，其经自行。经曰：胃者卫之源，脾者荣之本。《针经》曰：荣出中焦，卫出下焦，卫不足益之以辛，荣不足补之以甘，辛甘相合，脾胃健而荣卫生，是以气血俱旺，或因劳心，虚火妄动，月经错行，宜安心、补血、泻火。此东垣之治法。

调气论

《济生方》论云：经言百病皆生于气也。所谓七气者，喜怒忧思悲恐惊也。又有谓九气者，七情之外益之寒、热二证也。气之为病，男子妇人皆有之，惟妇人为患尤甚。盖人身血随气行，气一壅滞则血与气并，或月事不调，心腹作痛，或月事将行，预先作痛，或月事已行，淋漓不断，心腹作痛，或腰胁引背，上下攻刺，吐逆不食，甚则手足搐搦，状类惊痫，或作寒热，或作癥瘕，肌肉消瘦，非特不能受孕，久而不治，转而为瘵疾者多矣。

按：妇人性偏见鄙，婢妾志不得伸，郁怒无时不起，故先哲谓妇人气旺于血。当耗气而益血，此说一倡，举世宗之，专任辛散导滞之品，以为捷径法门。殊不知阳为阴使，血为气配，故气热则热，气寒则寒，气降则降，气升则升，气滞则滞，气行则行。其体本属相纽，其用未尝殊也。如果郁火气盛于血者，方可开郁行血。若气乱则调，气冷则温，气虚则补。男女一般阳生则阴自长，气衰则血亦涸，岂可专任耗气耶？

辨色论

（此篇熟究，调经之事至矣尽矣，幸毋忽之。）

丹溪云：经水者，阴血也。阴必从阳，故其色红，禀火色也。随气流行于上下三焦之间，气清血亦清，气浊血亦浊。往往有成块者，气之凝也。将行而痛者，气之滞也。来后而痛者，气血俱虚也。色淡者，气虚而有水混之也。错经妄行者，气之乱也。紫者，气之热也。黑者，热之甚也。今人但见其紫者、黑者、作痛者、成块者，率指为冷风而行温热之剂，则祸不旋踵矣。良由《病源论》月水诸病，皆由风冷乘之，宜其相习而成俗也。或曰黑者，北方水色也。紫淡于黑，非冷而何？余曰：亢则害，承乃制。热甚者必兼水化，所以热则紫，甚则黑也。殊不知妇人性执见偏。嗜欲倍加，脏腑阴阳之火无日不起。非热而何？若夫风冷，必须外得，间或有之。至于风冷为病，外邪初感，入经必痛，紫黑成块，暂用温散，但寒性稍久便郁成热，岂可专泥为寒耶？且寒则凝泣，热则流通，暴下紫黑，尤非寒证明矣。然脐腹内痛不特风冷，亦有属气滞者，为气有余便是火也。有属血虚者，为血不足便生热也，又安可用温热乎？大抵紫黑者，四物汤加芩、连、阿胶。淡白者，芎归汤加参、术、白芍。淡黄，二陈汤加芎、归。色如烟尘者，二陈汤加秦艽、防风、苍术。

多少论

《准绳》云：妇人之病，咸因月经乍多乍少，或前或后，治者不审，一例呼为经病，而不知阴阳偏胜之道，所以服药无效。盖阴气乘阳则包藏寒气，血不运行，经所谓天寒地冻，水凝成冻，故令乍少而在月后。若阳气乘阴，则血流散溢，经所谓天暑地热，经水沸溢，故令乍多而在月前。治当和气血，平阴阳，斯为当也。

按：前证治法，阳胜阴月候多者，当归散（即四物汤加黄芩、白术）。阴胜阳月候少者，七沸汤（即四物汤加蓬术、川芎、木香）。大概后期二三日为血虚，四物汤加参、芪、苓、术，补气而调血。先期三五日为血热，四物汤加酒炒芩、连，清热而和荣。更当参以人之肥瘦、挟痰、挟火而分治之。

先期后期论

王子亨云：经者，常候也。谓候其一身之阴阳愆伏，知其安危，故每月一至，太过不及，皆为不调。阳太过则先期而至，阴不及则后时而来。其有乍多乍少、断绝不行、崩漏不止，由阴阳盛衰所致，审各经分治之。

按立斋云：先期而至者，则因脾经血燥，宜加味逍遥散。有因脾经郁火，宜归脾汤。有因肝经怒火，宜加味小柴胡汤。有因血分受热，宜加味四物汤。有因劳役火动，宜补中益气汤。后期而至者，有因脾经血虚，宜人参养荣汤。有因肝经血少，宜六味地黄汤。有因气衰血弱，宜八珍汤。盖血生于脾土，故云脾统血。凡血病当用苦甘之剂，以助阳气而生阴血也。

立斋分肝、脾、血分、劳役五种，可谓详明。

澹漪子曰：脾虚气郁，宜归脾汤。脾实气郁，宜越鞠丸之类为当。

居经论

居经者，月事三月一至也。盖妇人之体血盛怀胎，胎孕之脉滑疾流利。《金匮》云：寸口卫脉浮而大，荣反而弱（盖女子尺脉宜盛，今反见弱，是荣不足于下也。寸口卫脉浮大者，卫气盛于上也）。浮大则气强，反弱则血少。孤阳独呼，阴不能吸，二气不停，卫强荣弱，阴为积寒，阳为聚热，阳盛不润，经络不足，阴虚阳实，故令少血。时发洒淅，咽燥汗出，或溲溺稠数，多唾涎沫，此令重虚。津漏液泄，故知非畜血烦满，月禀一经，三月一来，阴盛则泻，名曰居经。

按：卫浮而大，右脉浮大也。荣反而弱，左脉反弱也。盖左脉主血，乃心肝肾部。右脉主气，乃肺脾肾部。妇人之身，气血调匀，脉来滑利，方能受孕。今荣血不足，卫气独强，是阴衰阳旺之象，安得成胎？故虽月事不至三月，此居经之症，非孕也。宜养血调荣治之。

泄泻论

妇人经水将行，必泄泻三日，然后经行。其脉濡弱者，此脾虚也。脾属土属湿，经水将动，脾血先已流注血海，然后下流为经。脾血既亏，则虚而不能运行其湿，宜服参苓白术散（“濡弱”二字足征脾虚，此脾气虚而非脾血虚也，用药当矣。而血亏不运之说欠妥）。

身痛论

《产宝方》云：经水者，行气血，通阴阳，以荣于身者也。气血盛，阴阳和，则形体通泰。或外亏卫气之充养，内乏荣气之灌溉，血气不足，故经候欲行，身体先痛（据此宜用十全大补、八珍汤、人参养荣汤之类）。

按：前症有属血虚者，有属血风者，有痰滞者，有血瘀者，所因不同。如《良方》云：妇人血风，由气血不足，腠理不密，风冷乘之，以致邪正相搏，故骨节疼痛，肢体发热，口苦咽干，此血风也。东垣云：饮食失节，脾胃虚弱，乃血所生病，故口中津液不足。若火热来乘土位，则肢体痛，皮肤发热。此血虚也。立斋治法：肝经风热，用四物加羌、防、秦艽、黄芩。肝经血虚，逍遥散加熟地、川芎、丹皮。风湿兼痰，四物加星、半、羌活、苍术。风湿伤脾，羌活胜湿汤。暑湿伤气，清燥汤。肝气郁脾，四君子加木香、枳壳、槟榔。瘀血流注，四物加桃仁、红花。

痛经论

《入门》云：经水欲行，脐腹绞痛，属血滞。经水临行时痛为气滞。经水将来，阵痛阵止，为血实。经水已竣腹痛，为血虚。又有经水将行，被风相搏，绕脐抽痛者（《千金》云：妇人经行如厕，亦有为风所客者，可不谨欤）。有历年血寒积结胞门，呕吐涎唾，脐胁疝痛，阴冷彻引腰脊而痛者，当分治之。

按《良方》云：妇人经来腹痛，由风冷客于胞络冲任，或伤手太阳少阴经，用温经汤，或桂枝桃仁汤，或地黄通经丸。若血结而成块者，用万病丸（牛膝、干漆、地汁熬为丸）。薛立斋云：若前症因生冷伤脾，用六君子加炮姜。思虑伤血，四物加参、术。思虑伤气，归脾加柴、栀。怒郁伤肝，逍遥归脾兼服。余参他症治之（然又恐感外邪伤饮食，亦能致痛，尤宜详审，和气饮却能兼治）。戴复庵云：经事来而腹痛，经事不来而腹亦痛，二者之病皆血之不调也。欲调其血，先调其气，四物加茱萸、香附。痛甚者延胡索汤、通用和气饮（当归、延胡、蒲黄、肉桂、赤芍、乳香、木香、没药、甘草、姜黄）。

经漏论

《良方》云：妇人月水不断，淋漓无时，或因劳损气血而伤冲任，或因经水将行而交合阴阳，皆令气虚而不能摄血。但调元气，病自愈矣。若时行时止，腹痛，脉沉细，此系寒热邪气客于胞中，非虚弱也。

按：前症若郁结伤脾，用归脾汤。恚怒伤肝，逍遥散。肝火妄动，加味四物汤。脾气虚弱，六君子汤。元气下陷，补中益气汤。热作伤元气，前汤加麦冬、五味、炒黄柏。

不利论

《良方》云：妇人月水不利，由于劳伤气血，体虚而风冷客于胞内，伤于冲任之脉故也。若寸脉弦，关脉沉（弦与沉主气病，滑为实），是肝病也，兼主腹痛孔窍生疮。尺脉滑，关脉实，是气滞也，并主小腹引腰痛，气攻胸膈也。

按立斋云：前症属肝、胆二经，盖肝胆相为表里，多因恚怒所伤。若本经风热用补肝散，血虚四物汤加枣仁，肾水不足用六味丸。

过期论

《产宝方》云：女子以血为主，七七则卦数已终，终则经水绝，冲任脉虚衰，天癸绝，地道不通而无子矣。或伤劳过度，喜怒不时，经脉衰微之余，又为邪气攻冲，所以当止不止而崩漏也。须分所感而治之。

薛立斋云：前若肝肾虚热用许学士当归散，肝血虚热，四物加柴胡、山栀、丹皮；肝火内动，小柴胡加山栀、丹皮；肝火血燥，加味逍遥散；脾经郁火，加味归脾汤；肝脾郁火，归脾、逍遥兼服；肝肾亏损，归脾、六味兼服，仍与月经不调参用。

经闭论

洁古云：女子月事不来者，先泻心火，血自下也。《内经》曰：二阳之病发心脾，有不得隐曲，女子不月，其传为风消，其传为息贲，死不治。二阳者，阳明也。阳明胃病，心脾受之，心主血，心病则血不流。脾主味，脾病则味不化，味不化则精不足，故其病不能隐曲。脾土已亏则风邪胜而气愈消矣。经又曰：月事不来者，胞脉闭也。胞脉属于心，络于胞中。今气上迫肺，心气不得下通，故月不时来。

李东垣云：经闭不行有三。或脾胃久虚，形体羸弱，气血俱虚而致经水断绝不来。或病中消，胃热善食，肌瘦，津液不生。夫经者，血脉津液所化，津液既绝，为热所烁，肌肉渐瘦，时见燥渴，血海枯竭，名曰血枯。经闭宜泻，胃土燥热，补益气血，经自行矣（此中焦脾胃之病）。或心胞络脉洪数，时见燥热，大便闭涩，小便虽清不利，而红水闭绝不行，此乃血海干枯，宜调血脉，除胞络中火邪，而经自行矣（此下焦胞络热结也）。或因劳心火动而赤液竭，或因忧思气结而胞脉闭，气上迫肺，心气不得下通，故月事不来，宜先服降心火之剂，后用养脾血之药而自来矣（此上焦心肺热结也）。

泻心火、养脾血是从本文之义，愚谓当原隐曲推解。盖人有隐情曲意则气郁而不畅。不畅则心气不开，脾气不化，水谷日少，不能变现气血，以入二阳之血海矣。血海无余，所以不月也。传为风消者，阳明主肌肉，血不足则肌肉不荣。其不消瘦乎！风之名，火之化也，故当根不得隐曲上看乃有本。

据此论当有四症，如胃热、胞络热、劳心热三症皆有，宜泻火养血是也。而所言脾胃久虚致经水断绝一症，又当以补脾为主，岂得舍而勿论耶？盖水入经，其血乃生，谷入于胃，脉道乃行。水去荣散，谷清卫亡，况脾统诸经之血，而以久虚之脾胃以致气血俱衰者，可不为之补益乎？即此以分虚实，明是四症无疑。而楼全善补乃遗补虚一症，何欤？

按立斋云：经水者，阴血也，属冲任二脉。上为乳汁，下为月水。其为患，有因脾虚而不能生血者，调而补之。脾郁而不能行血者，解而补之。胃火而血消烁者，清而补之。脾胃损而血少者，温而补之。劳伤心血而不能行者，逸而补之。怒伤肝气而不能行者，和而补之，肺气虚而不行者，补脾胃。肾气虚而不行者，补脾肺。经云：损其肺者益其气，损其心者调其荣卫。损其脾者调其饮食、适其寒温，损其肝者缓其中，损其肾者益其精。当参而治之，庶无误矣。

枯血论

骆龙声方云：腹中论曰：有病胸胁支满者，妨于食，病至则先闻腥臊臭，出清液，先唾血，四肢清，目眩，时时前后血，病名血枯。此得之年少时有所大脱血，或醉而入房，亏损肾肝。盖肝藏血，受天一之气以为滋荣，其经上贯膈，布胁肋。若脱血失精，肝气已伤，肝血枯竭，不能荣养而（胸胁满症，人皆伐肝，岂知血枯之人宜养肝血也。当须识此）肝病。传脾则妨食而腥臊臭，出清液。若肝病而肺乘之则唾血，四肢清，目眩，时时前后血出，皆肝病血伤之症也。然其治法，又当取乎脾土。

按立斋云：前症若饮食起居失宜而脾胃虚损，当滋化源。若以脾土虚寒而不能生血，宜补命门火。若服食借燥，郁内火作而津液消烁，宜清热养血。若脾胃亏损而气血空虚，宜补中益气。若胃热消中而血液耗损，宜清脾胃之火。若大便闭涩，小便清利而经不行，宜补心养血。此治血枯大法，以调养真元为主。若泛用苦寒峻剂，以通导癸水为捷径法门，殊不知愈通则愈闭，其生生之源斫削殆尽，直至风消息贲，难于措手矣。

血劳论

寇宗夷云：夫人之生以气血为本，故人之病未有不先伤其气血者。若室女童男积想在心，思虑过度，多致劳损。男子则神色先散，女子则月水先闭。盖忧愁思虑则伤心，而血逆竭，神色先散，月水先闭。且心病不能养脾，故不嗜食。脾虚则金亏，故发嗽。肾水绝则木气不荣，而四肢干痿，故多怒，鬓发焦，筋骨痿。若五脏传遍则死。自能改易心志。用药扶持，庶可保生。

按经云：五谷入于胃，其糟粕、津液、宗气分为三队，故宗气积于胸中，出于喉咙，以贯心肺而行呼吸。荣气者，泌其津液，注之于脉，化以为血，以荣四末，内养五脏六腑。若服苦寒之剂，复伤胃气，必致不起。

血崩论

东垣云：妇人经漏有二。或脾胃亏损，下陷于肾，肝与相火相合，湿热下迫，经漏不止，其色紫黑腐臭，其脉洪大沉弦，或沉而数疾，腰脐下痛，寒热往来，两胁急痛，四肢困热，心烦不眠，宜大补脾胃而升降气血，自然愈矣（如补中益气汤加防风、芍药、炒黄柏之类）。又有先富后贫或先贵后贱，病名脱营者，心气不足，邪火炽旺于血脉之中，由是心病传脾，火乘土位，形质肌肉颜色不变，经水不时而下。或适来适断，暴下不止，治以大补气血之剂，补养脾胃，微加镇坠心火之药治其心，补阴泻阳，红自止矣。《痿论》曰：悲哀太甚则胞络绝，则阳气内动，发则心下崩，数溲血也。又曰：大经空虚，发为肌痹，传为脉痿。此之谓也。

《良方》云：妇人冲、任二脉为经脉之海，外循经脉，内荣脏腑。若阴阳和平，经事依时，惟劳伤气血，俾冲、任二脉不能约制，经血则忽然暴下，甚则昏闷。速当调补脾胃为主。若寸脉微迟，为寒在上焦，则吐血衄血。尺脉微迟，为寒在下焦，则崩血便血。寸口脉弦而大，弦则为紧，大则为芤，紧则为寒，芤则为虚，虚寒相搏，其脉为革。妇人半产漏下，赤白不止。大抵数小为顺，洪大为逆。脉小虚滑者生，脉大紧实数者死。脉迟者生，脉急者死。又漏血脉虚浮者，不治。

按戴复庵云：血大至曰崩中，或清或浊，或纯下瘀血，或腐臭不堪，甚则头目昏晕，四肢厥冷，急宜童便调理中汤加入百草霜饮之。又有崩甚而腹痛，人多疑为恶血未尽，又见血色瘀黑，愈信恶血之说，不敢止截。大凡血之为患，欲出来出际停在腹中。即成为瘀血难尽，以瘀为恶血。又焉知瘀之不为虚冷？若必待瘀尽而后截之，恐并与人无之矣。况此腹痛更有说焉。瘀停腹痛，血通而痛止。崩行腹痛，血住而痛止。宜芎归汤加炮姜、熟附止其血而痛自止。

薛立斋云：经曰“阴虚阳搏，谓之崩”。又曰：阳络伤则是血外溢，阴络伤则血内溢。又曰脾统血，肝藏血。其为患有因脾胃虚损不能摄血归源，或因肝经有火，血得热而妄行，或因肝经有风，血得风而妄动，或因怒动肝火，血热而沸腾，或因脾经郁结，脾虚而血不归经，或因悲哀太过，胞络内绝而下崩。治疗之法，脾胃虚弱者六君子汤加芎、归、柴胡，脾胃下陷者补中益气汤加白芍，肝经血热者加味逍遥散，脾经郁者归脾汤加柴胡。故东垣、丹溪诸先生云：凡下血症，须四君子汤收功。有旨哉（薛氏所论凡七条，而脾胃三条，肝经三条，胞络一条。皆不舍柴胡、丹、芍者，以厥阴手足二经为多血藏血之所。血为热迫则不能藏，从阳亟起，故以引起肝气，而栀、芍等收阴抑阳也。如东垣升阳举经之意，尤得其端。所定脾胃方药，必是久病，又是出脾胃症者宜之。盖立斋治久病者多，故其立言如此。且谓四君子为血症收功，须用则非初治之法。可知立斋得力处在此）。若夫去血后，毋以脉诊，当急用独参汤救之。若潮热咳嗽，脉数，乃元气虚弱，假热之脉，尤当用人参温补。此等症候，无不由脾胃先损，故脉洪大。察其有胃气能受补者则可救，苟用寒凉止血之药复伤胃气，反不能摄血归源，是速其危也。

痰气污血论

丹溪云：涎郁胸中，清气不升，故经脉壅遏而降下，非开涎不足以行气，非气升则血不能归隧道（又得一种见解。人尝谓丹溪先生善治痰，然哉）。此论血泄之议甚明。盖开胸膈浊痰则清气升。清气升则血归隧道而不崩矣。故其症或腹满如孕，或脐腹疠痛，或血结成块，或血出则快，血止则痛，或脐上动。其治法宜开结痰、行滞气、消污血，此丹溪先生之妙法也。

杀血心痛论

《良方》云：妇人血崩而心痛甚，名曰杀血心痛。由心脾血虚不能内荣故也。若小产而去血过多而心痛甚，用乌贼骨炒为末，醋汤调下。若瘀血不散，用失笑散。若心血虚弱，用芎归汤。若郁结伤脾，用归脾汤。

带 下 论

《良方》云：妇人带下，其名有五。因经行产后风邪客于胞门，传于脏腑所致。若伤足厥阴经色如青泥，伤手少阴经色如红津，伤手太阴经形如白涕，伤足太阴经黄如烂瓜，伤足少阴经黑如衃血。人有带脉，横于腰间，如束带之状，病生于此，故名曰带（胞门子户即子宫，俗所谓火肠也。其传脏有征，传腑无症，岂二而一欤？又曰：病生于带，则脏腑之说似属空文。盖以带脉管束诸经，故总虽三，究其治一也）。

按徐用诚先生云：前症白属气而赤属血。东垣先生云：血崩久则亡阳，故白滑之物下流未必全拘于带脉，亦有湿痰流注下焦，或肾肝阴淫湿胜（肾肝阴淫湿胜有隐指之意，如男子白浊也），或因惊恐而木乘土位，浊液下流，或思慕为筋痿。戴人以六脉滑大有力用宣导之法，此泻其实也。东垣以脉微沉细紧或洪大而虚，用补阳调经之法，乃兼责其虚也。丹溪以胃中痰积下流，用海石、南星之类。乃治其湿痰也。窃谓前症皆当壮脾胃、升阳气为主，佐以各经见症之药。色青者属肝，用小柴胡汤加山栀、防风。湿热壅滞，小便赤涩，用龙胆泻肝汤。肝血不足，或燥热风热，用六味丸。色赤者属心，用小柴胡汤加黄连、山栀、当归。或思虑过伤，用妙香散。色白者属肺，用补中益气汤加山栀。色黄者属脾，用六君子汤加柴胡、山栀，或归脾汤。色黑者属肾，用六味丸（前论五色分属五脏而无治法，此以五脏之中分治法虚实，尤见的据）。气血俱虚八珍汤，阳气下陷补中益气汤，湿痰下注用前汤加茯苓、半夏、黄柏，气虚痰饮下注四七汤送六味丸。不可拘肥人多痰、瘦人多火而以燥湿泻火之药轻治之也（肥痰瘦火之说为丹溪认病总诀，何尝教人泥定一方也。至不可轻治而火湿浮肿，若亦概以此稳当之言不可轻用，则洁古之十枣、子和之汗吐下、太无之神祐玉烛与小胃丹之类可轻用之欤？予不放为丹溪佞为欲正今之妄口耳）。

白浊白淫论

《良方》云：妇人小便白浊白淫者，皆由心肾不交养、水火不升降，或因劳伤于肾，肾气虚冷故也。肾主水，开窍于阴，阴为溲便之道，胞冷肾损，故有白浊、白淫之病（据此宜属寒，今皆主热），宜金锁正元丹。或因心虚而得者，宜平补镇心丹。若因思虑过多而致使阴阳不分，清浊相干而成白浊者，思则伤脾故也，宜四七汤吞白丸子，此药极能分利阴阳耳。

按立斋云：前症若元气下陷，用补中益气汤。脾胃亏损，用六君子汤加升、柴。脾气郁结，用归脾汤加丹皮、山栀。肝经怒火（怒火有虚实。实者泻之，故用龙胆。虚者补之，故用逍遥，以逍遥有归、芍养血也），用龙胆泻肝汤。肝虚用加味逍遥散，宜与带下参看。

虚劳门

《纲目》云：五劳六极七伤诸症已详于杂病门中，而今复叙者，缘妇人多因行胎产，或饮食起居七情重伤肝脾之所致。又或失于调摄，或过于攻伐，而亦有初因劳倦所伤，苟或失治，即变皮聚毛落，饮食不为肌肤，骨髓中热，经闭不行，谓之痨瘵骨蒸热。其治与男子不同者，因男以气为主，女以血为主故也（精血虽殊，而虚劳形症不远，治亦不异，宜与杂症参观）。

按戴氏云：有病后血虚者，有本体血虚者，其人五心烦热，或往来寒热，言语无力，面色萎黄，头目昏晕，变生诸症，用芎归汤加羊肉少许，或十全大补汤、四物养荣汤治之。若血虚而气旺者用抑气汤（即香附末），若劳倦伤者用补中益气汤

（补中益气是治劳倦内伤之剂，乃初治法，非久病治法，痨瘵骨蒸所宜）。

冷劳

（无热虚劳乃阳虚证，其病自上而下，损之脉也，法宜温补。）

《大全》云：妇人冷劳属气血不足、脏腑虚寒，以致脐下冷痛，手足时寒，月经失常，饮食不消，或时呕吐，恶寒发热，骨节酸疼，肌肤羸瘦，面色萎黄也。

薛氏曰：前症有内外真寒者，有内外真热者。有内真热而外假寒者，有内真寒而外假热者。若饮食难化，大便不实，肠鸣腹痛，饮食畏寒，手足逆冷，面黄呕吐，畏见风寒，此内外真寒之证也。宜用附子理中汤以回阳，八味地黄丸以壮火。若饮食如常，大便坚实，胸腹痞胀，饮食喜冷，手足烦热，面赤，呕吐，不畏风寒，此内外真热之证也。宜用黄连解毒汤以消阳，六味地黄丸以壮水。若饮食如常，大便坚实，胸腹痞胀，手足逆冷，面黄呕吐，畏见风寒，此内真热而外假寒也，亦用解毒汤、六味丸。若饮食少思，大便不实，吞酸嗳气，胸腹痞满，手足逆冷，面赤呕吐，畏见风寒，此内真寒而外假热也，亦用理中汤、八味丸。当求其属而治之。经曰：益火之源，以消阴翳；壮水之主，以镇阳光。使不知真水火之不足，泛以寒热药治之，则旧疾未去，新病复生矣。夫所谓属者，犹主也，谓心肾也。求其属也者，言水火不足而求之于心肾也。火之源者，阳气之根，即心是也。水之主者，阴气之根，即肾是也，非谓火为心、源为肝、水为肾，主为肺也。

热劳

（此属阴虚，自下而上至脉之病也。宜以丹溪、节斋、古庵诸公之方参用。然阴虚难治，以血生于气、先无形而后有形也。且滋阴之剂有害脾胃，脾伤则气损，气损则血无以生，气盛则火有所助，诚难调治。惟审胃气有无以决治则。此为良法耳。）

《大全》云：妇人热劳由心肺壅热，伤于气血，以致心神烦躁，眼赤头疼，眼涩唇干，口舌生疮，神思昏倦，四肢壮热，饮食无味，肢体酸疼，心忪盗汗，肌肤日瘦，或寒热往来。当审所因，调补气血，其病自愈矣（是言实火，非同劳热之火可补）。薛氏云：热劳乃壮火食气，虚火煎熬真阴之所致也。王太仆云：如大寒而甚，热之不热，是无火也。热来复去。昼见夜伏，夜发昼止，是无火也，当治其心。如大热而甚，寒之不寒，是无水也。热动复止，倏忽往来，时作时止，是无水也（太仆所论真水真火，此根有生中来，故当求属以衰之。窃谓以下诸症或肝或脾或肺，而心肾者甚少，总以分气分血主治，却与求属之意不同），当助其肾。心盛则生热，肾盛则生寒。肾虚则寒动于中，心虚则热收于内（此下十二节分经证虚实定方，确有见解）。窃谓前症若肝脾血虚，用四物参术。肝脾郁怒，小柴胡合四物。脾胃气虚。补中益气汤。肝脾血热，加味逍遥散。肝经风热，加味小柴胡汤。心经血虚，天王补心丹。肺经气虚，人参补肺汤。肝经血虚，加味四物汤。大抵午前热属气分，用清心莲子饮，午后热属血分，用四物加参术丹皮。热从左边起者，肝火也，实则四物、龙胆、山栀，虚则四物、参、术、黄芪。热从脐下起者，阴火也，四物、参术、黄柏、知母酒拌炒黑、五味、麦冬、肉桂。如不应，急用加减八味丸。不时而热，或无定处，或从脚心起，此无根心虚也，用加减八味丸及十全大补汤加门冬、五味主之。

骨蒸劳

（瘵有鬼，鬼病当祭，故瘵从之。《葛氏钤方》有祭炼法，以癸亥夜半跪祷北斗，皆祭瘵法。若果有瘵鬼，亦是孽冤为祟，药石云何。）

《良方》云：骨蒸劳者，由积热附于骨而然也（此至脉之病也。夫肾主骨。骨至于蒸，真阴竭矣。阳何以依而传各经，此病是孽）。亦曰传尸殗殜，复连无辜，其名不一。此病皆由脾胃所致。其形羸瘦腹胀，泻痢，肢体无力，传于肾则盗汗不止，腰膝冷痛，梦与鬼交，小便黄赤。传于心则心神忪悸，喜怒不时，颊唇赤色，作寒作热。传于肺则胸满短气，咳嗽吐痰，皮肤甲错。传于肝则两目昏暗，胁下妨痛，闭户忿怒。五脏既病，则难治疗。

血风劳

《大全》云：妇人血风劳症（肝热生风，故病名血风。曰劳者，病久血虚，月候不行，而发热不止也），因气血素虚，经候不调，或外伤风邪，内挟宿冷，致使阴阳不和，经络痞涩，腹中坚痛，四肢酸疼，月水或断或来，面色萎黄羸瘦。又有产后未满百日，不谨将护，脏腑虚松，百脉枯竭，遂致劳损，久不瘥则变寒热，休作有时，饮食减少，肌肤瘦瘁，遇经水当至则头目昏眩，胸背拘急，四肢疼痛，身体烦热，足重面浮，或经水不通，故谓之血风劳气也。

按薛氏曰：东垣云喜怒不节，起居不时，有所劳伤，皆损其气。气衰则火旺，火旺则乘其脾土，脾主四肢，故困热懒言，动作喘乏，表热自汗，心烦不安。当病之时，宜安心静坐，存养其气，以甘寒泻其热气，以酸味收其散气，以甘温补其中气。经云：劳者温之，损者益之。《要略》云：平人脉大为劳，以黄芪建中汤主之（此是劳伤元气，乃脾肺气虚，非血风劳也。当从损治。血风劳者，乃肝血虚风，热而成劳也。风劳冷劳因虚乘袭，日久变成劳热。气虚者气不足，热劳者血不足。至骨蒸痨瘵，大都难治矣）。

胎前门

总论

虞氏曰：《脉经》云：诊其手少阴之脉动甚者（手少阴动脉诊在神门，于左右手掌后内侧横纹下，与关相对者是），妊子也。盖手少阴心脉也，心主血脉故也。又肾为胞门子户，尺中肾脉，按之不绝者，当妊子也（尺脉更直）。巢氏论云：妇人妊娠，一月名胎胚，足厥阴脉葬之。二月名始膏（一名晖），足少阳脉养之。三月名始胎，手厥阴脉养之。四月始受水精，以行血脉，手少阳脉养之。五月始受火精，以成其气，足太阴脉养之。六月始受金精，以成其筋，足阳明脉养之。七月始受木精，以成其骨，手太阴脉养之。八月始受土精，以成肤革，手阳明脉养之。九月始受石精，以成毛发，足少阴脉养之。十月脏腑关节人神俱备，足太阳脉养之（胚胎兆于一气，胚者气之形，膏者气之凝，胎者形之著。

先天以制生化，故以水火金木土石制而化焉。后天顺序而成，故以木火土金水相生而养，以逆而化，以顺而成，自然之妙也）。是以各经俱养三十日也，惟少阴、太阳二经无所专主者，以君主之官无为而已。然受胎在腹七日一变，辗转相成，各有相生，大集经备矣。今妇人堕胎在三五七月者多，在二四六月者少。脏阴而腑阳，三月属心，五月属脾，七月属肺，皆在五脏之脉。阴常易亏，故多堕耳。如昔云三月堕胎者，则心脉受伤，先须调心，不然至三月复堕。若云五月堕胎者，则脾脉受伤，先宜治脾，不然至五月复堕。惟一月内堕者，人皆不知有孕，但知不受孕，不知其受而堕也。盖一月属肝，怒则堕，多洗下体则窍开，亦堕，一次既堕，则肝受伤，他次亦堕。今之无子者，大半一月内堕胎而致，非尽不孕也。故凡初交之后，最宜将息，勿复交接。以扰其子宫，勿令怒、勿令劳、勿令举重、勿令洗浴，而又多服养肝平气之药，其胎自固。若夫过期，当养之经。虚实不调则胎孕亦为不安，甚则下血而堕矣。安胎之法，宜各按月依经视其气血虚实而调之，庶无胎堕之患（如此治皆得法）。其或冒风寒，别生异症，又宜各按法而调治之。

胎前调理法

《集略》云：母子之肾脏系于胎，是母之真气，子之所赖也。受孕之后则宜镇静，则血气安和，须内远七情，外薄五味，大冷大热之物皆在所禁，使雾露风邪不投间而入。亦不得交合阴阳，触动欲火。务谨节饮食，若食兔缺唇，食犬无声，食杂鱼而致疮癣。心惊而癫疾，肾气不足而解颅（心藏神，肾主骨，故云然），脾气不和而羸瘦，心气虚乏而神不足。儿从母气，不可不慎也。苟无胎痛、胎动、泻痢及风寒外邪所伤，不可轻易服药。不得已者，审度疾势轻重，药性高下，不必多品（胎前药最忌群队，故不必多出遗书，乃至言也）。

然父少母老，产女必羸，母壮父衰。生男必弱。受气偏瘁，与以补之。补羸女则养血壮脾，补弱男则壮脾节色。羸女宜及时而嫁，弱男必在壮而婚。昔人论年老而有子者，男不过八八，女不过七七，则知气血在人固自有量，夫岂逃阴阳之至数哉。

胎前用药法

丹溪曰：胎前当清热养血，孕妇因火逼动胎逆，上作喘急，用条芩、香附之类为末调下（条芩水中沉者为佳）。黄芩乃上中二焦药，能降火下行，天行不息，所以生生而无穷。茺蔚子治血行气，有补阴之妙，命名益母，以其行中有补也。故曰胎前无滞，产后无虚（难产可煎作膏），条芩、白术乃安胎之圣药。俗以黄芩为寒而不用，反为温热药能养胎，殊不知胎孕宜清热养血，使血循经而不妄行，乃能养胎怀孕。嗜物乃一脏之虚，如爱酸物乃肝脏不能养胎而虚。有孕八九个月必用顺气，须用枳壳、苏梗等。

论治胎产有三禁

洁古云：治胎产之病，从厥阴经论之，是祖气生化之源也（厥阴肝木乃风化之始，故曰化之源。而祖气乃天真之气，非谷气东方生风，风生虫，人亦倮虫也，故从厥阴风木论之）。厥阴与少阳相为表里，故治法无犯胃气及上中二焦。有三禁，不可汗、不可下、不可利小便。发汗则伤上焦之阳，通大便则脉数而动脾，利小便则内亡津液，胃中枯燥。制药之法，能不犯此三禁则荣卫自和而寒热自止矣。如发渴需白虎（产后发渴恐属血虚，用白虎宜慎。东垣云：血虚忌白虎），气弱用黄芪，血刺痛而和以当归，腹中疼而加之芍药。大抵产病天行从增损柴胡，杂症从增损四物，宜详察脉症而用之。

诊妇人有妊歌

肝藏血兮肺主气，血为荣兮气为卫。阴阳配偶不参差，两脏通和皆类例。血衰气旺定无孕，血旺气衰应有体。寸微关滑尺带数，流利往来并雀啄。小儿之脉已现形，数月怀耽犹未觉。左疾为男右疾女，流利相通速来去。两手关脉大相应，已形亦在前通语。左手带纵两个男，右手带横一双女。左手脉逆生三男，右手脉顺生三女。寸关尺部皆相应，一男一女分形症。有时子死母生存，或即母亡存子命。往来三部通流利，滑数相参皆替替。阳实阴虚脉得明，遍满胸膛皆逆气。左脉太阳浮大男，右脉太阴沉细女。诸阳为男诸阴女，指下分明当计取。三部沉正等无疑，尺内不止真胎妇。夫弃妻兮纵气雾，妻弃夫兮横气肋。子乘母兮逆气参，母乘子兮顺气护。小儿日足胎成聚，身热脉乱无所苦。汗出不食吐逆时，精神结备其中住。滑疾不散胎三月，但疾不散五月母。弦紧牢强滑者安，沉细而微归泉路。

候胎法

《脉经》曰：妇人怀躯七月而不可知，时时衄血而转筋者，此为躯也。衄时嚏而动者，非躯也。《素问》云：妇人足少阴脉动甚者，妊子也（《素问》以足少阴脉动甚者为有妊，《脉经》以手少阴脉动甚为有子，岂心肾同一诊耶）。又云：阴搏阳别谓之有子（王注云：阴谓尺中也，搏谓搏触于手也，尺脉搏击与寸脉殊别，则为有孕之兆）。《脉经》云：娠脉初时寸微小，呼吸五至，三月而尺数也，脉滑疾重，以脉滑疾重，以手按之散者，胎已三月也。脉重手按之不散，但疾不滑者，五月也。尺脉左偏大者为男，右偏大者为女，左右俱大产二子。大者如实（“实”字妙）状，妇人娠孕四月。欲知男女法：左疾为男，右疾为女，左右俱疾为生二子（王子亨云：娠孕三部俱滑而疾，在左为男，在右为女）。遣娠孕面南行还复呼之，左回首者是男，右回首者是女。看上圊时夫从后急呼之，左回首者是男，右回首者是女。

妊妇忌药

蚖斑水蛭及虻虫，乌头附子配天雄，野葛水银并巴豆，牛膝薏苡与蜈蚣，三棱代赭芫花射，大戟蛇蜕黄雌雄，牙硝芒硝丹皮桂，槐花牵牛皂角同，半夏南星与通草，瞿麦干姜桃仁通，硇砂干漆蟹脚爪，地蟾茅根莫用好。

恶　阻

（谓呕吐、恶心，头眩、恶食、择食是也。）

《千金方》云：凡妇人虚羸，血气不足，肾气又弱，或当风饮冷太过，心下有痰水者，欲有胎而喜病阻。所谓欲有胎者，其人月水尚来，颜色肌肤如常，但苦沉重愦闷，不欲饮食，又不知其患所在，脉理顺时平和，则是欲有娠也。如此经二月日后便觉不通，则结胎也（仲圭曰：此说难于取信。受孕之预兆即是恶阻，但必发于经水已闭之后，断无见于月事通行之际。藉曰有之亦病而非娠也）。阻病者，忠心中愦愦，头重眼眩，四肢沉重懈惰，不欲执作，恶闻食气。欲啖咸酸果实，多卧少起（恶阻俗谓病儿。然亦间有不病者，又不拘干强弱，此何以故？即俗所谓胎气好恶。阻亦有寒热，不可不知）。世谓恶食至三四月日已上，皆大剧吐逆不能自胜举也。此经血既闭，水渍于脏，脏气不宣通，故心烦愦闷，气逆而呕吐也。血脉不通，经络否涩，则四肢沉重，挟风则头目眩也。甚者或作寒热，恍惚不能支持，第症有轻重耳。轻者不必服药，重者须以药疗之，使痰水消除，便能食也。既得食力，体强气壮，力足以养胎，母便健矣。盖半夏茯苓汤、茯苓丸，端治恶阻，然此二药比来少有服者，以半夏有动胎之性。盖胎初结，虑其易散，不可不谨也。张仲景《伤寒论》中黄龙汤正谓娠孕而设也（即小柴胡大半夏）。《局方》则有人参丁香汤，杨振则有人参橘皮汤，王子亨立白术散，陈士明用醒脾饮，皆不用半夏而服之多效。

按薛氏曰：前症若中脘停痰，用二陈加枳壳。若脾胃虚弱，用异功散。若饮食停滞，用六君子加枳壳。若胃气不足，用人参橘皮汤。兼气恼加枳壳，胸胁否满更加苏梗，胁痛再加柴胡。若饮食少思，用六君子加苏梗、枳壳，头晕体倦用六君子汤。若脾胃虚弱，呕吐不食，用半夏茯苓汤。盖半夏乃健脾气、化痰滞之主药也。脾胃虚弱而呕吐，或痰涎壅盛而饮食可思，胎不安者，必用茯苓半夏汤，倍加白术。然半夏、茯苓、陈皮、砂仁善能安胎气、健脾胃也。若左脉弱而呕，服诸药不止者，当用调理归原药则愈。经云“无阴则呕”是也。

胎动不安

《大全》云：妊娠胎动不安，由冲任经虚、受胎不实也。亦有饮酒房室过度损动不安者，有误击触而胎动者，有喜怒气宇不舒，伤于心肝、触动血脉者，有信医宜服温暖而反为药所误，有因母病而胎动者，但治母病其胎自安。有胎不坚固。动及母疾，但当安胎，其母自愈。当察母之形色，若面赤舌青，子死母活，面青舌赤，口中沫出。母死子活。若唇青，两边沫出者，子母俱亡。

漏　胎

（即妊妇经来尿血，自尿门下血，漏胎自胞门下血。）

《脉经》云：妇人经月下，但为微少，师脉之，反言有躯。其后审状，其脉何类，何以别之？师曰：寸口脉阴阳俱平，荣卫调和，按之则滑。举之则轻，阳明少阴，各知经法，身反洒淅，不欲饮食，头痛心乱，呕哕欲吐，呼则微数，吸则不惊，阳多气溢，阴滑气盛，当作血盛。滑则多实，六经养成，所以月见。阴见阳精。汁凝胞散。散者损堕，设或阳盛，双妊二胎，今阳不足，故令激经也（滑脉主血有余，今经又少，故主有孕）。大抵妊娠经来不多，而饮食精神如故，六脉和缓，滑大无病者，血盛有余也。儿大能饮，自不来也。

《大全》云：夫漏胎者，谓娠孕数月而经水时下也。此由冲任脉虚，不能约制手太阳、少阴之经血故也。冲任之脉为经络之海，起于胞内，手太阳小肠脉也，手少阴心脉也。是二经为表里，上为乳汁，下为月水。有娠之人经水所以断者，壅之养胎，蓄之为乳汁也。冲任气虚则胞内泄，不能制其经血，故月水时下，亦名胞漏，血尽则人毙矣。又有因劳役喜怒哀乐不节，饮食生冷，触冒风寒，遂致胎动。若母有宿疾，子脏为风冷所乘，气血失度，使胎不安，故令下血也。夫有子之后，蓄以养胎矣，岂可复能散动耶？所以然者，因妇人营经有风，则经血喜动，以此辨之，既营经为风所胜，则所来者非养胎之血。著作漏胎治之，必服补养保胎之药，且胎不损强，以药滋之，乃所谓实实虚虚也。其胎总宜堕矣。若医者知营经有风之理，端于一药，治风经信可止（漏胎用风药亦是升举肝气，使血不满则胎自固，不但疏风已也）。或不服药，胎亦无恙。然亦有胎本不固而因房室不节先漏而后堕者，须作漏胎治之，不可不审也。《脉经》云：妇人怀躯六七月，暴下斗余水，其胞必倚而堕，此非时孤浆预下故也（孤浆预下必倚而堕，此气血两虚也）。

按薛氏曰：胎漏黄汁下，或如豆汁，若因肝脾湿热，用升阳除湿汤。血崩肝脾风热，用加味逍遥散。肝脾郁怒，用加味归脾汤；脾胃气虚，钱氏白术散；脾气下陷，用补中益气汤；肝经风热，用防风黄芩丸；风入肠胃，用胃气汤。

子 烦

《大全》云：妊娠若烦闷者，以四月受少阴君火气以养精，六月受少阳相火气以养气。若母心惊胆寒，多有烦闷，名曰子烦。《产宝》云：夫妊娠而子烦者，是肺脏虚而热乘于心，则令心烦也（肺虚热乘于心，于理似背，当作“虚”字上看）。停痰积饮在心胸之间，或冲于心，亦令烦也。若热而烦者，但热而已。若有痰饮而烦者，呕吐涎沫，恶闻食气，烦躁不安也。大凡娠孕之人，既停痰积饮，又寒热相搏，气郁不舒，或烦躁，或呕吐涎沫，剧则胎动不安，均为子烦也。

按薛氏云：前症若因内热用竹叶汤，气滞用紫苏饮，痰滞用二陈、白术、黄芩、枳壳。气郁，用分气饮加川芎。脾胃虚弱，用六君子加紫苏、山栀。

烦躁口干属心、脾二经，与子烦大同小异，宜用知母丸。

子 悬

《大全》云：妊娠心腹胀满者，由腹内素有寒气，致令停饮，重因触冷饮发动，与气相争，故令心腹胀满也。

按薛氏曰：前症若外感风寒，内伤饮食，用藿香正气散。若食伤脾胃，用六君子汤。若阳气壅滞，胎上逼心，用紫苏饮。李氏曰：子悬者，心腹胀满也。娠孕四五月以来，相火养胎，以致胎热气逆凑心，心腹胀满疼痛，宜紫苏饮。有郁心胀满甚者。加莪术及丁香少许。不食者，芩术汤倍白术加芍药。若火盛极一时，心气闷绝而死，连进紫苏饮救之。此症两尺脉绝者，有误服动胎药，子死腹中则憎寒，手指唇爪俱青，全以舌为证验，芎归汤救之。仲景云：妇人怀孕六七月，脉弦，发热，其胎愈胀，腹痛恶寒者，少腹如扇，所以然，子脏寒故也。当以附子汤温其脏。妇人伤胎怀身，腹满不得小便，从腰以上重如水气状，怀身七月，太阴当养不养，此心气实，当刺泻劳宫及关元，小便微利则愈。

心　痛

《大全》曰：娠妇心痛，乃风邪痰饮交结。若伤心经，为真心痛，旦发夕死，夕发旦死。若伤心支络，则乍安乍发。若伤于子脏，则胎动而血下。

按薛氏曰：前症若饮食所伤，用平胃散加枳壳、山楂。若因错杂诸邪，当审其因而治之。

心腹痛

（附子痛、小腹痛）

《大全》云：娠妊心腹痛者，或由宿有冷疼，或新触风寒，皆由脏虚而致动也。邪正相击而并于气，随气上下，上冲于心则心痛，下攻于腹则腹痛，故令心腹痛也。娠妊而痛者，邪正二气交攻于内也。若不时差者，其痛冲击胞络，必致动胎，甚则伤堕也。又云：娠妊心腹疼痛，多是风寒湿冷痰饮与脏气相击，故令腹痛，攻冲不已，则致胎动也。

按薛氏曰：前症若风寒痰饮，用金沸草散，杂病咳嗽，胎气郁结，加香附、川芎。若饮食停滞，用六君子加紫苏、枳壳。若怒动肝火，前药更加柴、栀。若郁结伤脾，用归脾汤加枳壳、山栀。

仲景云：妇人怀胎，腹中诸疾痛，当归芍药散主之。《脉经》曰：妇人有胎腹痛，其人不安。若胎动痛，不动欲知生死，令人摸之，如覆杯者生，如肘颈参差起者死。又冷者死，温者生。

薛氏曰：若腹中不时作痛，或小腹重坠，名曰胎痛。用地黄当归汤。未应，加参、术、陈皮。或因脾气虚，用四君子加归、地。中气虚，补中益气汤（真虚者可用）。

《大全》云：娠妊小腹痛者，由络虚风寒相搏，痛亦令胎动也，宜紫苏饮加生姜。若腹胀痛，用安胎饮加升麻、白术，不应，兼用补中益气汤。

腰腹背痛

《大全》云：肾主腰足，因劳伤损动其经，虚则风冷乘之，故腰痛。冷气乘虚入则腹痛，故令腰腹相引而痛。其痛不止，多动胎气，妇人肾以系胞，妊娠而腰痛甚者，则胞坠也。

按薛氏曰：前症若外邪所伤，用独活寄生汤，劳伤元气用八珍扬加杜仲、砂仁、阿胶、艾叶，脾肾不足以前药加白术、补骨脂，气血郁滞用紫苏饮加桔梗、枳壳，肝火所动用小柴胡汤加白术、枳壳、山栀，肝脾郁结用归脾汤加柴胡、枳壳。

子　肿

（即子满子气胎水肿满）

《产宝论》曰：娠孕肿满，由脏气本弱，因孕重虚，土不克水，血散于四肢，遂致腹胀、手足面目皆浮、小便闭涩。陈无择云：凡妇人宿有风寒冷湿，妊娠喜脚肿，俗呼为皱脚。亦有通身肿满，心腹胀急，名曰胎水。

论曰：凡妊娠之人，无使气极。若静气和则胎气安稳，若中风寒邪气及有所触犯，则随邪而生病也。凡妊娠经血闭壅以养胎，若忽然虚肿，乃胎中挟水，水血相搏，脾胃恶湿，身之肌肉湿渍，气弱则肌肉虚，水流气溢，故令身肿满也。然其由有自，或因泄泻下痢，脏腑虚滑，耗损脾胃，或因寒热疟疾，烦渴引饮太过，湿渍脾胃，皆能使头目或手足浮肿也。然水渍于胞，儿未成形，则胎多损坏。及临产日，脚微肿者，乃胞脏水少血多，水出于外故微肿，则易生也。宿有寒气，因寒冷所触，故能令腹胀肿满也。

《产乳集论》曰：娠妊自三月成胎之后，两足自脚面渐肿腿膝以来，行步艰辛，以致喘闷，饮食不美似水气状，于脚指间有黄水出者，谓之子气，直至分娩方消。此由妇人素有风气，或冲任经有血风，未可妄投汤药，但甚者将产之际，有不测之忧，故不可不治于未产之前也（古方论中鲜有言者，元丰中，淮南陈景初独能论治此症，方名香附散。李伯时名曰天仙藤散）。

按薛氏曰：若前症胸满腹胀，小便不通，遍身浮肿，用鲤鱼汤（论曰：满，妊妇通身肿满或心胸急胀，名曰胎水。遂去孕妇胸前看之，胸肚不分，急以鲤鱼汤三五服，大小便皆下恶水，肿消胀去。方得分娩死胎。此症盖因怀孕腹大，不自知觉，人人谓孕妇如此，终不知胎水之为患也）。

脾胃虚弱，佐以四君子。若面目虚浮，肢体如水气，用《全生》白术散，未应，用六君子汤。脾虚湿热，下部作肿，用补中益气加茯苓。若饮食失节，呕吐泄泻，用六君子汤。若腿足发肿，喘闷不安，或指缝出水，用天仙藤散。脾胃虚弱，合四君子汤。如未应，用补中益气汤。若脾肺气滞，用加味归脾汤，佐以加味逍遥散。

子　痫

《大全》云：妊娠体虚受风而太阳之经络后间遇风寒相搏，发则口噤项强，名之曰痉。又云：痉，其候冒闷不识人，须臾自省，良久复作，谓之风痉，一名子痫，又名子冒，甚则反张。

立斋云：前症若心肝风热，用钩藤汤。肝脾血虚，加味道遥散。肝脾郁怒，加味归脾汤。气逆痰滞，紫苏饮。肝火风热，钩藤散。脾郁痰滞，二陈加竹沥、姜汁。若兼症相杂，当参照子烦门。

子　喑

《大全》云：孕妇不语，非病也。间有如此者，不须服药，临产月但服资生丸、四物汤之类，产下便能言，亦自然之理，非药之功也。帝曰：人有重身九而喑，此为何也？岐伯曰：胞之络脉绝也。曰：何以言之？曰：胞络者，系于肾少阴之脉，贯肾系舌本，故不能言。曰：治之奈何？曰：无治也，当十月复。

咳　嗽

《大全》云：夫肺内主气，外司皮毛，皮毛不密，寒邪乘之则咳嗽（肺属金，为五脏华盖，又为娇脏，脏腑受邪则为火，火盛必烁金，故诸脏腑受邪未有不干肺者也）。秋则肺受之，春则肝受之，夏则心受之，冬则肾受之。其咳不已则传于腑，嗽久不已则伤胎也。

薛氏曰：前症若秋间风邪伤肺，用金沸草散（杂咳嗽）。夏间火克刑金，用人参平肺散（杂喘）。冬间寒邪伤肺，用人参败毒散（杂伤湿）。春间风邪伤肺，参苏饮（杂发热）。若脾肺气虚，用六君、芎、归、桔梗。若血虚，四物加桑皮、杏仁、桔梗。肾火上炎，六味丸加五味子煎服。脾胃气虚，风寒所伤，补中益气加桑皮、杏仁、桔梗。盖肺属辛金，生于己土，咳久不愈者，多因脾土虚而不能生肺气，以致腠理不密，外复感邪。或因肺气虚而不能生水，以致阴火上炎所致。治法当清肺金、生肾水为善。

吐血

《大全》云：妊娠吐血者，皆由脏腑所伤，凡忧思惊怒，皆伤脏腑。气逆于上，血随而溢，心闷胸满，久而不已。心闷甚，死，妊娠病此，多堕胎也。

立斋云：前症若肝经怒火，先用小柴胡加山栀、生地，次用前药合四物，后用加味逍遥散。肝经风热，防风子芩丸。心经有热，朱砂安神丸。心气不足，补心汤。思虑伤心，妙香散。胃经有火，犀角地黄汤。膏粱积热，加味清胃散。郁结伤脾，加味归脾汤。肺经有火，黄芩清肺饮。

下胎

《大全》云：娠妊羸瘦，或挟疾病，脏腑虚损，气血枯竭，不能养胎，致胎动而不坚固。若终不安者，则可下之，免害娠妇也。

薛氏曰：前症宜用腰腹背痛门方论主治，其胎果不能安者方可议下，慎之慎之。

防胎自堕

丹溪云：阳施阴化，胎孕乃成，血气虚损不荣养，其胎自堕。或劳怒伤情，内火便动，亦能自堕。推原其本，皆因热火消物，造化自然，《病源》乃谓风冷伤于子脏而堕，此未得病情者也。昔者一妇但有孕至三月左右必堕，诊其左手大而无力，重取则涩，知其血少也。以其少年，只补中气，使血自荣，时正初夏，教以浓煎白术汤下黄芩末一钱，服三四十帖遂得保全其生（单用白术补中，以荣出中焦，土生万物也）。因而思之，堕因内热，而虚者为多，曰热曰虚，当分轻重。盖孕至三月，正属相火，所以易堕。不然何以黄芩、熟艾（熟艾性温，亦助相火，若果有热，或恐不宜）、阿胶等为安胎圣药耶（好生之工，幸毋轻视）？

半产

夫妊娠日月未足，胎产未全而产者，谓之半产。盖因娠妇冲任气虚，不能滋养于胎，胎气不固，或跌仆闪坠，致气血动损，或因热病温疟之类，皆令半产。仲景云：虚寒相搏，其脉为革，妇人则半产漏下是也。又云：半产俗呼小产，或三四月，或五六月，皆为半产。以男女成形故也。或因悲哀忧恐暴怒，或劳力打扑损动，或触冒暑热，忌黑神散，恐犯热药，转生他病，宜玉烛散、和经汤之类。《便产须知》云：小产不可轻视，将养十倍于正产可也。又云：半产即肌肉腐烂，补其虚损，生其肌肉，益其气血，去其风邪，养其脏气。将养过于正产十倍，无不平复，宜审之。立斋云：小产重于大产，盖大产如粟熟自脱，小产如生采，破其皮壳，伤其根蒂也。但人轻忽致死者多。治法：补形气，生新血，去瘀血。若未足月，痛而欲产，芎归补中汤倍加知母止之。若产而血不止，人参黄芪汤补之。若产而心腹痛，当归川芎汤主之。胎气弱而小产者，八珍汤固之。血出过多而发热者，圣愈汤。汗不止，急用独参汤。发热烦躁，肉瞤筋惕，八珍汤。大渴面赤，脉洪而虚，当归补血汤。身热面赤，脉沉而微，四君加姜、附。东垣云：昼发热而夜安静，是阳气旺于阳分也。昼安静而夜发热，是阳气陷入阴中也。如昼夜俱发热，是重阳无阴也，当峻补其阴。若阳气自旺者，四物二连汤。阳陷于阴者，补中益气汤，重阳无阴者，四物汤。无火者，八味丸。无水者，六味丸。东垣云：妇人分娩及半产漏下，昏昧不省，瞑目无所知觉者，缘血暴亡故也。盖有形血去则心神无所养。心与胞络者，君火相火也，得血则安，亡血则危，心火上炽故令人昏昧。火胜其肺，瞑目不省人事，是阴血暴去，不能镇抚也。血已亏损，往往用滑石、甘草、石膏之类，乃甘平大寒之药能泻气中之热，是血亏泻气及阴亏泻阳，使二者俱伤，反为不足，虚劳之病，昏迷不省者，土焦心肺之热也。此无形之热，用寒凉之药，驱令下行，岂不知上焦之病悉属于表症也，汗之则愈，今反下之，幸而不死。暴亏气血，必夭天年。又不知《内经》有说，病起不足，宜补不宜泻，但瞑目之病悉属于阴，宜汗不宜下。又不知伤寒郁冒得汗则愈，是禁用寒凉药也。分娩半产，本气不病，是暴去其血，亡血补血又何疑焉（畅快）。补其血则神昌，常时血下降亡，今当补而升举之，心得血养而神不昏矣。血若暴下，是秋冬之令太旺，今举而升之，助其阳则目张而神不昏矣（妙在升阳）。今立一方，补血、养血、生血、益阳，以补手足厥阴之不足也，名曰全生活血汤（半产后诸症，更于产后方论中参用之）。

先期后期

《大全》云：娠妇人怀胎有七月八月而产者，有至九月十月而产者，有经一年二年乃至四年而产者，各依法治之。

薛氏曰：先期欲产者凉血安胎，过期不产者补血行滞。

鬼　胎

《大全》云：妇人脏腑调和则气血充实，风邪鬼魅不能干之。若荣卫虚损则精神衰弱，妖魅鬼精得入于脏，状如怀孕，故曰鬼胎也。

薛氏曰：前症因七情相干，脾肺亏损，气血虚弱，行失常道，冲任乖违而致之者，乃元气不足、病气有余也。若见经候不调，就行调补，庶免此症。治法以补元气为主，而佐以雄黄丸之类行散之。若脾经郁结气逆者，用加味归脾汤调补之。若脾虚血不足者，用六君芎归培养之。肝火血耗者，用加味逍遥散滋抑之。肝脾郁怒者，用加味逍遥、归脾二药兼服。肾肝虚弱者，用六味地黄丸。

临产门

临　产

立斋云：欲临产之时，觉腹内转动，即当正身仰卧。待见转身向下（催生药切不可早，若儿未转顺身，宜以补血为主，而宽气有之），腰腹痛甚者，将产也。盖肾候于腰，胞系于肾故也。若但觉腹痛者，未产也，不可服催生滑胎等药，亦不可令人抱腰（抱腰则儿不能转身，故不可）动手（稳婆之手）。产母亦不可妄乱用力，以致横生逆产。若未产而水频下，此胞衣已破，血水先干，而不能分娩也，宜保生无忧散以固其血（固血之说宜玩，八珍益母配法服治俱妙），自然生息。如血过于耗损，八珍汤（料一斤）加益母草（半斤水数碗）煎熟，不时饮之，亦有得生也。陈无择云：是乃多因儿未转顺，坐草太早，或过于努力，以致胞衣破而血水干、产路涩，而儿难下。宜服催生如神散，以固其血，自能润下。亦有因儿转身时将儿枕破碎与胞中败血壅滞，儿身不能便利，是以难产。急服胜金以消其血，儿便得生。若未产一月之前，忽然脐腹疼痛，如有欲产之状者，是名弄胎，又名试水。稳婆不悟，入手探胎，致胞破浆干，儿身难转，亦难生矣。然贫贱妇人，生育极易者，以其劳役，胎气流动故也。富贵之家厚养安逸，身体肥壮，以致气滞而胎不转，故难产也。况妇人以血为主，血以气为主，惟气顺而血和，胎安则产顺，故瘦胎饮一论专为奉养者设也。若多思多郁及藜藿之人，其体虽肥而内气必弱，儿在胞胎不能自运，宜用达生散以补母气，则儿健而易产矣。大概临产之际，勿令饥渴以乏其力，亦勿令惊恐以散其气，法宜滑以流通涩滞。古以驱逐闭塞，香以开窍逐血气。滞者行气，胞浆先破者固血（固血如闸水放舟，最为稳当）。盛夏之月倘若头晕血溢，头痛面赤，昏昏如醉，不知人事，当清水益元解之（血晕血溢以水解之，在暑月尤宜，余月亦无害，惟少吃之）。冬月天冷用火温暖下部，衣服尤当温厚，方免胎寒血结，则儿易生（伸圭曰：此语甚是，妇人志之）。

薛氏曰：交骨不开，产门不闭，皆由元气素弱，胎前失于调摄，以致血气不能运达而然也。交骨不开，阴气虚也，加味芎归汤、补中益气汤。产门不闭，气血虚也，十全大补汤。

《准绳》云：产难子死腹中者，因惊动太早或触犯禁忌，致令难产。胞浆已破，血无养胎，枯涸而死也。须验产母舌，若青黑，其胎必死，当下之。大法寒者热以行之，热者凉以行之，燥者滑以润之，危急者毒药下之。

脉 法

《脉经》云：怀妊六七月，脉实大牢强弦紧者生，沉细者死。脉匀细生易产，大浮缓气散难产。《脉诀》云：欲产之妇脉离经，沉细而滑也同云。夜半觉痛应分诞，来朝日午定知生。身重体热寒又频，舌下之脉黑复青。反舌上冷子当死，腹中须遣母归冥。面赤舌青细寻看，母活子死定应难。唇口俱青沫又出，子母俱死总教拚。面青舌赤沫出频，母死子活定知真。

杂症门

霍 乱

《大全》云：饮食过度，触风冷，阴阳不和，清浊相干，谓之霍乱。其间或先吐，或腹痛吐利，是因于热也。若头痛体疼发热，是挟风邪也。若风折皮肤，则气不宣通，而风热上冲为头痛。若风入肠胃则泄利呕吐，甚则手足逆冷，此阳气暴竭，谓之四逆。妊娠患之，多致伤胎也。万密斋曰：霍乱者，阳明胃经之病名也。盖因平日五味肥酿，腐积成痰，七情郁结，气盛为火，停蓄胃中。乍因寒热之感，邪正交争，阴阳相混，故令心腹绞痛，吐利并作，挥霍变乱，故名霍乱。如邪在上脘，则当心而痛，其吐多。邪在下脘，则当脐而痛，其利多。邪在中脘，则当腹而痛，吐利俱多。吐多则伤气，利多则伤血，血气受伤不能护养其胎，况邪气鼓击胎元，母寿未有不殒者矣。此危恶之症，不可不亟治也，宜香苏散加藿香主之。

泄 泻

《大全》云：妊娠泄泻，或青或白，水谷不化，腹痛肠鸣，谓之洞泄。水谷不化，喜饮呕逆，谓之挟热下利，并以五苓散利小便，次以黄连阿胶汤或三黄熟艾汤以安之。若泻黄有沫，肠鸣腹痛，脉沉紧数，用戊己丸和之。嗳腐不食，胃脉沉紧，用感应丸下之后调和脾胃。若风冷水谷不化，如豆汁，用胃风汤。寒气脐下阴冷洞泄，用理中汤、治中汤。伏暑烦渴，泻水，用四苓散。伤湿泄泻，小便自利，用不换金正气散、胃苓散。此四症之大略也（以下诸症须体酌纯熟，然只用八方加减可谓要而约矣。而八方之中以六君加味者五，补中益气加味者六，而益黄、四神、八味肾气等药或兼或专，真切确当，于此得心，其他亦可变通矣。又何患方之不广、用之不神欤）。

薛氏曰：泄泻若米食所伤，用六君加谷芽。面食所伤，六君加麦芽。肉食所伤，六君加山楂。若呕吐，皆加藿香。若兼寒热作呕，乃肝木侮脾，六君加姜、桂不应，用钱氏益黄散。若元气下陷，发热作渴，肢体倦怠，用补中益气汤。若泄泻色黄，乃脾土之真色，六君加木香、肉果。若作呕不食，腹痛恶寒，乃脾土虚寒，六君加姜、桂、木香。若泻在五更侵晨，饮食少思，乃脾肾虚弱，五更服四神丸，日间服白术散。如不应，或愈而复作，或饮食少思，用八味丸补命火，以生脾土为善。

痢 疾

《大全》云：娠妊饮食生冷，脾胃不能克化。致令心腹疼痛。若血分病则色赤，若气分病则色白，气血俱病则赤白相杂。若热乘大肠，血虚受患，则成血痢也。

薛氏曰：治痢之法当参前篇。其下黄水乃脾土亏损，真气下陷也，当升补中气。若黄而兼青，乃肝木克脾土，宜平肝补脾。若黄而兼白，乃子令母虚，补脾胃为主。兼黄而兼黑，是水反侮土矣，必温脾胃。若黄而兼赤，乃心母益子，但用补中益气。若肠胃虚弱，风邪客之，用胃风汤。或胎气不安，急补脾胃，胎自安矣。凡安胎之药，当临病制宜，不必拘于阿胶、艾叶之类。

小便不通

（附子淋、转胞、遗尿）

《大全》云：妊娠小便不通，为小肠有热，热传于胞而不通耳。兼心肺气滞则致喘急。陈无择云：娠妇胎满逼胞，多致小便不利。若心肾气虚，清浊相干，则为诸淋。若胞系了戾，小便不通，名曰转胞。若胎满尿出，名曰遗尿。

丹溪曰：转胞病，胎妇禀受弱者、忧闷多者、性急躁者、食厚味者，大率有之。古方皆用滑利流通之药，鲜有应效，因思胞为胎所压，转在一边，胞系了戾不通耳。胎若举起，悬在中央，胞系得疏，水道自行。

立斋曰：前症亦有脾肺气虚不能下输膀胱者，亦有气热郁结膀胱，津液不利者，亦有金为火烁，脾土湿热甚而不利者，更当详细施治。

《大全》云：娠妊小便淋者，乃肾与膀胱虚热不能制水。然娠妊胞系于肾，肾间虚热而成斯症，甚者心烦闷乱，名曰子淋也。万密斋曰：子淋之病须分二症：一则娠母自病，一则子为母病。然娠母自病又分二病：或服食辛热因生内热者，或自汗自利津液燥者。其子为母病者亦分二症：或脆气壅热者，或胎形迫塞者。症既不同，治亦有别也。大抵热则清之，燥则润之，壅则通之。塞则行之，此治之法也。

立斋云：前症若涩少淋沥，用安荣散。若腿足转筋而小便不利，急用八味丸，缓则不救矣。若服燥剂而小便频数或不利，用生地、茯苓、牛膝、甘草、知、柏、芎、归。若频而色黄，用四物加黄柏、知母、五味、门冬、元参。若肺气虚而短少者，用补中益气汤加山药、门冬。若阴挺痿痹而频数，宜地黄丸。若热结膀胱而不利，用五苓散。若脾肺燥不能生化，宜黄芩清肺饮。若膀胱阳虚，阴无所生，用滋肾丸。若膀胱阴虚，阳无所化，肾气丸。

产后门

论产后当大补气血为主

丹溪曰：产后当大补气血为主，虽有杂症，以末治之（产后虽当大补，亦须审恶露有无，内外感虚实何如，庶为合理）。产后补虚用参、术、黄芪、陈皮、归身、川芎、炙草。如发热轻则加茯苓渗之，其热自除，重则加干姜。

凡产后有病，先固气血，产后一切病多是血虚，皆不可发表。新产后不可用芍药，以其酸寒伐生发之气故也。大抵胎前毋滞，产后毋虚（法言）。

新产三病

仲景云：问新产妇人有三病，一者病痉，二者病郁冒，三者大便难，何谓也？师曰：新产血虚多汗出，喜中风，故令病痉（读此则知痉症亦有外来，不可专主气血不足而骤用补剂，反致不救也）。亡血复汗寒多，故令郁冒。亡津液，胃燥，故大便难（产妇郁冒即血晕也）。

脉法

《脉经》曰：诊妇人生产之后，寸口脉洪疾不调者死（不调者并附骨不绝者重看，洪数中得胃气者亦生，坚强者死。亦须审原禀脉如何，方能断定），沉微附骨不绝者生。妇人新生，乳子脉沉小滑者生，实大坚弦急者死。丹溪曰：产前脉细小，产后脉洪大者多死。又曰：产前脉当洪数，既产而洪数如故者，多主死（此亦大概言之，今见产妇脉洪数而生者多矣）。

胞衣不下

郭稽中论曰：胞衣不下者何？答曰：母生子讫，血流入衣中，衣为血所胀，故不得下。治之稍缓，胀满腹中，以次上冲心胸，疼痛喘急者难治。但服夺命丹（黑附子五钱，丹皮一两，干漆炒烟尽二钱五分。用米醋一斤，大黄末一两，煮膏为丸），以逐去衣中之恶血，血散胀消，胎衣自下。若外冷乘之，则血道涩而胞亦难下，不可不知（豆淋酒用黑豆炒二合，将铁秤锤烧红，同豆淬酒）。

薛氏曰：有因恶露入衣，胀而不能出，有因元气亏损而不能送出，其恶露流入衣中者，腹中胀痛，用夺命丹、失笑散以消瘀血则不缓救。其元气不能送出者腹中不胀痛，用保生无忧散以补固元气（法以产妇头发入口作呕，胎衣自出。其不出者必死）。

血　晕

《大全》云：产后血晕者，由败血流入肝经，以致眼黑头旋不能起坐，甚至昏闷不省人事，谓之血晕。以细酒调入黑神散最佳。若作暗风中风治之误矣。然其由有三：用心使力过多而晕者（用心使力过多作晕。治法大都以清心凉血补益为主。《产后保命集方》云：童便或麦冬、乌梅之类皆可，而薛氏用补中益气者，为劳力也。若用心则朱砂安神丸亦妙，或疑内有黄连于产后不宜，则临证化载可也），有下血过多而晕者，有下血少而晕者。其晕虽同，治之则异，当审详之。下血多而晕者，昏而烦乱而已，当以补血清心药。下血少而晕者，乃恶露不下，上抢于心，心下满急，神昏口噤，绝不知人，当以破血行血药。大抵血热乘虚逆上凑心，以致昏迷不省，气闭欲绝者，饮童便最妙，或醋炭熏鼻亦可（醋解法收其神）。

仲景云：产妇郁冒，其脉微弱，呕不能食，大便坚，但头汗出。所以然者，血虚而厥，厥而必冒，冒家欲解，必大汗出。以血虚下厥，孤阳上出，故头汗出。所以产妇喜汗出者亡阴，血虚阳气独盛，故当汗出。阴阳乃复，所以大便坚，呕不能食也，小柴胡汤主之。病解能食。七八日更发热者，此乃胃实，大承气汤主之。

按：郁冒即晕也，观此剐产后血晕有汗，下、和解三法，当分表里虚实为当。

恶露不下不绝

《大全》云：夫恶露不下，由产后脏腑劳伤，气血虚损，或胞络挟于宿冷，或产后当风取凉，风凉乘虚而搏于血，则壅滞不宣，积蓄在内，故令恶露不下也。

薛氏曰：前症当用失笑散。若气滞血凝，用花蕊石散。

《大全》云：夫产后恶露不绝者，由产后伤于经血，虚损不足，或分娩之时，恶血不尽在于腹中，而脏腑挟于宿冷，致气血不调，故令恶露淋漓不绝也。

薛氏曰：前症若肝气热而不能主血，用六味丸。或肝气虚而不能藏血，用逍遥散。若脾气虚而不能摄血，用六君子汤。脾胃气下陷而不能统血，用补中益气汤。若脾经郁热而血不归源，用加味归脾汤。若肝经风邪而血沸腾，用一味防风丸。

陈氏曰：产后血崩者何？答曰：产后伤耗经脉，未得平复，劳得损动，致血暴崩淋漓不止。或因酸咸不节，伤蠹荣卫衰弱，亦变崩中。若小腹满痛，肝经已坏，为难治，急服固金丸止之。

薛氏云：前症若血滞小腹胀满，用失笑散。血少小腹虚痞，芎劳汤。余参前。

心腹诸痛

《大全》云：产后心痛为阴血亏损，随火上冲心络，名曰心胞络痛。宜大岩蜜汤（一名桂心汤，熟地、当归、独活、吴萸、白芍、干姜、桂心、通草各二钱，细辛、甘草各五分）治之。若寒伤心经，名曰真心痛，无药可救（心痛曰产后则与寻常之病不同矣，当于血分求之）。

薛氏曰：小腹作痛，俗名儿枕块，用失笑散行散之。若恶露既去而仍痛，用四神散（干姜、当归、赤芍、川芎）调之。若不应，用八珍散。若痛而恶心，或欲作呕，用六君子汤。若痛而泄泻，用六君子汤送四神丸。若泄泻痛而后重，用补中益气汤送四神丸。若胸膈饱胀，或恶食吞酸，或腹痛手不可按，此是饮食所致，用二陈加山楂、白术以消导。若食既消而仍痛，或更加头痛烦热作渴、恶寒欲呕等症，此是中气破伤，宜补脾胃为主。若发热腹痛，按之痛甚，不恶食，不吞酸，此是瘀血停滞，用失笑散消之（按腹痛原文向有数症，曰：因气滞用玄胡索散，因外寒用五积散，因怒气用四物加木香、柴胡，因阳气虚弱用四君子、当归、炮姜，因脾虚血弱用六君、当归、炮姜。大凡心腹作痛，以手按之却不痛者，此血虚也，须用补食之剂）。若只是头痛发热，或兼头痛，按之却不痛，此属血虚，用四物加炮姜、参、术以补之。

《大全》云：儿枕者，由母胎中宿有血块，因产时其血破散，与儿俱下，皆无患也。若产妇脏腑风冷，使血凝滞在于小腹，不能流通，则令结聚疼痛，名之曰儿枕。《金匮》云：产后七八日，无太阳证，少腹坚痛，此恶露不尽。不大便，烦躁发热，切脉微实，再倍发热，日晡时烦躁者，不食，食则谵语，至夜即愈，宜大承气主之。热则里结在膀胱也（按《金匮》所治，重在伤寒里实，不重在恶露，故其脉症皆寒热。一言当以无太阳证句及热结膀胱句玩之，便得其意。既曰恶露不尽，不大便而躁热矣。然不用桃仁承气，用大承气者何？盖热结在膀胱，故宜大承气也）。

《大全》云：产后两胁胀满气痛，由膀胱宿有停水，因产后恶露不尽，水壅与气相搏，积在膀胱，故令胁肋胀满。气与水相激，故令痛也（胁胀痛由膀胱停水所致，是何见解？用何汤药？胜克乘制之并，故治不同）。

薛氏曰：前癌症若肝经血瘀，用延胡索散。若肝经气滞，用四君、青皮、柴胡。若肝经血虚，用四物、参、术、柴胡。气血俱虚，用八珍、柴胡。若肾水不足，不能生肝，用六味丸。若肺金势盛，克制肝木，用泻白汤，仍参前论主之。

《大全》云：肾主腰脚，产后腰痛者，为女人肾位系于胞，产则劳伤肾气，损动胞络，虚未平复而风冷客之，冷气乘腰，故令腰痛也。若寒热邪气连滞背脊，则痛久不已。后急有娠，必致损动。盖胞络属肾之主腰故也。

薛氏曰：前症真气虚，邪乘之者，用当归黄芪汤或十全大补汤为主，佐以寄生汤。如不应，用十全大补加附子。

《大全》云：夫头者诸阳之会也。凡产后五脏皆虚，胃气亏弱，饮食不充，谷气尚乏，则令虚热。阳气不守，上凑于头，阳实阴虚，则令头痛也。又有产后败血头痛，不可作不知，黑龙丹言之甚详。

《大全》云：产发遍身疼痛者何？答曰：产后百节开张，血脉流散，遇气弱则经络肉分之间血多流滞，累日不散，则骨节不利，筋脉急引，故腰痛不得转侧，手足不能摇动，身热头痛也。若作伤寒治之，则汗出而经脉动惕，手足厥冷，变生他症，但服趁痛散除之（气弱血滞之痛不可作伤寒治是矣，而血虚、风寒之痛乃不论及，何耶）。

薛氏曰：前症若以手按（按法甚妙）而痛甚，是血滞也，用四物、炮姜、红花、桃仁、泽兰补而散之。若按而痛稍缓，是血虚也，用四物、炮姜、人参、白术补而养之。

发　痉

郭稽中曰：产后汗出多而变痉者，因产后血虚，腠理不密，故多汗出。遇风邪搏之则变痉也。痉者，口噤不开，背强而直，如发痫状，摇头马鸣，身反折，须臾又发，气息如绝，宜速灌小续命汤。稍缓即汗出如雨，两手摸空者，不可治也。

薛氏曰：产后发痉，因去血过多，元气亏极，或外邪相搏，以致牙关紧急，四肢痉强，或腰背反张，肢体抽搐。若有汗而不恶寒者，曰柔痉，无汗而恶寒者，曰刚痉。由下血过多，筋无所养而致。故伤寒汗下过多，溃疡脓血大泄多患之，乃败症也。急以十全大补汤补气血，如不应，急加附子，或保无虞。若攻邪风，死无疑矣。

拘　挛

《大全》云：产后中风，筋脉四肢挛急，是气血不足，脏腑俱虚，早起劳役，为风邪冷气客于皮肤经络，则令人顽痹不仁，羸乏少气。风邪入于筋脉，挟寒则挛急也。薛氏曰：肝属木而主筋，前症若肝经风热血燥，用加味逍遥散，如不应，当以六味地黄丸以补肾水。经云：风客淫气，精乃亡，邪伤肝也。

不　语

（狂言谵语）

经云：大肠之脉散舌下。又云：脾之脉，是动则病舌本强直不能言。又云：肾之别脉上入于心，系舌本，虚则不能言。窃为前症因产后虚弱，多致停积败血闭于心窍。神志不能明了，故令不语。大抵心肾气虚，用七珍散；肾虚风热，地黄饮；大肠风热，加味逍遥加防风、白芷；脾经风热，秦艽升麻汤；肝经风热，柴胡清肝散加防风、白芷；脾气郁，加味归脾汤加升麻；肝木太过，小柴胡加钩藤；脾受木侮，六君子加升麻、白芷、钩藤；肝脾血虚，佛手散；脾气虚，四君子汤；气血俱虚，八珍汤，如不应，用独参汤，更不应，急加附子补其气而生其血。若止用血药则误矣。《大全》云：产后语言颠倒，或狂言谵语，如见鬼神者，其源不一。一则因产后心虚，败血停积，上干于心而狂言独语（当在乍见鬼神条求之）。二则产后脏虚，心神惊悸，志意不安，言语错乱，不自知觉，神思不安（当在惊悸条求之）。三则宿有风毒，因产心虚气弱，腰背强直，或歌哭嗔笑，言语乱道，当作风痉治疗（当在心惊中风条求之）。四则产后心虚中风，心神恍惚，言语错乱（当在中风恍惚条求之）。五则产后多因败血迷乱心经而颠狂，言语错乱无常，或晕闷（当于血晕类求之）。六则因产后感冒风寒（诸条俱不言痰），恶露斩然不行，恶寒发热如疟，昼日明了，暮则谵语，如见鬼状（当作热入血室治之），宜琥珀地黄丸及四物汤（不用伤寒治法），只用生地、北柴胡等份煎服，如不退，用小柴胡汤加生地煎服。虽然以上诸症大抵胎前产后自有专门一定之法，毫发不同，如产后首当逐败生新，然后仔细详辨疾证，不可妄立名色。加减方药，大宜对症，依方施治，未有不安者也。

薛氏曰：前症当固胃气为主，而佐以见症之药，若一于攻痰则误矣。

癫　狂

（见鬼神）

《大全》云：产后因惊，败血冲心，昏闷发狂，如有鬼祟，乃血虚而神不守舍，非补养元气不可。《局方》用大圣泽兰散加辰砂一字煎，枣仁汤下，一服可安。

《大全》云：心主一身之血脉，因产伤血，心气虚耗，败血停积，上干于心，心受触遂致心中烦躁，起卧不安，乍见鬼神，言语颠错。大抵此症皆心脾血少所致，但调补胃气则痰清而神自安矣（前论止言瘀血而不言痰此言痰而又不治痰，但调胃气，设果有痰，亦须观人勇怯为之）。其或不起，多因豁痰降火，攻伐之过也。

惊悸（恍惚）

《大全》云：产后脏虚，心神惊悸者，由体虚心气不足之经为风邪所乘也。或恐惧忧迫，令心气受于风邪，邪搏于心则惊不自安。若惊不已，则悸动不定，其状目睛不转而不能动。诊其脉动而弱者，惊悸也，动则为惊，弱则为悸也。治法补气血为主。

《大全》云：人之血气通于荣卫脏腑，遍循经络，产则血气俱伤，五脏皆虚，荣卫不足，即为风邪所乘，则令心神恍惚。盖风为虚极之假象，当大补气血为主，以固其本源，诸病自退。若专治风则误矣（自不语至恍惚等症，有谓气血虚，有谓败血入心，有谓风所乘，一皆名为心气。然此风从何来？当从何治？前人亦未知悉，但言治痰治风，而丹溪立斋则以大补气血为主，若有所见，在临证酌用之）。

发热

节斋云：产后阴血虚，阳无所依而浮散于外，故多发热。丹溪用参、术、芪、陈、芎、归、炙甘草补虚，轻则加茯苓淡渗，其热自除重则加干姜（古人于血证中每每用干姜，而今人率用炮姜，则孰是而孰非也？若谓入肺则宜干姜，入肝则宜生姜，入脾温中则宜炮姜，以其有守有走有从之不同也。今用炮姜，须炮得十分极黑乃妙。寻常治诸虚烦热者，以竹叶石膏汤、温胆汤，殊不知产后与寻常不同。如石膏等药不宜轻用，用之必死）。或云大热而用干姜何也？曰：此热非有余之邪热，则阴虚生内热耳。盖干姜能入肺，分利肺气，又能入肝，分引众药生血。然不可独用，必与补阴血药同用，收其浮散，使归依于阴。但产后胃脾虚多有过食，饮食停滞而发热者，误作血虚则不效矣。若恶寒发烦躁，作渴，急用十全大补汤。若热愈甚，急加附子。若作渴面赤，宜用当归补血汤。若误认为火证，投以凉剂，祸在反掌。产后血虚，气无所依，则逆而为火。火上逆而瘀血迫之，则心烦矣。治宜童便，盖其味苦咸寒，其性就下，降火消瘀，故宜服之，所谓浊阴出下窍也。

自汗

《大全》云：产后虚汗不止者，由阴气虚而阳气加之。里虚表实，阳气必发于外，故汗出也。血为阴，产后伤血，是为阴气虚也。气为阳，其气实者，阳加于阴，故令汗出，而阴气虚弱不复者，则汗出不止也。凡产后血气皆虚，故多汗，因之遇风则变成痉。纵不成痉，亦虚乏短气，身体柴瘦，唇口干燥，久则经水断绝，由津液竭故也（夫汗者，阳之气，阴尽不复则阳无所归，以入于阳，故虚阳上浮于外而为汗耳。人多谓汗多成痉而失言因而遇风变痉之理，又不成痉，而短气柴瘦者，此变热也。省之省之。亡阳发痉用十全大补、参附、芪附之类，必审其所以而用，毋泛泛执一以为是也）。

按：前症若气血俱虚，急用十全大补汤，如不应，用参附、芪附等汤。若汗多亡阳发痉，尤当用前药。王海藏云：头汗出，至颈而还，额上汗出偏多，盖额为六阳之会，由虚热熏蒸而出也。

往来寒热

产后血气虚损，阴阳不和，败血不散，能令乍寒乍热，阴胜则乍寒，阳胜则乍热，阴阳相乘则或寒或热。若因产劳伤脏腑，血弱不能宣越，亦令败血不散，入于肺则热，入于脾（何为败血入肺则热，入脾则寒也？岂以肺主气，气不和而热，脾统血，血不荣而寒乎？抑脾阴肺阳而自为寒热耶？然总以逐瘀为主，而温凉之法有不同也）则寒。若误作疟治之则谬矣。阴阳不和者宜增损四物汤，败血不散者用夺命丹。问曰：二者何以别之？曰：时有刺痛者，败血也。但寒热无他症者，阴阳不和也（用增损四物汤不一，当随病加减）。

按薛氏曰：产后寒热，因血气虚弱或脾胃亏损，乃不足之症。经云：阴虚则发热，阳虚则恶寒。若兼大便不通，尤属气血虚弱，切不可用发表降火。若寸口脉微，名阳气不足，阴气上入于阳中则恶寒，须用补中益气汤。尺部脉弱，名阴气不足，阳气下陷于阴中则发热，用六味地黄丸。大抵阴不足，阳往从之则阳内陷而发热；阳不足，阴往从之则阴上入而恶寒。此阴阳不分其归，以致寒热交争，故恶寒而发热也，当用八珍汤。若病后四肢发热，或形气倦怠，此元气未复，湿热乘之故耳，宜补中益气汤。若肌热，大渴引饮，面红目赤，此血虚发热，用当归补血汤。

蓐　劳

《大全》云：产后蓐劳者，此由生产日浅，气血虚弱，将养失所而风冷客之。风冷搏于气血则不能温于肌肤，使人虚乏劳倦，乍卧乍起，颜色憔悴，饮食不消，风冷邪气而感于肺，肺受微寒，故咳嗽口干，遂觉头昏，百节疼痛。荣卫受于风邪，流注脏腑，须臾频发，时有盗汗，寒热如疟，背膊烦闷，四肢不举，沉重着床，此则蓐劳之候也（蓐劳有二，然总起于产蓐。一则挟外感，一则由七情。其或兼内伤饮食泄泻与夫瘀血未尽者皆有之，不可不别也）。

按薛氏曰：前症当扶养正气为主，用六君子汤加当归。若脾肺气虚而咳喘口干，用补中益气加麦冬、五味。若因中气虚而口干头晕，用补中益气加蔓荆。若肝经血虚而肢体作痛用四物参术。若肝肾虚热而自汗、盗汗、寒热往来者，用六味丸加五味。若因脾虚血弱，肚腹作痛，月经不调，用八珍汤倍白术。若因脾虚血燥，皮肤瘙痒，用加味逍遥散。大抵此症多因脾胃虚弱，饮食减少，以致诸经疲惫而作（数语尽之）。当补脾，饮食一进，精气生化，诸脏有所倚赖，其病自愈矣。仍参虚损发热方论主治。

《产宝》云：产后虚羸者，由产后亏损血气所致。若中年及难产者，毋论期日，必须调养平复方可涉喧，否则气血复伤，虚羸之症作矣，当用八珍汤补其气血。若饮食伤胃，用四君子汤。停食伤脾，用六君子汤。劳伤元气者，补中益气汤。若嗳气觉有药味者，药复伤胃也，但用四君子汤徐徐少饮，以调脾胃，胃气一健，血气自生，诸症顿除矣。

腹　胀

产后腹满闷，呕吐不定者，因败血散

于脾胃，脾受之则不能运化精微而成腹胀，胃受之则不能纳受水谷而生吐逆（此言虽泥于败血，而方中加参立斋纯于补气，似近于偏，临证似宜斟酌）。若以寻常治胀止吐之药治之，病与药不相干，更伤正气，疾愈难治，但服抵圣汤则愈。

赤芍　半夏　泽兰　橘红　人参各一钱　炙甘草五分　生姜三片

水煎服。

产后口干痞闷者，因食面太早（为食面者之戒，南人甚少于饮食，皆能致痰，不必拘于一面也），不能消化，积聚于胃脘，上熏胸中，是以口干燥渴，心下痞闷，或产母内积忧烦，外伤燥热，饮食肥甘，亦使口干痞闷，当随其所因调之可也，慎不可下。

浮肿

四肢浮肿，败血乘虚停积，循经流入四肢，留淫日深，腐坏如水，故令面黄泽肿，不可遽投甘遂、大戟等药，以导其水。夫产后必虚，又以药虚之，是谓重虚，多致夭枉。殊不知浮肿不一，有自怀妊肿至产后不退者，亦有产后失于将理，外感风寒暑湿，内则喜怒忧惊，血与气搏，留滞经络，不得宣越，故虚肿轻浮，是邪客于气，气肿也。若皮肤如熟李状，则变为水。气肿者发汗即愈，水肿者利小便乃差也。

按：产后浮肿，气分血分不可不辨（气分者先肿而后经断，血分先经断而后水肿）。然亦审其所因脉症以治之。如寒水侮土，宜养脾。肺气虚浮肿，宜益脾胃。水气浮肿，宜补中益气。丹溪云：产后浮肿，宜大补气血为主，少佐苍术、茯苓，使水自利。

喘急

（产后喘急，极危多死）

稽中曰：荣者血也，卫者气也，荣行脉中，卫行脉外，相随上下，谓之荣卫。因产所下过多，荣血暴竭，卫气无主，独聚肺中，故令喘也。此名孤阳绝阴，为难治。若恶露不快，败血停凝，上熏于肺，亦令喘急，但服夺命丹，血去喘自定。

陈无择曰：前症若败血上熏于肺，宜夺命丹。若荣血暴绝，宜大料煎剂，芎劳汤亦可。救伤风寒，宜旋覆花汤，性理郁发，宜小调经散，用桑皮、杏仁煎汤调下。伤食宜见晛丸或五积散。

泄泻

产后泄泻者，由肠胃虚怯，寒邪易侵，或饮冷当风，乘袭留于腹胁，故腹痛作阵。或如刀刺流入大肠，水备不化，洞泄肠鸣。或下赤白，胠胁䐜胀，或痛走不定。急服调中汤立愈。

按：前症非止一端，当随所因而调之。若肝木来侮脾土，用六君加柴胡、炮姜。若寒及水来侮土，用钱氏益黄散。若久泻或元气下陷，兼补中益气汤以升发阳气。若脾土虚寒，用六君加木香、姜、桂。若脾肾虚寒，用补中益气及四神丸。若属命门火衰而脾士虚寒，用八味丸以补土母。若小便涩滞或兼喘咳，用金匮肾气丸，以补脾肾、利水道。若肾气虚弱而四肢浮肿，浮肿治须补脾胃为主。若久而不愈，或非饮食所伤而致，乃属肾气亏损，必用四神、六味、八味三药以补肾。若用分利导水之剂，是虚其虚也，仍当参胎前泄泻调治之。

痢疾

《大全》云：产后痢疾者，因行起太早，使冷风乘虚入于肠胃，或食生冷难化之物，伤于脾胃，皆令洞泄水泻，甚则变为痢。若血渗入肠则为血痢也，难治。世谓之产后痢也。得冷则白，或如鱼脑，热则黄赤，或为骤血。若冷热相搏则下利赤自，或脓血相杂。若下痢青色，则极冷也。若饮食不进，便痢日夜无度，瘦之羸弱，谓之虚羸下痢。又有产后气血不顺而下痢赤白，谓之气痢。治之之法，热则凉之，寒则温之，冷热相搏则调之。精者涩之，虚羸者补之，水谷不分者当利小便。若产妇情性执着，不能宽解，须当顺其气，未有不安者也。与泄泻参看。

乳汁不行

《大全》云：妇人乳汁乃气血所化，其或不行者，由虚弱经络不调所致。或产后乳胀，或臖作者，此年少之人初经产乳，内有风热也。须服清理之药则乳行。若累经产而无乳者，亡津液故也，须服滋阴之药以助之。或虽有乳而不多者，须服通经之药以通之，仍以羹臛引之。盖妇人之乳汁资以冲脉，冲与胃经通故也。按《三因方》云：乳汁不行有二：有血气盛而壅闭不行，有血少气弱涩而不行者。虚当补之，盛当疏之（盛者当用通草、漏芦、土瓜根；虚者，当用炼成钟乳粉、猪蹄、鲫鱼之属）。薛氏曰：若气血虚弱而不生化者，宜壮脾胃，怒动肝胆而乳肿、乳汁不出者，宜清肝火。若夫屡产无乳或大便涩滞，当滋化源。未产前乳汁自不出者，谓之乳泣。

乳头生小浅热疮，搔之黄汁出，浸淫渐大，百疗不瘥，动经年月，名为妬乳。若感外受之邪与气血相搏，即壮热大渴引饮，牢强掣痛，手不近是也。若夫不得于舅姑，忧怒郁遏，时日积累，脾气清汨肝气横逆，遂成隐核如鳖棋子，不痛不痒，十数年后方为疮陷，名曰乳岩（仲圭曰：本病若在未成溃疡以前，以香附饼治之良效。方用香附细末一两，麝香二分，研匀，以蒲公英二两，酒煎去渣，以酒调药，乘热敷患处，日数次。如已成溃疡者，应受外科之治疗，特本症之病原既由肝脾抑郁而起，则怡情悦情又为至要。汤剂以逍遥散与归脾汤间服。至于性情如何怡悦，则莫如披阅内典，以了解人生观为上策）。

《女科折衷纂要》终

延陵弟子纪要

内容提要

本书为清名医曹仁伯先生之医案，系当时门弟子纪录者原稿。荷刘哲明社友寄刊，其间所纪皆可为后学临证之范。吾人在柳宝诒先生《四家医案》中读曹先生案，无不欲窥全豹，冀获先生之未刊他书面尽读之。今《琉球百问》《琉球问答》《奇病论》《曹氏医案》《过庭录存》与本书皆得并而刊行，想可称为完璧矣。寄稿者、刊行者及购读者无不同此忻幸，自秘之辈当有所感。

序

先君子门诊日以百计，手诊者二三十人，其余分给门徒，诊毕一一覆之，不稍懈，盖恐失之毫厘也。此卷吴君所诊，先君子为之点窜者居多，故论病则劈肌分理，剖析毫厘，而语气之间时寓谆谆欣训诲之意，引人入胜，且见苦心。独慨先君子门下士百数人，当日分诊之下，改易不少，而诸公不能如吴君之用心，各编一册，汇成大观，惜哉！

时咸丰九年蒲月中旬文澜识

目　录

延陵弟子纪要

乐山先生遗著
吴郡弟子吴元善秋山氏录
绍兴后学裘庆元吉生刊行

桐泾桥孙

据述五更泄泻，叠进温通而罔效，病亦奇矣。诊得左关脉弦，弦主乎湿，亦主乎肝。右一部内主乎脾，脾为土，肝为木，木乘土位。湿自不消，不消则脾为湿所浸淫，为重滞，为中宫痞，为少纳多痰，脾气被湿所累，既不能散津上归于肺，口舌常干，而但运湿下入于肠，大便自泄。病在肝脾而不在肾明矣。拟治中连理辈，佐以缩脾法，俾得土中泻木，以使两知。

於术　茯苓　党参　炙草　炮姜　川连　扁豆　草果　青皮　陈皮　葛根　砂仁

常熟姚

虚则补之，阴虚则补阴，阳虚则朴阳。久病者阴阳两亏，寒热分争，既补其阴，又补其阳，未有不合者也。然补阳则胀，补阴亦然，是虚不受补乎？另有实邪乎？诊得脉形细涩而数，细属阴亏，涩为血少，数之一脉，外外因伤。气亏者，阴火浮于上也。然此等脉息，在虚者按必无力，而按之还觉鼓指，不独虚也。久病而见实脉，病从何来？因思秋燥气也。燥气先伤上焦华盖，则诸气膹郁，营卫失和，寒热分争，无怪乎补气补血不一应手。夫燥胜则干，燥于上，嗌自干，燥于外，肤自干，燥于内，血自干。肺受燥气则为咳为嗽，燥万物者莫熯乎火，润万物莫悦乎泽。若不以嘉言之清燥救肺汤，棘手无策矣。泻必先补于前，实必固虚于后，此不过以意逆之，冀其弋获而已。

桑叶　北沙参　石膏　麦冬肉　炙草　羚羊角　川贝　大生地　麻仁　枇杷叶　杏仁　清阿胶

嘉兴沈

湿邪下注为浊，湿流关节为痛。湿热不攘，大筋软短，软短为拘。据此三条而论，显系脾经积湿，下注旁流，不能尽化，郁而为热，伤及于筋。夫筋肝所主也，宜养宜滋。而脾经之湿热仍未清楚，不得不以通化之品兼施之。然病日经久，恐非旦夕所能取效。

大熟地　当归　白芍　川芎　虎胫骨　茯苓　防己　秦艽　潞党参　於术　炙草　苡仁　鲜桑叶　木瓜

常熟李

舌上之有苔无苔，全凭中气之立与不立。然中气所立之苔自而且润，兹乃黄而带黑，又兼干象。干属无津，黄则为土，黑则为火，火土合德，病而不合德，邪热熏蒸也。邪热既蒸阳明，无怪乎阴不上承，以昭乎津液暗伤。若不以实则泻之之法治之，吾恐心阳更旺。

泻黄汤。

南濠薛

久痢未有不伤肾，肾虚则气不归元，呼多吸少，喘自作焉。纳气归元，最为要着。然龙雷之火亦已随气上逆。口干鼻燥咽痛，脉冲反见有余之象，引火归元更不可少，此亦不过因病治病、竭力以图之计，鞭长莫及，未免致叹于崇朝。

水泛金匮肾气丸一两，炒炭煎服。

江阴吴

阳结于上，阴枯于下而为噎膈者，肾家之阳不能蒸腾于上，肺经之阴不能沾濡于下。古人于膈证一门重补肝肾，良有以也。

大熟地　半夏　归身　代赭石　旋覆花　干姜　茯苓　制川附　台乌药　麦冬　竹沥　新会皮　炙草

庙堂巷董

知柏之性本来迅扫伤阳，据云服之者多而且久，以致浊阴用事，真阳上越，烦躁眩晕，尺脉微细，小便不举。幸得大温大补之剂，尚可支持。为今之计，舍此温补，别无苟安之法。病发时少腹作痛，际此冬至之时，身中之一阳未必即生，急以来复法生阳于下，佐以真武汤坐镇北方，俾得阴阳不散，最为第一要着。

制川附　白芍　茯苓　生姜　於潜术煎送来复丹

庞家弄吴

脾脉络舌本，又主四肢。脾经素有之痰为寒所遏，上行舌本则不言，下注四肢则痛痹，内阻心包则形神呆钝，外阻阳气则四肢冰冷。现在脉象小滑，寒痰正甚，必得温通经络，以使痰消寒化则妥。

苏合香丸一丸，取竹沥五钱，姜汁一茶匙，隔滚水炖温溶服。

枫桥陈

病名癫疾，得自母胎时，所谓其母有所大惊，气上而不下，精气并，故令子发为癫疾是也。四年前曾经一发，现在形呆目定，不寐胡言，心悸溺热，脉弦且数，想是惊则气乱，神出舍空，痰热袭入其间，旧病复作也。当以化痰调气，俾得包络渐和为要。

竹茹　半夏　风化硝　橘红　茯苓　远志　石菖蒲　炙草　枳壳　南星

复诊

进前剂得寐得吐，并得言语稍清，形神活动，显系胞络之痰邪已有向外之机。无如脉象仍弦，至数还数，数则为火，弦则为痰，痰即有形之火，火即无形之痰。痰火交结胞络，正复不少，必须调化，以使痰火渐清，神明渐出，则君主之官不补而自安矣。

半夏　橘红　石菖蒲　远志　南星　茯神　风化硝　炙草　龙齿　竹茹　北秫米

另指迷茯苓丸，白金丸二丸，和匀，每服三钱。

松江方

鼻衄上流，白浊下注，脉象弦数，中宫之湿火分头病也。

猪肚丸五两，每服三钱，取茅根汤送下。

松江沈

金空则鸣，金实则无声。无声之症其为金实无疑。然金本空也，何反言实？实者热也，热在上焦者，因咳为肺痿。痿则相傅无权，清肃失职。金受火刑，六叶两耳中之二十四窍痿而不通，此音不扬之所由来也。肺与大肠相为表里，肺既病于上，大肠焉得安于下？上下阴阳两络见血俱虚，火之为害亦云甚矣。诊得脉象弦数，其形颇大，弦数属痰与热，大则又生阳明，显系肺与大肠之病，又被阳明痰热所累也。治病必求其本，法当固本，兼治其标。

芦根　生米仁　生蛤壳　丝瓜络　牛蒡　冬瓜子　白杏仁　忍冬藤　粳米　马兜铃　清阿胶　地骨皮　甘草

枫桥张

寒热之下，下痢胸痞，脉促气喘，此即太阳之邪，不传阳明之经，即入阳明之腑也。

葛根芩连汤。

嘉善王

湿热不攘，大筋软短，小筋弛长，软短为拘，弛长为痿。此间虽非软短。亦已弛长。惟其弛长，无怪乎痿而少用。然痿因湿热，脾虚不化也。往往治在脾经而不知最虚之处，便是容邪之处。下焦见证实系肾气内亏，欲治其痿，必先化湿与热，欲化湿热，必先补肝及肾。肝肾一旺，湿热自减，不独下焦欲痿可以渐入佳境，即中下两焦之小恙亦可以向安。尚难以痿证已成之例，独取阳明为治也。清燥汤加减之。

人参　生冬术　茯苓　炙草　麦冬　小川连　川柏　陈皮　首乌　建泽泻　神曲　生姜　红枣　五味子

广东曾

水流湿，火就燥，湿不与燥为邻，燥偏逼湿为火。火势炎上，则水之润下失常，无怪乎求救外水，渴而能消，消则仍渴，转展不已也。前进许氏法仅能小效，制大其方，正在此时。

大竹叶　石膏　党参　炙草　大生地　半夏　当归　白芍　绵黄芪　麦冬

平湖诸

痎疟皆生于阴，阴者，太阴、少阴、厥阴也。名之曰阴，必得阳以对待，不言而喻矣。此乃阴风寒湿又来袭入其间，出而与阳争，入而与阴争，寒热往来，轻重不一。苟非扶助阳气以逐阴邪，则三阴之界何从打退病魔乎。

青皮　川朴　柴胡　草果仁　茯苓　茅术　淡芩　鹿角尖　炙草　半夏

丹阳符

北方黑色，入通于肾，开窍于二阴，藏质于腰间，欲通大便，精窍先开，腰间苦痛，脉来尺细关弦，肾家之虚也，不言喻矣。

河车大造丸方加青盐、甘草。

太平桥戴

梦泄遗精，勤而又久，近更举念则泄，肾失封藏之职，心失神明之主矣。急秘其元。

龙骨一两　大诃子皮五只　砂仁五钱　朱砂五钱

为末，取糯米粥糊丸如桐子大，另有朱砂为衣，朝服二粒，盐酒送下，晚服三粒，冷水送下。

关上董

阴枯于下，阳结于上，阳明素有之瘀血浊痰亦阻膈间，以致饮食之下为噎为噫。经年不愈，其病更剧，所以胸中窒塞，尚吐白沫，脉象细涩，左关带弦。又兼食后作胀，大便坚结，势欲成膈。膈之用药最难，必须循循渐进，以冀戈获。然噎是神思间病，尤要内观静养，俾得怀抱放开，庶几有益。

当归　白芍　白蜜　鲜芦根　干姜　薤白　槟榔　瓦楞子　党参　半夏

复诊

进前法胸中之窒塞稍和，白沫之上泛略缓，显系上焦阳气暂得温通之品，结者能开。然虽暂开，尚未生生不息，加以阴血仍枯，是以饮食之下不惟为噎为噫，且兼胀逆不舒，大便坚结，脉象细涩，左关带弦，病情正剧时也。悦耳目、娱心志当在服药之先。

淡干姜　炙草　当归　白芍　制首乌　薤白　党参　陈皮　瓦楞子　茯苓　槟榔　乌药　制川附　沉香　芦根　白蜜　制半夏

唯亭顾

肺气通于鼻，和则能知臭香矣。兹乃反是，肺之不和也无疑。然肺脉固涩，而脾胃两脉何得亦然？加以白苔满布，想是中焦湿土先病，累及肺金。欲清肺金，必先祟土化湿，以杜病根。若在枝叶上，求治无益也。

藿香　砂仁　於术　党参　半夏　陈皮　辛夷　桑皮　苡仁　炙草

太平桥邵

病中咳嗽，病后浮肿，浮肿属脾，咳嗽属肺，肺金风邪，脾土水湿互相搏结，变而为风水症也。气息喘促于上，二便失调于下，病势危笃。能不虑其厥塞而脱乎？勉拟开鬼门、洁净府两法，以冀表里皆通为幸。

麻黄汤，五苓散，用肉桂。

山塘毕

叠进补纳，自云诸恙向安，偶尔动气，又云诸恙复作。然所患之恙，仍不外乎喘。两字并无节外生枝见症，病亦奇怪矣哉。而不知所患咳喘下虚，气不归元之痰也。前所补纳藏气未充，一以怒则气上，再以思则气结。既结于中，又上于肺，则健运失其常，清肃失其职，而痰饮之邪能免咳喘乎？补纳方中佐以降气，裨得两全为要。

大熟地　归身　炙草　党参　紫石英　陈皮　於术　牛膝　胡桃肉　杏仁　苏子　茯苓　制半夏　桂枝　沉香

徐州刘

失血后咳嗽不已，痰涎不少，甚至寒

热分争，左部细软，右寸关部数大不宁，饮食小纳，纳则胸脘不利，此系伏热伤胃，延及肺金，金受热伤，变为肺痿，肺既痿矣，水绝生源，则肝肾两经即使不虚者而亦虚矣。然虚则补之，本来一定章程，无如肺胃两经之伏热尚属不少，暗劫津液，若非清养肺胃以去病根，而徒补肝肾无益也。若论所吐痰涎，本从热化，而不知胃家有热。所进食不能化为气血，亦易酿成痰饮，上泛于肺。肺又失其清肃之常，不能通调水道，下输膀胱，则肺自旋受而旋吐也。吐已多而且久，最虑气喘，喘则肾本肺标，上下皆损，而恐归虚脱。如此看来，一清一养之下，稍能应手方幸。

冬瓜子　苡仁　白杏仁　芦根　炙甘草　蛤壳　丝瓜络　紫菀　海浮石　龟甲　淡姜渣　秦艽　云茯苓

宝应梁

病起下焦后艮于背，夫背为阳，艮为山，设使背阳充足，何至重若艮山。惟督脉内空，不能统领诸阳敷布于背，以致脾经之湿痰下随肾家之气，夹背而上，上而不致于眼突即艮其背，有似山之重焉。背重于上，囊动于下，上下各病而实一以贯之。古语云：生病之处，即阳气不到之处，此等症是也。下气通阳，最为入手要着。

制川附　川椒　茯苓　陈皮　制半夏　炙草

上海李

少阳之脉行身之侧，痰核结于颈旁，延及腋下，想是湿生痰，痰生热，流落少阳部分而不能化达也。痰核所成，非朝伊夕，谅非汤药所能速效者。惟其不能速效，所患湿热即从少阳胆经袭入厥阴肝部，寤不成寐，寐则惊惕，甚至口燥舌黄，溺赤便坚，病热有加无已。良以胆附于腑，病还之于脏也。肝脏属木，其性最刚，非有水以涵之，每来横逆，此间阳常有余、阴常不足之体，更有易升无降，竟可彻夜不眠，为现在所苦，急须医治，然后再论缓调。拟许学士知母法。

石决明　洋参　大生地　龙齿　当归身　犀角　朱茯神　枣仁　柏子仁　沉香

常熟陈

浓痰内结，须从上膶咯出。暴者为风热外感，久者为阴火上冲。若阴火既冲，风热复感，二者互相为患，一时浓痰更结，咯出更难。欲治其疾，必先静养。

大熟地　丹皮　建泽泻　茯苓　北沙参　山药　地骨皮　桑皮　川贝母　洋参　白芍　竹茹　石决明　陈皮　枇杷叶　阿胶　麦冬肉

为末，淡蜜水泛丸。

浦东张

语言艰涩，口角流涎，肢麻气短，脉息沉弦，此系内风习习，感召外风以成类中也。七日内小心骤变，先理风痰，随后大补。

云茯苓　蝎梢　制半夏　南星　台乌药　制蚕　广陈皮　甘草

松江沈

四肢属脾，脾主湿，湿毒内胜，走入脾经，右手背腕先痛后肿者，气伤形也，名曰手气。

云茯苓　茅术　翩半夏　枳壳　片姜

黄　当归　风化硝　赤芍

陈右

三焦浮游之火行走不定。

黑山栀煎服。

复诊

进奇方火衰大半，药对病矣。然舌红无津，左脉弦数，水不足火有余。不言而喻。泻南补北法主之。

细生地　归身　白芍药　川连　石决明　黑栀　胡黄连　阿胶

安徽程

痢疾古称滞下，滞下者，暑邪积滞，下走肠间也。幸得大黄荡涤，未成重候。然迁延不已，已经一月有余，脉形弦细，肢体无力，溺色清，痢色红白，中脘不舒，舌苔湿白。想是脾肾两经之阳气暗伤，所有余邪不能尽化也。理中者理中焦，此症已及下焦，不独补脾，犹宜补肾。盖久痢未有不伤肾耳。

附子理中、治中、地榆、防风。

湖南吕

脉象浮弦，弦则为痰，浮则为风。风邪因外而感，痰饮自内而起，内外合邪，咳嗽并作，安内攘外，似属一定章程。然言弦脉固在右关，而浮之一字见于左者甚镦，见于右者独著，想是风之所感本经痰之所上实重。其在脉论云浮弦痰饮之谓。夫如是，则治痰之品宜重于驱风，不言而喻。

苏子降气汤去桂。

泻白散赤苓、枇杷叶。

枫桥徐

诸风掉眩，皆属于肝。诸禁鼓栗，如丧神守，皆属于心。既读《内经》，即识此病。一怒则掉，一笑则鼓之病，病在心肝也。但肥人多湿，湿易生痰，调养心肝之外，必须兼化湿痰，未知是否。

生地　竹茹　制半夏　陈皮　於术　枳实　石决明　炙草

朝服天王补心丹三钱。

太仓陆

脉见两弦，非痰即败。今所呕者，幸有痰涎，尚非败症。然久吐不已，究恐成败，断非不敢以痰涎上泛小恙目之。惟治痰饮者多用温法，而此间肝阴不足，其火本旺，舌红且绉，甩药最难。况酒客中虚，湿热又胜，刚柔相济之品难矣。拟连理汤合戊己法加减。

生於术　茯苓　干姜　炙草　制川附　白芍　陈皮　制半夏　潞党参　川连

另生姜、食盐、饴糖、炙草四味煎汤代茶。

庙前洪

无阴则阳无以化，所以大剂清凉，病势依然不改也。

细生地　犀角　牛膝　肥知母　鲜石斛　石膏　麦冬　南花粉　粉丹皮　金斛

复诊

进步阴不足阳明有余法，身热渐缓，大便亦通，岂非寒之不寒，责在无水之一验乎？然病虽衰而阴亏留热尚不能平，脉数溺疼，苔黄口燥，自汗神疲，多所反复也，岂容渺视，仍宜昨法守之。

照前方用中生地加蔗汁。

太仓武

风寒湿三气杂至，合而为痹，本宜温药和之，无如痹日经久，三气之邪亦已郁热正在经热则疼经热则痹之时。又与风寒湿初起见症甚不同，所以脉象弦数，口舌干腻，小溲带黄继之于后也。拟蠲痹法加减。

当归　赤芍药　羌活　片姜黄　黄芪　嫩桑枝　黑栀　鲜竹沥　芦根　白蒺藜

青浦朱

阴虚生内热，有所劳倦，形气衰少，谷气不盛，上焦不行，下脘不通则胃气热，热气熏胸中，故内热。就此《内经》而论，未有不补阴者也。然胃为市，脾为使，脾虚易泄之体不能为胃行其津液，亦易暗生其热，所以脾胃一论始自东垣，以补《内经》之不逮。由此观之，似与清燥汤。方为合作。

清燥汤。

关上金

痢之一症，未有不在乎暑，暑邪先伏肠间，外因凉气一束，其毒下注，则为痢疾。伤于血者其色必红，伤于气者其色必白。白也，红也，总不外乎暑毒之所留也。然暑毒之外，每有饮食之积附和其中，所以痢之为名古称滞下。今痢已十有七日，积之下者不少，暑之解者已多，不然红何以能转为白？痛何以能得大减？所虑内留之邪，尚随脾气下陷，苟非脾气上升，则下痢漫无止期矣。拟东垣补中益气汤加减。

补中益气汤去芪加六一、香连、淡干姜、神曲。

嘉兴张

上吐下疝，肝胃两经宿疾也。去冬腹胀，因硬而起，延及于中，二便失调，此即脏寒生满病也。良以一阳未生，寒物内伤，阳气更虚，病情更剧，下焦阳气既因艾灸而醒，何不进而求之，俾得一阳来复，浊气渐消，庶几有望。

来复丹一钱五分，清米饮汤送下。

次　诊

大温之下腹满不减，减不足言，阳气极亏，即欲来腹，尚未得生生不息之机，至七日庶得一阳。

来复丹二钱。

三　诊

一阳来腹满者已减其半，岂非美事。然中不足三阳未泰，尚觉其痞，痞者否也，否而不泰之谓也。

来复丹三钱，十服。

太仓殷

病分气血，不病于血即病于气。然亦有气血同病者，未必各有所分也。即如此病，胃脘当心而痛，起于受饿之余，得食则缓，岂非气分病乎？然独气分为病，得食痛缓，宜乎即刻向安，而此痛虽能得食而缓，午后则剧，黄昏为甚，属在阳中之阴，阴中之阴之候，其为血病无疑，况但头汗出，便下紫色，脉形弦涩而数，更属血之见证。但此血又非气虚不能摄血之血，乃酒热所瘀者，瘀则宜消，气虚宜补，消补兼施，庶几各得其所。

治中失笑，另元明粉、红曲为末，和匀，每服二钱，痛时服。

三板桥高

《伤寒》有或已发热或未发热之条，以昭寒伤营也。此间之寒深入营分，营分虽热而卫分仍不能热，所以肤寒鼻血，苔黑口干，甚至舌强难言。其热已畏，加以左关独弦，余皆小，两足厥冷，但欲寐，胸前痞闷，味甜溺频，手振痰血，呃忒连嚏，湿邪、食滞、气结三者既助为虐，又因少阴之阴气不充，自顾不暇，不能化托诸邪，其病更剧。曲运神思，聊拟一方，以冀应手方妥。

葱白　淡豆豉　黑栀　小川连　人参　肥玉竹　川贝　广橘红　藕汁

复　诊

足之厥冷已温，肤之寒象转热，脉息之小者又能转大，且数且弦，寒郁之热颇有开泄之机。然其所开所泄独在大经小络，而肺之脏、胃之腑皆不能通。气分阴分仍属无力以托其邪，无怪乎口干苔黑，舌强难言，牙关不开，鼻衄嚏出，胸闷气粗，呼吸有声，神情不振，且兼无慧，昏昏默默而睡，其势尚在险途。搜索枯肠，以尽医力。

小川连　山栀　淡豆豉　淡芩　川黄柏　桑叶　白杏仁　花粉　川贝母　知母　大生地　竹沥　枇杷叶　炒楂

小郝弄马

舌乃心之苗，苗本于心，心为君火，其舌宜温，兹何反是。左寸脉沉而缓，舌色淡白。据云口唇早已先寒，然后及之于舌，因思阳明胃脉环于唇口，唇口之先寒阳明腑久被寒痰所阻，累及于心，良以胃土之生生于心火，子病及母，势所必然。

苓桂术甘、二陈、益智仁、远志、开口川椒。

太仓顾

舌乃心之苗，心血内亏，其舌少荣，无怪乎舌质觉辣，甚于烦劳之下。

天王补心丹。

南濠邓

天之热气下，地之湿气上，人在气交之中，无隙可避，感而受者，名曰暑。暑之为气也，有湿有热，不问可知。其为患也，或疟或病，不一而足。所谓使天只有三时而无夏，则人之病也必稀，正为此等证而叹也，姑置勿论。此间寒热往来，少阳受暑也，少阳见证也。尔时所受之暑出入于胆经，乘势提之，近似有理，而不知其在气分者已从出时而达，在血分者反从入时而陷，所以疟疾止后，舌苔之黄色依然不改，小溲之浑浊亦未化清，甚至嘈烦易饥，饮食无味，精神萎顿，不能复元。如此情形已为累事，不意风从外束，邪自内蒸，变为发热不休，独在阳明之经，反不若少阳成疟，尚有歇时也。然疟已转病，一候不解，舌质颇红干，不多饮，头胀且蒙，胸闷不开，背后独疼，恶心唇燥，其势不轻，加以音烁不扬，四肢无力，岂非阳明血热无路可出，上熏于肺，肺热叶焦则生痿躄耶？病势有增无减，精气曾夺者遇之，窃恐不胜其任而昏喘厥塞之虞，此乃余之过虑，非有意骇人也。经云治痿独取阳明，即宗此旨。出一枇杷叶散法加减，应无不合。

枇杷叶　茆根　西洋参　厚朴　羚羊角　丹皮　地骨皮　知母　川郁金　橘红

川贝母

次 诊

进前方音之不扬者已扬，肢之无力者亦已有力，所称肺热叶焦则生痿躄之状可以免矣。得之于心，应之于手，在医者本宜。第身热之象夜重日轻，首还如裹，背独尚疼，二便失调于下，口苦不和于上，恶心痞闷于中，三焦正病，暑气正多，所以脉形弦细不见缓和，用药最难着手。然河间论暑每以三焦为训，观其三焦之邪孰轻孰重，则药即随之而进。退因思此间上下两焦见症轻于中焦，中焦痞闷恶心一减，则上下之见症亦可轻松。痞闷于内，恶心于外，最为现在所苦，速宜和解。当以泻心汤法掺入枇杷叶散方中。以作结者开之之计，如能取效，庶免风波。

小川连　淡芩　西洋参　半曲　羚羊角　厚朴　川贝母　藿香　枇杷叶　青蒿　鲜茆根　干姜

取生谷芽、焦谷芽煎汤代水。

三 诊

所言三焦见症首如裹，背之疼，口舌之不和，二便之不调，以及胃脘之恶心哕逆，无一而非，随药向安，岂非美事。然美中不足，独有身上之热，胸中之痞依然不改。因思痞者否也，否而不泰之谓也。无形之热，有质之湿，结而不开，变而为痞。苟非阳气得转，则清浊混淆，痞无虚日，热无退时，久病如此，能不虑起风波乎？就脉数芤细而论，邪留一半，正已大虚，虚则补之，邪则化之，斟酌于二者之间，出一半夏泻心汤，专开其痞。痞若得开，热亦可退，否则徒退其热而亦不能退也。

半夏泻心汤（去参）加薤白。

西汇王

营行脉中，冲行脉外，脉为血脉，血脉盛则营冲流行，血脉衰则营冲阻塞。流行者，通也，通则不痛。阻塞者，不通也，不通则痛。痛之为日已久，病必在络，不独气之为患可知。然则通其络，破其气以使营卫渐和，不至有窒碍之弊，岂非快事。而不知五脏内亏，气血不充，阴阳之道路久已难宣，急急补之，还恐精神不旺，气滞血凝而痛，焉能受得攻方。夫营即血，卫即气，气者肺所主也，其用在右。右胁部痛，肺之治节不出，相傅无权，必得培土生金补火。生土则真火上腾，肺气自旺，旺则燥金当令，金不自病矣。

制香附　附子　理中汤　归须　白芍　良姜

取旋覆花、青葱、新绛、瓦楞子煎汤代水。

次 诊

火土合德，肺金自旺，右胁部痛所以向安也。夫肺为五脏华盖，其用在右，隔一隔二以补其体，以使其用，体用兼全，痛固不作。但秋刑官也，肃杀令行，宜旺而不宜衰，宜通而不塞。肺若独虚，一交秋令，痛自除矣，何反秋深而更痛耶。细察病情，起于血后大补肺金，右胁便痛，显系肺络之中必有一点瘀血，阻其清肃，所以当通而反不通，漫无止期，不独壮年时形寒饮冷伤肺而已，仍宜培补，佐以宣通，以使肺金日旺，瘀积消磨为要。

照原方加九香虫、陈皮、延胡索、薤白。

三 诊

胁部不疼，背脊生胀，两腿作酸，无

一而非三阴之界也。三阴之阴气内旺，阳气必衰，衰则浊阴用事，为胀为酸，以昭火土不能合德，气息自短，脉形软弱，嗽痰少寐。浊阴之气已加阳位，无怪乎中下两焦自病矣。若非温通阳气，窃恐白露横江，宿疾复发。

附子理中　当归　白芍药　新会皮　金毛脊　薤白　九香虫　五加皮

四　诊

温通后痛已不作，诸恙大愈，药之力耶？魔之退耶？姑置勿论。且论脉为血脉，五至为平，六至为数，三至为迟，诊得脉来四至，既不为数，亦难为迟，使以平脉断之，似未熨帖，何也？盖以未至太息不见五志者，亦属迟脉，则为寒又属阳虚。若不以阳和之品，日进一日，还恐真火难生，浊阴窃发。

附子理中汤　河车　当归身　白芍　九香　鹿角霜　金毛脊　陈皮　五加皮

仍取肝着汤、瓦楞子煎汤代水。

五　诊

脉已五至，气血之平也可知。平则营卫调和，阴阳和协，以免亢则为害之机，且有承则乃制之力焉。然皆药力之偏见长也而不和，久而久之，药力又增气火，火宜少不宜壮，壮火食气，少火生气耳。

干河车　当归　白芍药　於术　鹿角霜　杜仲　九香虫　陈皮　潞党参　麋茸　大茴香　炙草　菟丝子

取肝着汤、瓦楞子汤煎代水。

六　诊

风邪从阳而亲上，上之为言肺也。肺为五脏华盖，燥风往往先伤，咳逆不爽，所谓秋伤于燥，上逆为咳是也。然观其咳逆之状，薄痰外出，咳则稍安。竟有嗽意，嗽属脾，咳属肺，咳而兼嗽，肺风引动脾湿，不言而喻。

川桂枝　茯苓　炙甘草　於术　白杏仁　前胡　杜苏子　桑皮　金沸草　桔梗

七　诊

风痰咳嗽已除大半，脘胁之旧痛复发，加以背胀腿酸，背为阳，腿为阴，阳部尚病，何况乎阴？前此肝胃两经未有不同患难也。究其由来，浊阴用事，阳气不宣，温养一法，宜继于辛散之后。

云茯苓　桂枝　野於术　炙草　金沸草　麦冬　鹿角霜　木瓜　金毛脊　当归

取肝着汤、瓦楞子煎汤代水。

十　诊

营卫者，阴阳之道路也。营为阴，卫为阳，卫之为言护卫也，全在阳气以舒之。兹乃阳气久虚，护卫失职，凉风暴感，外从皮毛渐渐入于卫，以致形寒脉紧苔白，背仍胀，腿甚酸，脘胁苦痛亦不肯罢。急须解表，以使凉风外达，不使郁久发热为要。

川桂枝　白芍　炙甘草　厚朴　白杏仁　葱白　缩砂仁　当归　瓦楞子　橘红

十一诊

营行脉中，卫行脉外。既得桂枝汤一调营卫则脉之中外自得和谐，病有向安之处矣。然时病时安，还在正气之盛衰无定所，以新感之凉风积之，阴寒未能一时化尽。推其原，究属阳气内亏，不能敷布使然也。

川桂枝　白芍　炙甘草　防风　绵黄芪　当归　云茯苓　干姜　白杏仁　陈皮　瓦楞子

十二诊

鼻为肺窍，肺寒则鼻流清涕，肺热则

流浊涕。兹乃清涕转浊，肺之所感风寒已经化热，表邪解矣。不过尚有余邪留落于鼻间而已，姑置勿论。就胁痛复作，作于霜降始寒，寒则气凝，凝则阳气郁，郁则营卫不通，不通则痛，良有以也。因思秋分一节，大剂温通，其痛本愈，何不复之。

鹿角霜　当归　白芍药　陈皮　炙甘草　干姜　云茯苓

十三诊

天降繁霜，归之于燥政，金令大行矣。行则肝木受戕，气从内郁，血亦内凝。凝滞则疼，郁开则缓，所以痛无定所，总不外乎肝之部分随气之开阖而盛衰也。现在手足心热，不比旧时苦冷，想是真阳暂通，肝气下郁。经云木郁远之，逍遥一法未始不可权行。

逍遥散，另取白芥子、水红花子、葱白、麸皮四味炒热熨之。

十四诊

逍遥之下，胁上之疼暂止一夜，今又移入下胁，且中脘连及背胀，显系肝郁暂开，而其浊阴之气归并中宫。中宫之阳气前不能通，后不能运，所以脉反弦也。斩关直入，开通阳气，驱逐浊阴，非雄烈之品不足以有为。

制川附　於术　潞党参　干姜　九香虫　炙草　白芍药　当归　新会皮

另獭肝五分开水磨服。

太仓王

人生一小天地，大块噫气，其名为风，人身嗳气，亦即是风。风行于地，噫由于胃，胃即是地，地即是胃。胃土之病，总不外乎肝木所乘，肾气上逆，所谓雷风相搏者，其在斯乎，法当镇之。

旋覆代赭汤、四磨汤去枳实、左金丸、姜枣。

憩桥巷倪

湿之见于夏者，热湿也。热湿内蒸，邪从大便而泄，似为美事，而不知身中之元气即于泄泻而伤。伤则所蒸之邪又从内踞，大腹胀满，足跗浮肿，小水短赤，饮食减少，神情困倦，脉象芤数，口舌干燥，病势有加无已，每易喘脱，进以桂苓甘露饮。

南翔甘

望得色萎肉削，闻得气怯言微，问得右乳肿痛，切得脉转弦急。就此四者而论，是脱营之证也。且脱营将成之兆也。夫脱营之候载在《内经》，有其论，实未定其所。毓仁先生仅以耳之前后定其结肿，幸得张氏驳之，以为膺乳等部随处可生。所谓始如痰核，久则渐大如石是也。初起不肿不疼，似属向安无事，惟溃则血水一流，则不可问矣。然肿痛之象，其质已热，其色已红，颇有内溃之情。当此饮食减少，神情困倦，腰脊苦疼，口舌干燥，寤寐失常，少腹下坠，气火上炎，气血大亏，肝脾更病，窃恐不胜其任矣。本宜益气养营汤法，惟嫌腻滞不灵。姑以十味温胆汤加减。

细生地　茯神　酸枣仁　陈皮　台人参　黄芪　煅龙齿　川贝　石决明　霍斛　鲜竹茹

次诊

进前法寤言已寐，眼亦有神，即结肿之处红色减，热象颇缓，有病随药转之机，岂非美事。但脉之急者虽除，而弦数之象依然不改。弦主乎肝，亦主乎痰，数主乎肿，亦主乎火，痰火交煽，肝郁内结，所以坚硬如石，有似乳岩乳癖而实不同者，还未能开，加以食少腰疼，口燥，言之微，腹之坠，种种虚象，不一而足。正在营既内伤症复外形之候也，攻补两难，尚须养化以和之也。如能日渐向安，然后可以正方，庶乎近理。

中生地　茯神　酸枣仁　陈皮　川贝母　霍斛　台人参　归身　绵黄芪　龙齿　石决明　竹茹　鲜活水芦根

唯亭吴

病经旬日，恶寒身热而起，本多头痛，现尚体疼红疹，虽发未能透达，少汗多烦，牙关紧闭，舌强难言，苔色灰白，唇干齿燥，胸闷脘痞，小便长，转矢气。曾经厥逆，至今气塞，诊得脉象皆数，右寸关部弦而且滑，此系燥风。外感引动伏邪，已经化火，且兼痰食中结，互相为患也。结而不开，往往津液暗伤，变为实在痉厥矣。速以凉膈法清其无形之邪火，导其有余之痰食，以使三焦通利为要。

凉膈汤、川郁金。

西街李

胃为多血之乡，和则降，逆则升，有升无降，热气载血上行，吐而不止，其色带紫，且有浊痰夹杂其中，宜治胃也无疑。但虚寒之体过服热药而来者，不能纯用清法，宗吐血不止例治。

侧柏叶　炮姜　马通　生地　归身炭　阿胶　淡芩　绵黄芪　白绵纸灰　黄连　炙草　降香叶

取苡仁一两煎汤代水。

次　诊

进仲景法紫血已除，热渴自减，无如痰中带血，胃必不和。究其血色已淡，责在乎虚，虚则脾失所统，肝失所藏。血从上脱，火逆气升，尚须前法加减。

原方加鸡子黄、淮小麦，去淡芩。

湖州钟

肺为娇脏，不耐邪侵，一伤于悲哀，二伤于发散，从此相傅无权，清肃失职，木寡于畏，怒则为哮，毛窍常开，寒则亦发。当发之时，肺金本贮之痰，脾家所生之痰无不上归于窍，呀呷有声，卧难着枕，如是者数数矣。现在不发之时，脉静而细弦，元阳不足，非补不可，非温亦不可。

紫菀茸　桑皮　五味子　白术　大熟地　炙草　潞党参　陈皮　绵黄芪　防风　银杏肉　半夏　云茯苓　当归

憩岩杨

中虚湿热生痰生饮，为咳为嗽，甚至为喘。喘出于肺，关于肾，肺病及肾，水失金之母也。如此日虚一日，而所患之湿热菀蒸于内，化热伤阴，溺黄口干，味苦苔白，脘痞头昏，耳闭，小有寒热等证继之于后。更觉无力以消，所以右脉虽空，其形弦大且数，左部虽沉，反见弦急不舒。从肺肾立方，本属堂堂正正，无如湿热反蒸乎。

甘露饮去草水泛资生丸，取炒香花生果肉煎汤代水。

复　诊

寒热一除，精神有半日之爽。未几，复蹈前辙，是淫邪尚盛为热，热又蒸淫，蒙其清窍，将减其前之补者，重乎清降。

大生地　麦冬　半夏　茵陈　西洋参　川斛　枳壳　苏子　枇杷叶　桑皮　通草　竹沥

枫桥徐

咳嗽于前风也，痛痹于后湿也。风湿一病于外，伏暑内动干中，以致寒热如疟。八日不退。诊得右脉弦中带数，左部虽数，偏见濡象。数之一脉，诚属暑气所形，而弦且濡者，又属风少湿。多因思汗出不已而多暑之不能速化者，原被暑气所遏，难以因风而达。然则面色黄滞，舌苔满白，小溲短赤，从未发渴，岂非热处湿中之谓乎？若欲暑邪透达，非先化去其湿则不能也。然迟之又久，往往暑不外达，反从内走，增出一番险症，不可不防。盖以邪无中立，不出则进耳。

赤苓　茅术　制厚朴　滑石　炙草　丹皮　草果仁　陈皮　杏仁　桑叶　淡干姜

次诊

面之滞色已开，湿邪有暗化之机矣。是以右脉弦象稍缓，左之濡脉略弦。脉之转移，病之化动，自然相应。惟数象仍然，寒热稍轻，舌苔渐薄，小溲亦不为短，明系暑气尚留，湿还内胜，无他，暑必夹湿，湿去则暑亦自消。若非此理，古人之消暑在消其湿，何以言之？宗消暑法，参入苓术汤中，以使再减。然体质素亏，不得不以一甘一寒之法佐之。

醋炒半夏　赤苓　甘草　橘红　淡干姜　杏仁　藿香　滑石　草果仁　桑叶　川朴　茅术

三诊

湿从温燥而减，病情已缓。然湿为黏腻之邪，最难骤愈，无怪乎暑气还郁，小有寒热，如疟而作。舌苔虽薄，口尚不渴，面滞虽开，其色未亮，加以小溲不利，肢体不松，脉弦带滞，所谓脾为湿所浸淫而重滞，其在斯乎？转以缩脾饮，佐以五苓散。

草果仁　砂仁　桂枝　赤苓　醋炒半夏　猪苓　茅术　葛根　建泽泻　扁豆

四诊

湿衰大半，是以诸恙轻减。所嫌但热不寒。一日两度，有似瘅疟而并不烦呕发渴，脉弦带滞，无他，暑湿之邪尚留脾部，兼涉少阳，所以白苔之外咽干带苦，每见于清晨也。古语云：舍助阳别无驱湿之法。又云：治湿不利小便，非其治也。宗此两条，而出一清脾饮，仍佐五苓散，以使脾阳渐胜，邪从小便而出，不再入于少阳，恰合现在病机。

清脾饮用芎术五苓散。

五诊

白苔化为黄色，湿邪退矣，暑犹在也。暑之所在，布于三焦，脉来濡数。今口知干，小便未利，胸次或痞，发热两度，正须透达之时，法宜提化。但苔有剥处，阴被暑伤，际此秋气平分，虽难滋补，亦不可不顾其阴。

青蒿　丹皮　滑石　甘草　茯苓　泽泻　淡芩　橘红　草薢　薏仁　谷芽

六诊

诊得脉数者，热也，内由暑邪所化也。暑必夹湿，起于伤风，是以午后发热，夜半而衰。尚有如疟之状，中土之邪究涉少阳，近来之口苦咽干实出于此。至于疹块外发，风之余气亦属透达，所嫌大便溏热，腹中隐痛，肠间不无暑滞，舌苔剥落，阴分已亏，当以虚中留实之时，治宜扶正化邪，而出一小柴胡汤加减。

柴胡　淡芩　制半夏　甘草　青皮　防风　天花粉　茯苓

七　诊

大汗之下，身热竟退，暑邪解矣，则余邪未尽，阴气必伤，自然午后微热，尚如疟状。舌苔之剥落，小便之浑浊，饮食之少进，未尝不为此也。脉来濡中带数，正宜清养兼施，以冀渐入佳境。

鲜荷叶　粳米　云茯苓　炙草　西洋参　丹皮　白芍药　川斛　地骨皮　陈皮

八　诊

病日经久，暑必化燥，秋分以后，天时之燥，身中一水不能胜此两燥，阴分更亏，此舌苔剥落，身体如热之所未和也。法当养阴，佐以泄热。

细生地　天冬　石斛　丹皮　西洋参　骨皮　鲜藕　麦仁　白芍药　茵陈

九　诊

燥已化阴，亦生病经向愈矣。所嫌小水浑浊，阴头发痒，饮食少运，酸水曾溢。想是脾胃内亏，下陷之湿热还未尽净。主以和养，兼理余邪。

生冬术　茯神　广陈皮　半曲　川萆薢　乌药　西洋参　食盐　益智仁

十　诊

病退转虚，所以营卫分争之下，汗出过多，心悸神疲，脉左更弱，少情，加以水液浑浊，虽属膀胱腑病，而少阴肾经亦未必不亏也。急须封固，以免后患。

三才封髓　五味子　麦冬　龙骨　牡蛎

十一诊

左脉有神，汗出亦少，宜补可知。据述小溲已畅，其色浑浊，或有如胶。因思膀胱余邪，每易延及肾经。封固元气之内，寓以大补其阴。

三才封髓　大补阴去猪脊筋　龙骨　牡蛎　云茯苓

十二诊

虚波已定，所嫌小溲浑浊，饮食过多，左脉细，右带数，责任肾阴不足，其火有余，加以膀胱腑热留淫所化也。主以补阴，兼清其火。

固本　三才封髓　大补阴

十三诊

尝闻中气不足，溲便为之变。变者变其清白之常，化出浑浊之水也。湿病后中气必虚，虚则气陷，下焦湿热随之渗入。膀胱与肾相为表里之腑，久而久之，窃恐虚及脏里，须以守中法砥柱中流。

归脾去龙眼、大生地、天冬、陈皮。

十四诊

病愈后先便后血，名曰远血。良由心生之血内被湿热之热气所迫，以致肝失所藏，脾失所统，下注阴络而泄也。现在腹中隐痛，未免瘀热未清，际此霜降始寒，可以加味归脾之外，合入以黑止红之法，分头治之。

黑归脾　丹皮　黑栀　槐花炭

《延陵弟子纪要》终

过庭录存

内容提要

清名医曹仁伯先生之遗著，为世所重，惜未易觅得。本社前已在《国医百家丛书》中刊行，张汝伟社友录寄之《琉球百问》前集又刊《曹氏医案》本集，计《琉球问答》《奇病论》《延陵弟子纪要》并本书共可称曹氏全书矣。本书之稿亦承社友刘哲明君录惠。刘君承先启后之志有足多者，当代读者馨香顶祝不已。愿世之医者各以刘君之志为志，一祛从前自私自秘之恶习，为何如？

目　录

过庭录存

吴郡曹存心仁伯氏著
江苏刘哲明录存
浙江裘吉生校刊

安徽程

先生之病，素禀湿热，又挟阴虚之病也。淫者何？地之气也。热者何？天之气也。天地郁蒸，湿热生焉。天地交泰，氤氲生焉。生生不息之机，妙合于其间。禀而受者，湿热元气混合一家，出自先天，牢不可破。较之外感，内伤之湿热属在后天者一扫而尽，岂可同日而语哉？设使薄滋味，远房帏，不过生疮动血，幼年所患等症而已。惟从事膏粱更多嗜欲，外增湿热，内耗阴精，则脏腑营卫常有春夏之情而无秋冬之气，无怪乎其亥年之风火相煽。耳苦于鸣，岂非阳气万物盛上而跃之一验乎？当斯时也，静以养之，则脐冷齿痛以下见症之外，犹可相安于无事。何乃火上添油，喜功生事，陡然头昏面赤，一派炎炎之势，甚至火极似水，阳不成其为阳，势不成其为势，肝经之火、督脉之阳亦从而犯上，失其本来面目矣。近闻引火归元，以为甘温能除大热。嗟乎！未闻道也。甘温能除大热者，良以下极阴寒，真阳上越，引其火归其元，则坎离交媾，太极自安。若夫阴虚湿热蒸动而上者，投以清滋，尚难对待，断不可以火济火，犯一误不可再误之戒。然清已有法，滋亦频投，饮食能增，身体能胖，外有余矣。而色色不能久立久坐，即病机中万物阴阳不定，未有主也之条，际此，外盛中空，下虚上实，用药实难。尝见东垣之清燥汤，丹溪之虎潜丸，润燥合宜，刚柔协济。张氏每赞此两方始克有赖，何药而不即用之耶。无如药力之所以载行者，胃气也。胃属阳明，阳明中土，万物所归，湿热窃踞，亦久已熏蒸，传为吐血嗽痰，鼻塞噫气，二便失调，正窍不和，都属胃病。欲安内脏，必先清其外腑，又为一要着。至于秋末冬初病甚者，十月坤卦纯阴，天已静矣，而湿热反为之动，肾欲藏矣。而湿热为之露，致邪失正，能不令病之更进一层乎？附方谨覆。

青盐四两　甘草八钱　荸荠一斤　海蜇二斤　萆薢一两　饴糖八两　橘叶五钱　霞天曲一两五钱　十大功劳叶一斤　刺猬皮一两五钱

上药为末，竹沥和水泛丸，每服三钱，清晨开水送下，服完后合虎潜丸全料同合常服。

杭州汪

承示病源阳分比阴分更亏，显有明征。阴亏而用十全养阴等法，责重乎阴。寓以阳药，本属和平之剂，良以秋分在即，燥气加临，不敢责重乎阳，以燥就燥，反增燥病焉耳。然于膏方下云“后日可加附、桂，斟酌用之”一语，早已言之，非不见到也。盖天地之气半月一更，人身之气亦半月一更。八月而至九月气已两更，病热不除，饮食反减，明明阴得膏滋而无病，阳得膏滋而更衰，一月之间阴阳偏胜，一膏之内功过相抵，可叹补偏救弊，因时制宜，应接不暇也。所云二十七二十九两日霜降始寒，寒气外侵，痰饮内动，动见青黄绿水，尚属阳明胃腑。至于黑色，已自胃底而来，肾虚水泛，脾虚积饮已见一斑。然神气困顿，面色青浮，脉见双弦，以昭阳气不充，痰饮内聚宜矣。而反忽然牙齿浮疼，加以口苦酸泔，呃忒于胃，冲逆于胁，变出一番火气者，肝火也，肝气也。气火之横逆，不外肾虚无以涵木，木旺顺乘脾土，此等气为足即是寒之根底，反见气有余便是火之情状，所谓本寒标热是也。夫惟本寒标热，岂非阳气之虚，较之阴气更进一层耶？此时论治，离照当空，始可阴霾四散，宗风虚则炽、痰寒则壅之训，而出一星附散法，以助脾阳。俾虚风寒痰不相互结，非独分解病情而且土旺用事，更合机宜。如一立冬，又不可以纯阳无阴之品施于久病阴血本亏之体，冬月宜藏之令，即以此方分两三分之一，日进一服，参入前定膏方中，只须五钱，清晨傍晚，再服水泛金匮肾气丸一钱五分，淡盐汤送下，以占冬至阳生勿药而喜。至于黑锡丹、控涎丹，本来合式，因病处方，随机应变，相时而动可也。须俟尊处高明权之。

西汇胡

天之热气下，地之湿气上，人在气交之中，无隙可避。虚而受者，即名曰暑。暑之为言，有湿有热，不言而喻。夫暑先入心，暑必伤气，气分之湿不为之先除，则所留之热必不能外出，所以暑、湿、热三气交蒸之先，务须消去其湿，正合古人消暑在消其湿之旨也。然湿邪一去，热气即从外达，又名暑热，不名暑湿，一气而有两名，前后之用药亦异。盖以热则伤阴，气亦更弱，无怪乎鼻衄旧恙上从清道而出，身体困倦，饮食渐减，脉转弦数，阳分更热。口内知干种种，见其虚中有实之象焉。但暑邪一症，河间每论三焦，现在头额蒙邪，热偏于中上，惟衄去过多，虚在下焦阴液。如此细诊，断在少阴不足阳明有余，有何疑惑哉！拟景岳玉女煎法，俾得中下焦热气上熏于肺者，悉从暗化，而下焦之阴气亦不再伤。仍不出乎刘氏三焦治例，未识当否。

细生地　煨石膏　怀牛膝　麦冬　知母

藩署萧

人生四十，阴气自半，从古至今，未尝不若是也。惟尊躯之所独异者，正在湿痰素多，阳事早痿耳。尝阅医书，夜卧臂在被外者，每易招寒而痛，露臂枕儿者，亦易受寒而痛。此间之痛，虽非二者可比，而其起痛之因本于卧在竹榻。竹榻之性寒凉者也，日日卧之则寒凉之气未有不袭筋络骨，较之前二条之偶伤筋络者更进一层矣。所以阳气不宣，屈伸不利。痛无虚日，喜热恶寒。仲景云：一臂不举，此为痹。载在中风门中，虽非真中，而却类中之机，岂容忽视。现在治法，首重补阳，兼养阴血，寓之以驱寒，加之以化痰，再取经络通之。则一方制度，自不失君臣佐使焉。

制川附　党参　片姜黄　炙草　大熟地　当归　白芍　橘红　风化硝　桂枝　西羌活　沉香　海桐皮　枳壳　野於术　茯苓　绵黄芪　阿胶　制半夏　虎掌

上为末，取竹沥一茶碗，姜汁一调羹，入淡蜜水泛丸。

松江朱逢辰次诊

左升太过，右降不及，何经之病？曰：左属肝，右属肺。肺肝同病，自然升降失常。然肺为五脏华盖，肝脉布于两胁，此左升仅属于肝，右降反属于肺，何也？盖肝体在旁，肺体在上，只就位置而言。若论其作用，《内经》又曰：肝居人左，肺居人右。右之不降，肺正失其清肃之用也。左之过升，肝反多所横逆之用也。横逆之邪加于清肃之所，木寡于畏，反侮于金，无怪乎身半以左之气旋之于右，既不能透彻于上，亦不能归宿于下，有如邪正相争，盘旋胁部，直至得下后与气则快然如衰者，木究不能上克于金而仍下泄于土也。夫土曰稼穑，作甘者也。木曰曲直，作酸者也。口甘带酸，痰唾亦然，何莫非土受木乘之过，木亦太刚矣哉。谁能柔之，惟有左金一方，以为克木之制，则木正其体，金得其用，何患升降之不得常耶。

左金丸。

复朱逢辰书

接读手书，荷蒙锦念，谢谢。所谕气火益炽等证，即古语云“气有余便是火”。气从左边起者，左肝火也，左金丸主之，当归龙荟丸亦主之。今既左金一丸如水投石，自宜以当归龙荟丸继之于后，未尝不可为法。惟我先生有“为痈为血不可不预防”一语，云出自高明，定有灼见。弟始而骇然，继且茫然，几不知笔从何处着矣。我先生如饥如渴，以望一方，惟速为贵。而弟又刻无暇晷，夜以继日，有者求之，无者求之，必得一左之右之、无不宜之之要法，然后可以复书。非敢缓也，盖有待也。端午日下问者，少徒辈聚在一堂讲论，百病皆生于气，遂有九气不同之说。气本一也，因所触而为九。夫怒与思为九气中之二焉，思则气结，《内经》自为注脚云：思则心有所存，神有所归。正气留而不行，故气结。先生有之，至于怒则气上，甚则呕血，怒则气逆，筋缓发于外，为痈疽。古人亦载于气门，以昭邪郁必变，久病人络，非无意也，先生亦有焉。弟即从此领悟曰：怒有形于外者，亦有不形于外者。暴怒传阴，不形于外者，郁怒伤肝，惟其郁也，木即不能畅茂条达，反来横逆，则气郁于中者，势必火炎于上。金受火刑，有升无降，痰血热辣一病于肺，痞满郁塞再病于脾。脾肺同病，则胃家之痰食无力以消，胆经之木火从而和之。将来血溢于痈肿，于经络增出一番新病，诚不能不未雨而绸缪也。然为痈为血之枝叶，仍不外乎气郁为火之根底。治病必求其本，因思气从左边起者，条内有久患气结，诸药不效者，先服沉香化气丸以开其结之文，不独将来之变病可以预防，即现在之气火升腾亦为合剂。而况右脉弦强，即土郁夺之之法耶。惟沉香化气丸重剂也，权宜用之而已。元虚久病之体，于病不能不用，而亦不可多用，清晨宜服八分，晚服逍遥、六君辈，调之补之，以为实必顾虚之计。未知是否，请正。

朝服沉香化气丸，晚服逍遥散合六君子汤（去半夏、人参，加北沙参、川贝）

嘉善吴

大小便易位而出，名曰交肠。陡然气乱于中，原属暴病，不料迟之又久，肠间秽物归并膀胱，悉从小便而出，较之交肠症似是而实非矣。良由瘀血内阻，大肠废而不用，幽门辟为坦径，阑门不司泌别，舍故趋新，舍宽趋隘，日痹一日，漫无愈期。窃恐元气不支而败，此时论治，必须故道后通，瘀血渐消。庶乎近理。

旋覆花　新绛　青葱管　归须　柏子仁　首乌　荠菜花

另有旧乌纱帽一顶炙灰，每服钱半，温酒下。

常熟李

惊悸起因，传为颤振，继以寤寐不宁，左脉细软，右关弦数，数则为火，弦则为痰。细软又主乎虚，虚在肝肾，兼以痰火结于脾胃，所以能食少运，肢体软弱，口燥身麻也。连日固本，既属安适，无容更张。惟痰火内胜，不得不以十味温胆法加减佐之，以为标本兼顾之计，俾得虚不再虚，实者不实，未知是否。

人参　大熟地　天冬　大生地　茯神　柏子仁　枣仁　石决明　橘红　当归身　川贝　鲜竹茹　龙齿

次　诊

颤振一症乃阴气争胜，颤则阳气不复，其势之来，上冲则鼓颔，四散则肢动。至于肉瞤筋惕，不过来势之轻者，平补镇心而已。惟肝不藏魂，寤寐失常，胆又内怯，惊悸时作，加以痰火窜入其间，法须兼备，冀免厥塞。

人参　龙齿　归身　远志　茯神　麦冬　橘红　生地　枣仁　川连三分，拌炒胆星　秫米　半夏　竹沥拌石决明　竹茹　钩藤

三　诊

颤振不发于冬至，已责阳气不复，此在冬至以前发者，尤为阳气不复，不言而喻。至于阴气争胜，似未可解，而不知阴气之所以争胜者，皆为阳气不充，未经来复之故。若能来复，则阴气何能争胜？然阴之争胜固已，而其所争所胜之阴究系何物邪气。曰肝属阴，痰亦属阴，痰属于脾，脾经所生之痰内因肝经之阴火下动，动则生风，痰亦随之而逆，此颤振之所由来也。岂独诸风掉眩，皆属于肝而已哉？惟本有惊悸，此因颤振而更剧，无怪乎其寤多寐少也。

人参　冬术　茯神　炙草　半夏　陈皮　大生地　麦冬　归身　白芍　酸枣仁　远志　秫米　竹茹　石决明　钩藤

先服磁朱丸二钱，陈皮汤下。

昆山陈

胃脘当心而痛，继以形寒发热，如疟面作，甚至呃忒频频，此系温邪外感，秽浊内踞，加以湿痰食滞，交结中宫也。设使中宫之阳气内旺，所受之邪容易化达，兹乃元气本虚，诸邪又伤于后，无力消除，病延多日，所以脉象空弦，神情困倦，非补不可时也。但舌苔白腻干，欲热饮，下体先痹，今更作麻，哕逆恶心。邪恋肺胃而肾气亦衰，用药极难兼顾。然温养中宫，佐以上下分治之品，俾得一举而三善备焉。以冀即日见长为幸，否则气息易喘，恐增额汗，伊可畏也。

人参　於术　制川附　炙草　半夏　川朴　旋覆花　木瓜　麦冬　茅根　淡干姜　丁香　枇杷叶　藿香　代赭石

进前剂麻痹得和，四肢亦缓，且得吐出陈腐酸苦，其色若尘，此皆得温而通也。然呃忒频频，气息短促。呻吟不绝，哕逆呕恶之象仍不能除。神情困倦，左脉空细，

右脉弦急，大便溏黑，喜饮热汤，湿痰邪滞之外又有瘀血在里，邪从上出，不自下行，已为逆症，而况呕吐之时，曾经额汗，能不虑其虚波暗起而脱乎？哕逆呕吐，无不由于气之所载。气若不平，诸症何从化解？将前方加减，先使气平为要。

旋覆花　代赭石　半夏　牛膝　西洋参　刀豆子　杏仁　槟榔角　沉香　台乌药　大补阴丸

呃忒日轻，呕恶日重，此即陈腐之邪内阻气机。为呃忒者，多从呕出，所以一则见轻，一则见重也。然病根欲拨，而其所出之路逆而不顺，上而不下，颇失胃气下行为顺之理，却为累事。昨夜额虽无汗，今朝脉尚弦急，呻吟未绝，所留陈腐之邪尚在中宫，犯肺为咳，犯胃为呕，直从中道而出，犹带呃忒，必须去尽宿邪，庶几有望。

风化硝　茯苓　制半夏　枳壳　刀豆子　苏子　白芥子　茆根　枇杷叶　厚朴　西洋参　竹茹

荡涤宿邪之下，呕恶大减，呃忒更缓，脉象稍和，呻吟渐除，大便叠通。夫乃胃有下行为顺之兆乎，去疾莫如尽，尚须磨荡下行，继之于后，可卜其旋元吉。

云茯苓　枳壳　风化硝　半夏　白芥子　苏子　大腹皮　苡仁　枇杷叶　厚朴　刀豆子　茆根　鲜竹茹　谷芽

虞德泰室人新城西栅五十岁

肝者，将军之官。女子以此为先天，与男子不同，大病后先天未经复元，肝血内亏，不能涵养肝木，肝性刚强，入营则吐血，入胃则脘痛，上升则头晕，肝经之病，可云甚矣。设使脾土内旺，尚可生金，金来制木，不足虑也。无如此际健运失常，湿从下走，五更溏泄，甚至湿郁于中，腹中雷鸣，湿又郁而为热。其气上行，耳内嘈嘈，出脓出汁，今更失其聪矣。脾经之弱，自顾不暇，岂有生金制木之功哉。然肝为刚脏，顺乘中土，本属易事，横逆肺经，亦不为难。侮金之木，偏遇肺失清肃，木寡于畏，咳嗽数月，时见鼻衄，左脉过弦，右寸上溢于鱼际，甚至少腹有形之气从下而上，或攻于左胁，或逆于右胁，或塞于中，或作呕恶，竟有骤变为厥，缓变为鼓之形，岂容渺视？然肝属乎阴，阴中有木火存焉。不左其金无以为治，但面色萎黄，肢体无力，饮食不多，喜饮热汤，中下之阳气式微，不得不兼顾治之也。至于得后与气则快然如衰者，不外是病，亦不外是治耳。

九香虫　冬术　车前子　白芍　麦冬肉　桑皮　左牡蛎　陈皮　紫菀茸　骨皮　厚杜仲　归身　左金丸

平望陆信夫

先痛而后肿者，形伤气也。究其气之所以形伤者，热胜则肿，火甚则痛耳。此等见症，不足以泄其邪。又挟身中之白积，下走肠间，似属寻路而出矣。然脾气不升，反从下陷，四肢浮，阴囊肿，小水不利，满症作焉。实则泻之，未始不美，而不知所存之湿归入腹中，以昭诸腹胀大，皆属于热，幸得五苓以分其势。然犹未也，午后发热，鼻准色赤，虽曰脾经伏热，而咽之时痛，喉之干燥，舌之光红，苔之剥落，又有热伤阴气之象。泄热之中兼以存阴，尚为可治。今乃望得形枯色滞，闻得气短言微，问得不纳便溏，脉之切得者右关弦数而大，至数模糊，左部寸短，关尺细弦，按之俱属无情。无一而非，阴枯阳竭，土受木乘，势欲悠悠忽忽而脱，偏补阴阳，皆有所碍。惟以培补元气一法，以冀一息之气，既可助阳，亦可生阴耳。

人参　麦冬　五味子　鲜藿斛　藕节　丹皮　伏龙肝　陈香橼　茯神　牡蛎　奎白芍

复　诊

肿胀一症大忌气喘溏泄，上下交征，以使气血阴阳立尽而脱，深可虞也。进前方溏泄已止，气喘已平，肾本肺标，自有相生之兆。病属转机，是以色之滞者能开，形之枯者得润，本实之拨固然因补而挽回，而枝叶之害亦因清而见化。化则口舌之干、咽喉之燥、咳嗽之作无一不因而愈。所愈者过半矣，可称佳事。无如大腹之满，虽减不已，未食之前，不知饥饿，既食以后，反多饱胀。盖以阳明中土，万物所归，而阳明胃腑，更有食积痰滞交结于中，无怪乎短脉虽长，弦数未罢，且兼滑大。午后微热，鼻色微红，阳缩虽伸，囊肿虽消，四肢之浮肿不能消，尚属病根未拔之候。虚则补之，热则清之，积之一字，惟有磨荡而已。一方而三法备焉。未知其能弋获否。

人参　五味子　白芍　鲜藿斛　麦冬　左牡蛎　藕汁　陈香橼　丹皮　伏龙肝　茯神　鸡内金　泽泻　陈海蜇　荸荠

二剂后去藕汁，四剂后去鲜斛。

另　方

陈香橼、人中自等份为末，每服钱半，取人参三分，砂仁一分，煎汤送下。

温中军

头为空壳，气本内清，耳为听官，声由外纳。兹乃反是。望得舌苔黄浊，闻得气息喘促，问得心神恍惚，胁部胀逆，诊得左脉细长，右关弦数，弦则为湿，数则为热，细为阴分之细，长为寿命之长。长命者，元阳必旺，阴分自虚，偏以湿蒸热郁窃踞阳明。阳明之脉盛于头面，头面诸经暗被湿热上熏，何怪乎昏昏不爽，于头里嘈嘈，反起于耳中，心神之所，及肝胁之部，肺气之息，凡在中上两焦者，莫不深受其累焉。补阴以配其阳，化淫兼清其热，在所必需。

大熟地八两　竹茹二两　江枳壳一两　党参三两　当归身二两　炙草一两　制半夏二两　茯苓三两　酸枣仁二两　陈皮一两　明天麻一两　甘菊一两　石决明三两　於术一两　白芥子七钱　丹参二两　女贞子二两

上为细末，取白蜜十四两，炼熟，糊丸如桐子大，每服五钱，清晨淡盐汤送下。

又

古语云：痒为美疾。夫疾以美名，似非近理，而不知一痒之下，湿热交蒸者无不发之于外，都从黄水而出，则躯壳之内从此清且和矣，不亦快哉。然际此黄水成疮之候，搔痒难当，可无具以应之乎。附方。

煨石膏十两　扫盆四钱　青黛一两

共为细末掺之，如水少者，用煎熟菜油涂。

又

惊者必恐，烦亦归劳，劳则气陷，恐则气下。气之正者既从下陷，则胃家水谷之气亦未有不随之而下陷，此作泻之所由来也。扶助正气，以使有升无降，舍大补脾肾而何？

大熟地四两　肉桂五钱　怀山药二两　茯苓一两五钱　山萸肉二两　丹皮一两五钱　制川附五钱　黄芪二两　西党参三两　升麻三钱

炙甘草五钱　於术一两　当归尾一两　陈皮一两　建泽泻一两五钱　柴胡三钱

上药和入清水，煮成膏滋，收得极厚，听取用。

补骨指二两　吴萸一两　五味子一两　肉果二两

为末，即取前膏糊丸如桐子大，每服四钱，清晨淡盐汤送下。

覆元和何明府改定丸方

从前所用十四味方，不外和心脾肾三阴药也。三阴之中，责重乎阴，稍佐以阳，制方之意，悉因阳常有余，阴常不足起见，是以熟地、武板滋纳肾于下，於术、党参健运脾于中，茯神、枣仁、远志、柏仁培养心于内。尚恐三阴不能和协，用归身以统血，陈皮以调气，更取猪之髓、人之乳，皆属有情者，急补真阴。又得枸杞、菟丝子之二子，阴中求阳，阳生阴长，共填不足之阴，而阳之有余者亦不至有所偏害。近来饮食不多，体肤未免受饿，理治不少，筋骨未免受劳，将充肤泽皮以温分肉之黄芪养筋骨，以添精髓之首乌合而用之，未始非一要着。至于劳倦伤脾，脾虚不能为胃行其津液，容易生痰生饮，可以二陈为使。然则今之立法，意在贵阳而贱阴矣。呈电。

杭州谢

肝者，将军之官，谋虑出焉。胆者，中正之官，决断出焉。二者失其所出之常，郁结不解，以致右胁下痛。盖肝脉布胁，胆附于肝，一脏一腑，表里同病耳。然所病之痛，又因下积而除，显系肝胆两经，虽因本病而实，湿热久伤，附和其间，所致后来温补燥烈，既伤营血，又滞浊痰。气分日窒，右降不及，无怪乎右胁之下窒碍不通，舌上生苔，大便燥结，吐痰反少，面黄带滞，脉象弦涩，增出一番清浊浑淆见症也。据述下积之后，精神稍爽，似欲以通为补之象，未知是否。

旋覆花　青葱　霞天曲　新绛　柏子仁　饴糖　当归须　萆薢　刺猬皮　橘红

先服《医通》沉香化气丸五分，另水红花子一合，炒热绢包熨。

又

脉之涩象稍和，弦则未改。积下之后，胁部稍能活动，想是痰血两邪尚有盘踞之意而未解散也。

旋覆花汤　饴糟　霞天曲　归须　刺猬皮　橘红　鸡内金　萆薢　瓦楞子

丸　方

六君子汤，干姜，陈粳米，取巴豆粒拌炒，仍去巴豆一合，淘黄连、九肋鳖甲、川朴、鸡内金、当归、水红花子、饴糟、瓦楞子、牡蛎、竹沥、达痰丸，另研细白芍、荠菜花。

神曲浆糊丸

总按：本书虽有与前集《曹仁伯医案》中雷同者数则，然于药方或稍有出入，相见当时门弟子各有抄录，是或非特两存之。

《过庭录存》终

医中一得

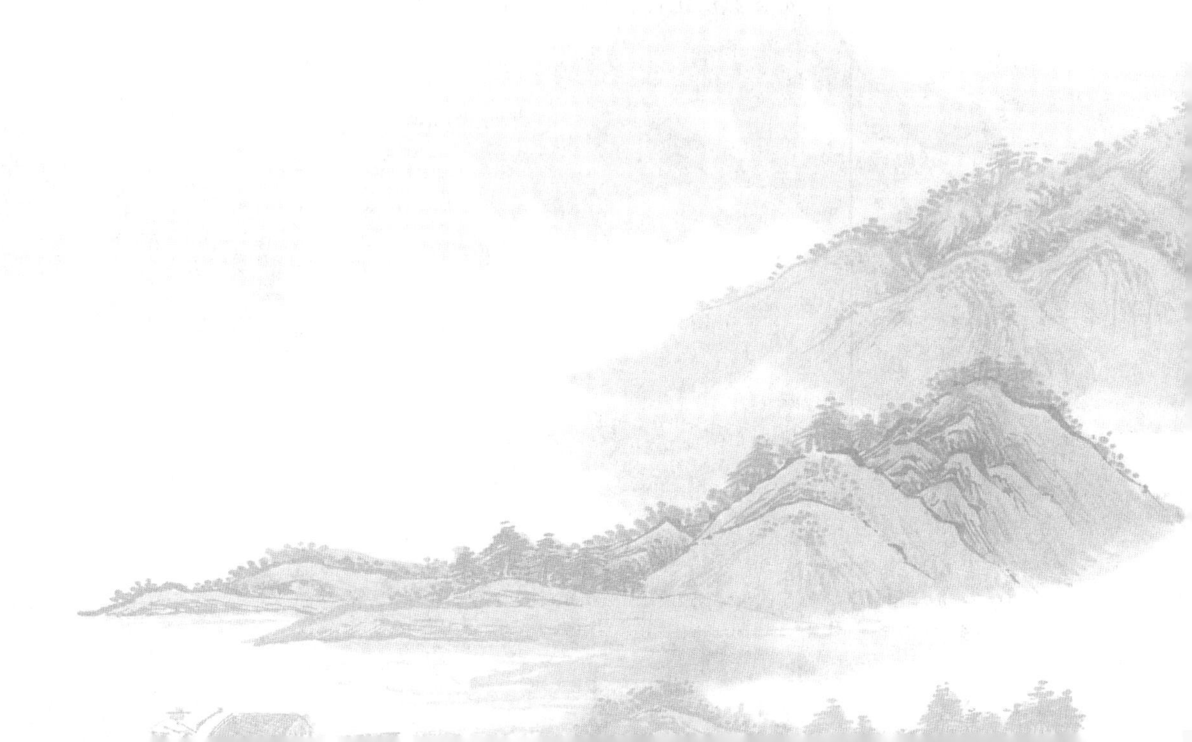

内容提要

夫医之为道，贵乎实验。裘君吉生藏书至数千种，不以大部凑集众说之书为重，恒谓单本小册之著作往往出自心得，多有发明之处，如外科王洪绪《全生集》、内症王清任《医林改错》等，立论不多，要皆独具创见，尤以所载方法无不历经试验，遂有不屈不挠之学说垂示于人。此书系顾仪卿先生所著，为裘君假录于同社曹炳章君。亦因其所论皆属心得，刊以裨益医林也。

序

诗曰：我思古人，实获我心。获之为言，得也，有得于心也。圣人之于学也，未得则发愤而忘食，已得则乐之而忘忧。学贵乎有得也如是。医之为道，亦何独不然。奥稽古圣上自轩岐中及仲景为医中之圣，圣则得之全也。厥后刘河间、李东垣、朱丹溪辈各执一见，各成一家，亦各有所得而为之也。迄今如叶香岩之批刻陶氏《全生集》，徐灵胎又评点《叶氏方案》，孰非有得于心而为之欤？余虽业医半生，碌碌于医道，茫无所得。每念前人，不胜惶愧，乃无何而仪卿宗台来，手执其所著《医中一得》示余，余受而读之，其中痺疟一说发前人之所未发，葛升一方制前人之所未制。至如产后房劳与蓐劳异，既有明辨，又有定方，余以之治人，无不应手，知仪乡先生固有得于心而为之也。一得之所以名书也，原世之阅是书者，勿以管见视之。以之行世，参以已见，旁推类及，或者更有所得，并不止一得，何莫非是书之有所裨益而垂之不替耶？是为序。

癸亥仲春月，梁溪七世家医雅亭氏顾尔元拜撰，时年七十有四

目 录

医中一得

顾仪卿先生著

裘吉生刊行

瘅疟浅说

时交夏至以后，连日身体发热，午后更甚，至夜半出汗稍和，明日午后仍复大热，心胸懊侬，舌苔黄腻，脉数而洪，或有上午即大热者，或有大热前手足厥冷而热者，人皆称为瘅疟。方中无不用表里双解，以伤寒之法治之。其感邪极轻者，虽不药亦愈。如稍重者，屡投无效。藉云：瘅疟本难速愈，必延至月余，元气津液大伤，热仍不解。一病愈淹，无从措手，殊不知伤暑与伤寒病本不同，治亦各异。叶氏云：暑为无形之气，先从口鼻而入，法当轻扬解散。此语深得治此症之法。切思暑气入鼻，必先犯肺，入口必先犯胃。然肺胃热邪清之散之。似可易愈，何以治之无效？盖肺与脾为子母，胃与脾为表里，故肺胃之病最易及脾。午后更剧者，阳明之见端也。辰刻亦属阳明，巳属太阴，每日如是者，脾主信也。胃为腑，脾为脏，其病缠绵不已者，在腑易愈，在脏难愈也。且暑必夹湿，脾又恶湿，湿在脾，不易去也。治法当以辛凉解散为主，用药宜轻清上升，不宜重浊下降。经所谓火郁发之是也。夫脾为坤土，其气本升，既为淫热所蕴，已失健运之机，若早用苦降之药遏住热邪，阻其上升之性，势必其邪由表入里，变成下痢而难愈矣。是以治当纯用辛凉解表，务令将脾经所沾暑湿之邪导其仍从肺胃而出，所贵提邪外越，勿使引邪入里，是为要着。尤不可杂以里药下药，杂则药便有所牵制，其力不专，难以奏效，更防邪易陷脾耳。因此症从无专治之法，兹特本诸前贤参以己意，聊拟一方，遇病用之，多能获效，奉劝高明，请尝试之。

葛升汤

治热势起伏，有汗不解方。

葛根一钱五分　升麻八分　连翘二钱　杏仁去皮尖，二钱　炒牛蒡子三钱　六一散三钱　广皮一钱　蝉衣去足，一钱　川通草四分　香薷一钱　引用芦根一两　荷花露一两　鲜荷梗一尺　鲜佛手一钱

分量视人强弱加减。虚弱之体升麻量减，强壮之人升麻酌增。

以上之味平淡无奇，人人皆用。惟升麻为此方必用之药，与六一散通草能提脾家之暑湿，使之外达肺胃。葛根、芦根为凉散阳明之专药，杏仁为心果，连翘能清心包络热，香薷、荷梗、荷露清其暑，广皮、佛手开其气。蝉得秋气最先，乃金风奏而炎暑消之意。更与牛蒡为解散暑风之佐使也。若大热前先手足厥冷者，病机已兼少阳，当加柴胡四分。时交白露而发病者，方中须加赤芍药一钱五分，乃邪气入营故也。再加薄荷一钱，以佐香薷之不逮。若深秋后脉不甚洪，口不甚渴，当去芦根

四钱，小儿则分量酌减。此方连服三剂或五剂，重者即轻，轻者即愈。或有变为疟疾，数日而愈者。若但热无汗，脉洪数而懊烦者，不用此方，用大青龙汤去姜、枣加葛根，因暑蕴于中而外为寒所束也。

此方之用神，全在升麻一味。盖暑必夹湿，若脾中蕴湿则清气不升，浊气不降，暑湿之邪交阻则外壮热而内懊侬，舌苔黄腻，大便秘结，小便短少诸症见矣。惟升麻升其清气则浊亦易降，并助葛根诸药涤邪外散，可以效灵。如无升麻则难奏效。或云升麻非常用之药，抑恐阴虚之人提动肝阳，故不敢轻投。不知升麻入肺、脾、胃、大肠四经，非同柴胡之入肝胆可比，可以无虑。东垣先生亦常用之。惟胃虚气逆呕吐者，自宜慎用耳。且此症两候之内，若能早用此方，可无邪闭邪陷之虞，亦无气粗痉厥之险，业医者未可轻视也。又云：表里双解亦是前人之法，何以此症独不可用？答云：先表后里，古人治病贵有次第。表未解未可攻里，仲师亦尝言之。若邪势表轻里重者，偶用双解是专意攻里带疏表也，表重者断无此法。况治伤暑之症，务令将脾家所蕴之邪导其仍从肺胃而出，若用里药，不外槟榔、枳实、焦楂、神曲、厚朴之类，性燥入脾，虽与肺胃之药同用，而药方有所牵制，不能提邪外越。里药若轻，尚无大患，倘或重投多服，则津液愈亏，元气愈弱。正虚邪陷，虽有良医，难为方矣。若杂下药则热邪陷脾，易成滞下，此所以谆谆奉劝世之业医者考之于书，揆之于理，验之于病，深望明哲之士颖悟而信从之。务将旧日所习之成法为之一变，则病者幸甚。

附录澄江华墅镇俯恬吴君阅此寄来书并答书

仪卿先生阁下：两奉教言，浣读大著，发前人之所未发，启后学之所未悟，业已黏之通衢，广布仁风于大地矣。另附跋语于尾，并将臆见质之有导，尚祈指教为幸。立论明畅，皆穷源探本之言，用药轻清，有批郄导窾之妙。洵为暑门宝筏，治暍良方。有裨来兹，功德不浅。江浙卑下之地，交春分以后即有热蒸湿郁之气，足以病人到五六七月尤甚，俗谓之湿温，即暑、湿、热三气合病也，经谓先夏至为病温，故曰湿温。后夏至为病暑，故曰伤暑。若暑湿潜伏三焦募原，乃半表半里之界，至处暑后新凉外束，伏热内动而发者，谓之伏暑。其候最难速愈，大抵转疟则轻，入里则重。从古无人发明此理，虽洁古以动静分阴阳，东垣以升清温燥为清暑，按之今病，殊为未备。惟河间刘氏理法清真如天水散、桂苓甘露饮，诚为三焦之妙剂，惜引其端而未竟其绪。喻氏以暑、湿、热三气汇为一门，言之颇详，而于伏暑一症盖阙如也。意者自宋元明以来，其证尚少耶，抑当时有是病而以伤寒混治耶。闻张凤逵有《暑症》一书，购之未得，惟叶香岩前辈以江苏人言江苏病，独辟鸿濛，如曰暑与湿皆地中之气，无形无质，从口鼻吸受，不宜以重药推销。又曰：仲景伤寒先辨六经，河间温暑必究三焦，以手经为重，忌足六经药。片言扼要，允为后学津梁。瑛每见秋后伏暑，最属纠缠，患者极多，必转疟乃愈。若转滞下，乃邪陷二肠，宜宗喻氏逆流挽舟法，百无一失。若不先行逆挽，势必愈趋愈下，变为不治者甚多。又有早用黄连、石膏，致邪陷厥阴，变为痉厥神昏而成坏病者，十中仅救一二。瑛目击心伤，蕴于中者久矣。著有《伏邪论》《伏暑刍言》《痧麻》及《烂喉丹痧指迷》等说，俟脱稿后录呈，削政为荷。再接瘅疟之说，《内经》与《金匮》所言大略相同，皆阴气先绝，阳气独发，但热不寒耳。惟《内经》言肺素有热，《金匮》言气藏于心，要不外心营肺卫之旨，细绎之，似冬令金水两亏之人，邪伏手太阴、足少阴，至春三而发。有寒热往来者，有但热不寒者，有咳嗽者，有咳久失血者，与热病、温病两感之病同源异流。治不得法，或误散或误补，迁延时日，每成损怯，故曰令人消铄肌肉。似与暑病不符。贵邑明医甚多，以暑病为瘅疟，其得之师承口授乎？抑别有所阐发经义而云然乎？循名核实，不能无疑，尚祈明以教我，曷胜幸甚。

甫恬先生阁下：接诵手书，藉悉起居安善，动定咸宜，以欣以慰。所呈瘅疟浅说，皆属肤浅之论，或即为愚者之一得亦未可知，乃蒙嘉奖过当，实觉汗颜。惟方中之葛根、升麻并未论及，窃有所疑。然鄙意以为此方之关键全在此二味，盖葛根为凉散阳明之专药，若不以升麻、六一散佐之，尚不足以升举脾胃之暑湿，使之外达。六一散中滑石亦属阳明之药，必用六分而佐以甘草一分者，欲令滑石导入脾经，方能将脾之暑湿外泄也。古人制方之义如此，后人以为湿家忌甘草而专用滑石，大失此方之旨矣。古方中用升麻者甚多，何今之医士都畏而不用耶？即烂喉痧亦须用升麻。《伤寒论》中有越婢汤，以后诸家不明其义，强为解释，不知婢乃脾字之讹，越婢者，为发越脾气之义，故方中兼用姜、枣，亦从脾经导邪之意，犹六一散之用甘草也。夫脾为坤土，位居中宫，为营血之源，上达则可传肺胃，下陷则易入肝肾。病机之出入，医家之挽回，须在此参究耳。所以东垣先生亦着意乎此。至于瘅疟之名，乃通称，其实即伤暑也，此亦仍其旧而已。若无汗而用大青龙汤，亦自有说。世皆以暑月忌用麻黄者，盖以麻黄性温，非夏令所宜。又以夏月腠理已开，若再用麻黄，恐有汗多亡阳之虑，不知伤寒中之用大青龙因寒已化火，故有口渴脉洪烦躁之证。以麻黄、桂枝发汗为君，而以石膏之辛凉佐之，取龙腾雨降之意。此症脉洪数，口渴无汗相同，若不用麻黄、桂枝发汗，石膏清热，则汗无从出，而邪无从解。湿热蕴伏中宫，津液日伤，元气日耗，变症不可测矣。故必用斩关夺隘法以救之。不过伤寒以麻黄、桂枝为君，石膏为臣，此症当以石膏为君，麻黄、桂枝为臣，分量有轻重，贵在临证权衡也。经云：肺素有热，邪尚在卫。《金匮》言：气藏于心则入营矣。若不辨明营卫经络，概从气分发散，尚属隔膜，焉能愈病？所谓治不得法也。更有此种热邪，尚从上年伏于营中，冬令闭藏，至春而剧，医者当审其或在脾经，或在肝肾，对症用药，方能获效。若邪伏在脾胃营分，则右关之脉沉分必独洪数，先辈有以葛根、犀角并用，葛根散邪，犀角清热，二味为君，参入地味，最为合法。至或有咳嗽者，或有咳久失血者，皆属热伏营分之征。若迁延时日，每成损怯，及令人消烁肌肉，总是阴分为伏热所伤之故。若不知清热而但知用补，则大谬矣。清热总须邪有出路，不可一味寒凉，此病乃从前所伏之邪暑，病为暑月新受之气，故病不符，治各不同也。愚意如此，未识高明以为何如？还当有以教我为幸。高论中云：伏暑症必转疟乃愈，若转滞下，变为不治者多。此亦显而易见者，盖少阳为半表半里六经之枢机。转疟者，是太阴之邪传变少阳，由阴出阳也，故易愈。若转为滞下，则太阴而传入厥阴矣，故难治。可见伏邪亦应分六经，若河间之究三焦，似言受病之始，尚非伏邪之确论也。败毒方中之用柴胡、羌活，亦是从阴经导出阳经之意。故曰逆流挽舟，是从趋下之势而挽之使上也。由此悟入，一隅三反矣。

俯恬吴君又有书来并答书

仪卿先生大人阁下：闰月接展，还云详论瘅疟，因夏秋忙甚，未遑握管，致稽裁复，抱疚无如。正深渴想，十月中又奉手教，诵悉福履，恒绥潭禧晋吉，以欣以慰。承惠《风雷集》及大著《医中一得》，浣读之下，仰见仁人用心，志在济世。至产后房劳论，发千古不发之蕴，诚为医中暗室一灯，尤征学识精邃，不胜欣佩之至。惟荷蒙雅爱，垂问谆谆，谓如有别说，或尚有未到处，统祈示悉改正，不致贻误后人，更见虚怀若谷。瑛敢不以三十年临证考核之苦衷，心有所悟者为知己告？谨将下询原由及瘅疟二字不可以伤暑混同立论之处，另单呈核，伏祈鉴定，正其缪，存其真，为幸。瑛与阁下，交有年矣，何幸而得此益友也。日后拙作告竣，寄阅之后尚望匡以不逮是荷。窃思医以活人，笔之于书，传之于后，立言宜万世无弊。若择之不精，便有偏而不全之处。敢将管窥之见与平日临证有得合于古而可信于今者，印证高明，尚祈赐教为荷。高论云：瘅疟之名乃通称，其实即伤暑也。亦仍其旧而已。窃谓瘅疟本于《内经》仲景，特发明《金匮》，盖实有是症也。考《说文》：瘅者，劳也，因劳生热（即《内经》阴虚生内热也）。故劳字从火从力，谓有所过用其力，则君相二火上越高巅，其病为热。此虽臆说，似与阴气孤绝，阳气独发二句颇合。因其但热不寒，故曰瘅。作止有时，故曰疟。大抵肾水不足，素多内热之人，冬不藏精，寒伏少阴，至春夏阳升气暖，邪寻出路而发于心肺，从上焦而达之也。喻氏论瘅疟，主以甘寒，言之未能十分透彻。徐忠可谓与温疟同一机局，沈目南谓瘅疟亦微有洒淅恶寒，至但热不寒，心阳发病，肺邪不能复，心为寒，故但热不寒。又曰：白虎加桂枝汤即前瘅疟而出方也。喻氏谓心肺两阳合邪，故但热不寒。鄙意瘅疟即疟病中之一症，《内经》列于疟论，仲景发明于疟门，谓伤暑乃瘅疟中之兼症则可，谓瘅疟即伤暑则不可。既登梨枣，似宜立言无弊，不可拘于俗称也。谨奉劝分作二说，以为后学之一助。近诊患瘅疟者甚众，非若伤暑寒轻热重，或寒热往来者可比。高论中有“经云肺素有热，邪尚在卫，起至此病，乃从前所伏之邪止”一段甚为明晰，可请将大著正其名曰《伤暑浅说》，另著《瘅疟浅说》发明《内经》《金匮》奥旨，以启后人，庶几名实不混。高论越婢乃“脾”字之讹，为发越脾气，其说甚正。此一节发明脾胃病机，诚为治法之关键。大青龙有兴云致雨之能。说本柯氏，用之伤暑宜石膏为君，尤见卓识。鄙意麻黄虽与石膏同用，似非暑病所宜，用之于二三月瘅疟之壮热无汗、大渴脉数大者似安。高论中邪伏脾胃营分则右关之脉沉分必独洪数，此明言之至确者，先辈有以葛根、犀角并用。尤为瘅疟中阳明少阳经之的方。来札云：方中葛根、升麻并未论及，窃有所疑。然鄙意以为此方之关键全在此二味云云。细绎尊方，所主在脾，本东垣清暑益气汤来。东垣所论者脾胃也，立法全在中焦，一味升阳为主。如果邪在足阳明之经，葛根乃一定之主药。若在阳明之腑，非葛根所宜。升麻为手阳明之主药，若邪在上中二焦，又恐药过病所，反伤无病之所。至香薷芳香清透之品，为伤暑之主药，于伏暑又非所宜。鄙意宜凭脉辨证，随证活法去取，有是病则用是药，所重在识证。医者识得真辨得明，不患无治法。尝考方者，则也，仿也，有一定不易之方，有随时变易之方。一定不易者，如胃家实用承气，太阳病无汗用麻黄，有汗用桂枝，不拘方氏三大纲之说是也。随时变易者，以古方如明文时文取来看样，不可直抄一篇名作以应试。又如画家仿某人法、某人笔意是也。许学士云：余尝读仲景书，用仲景法，未尝执仲景方。罗太无云：用古方譬如拆旧料添新料，必经匠氏之手方善。来书云：伏邪亦应分六经，若河间之究三焦。似言受病之始尚非伏邪之确论，此言专主手少阳一经是也。试畅言之。河间温热主乎三焦，其说有二：一则专言手少阳经也，盖一岁有六气，自春分至小满为二之气，手少阴君火主令，其候温甚化火，自小满至大暑为三之气，少阳相火主令，其候热甚化暑。故温暑必从手经先受，亦犹伤寒必从足经先入也。此不独天时一定之运气，亦人身同气相求之至理。故叶氏论温热曰：温邪上受，首先犯肺。力辨以足经药治手经病之谬。又曰：河间法至精至妙，后医未读其书，焉能治病臻效。惜乎专以陶书六经治病等语，其叹服也如此。况三焦与手厥阴为表里，暑先入心，故逆传心胞最易。人身一小天地，谁曰不然，此实发明《内经》五运六气之奥旨，有功后学不浅。一则统人身上中下之三焦而言，不专主乎手少阳一经立论也。经曰：上部天，中部人，下部地。又曰：上焦如雾，中焦如沤，下焦如渎。是人身之有三焦，犹天地之有三元也。试以太阳经而论。起于目内眦，上额交巅，则自头项至心肺之俞，太阳经之上焦也，自背至腰脊命门穴，太阳经之中焦也，自肾俞至足少阴穴，太阳经之下焦也。举一经而六经皆有，上中下可以类推矣。故上焦法天，纯乎清气，在脏为心肺之部，上焦之邪必在初感，其病浅，药用轻宣透达，药重反过病所。上焦失治，传及中焦，其病深矣。中焦法人，为气交之中清浊之界，在脏为脾胃之部，其受邪也，阳明独多，如省垣都会，万物辐辏也。有在经在腑之别，不可混治。实投攻下，热用寒凉，虚进参、芪，寒宜姜、附，瘴疠可破可逐，湿热可清可燥。中焦失治，传入下焦，伤及血分，其病笃矣。下焦法地，纯是浊阴，在脏为肝肾之部，药用滋填。火则清之，寒则温之，湿则利之。下焦失治，伤及肝肾，十难救一矣。仲景六经发明于前，河间三焦辅翼于后。一经一纬，如日中天。仲景六经非专为伤寒设，此内伤外感不能舍六经而言症言治也。举足经而手经亦包括在内矣。河间三焦非止为温暑设，凡外感内伤亦不能外三焦而言清言浊也。明得三焦而十二经皆在其中矣。所以时贤吴鞠通著《温病条辨》，汪瑟苍侍郎详加评点，发明上中下三焦症治，虚实寒热，不惮烦言，良以世之人不明温暑指归，不究三焦深浅，特为唤醒，俾克遵循，诚医门之一火炬也。质之高明，未识以为然否也。高论产后房劳可为万世规，则“补气通血”一句乃不刊之论也。两方一治全实者，一治半虚半实者。鸡冠一味尤征。格物精确，读此明快之书，令人心开目爽，舍下家秘女科中采有经验之方，宜于藜藿而不宜于膏粱。尊方则贫富皆可用，惟已成咳嗽寒热者，未识有何妙法。室女经闭成劳有血枯而闭者，郁损而闭者，尤为难治。统祈教以不逮，曷胜幸甚！

俯恬先生阁下：接读手书。藉悉交祺佳畅与序更新，欣慰奚似，承示教言，皆有根据，并无杜撰，足征学有渊源。凡读古人书，应先胸有识见，引伸触类，融会贯通，当悟乎书之外，勿泥乎书之中，方为善读书人。若以瘅疟为劳证，为阴虚生内热而发，及冬不藏精，寒伏少阴等说，恐非。夏月所发之病，识之不真则治之不的。无怪遇此症延之日久而无效矣。此则但热不寒者则为瘅疟，寒热往来者则为疟疾。二症俱由伤暑得来，暑湿之邪传入太阴，与阳明合病则成瘅疟。暑湿之邪传入太阴，与少阳合病则成疟疾。所谓夏伤于暑，秋必痎疟也。知病在太阴少阳，须用柴、芩，是将太阴之邪提归少阳，则知病在太阴阳明，须用升、葛，是将太阴之邪提归阳明也。何以此病之邪不离太阴脾经者？盖则每日起伏如是，乃脾主信故也。因此症敝邑之医皆称瘅疟，若别立名目，人必不知指何症而言，是以仍其旧也。人身有二火二土，肾火生脾土，心火生胃土，脾胃二土位居中宫，一阴一阳，一表一里，一脏一腑，一升一降，运行一身，相须为用，即身中之太极，犹河图之五十居中也。经曰：饮入于胃，游溢精气，上输于脾，脾气散精，上归于肺，通调水道，下输膀胱，水精四布，五经并行。此之谓也。自湿热蕴阻脾经，则不能与胃相配行其津液矣。仲师云：阴气孤绝者，是太阴之气孤绝也。阳气独发者，是阳明之气独发也。阳明之阳亢而无配，故但热不寒也。玩“孤”“独”二字，便明下即云邪气内藏于心，外舍分肉之间，心为胃之母，肌肉为胃所主也。内藏于心，故烦冤。外舍分肉，故肌肉消烁也。非指阳明而何所指乎？即如白虎加桂枝汤，非阳明药乎，非足经药乎？加桂枝者，为石膏之反佐，以助辛散之力，兼能入营发汗也。若无汗之瘅疟必须发汗，则邪始透达。若不用麻黄、桂枝，将有何药以令发汗乎？如不得汗，则邪从何解乎？仲师之立麻杏甘石汤方，亦为热邪在肺而设。若本阳虚之体，麻黄原不可轻用，恐再亡阳也，夏月表疏，不可重虚其表，古人之言似因有汗者而发。若无汗而热邪蕴结不解，而用数钱之石膏，少佐数分之麻黄，亦属经权之道。若恐汗出不止，则止汗之方甚多。邪解之后选而用之，亦无不可也。若但用麻黄而不兼用桂枝，尚恐汗不遽发，盖以汗为阴液，麻黄但能入气分而桂枝则兼入营分矣。故桂枝汤中无麻黄，而麻黄汤中有桂枝也。因风伤卫不可用麻黄，寒伤营须兼用桂枝也。瘅疟为夏至以后之病，若在二三月间，尚无瘅疟。惟温病则有之，所谓冬伤于寒，春必病温也。若夏月之症，即将太阴所沾暑湿之邪及早提归阳明，清而散之，又何有伏邪窃发，自冬至春变成难治之症哉。无汗之瘅疟两候内有大青龙去姜、枣加葛根，若两候外则忌用，恐津液已伤，不可强逼其汗，重亡津液也。脉洪数而实，仍烦冤者，参用白虎加桂枝汤等方，后此再用甘寒之法可矣。吴鞠通《温病条辨》论症立方，其说理精透处固属不少，其间未是处亦不能无。瑜不掩瑕，未可一概论也。兹因心力不逮，惜不能通本批评耳。至室女经闭成劳与产后房劳症不月同，而所以不月则不同。经云二阳之病发心脾，有不得隐曲，女子不月，此因不得隐曲则肝木郁而不伸，肝郁则病及于所生、病及于所克，故发于心脾也。心主血，脾统血，肝藏血，三脏均郁，故不月也。此症当从木郁达之之倒，宜用加味逍遥散掺入桃仁、红花、延胡、贝母、生地之类。十数剂后，再用通瘀决津大黄䗪虫丸之属以治之。体极弱者，亦可加用人参，务须药及病所，不可病重药轻，当以经通为断耳。若已成咳嗽者，是木火刑金，未可与感冒并论也。诗曰涉彼阿邱言采其虻虻，即贝母能活郁也，故宜参入。愚意如此，还请高明有以教之。知阁下好学深思，旁搜博采，更兼虚以待人，故敢以鄙陋之见冒昧直陈，盖彼此讨论，庶能于此道鞭逼入细，不致贻误后人。或可藉为启悟而有裨来兹，未可知也。瘅疟，魏柏卿注为热毒，则视温疟较重。仲师治瘟疟用白虎加桂枝汤，则瘅疟用大青龙去姜、枣加葛根可类推。去姜、枣者，姜性烈，枣腻滞也。此独为瘅疟初起立法。若延至日久，则症已变而治法亦变矣。《金匮》瘅疟条中云：阴气孤绝，阳气独发。此二句是仲师发明瘅疟之病源，盖阴阳不相配为之孤，往来不相通为之绝，阴气孤绝故阳气独发也。此所以脾不能为胃行其津液而为病也。若非如此解，须知仲师原文一字不苟，孤绝二字甚重，试细思之人，可阴气孤绝耶？白虎加桂枝汤与大青龙汤，其中所用桂枝均当去皮而用木，盖皮性大热，木性温和也。

大青龙加味汤

石膏六钱　麻黄八分　桂枝四分，去皮　杏仁去皮尖，三钱　甘草五分　葛根一钱五分

分两临证加减。

产后房劳论

俗称产母病

妇人生产二三月后，身忽发热，逾时暂解。数日后身又发热，仍复暂解。始则数日一发热，继则两三日即发热。后则连日脉数身热，不能暂解，身体困倦。饮食渐减，面色萎黄，或似外感，或似内伤，咸为蓐劳。但蓐劳乃产后月内之病，因坐草艰难所致。此则生产二三月后之病，与蓐劳似同而实异，俗称产母病也。医者调治，始用发表疏解治之，不应，旋用养阴清热，后用健脾开胃补虚等药，总归无效。其人日见困顿，热仍不解，脉象虚数，沉分带弦，一病淹淹，渐成劳怯，遍考方书，既无确论，又无专方，医家无所折衷，只好束手坐视而已，殊不知此症都由生产一月之内，八脉空虚，恶露未尽，夫妇同房，致将恶露阻住子宫，不能尽去，是以血络日渐瘀积，则气亦窒滞，一身气血不能昼夜流通，而营卫不调，身热作矣。初不甚觉，以后血愈积则身愈热，身愈热则气愈弱，而血愈积，遂成干血劳症而难治矣。疗治之法不外“补气通血”四字而已，盖气为血帅，若气不足则瘀难通，故补气通血不可偏废也。夫血热则行，血寒则滞，若但知养阴清热则血更滞，而热更甚。热久不解，势必血渐涸而气愈馁，欲望不成，劳症得乎。谨录两方，临证加减，聊为此证之规法，庶几后之学者有所适从焉。

延胡索散

专治妇人产后房劳。

延胡索二钱　生赤芍二钱　生蒲黄二钱　上肉桂二钱　琥珀二钱　当归二钱　红花二钱

上药用好醋浸一宿，共为细末，每服

二钱，七服而尽，陈酒送下。如虚弱者。用参汤送下。

八珍加味汤

川芎一钱　全当归醋炒，三钱　赤芍一钱五分　熟地四钱　人参三钱　云茯苓三钱　冬术土炒，三钱　炙甘草六分　广陈皮一钱　桃仁泥三钱　新绛一钱　苏木一钱五分　五灵脂三钱　上桂心五分　延胡索一钱五分

引用生姜三片，大枣二枚，青葱管三根。再加大红鸡冠花一两，如用干者减半。

以上之方，补气用四君子，补血用四物汤，行气用陈皮、延胡，行血用桃仁、新绛、苏木、五灵脂。用桂心者，血得温则不滞也。引用姜、枣，和其营卫，青葱管直走冲脉，红鸡冠《纲目》但言活血，却能引领众药导入子宫，为此症必用之专药。因其形假猪肚中之生窠，故为子宫之引经。此说得自宜兴屠渐斋先生所传，非臆说也。如无人参，以潞党参八钱代之，加酒一杯煎服，十剂必有效验。如月分尚浅，气血少弱，则服前方。若月分已多，气血大伤，则服后方。

成丰四年仲秋锡山顾文山氏识

附录医士王君瘅疟辨论

细读尊论所云：瘅疟多由伏暑而成，如暑必挟湿，邪伏太阴，太阴与阳明合病则为瘅疟，太阴与少阳合病则成疟疾，以及阴气孤绝，阳气独发等说，皆极明畅，佩服之至。然以愚见观之，伏暑自有伏暑之病，瘅疟古有瘅疟之名。锡邑医家所称瘅疟伏暑之病居多。澄江诸医所称伏暑，其间亦有瘅疟，何以辨之？须知瘅疟热症也，细玩经文，如肺素有热，及邪气内藏于心，外舍分肉之间，热而少气烦冤，消烁肌肉等句，则知夏秋瘅疟暑热居多。暑伤气，故云少气，暑先入心，故云邪气内藏于心。古方白虎汤、竹叶石膏汤乃瘅疟正治之法也。近时薛一瓢立清疟饮，亦从清解立法。至于白虎加桂枝，必见大热烦渴，而又背独恶寒，骨节烦疼，方可加用程云来《金匮注解》谓白虎清气，桂枝入营，治在心营肺卫，徒属纸上空谈，令人好看。恐尚非确论也。若夫伏暑初起，微寒微热，起卧自如，舌有白苔，胃能饮食，食亦无碍，不食亦不饥，淹缠旬日而后病势渐重，此真所谓伏暑，乃“湿热”二字为病也。治暑病与伏暑，喻嘉言暑门诸方论可云详备，再参薛生白《温热论》三十三条，新法颇多，可应无穷之变。高明谅必洞悉，兹不烦缕述矣。按古语暑属火，暑必挟湿，暑伤气，暑喜归心，暑邪留恋上中，弥漫三焦等说，为治各各不同，故治暑之方温清消补，解散通利，亦种种不一，统以见证为凭，未易一言尽也。尊论升葛亦创一新法，确有意义，可法可传，有裨来学。世多明哲，自有定评，无俟鄙人诵也。

答　书

接阅尊论，至为明晰，钦佩奚似。惟此症自夏至以后至初秋发者，谓之瘅疟。自深秋至初冬发者，谓之伏暑。其实皆伤暑得来。伏暑者，秋凉已深，暑邪伏于营分也。而尊见以为伏暑，自有伏暑之病，瘅疟古有瘅疟之名，似以此病忽分为二矣。然则古有瘅疟之名，自有瘅疟之实，将以何症为瘅疟耶？抑古有瘅疟而今无瘅疟耶？捧读之下，令人不能无疑。仲师制白虎加桂枝汤，自有深义，而足下以程云来注解为纸上空谈，则从古圣贤所论都在纸上，

岂亦谓之空谈而不能见诸实事耶？仆非精于此道，亦非行道之人，然既有疑，不能不问，还当明以教我为幸。

《黄帝内经》，千古不磨之作，所言经络脏腑腧穴、阴阳五行、运气，非神圣不能道只字。仲景《伤寒》《金匮》亦千古不磨之作，有论有证，有方有法，多一味便不是此方，异一脉便不是此证，非神圣不能道只字。第《内经》所言者是体，仲景所言者是用。此二书实体用相须之要道也。瘅疟一症，《内经》《金匮》俱载之，但未竟其详耳。大凡四时为病，冬月即发者谓之正伤寒。然冬寒而反暖，即有冬温，至于冬伤于寒，至春变温，至夏变热，即谓之伏气矣。故发于春末夏初者，便谓之温热病。温热病中间或有温瘅疟之形举，俗所称春温似疟，春温瘅疟，湿温似疟，湿温瘅疟。或师承相授，或习俗相传，亦非漫然而称之也。大抵夏至以后而病热者，谓之热病，新书《温病条辨》中所云“暑温”是也。挟湿者谓之湿温，湿温症治，古方用苍术、白虎，则知无湿。而但热者，白虎汤是治暑热之正法矣。今时酷暑炎蒸，忽起凉风雷雨而病者，是暑热为暴寒遏伏，先用香薷解表，数剂之后，忽变大热大烦大渴，而又背独恶寒，骨节烦疼，白虎加桂枝恰当。由是观之，白虎汤治暑热之正方，挟湿则加苍术，兼寒则加桂枝，岂不明且确也。程云来注解白虎清气，桂枝入营，非不有理，然欠畅达。鄙人无学，何敢批驳前贤。然而认证用药，要归着实。如柯氏《来苏集》改正越婢汤证，非有胆识者不能读古人书，须自具见识，勿为古人瞒过者，类如此。夫大暑以后，立秋初际，每多但热不寒，即是瘅疟。寒热往来，便为疟疾。当此之时，其治尚易，因暑邪内伏未深也。逮至秋分之后，寒露霜降，则邪伏递深，而其为病亦重矣。夫岂伏暑门中而无瘅疟之症哉！仲景云：太阳病，或已发热，或未发热，必恶寒体痛，呕逆脉紧，无汗者，名曰伤寒。若脉缓，有汗者，名曰中风。是从伤寒中分出中风也。若夫瘅疟，是热证也，虽当初起，必见热重烦冤。舌红无苔，或有苔而亦甚薄，与伏暑之初起微热，淹淹舌上苔滑者不同。由是观之，虽届深秋，其病初起，热重烦冤者，即属瘅疟，便不得谓之伏暑矣。暑湿内蕴，微热淹淹，舌苔白腻，虽系秋初，便与伏暑相类，但不名伏暑而名湿热病耳。尤在泾解风伤卫、寒伤营二句，云：寒之浅者仅伤于卫风，而甚者并及于营。卫之实者，风亦难泄，卫之虚者，寒犹不固。古称大青龙治风寒两伤营卫之法，讵知是中风卫实之方。风为阳邪，内郁化火，烦躁特甚，故用石膏。卫实无汗，发热恶寒，故用麻桂。此语独超千古。又有暑病解云：暑属火，暑必挟湿，故阴虚多火者暑即寓于火之中。阳虚多湿者，暑即伏于湿之内。此亦名言，非同泛泛。由是观之，患瘅疟者，阴虚火盛之人为多，即经旨肺素有热之来路也。患伏暑者，阳虚湿胜之人不少，即湿性滞濡之意也。惟湿郁必化热，六气皆从火化，故湿热伏暑，病亦有化燥而用清法者，不可不知。乃若瘅疟燥热居多，清解是其正法。清解维何，辛凉是也。如薄荷、牛蒡、桔梗、连翘、豆卷、青蒿、竹叶、芦根等味因其病方初起，后人不敢用白虎开场，但用轻清凉解，取意则同，而命剂悬殊矣。仪翁先生好学深思，特举葛、升为瘅疟开首之法，岂不另具卓见。第伏暑之病，邪踞足太阴脾为多，用升、葛从脾胃提出伏邪，颇有意义。若瘅疟邪踞手太阴肺为最多，肺主一身气化，为清肃之脏，似宜轻清解散为稳。病情变化，不可胜数，处方定法，统以见症为凭。故瘅疟见虚者，加沙参、麦冬、洋参之属，挟湿者，加芦根、滑石、川通草之流。果热甚而大烦大渴者，则竟用白虎。热甚而挟虚，则白虎加人参或竹叶石膏之类。热甚烦渴，过饮水而挟湿者，河间五苓三石甘露饮最妙。如上症挟湿而又停浊者，子和甘露饮尤妙。要皆不离“肺热”二字，而后传布三焦，生津降火，补气养阴，总以肺胃为主，未及脾肾。又为病湿后培元之着矣。此瘅疟症治之大略，未足为明者道也。虽然病变无常，方难执一，以余阅历，同一病也，而体气不同则治法变矣。张路玉《医通》有兼症析义两卷，最为明晰，暇日观之，足令人心机活泼。叨居爰末，冒昧直言，伏祈垂察是荷。

答　书

接阅高论，引证明备，说理精详，足征学问渊深，钦佩奚似！然《内经》《金匮》以及后贤方论诸书，苟从事于医者，无人不览，无烦赘述也。鄙人因见夏秋所患伤暑之症日久淹缠，变症莫测，医家治之，不能速愈，是以稍抒所见，发此微论，专指有汗之瘅疟、无汗之瘅疟二症而言，并未旁及他病也。若是春温、冬温、湿温、温热等症，或有伤寒中来者，或有感冒时邪者，或有伏邪感新邪而发者，症不一端，治不一法。若欲缕析条分，非一纸所能尽，《温病条辨》中亦已言其大略矣。夏秋之症，有但热不寒而无起伏者，有乍寒乍热而无定时者，俱与瘅疟有别，不得以瘅疟之例一概治之。此中有冬伤于寒，邪伏在内，至夏感暑引动而发者。有极重之症不可不知，即论夏月伤暑之病亦多，而瘅疟则暑病中之尤甚者也。古人谓夏伤于暑，秋必痎疟，未尝言夏伤于暑，春必痎疟也。可见疟疾为秋月之病而非春月之病明矣。夫春月之病亦有似疟者，乃伤寒中之涉及少阳而然也，如竟与秋后疟疾同论则误矣。更有营卫虚而往来寒热者，此系大虚之候必于脉象见之，应当议补，医者亦不可不知。《内经》《金匮》将瘅疟列入疟症一门，则瘅疟为夏秋之病而非春月之病亦明矣。古人谓先夏至为病温，后夏至为病暑。可见时令亦不可不论。七月为之初秋，九月为之深秋。若以初秋之病为伏暑，转以深秋之病为瘅疟而不为伏暑，并为春间亦有瘅疟，不知出于何书，望为明示，以广见闻。若习俗相传，虽有师承口授，终非前贤确论，未可信为实然也。伤暑之症本应有汗，若瘅疟而至无汗，必因内蕴暑邪，外为凉风所遏，则肺气不达，腠理闭塞，故致无汗。其有汗之瘅疟尚须辛凉解表，至于无汗之瘅疟则非牛蒡、薄荷、桔梗、豆卷等所能胜任矣。非不知更为稳当，其如屡投无效，何举世茫然罔觉，不能一悟，良可慨已。因而想到大青龙汤去姜、枣加葛根为法，方中重用石膏为君，少加麻、桂为反佐，则无汗之瘅疟庶能发汗而邪可解矣。反佐者如白通汤之用猪胆汁，滋肾丸之用桂心是也。瘅疟魏柏卿注为热毒，视温疟较重。仲师论温疟用白虎加桂枝汤，则无汗之瘅疟用大青龙去姜、枣加葛根亦可类推。去姜、枣者，姜性更烈，枣恐腻滞也。加葛根者，凉散阳明之邪也。不过伤寒以麻桂为君，瘅疟以石膏为君，若用数钱石膏而以数分麻桂为反佐，亦可无虑。且无汗瘅疟，必热势起伏。日有定时，口渴烦冤，脉洪数，重按实者方可用。若似瘅疟，原不可用，当须识此，不可误也。古人处方，此一味重、彼一味轻，与此一味轻、彼一味重便即法不同而治各异，医者贵在临证权衡也。况此独为瘅疟初起立法，若延至日久，则症已变而治法亦变矣，岂可胶柱鼓瑟哉。《金匮》温疟条中有筋骨烦疼，若谓背独恶寒则未之及也。至瘅疟之初起，病情已载瘅疟浅说内，兹不复赘。至于病变无常，方难执一，无人不知，不待言矣。从前二弟媳素本耐性，偶患疟疾，因将出汗，心中烦躁，遂令打扇，以致汗不得出，邪不能达，终日烦躁异常，遂请令业师医治，议用麻杏甘石汤似矣。鄙意欲加桂枝数分，伊囿于俗见，坚执不肯，以致不效，至今深悔。可见业医者贵有胆识，独具卓见，方能超乎流俗，不致贻误无穷斯可矣。鄙人并非好为辨论，因世俗医之一道皆是浮光掠影，随声附和，毫无实际，不能独出己见。此等本不足与探谈，惟旭翁先生博学明理，超出庸众，心存济世，历练已深，故敢将鄙见直陈。盖医理本不易明，若能彼此讨论，刻意精求，庶或差少错误也。未识高明以为何如？荒谬之见，不知所云，还请教以不逮为幸。

接阅高论，谓时令不可不论。诚然，诚然。夫春温，夏热，秋凉、冬寒，四时之正气也。然春正月余寒未解，交惊蛰节而后阳气方升。秋七月余暑未消，交白露节而后阴气始降。夏至一阴生，正为热盛之候。冬至一阳生，正是寒极之时。盖剥不极则不复，理势使然也。经云：先夏至日者为病温，后夏至日者为病暑。由是推之，则知先秋分日者为病暑，后秋分日者为病凉（补天石有秋凉伤寒之说，凉极而后燥，交九十月燥病方生）。先冬至日者为病燥（喻嘉言补《秋燥论》谓经文脱却长夏伤于湿，以致后人不明秋伤于燥、冬生咳嗽云云），后冬至日者为病寒。先春分日者为病寒，后春分日者为病温矣。常见春末夏初温病流行，阖门传染，屡经反覆，延至夏至后小暑节仍有战汗而愈者，原属温邪，非关伤暑，此则病之余气，非时之余气也。又常见夏至以后起病有似温邪。延及小暑节，热势朝和，过午则盛，但热不寒，竟与瘅疟相同，此温暑之交，抑或所谓温疟耶。喻氏云：夏伤于暑，长夏伤于湿。由是推之，初秋瘅疟，夏伤于暑之为病也，深秋伏暑，长夏伤于湿之为病也。瘅疟由乎夏伤暑，故热证多而病势重，病重故不易速愈也。伏暑由乎长夏伤湿，故湿证多而病势缓，缓则淹缠，故亦不易速愈耳。

再阅高论，所云无汗之瘅疟必因内蕴暑邪，外为凉风阻遏，肺气不达，腠理闭塞，亦诚确论。借用大青龙汤，重用石膏，少佐麻、桂，亦无不可，但必重用石膏清肺胃之热，则知瘅疟责重肺胃无疑矣。尊见亦明知瘅疟病在肺胃，第以为肺胃之病意见相同，不遑多赘。至于白虎加桂枝，骨节烦疼，见《金匮》背独恶寒句，见伤寒审证集，引证用方要归着实，此即着实处也。语云：读书多不如临证多。果能读书、临证二者皆到，更为美备，惜言之易而行之难。其惟终日劳劳，荒疏无学，辱承教示，冒渎粗陈，伏维叹政。

答书

《金匮》瘅疟条中云：阴气孤绝，阳气独发。此二句是仲师发明瘅疟之病原。盖阴阳不相配为之孤，往来不相通为之绝。阴气孤绝，故阳气独发也。此所以脾不能为胃行其津液而为病也。若非如此解，须知仲师原文一字不苟。《内经》云：阴气先伤。此特易以孤绝二字，其义甚重，试细思之，人可阴气孤绝耶？此等精义从来未经人道，虽读仲师书，犹之未读耳。书义未明，何能识病？既不识病，何能治病？徒夸临证多无益也。可见医之一道，行之固难，言之亦非易，须知此症因脾为暑湿所阻，不能为胃行其津液，为病则其病在脾之暑湿可知。然则脾之暑湿将何从而使之也乎？其暑湿先既从肺胃而入脾，自必仍从脾而达之肺胃，方为正治也。医亦知从肺胃达邪，然于无汗之瘅疟，但用牛蒡、薄荷、前胡、桔梗等，恐不胜任，方中并夹入厚朴、槟榔、焦楂、神曲、枳实等类，以为非此不能解其满闷，消其积滞。不知此等之药其性温燥耗气，既非暑湿之邪所宜，并恐牵制肺胃之药不能得力，又恐屡投多服更伤元气津液，是邪未达而正已伤。并因正伤而邪易入里，贻误可胜言哉！从以为胸中懊侬烦满，必须积去而邪可解，殊不知邪解而烦满自除，此所以治病必求其本也。古人治暑湿，制六一、五苓、四苓等散为法，盖以暑中之湿宜渗宜利之故耳。至于白虎加桂枝汤，后人不明制方之义，以为既用白虎以治热邪，何以参入桂枝之辛温，殊不可解。苦思力索，想到必因背独恶寒之故，其为颖悟独神，随令一人唱之，百人和之，矜为着实之处。不知仲师于白虎汤加入桂枝大有深意，因湿疟之湿热蕴阻中宫，若投白虎，恐或格拒，必用桂枝之性温为石膏之辛散，并能入营发汗。更将阳明之热邪导其从太阳之表、太阳之里而出，以为温疟之引路也。若必待背独恶寒方始用白虎加桂枝汤，倘遇温疟而背不恶寒之证，竟不能用此方，坐失机宜，贻误不少矣。夏月伤暑之证甚多，而瘅疟为暑病中之最重最难治者，历来名医不少，独于瘅疟略而不详，以致后人罔有指归，只得恪守师承口授之妙法，表里双解，不辨经络，不明营卫，不分虚实，概以世俗所用之药，世俗所用之方杂进乱投，以致邪气由表入里，变成或痢或闭或陷之病而不一悟，深可哀也。即如屡承明示，亦不过博采群书所载夏秋各证为言，并未专指瘅疟一症，究竟如何治法方为的确，以使无学人顿开茅塞也。鄙见如此，特请大才斧政，如以为不然，还祈指示何处未是，何处不从理上说来，何妨细加驳斥，使之佩服。眼见之多，胸中之亮，为嘱，伫望伫望。按《素问·疟论》帝曰：瘅疟何如？岐伯曰：瘅疟者，肺素有热，气盛于身，厥逆上冲，中气实而不外泄，因有所用力，腠理开，风寒舍于皮肤之内，分肉之间而发。发则阳气盛，阳气盛而不衰则病矣。其气不及于阴，故但热而不寒。

张介宾注云：肺素有热者，阳盛气实之人也。故邪中于外，亦但在阳分而不及于阴，则但热不寒也。

又按：邪气内藏于心而外舍于分内之间，令人消烁脱肉，故命曰瘅疟。帝曰：善。注云：气藏于心，阳之藏也。热在肌肉之间，故令有消烁。然则瘅疟之所舍者在肺心两经耳。

其但热而不寒，在阴气先绝，阳气独发，则少气烦冤，手足热而欲呕，名曰瘅疟。注云：瘅，热也。阳邪独亢，故但热不寒而烦冤少气，表里俱病，故手足热而欲呕，以热邪及于胃也。

愚按：此《内经》专言瘅疟之病原也。首条所云肺素有热，以风寒舍于皮肤之内，分肉之间而发等文，即世俗所谓“新凉引动伏热”，先宜解表。

仪翁先生所云无汗之瘅疟宜仿大青龙汤，重用石膏，反佐麻、桂，内清肺热而外散风寒，深与经旨相合。再按第二条邪气内藏于心而外舍于分肉之间，即仪翁先生所引白虎加桂枝证也。肺主气，白虎专清气分之邪热，桂枝能入心营，引领白虎入营清热，外解分肉之邪，论理甚合，似乎不必有骨节烦疼、背独恶寒之见症。然医者之用古方，必凭症凭脉，更合之以病情而后用之。若但任意测度病情，舍症舍脉而曰某病在某经，必用某药，吾恐论理虽是而用药则非矣。

附薛生白先生论温疟、瘅疟，辨白虎加桂枝之不合

薛生白曰：温疟瘅疟，《金匮》云：但热不寒，以桂枝白虎汤主治。程云来解云：用桂枝于白虎汤中，引白虎之辛凉而出入营卫，制其阳邪之亢害。此论理之当，然究属纸上空谈，余屡用不应，则知是方不中病情，投之不见其撤热之功，反见其营热烦躁之害。细推其理，疟为久伏之邪，非一剂二剂可愈之症，石膏徒足以郁邪，桂枝反热其营，故不中病情也。余制一方，治温疟瘅疟颇效，今载是编，告之后人。

清疟饮方

青蒿　蜀漆　知母　栝楼根　淡芩　鳖甲　丹皮

再按：第三条但热而不寒者，阴气先绝，阳气独发，则少气烦冤，手足热而欲呕。愚按：阴气先绝，即首条肺素有热之对面也。肺属金而位居上焦，阴自上生，阳从下长，故肺为水之上源。肺素有热，则水源绝，阴气不生，故曰阴气先绝。阴气绝则阳独亢，故曰阳气独发。阳气独发，故但热而不寒，令人少气。肺主气，热伤气也。烦冤者，心为阳脏，即第二条邪气内藏于心之见症也。手足热而欲呕，因四肢为诸阳之本，胃为两阳合明之经，故手足热而欲呕也。细玩经文，则知瘅疟为热邪，外为风寒引动则病发。其病在心、肺、胃三经，并未言及“足太阴脾”字样。注云：瘅热也。则知真正瘅疟但有热而无湿，其不干足太阴脾明矣。其有挟湿者，在初秋仍属暑病，在深秋即属伏暑，又非真正瘅疟矣。语云：名不正则言不顺，欲正瘅疟之治，先正瘅疟之名。尊论云：书义未明，何能识病？今因将《内经》原文并先贤注解抄录呈政，伏祈明察是荷。

答　书

尊见以为阴气孤绝是手太阴肺经之阴气孤绝，并非足太阴脾经之阴气孤绝。但《内经》云阴气先绝而仲师特易以阴气孤绝，自有深义。若如此说，则“孤”字无着落矣。“孤”字无着落，则“独”字亦无着落矣。且肺之阴气孤绝是竟为尽绝之绝，若肺之阴气尽绝尚得为之人耶？前所言足太阴脾经之阴气孤绝是脾中为湿热所阻，不与胃相配，乃隔绝之绝也。且此病之邪，若未及太阴脾经，何以热势起伏，每日如是乎？常见治不得法，每致邪易入里而成滞下，此症既与脾无涉，则滞下亦与脾无涉乎。此真所谓任意测度矣。脾主四肢，手足热者，即邪热蕴脾之见症也。至于白虎加桂枝汤，乃仲师所制之方，其义非寻常所能测识。仲师为医中之圣，如薛生白不过近时之名家耳。若以仲师之方为不足法，而以薛氏之说为大可师，是子贡贤于仲尼矣。瘅疟既为热邪，是暑病无疑矣。若云无湿，则暑必夹湿之谓何？不过湿有

轻重也。舌苔之黄腻即是湿热之见症。若夏月之症壮热无汗，口渴烦躁，脉象洪数，邪势起伏有常而不为之瘅疟，将如何之？病而为之真正瘅疟乎？考之《内经》《金匮》，温疟与瘅疟大有不同。瘅疟乃夏月伤暑之症，温疟自伤寒中来，化火而成热证。因骨节疼烦，故用白虎加桂枝汤，而薛生白以清疟饮统治二症，称为颇效，有识者似未敢深信。叶氏云：青蒿减柴胡一等。自有此说，医家凡病中须用柴胡者，则以青蒿代之，多所贻误。盖柴胡入气分，青蒿入营分，柴胡主升，青蒿主降，大有分别也，不过柴胡、青蒿俱属少阳经药耳。若邪入营分而寒热往来，自用青蒿以清泄胆经之热为宜。若疟邪初起，尚在气分，早用青蒿有引邪入营反致淹缠之虑，医者亦不可不知。愚见如此，还请高明斧政为荷。

七月中，若能于无病时将此葛升汤原方分半月内预服三剂，则暑邪表散，秋后不致患瘅疟疟疾，并无伏邪矣。已试过几人。

送子神效方

原传之方系四川用成都府崔照磨，年七十岁，赴京遇户部郎中周士富相叙，二人同庚，得传此方。崔照磨妻年已七十，服之面如童年，经水复来，一交成孕，连生二子，奇怪已极。有崔玲张遴寡妇陈氏年六十二岁不信，吃药偶亦试之，果若童年，随即有孕，更怪矣。奈孤阴无阳，堕胎而无骨。又有诸学士妻赵氏年已四十五岁，服此药连生四子，神化莫测，真仙方也。此药添精补髓，更治五劳七伤，功难尽述。今系赣州府金太守面看此方，力劝制服，据有武官总爷年老无子，因服此方，连生二子。人在世间，方便第一，不可秘密，宣传此方，功德无量。

澄茄二两　蜘蛛十四个，阴干　母丁香二两　山萸肉二两四钱　巴戟肉二两　当归二两　牡蛎二两，煅　大茴香二两　干漆二两，炒　大熟地二两四钱　威灵仙二两　全蝎五钱，去尾　车前子二两　云苓一两四钱　龙骨二两　蛇床子一两四钱　萆薢四钱　肉苁蓉二两四钱　桑螵蛸一两四钱　远志肉二两　沉香三钱　木通二两四钱　广木香一两四钱　菟丝子二两　马兰花八分，阴干研　灯草五分

上药念陆味各研极细末，炼蜜为丸，如绿豆大。

煎　方

桂枝三钱　甘草二钱　白芍三钱　姜皮二钱　共一两，再加白糖饴二钱，大枣三枚

上药每月到转经期服一帖，此方甚灵，近来眼见已效三人。

葛升汤验案

予家女孩年十四岁，于七月初忽然患病，三日后始行告知，呕吐不止，胸中懊侬极甚，昼夜不安。切其脉沉细而数，自言心中觉热而外身不热。请医看视，方中虽有发表之药，而参入川朴、磨枳实、莱菔子等味，以为表里双解。余为断不可用，即用葛升汤。因其吐不止，方中去升麻，以淡芩三钱代之。外不热而脉不扬，去芦根再加薄荷根四钱，玉枢丹四分，磨冲，希其得汗邪解。服两剂后，头上稍有微汗，吐虽止而懊侬如故。再四踌躇，细思此症，必因内蕴暑邪，外为寒气所遏，是以身不热而脉沉细数，懊侬者，即暑邪所伏也，遂于原方中去玉枢丹，加入桂枝木六分，芦根四钱，取白虎桂枝之意。服后即一汗而解。加芦根而少用者，因桂枝辛温，非暑日所宜，故以芦根监制也。后遇此等症，可以为法。

咸丰八年，陆氏外甥方官年七岁，秋患

有汗瘅疟，与服葛升汤五剂，热退而愈。停数日又发热如故，思此症愈后不致再发，必是饮食不慎之故。细询之，方知山药两假白糖共食，则脾家邪复之，故又将服葛升汤三剂而愈。停五日又发，再四询云：惟饮粥，并未食他物。再询其将何物下粥，云：是门口所买盐老卜，不知是鱼卤所浸，是以如此。又令服葛升汤三剂而愈。乃知瘅疟条中言明饮食消息止之，而饮食又能发之也。

壬戌七月中，邓姓外孙全官忽发热，上午和下午甚有汗不解数日。后即用葛升汤五六剂即愈。其兄少蓉亦如此，发热，有汗不解，亦用葛升汤，因有微寒，加柴胡，数剂而愈。此即瘅疟治法也。

孙女适王氏产后甫满月，入月杪忽发热，上午和下午甚，稍有汗不解，大便自泻，一日数次，背觉微寒，脉两手紧而数，此因内有伏暑，外受风寒，所以如此。用葛升汤加桂枝五分，赤芍一钱五分，炒黑荆芥穗一钱五分。三剂而脉静身凉，肚腹亦好。

余孙保安，八月杪亦患瘅疟四五日矣。脉象洪数，亦用葛升汤，原方加赤芍，六剂，脉和身凉矣。初服呕去，第二日仍原方分三次服，即不呕矣。

陆外孙之子百六官七岁，于闰八月内忽大泻后变痢，或赤或白，脐中痛，日中二十余次，夜则十余次。药用苏梗、青皮、陈皮、通草、藿香、大腹皮、生熟砂仁、赤苓、泽泻、枳壳、花槟榔，再令刮背肾俞穴，在命门两旁、两大肠俞穴、背脊第十六椎下两旁各开一寸五分，两小肠俞穴在背脊十八椎下两旁各开一寸五分。盖因今年痢疾是疫症，故用痢疾治法。用前方二剂后减去小半，后将原方加煨葛根、升麻两剂，即截然而止。深秋伏邪晚发，初起热势起伏，不甚发扬，脉亦细数而沉，数日后即大热，亦当用葛升汤加赤芍药。如兼痢或泻者，兼用痢疾痧刮。针法亦效。

误服生鸦片烟并非真死说

自鸦片烟之流入内地，而于水火刀绳砒毒之外顿添一速死之途。且近日之烟实在为害不浅，其死于此者亦较诸物为尤众。殊不知此物但能迷人醉人，并不能死人也。夫烟之害，莫甚于广东。道光七八年间，有三水县人住在省城客店，因贫服生烟而死。店主不能收殓，专人赴三水告其亲属，及亲属赶到，店中死者已先一日活转。其死去三日四夜。又广东老仵作云：凡吃烟死者，棺殓后倘因事开棺检验，从无平正仰卧之尸，非伏即侧。盖烟性既过，其人醒转则必翻腾求出，而棺盖已合，遂至真毙。故凡服烟乍死者，皆非真死也，岂不冤哉！现在广东新刊套板《洗冤录》，内明著救治之方。曰：轻者心中发躁，但用活鸭血或粪汁或酱油或凉水或明矾、雄黄研末灌之，无弗愈者。若服多，毒重身冷气绝，似乎已死，但肢体柔软则脏腑经络之气仍是流通，实在未死，速将尸安放阴冷无太阳之地（一经日照即不可救），撬开牙齿，用箸横在尸口，将金汁或凉水频频灌之。再以冷水在胸前摩擦，仍将头发解散浸在冷水盆内，自然得活。已目击救活数人，凡七日之内身不僵硬者，切勿棺殓云云。《洗冤录》为官中验用之书，非随口传说者可比。倘肯广为传播，实今世活人第一要事。阅者试思未死活埋之苦，则传播之心不能已矣。又用净银花五钱，生军三钱，胆矾三钱，藜芦三钱，生甘草一两，水煎，蜂蜜五钱冲服。每能戒烟毒。

《医中一得》终

医学说约

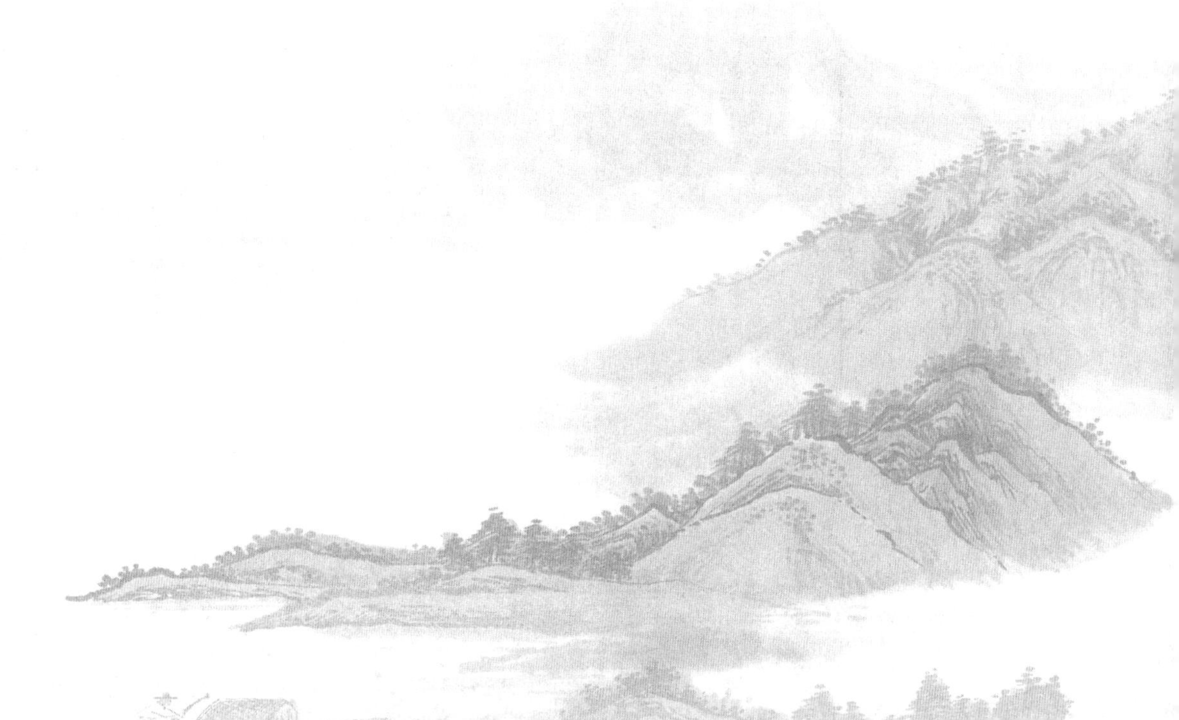

内容提要

夫中医载籍，汗牛充栋，欲求提要钩元成一种有系统、合乎科学法程、约而精当之书，洵戛戛乎其难哉不为。裘氏读有用书楼藏书中，有秋田散人所著《医学说约》一卷，足以当之。其内容先提纲后分目，提纲下别列风寒暑湿等门立论，分目下由风寒暑湿等门中再列各门之见证立论，论中又各列证因脉治。淘沙取金，引经据典，一书已赅万卷，爰特付刊，以惠中西医家。

序

间尝渔猎方书，不啻汗牛充栋。然不明其要，虽多亦奚以为？故自《素》《难》而下，其说详矣。使未能耳而目之，亦何从探其秘奥、采其精微乎？固知不事乎博，无遽求约，既得其约，无更骛博，此不特技术然也，而技术为益切。予小子既乏五能，徒穷五技，岂敢逞其私智，以妄谈医学哉！盖自王大父青莎公以折肱行世，而家严又善继之，予既已废书箕裘宜继，故尝留心于斯道者久矣。然每以寡闻渺见为虞，而蠡测管窥，不无醯鸡瓮犬之诮。曩年习馆于羽仁吴氏，始得略参万一焉。羽翁者，国手也。伊侄允成予，忝一日之长门下高足，若刘周诸子莫不术效长桑。予得饮其上池，从而求教。虽学步邯郸，殊深自愧，而得其片语未尝不口诵心维而笔志之。兹因贫有余间，得折衷于载籍，纂成一偏，名曰《说约》，亦聊以见其旨而已。夫医学之深，虽千言万语不可以穷，而欲以微辞尽其大意，观者得毋少之乎！然与其言之详而汗漫无归，不如说之约而简略有要也。若曰道尽是矣，予小子则何敢。

秋田散人自识

医学辨正

绍兴张筱溥学使穷研医经，深悟脉理，他乞假归来，活人不少。晚年著这部书能发明轩岐的蕴奥，辨正后人的误解，又选定了一百六十种药品辨别性味，列在十二经脉后。后世研究医学的人可以作指南针。书凡四大本，木刻古雅，用中国赛连纸印刷，定价八角，研究医学者请速购。

目　录

医学说约

秋田散人著
裘吉生校刊

杂症提纲

风

风为百病之长，中之者必由先伤于内，后感于外也。气虚则阴血不长，血虚则热极风生。实因里虚为本，风痰为标，间有外触者，标中之兼症耳。初中宜驱风逐痰，若中腑则脉浮肢废，病在表，宜汗之。中脏则脉沉窍滞，病在里，宜下之。中血脉则脉不浮沉，六经无症，二便自通，但口眼㖞斜。病在半表半里不宜汗下，宜和之。至于中经，则脉亦平等，肢不能举，口不能言，病只在手足阳明二经，宜补血养筋以治之。而左瘫右痪又当调其营卫，逐其风痰，未可偏于养血补气也。大抵重于外感者，先驱外邪，后补中气。重于内伤者，先补中气，后驱外邪，或主散风而补损佐之，或主滋补而散邪佐之，又岂可执一乎？其脉浮迟者吉，急疾者凶。此真中风也。若类中风者，有寒中，有暑中，有湿中，有火中，有虚中，有气中，有食中，有恶中。寒则温之，暑则清之，湿则渗之，火则降之，虚则补之，气则调之，食则消之，恶则辟之，随症而施治之可也。外有伤风者，感冒犹轻，但鼻塞声重，新咳而脉浮大者，是其病在肺，实则解其肌表，从汗而发，虚则固其卫气，兼解风邪。兼火者，宜外发。内和食停者兼消，痰盛者兼逐。因于热者，兼清之，则正气伸而邪气解矣。

寒

中寒者，寒邪直中阴经，惟有三阴虚实内外之别。太阴则脉沉细而中脘痛，吐利腹满；少阴则脉沉迟而脐腹痛，昏沉肢冷；厥阴则脉沉微而小腹痛，唇青厥逆。当随症温之。若感冒寒邪只在皮肤腠理，但头重眉棱骨痛，拘急恶寒，其势犹缓，一汗可散。其有兼风、兼食、兼气与劳等症，当参酌治之。

暑

（静而中者阴证，中暑。动而中者阳证，中热）

暑证有二：静而中者阴证，内伤阳气不越，病必头痛恶寒，大热无汗，宜发散。动而中者阳证，外感热伤元气，病必面垢少气，热渴有汗，宜清暑。其脉皆虚。若肠鸣水泻者，肠胃受之。恶心者，胃口有痰。二者皆冒暑，躁乱不宁。身如针刺者，热伤肉分，此为伤暑。三者宜解散之。凡暑入心则昏闷，入肝则眩晕，入脾则昏睡，入肺则喘满，入肾则消渴。此五脏证也。

湿

湿者，土之浊气，属脾。脾虚则不能制水也。水浆生冷为内伤，阴雨湿地为外感。脉浮主缓，缓为在表，沉缓为在里。大抵在上宜发汗，在中下宜利水，在下宜升提，所谓开鬼门、洁净府为上下分消之法，而提气则水亦行也。其症身重且痛，喘胀，关节不利。若风则眩晕，寒则挛急，暑则烦渴，痰则涎溢，热则发黄。著肾则肢重，著脾则肢浮，须汗之、渗之、燥之、补之。

燥

燥者阳明金气，肺为火烁也。然热主消耗，热极雨风生。寒主收敛，寒极而凝结。不特热能燥，而寒亦能燥，不可不知也。且肺不生水，肾不生精，脾不生涎，肝无滋养，血液皆枯，是又以虚为本，寒热为标耳。其脉紧涩者寒，涩数者热，浮弦者风。滋阴降火，泻心润肠，岂非治之大略乎。

火

火内阴而外阳，主乎动者也。故凡动皆属火，大怒则火起于肝，醉饱则火起于胃，悲哀则火起于肺，房劳则火起于肾。窃闻之矣。而掉眩为肝火，愤郁为肺火，肿满为脾火，疮疡为心火。经不又云乎自二火五火而外，名类纷纷，其实一气。气气有余，即是火矣。气滞则真元变为烈焰，水衰又不能制之，轻则口糜便秘，重则喉痹吐红，甚则热极生风，风痰内鼓而为瘫痪等症。治宜实者泻之，虚者补之，郁者发之，寒感者散之。轻者降之，重则从其性而升之。阴虚者，补阴则火自降。火盛者，从治乃可制狂。其脉主洪数，当随部断之。

脾胃

脾为五脏之源，胃为六腑之海，纳受能盛，动化常健，中州建而百病不生。然其性喜温喜燥喜流通，若冷湿黏滞，一有伤之即有吐泻痞满诸症。凡饮食饥饱、风痰寒热、劳役思虑，种种病因，虽当兼治，总以补元气为一，以中宫为人身之根本也。其脉（异脉是病）多缓，若气口倍人迎，为不足内伤。右关沉滑为有宿食，兼浮紧洪数者，皆病脉也。脾脉弦者木克土耳，病亦未退。

气

百病皆生于气，其实火为之祸耳。所谓不足为气，有余为火也。其症怒则气逆，喜则气缓，悲则气消，恐则气下，寒则气收，热则气泄，惊则气乱，劳则气耗，思则气结。其脉长则气治，短则气病，数则气热，上盛则气喘，下盛则气胀，代则气衰，细则气少。凡气病脉小则退，盛则进也。治宜补不足、泻有余，总以调气为主。或虚则补母，实则泻子，以三脏治本经之虚实则得矣。

血

（今人惟知肝虚则血虚，余谓肝虚不过无藏血之地。若脾健而能生血，肝岂得虚哉！犹诸土厚而滋木，焉得枯？惟土薄瘠干，燥木自凋零。故欲养肝血，不如先养其脾阴，斯治本矣）

血者生化（关系处）于脾，总统于心，

藏受于肝，宣布于肺，施泄于肾，配于气而充于体者也。若血从火起，错经妄行，从肺溢曰鼻衄、曰咳嗽，从胃溢曰呕吐，从肾出曰咯唾、曰血丝，从溺出曰淋浊，从便出曰肠风脏毒、痔漏。大抵皆阳盛阴虚耳。其脉寸盛则上溢，尺盛则下渗，关盛则呕吐，芤数则火冲。微迟为吉，搏大为凶。治之之法，未见血宜消宜和，已见血宜凉宜活。旧血未尽宜化，新血未生宜补，而脾胃切紧事，尤不可不保也。

痰

痰饮皆因湿土为害，脾为生痰之源，复其健运则自化矣。心经热痰脉（主滑）洪滑，肝经风痰脉浮滑，脾经湿痰脉濡滑，肺经燥痰脉数滑，肾经寒痰脉迟滑。此五种痰也。积久则发为溢饮，虚悬流走为悬饮，旁流胸胁为支饮，伏于隐曲为伏饮，积于肠胃为积饮。此五种饮也。火郁则稠黏，阴虚则咳血，伤于酒食则胁痛，风则青，湿则黑，寒则白，热则黄。大要以顺气为主而燥脾为佐，当兼治也。

郁

郁者，遏抑不舒畅也，怒气伤肝脉（主沉），沉弦为气郁。悲哀伤肺脉，沉涩为湿郁。谋虑伤神脉，沉数为火郁。饮食伤胃，脉沉滑为食郁。肝伤血动，脉沉芤为血郁。丹溪虽有气、血、食、痰、湿、热六症，不外水郁折之、火郁发之、金郁泄之、木郁达之、土郁夺之之治。折者抑之，制其冲逆。发者汗之，令其疏散。泄者渗泄，令其分消。达者吐之，令其条达。夺者下之，令无壅凝。要必理气为先，消积次之。

热

热乃阳病，阴虚则内热，阳胜则外热，内外皆热必喘且渴也。昼热在气，夜热在血。上焦热则渴，中焦热则躁，下焦热则结。表热则翕翕，里热则蒸蒸，半表里热则不甚。心热在血脉，肝热在肉下，脾热在手足，肺热在皮毛，肾热在骨髓。风热则头痛，湿热则身痛，食热则腹痛。虚热则无定，实热则有常。发热则暴，劳热则蒸，潮热则如疟，往来寒热则时作。又热极生寒，寒极生热，大热似寒，大寒似热，其症多端，不可执一。要必清各经之气血，补其虚，泻其实，其大法也。热（主数）脉必数，兼症可即类推矣。

虚

虚者寒热，因虚而感也。感寒则阴盛而阳虚，感热则阳盛而阴虚。心虚则怯，小肠虚则浊，肝虚则挛，胆虚则恐，脾虚则泄，胃虚则吐，肺虚则咳，大肠虚则痢，肾虚则腰痛，膀胱虚则癃，气虚则表虚，血虚则里虚，脉必（主软缓微弱），软缓微弱，此其常也。大约心虚补血，肺虚补气，脾虚补中，肝虚缓中，肾虚补清兼用。虚则补母之法，则虚可治矣。

杂症分目

风　门

头　眩

头眩者气体虚衰，火动其痰也。即有因风者，亦必有痰，故曰无痰不能作眩。脉必上溢下空，其症风则脉浮项强，寒则脉紧拘痛，暑则脉虚烦渴，湿则脉细垂重。大抵内虚宜固本，外邪宜和解，肥人宜清痰降火兼补气，瘦人宜滋阴降火兼抑肝。脉必浮弦滑数者吉，虚搏涩脱者凶。

头　痛

头痛多主于痰，痛甚者火多耳。脉必浮弦而滑。若太阳则脉浮而发际痛，阳明则脉长而额前痛，少阴则脉弦而头角痛，太阴则脉沉必吐痰，腹满而痛，少阳则脉微沉而脑痛，厥阴则脉微缓而巅痛，血虚则脉芤而星星，气虚则脉大而眩晕，食积则脉紧而饱后即痛，痰涎则脉滑而眉棱亦痛。大抵风则抽掣，寒则拘急，热则烦心，湿则头重，痰则欲吐。治宜清痰降火，兼散风邪。至于偏头痛，亦属少阳，左属风与血虚，右属湿痰与热。又当随症治之，如手足青而寒者，又为真头痛，不可治也。脉浮滑者生，短涩者死。

头　风

头风起于过暖，反致受寒，太阳则眉棱至脑后痛，脉浮紧弦数。阳明则痛达齿颊，脉洪弦数。少阳则耳前后左右痛，脉浮弦数，即偏头痛也。太阴无症。若少阴则虚烦不眠，脉虚数微弱，即血虚头痛也。厥阴则畏寒肢冷，脉沉弦急。当审左为血虚，右为湿痰，久为火郁，而治其风热与痰。

面　风

面风浮肿属阳明胃经，大抵虚则能食，热则不食，阳盛则面热，阳衰则面寒，胃热则面疮。须辨而治之。

目

目病属风热、血少、神劳、肾虚，脉必弦洪而数。在表宜除风散热，在里宜养血安神。眼皮红烂宜泻脾，两眦肉绽宜泻心，白上红筋宜泻肺，两轮肿痛宜泻肝，瞳昏作痛宜泻肾，多泪作痒宜疏风。瞳神无光宜补肾，视物昏花宜补气，干枯宜补血，羞明宜补气，眼眶胀痛宜抑肝顺气，目眩不定宜宣风去痰。统治宜四物，以目主肝，肝藏血也。然脾为诸阴之首，目为血脉之宗，若不兼理脾胃，岂治本者哉。

耳

耳者肾之外候，水涸火炎则痒且鸣。左属肝火。右属相火，脉必洪数，治宜泻火补水。停脓作痛则去风热，聋则调气开关。若病后阴虚火动，必补血降火。

鼻

鼻为肺窍，鼻塞则感风寒，宜疏风发汗，鼻渊则外寒束内，热宜散之，鼻衄则血不归经，宜清之。至若伤酒则生齄，伤风则干痛等症，不可不用凉剂也。

口舌唇

口病热极则糜烂，中虚火上炎怒属于热，是以肝热则口酸，心热则口甘，脾热则口苦，肺热则口辛，肾热则口咸，胃热则口淡，热甚则口臭，宜泻火滋肾。舌病外因强短，内因则肿长。肾虚则淡黑，肺痰则胀，肝衄则疮，以至重舌、木舌，莫非心火为炽，以舌乃心之苗也。治宜凉膈泻心。唇病属脾，风则瞤动，寒则掀翻，热则干裂。血虚则淡，气虚则肿，又当从脾胃补泻之。

牙

牙属肾，牙床属胃。又胃脉贯上龈，大肠脉贯下龈也。动摇者肾虚，宜滋阴补肾。口臭者胃热，宜安胃泻火。呷风则痛者，肠胃有风邪。宜清热去风。若生疳出血，皆热证也，总以降火为主。

痛风麻木附

痛风者，湿痰浊血流注为痛，肝木病也。血热之际，三气相侵，热得寒而凝，受湿而着，遇风而闭，是以作痛。其症风则脉浮汗黄，寒则脉紧掣髓，湿则脉细重痛，热则脉数烦疼，内伤则刺痛，食积则停痰，血气虚则不荣理。治宜行气活血、流湿疏风，久则带补，其大要也。若麻木，是为不仁，麻属气虚，久麻则气血为风痰所凑。木属湿痰，死血久，木则气血凝滞，外挟风寒，此不特痛风为然。

痹

五痹者，春为筋痹，夏为脉痹，长夏为肌痹，秋为皮痹，冬为骨痹。又风胜为行痹，脉浮，宜散风。寒胜为痛痹，脉紧，宜散寒。湿胜为着痹，脉涩，宜散湿。至如气虚则麻，湿痰瘀血则木，又宜和血通气，消痰逐瘀，当与痛风参看，不可补之太早也。

斑疹

斑者，心火克肺，故红见皮肤，乃热毒也。然有阴阳之分。脉如洪数为肠胃风热之标病，谓之阳斑，宜表里清之。脉如迟缓为肺脾心肾之阴火，谓之阴斑，宜温散之。疹如蚊迹，起伏隐现，非比斑有锦纹，此必结胸。下痢宜清散之。盖少阳相火发为斑，少阴君火发为疹，白轻红重而紫黑危也。脉者血之波烂发斑血见皮肤，其脉必伏，须细察之。

寒门

咳嗽

咳者，有声无痰，肺气伤也。嗽者，无声有痰，脾湿动也。咳嗽者，有声有痰，伤肺气动脾湿也。治嗽以治痰为先，治痰以理气为本。其症火则面赤，湿则有声，郁则发喘，顽则如膏，清则不黏，风则顿出，寒则恶寒，酒则内热，食则浓黄。五更嗽为食积，上午嗽为胃火，午后嗽为阴虚，黄昏嗽为火浮于肺。若干嗽则阴虚火动。咳脓血者，须防肺痿、肺痈，皆难治也。自表入者，病在阳，宜辛温散邪。自内生者，病在阴，宜甘以壮水，润以养金。其脉风浮、寒紧、湿细、热数，痰涎则滑，房劳则涩，脾则濡，肝衰则短，肺伤则浮短。大约浮大者顺，沉伏者逆也（与痰门参看）。

心痛

心痛者，包络痛也。古有饮、食、风、冷、热、悸、虫、疰、气九种，须知郁气则否结而脉沉微，急宜主调气。瘀血则隐隐而脉沉弦涩，宜主和血。痰涎则结碍而脉滑，宜主消痰。若久郁则痛不甚而止发无常，脉必涩弱虚数，宜开郁调气血，兼清热。痛在胃上下者，胃脘也。气郁则脉沉，痰凝则脉滑，火郁则脉弦效，食停则滑紧，受寒则脉紧，伤热则脉数，蛔厥则脉无定，瘀血则脉涩，胃虚则脉弱。理气祛痰、降火消食、除寒去热、安蛔逐瘀、暖胃，须随症治之。凡痛，脉沉细者吉，浮弦者凶。若真心痛者，大寒犯心，或污血冲心，手足俱青，乃绝症也。

腹痛

腹痛必因血脉凝涩，虽主于寒，亦有热者，必张闭拒按，喜寒，脉实气粗，新病年壮，补心不效者也。反此皆寒。太阴则中脘痛，少阴则脐腹痛，厥阴则小腹痛。又寒则绵绵，热则不常，食则欲便，痰则溺涩，火则肠鸣。虫则吐水，气则痞闷，瘀血则不移，虚则不思饮食。寒者温之，热者清之，虚者补之，实者泻之，结者散之，留者行之，浊气在上者涌之，清气在下者提之。治之大法也。考脉沉小者生，浮大者死。

暑 门

疟

疟者，阴阳相争，即指营卫言也。阴胜则寒，阳胜则热。先寒后热为寒疟，先热后寒为温疟，热而不寒为瘅疟。虽寒热本属少阳，亦有六经形症。邪在三阳（风热暑湿）为外感，宜汗宜吐。邪在三阴（生冷积滞）为内伤，宜温宜和。其脉多弦，迟则寒，数则热，代散者危也。语曰：无痰不成疟。故必兼治其痰。

痢

（尺脉滑主痢，大小肠脉亦居焉。今之列于心肺者误矣。又肾为门户，故现于尺也）

痢者，外感（暑湿）兼内伤（积滞），血（心）因气滞（肺）也。故曰和血则便脓自愈，调气则后重自除。伤气则白（肺并大肠），伤血则红（心并大肠）。热则赤紫，寒则清白，湿则豆汁。虚劳则滑脱，虫则如肝，风则青，食则黄，皆大小肠积滞为病。古人所谓以名为滞下尔。如鱼脑者。脾伤也。如鱼卤者，肝伤也。如屋漏水者，肾绝也。下纯血者，死症也。须以饮之喜冷喜热，腹痛之缓急，喜按拒按，脏之阴阳，胀与不胀，脉之有力无力，溺之冷热，病之新久，质之强弱，分其虚实。大抵白宜调气，红宜清血，黄宜消积，纯血宜消血，后重宜下，腹痛宜和，身重宜除湿。脉弦宜去风，脓血稠黏宜竭，身冷自汗宜温，疫痢宜解毒，噤口宜除热，休息宜大补风邪，外束宜汗，鹜塘宜温。表者发之，里者下之，上者涌之，下者竭之，表热者疏之，溺闭者利之，盛者和之，去者送之，过者止之。初宜推荡，后宜补益。此治法也。泻属脾，利属肾，脉宜微小，不宜浮大。

霍乱

霍乱者，邪在上则吐，邪在下则利，邪在中则吐且利。有干湿之分，皆风火湿热为害，乃饮食所伤也。初起宜饮盐水探吐，忌用米汤，总宜分利阴阳，散风行湿降火，使清升浊降则安。其症转筋者风，厥逆者寒，烦渴者热，体重者湿，痞满者郁。若得吐利，此湿霍乱也。脉浮洪者吉，微迟者凶。其有上不得吐，下不得利，壅塞正气，谓之干霍乱。此症多危。外有小腹痛，便冷气结者，此房劳伤也，须活血调气，勿误为霍乱，妄投冷水，殆不可救。

湿 门

痞 满

痞满者，中满也，与胀不同。胀则内外俱胀，痞则内痞，外不胀，皆土邪耳。其右关必浮弦，除伤寒下早外，实则便结，虚则便通，食则欲吐，痰则涌涎，火则内热，气则郁结，中虚则如刺，瘀血则碍阻，宜升胃气，治以血药，不可全用利导。大概与湿同治，使上下分消可也。

泄 泻

泻本属湿，湿胜则濡泻也。脉迟喜热不渴为寒，反此为热。五泄者，胃则色黄，脾则腹胀，大肠则色白，小肠则便脓，大瘕则里急后重。又五更下者，肾泄也。糟粕不化者，鹜泄也。完谷者，飧泄也。下水者，洞泄也。大肠不固者，痰泄也。肠鸣腹痛者，火泄也。食入即下者，直肠泄也。胁痛者，肝泄也。下白沫者，风泄也。名虽不同，总宜补脾为主，利水次之。寒者温之，热者清之，食者消之，气者行之，实则泻之，虚则补之，其脉与痢同断。

黄疸黄肿附

疸者，湿热郁于脾胃。其症有五：热渴身肿汗黄为黄汗，食已即饥。爪目皆黄为黄疸，食即腹胀。眩晕体黄为谷疸，鼻燥胫肿，为酒疸。发热恶寒，额黑溺闭为女劳疸。湿胜则黄晦，为在表，热胜则黄明，为在里。又伤寒阳证发黄有六；太阳则蓄血，必如狂结胸，因下早也。少阳则风热湿也，太阴则痞气也，太阴并阳明则湿热，必溺涩也，太阴并少阳则寒热也。若脉细身寒，自汗自利，则阴黄也。大抵内伤不足宜补，新病有余宜消。食者消之，上则汗之，下则利之。脉不洪数或微涩者，虚弱也。若近掌无脉，口鼻黑者，为难治。外有黄肿一症，亦宜补脾去湿，兼消食谷虫（即俗名黄胖也）。

肿　胀

肿者水肿，有形之水在手足头面；胀者鼓胀，无形之气只在胸腹。外肿轻、内胀重也，皆脾土湿热为病，其本在肾，其末在肺。以脾主运行，肺主气化，肾主五液而制水。生金者脾也，阳证热而实，阴证寒而虚。凡肿阴起在肾，腹起在肚，唇起在小肠，面起在脾，胁起在骨，项起在膈。凡胀虚则软，实则坚。外感则寒蔚，内伤则气滞，食则痞满，虫则善食，癥瘕则不眠，水则有声，血则便瘀。大概朝急为气虚，暮急为血虚，朝暮俱急为气血两虚。先胀后肿，溺赤便结，脉数色红气粗者为实，反此者虚也。总宜补脾养肺，滋肾行湿，利小便。脉如浮大者生，虚小者死。

腰痛股痛附

腰者肾之腑，转摇不能，肾将惫矣。太阳则项连尻，少阳则如刺，阳明则不可顾，太阴则遗溺，少阴则引背脊，厥阴则反张。虚则肾衰宜补，风则牵引宜散，寒则拘急宜温。闪挫则宜行气，重着则宜去湿，瘀血则宜逐，湿痰则宜消，热郁则宜清，气滞则宜导，脉必沉弦。风则浮，寒则紧，湿则细，闪则实，当类推也。又有股痛者，酸痛为湿，筋挛为血受寒，髓冷痛为髓受寒，产后痛为恶血注下，连腰痛为伤精，并附于此。

疝

偏坠、小肠气、膀胱气、妇人阴疝、小儿偏坠附

疝者，厥阴肝病，湿热在经，寒气外束，其症有七，各属一脏。寒疝囊冷结硬宜温，水疝囊肿发痒宜逐水，筋疝茎肿筋缩宜降心火，血疝如瓜在小腹旁宜和血，气疝连肾及阴宜散风，狐疝卧则入腹行立则出宜逐气流经，㿗疝囊大无痛痒宜去湿。又气闭为肺痹，气逆为息贲。痛则为肺疝，宜清散心郁。肢冷为心疝，宜温散气冲。胀呕为脾疝，宜化湿热理痰。囊肿赤痛为肝疝，宜清散分利之。里急受寒，痛连腰肾为肾疝，宜温补兼分消。大抵寒则多痛，热则多纵，湿则肿，虚则坠。在血分则不移，在气分则多动，去其湿热，和其气血，以寒因热用之法治之则邪去矣。其脉牢急者生，弱急者死。又睾丸一大一小者，偏坠也，宜去其湿。上冲肝肺，控引睾丸，上而不下者，小肠气也，宜逐其寒。小腹肿痛，囊大溺难者，膀胱气也，宜利其水。

若妇人小腹内痛，结如鹅卵者，阴疝也，亦宜去寒。若小儿偏坠者，食积也，宜消食行气，此属脾不属肝。按：睾丸有二：左属水，故寒收则血泣而下注左丸。右属火，故气郁则湿聚而下注右丸。患左者（属寒）痛多肿少（属寒），患右者痛少肿多（属湿），不可不知也。

脚　气

脚气本于肾虚，肿者专主湿热，便闭，无汗而渴，脉数，为干脚气。初宜散，中宜和，末宜润下，无补法也。此属三阳，反此者为湿脚气。亦初散、中和、末则清补，此属三阴。汗下、温和、升降总宜，除湿热，调血气，利节散风。

燥　门

三　消

消渴皆肾经受病，水竭则火炽，血枯则液干也。上消属肺，多饮少食，二便如常，宜流湿润燥。中消属胃，多食便秘，宜下。下消属肾，溺淋如膏，宜养血壮水。统宜养肺降火，生血滋肾。脉实可治，弦小者危。

秘　结

五秘者，风、寒、气、虚、热也。总属津液干枯。风则能食，气则腹胀，寒则面青，虚则后重，热则溺赤。又病后津枯，年高血少，及脾约症，皆致燥结，脉多沉伏而结，调气和血，清热补虚，则燥润而结通矣。

火　门

吞　酸

吞酸与吐酸不同，盖吞则欲出不出，仍复咽下，吐则吐出酸水

酸者肝木之味，乃湿热在胃口耳。脉沉为气郁，兼数为热郁，兼滑为痰，伤食者必兼嗳气等症，抑其肝火，兼消食痰则胃和矣。

胁痛季肋痛附

胁痛属少阳，本肝经病，左为怒火死血，右为痰食七情。负重劳伤闪挫瘀血属有余，脉弦数者宜疏利之。忧郁悲哀房劳伤损属不足，脉弦芤者宜清升补益。又季肋痛者属痰，连小腹者为血积，宜消痰行血。

遗　滑

遗滑皆相火所动，湿热所为，以主藏者肾而主泄者肝也。有热则流通者，有心不摄肾者，有思欲不遂者，有伤色滑泄者。尺脉必数，去湿热，降相火。安心神，滋水脏则止矣。

赤白浊

赤浊属小肠火，湿伤血也。白浊属大肠金，湿伤气也。宜燥湿降火，或升提之。心虚者宜清肾，虚者宜补，其尺脉洪数与遗滑同。

淋气血石膏劳

五淋皆属于热，肾虚则溺数，膀胱热则水涩也。气淋遗沥脉沉弱，血淋茎痛脉涩数，石淋溺砂尺有力，膏淋如膏脉洪数，劳淋痛引气冲脉沉数。又肾虚死血，老人气虚，痰热隔滞，亦皆成淋。总宜清心补肾，解热利水，不可发汗。

小便不通

小便不通属气虚血虚，有实热痰气闭塞者，皆宜吐之，气升则水自降也。肺燥宜清肺，肾热而膀胱不利宜泻火，脾湿不

运宜燥脾，大肠泻则小肠竭，宜分利。气滞宜通，实热宜清，大虚宜朴，气结宜提，孕妇宜升举，老人宜补肾，其脉必浮弦涩。

小便不禁

小便不禁，心肾气亏也。赤属热，白属寒，肺虚宜补气，膀胱虚宜涩脱。挟寒宜温肾，挟热宜清心。老人下元不足，寒者居多。小儿脬气未固，热者居多。妊妇遗尿宜清热，产后遗尿宜补阴。其脉迟寒数热，可类推也。

脱　肛

脱肛属气虚、血虚与热也。病后气陷脉虚宜补气。病后血虚脉涩宜补血。阳明火性下迫，脉数宜清火。老人血燥，产后血虚，脉涩无力宜滋补。久痢脉虚宜补脾，小儿久泻脉弱宜补益，皆宜兼用升提。

喉　痹

喉痹者。俗名乳蛾，乃相火冲逆也。火者痰之本，痰者火之标。火性急速，故病发暴悍，且吸门为人身之门户，若卒肿痛，水浆不入，语言不通，其病危矣。治必大涌其痰，或刺其肿处，急则治其标也，脉必洪数。

脾　胃　门

伤　食

伤食者病在脾胃，脾胃为水谷之海，无物不受。然饮食自倍，肠胃乃伤，涌于上则呕吐，积于中则痞满，注于下则泄泻，生冷则受寒，坚硬则不化，酒酪则中湿，油腻则积滞。挟风寒痰气则发热停结，种种病因，未可悉举。其脉气口洪滑，若微弱者为里虚，人迎浮必兼外感也。消食健脾，固不待言。大约始则在上宜吐，继则在中宜消，终则在下宜下。

积聚癥瘕痞块

积者阴气，血之所积，五脏所生，其发有根，其痛有处。其脉结伏聚者阳气，气之所聚，六腑所成，其发无根，其痛无常，其脉浮结，左属死血，右属气食，中属痰饮，其实皆太阴脾土之病。正气不足，邪气踞之，不攻何待？然急攻则正气转伤，惟初宜用攻，中宜攻补相兼，末宜用补去之。及半，纯用温补，所谓大积大聚衰其半而已。如寒者热之，结者散之，客者除之，留者行之，坚者削之，按者摩之，咸以软之，苦以泻之，全其气而补之，随其所利而行之，随机应之可也。成块曰癥，或有或无曰瘕，痞即脾之否，积块即癥之类，治亦同法。盖癥者征也，实有征验之谓。瘕者假也，亦假物而成之谓。痞者否也，不通之谓。而块则有形矣，可辨而治之。总不可以峻削，以病非一日而成，可一日而愈乎？

气　门

气　滞

气滞皆因湿热痰积所致，上滞则痞满，中滞则刺痛，或周身，下滞则秘，须散，大破气，养血补虚，其脉必沉。

血　门

吐　血

吐血属胃实，肝经受伤也。阳盛身热脉数为积热怒火，必先痰后血，宜凉血行气。阴盛身凉脉迟为心力劳伤，必先血后痰，宜滋阴。脉大而芤，呕血同治。

衄　血

衄血，热溢肺胃也，宜凉血为主。若

不止，必气郁也，须调气，气行则血自归经。白者为衄，红者为衄。

咳血嗽血唾血咯血

咳血属肺，嗽血属脾，随唾出者属肾，咯则胞络受伤，红丝则肺肾俱伤，总宜滋阴降火。

溺　血

溺血心经受热，小肠火炽也。暴热实热者宜利之。若因虚损房劳，宜滋阴补肾。

便　血

便血腹痛者为肠风，略痛者为脏毒。清者风也，红者热也，黑者热甚也，黯者寒也，浊者毒也，不痛者湿也，糟粕混者食积也。初宜和血祛风，久宜止涩补脾。若先血后粪，血从大肠来也，谓之脏毒，宜清大肠之火。先粪后血，血从小肠来也，谓之结阴。便血宜清小肠之火，前后杂见，血从脾胃来，宜凉血。

痔　漏

痔者，食积大肠所致，所谓肠澼为痔也。虽有牛奶、鸡冠、翻花、蜂窠、穿肠等名，总以凉血为主，而泻火和血，或宽润升提，自宜兼治。谷道左右别出一孔，流脓血水，名曰痔漏，须以温暖内补，凉剂外敷。

痰　门

喘　哮

喘者，火逆上气不下也。火烁肺气，气衰则喘，其盛者，肺中之火耳。气虚火入肺者，宜补气。阴虚火克金者，宜壮水。风寒宜散，湿气宜渗，暑邪宜驱，肺热宜清，痰壅宜消，气郁宜发，停饮宜吐，火实宜降。其脉浮滑者吉，涩数者凶。气促曰喘，有声曰哮，总由痰火内郁，风寒外束所致，治实相同。

恶心嘈杂嗳气

恶心属胃虚，脉必紧滑，宜温中散寒。若郁火，脉必滑数，宜和中清利。久病体虚，脉必虚微，宜补益元气。此症停痰者多，总宜豁痰开胃。嘈杂者气满痰结为本，否满火郁为标，宜顺气消痰降火。若血少胃虚，得食即止者，宜补之。嗳气者，胃中有火也，宜消食豁痰，顺气开郁。

呕吐哕

呕吐哕总属于胃。呕者有声有物，气血俱病，属阳明。吐者有物无声，血病，属太阳。哕者有声无物，气病，属少阳。上焦吐者气也，脉浮而洪，食已即吐。中焦吐者积也。脉浮而迟，或吐而痛，或痛而吐。下焦吐者寒也，脉沉而迟，朝食暮吐，暮食朝吐。总以平胃为主。其症气则眩晕，食则满闷，寒则厥冷，热则便结，痰则不止，水则怔忡，瘀血则腥，客风则热，暑则烦渴，气虚则胀，虫则咳痛，须分治之。脉必滑数而弦虚细者易，实大者难也。

呃　逆

呃逆者气逆上冲，土败木贼也。不足者，劳役伤脾则阴火上炎，久病中虚则寒火相搏，宜补之。有余者，饱食则不降，痰郁则不舒，宜导之。脉浮缓可治，弦急无力者难也。

噎膈反胃关格

（五噎：食噎、气噎、劳噎、忧噎、思噎。五膈：热膈、寒膈、气膈、恚膈、忧膈）

噎膈反胃总属血液衰耗，胃脘干枯也。槁在上者能饮难食，为噎膈。槁在下者食久复吐，为反胃。食不得入，是有火也；食入反出，是无火也。噎膈属热，反胃属寒，然亦勿拘。审其阴伤火旺者养血为急，脾伤阴盛者温补为先。而顺气消痰，补血开郁，养胃清火，润肺滋燥，可相兼也。其脉数为热，滑为痰，数而无力为血虚，缓而无力为气虚，寸关沉涩为气结，寸关沉大为气满。大抵宜滑数不宜紧涩。关则溺闭，格则吐逆。寒在上、热在下也。人迎大气口四倍为格，气口大人迎四倍为关，此症多危，须吐提之或下之，犹或可救耳。

痉　痓

痉者强劲，本气虚风气胜，故无汗，为刚痉。痓者结滞，血气虚，湿气胜，故有汗，为柔痓。伤寒过汗成痓，此外感也，宜解散。若血气本虚，或七情怒气及湿热内盛，痰壅经络，产妇血虚，此内伤也，宜补虚降火，敦土平木，清痰去湿。勿作风治。伤寒脉弦急为刚，迟濡为柔，内伤脉沉细为湿，微为气血虚，数为热，滑为痰，须辨之。

痫

痫乃三焦胞络虚火为病，火为本，痰为标也。与癫痓相似，但癫属心，痫属五脏。痓证身强不醒，痫证身软如苏耳。痫虽有三五名目，其实脉浮身热惊掣啼唤者，病在六腑肌肤，为阳痫易治。脉沉身冷不惊和掣啼唤者，病在五脏骨髓，为阴痫难治。降火为主，豁痰佐之。

癫　狂

癫乃重阴，病属五脏。狂乃重阳，症属六腑。癫则癫呆多喜，如醉如痴。若心虚则胆怯，肾虚则失志，脾虚则不乐，肺虚则悲忧，肝虚则怒。虽有痰火不足之症，宜补勿泻。狂则狂妄多怒，登高而歌，弃衣而走，逾垣上屋，骂詈不避亲疏，此气火有余之症，有泻无补。大概心经蓄热者清之，痰迷心窍者豁之，产后血迷者行之。脉实者死，虚者生。

惊悸怔忡健忘

惊悸者，心忪跳动，有时而作，心伤火郁而生痰也。其寸脉必动而弱，宜壮胆和血，安神。怔忡者，心中振动，时时而然，气血虚而火动也。左寸右尺脉数，宜调气补血，降火。健忘者，转盼遗忘，心肾不交，神明乱而精气伏也。脉必沉滑涩数，宜补肾养心，兼消痰顺气。

虚　门

发热恶寒

发热恶寒者，由感冒而发，比传经热症邪犹轻耳。阳气虚，邪乃入，或时气受寒，或形寒受病，邪正相争而为热。热后邪深，怯寒无汗，宜扶阳气以泄表热，邪从汗解矣。若感寒发热，脉浮紧，宜汗之。伤寒发热，脉浮滑，宜消之。劳力发热，脉无力，宜带补。阳虚发热，脉亦无力，宜扶阳。阴虚发热，脉数无力，宜清补郁热。脉虚弦数，宜凉血散热。烦热，脉虚数，宜补元清肺养心。劳热，脉芤涩数，宜活血除蒸。若阳虚恶寒，脉微弱，本无寒而若怯，是为真寒，宜温补。内热恶寒，脉沉数，是为阳盛格阴，宜滋补。

自汗盗汗

汗为心液，肾主五液，凡汗证必由心肾虚而得也。心虚不能卫外则自汗，肾衰不能内营则盗汗。然有寒热之分。寒乘阳虚而发汗，必冷，宜温补；热乘阴虚而发汗，必热，宜清热。大抵肺虚宜固其皮毛，脾虚宜壮其中宫，心虚宜益其血脉，肝虚宜禁其疏泄，肾虚宜助其封藏。脉大而虚，寸浮而濡，则为自汗，尺浮而濡。则为盗汗。

痿

痿者热证也，心火克金则肺热叶焦，肝木无制而侮所不胜。泻火则肺清而木不实，不致伤脾。补水则心泻而金不虚，不致肺热。此症属虚，有补无泻，非若痹之有泻无补。盖痹病在表，麻木难受，病于经络。痿病在里，精血不足，受病于脏腑也。脉多浮大，或微滑，不宜虚涩。亦不可作风治之。

厥

厥者，手足逆冷，阴阳不相接也。寒厥即阴厥，阴盛阳衰，唇青四逆，脉沉伏，宜温中散寒。阳厥即热厥，热极化寒，冷不过肘膝，脉数有力，宜清凉解散，苦寒利之。痰厥，痰涌昏愦，宜先吐后导。气厥暴怒，肢冷面青，脉伏，宜顺气。血厥昏晕，肢冷，宜降火。蛔厥胃寒，脉沉。宜安蛔理中。尸厥体僵口噤，脉沉，宜补元。凡厥而不醒，必先通关而后治其本病。

痨 瘵

痨瘵者，阴虚内热，火升则痰与血病也，脉必虚数。干嗽宜降火，喘急宜顺气，吐血咳痰宜凉血消痰，骨蒸劳热宜清，面赤足冷宜降，自汗盗汗宜敛，洒淅恶寒宜除热，腰疼骨软宜补元，梦遗鬼交宜补虚清心，此大略也。但脾肾者，水为万物之元，土为万物之母。脾为肺母，金实水源则土不克水而肾安，肾兼水火，肾安则水不助木克土，而火又能生脾也。故曰土旺而金生，勿拘于保肺，水旺而火息，勿急于清心。常法皆保肺清心，须知补中滋肾，是为要耳。

妇人门

经 闭

女病皆自心生，心燔火炽则经闭矣。虚热者宜清之，血枯者宜补之，气血俱虚者宜兼补之。因于怒者宜顺气，因食生冷者宜温中，坠胎伤血者宜养血，脾胃不和者宜补气调胃，肥人宜宽中。大抵外感则血滞宜通，内伤则血枯宜补。若心脉动，尺不绝者，有妊也。

月事不调血鼓、血癖、热入血室附

经者上应于月，故名月事。然必与气相配。气若不调则月事亦不调矣。成块者气凝也，将行作痛者气滞也，来后作痛者气血虚也，色淡者亦虚也，有水混之也，错经妄行者气乱也，紫者气热也，黑者热甚也。先期来者为血热宜清，后期来者为血虚宜补，色淡稠黏者为痰宜化。将来先腰腹痛者为血滞而气不至，宜行气。既止复痛者为血虚而气不收，宜补血。来止无定者为气不调，宜调气。一月二三至者，气虚血热，宜补气凉血。累月不至为血枯，宜养。数日不止为血脱，宜止。小腹连胃脘胀紧，此因气食而成，谓之血鼓，宜破血通气。留滞两胁小腹，此因经来触怒，或感风寒而成，谓之血癖，宜破血软坚。适来适断，寒热如疟，谓之热入血室，宜和解之。

崩 淋

崩淋因冲任伤损，气血俱虚，有虚有热，以虚则下溜，热则流通也。崩者如土之崩，血热气虚，不能摄血，宜凉血补气。淋者如水淋漓，郁热气滞，宜调气清热，必通利之。

带　下

带下属湿热，肾虚白属气热，入大肠也，赤属血热，入小肠也。其病必腰痛，主束带之处而名之耳。总宜除湿、去热、补肾。

胎　前

胎前总要清热养血，兼调气。其脉不宜细小。初孕恶阻呕吐，为胎碍其肝，宜平肝顺气。三四月心气痛为胎碍其心。宜缩胎降气。八九月腰痛为欲产，宜安胎。临月溺涩为胎压膀胱，宜利水。临月遗尿为胎寒下逼，宜温胎。胎痛为血少，宜补血。胎动为火逼，宜降火。胎漏为血虚动火，宜补血降火。肢浮溺涩为子肿，宜利水。胎气冲心为子悬，宜降气。脚胕浮肿为子气，宜调气。小便淋沥为子淋，宜通利。风寒成嗽为子嗽，宜清散。若痢则宜归连，泄则宜二术。即使伤寒疟疾必以安胎为先定，寒热为次，此即三禁法也，总不可汗吐下。至如月分所属，一肝、二胆、三心、四胞络、五脾、六胃、七肺、八大肠、九肾、十膀胱，须知之。脉离经者，欲产也。

产　后

产后必先逐瘀，然后大补血气，其脉不宜洪数。大约血晕者降之，儿枕痛者攻之，寒热者补之，身浮者利之，子肠不收者升之，血入心经者清之，血冲发狂者下之。若伤寒，当从中治中，风亦禁汗下，痢则养血平胃而已。

《医学说约》终

医学妙谛

内容提要

青浦何书田先生《医学妙谛》三卷，久为医学界所搜觅而不可得之书也。虽前年本社刊有社友何廉臣君重订本，然既不能全部杀青，如神龙之见首不见尾，尤未能存其原体，若庐山之已非真面目也。读者难免遗憾。裘君吉生前以他书向何氏交换，得录原本，藏诸箧中，今趁此刊行，以慰众望，想同志中亦必以先睹为快焉。至本书内容之分门别章，朗若列眉，无俟再赘。

序　一

医者意也，意之所注，往往如期而中。夫医之书多矣，自神农尝百草疗病，而后岐伯之刀圭，伊尹之汤液，暨乎汉唐，历宋元明，以迄于今，医书增至千百余种。神明变通，悉可随机而应。第卷帙繁多，学者限于知识，如何口诵心维，此医书之所以难得佳本也。青浦何书田先生，本儒者，精于轩岐，手著《医学妙谛》一书，分门别款，计七十六章，每章引《内经》《灵枢》《素问》及诸名家各种方书，论证根柢、精审不磨之言为宗旨焉。病因治法编为七言歌括，词意秩然有序。后列各症条款，应用方药，加之参论，朗若列眉，为家塾读本也。嘉定陈墨荪少尉，医承世业，学有渊源，更师事先生之嗣平翁同游讲贯，精通《灵》《素》百家，今三折肱矣。此书经咸丰庚申兵燹，已多散佚，墨荪参互考证，缺者补之，复完全帙数。十年来凭此编为人治病，历历中肯，百不失一，真枕中秘也。不欲自秘，将付剞劂氏而邮书问序于余。余素昧医理，公余退圃，翻阅各种方书，略知梗概。今观是书，简而不遗，要而不繁，初学之士熟习而深思之，于以上溯源流，进观堂奥，不难契灵兰之妙谛而参金匮之鸿文也，是为序。

光绪十有八年岁次壬辰仲秋之月赐进士出身诰授光录大夫头品顶戴军机大臣兵部尚书兼都察院右都御史云贵总督使者浙江仁和王文韶序于云南节署

序　　二

古之人有言：不为良相，则为良医。故夫察乎天地，通乎神明，调阴阳四时，序得其正，使太和之气翔洽乎寰区，以扶持国家之元运，而攸遂群伦者，相之职也。惟医亦然，此其精蕴，夫岂易言哉。虽然，其理固可推而知也。吾尝涉夫大海矣，波涛极天，弥望无际，然徐而察之，长风一吹，水纹如縠，极之万里，其致同也。而后乃知，至微者固寓乎极大，而极大者实至微所积而成者也。相与医之业，不犹是哉？抉其精则意自有，相忘乎无形而成治者也。今我陈墨荪先生，以《医学妙谛》一书相示，且嘱为序。余受而读之，青浦何公书田之所著也，公名在缙绅间昭昭藉甚，今读其书，乃益悦然于神明之妙。中分为三卷，举凡病情、脉理、治法、药品，悉以韵语括之，而附方于后，驱遣《灵枢》，启发《金匮》，即论文笔，已有风水相遭之奇，而况乎有极大者固寓乎其中哉！神灵在手，造化因心，不刊之作也。今先生将为付梓，公诸海内，先生固公子之门人也，渊源澄澈，故艺精而道明。亟传此书，吾知其实有康济之怀，将使人人登诸寿域，无疾病夭札之虞，功同良相也。又岂特为医家之指南而已哉！钦响不已，爰为之序焉。

光绪癸巳秋七月蒙自杨文斌质公甫书于嬲山官庙之餐柏轩

卷上例言

何书田太夫子世居青浦北竿山，本儒术，通轩岐之学，临证著手成春，日日远近就诊者，门庭如市，时或舟车往来，吴会士大夫莫不争先延致。在嘉道间为吴下名医之冠。

先生成功后不复进取，著述甚富，曾刻《竿山草堂诗文集》行世，暨江浙水利等书，为林文忠公器识，文章经济推重当时，实为医名所掩耳。

《医学妙谛》，先生手辑书也。仿《金匮要略》分门别款，每章之前专宗《内经》《灵枢》《素问》及采诸大家千古不磨之论为引证焉。并列各症条款，宜用汤剂，皆出先生平时阅历手定者也。其病因治法，编为歌括，童而习之，以便口诵心维，为家塾读本也。

予家世传幼科松承庭训，咸丰癸丑，奉家君命，业医须习大方脉，调理诸症，方称成技。于是命松负笈，从平子夫子授业在门下，甫十月，适家君病足疾，书来促余辞归，临岐分袂，蒙夫子执手殷殷论曰：同事砚席未久，遽唱骊驹，未免耿耿。因袖出一编，语云：此书我家习医秘术，即以赠行。松老矣，回首师门，乌能自已！

光绪十九年岁次癸巳秋八月上浣谷旦小门人嘉定陈松谨识于四明需次

目　录

医学妙谛　卷上

韩山何其伟书田纂
嘉定陈松墨荪参
绍兴裘吉生校勘

杂　症

中风章

（大指次指麻木不仁，或肌肉微掣，即为中风之先兆）

中风之症治须思，审其所中善治之。中腑风邪四肢着，恶寒拘急脉浮迟。中脏唇缓滞九窍，鼻塞便闭不语时。若中血脉口眼歪，又有中经亦要知。六经无病溺调和，口不能言肢不持。中脏当下腑当汗，中经补血养筋宜。中血脉者无他治，养血通气效最奇。若中脏而兼中腑，伤寒两感症同危。东垣大率主气虚（中风虽缘外中之风，亦因内气之虚也。虚则气多不贯，一为风所入而肢体于是乎废矣），河间肾虚兼火治（肾息失宜，心火盛而肾水亏，故热郁而生痰。痰甚而发热，热痰相因而风生）。丹溪主湿内生痰，总是类中分明注。治之先用开关法，皂半辛藜俱为末，和以麝香吹鼻中，有嚏则生无不活。醒后先投三合汤，陈甘茯半应相当，南蒌归桔芩连术，竹沥姜汁共一汤。左瘫属血瘓属气，血虚加芍芎生地（四物恐泥痰，宜用姜汁炒）。瘀血桃仁与红花（瘀血症小便利，大便黑，或腹中怀痛），气弱参芪也同剂。遗尿盗汗亦如之，小便不通不可利。僵蚕全蝎闭塞加，钩藤可治牙关闭。肥人乌附以引经（乌头、附子，童便煮用），气实人参亦须忌（脉右寸有力，用参恐痰涎瘀经络）。风盛自汗身体痛，羌活防风并薄桂。头目不利或头痛，芎芷蔓荆辛芥穗。无汗身疼加芷羌，芎防苍术秦艽配。心血内亏神恍惚，茯神远志菖蒲合。或心动摇惊悸者，竹茹酸枣辰砂益。风痰炽甚须胆星，防枳牙皂瓜蒌仁。食伤曲麦山楂枳，便闭还须三化行（三化汤用枳实、川朴、大黄、羌活）。

肝肾虚内风动

胡麻　天麻　桂圆　黄芪　甘草　熟地　萸肉　远志　五味　苁蓉　当归　杞子　首乌　牡蛎　甘菊　蒺藜　虎骨　女贞　牛膝

阳虚卫疏

人参　当归　附子　桑叶　黄芪　天麻　於术　或玉屏风加减

卫虚络痹

桂枝　黄芪　附子　羌活　远志　姜黄

气虚

人参　黄芪　白术　炙草　当归　陈皮　天麻　姜枣

肝肾同治

人参　茯苓　蒺藜　甘菊　陈皮　半夏　枸杞　天麻　钩藤

风湿中脾络

六君子汤加南星　附子

肾阴虚肝风动

熟地　苁蓉　杞子　首乌　菊花　菖蒲

痰火阻窍

羚角　胆星　竹沥　钩藤　连翘　花粉　橘红　丹皮　菖蒲

液虚风动

复脉汤去姜桂，固本汤去熟地加龟甲、五味，加虎骨、苁蓉、杞子、怀膝、黄柏。

包络热邪阻窍

至宝丹　犀角　朱砂　雄黄　琥珀　玳瑁　西黄　麝香　龙脑　金箔　安息

痰火上实，清窍为蒙，下虚上实，多致颠顶之痰。

陈曰：凡中风证有肢体缓纵不收者，皆属阳明气虚，当以人参为主，附子、芪、草之类佐之。若短缩牵挛，则以逐邪为急。

朱丹溪曰：麻为气虚，木是湿痰散血。

伤风章风能兼寒，寒不兼风

伤风元气本素虚，乘虚而入风邪居。鼻塞身重头亦病，恶风发热汗有余。脉来浮缓且无力，参苏饮服旋当祛。咳嗽去参加桑杏，内有痰热芩连进。痰吐如胶旋覆花，胸满痰多贝蒌顺。冬间自汗桂枝添，若还无汗麻黄令。伤食麦芽曲朴须，中酒乌梅蔻仁定。头痛芎卷不可无，气喘杏苏亦莫剩。

风伤卫

苏梗　豆豉　杏仁　川朴　桔梗　连翘　木通　滑石

体虚感风

参归桂枝汤加陈皮

中寒章

太阳脉行由背抵腰，外来风寒先伤阳经，经气逆斯病发。

中寒伤寒证非一，伤则渐深中直入。初起怖冷四肢寒，无热不渴身战栗。脉来无力又沉迟，加味理中汤有益。参甘白术并干姜，加桂陈皮功妙极。寒甚吴萸及川附（用童便炒），半夏茯苓吐有力。生姜煎就须冷服（伏其所主，治其所因也），无脉麝香猪胆吃。泄泻不止加芪升，姜汁三匙呕吐入。舌卷囊缩指甲青，脉绝蒸脐法当习（用麝香、半夏、皂角为末，纳入脐中，生姜一片贴脐上，放大艾丸于上灸之）。

寒邪客肺

苏梗　桔梗　杏仁　连翘　川朴　枳壳　豆豉　橘红　桑皮

风寒伤卫

桂枝汤加杏仁

寒邪兼湿

淡豆豉　苏梗　杏仁　防己　茯苓皮　木通　川朴

寒客太阳，膀胱经气逆

五苓散

劳倦阳虚感寒

杏仁　茯苓皮　生姜　川朴　川桂枝　广皮

暑病章

暑与湿为熏蒸黏腻之邪，治不中窍，暑热从阳上蒸而伤阴化燥。湿邪从阴下沉而伤阳变浊，六气伤人因人而化。

夏月盛暑气注人，令人病热生暑证。

总由阴虚挟痰火，脉虚身热症可认。腹痛泄泻兼呕吐，恶心头晕冒暑病。伤暑身热兼头痛，身如针刺躁难静。中暑寒热自汗多，咳嗽倦怠不知性。动而得之病属阳，加味香薷汤可定。香薷麦味茯甘陈，豆朴木瓜次第寻。川连灯心姜枣服，气虚白术与参芪。寒热柴芩为要药，呕吐藿半法尤精。泻用泽猪功最速（去麦味），渴增知粉效如神；绵绵腹痛伤水冷，干姜滑石法从心。小水不利或短赤，泽泻山栀并滑石。搐搦加羌辨暑风，胸满枳槟消食积。自汗不止用芪参，水泻木通泽有益。头痛川芎并石膏，痰闷瓜蒌及枳实（以上阳证治法）。若居凉馆喜风凉，恶寒头痛头项强。身形拘急热无汗，静而得之阴寒伤。宜用羌活与茅术，川朴干姜及藿香。柴苏等份姜三片，水煎热服号升阳。兼食神曲滑石妙，内伤冰冷用炮姜。

陈曰：六气伤人，因人而化，阴虚者火旺，邪归营分为多，阳虚者湿胜，邪伤气分为多。

暑伤气分上焦开郁

杏仁　通草　象贝　郁金　射干　石膏　半夏　山栀　豆豉　滑石　豆卷　橘皮　竹茹　苡仁　川朴　元参　香薷　犀角　芦根　丹皮　甘草　赤芍　连翘　竹沥　细生地　益元散　石菖蒲　西瓜翠

以上药皆可参用之。

何源长先生家制定中丸方，计十九味

陈香薷三两　宣木瓜二两　公丁香一两　法半夏二两　广木香一两　紫川朴一两　白檀香一两　建泽泻二两　广藿香四两　陈枳壳一两　紫苏叶二两　飞滑石四两　软柴胡一两　茅山术二两　山楂肉四两　川羌活一两五钱　赤茯苓二两　粉甘草二两　生葛根二两

上药研末蜜丸，每丸重二钱，朱砂为衣，开水送服。孕妇及血证忌之。

暑风伤肺

石膏　连翘　竹叶　杏仁　六一散　苡仁　橘红　甘草　桑皮

暑厥中恶暑热，必先伤气分，故舌发燥，口渴身痛（陈注）

苍术白虎汤加滑石

暑热阻气，中痞不运

半夏泻心汤去干姜、甘草，加杏仁、枳实、竹心、广皮、茯苓、知母、广藿、半夏、黄芩、白芍、山栀、川朴、麦芽、白蔻仁，生脉四君汤，清暑益气汤。

烦劳伤暑胃虚

《金匮》麦门冬汤。如脉左关大，木瓜、麦冬、沙参、乌梅、甘草。

暑入心营

鲜生地　元参　银花　川连　竹心　石菖蒲　丹参　连翘　犀角

暑病久延伤液

生脉散　三才汤　熟地　人参　天冬　茯苓　白芍　辰砂

暑热深入劫阴

阿胶　门冬　川连　生地　人参　乌梅

暑瘵寒热，舌白不渴，吐血

西瓜　翠竹心　苡仁　鲜荷叶　杏仁　滑石

暑邪入厥阴（危症，消渴吐蛔，舌缩，肺气阻塞。若逆传腔中，必致昏厥。心之下有膈膜，与脊胁周围相着，所谓腔中也。暑病必挟湿。陈注）

川连　黄芩　干姜　人参　杨梅　川椒　白芍　枳实

暑兼血证

鲜生地　绿豆皮　通草　石膏　川贝　枇杷叶　白蔻仁　知母　苡仁　丹皮　连

翘　郁金　桑叶　元参　竹心　杏仁　橘红　六一散　六味丸加阿胶　麦冬　沙参

陈曰：《内经》云，病自上受者治其上，上受者以辛凉微苦，如竹叶、杏仁、连翘、薄荷。在中者以苦辛宣通，如半夏泻心汤法。在下者以温行，寒性质重开下，如河间桂苓甘露饮之类，乃治三焦之大意。

暑病用苦辛味自能泄降也（陈注）

桂苓甘露饮（肉桂、云苓、膏、滑石、术，甘寒水泻猪苓）

张司农集诸贤论暑病，谓入肝则麻痹，入肾为消渴。瘦人之病虑涸其阴，肥人之病虑虚其阳，胃中湿热，得燥热锢闭下痢稀水，即协热下痢。

热病之瘀热留络而为遗，毒注肠腑而为溺痢，皆属棘手。

注夏章

湿热蒸人夏日长，气虚体弱热因伤。胸中气促四肢倦，心烦食少不如常。好卧口干或泄泻，清暑益气法无忌。若还盗汗不时出，煎服可加浮小麦。便赤山栀滑石宜，口渴乌梅花粉吃。头痛川芎与石膏，嗽加杏石升苍细（用杏仁、石膏而去升麻、苍术）。木香砂仁胸不舒，泻可茯苓肉蔻益。

湿证章

东南地卑恒多湿，居民感受病非一。或涉水中雨露蒸，或过饮冷因而得。小便短赤身体重，骨肉酸麻行不疾。渐加浮肿及身黄，燥土渗湿汤可则。茯苓香附半陈皮，川朴泽猪苍白术。引用砂仁并枣姜，临服半匙盐可入（炒飞盐）。外湿寒热身肿痛，羌活防通加有力。内湿胸满兼呕吐，喘胀腹膨用枳实。川连山楂炒菔子，溺闭车前木通益。湿热发黄仗茵陈，山栀车前兼滑石。丹溪云湿得燥收，苍术为先不可却。湿从风散独羌须，湿久生热连栀吃。麻黄可用不宜多，汗甚变端恐莫测。

陈曰：湿阻上焦宜开肺气，佐淡渗通膀胱，即启上闸，开支河，导水势下行之理。《内经》云：脾窍在舌，邪滞窍必少灵致，语言欲謇，法当分利，佐辛香以默运坤阳，是太阴里证治法。

仲景云：湿家大忌发散，汗之则变痉厥。切记。

脾阳不运，湿滞中焦，宜用术朴姜半以温通之，苓泽腹皮滑石以淡渗之（陈又注）。

火证章

相火命门君火心，二火一水难相均（惟肾属水，《内经》所谓一水不能胜二火）。五脏气升皆是火（气有余便是火），须知妄动炼真阴（《内经》又云：一水不胜五火也）。心火亢枉阳强病，人壮气实咸冷进。癫狂便闭承气汤，大便如常解毒应（治火热错语，呻吟不眠，烦躁脉数，干作呕恶）。实火可泻从上方，随经调治须更定。饮食劳倦身发热，元气不足内伤证。补中益气味甘温，阳虚之火功偏胜。相火炽甚以乘阴，朝凉暮热血虚成。阴中之火甘寒降，知柏四物功堪称。肾水受伤阴虚病，面红耳热浮火乘。左尺洪数无根火，龟柏六味治如神（以上补虚火法）。胃虚过食生冷物，阳气抑过不得伸。火郁之症升散好，升阳散火用之灵。命门火衰阳脱病，面赤烦躁虚火盛。足冷脉沉阴极燥，回阳救急医中圣。六君桂附五味姜，猪胆麝香加可进。阴虚发热火旺甚，脉数无力属心肾。内伤发热乃阳虚，脉大无力脾肺分。气从左起肝之火，阴火还从脐下引。脚下热来侵腹者，斯人虚极药难问。治火之法始知凉，次而寒取效可望。寒取不效从热之，从之不效心茫茫。是徒知热以寒治，至理尚未经细详。不知火热不能退，总由真水不能长。妙法壮水以为主，壮水自克制阳光。寒而热者取之阴，阴即肾水经言彰。肾水既足心火降，火非水偶谁能当（回阳救急汤、六君加附、桂、干姜、五味子、麝香、猪胆汁）？

内伤章

饮食劳倦是内伤，或因饥饱过行房。风寒伤人名外感，辨明调治便无妨。人迎（左寸脉）紧甚手背热，寒热邪作无间歇。恶寒无汗鼻不通，此是外感症可别。内伤之症气口（右寸）洪，手心有热微恶风。寒热间作不知味，更兼气弱言语慵。内伤恶寒得暖解，外感近火寒仍攻。外感内伤相挟者，脉症并见须辨通。内伤不足急补之，外感有余得不同。或先补养或先散，先后之间无苟从。益气汤加姜枣吞，气和微寒散为精。救肾水亏酒炒柏，入心养血红花增。升麻柴胡自汗去，夜间不寐加枣仁（姜炒）。川芎蔓荆头痛用，口渴干葛斯为灵。颠顶痛时辛藁本，怔忡惊悸枣茯神（甚者用远志、柏仁、菖蒲等味）。食加麦曲山楂实，泻添泽芍与云苓。川连枳实除胸闷，有痰茹半茯为君。防己木瓜治脚弱，龙骨牡蛎疗遗精。身热羌防芎芷用（兼风寒头痛者加之），火升知母柏元参。连芩两味清内热，菊花熟地治眼疼。

伤食章

后天之本属脾胃，纳化饮食滋营卫。养生妙诀节饮食，脾胃受伤体弱意。胸腹饱闷并作酸，嗳气恶食腹痛累。甚则发热与头疼，惟身不痛伤寒异。左关平和右关紧，香砂平胃功有济。川芎枳实并藿香，水姜煎服食须忌。消肉楂果消面菔，消糯米食槟神曲。饭食神曲兼麦芽，生冷姜青（皮）瓜（蒌）果（草果）逐。鱼伤橄榄椒紫苏，稻草可将消牛肉。麝香能消蔬果积，葛梅白蔻酒伤入。挟痰半夏与生姜，挟气香砂枳壳益。挟寒苏梗葛根柴，食冷草蔻桂朴吃。伤饮须合四苓汤，呕吐临服加姜汁。茯苓泽术治脾虚，泄泻肉蔻车白术。食积郁久成湿热，芩连大黄不可缺。再入白术并泽泻，去藿砂仁与苍术。丹溪谓受饮食寒，初起温散温利适。久则成郁郁成热，热久生火温不得。宜用辛凉发表之，辛寒理中邪易辟。轻则损谷重逐滞，东垣妙论总莫忽。

陈曰：胃主纳，饮食不下，胃有病也。脾主化，饮食不消，脾有病也。

六郁章

气郁　湿郁　痰郁　火郁　血郁　食郁

滞而不通病名郁，气血痰火湿与食。丹溪制成越鞠丸（方用茅术、香附、山栀、川芎、神曲），能解诸郁有功绩。寒热头疼胸膈痛，目暗耳聋脉沉涩。气郁木香乌药加，砂薄青皮桂枝及。湿郁周身骨节痛，阴寒则发肢无力。脉来沉细茯苓芷，咳嗽气急为痰郁。手足麻木脉滑沉，痰块坚硬咯不出。须加桔梗杏仁蒌，半夏南星及海石。火郁口苦心烦甚，头痛惺惺目昏黑。小便赤色脉沉数，青黛黄连功妙极。午后发热为血郁，小便通处移不得。脉来沉涩或芤结，上下失血桃红入。嗳气作酸为食郁。胸膈饱闷面黄色。痛不思食脉沉紧，枳实砂仁加亦适。春加防风夏苦参，秋冬之令吴萸益。

陈曰：郁则气滞，气滞久则必化热，热久则津液耗而不流，升降之机失度。初伤气分，久延血分，甚则延为郁劳。用药大旨宜苦辛润宣通，不宜燥热敛涩呆补。

气病章

捍卫冲和之谓气，妄动变常火之例。《局方》燥热与辛香，以火济火有何利。生冷生气高阳言（误言也），气多是火丹溪意。随症调治辨虚实，虚者右手脉无力。言懒气短身倦息，胸中虚满不思食。塞因塞用（《内经》有明文）六君子，补中益气亦有益。滞气实者脉洪实，忧愁忿怒因而得。胸胁胀满噫不通，吐酸恶心心郁抑。种种气滞若何医，分心气饮最相宜。通半茯苓赤芍桂，羌桑苏梗青陈皮。术香甘腹引姜枣，香附谷槟胸满施。胁痛芎柴为要药，痛居少腹吴萸移。气滞气虚合补剂，六君兼用功诚异。性急加柴热加芩，女人乌药香附利。气滞腰痛枳壳瓜（木瓜），翻胃沉香磨顺气。

痰病章

张仲景五饮互异，其要言不烦，当以温药和之。仲景云：脉沉而弦属饮。面色鲜明属饮，饮家咳甚当治其饮，不当治咳。仲景外饮治脾，内饮治肾。《内经》云：不得卧，卧则喘甚痹塞，乃肺气之逆乱也。着枕咳呛，如上气不下，下必冲上逆，其痰饮伏于至阴之界。肾脏络病无疑。昔肥今瘦为饮。

人身怪病皆痰甚，脾胃虚弱湿不渗。湿热相蒸逆生痰，游行到处皆成病。脾气散精津液生，为气为血体丰盛。或感气郁湿热风，津液皆化为痰饮。痰随气升先治气，气升属火降火胜。实脾燥湿是良方（实脾饮用苍术、木瓜、香附、甘草、川朴、木香、腹皮、白蔻、大枣、生姜，因痰生于脾胃也），降火顺气能接命。古人总用二陈汤，随病加减如神应。有火益以栀芩连，降气苏壳茯蓉顺。头疼鼻塞是挟风，紫苏羌活防风进。面红咳喘咯不出，卒倒痰涎为痫痉。热痰青黛芩连蒌，花粉知母桔梗入。身重疲倦名挟湿，面目浮肿气喘急。脉形濡滑为湿痰，燥湿健脾苍白术。吐咯不出痰硬极，动则气喘名夹郁。右脉沉滑左手平，星蒌附（香附）贝兼海石。呕吐恶心胸痞塞，遇寒则甚滑迟脉。寒痰治用肉桂姜，益智款冬细辛吃（细辛不可轻用）。猝倒仆地不知人，角弓反张风痰立。黑卜白附半天麻，僵蚕牙皂兼竹沥。恶心呕吐口咽酸，胸膈饱闷为夹食。右关紧滑名食痰，平胃面芽楂枳实。气虚须用六君汤，贝母花粉二冬（天冬麦冬）合。血虚须用四物汤，地芍芎归姜汁益。胁痰白芥子青皮，经络滞痰须竹沥（加姜汁）。

感寒引动宿饮上逆

干姜　桂枝　杏仁　茯苓　苡仁　五味　白芍　半夏　蛤粉　甘草

痰热内闭神昏

半夏　桔梗　郁金　橘红　菖蒲　枳实　姜汁　竹沥

木火犯中胃火

二陈汤去甘草，加丹皮、川斛、桑叶、羚角片、连翘、川朴、降香汁、白蒺藜、半夏、橘红。

湿热蒸痰

茅术　黄柏　瓜蒌　枳实　山栀　白

蒺藜　黄连　半夏　川朴　橘红　莱菔　降香汁

肾虚多痰（治痰之本）

熟地　茯苓　补骨脂　车前　五味子　怀膝　远志　胡桃肉　枸杞

宜蜜丸。

脾胃阳虚

六君子汤加木香、益智。《外台》茯苓饮、茯苓、人参、白术、枳实、橘皮、生姜、茯苓、桂枝汤。

寒饮浊邪上冲膻中，不卧迷呆

南星　姜汁制茯苓　菖蒲　白附　姜汁炒桂枝　炙草

中虚湿热

中焦阳气健运不息，阴浊痰涎焉有窃踞之理。二陈加人参、石斛、苡仁、枳实、茯苓。如目黄龈血，不作实热治。

喉痒痰饮挟燥

杏仁　橘红　天花粉　象贝　茯苓　半夏曲

哮喘伏饮

小青龙汤去细辛。

气火不降

二陈汤去甘草，加瓜蒌、山栀、郁金、左金丸、枳实、竹沥、姜汁。

胸次清阳少旋，支脉结饮

头中冷痛，筋脉掣痛，四末时冷。末即支也，《外台》茯苓饮、瓜蒌、半夏、桂枝、参、术、枳橘饮、薤白、茯苓、姜汁。

肝络久病，悬饮流入胃络，致痛不已，宜太阳阳明开阖方法

人参　甘草　煨姜　茯苓　桂枝　南枣

腑中之气开阖失司，最虑中满。夫太阳司开，阳明司阖，浊阴弥漫，通腑即是通阳。仿仲景开太阳法。

牡蛎　泽泻　干姜　防己　五味

陈曰：喻嘉言谓浊阴上加于天，非离照当空，气露焉得退避。反以地黄五味阴药附和其阴，阴霾冲逆肆空，饮邪滔天莫测，当用仲景熟地附配生姜法，扫群阴以驱饮邪，维阳气以立基本。

咳嗽章干咳附

咳嗽当分二病为，有声无痰咳症知。有痰无声名曰嗽，嗽属脾家湿痰欺。咳为肺经痰气盛，均为肺病总无疑。新者痰食风寒属，或泻或散易治之。久者劳火阴虚证，虽可攻补却难医。治用贝母杏紫苏，花粉桔梗及前胡。栀芩清火宽中壳（枳壳），半夏消痰甘橘荷（薄荷）。引用生姜与灯草，饮时食后起沉疴。风痰添以星（南星）沥汁，肺实桑葶不可无（脉右浮洪有力，或气喘甚）。若还风嗽声难转，麻黄羌活防风苏。清早嗽多肺火动，天麦二冬在所用。上午嗽者胃火伏，知母石膏病自中。下午嗽多属血虚，四物补阴二冬共。阿胶五味款冬花，元参北沙皆可奉。春嗽柴芎芍加入，夏宜清火麦冬得。秋用桑防冬解表，麻防桂半干姜吃。呕吐痰涎无声者，二陈平胃治之适。再增术枳亦多功，姜汁加引不可忽。

寒

桂枝　杏仁　苏梗　桑叶　桑皮　甘草　苡仁　生姜　象贝

寒包热

麻杏石甘汤

风

杏仁　薄荷　橘红　苏梗　前胡　桑皮　桔梗　象贝

风温化燥

玉竹　沙参　桑叶　花粉　山栀　橘

红　贝母　杏仁　甘草　芦根　梨肉

暑不宜重发散

香薷　花粉　杏仁　贝母　麦冬　鲜竹叶　沙参　滑石　橘红　甘草　山栀　六一散

温化燥伤胃阴

玉竹　沙参　甘草　梨汁　桑叶　扁豆　蔗浆　麦门冬汤　麦冬　半夏　人参　甘草　大枣　粳米

胆火犯肺（解木郁之火）

羚羊片　连翘　薄荷　瓜蒌　苦丁茶　山栀　杏仁　菊叶

郁火伤胃（益土泄木）

玉竹　桑叶　茯苓　白芍　枣子　甘草　沙参　丹皮　扁豆

肾胃阴兼虚（摄纳下焦纯甘清燥）

熟地　五味　怀膝　茯苓　山药　车前　胡桃　莲子　黄芪　沙参　麦冬　扁豆　甘草　柿霜　枣子

营热

生地　元参　竹叶　麦冬　百合　甘草

中气虚

归芪建中汤、异功散

劳嗽（金木同治）

熟地　扁豆　麦冬　六味丸　沙参　川斛　茯神　异功散加燕窝　都气丸加青铅

劳倦阳虚（左咳甚木乘金也）

干姜　桂枝　枣子　五味　茯苓　甘草

胃嗽呕痰（当用甘药）

沙参　麦冬　南枣子　扁豆　茯神　糯稻根　有伏邪：麻黄　石膏　杏仁　甘草　半夏　小半夏汤　半夏　生姜　加姜汁

肝犯肺胃（气左升吞酸）

丹皮　钩藤　半夏　桑叶　茯苓　陈皮　小青龙汤去麻黄　细辛　甘草　加石膏　安胃丸

肝风巅胀（宜和阳息风）

牡蛎　阿胶　淡菜　青黛　左升太过：阿胶　女贞子　鸡子黄　木反刑金：生地　天门冬　糯稻根

胁痛

旋覆花汤加桃仁、柏仁

寒热右胁痛

芦根　苡仁　白蔻仁　杏仁　枣子　枇杷叶

大肠嗽（必便溏畏风）

白术　木瓜　赤石脂　炙草　枣子　茯苓　白芍　禹余粮　姜汁

陈曰：木扣金鸣，清金制木，暑与风寒热兼症，理肺治胃为主。风用辛平，寒用辛温，土虚不生金，用甘凉、甘温二物，合乎阳土阴上。

干咳治法与前咳嗽门可参看

干咳日久用滋阴，内热无痰最害人。四物汤堪为主剂，再加知柏及元参。灯心甘草和诸药，桔梗天花火用芩。茯苓贝母消痰用，天麦款桑润燥增。血见丹皮北沙苑，肺伤白及参芪吞。酸收诃味泻桑壳，辛散姜防用有灵。面红吐血火炎上，童便藕汁效如神。

喘病章

喘病之因，在肺为实，在肾为虚

肺最清高无窒塞，一有邪干便喘急。内因痰火外风寒，六脉浮洪更有力。是为实证五虎汤，半辛甘石及麻黄。桑皮杏壳姜葱益，随症加减无成方。若有痰升痰喘症，茯苓香附南星石。乍进乍退名火喘，麦冬苏味栀芩益。食因作喘食积因，曲芽腹实楂同进。大便燥结不能通，苏子元明大黄胜。何者乃为正气虚，过劳则发似邪欺。吸入气知脉无力，补中益气汤堪施。黄芩山栀兼火用，茯苓半夏挟痰宜。

肺郁水气不降

麻黄　苡仁　杏仁　甘草　干姜　茯苓　人参　半夏　五味　葶苈　桑皮　川朴　猪苓　泽泻　木通　腹皮　小青龙汤去桂芍，加人参、杏仁，此彻饮以就太阳也。

乙肝升饮邪上逆

越婢汤　麻黄　石膏　甘草　生姜　大枣　旋覆花汤

肾气不纳

熟地　阿胶　萸肉　茯苓　龟甲　附子　怀膝　远志　五味　磁石　秋石　山药　黄芪　淡菜　胡桃　杞子　青盐　人参　白术　海参　芡实　莲子　青铅　蛤蚧　补骨脂　八味丸　生姜汁　车前　炙草

精伤者填以浓厚之剂兼镇摄

肾气丸加沉香，都气丸入青铅。

中气虚（此中虚气馁，土不生金也）

人参建中汤去姜

胃虚

黄精　茯苓　胡麻　甘草

肾阳虚浊阴上逆

人参　干姜　泽泻　附子　茯苓　猪苓

陈曰：丹溪有外感之喘治肺，内伤之喘治肾。以肺主出气，肾主纳气耳。先喘而后胀治肺，先胀而后喘治脾。肺宜辛则通，微苦则降，直入中下，非治肺之方法。

哮病章

此症初感外邪，失于表散，邪伏于里，留于肺，时发时止，淹缠岁月。更有痰哮、咸哮、醋哮，过食生冷及幼稚之童天哮诸症。

喉中为甚水鸡声，哮证原来痰病侵。若得吐痰并发散，远离厚味药方灵。定喘之汤可参用，化痰为主治须明。

定喘汤　白果　黄芩　苏子　半夏　款冬花　麻黄　杏仁　甘草　桑皮

寒

桂枝　制麻黄　茯苓　五味　橘红　川朴　干姜　白芥子　杏仁　甘草　半夏

小青龙汤亦可参用

病举发

葶苈大枣汤

养正

肾气丸去肉桂、牛膝

哮兼痰饮

真武丸、小青龙汤去麻黄、细辛，加赤砂糖、炒石膏。

气虚

四君子汤增减

陈曰：治以温通肺脏，下摄肾真为主。又必补益中气。其辛散苦寒、豁痰破气之药俱非所宜，忌用金石药，记之。

疟病章

古人论疟不离乎肝胆，亦犹咳不离乎肺也。

寒热往来名曰疟，正气与邪相击搏。风寒暑湿食与痰，亦有阴虚兼气弱。阳分日发邪气轻，阴分深兮间日作。在气早临（气分）血晏临（血分），于阳为热寒为阴。

并则寒热离则止（暑气邪气与营卫并行则疟作，离则疟止），营卫邪气交相争。邪不胜正到时早（邪达于阳病退），正不胜邪移晚行（邪陷于阴，病进）。总因感邪汗不泄，汗闭不泄痰郁成。痰郁不散发寒热，要看受病久与新。新疟宜泄宜发散，久疟补气和滋阴。无痰无食不成疟，初起饮服清脾灵。自汗去半加知料，无汗加苍干葛吞。多热黄芩知母进，多寒薄桂胥堪增。头痛川芎羌芷要，烦渴不眠粉葛凭。夏月香薷白扁豆，冬天无汗麻黄应。若既日久精神倦，六脉细微出盗汗。滋阴鳖甲归芍佳，补气参芪洵称善。清脾饮除果厚朴，姜枣加之病渐痊。又生疟母左胁间，令人多汗胁痛连。治宜消导用何药，鳖甲棱蓬附四般。醋煎停匀加海粉，桃青芽曲红花兼。为末和丸日三服，块当化散不为艰。

暑热宜专理上焦肺脏清气

桂枝白虎汤　天水散

湿邪宜治脾胃中焦阳气

藿香正气散　二陈汤去甘草　加杏仁、白蔻、生姜。

足太阳脾虚，面浮胀满

通补用理中汤　人参　白术　甘草　干姜　开腑用五苓散　术　桂　茯　猪　泽

足少阴肾痿弱成劳，宜滋阴温养

复脉汤　人参　炙草　桂枝　麻仁　生地　阿胶　麦冬　生姜　大枣

足厥阴肝厥逆吐蛔及邪结疟母

乌梅丸　鳖甲煎丸　鳖甲　黄芩　鼠妇　大黄　桂枝　石苇　乌扇　柴胡　干姜　芍药　葶苈　川朴　丹皮　瞿麦　紫葳　半夏　人参　阿胶　䗪虫　蜂窠　赤硝　羌琅　桃仁　清酒煅灶下灰

又瘅疟，但热不寒（宜甘寒生津，重后天胃气，治在肺经）

生地　元参　花粉　薄荷　蔗汁　西瓜翠　麦冬　知母　杏仁　贝母　梨汁　鲜竹叶

脾胃阳虚，腹胀，舌白不喜饮

於术　人参　半夏　茯苓　生姜　厚朴　知母　杏仁　草果

阴虚热伏血分

熟地　白芍　五味　山药　茯苓　芡实　莲子　鳖甲　知母　草果　生地　桃仁　花粉　青蒿　首乌　丹皮　龟甲　泽泻　炙草　桑叶　天冬　六味丸　清骨散　银柴胡　胡黄连　秦艽　地骨皮　鳖甲　苏　青蒿　知母　粉甘草

暑热拒格三焦，呕逆不纳

宗半夏泻心法　半夏　黄芩　炙草　大枣　川连　人参　干姜

胃虚呕逆

旋覆代赭汤

热结痞结

半夏　人参　茯苓　川连　枳实　姜汁

疟兼热痢

人参　干姜　广皮　归身　枳实　川连　银花　黄芩　白芍　山楂

心经疟热，多神昏谵语，舌边赤，心黄，防痉厥

犀角　元参　竹叶　连翘　麦冬　银花　救逆汤　桂枝　炙草　干姜　枣子　蜀膝　龙骨　牡蛎　此方去干姜加白芍可参用

心经疟久动及其营，必烦渴见红，宜滋阴法。

肺经疟久伤及其津，必胃闭肺痹，宜清降法。

陈曰：疟发久邪必入络，络属血分，

汗下两者未能逐邪。仲景制鳖甲煎丸治络聚血邪，久则血下，温疟例忌足六经药，如柴葛之类，用桂枝白虎汤主之。古称三阴大疟，以肝脾肾三脏之见证为要领。阳疟之后养胃阴，阴疟之后理脾阳主之。太阳经行身之背，疟发背冷不由四肢，是少阴之阳不营太阳。

霍乱章

霍乱之症起仓猝，外因所感内因积。胃中停蓄难运消，吐泻交作腹痛极。上焦但吐而不泻，下焦但泻无此逆。中焦吐泻两兼之，偏阴多寒偏阳热。因风怕风有汗沾，因寒怕寒无汗焉。因暑烦热并躁闷，因温倦怠身不便。因食胸肺自饱胀，治用藿香正气堪。红花木瓜转筋用，食伤曲麦（芽）山楂添。腹痛须加炒白芍，寒宜肉桂炮姜权。枳实青皮心下痞，柴胡干葛寒热缠。小便不利猪苓泽（泻），中暑发热连薷传。手足厥冷脉将绝，盐纳脐中烧艾烟。火灸人醒后施药，细将寒热阴阳参。又有一种干霍乱，腹痛欲死病势悍。不吐不泻绞肠痧，盐水吐之神妙案。但得吐泻病无妨，米饮热汤切莫劝。

藿香正气散

广藿　白芷　茯苓　陈皮　夏曲　紫苏　腹皮　白术　川朴　桔梗　甘草　生姜　枣子

清脾饮

白术　青皮　甘草　草果　茯苓　黄芩　川朴　柴胡　半夏　生姜

泄泻章古称注下证

泄泻之原分六说，虚湿寒痰食与热。五泄之名（湿多成五泄）《内经》传（溏泄痢洞滑也），三虚之旨先贤诀。饮食伤脾虚不化，色欲伤肾肾虚极。肾虚自不能容藏，忿怒伤肝木土克（肝虚则木来克土）。健脾利水是主方，燥湿升提不可缺。芍陈曲朴木香车，二苓木通泻二术（苍白二术）。肠鸣腹痛属火明，方中益以栀连芩。腹不痛者是属湿，苍白术半加茵陈。完谷不化属虚意，术扁山药砂仁参。或泻不泻或多少，属痰半夏天南星。痛甚而泻泻痛止，属食枳实山楂增。泻不甚而腹微痛，是为寒泻香砂仁。新泻宜泻宜消食，久泻升提温补益。泄久下陷亦用升，升麻柴胡更有力。肾虚送下四神丸，防风羌活兼风入。虚泄久泄古有方，黄土一匙冲服食。

暑湿热

胃苓汤　即平胃散合五苓汤益气汤　白蔻　桔梗　郁金　橘皮　藿香　杏仁　川朴　降香　茯苓　猪苓　广皮　寒水石　泽泻　滑石　木瓜　檀香汁

香砂异功散即六君子去半夏加木香砂仁

四苓散即五苓去桂　可加椒目　益智　川朴　橘白　黄连　石膏　扁豆　甘草　神曲　吴萸　砂仁　山楂　麦芽　丝瓜叶　资生丸

湿热

人参　柴胡　羌活　山楂　防风　川朴　茯苓　茵陈　苡仁　麦芽　川连　白芍　益智　茅术　黄芩　广皮　川柏　升麻　甘草　泽泻　半夏　猪苓　六曲　藿香　白蒺藜　五苓散　四苓散　小温中丸去川芎

中暑必头胀喜冷饮，咳呕，心中胀，舌白兼泻

柴朴　半夏　石膏　黄芩　杏仁　橘皮

中伤湿滞

胃苓汤加桂木　生姜　四君子加炮姜肉桂

寒湿中宜运通，下宜分利

柴朴　藿梗　益智　木香　木瓜　广皮　扁豆　炮姜　砂仁　茅术　吴萸　肉果　白术　腹皮　四苓散　真武汤　术苓　芍附　姜

肝犯胃，消渴吐清涎，腹痛

川连　黄芩　乌梅　白芍　干姜　荷叶　厚朴　猪苓　椒目　泽泻　木瓜　桑叶　延胡　桂木　甘草　半夏　广皮　米仁　石　脂　枣仁　人参　川楝　异功散加木瓜亦可　参用

胆郁伤脾

柴胡　白芍　青皮　黄芩　桑叶　丹皮

脾胃阳虚

干姜　白芍　煨升麻　益智仁　广皮　当归　泽泻　葫芦巴　煨葛根　木瓜　炮姜　川朴　谷芽　半夏　香附四君子汤

晨泄用治中汤

人参　甘草　青皮　白术　干姜　陈皮

夕泄用四神丸

吴萸　肉豆蔻　五味　补骨脂

四神丸加法青皮　沙苑子　杜仲　当归　木瓜　小茴香　理中汤加法五味　赤石脂　枸杞　葫芦巴　胃苓汤　茅术　陈皮　白术　茯苓　泽泻　川朴　甘草　肉桂　猪苓

桂苓术甘汤加法鹿角　煨姜　南枣　禹量　石脂丸加法枸杞

中虚腹痛

炙草　白芍　炼饴糖　南枣　茯苓

食伤

人参　炙草　谷芽　葛根　广皮　荷蒂

陈曰：脾阳微，中焦聚湿则少运，肾阴衰，回摄失司为瘕泄。是中宜旋则运，下宜封乃藏。肾阳自下炎蒸，脾阳始得变运。王氏以食下不化为无阳，陈参曰：热胜湿蒸，气伤人倦，阴茎囊肿，是湿热甚而下坠入府，与方书茎窍症有间。足肿是阳微湿聚，治胃必佐泄肝，制其胜也。仲景云：脉弦为胃，减大则病进。脾脏宜补则健，胃腑宜疏乃清。脾宜升，胃宜降，苦寒必佐风药，是李东垣之旨。久泄必伤肾，八味承气乃从阴引阳。水泻少腹胀满，少腹为厥阴肝经，肝失疏泄，当以五苓利水导湿，仿古人急开支河之喻。

何书田曰：少阳为三阳之枢，相火寄焉。风火煽胃而腐熟五谷，少阴为三阴之枢，龙火寓焉。熏蒸脏腑而转输糟粕，胃之纳，脾之输，皆火之运也。然非雷藏龙驯，何能无燥无湿无冒？明燎上之患，必土奠水安，斯不泛不滥，无清气在下之患。故曰：五泄之治平，水火者，清其源祟，堤土者，塞其流耳。

痢疾章

古称滞下，乃湿热气薄肠胃。河间、丹溪佥用清热导法。六脏属阳，以通为用，五脏皆阴，藏蓄为本。先泻后痢，脾传肾则逆，即土克水意。由伏邪垢滞从中不清，因而下注矣。

痢疾原来下血脓，里急后重腹痛攻。总因食积兼气滞，青黄赤白黑不同。白自大肠来气伤，赤是血伤小肠中。气血俱伤兼赤白，食积为黄是真的。白脓结腻是属痰，黑者须知死血色。诸痢下迫皆属火，勿妄以白为寒则。后重滞应调气舒。清血便脓应日除。通滞之汤条芩利，木通苏梗

（炮）姜槟俱。热用黄连痛煨木，胸中不宽砂壳须。小便短则车前滑，后重将军不可无。头疼身热风邪痢，葛羌苍术防风驱。恶心作酸食积痢，麦芽曲实山楂配。内伤痢疾小腹疼，桃红紫黑血能治。身不热而腹不疼，大孔迫甚黄水利。此为气郁用升麻，更有柴防不可弃。噤口烦热腹痛加，水谷入胃即吐地。胃热石莲参（陈仓）米宜，酒积葛梅白蔻济。天行疫疾老幼传，合用散毒无他剂。夏月香薷扁豆增，银花肠澼血能清。诸痢日久须豆芍，补脾山药术云苓。下陷升柴亦必用，白久气虚黄芪参。红久血虚归芍进，血痢不止阿胶应。荆芥蒲黄同炒黑，姜炭加之少许吞。若还不停血余益，痢久之人虚极明。四君四物可兼用。脉迟肉蔻炮姜灵。

暑湿热成痢（用药方法与泄泻依稀）

厥阴伏热，先厥防痉

川连　黄芩　丹皮　白芍　陈皮　女贞子　川柏　银花　炮姜　阿胶　茯苓　炒生地　滑石　甘草　北秦皮　枳实　谷芽　白头翁

协热痢

白头翁汤　白头翁　黄连　加黄芩　北秦皮　黄柏　白芍　茯苓　川朴　陈皮　山楂　益元散　木香　银花　扁豆　泽泻

脾营虚寒，脉沉微，不渴，舌白

归身　白芍　肉桂　炮姜　益智仁　青皮　炙草　楂肉　茯苓

血痢血水有红有紫，纯血难治

茅术　川朴　炒樗皮　肉果　槐米　归身　银花　山楂　炒地榆　广皮　炙草　白芍　人参　肉桂　羌活　白术　煨姜　南枣　六味丸　山楂　猪苓　黄芩　制军　加法　延胡　川连　黄柏

阳虚下痢治以温药通之

胃苓汤加炮姜　益智　青皮　赤石脂　粳米　公丁香　六君子汤加肉桂

阳明不阖（堵截阳明法，变胀主为末传，脉见弦动，是无胃也）

人参　赤石脂　粳米　炮姜

脾肾兼虚

人参　覆盆子　补骨脂　巴戟天　熟地　茯苓　菟丝子　禹余粮　赤石脂　莲肉　萸肉　山药　淡苁蓉　芡实　炮姜　木瓜　五味

痢伤阴液

复脉汤去桂枝　麻仁　熟地　归身　麦芽　茯苓　炙草　炙升麻　山药　乌梅　白芍　生地　阿胶　防风根　木瓜　丹皮　楂肉　山栀　泽泻　粉猪苓

虚气下陷陷者举之

人参　炙草　归身　防风　荷叶　西芪　广皮　白芍　升麻

久痢伤肾，下焦不摄

人参　菟丝　补骨脂　熟地炭　五味　鹿茸　茯苓　赤石脂　春砂仁　山楂　当归　白术　沙苑子　杜仲　附子　淡苁蓉　苓姜术桂汤　济生肾气汤　黑地黄丸　苍术　熟地　五味　干姜

噤口痢

川连　人参　草决明　山楂　熟地　黄芩　白芍　木香汁　银花　干姜　阿胶　白头翁　汤亦用

疟变痢

柴胡　人参　白芍　焦楂　甘草　吴萸　黄芩　当归　丹皮　茯苓　乌梅　香附　附子　肉桂　秦皮　牡蛎　复脉汤　泻心汤　救逆汤去干姜

肠风兼血痢无积泪之声

赤石脂丸　四苓汤　加滑石　桂心

此分消其湿　生地炭　炒萸肉　炒归身　炒枸杞　川断肉　五味子

噤口日久，圊次多

四君子汤加扁豆　苡仁　桔梗　砂仁　炮姜炭　肉果　为散，香粳米饮调服之。石莲　葛根　青皮　乌梅

早晨痢重

肾气丸　炒焦菔　干地黄　山萸肉　山药　丹皮　茯苓　福泽泻　附子　桂枝

午时痢重

参苓白术散　人参　茯苓　白术　甘草　山药　扁豆　苡仁　建莲　砂仁　桔梗　陈皮

陈曰：酒客湿滞，肠中久痢，非风药之辛佐苦味入肠，何能胜湿逐热？久病饮食不减，是肠中病也。参曰：痢久阴液消亡，无以上承，必唇燥舌干，肛坠胀。阴液涸则小便不通，胃气逆则厌食欲呕。此皆痢之疑症也。久痢久泻为肾病。

热病阴涸，急救其阴。胃关得苏方妙，否则犯喻嘉言所指客邪内陷，液枯致危之戒。宜用甘酸化阴法。脉右搏大，乃痢疾所大忌，脾阳动则冀运行，健痢自瘳。

痢日久则望脏腑自复，非助以提补不可。

痢而口渴者属太阴，呃忒之来由乎胃少纳谷，致逆则土败之势也。

呃逆章

俗称打呃名呃逆，胃火上冲肝火翼。肺金之气下降难，和胃清金肝自抑。橘皮竹茹丁蒂汤，丁柿橘皮竹茹吃（丁陈辛温，运中气之痞塞，茹蒂苦寒，治下焦之逆气）。饮食太过储胸膛，曲芽枳实和槟榔。痰涎塞壅脉来滑，木香苓夏应同尝。水停心下汩汩声，白术泽泻猪云苓。发热烦渴脉来数，石膏知母柴胡芩。滞气盈兮胸腹满，砂夏木香此其选。胃中虚冷脉来迟，附术干姜官桂暖。脉形无力气甚虚，六君子汤妙自如。沉香磨用治诸呃。姜汁和蜜全消除。

胃虚，虚阳上逆

仲景橘皮竹茹汤　橘皮　竹茹　人参　甘草　南枣　生姜

肺气郁痹

郁金　枇杷叶　豆豉　射干　川贝母　通草

此开上焦之痹，理阳驱阴，从中治法，与下阳虚、浊阴上逆一门同参看。

阳虚浊阴上逆

人参　附子　丁香皮　柿蒂　茯苓　干姜　川椒　代赭石　乌梅　半夏　粳米

脾肾两寒阳气竭

木香流气饮煎　当归　炙草　干姜　或加肉桂　虚寒加丁香　理中汤加丁香　肉桂　附子　肉果霜　炙草　枳实　大黄

食滞呃

六和中饮加木香、干姜。

陈参曰：肝肾阴虚，气从脐下冲起，此相火上炎，挟其冲气，用大补阴丸峻补真阴，承制相火。此丹溪法（黄柏、熟地、猪脊髓、知母、龟甲）。

阴火上冲而吸气不能入胃，脉反逆，阴中伏阳。即为呃。用滋肾丸以泻阴中伏热，此东垣法（黄柏、知母、肉桂）。

又曰：凡人之心胸背部须藉在上清阳舒展，乃能旷达。

《医学妙谛》卷上终

医学妙谛　卷中

簳山何其伟书田纂
嘉定陈松墨荪参
绍兴裘吉生校勘

杂　症

痞块积聚章

满而不痛谓之痞，满而痛者即是结。结者积聚有余因，痞者中气不足致。一消一补诚分明，脾气素虚者自异。补则积滞邪愈深，消则土伤虚愈至。消补相兼养正宜，枳实之丸为主治。不动为癥动为瘕，瘕假癥真有妙义。右胁食块蓛曲草（革果），左胁血块芎桃桂。痰块在中海石须，瓜蒌白茯槟榔备。壮健亦用青棱蓬，瘦弱参芪少许配。香砂青陈可共加，苏梗当归姜枣类。妇人有块俱死血，莫将痰食为疑似。

痰热内闭

豆豉　山栀　枳壳　菖蒲　杏仁　半夏　郁金　瓜蒌　川连　白金丸　白矾

热邪里结

枳实　白芍　橘皮　乌梅　杏仁　泻心汤有三：生姜、干姜、半夏、人参、甘草、黄芩、川连、大枣。人参、甘草、干姜、半夏、大枣。黄连、黄芩、人参、半夏、黄芩、黄连。人参、甘草、干姜、大枣

热邪入厥阴吐蛔消温

泻心汤去人参　甘草　加枳实　白芍

气闭化热

瓜蒌　钩藤　白蔻　郁金　橘皮　白蒺藜　山栀　苏梗　桑叶　杏仁　麻仁　绿豆壳

暑邪阻气

竹茹　黄芩　知母　桔梗　麻仁　郁金　半夏　滑石　枳壳　保和丸　神曲　山楂　半夏　连翘　广皮　卜子　茯苓

湿阻热分

半夏　茯苓　杏仁　橘皮　乌药　广藿　良姜　郁金　白蔻

中阳不运

桂枝　藿香　干姜　半夏　厚朴　茯苓　草果　附子　广皮

胃寒滞涎

吴萸　干姜　川楝子　半夏　茯苓　广陈皮

胸次清阳不运

宗仲景转旋胸次之阳，苓桂术甘汤。

寒热客邪互结

姜炒　川连　半夏　黄芩　淡干姜　枳实

陈曰：古人治痞不外以苦为泄，辛甘为散二法。外感如仲景泻心汤，内伤如仲景苓桂甘姜法。上焦不舒，枳桔杏蒌开降，栀豉除热化腐，疏畅清阳之气法。古人有形至无形，妙论也。

木犯土虚中挟滞

川朴　茯苓　白芍　广皮　益智　丁香　人参　半夏　川楝　吴萸　姜汁　牡蛎

湿热食滞

茅术　广皮　白芍　莱菔子　白术　黄芩　枳壳　鸡内金

痰凝脉络右胁有形高突，按之不痛

白芥子　瓜蒌　蛤粉　山栀　广郁金　橘红　姜皮　半夏

血络凝痹

归须　木通　益母草　蜣螂　䗪虫　香附　延胡　小青皮　韭白　郁金　川朴　枳壳　茺蔚子　川芎　橘核　单桃仁

陈曰：积为血伤入络，必仗蠕动之物以搜逐病根。初为气结在经，久则血伤入络。经络系于脏腑外廓，仲景于劳伤血痹通络方法每取虫蚁飞走诸灵，伏梁病亦在络也。

积为阴邪聚络，大旨当以辛温入血络治之。盖所以容此阴邪者，必无阳动之气以旋运之，而必有阴静之血以倚仗之。故必仗体阴用阳之品，方能入阴出阳，以施其辛散温通之妙。

张景岳云：心之积名伏梁，起脐上，大如臂，上至心下，令人烦闷。脾之积曰痞气，在胃脘，覆大如盘，令人黄疸。肺之积曰息贲，在右胁下，覆大如杯，令人洒淅寒热，喘咳肺壅。肝之积曰肥气，在左胁下，如覆杯，有头足，令人发咳。肾之积曰奔豚，发于少腹，上至心下，若豚，或攻上攻下无时，令人喘逆，骨蒸少气。阴气所积曰积，阳气所聚曰聚。积者五脏所生，聚者是六腑所生也。

呕吐恶心章

胃司纳食，主乎通降。其何以不降而反上逆？呕吐者多由肝气冲逆，阻胃之降而然也。故《灵枢》经脉篇云：足厥阴所生病者，胸满呕逆。况五行生克，木动必犯士，胃病治肝，隔一之治也。凡呕吐青黑，必系胃底肠中逆泻而出。

干呕（即哕）有声吐有物，声物兼有吐斯实。吐轻呕重干呕凶，呕乃渐出吐频出。不呕不吐为恶心，总是胃虚不能食。胃中有火膈有痰，降火调气治痰适。平胃散可加减投，橘半竹茹汤亦得。烦渴脉若洪数来，黄芩竹茹山栀该。吐水冷涎沉迟脉，干姜肉桂吴萸偕。呕吐痰沫脉洪滑，南星苓术门冬裁。水停心下声汩汩，茯苓泽泻猪苓入。饱闷作酸暖气升，食伤麦曲槟榔及。及病不食脉细微，茯苓人参与白术。酒伤白蔻泻葛（花）添，伤风合用紫苏葛（根）。

痰饮呕吐都是浊阴所化，阳气不振，势必再炽。仲景以温药和之。

肝犯胃

温胆汤　陈皮　半夏　茯苓　甘草　枳实　竹茹　合左金丸　川连　吴萸　安胃丸　旋覆代赭石汤　旋覆花　代赭石　人参　半夏　甘草　生姜　大枣

厥阴浊逆治法同上

胃阳虚浊阴上逆

白术　川朴　益智　半夏　茯苓　姜汁　苓姜术桂汤　加川朴　川椒　黄连　附子　粳米

中阳虚

人参　附子　半夏　砂仁　干姜　白术　炙草　茯苓　川椒　大枣

阳虚吸受秽浊气

人参　木香　广藿　川朴　广皮　丁香　茯苓　煨姜　砂仁　肉果　益智

肝肾虚，冲脉气动

苁蓉　上肉桂　沙蒺藜　茯苓　杞子　鹿角霜　当归身

呕伤胃中，邪热劫津

温胆汤去甘草加山栀、豆豉、姜汁。

邪热内结

半夏泻心汤去姜枣，加枳实、山栀、杏仁、姜汁。

暑减内结治法同上

肝火刑金

桑皮　丹皮　苏子　山栀　枇杷叶　郁金　瓜蒌　橘红　杏仁　竹沥　沙参　麦冬　豆豉

温热结于厥阴（身热肢冷，神昏呕吐，厥逆险症）

川连　半夏　干姜　山楂　滑石　石菖蒲　黄芩　枳实　广皮　竹心　连翘　绿豆皮

痰涎呃逆，续呕黑汁倾囊（危症，此由胃底肠中溷淆而出）

真西甘草四两，熬浓服之，呃停呕止可救。

吐蚘（蚘与蛔通。古人以狐惑虫厥都是胃虚少谷之故，仲景之蛔虫厥都从惊恐得之）

延胡　芦荟　吴萸　枳实　茯苓　人参　细辛　红枣　安胃丸　半夏泻心汤　理中汤加瓜蒌　香附　川椒　旋覆代赭汤加白芍　附子

噎膈反胃章

经云：三阳结谓之膈。一阳发病，其传为膈。丹溪谓噎应反胃，多由气血两虚而成。噎膈多由喜、怒、悲、忧、恐五志过枉，或纵情嗜欲，恣意酒食，致伤气内结，阴血内枯而成。治当调养心脾，以舒结气，填精益血，以滋枯燥。

反胃乃胃中无阳，不能容受食物，命门火衰不能熏蒸脾土，以致朝食暮吐，暮食朝吐。治宜益火之源以消阴翳，补土通阳以温脾胃。

噎膈之症多因火，熏蒸津液成痰阻。七情妄动五脏伤，阴血渐槁无生所。咽喉通塞不能食，病起贲门上焦膈。中膈饮食得水入，食下半日又吐出。下膈饮食如平人，朝食暮吐浑无力。治主加味二陈汤，韭汁牛乳服之适。血虚四物气四君（子汤），痰饮沥贝瓜蒌应。瘀血归尾桃韭汁，气急槟术沉香吞。便结大黄合四物，桃仁苏子蒌麻仁。反胃为轻噎膈重，三阳热结精血空。薄味勤药静养之，香草之品切忌用。

陈曰：按经云味过辛热，肝阳有余。肺津胃液皆夺为上燥，阳气结于上，阴气衰于下，为关格。

附子泻心汤

附子　黄芩　川连　大黄　大半夏汤　半夏　人参　白蜜　加黄连　姜汁　进退黄连汤　人参　川连　桂枝　枳实　竹沥　枇杷叶　杏仁　干姜　茯苓　半夏　姜汁

肝阴伤胃汁枯

陈参曰：酸甘济阴，胃属阳土，宜凉宜润。肝为刚脏，用柔则和，酸甘两济其阴。

人参　乌梅　生地　阿胶　杏仁　玉竹　川贝　天冬　麦冬　白芍　胡麻　梨汁　柿霜

烦劳阳亢，肝胃津液枯

清燥救肺汤　生地　麦冬　黑芝麻

杏仁　柏仁　白苏子　松子

为汁，熬膏，末，丹溪法。

胃阳虚

陈参曰：胃气下行为顺。积劳伤阳，治宜通补清利，苦降辛通，利痰清膈。

大半夏汤　半夏　人参　白蜜　《外台》茯苓饮　贝前吴萸理中汤　即理中汤加吴萸　益智　新会　瓜蒌　杏仁　竹茹　茯苓　附子　枳实　豆豉　粳米　竹沥　姜汁　川连　郁金　丁香皮

忧郁痰阻

川连　茯苓　半夏　杏仁　橘皮　瓜蒌　姜汁　竹沥　桔梗　枳实

肝郁气逆并通厥阴阳明

半夏　茯苓　姜汁　杏仁　橘皮　竹沥

液亏气滞

半夏　枳实　枇杷叶　茯苓　竹沥

肺胃气不降

陈曰：轻剂清降，苦辛寒开肺。

杏仁　郁金　瓜蒌　枇杷叶　山栀　豆豉

酒热郁伤肺胃

川连　枳实　豆豉　紫菀　桃仁　白苏子　半夏　杏仁　郁金　茯苓　姜汁　枇杷叶

阳衰脘痹血瘀

桃仁　红花　延胡　半夏　郁金　蒌仁　橘皮　人参　茯苓　益智　归身　姜汁　制军　枳实　川连　韭白汁

吞酸吐酸章

饮食入胃脾不逆，湿热相蒸为酸病。吐出酸水名吐酸，吐不出口吞酸认。此而不药渐恶心，反胃噎膈日渐进。吐因津液气随升，郁积已久湿热甚。乃从火化（木火也）遂作酸，病属于热分明应。吞应积热在内藏，酸水酿成寒束定。外寒束之难外行，心胃之间作酸甚。二陈（汤）越鞠（丸）主治之，寒用吴萸热连进。再戒忿怒以平肝，滋味薄时胃清净。

水肿章

肿本乎水，胀由乎气。水分阴阳，外来者为有余，即为阳水，其或因大病后脾肺虚弱，不能通调水道。或因心火克金，肺不能生肾水，致小便不利。或因肾经阴亏，虚火烁肺金而溺少，误用行气分利之剂，致喘急痰盛，小水短少，酿成肿症。此内发者为不足，即为阴水。

人之生兮资水谷，脾主谷兮肾水属。水旺土虚不胜水，水气泛溢浮肿肉。实脾饮于阴水宜（便利不渴而肿胀者为阴水也），阳水舟车丸可录（舟车丸宜慎用）。口渴面赤气阻便（秘而肿胀者为阳水也），上为风肿麻防要。下属湿肿苡防（己）足。又有虚证气血分，四物汤兮合四君。朝宽暮急血虚病，暮宽朝急气虚成。先胀后喘用二术（苍白术），先喘后胀加麦（冬）苓。水胀总由湿热积，渗道少通遂闭塞。邪水随气注络中，甚至唇肿脐突出（唇肿脐突者死症）。虽云湿胜实脾虚，大法补中最有益。

舟车丸　甘遂　大戟　大黄　黑丑　芫花　轻粉　橘皮　青皮　木香　实脾饮见前

脾胃阳虚腑阳不行

人参　茯苓　益智　白芍　白术　归身　广皮　附子　砂仁　槟榔　炮姜　草果　肉果　川朴

肾胃阳虚

肾气丸　五苓散　人参　干姜　茯苓

附子　菟丝　葫芦巴　刚人参　干姜　制半夏　枳实

木火犯胃

川朴　山栀　楂肉　川楝子　白芍　川椒　枳实　铁锈水　逍遥散去白术合左金丸

湿壅三焦，肺气不降宜清肃上焦治之

蜜炙麻黄　杏仁　紫菀　苡仁　茯苓皮　枇杷叶　石膏　前胡　姜皮　川通草

木郁气滞，血滞，便涩，通幽法

川楝　橘核　桂枝　香附　桃仁　当归　小荷柔叶　楂肉　钩藤　延胡　神曲　丹皮　禹余粮丸

湿滞凝滞小溲不行，当开太阳

川朴　川椒　干姜　牡蛎　汉防己　橘核　桂木　五味　通草　海金沙　寒水石　五苓散

湿郁兼热苦辛通肾

半夏泻心汤见前。

下焦寒热流经辛香通经腑之郁

生於术　北细辛　川独活　炮川乌　汉防己　白茯苓

气血郁积，兼挟湿热

清理相火，健运中州，小温中丸。

湿热寒水之气交横，气喘溺少

崇土制水，暖下泄浊，禹余粮丸。

肝脾不和，兼挟暑邪

半夏　广藿　川朴　甘草　茯苓　山楂　郁金

脾胃不和清阳痹结以滑润治之

瓜蒌　川楝　桂木　生姜　桃仁　薤白　延胡　归须　半夏　茯苓

臌胀章

经云：浊气在上则生䐜胀，太阴所至为臌胀。即腹胀。病能篇云：骤胀属热。

臌胀水肿一原病，皆是脾虚不得运。气入于脏臌胀成，腹大身瘦食不进。实土分消是妙方，二苓二术陈皮香（木香）。香附朴砂桑泽（泽泻）腹（皮），沉香磨汁兼水姜。腹实痛块红筋系，血臌归芍红（花）丹（皮）尝。水臌水腹若秘结，五苓散加腹皮入。食积臌胀大腹凝，槟牵（牛）菔子棱蓬术。气实臌胀或吐酸，胁肋痛胀并面黑。分心（气饮）羌桂苓夏通，青皮桑腹甘苏（梗）芍。气虚胀满劳役来，气急溏泄元气衰。补中益气汤必用，分条而治休疑猜。地气为云天为雨，天地不变否为臌。脾土之阴既受伤，转运之司亦失所。胃虽受谷不运行，清浊相淆隧道阻。郁而为热热为湿，湿热相生病即取。此病宜补不宜攻，燥湿补中是为主。

陈参曰：气陷则跗肿，气呆则脘闷。

又曰：木乘土位，清阳不得舒展，浊气痞塞而攒踞也。

又曰：虚肿胀由足入腹，治在少阴肾、太阴脾。

脾阳单胀宜健阳运湿，温通脾阳

五苓散见前　紫朴　陈广皮　木瓜　人参　炮姜　大腹皮　附子　煨草果　草蔻　益智　荜茇　茅术　干姜　川桂木　川椒

肾气

加减八味丸、《济生》肾气丸。

养阳明

大半夏汤　半夏　人参　白蜜

陈参曰：冲脉隶于阳明，胃阳伤极，中乏坐镇之真气。冲脉动则诸脉皆震动，浊阴散漫，由此卧着欲立矣。

疏厥阴

逍遥散　当归　白芍　柴胡　茯苓　白术　山栀　甘草　生姜　薄荷　加味

丹皮

何书田曰：六腑为阳，以通为补。通阳则浊阴不聚，守补恐中焦易钝。喻嘉言谓能变胃而不受胃变。脏寒生满病，燥暖水脏之阳，是培火生土法。喘胀要旨，开鬼门以取汗，洁净府以利水，无非宣通表里。

经云：从上之下者治其上。又云：从上之下而甚于下者，必先治其上而后治其下。

古语云：膏粱无厌发痈疽，淡泊不能生膜胀。

虚损发热诸症章

久虚不复谓之损，损极不复谓之劳。元无所归则热灼，劳力伤阳，酒色伤阴。又云：阴复及阳，最难克复。

阴虚恹恹肾阳竭，午后发热少饮食。数天无力脉象明，干咳失血盗汗出。阳虚汗出并头疼，脉细迟弱午前热。阴虚血虚肾精亏，阳虚气虚劳倦得。阴虚四物苓柏丹，二冬柏（仁）味（五味）龟（甲）知（母）甘（草）。清骨散可骨蒸用，枣仁芪术自汗堪。咳嗽气急桑贝菀，瓜蒌贝母治有痰。见血胶（阿胶）沙（参）丹（参）菀（紫菀）角（犀角），泄泻山药苓薏添。盗汗浮麦堪益伍，牡蛎黑豆用之妥。衄血栀芩茅草根，声哑喉干粉（花粉）桔（桔梗）可。阳虚益气与补中，散火升阳亦得所。外感寒伤阳则虚，阳虚阴盛虚损初。此损自上而及下，一损于肺皮毛枯。二损于心血脉少（不能荣于脏腑。女则月事不通），三损于胃宜急图（遇于胃则不治矣）。感热伤阴阴则虚，阴虚阳盛损却殊。此损自下而及上，二损于骨痿徂肾（不能起床）。一损于肝筋即惫，三损于脾速当扶（饮食不化过于脾，不治之症）。

阴虚

复脉汤六味丸。

阳虚

人参　鹿角霜　归身　西枸杞　茯苓　五味　淡苁蓉　怀药　沙苑子

阴虚阳浮宜介类潜阳，镇逆填下

阳虚奇脉兼病

鹿角　沙苑子　杞子　菟丝子　苁蓉　柏子仁　归身

阴阳兼虚

熟地　西芪　归身　淡苁蓉　青盐　鹿角　茯苓　杞子　五味子　八味丸　复脉汤

上损及胃

麦冬　生地　熟地　人参　女贞　枸杞　扁豆　茯苓　甘草　五味　山药　建中汤　去生姜

下损及中

八味丸加减，异功散　建中汤　鹿角　菟丝子　杞子　家韭子

胃虚呕泻

人参　赤石脂　炒粳米　乌梅　新会皮

阴虚阳浮，兼胃阴虚

生地　人参　扁豆　麦冬　炙草　茯苓

脾肾兼虚

人参　煨益智　广皮　茯苓　沙苑子　五味资生丸加坎气《济生》肾气丸加茯苓　菟丝

劳伤心神

归脾汤　白术　人参　西芪　归身　茯神　远志　枣仁　木香　龙眼　甘草　生姜　大枣

中虚当用胃药坐镇中宫

用四君子汤　人参　白术　茯苓　甘草　春麦门冬汤　麦冬　半夏　甘草　大枣　人参　粳米　夏生脉散　人参　麦冬　五味　小建中汤　桂枝　甘草　白芍　生姜　大枣　饴糖加黄芪　又十四味建中汤

肾气不纳

人参　菟丝子　茯苓　坎气　五味子　胡桃

气血滞、升降阻

用旋覆花汤　旋覆花　青葱　新绛　加桃仁　归须　蒌皮

冲任皆虚

紫河车　大熟地　云茯神　淡苁蓉　五味子　川黄柏

劳力伤脾胃

用霞天膏。

劳动伤经脉

归身　苁蓉　沙苑　杞子　茯苓　川芎

何书田曰：烦劳伤气宜治上治中，甘凉补肺胃之清津，柔剂养心脾之营液。或甘温气味建立中宫，不使二气日偏，营卫得循行之义。纵欲伤精当治下而兼治八脉，又须知填精补气之分，益火滋阴之异。或静摄任阴，温理奇阳。

陈参曰：肾虚气攻于背，肝虚热触于心，宜血肉有情重镇，以理其怯，填补以实其下。形不足者温之以气，精不足者补之以味。

失血章

心生血兮肝藏血，随处而行无处缺。目视舌言耳能闻，足能步履手能摄。如何错过致妄行，劳伤火动因而得。吐因肺胃即热蒸，逐口吐出随火升。呕或醉怒或劳役，胃口之血无端行。咯血之血出于肾，阴火上炎殊分明。咳衄肺金心火克，咳者为重衄为轻。犀角地黄汤主理。归骨（地骨）栀芩麦知杞。侧柏藕汁共茅根，童便服之浮火已。咳嗽沙参天麦冬，寒热龟甲青蒿庸。有痰贝蒌花粉入，有泻药（山药）苡苓甘同。不止（失血不止）蒲黄炒荆芥，韭汁大黄去紫块。血不藏室体极虚，八珍可用阿胶配。

陈参曰：《内经》分上下失血为阳络阴络，是腑络取胃，脏络取脾。

治血先理脯胃甘凉肃降法

沙参　玉竹　花粉　郁金　茜草　绿豆皮　麦冬　桑叶　川斛　杏仁　竹心

又治心营轻清滋养法

生地　丹参　地骨皮　连翘　元参　山栀　生粉草

风淫津涸甘寒法

芦根　薄荷　羚角　蔗汁

温淫火壮苦寒法

石膏　黄芩　山栀　杏仁

暑遍气分开解法

滑石　苏梗　杏仁　橘白　薄荷　苡仁　白蔻

暑逼营分清芳法

犀角　生地　青蒿　山栀　银花　丹皮连翘

以上外因。

嗔怒伤肝阳血随气逆，用胶芪，气为血帅法

白苏子　郁金　丹皮　钩藤　丹参　降香　川贝母　杏仁　桑叶　橘红　蒺藜

郁勃伤肝阴木火内燃阳络，柔肝育阴法

阿胶　麦冬　白芍药　生地　甘草　鸡子黄

烦劳损心脾气不摄血，甘温培固法

用归脾汤。见前。保元汤　人参　黄芪　肉桂　甘草

纵欲伤肾

青铅六味丸　肉桂　七味丸并加童便。

精竭海空，气泛血涌危症急固真元，大补血法

人参　五味子　紫河车　熟地　枸杞子　紫石英

以上内因。

烟辛烁肺治上法

用千金苇茎汤　鲜苇茎　苡仁　桃仁　瓜瓣　加茅根

酒热戕胃治中法

用甘露饮　生地　熟地　天冬　麦冬　石斛　茵陈　黄芩　枳壳　甘草　枇杷叶　加藕汁

坠堕伤瘀血泛，先导下后通补。

怒力伤（属劳伤之根，阳动则络伤血溢，治与虚损有间，宜滋阴补气为主）

用当归建中汤　即小建中汤加当归　虎潜丸　旋覆花汤。

何书田曰：血之主司系心肝脾，血之生化系阳明胃。胃为血之要道，当先治胃。《仁斋直指》云：一切血证经久不愈，每以胃药收功。薄味调养胃阴，如《金匮》麦冬汤及沙参、扁豆、鲜斛、茯苓。甘温建立中阳，如人参建中汤及四君子加减。沉著浓厚，属肝肾之血，用熟地、枸杞、归身、牛膝、茯苓、青铅。阴虚阳升，头中微痛，当和阳镇逆，用生地、阿胶、牛膝、白芍、茯苓、青铅。

思虑太过吸伤肾阴，时时茎举，此失血属骄阳独升，用人中白、龟甲、知柏等味。心火吸肾，随阳升腾。阳翔为血溢，阳坠为阴遗腰痛。足胫冷何一非精夺下元损见症，治以人参、熟地、河车膏、紫石英、茯苓、五味、枸杞、沙苑，谓莫见血以投凉，勿因嗽以理肺，为要旨耳。肾传脾胃，元海无纳气之权，急急收纳根蒂，人参、河车膏、坎气、枸杞、熟地、五味、沙蒺藜、茯苓、胡桃等味，在所必用。

陈参曰：夏月藏阴，冬日藏阳。阳不潜伏，升则血溢，降则遗精。血宜宁静，不宜疏动，动则有血溢之虞。投凉剂则清气愈伤。

附衄血治法

温邪（四季皆有因，病衄血，宜用辛凉清润法）

杏仁　淡芩　山栀　郁金　元参　连翘

风温春令

元参　赤芍　连翘　桑叶　丹皮　橘皮　茅花

酒热伤胃

生扁豆　麦冬　北沙参　粳米

湿热胃火上蒸出衄

玉女煎　熟地　知母　生石膏　麦冬　牛膝

胆火上升心营热兼衄

犀角　生地　丹参　知母　牛膝　侧柏叶　元参　连翘　山栀　丹皮　荷叶

阴虚阳冒致衄

生地　龟甲　阿胶　麦冬　生白芍　川柏　牛膝　天冬　茯苓　川石斛　人参　山药　熟地　丹皮　泽泻　石决明　莲子　芡实　元参　山萸　补骨脂　淡菜

便血章

便血不外风淫肠胃、湿热伤脾二义。《内经》谓是阴络受伤，阴络即脏腑隶下之

络也。

溺血郁热由膀胱，五苓散合莲子汤。知柏山栀皆可入，不痛为虚益气良（玉茎中不痛可用补中益气汤）。下血大肠多湿热，肠风脏毒清浊泽。粪前近血热在下，粪后远血热上臧。四物荆槐榆悉妙，棕灰陈（皮）壳（枳壳）苓甘襄。发热柴胡胶（龟）甲效，血虚熟地血余尝。瘀块桃红丹尾鳖，延胡赤芍同前方。

湿热

荆芥炭　川连　乌梅　广皮　茅术　地榆　甘菊炭　黄芩　白芍　川朴　槐米　於术　茯苓　桑叶　泽泻　丹皮

阳虚寒湿

茅术　广皮　炙草　柴胡　人参　附子　川朴　炮姜　升麻　地榆　茯苓　防风根　白芍　荷叶　建神曲　葛根

大肠血热

生地　地榆炭　黄柏　料豆皮　柿饼　山栀　丹参　炒樗皮　槐花　炒黄芩　丹皮　元参　五加皮　当归　炒银花　白芍

脾胃阳虚下血如注

四君子汤加木瓜　炮姜　禹粮石脂丸

阴伤肠胃

生地　丹皮　竹心　茯苓　补阴丸　元参　连翘　天冬　牛膝　虎潜丸

阴虚血涩（肛坠掣痛，肛门若火烙，阳不和平，仍是阴精失涵）

生地炭　火麻仁　归须　冬葵子　料豆皮　楂炭

脾肾虚

六味丸加芡实　五味子　莲肉　归脾丸

肾阳虚

人参　苁蓉　补骨脂　柏仁　韭子　鹿茸　鹿角　巴戟天　远志肉　茯苓　熟地　菟丝子　归身

肾阴虚

熟地　龟甲心　归身　知母　山药　山萸　料豆皮　白芍　茯神　地榆　丹皮　五味子　乌梅　花龙骨

劳力络伤（瘀必结于络，络及肠胃而后下，乃一定之理）

人参　陕当归　茯苓　炙草　大白芍　肉桂

血瘀在络

归须　旋覆花　柏子仁　桃仁　新绛　青葱管

阳明不阖

人参　炒川柏　山萸肉　赤石脂　乌梅　禹余粮　五味子　白粳米　清心莲子饮　人参　柴胡　黄芩　地骨皮　车前子　黄芪　茯苓　甘草　石莲子　麦门冬

何书田曰：便血一症，古有肠风、脏毒、脉痔之分，其实不外乎阴络受伤也。能别其血之远近而决其脏腑之性情，则不致气失统摄，血无所归，如漏卮不已耳。肺府致燥，涩宜润降，如桑麻丸及天冬、地黄、银花、柿饼之类。心病则火燃，血沸宜清化，如竹叶地黄汤及补心丹之类。脾病必湿滑，宜燥升，如茅术理中汤及东垣益气汤之类。肝病有风阳，痛迫宜柔泄，如驻车丸及甘酸和缓之剂。肾病见形消腰拆，宜填补，如虎潜丸及理阴煎之类。至胆经为枢机，逆则木火煽营，宜桑叶、山栀、丹皮之清养。大肠为燥腑，每多温热，风淫宜辛凉苦燥。胃为水谷之海，多气多血，脏病腑病无不兼之，宜和宜补，应热应寒，难以尽言。脾胃为柔脏，可受刚药，心肝为刚脏，可受柔药。罗谦甫治便血以平胃散作主，加桂附干姜，重加炒地榆以收下湿，颇见神效。温煦奇肾用斑龙丸。

疏补中土用枳术丸，守补心脾用归脾丸，脾湿肾燥用黑地黄丸，大补精气用天真丸，升降脾胃用平胃散，堵截阳明用禹余粮赤石脂丸。复从前之汤液，用五仁汤。善病后之元虚，用养营汤。

汗证章

经曰：阳加于阴谓之汗。又曰：汗者心之液。又曰：肾主五液，故凡汗证未有不出心肾虚而得者。夫心为生阳之脏，凡五脏六腑、表里之阳。皆心主之，以行其变化，故随其所在之处而气化为津，亦随其火扰所在之处而泄为汗，是汗本乎阴，乃津液之所化也。

克肖天地名曰人，天地有雨人汗生。时逢久雨天地否，久汗之人病自成。觉来无汗寐时出，盗汗阴虚兼内热。不动而汗时时来，自汗阳虚兼有湿。脉细阳弱太阴亏，自汗补阳调胃戢（戢者绝其汗也）。浮麦地芍陈蛎梅，加减归脾服多帖。盗汗滋阴降火宜，当归大黄功最奇。麻黄根兼知（母）杞（枸杞）骨，前方选用堪同施。宁神安心药为妙，汗为心液当先知。

卫阳虚宜镇阳理阴

陈参曰：火与元气不两立，气泄为热为汗，以治在无形实火，宜清虚火宜补。

真武汤　茯苓　白芍　白术　附子　生姜　玉屏风散　黄芪　防风　白术　人参　附子　西芪　於术　人参　茯苓　炙草　浮小麦　半夏　牡蛎　南枣

营卫虚自汗

黄芪建中汤加防风根

劳伤心神

生脉散　四君子汤

胃阴虚

人参　茯神　枣仁　白芍　炙草　龙骨

阳虚自汗，补气以卫外，阴虚盗汗，补阴以营内。

柏子仁丸　柏仁　牛膝　卷柏　泽兰　续断　熟地

陈参曰：津散于外而为汗，此为虚者言。若时证则不可拘泥也。心之阳虚不能卫外而固密，则外伤而自汗。肾之阴虚不能营内而退藏。则内伤而盗汗。自汗由阴蒸于阳分也，盗汗由阳蒸于阴分也。

头痛章

头为诸阳之会，与厥阴脉会于颠，诸阴寒邪不上逆，惟阳气窒塞，浊邪得以上据，厥阴风火乃能逆上作痛。头痛症皆由清阳不升，风火乘虚上扰所致也。

头痛之症虽主风，亦有痰火虚不同。顶颠属风太阳火，眉棱骨痛由痓攻。脑后血脉虚来大，滑痰弦数火风逢。九味羌活汤主治，芩连治火殊多功。痰合二陈虚四物，气血四君亦可庸（用也）。风亦属阳头为会（诸阳之会），两阳相争痛势凶。气血虚者无力拒，风不与争痛故松。若因痰饮作痛者，胸膈饱闷非风从。

风火头痛宜辛散轻清法

羚羊片　元参　薄荷　山栀　桑叶　夏枯草　连翘　丹皮　菊叶　黄芩　苦丁茶　荷叶　木通蔓　荆子　白芷

肝风头痛宜息风滋肝法

首乌　枸杞子　生地　菊花　白芍　料豆衣　柏仁

夏秋伏暑头痛

石膏　连翘　羚羊片　蔓荆子　木通　山栀　苦丁茶　荷叶边　飞滑石　生草　紫川朴　桑叶

胆胃伏邪

羚角片　菊叶　连翘　葛根　牛蒡子　赤芍　白芷

凡头痛而属阴，虚阳越者，用复脉汤、甘麦大枣法加阿胶、牡蛎、生地、白芍、沙参。因阳虚浊邪阻塞气血，瘀痹而痛者，用虫类搜逐血络，宣通阳气。

炮川乌　半夏　细辛　生姜汁　露蜂房　川芎　当归　炙全蝎

陈参曰：头风初起，以桑叶、山栀、丹皮、荷叶边轻清凉泄，使少阳内遏之邪倏然而解。若久则伤及肝阴。参入酸凉柔剂可也。或肝阴久耗，厥阴无一息之宁，痛掣之势已极，此岂轻剂可解？惟复脉汤之纯甘壮水，胶芍之柔婉以息风和阳，庶足俾刚亢之盛一时顿息。

心痛章

心痛从来类分九，胃脘疼痛当心口。风热悸冷饮食虫，疰与去来痛皆有。得暖缓时属于寒，前后应痛因郁久。血痛逆气唧唧声，痰痛脉滑吐痰垢。恶心恶食因食伤，嘈杂喜饥胃火诱。口吐黄水是蛔虫（时作时止，痛止能食者），闷痛吐宽郁痰厚。初起得寒温散之。姜半（夏）香砂青（皮）广（皮）蔻（仁）。稍久或郁郁火生，曲（六曲）壳（枳壳）苓栀滑（石）芎（川芎）守。痛则不通郁自成，通则不痛便无咎。

惊伤心痛（闻雷或炮被惊，心下漾漾作痛，此肝阳上逆，不容升达也，养血平肝治之）

逍遥散去柴胡加钩勾、丹皮。

积劳损伤心痛（劳伤血痹，痛极昏厥，宜通络和营法）

生鹿角　官桂　半夏　当归须　桃仁　姜汁

脾寒厥痛（吐涎肢冷，病在脉络，宜辛香开通法）

高良姜片　姜黄　草果　生茅术　丁香梗　川朴

心劳受伤作痛（重按而痛减者，攻劫难施，宜用辛甘化阳良法）

人参　川椒　白蜜　桂枝　炙草

陈曰：心痛寒甚用炮姜、肉桂，火甚用炒川连、竹茹。如因瘀血，用桃仁泥、延胡索、五灵脂、当归须，痰饮用制南星、瓜蒌，虫厥用椒目、乌梅、使君子。若真心痛，十指甲俱青，夕死旦危，不治。

腹痛章

腹痛之症芍药甘，甲乙化土方须谙。苍（术）朴（白）术苓（香）附（枳）实（白）芷，用药堪与心痛参。虚者手按痛止软。手不可近是实焉。寒痛绵缩小腹冷，火痛时作时止然。痛处不移瘀血聚，或东或西气攻坚。痰则脉滑小便秘，怒痛肝伤两胁连。血虚偎偎筋抽引，气虚呼吸少气绵。泻后痛减知食积，燥湿导滞汤为先。冒暑吐泻香薷需。伤湿木通茅术痊。

上中二焦气阻腹痛呕吐脉教而涩

半夏　白蔻　山栀　豆豉　广皮　桔梗

阳气不运腹痛兼腰痛冷则尤甚

桂枝　香附　小茴香　艾绒　青皮　白茯苓

郁伤脾阳作痛

半夏　延胡索　生姜　苏梗　川朴　川楝子　草果

秽浊阻气腹痛用芳香逐秽法

藿香　莱菔子　川朴　半夏　广皮　白杏仁

阴浊内阻，腑阳不通用通阳泄浊法

生晒术　附子　茯苓　小茴香　制川朴　淡吴萸　良姜　半夏　生益智　生姜汁

肝气郁而腹痛

逍遥散去白术加郁金、香附。

郁久血滞，癸水不调，痛而无形

肉桂　香附　吴茱萸　木香　当归　川芎　五灵脂　白芍

郁怒饮气入络

制南星　牡蛎　桂枝　川楝子　橘核　东引李根皮

暑伤中气作痛

人参　广皮　益智仁　谷芽　白芍　茯苓

郁伤肝脾，络血瘀凝用宣达营络法治之

桃仁　老韭白　归须　桂木　穿山甲　阿魏丸　当归　白芍　甘草　制军　枳实　桂枝

劳伤中阳，腹痛浮肿，食入痛甚

当归　益智　煨姜　枣肉　白芍　广皮　炙草

陈曰：营分虚寒，当脐而痛，冬发春愈，加肉桂、茯苓。

胁痛章

胁痛多属少阳，厥阴伤寒胁痛，皆在少阳胆经，以胁居少阳之部耳。杂症胁痛皆属太阴肺经，以肺脉布于肝络耳。

胁与肋属肝胆部，肝主藏血又主怒。凝血成瘀疼痛加，郁怒不舒痛则布。怒痛且膨得嗳宽，血痛不臌无时住。痛连胃脘挟宿食，右胁气滞湿痰注。逍遥四物小柴胡，朴果青砂二苏（叶梗）附。热须黛（青黛）胆（胆星）痰芥星，健脾二陈亦可付。

肝郁胁痛

川楝子　山栀　橘叶　川连　茯苓　降香末　半夏　川斛　牡蛎　香附　夏枯花　白芥子

湿热壅滞胁痛

小温中丸

金不制木，咳血后胁痛

川贝母　杏仁　白蔻仁　枇杷叶　橘红　降香末

营络虚寒重按得缓属阴络虚也

桂　干姜　小茴香　大枣　归身　茯苓　炙甘草

寒入络脉，气滞胁痛口吐涎沫，身发寒栗

半夏　川楝子　吴萸　高良姜　茯苓　延胡索　蒲黄　荜茇

血络瘀痹用辛泄宣瘀法

陈参曰：进食痛加大便燥结，久病已入血络。

桃仁泥　川楝皮　郁金　新绛　当归须　延胡索　丹皮　五加皮　山栀皮　柏子仁　冬桑叶　左牡蛎

肝肾阴亏五心热，咽痛，左胁疼

陈参曰：宜甘缓理虚，温柔通补方法。

生地　天冬　柏子仁　人参　麦冬　生白芍

肝胃皆虚，胁痛

人参　枣仁　柏子仁　桂元　茯神　当归　花龙骨　金箔

胁痛兼痰饮

半夏　白蒺藜　钩藤　广皮　茯苓　白芥子　甘草

风入络胁痛易饥吐涎

生地　白芍　天冬　杞子　桃仁　阿胶　柏仁　丹皮　泽兰

胆络血滞胁痛上吐下泻，春深寒热不止

青蒿　郁金　元红花　丹皮　归须　泽兰叶

陈参曰：治胁痛症不外仲景旋覆花汤，河间金铃子散，以及辛温通络、甘缓理虚、温柔通补、辛泄宣瘀等法。《内经》肝病三法，治虚亦主甘缓，况病必伤阳明胃络，渐归及右，肝肾同病矣。当用甘味（人参、茯苓、甘草、大枣）佐镇摄（金箔、龙骨）治之。

腰痛章膝腿足痛附

先天之本惟两肾，位在腰间精足甚。房劳太过致精亏，邪气客之腰受病。六味可增附断（川断）龟，补骨杞味仲柏知。一切寒药皆禁用，妇人血滞更血亏。太阴腰痛因湿热，苓柏仲芎苍白术。日轻夜重瘀不通，归尾桃红赤（芍）膝（牛膝）没（没药）。身寒即发寒炮（姜）桂（内桂），痰积二陈风小续（小续命汤）。闪气肾离法同瘀，又有肾着治宜速。便利身重腰冷水，利湿苓甘姜术足。

湿郁腰痛

防己　茯苓皮　杏仁　草果　苡仁　桂枝　川朴　晚蚕沙　萆薢　滑石　菊花　小茴

寒湿伤阳腰痛宜辛温通阳泄浊法

杜仲　杞子　五加皮　茯苓　归身　牛膝　炒白芍　炙草　胡桃　大枣　沙苑子　羊肾　煨姜　川桂枝

湿伤脾肾之阳腰痛嗜饮便涩，遗精，痛，麻木

用祛湿缓土法，苓桂术姜汤，术菟丸。

老年奇经病腰痛用血内有情之品温养下焦

鹿角霜　淡苁蓉　怀牛膝　柏子仁　炙虎骨　猺肉桂　西杞子　川杜仲　川石斛　如麻木甚者加草萆薢、蒺藜。

陈参曰：腰者肾之府，肾与膀胱为表里，在外为太阳，在内属少阴。又为冲督任带之要会，则腰痛不得专以肾为主病。内因治法：肾脏之阳有亏，则益火之源以消阴翳，用附桂八味丸。肾脏之阴内夺，则壮水之主以制阳光，用知柏八味丸。外因治法：里湿伤阳用辛温，以通阳泄浊。湿郁生热用苦辛，以胜湿通气。不内不外因治法：劳役伤肾以先后天同治，倾跌损伤辨其伤之轻重与瘀之有无，为或通或补。

膝腿足痛附

温湿热蒸，阻流行之隧，宜宣通之

石膏　杏仁　生苡仁　威灵仙　滑石　防己　寒水石

足膝肿痛久不止内热

生虎骨　仙灵脾　怀牛膝　金狗脊　陕归身　川萆薢

右腿痛不肿，入夜势笃（此邪留于阴，治从肝经）

杜仲　小茴香　穿山甲　归须　北细辛　干地龙

足痛攻冲吐涎，大拇指疼

吴萸　独活　归身　附子　细辛　防己

两足皮膜抚之则痛此厥阴犯阳明胃也

川楝子　小青皮　归须　橘红　延胡索　炒山栀　桃仁　楂肉

饱食则哕，两足骨髓皆痛，此阳明不克司束筋骨。

用转旋阳气法苓桂术姜汤

陈参曰：腿足痛，外感者推寒湿、湿热、湿风之流经入络。《内经》云：伤于湿者，下先受之，以治湿为主，或佐温佐清

佐散为宜。若内伤，不外肝脾肾三者之虚，或补中或填下或养肝为治。

臂背痛章

背者胸中之府，肺俞为病，即肩背作痛。又背为阳明之腑，而阳明为十二经之长，虚则不能束筋骨利机关，即肩垂背曲而臂亦作痛矣。阳明脉衰，肩胛筋衰不举而痛楚也。

手臂因何作疼痛，经络血虚风湿中。二术（苍白）南（星）秦（艽）二活（羌独）防（风），寒桂（枝）艾血芎归用。热芩痰芥气参芪，伤用威灵红桃送。背属太阳膀胱经，此经气郁痛不禁。羌活胜湿汤最妙，一点冷痛痰二陈。劳役过度时时痛。十全大补应安平。

营虚脉络失养，风动筋急（痛绕耳后，仿李东垣舒筋法）

当归　川桂枝　防风根　生芪　生於术　片姜黄　另服化脉活络丹一丸

劳倦肩背疼

桂　术　五加皮　苡仁　防已　白蒺藜　茯苓

阳明虚肝风动（当用柔甘温养法）

首乌　杞子　柏子仁　甘菊炭　归身　胡麻　羚角片　海桐皮　煨天麻　童桑枝　白蒺藜

寒部气隧胸引肩背皆痛

宗《内经》诸痛皆寒之义，以温药两通气血。

川桂枝　川椒目　熟附子　橘皮　乌药支　淡吴萸　延胡索　制香附　苏梗　远志肉　炒於术　白茯苓　元红花

肝浊冲逆作痛

干姜　乌梅炒　白芍　川黄连　川柏　细辛　炒川楝

失血，胃络虚，肩背痛（宜填补阳明）

人参　炒枣仁　白芍　茯神　陕归身　炙甘草

督脉虚，肾气上逆

陈参曰：肾气攻背，项强溺频，是督脉不摄。用奇经药以峻补真阳为主。

鹿角霜　归身　杜仲　沙苑子　青盐　鹿角胶　杞子　茯苓　菟丝子

陈参曰：凡冲气攻痛，从背而上者，系督脉主病，治在少阴。从腹而上者，系冲脉主病，治在厥阴。此治病之宗旨也。故肺俞之风用防风散，痰臂流背痛用指迷丸。

痛风章

遍身走痛名痛风，血虚气滞风湿攻。湿热生风不克土，痰壅经络难宣通。风淫末疾四肢属，日甚夜轻气血从。治主四物桃红益，痰热二陈萎相同。上风羌防芷薄桂，下湿薏藤宣汉庸。小便如涩四苓散，桑枝酒炒加汤中。此虽血瘀筋不着，总由血虚不内荣（失养）。寒气凝滞湿痰结，因风行走痛自凶。

陈参曰：五行六气流行最速，莫如风火，重按疼痛少缓，是为络血。

血络瘀痹（久痛必入络，气血不行发痹）

金沸草　桃仁　生鹿角　新绛屑　归尾　青葱管

积伤入络作痛

归须　降香末　小茴香　木香　柏子仁　野郁金

阴分伏热痛风

头颠至足麻木刺痛，用东垣滋肾丸。

肝肾虚下焦痛

病后精采未复，多言伤气，行走动筋，

当以甘温和养。

人参　当归身　白茯神　枸杞　沙苑子　甘菊炭

陈参曰：相火寄于肝，龙雷起于肾，并从阴发越，根蒂先亏，藏纳失职矣。

何书田曰：经云诸痛痒疮，皆属于心。夫心主君火，自当从热而论。然此但言疮耳，不可概诸他病也。诸痛古人总以通字立法，非攻下通利之谓。谓通其气血则不痛也。然必辨明气血在气分者，但行其气，弗动其血。在血分者，兼乎气治，所谓气行则血随之矣。证实者气滞血凝，通其气而散其血。证虚者气馁不能充运，血衰不能滋荣。当养气补血，兼寓通于补。

陈参曰：诸痛宜辛润宣通，不宜酸寒敛涩，恐留邪也。

头眩章

经曰：诸风掉眩皆属于肝。头为六阳之首，耳目口鼻皆系清空之窍，所患眩晕非外来之邪，乃肝胆风阳上冒耳。内风乃身中阳气疲动。

头眩昏晕气血虚，风寒暑湿痰火居。《内经》头眩责肝木（风木主动），丹溪痰火原相居。元气挟火动痰致，虚火上炎痰则无。化痰清晕二陈用，菊藁（本）荆桔羌防抚（芎）。劳役气虚补中妙。产后血虚四物须。冒暑薷香麦薷味，寒而无汗麻黄苏。

火重头眩宜清泄上焦窍络之热

山栀　天花粉　桑叶　元参　连翘　湖丹皮　生地

肝风头眩肾宜温肝宜凉

阿胶　麦冬　白芍　牡蛎　生地　萸肉　甘菊

络热眩晕

羚羊角　元参　生地　石菖蒲　连翘　郁金

营血虚头眩

西枸杞　胡麻　左牡蛎　川石斛　桑叶　柏子仁

内风挟痰头眩

煨天麻　法半夏　云茯苓　甘菊花　白蒺藜　广橘皮　西杞子　鲜竹沥

阴虚阳升头眩（补肾滋肝，育阴潜阳，兼镇摄治）

大熟地　山萸肉　五味子　牡蛎　怀牛膝　龟甲心　麦门冬　灵磁石　茯神　炒远志

属下虚头眩

都气丸加车前、淡天冬。

动怒郁勃痰火风火并炽，头眩

二陈汤、龙荟丸加减治之。

何书田曰：精液有亏，肝阴不足，血燥生热，热则风阳上升。窍络阻塞，头目不清，眩晕跌仆。治宜缓肝之急以息风，滋肾之液以驱热。如虎潜丸、侯氏黑散、地黄饮子、滋肾丸、复脉饮汤等方。介以潜之，酸以收之，厚味以填之。或清上实下之法。风木过动，必犯阳明，呕吐不食，法当泄肝安胃，或填补阳明。又法辛甘化阴，清金平木。治痰须健中，息风可缓晕。

陈参曰：肝肾虚则多惊恐，阳动莫制，皆脏阴少藏耳。

《医学妙谛》卷中终

医学妙谛　卷下

幹山何其伟书田纂
嘉定陈松墨荪参
绍兴裘吉生校勘

杂　症

痹证章

痹与风病相似，但风则阳受之，痹则阴受之，故多沉著且痛。大凡邪中于经为痹，邪中于络为痿。《金匮》云：经热则痹。络热则痿。初病湿热在经，久则瘀热入络。

痹证有五原归一，皮脉与肌筋与骨。风行寒痛湿著彰，《内经》三气风寒湿。以致麻木疼痛加，不能行动但能食。痹者闭不通之云，邪阻正气经络塞。皆由虚损腠理开，三气乘虚自外袭。留滞于内为病多，湿痰浊血都凝涩。法治祛邪养正先，畅达气血通络脉。竣补真阴为属阴，风燥之品用不得。舒筋赤芍草姜黄，沉（香）汁归（当归）羌（活）海桐（皮）益。

湿热致痹宜舒通脉络，使清阳流行

生芪　法半夏　防风　桑枝膏　生术　川羌活　姜黄　川桂枝　陕当归　羚羊角　猺肉桂　炙甘草　汉防己　苡仁　生地　白茯苓　炙龟甲　杏仁　阿胶　川通草　料豆皮　紫川朴　天花粉　绵茵陈　石膏　老苏梗　川石斛　湖丹皮　郁金

暑伤气，湿热入络为痹

人参　生於术　广皮　生姜汁　茯苓　半夏　川黄连　枳实　鲜竹沥　泽泻

寒湿为痹宜微通其阳，兼通补法

金狗脊　川杜仲　仙灵脾　熟附子　生虎骨　怀牛膝　川桂枝　白术　杞子　茯苓　防己　晚蚕沙　当归　萆薢　泽泻　苡仁

肝胆风热为痹宜甘寒和阳法

羚羊角　元参　桂枝　茯苓　石斛　杞子　白蒺藜　丹皮　桑枝　生地　天冬

肝胃虚滞为痹阳气烦蒸当两补厥阴阳明

黄芪　首乌 白蒺藜　於术　归身　料豆衣

气滞热郁为痹因病后过食肥腻

瓜蒌皮　苏梗　广郁金　苦杏仁　橘皮　半夏曲

血虚络涩为痹

鲜赤首乌　童桑枝　黑芝麻　九制首乌　川桂枝

热入下焦血分为痹

归身　柏子仁　钩藤　川萆薢　牛膝　丹皮　白菊花　苡仁　生虎骨　茯苓

风寒湿入下焦经隧为痹宜辛温以宣通经气

活络丹　川乌　地龙　穿山甲　大黑

豆皮

卫阳疏，风邪入络为痹风淫治以甘寒法

羚羊片　杏仁　海桐皮　元参　童桑枝　川桂枝　花粉　汉防己　连翘　绿豆皮

肝阴虚，疟邪入络为痹

大熟地　阿胶　天冬　五味　龟甲胶　秋石　麦冬　茯神

气虚成痹

舒筋汤加黄芪、广皮、茯苓、桂枝、防风根

营虚成痹

人参　归身　炙草　南枣　茯苓　白芍　桂枝

精血虚延痹

鹿角胶　枸杞子　桑椹子　天冬　茯苓　淡苁蓉　川杜仲　沙苑子　虎骨

陈参曰：治痹之法只宜峻补真阴，宣通络脉，使气血得以流行，不得过用风燥药，以再伤真阴。

痿证章

邪中于络为痿，又络热则痿。痿不外乎肝、肾、肺、胃四经之病。肝主筋，肝伤则四肢不为人用，而筋骨拘挛。肾藏精，精血相生，精虚则不能灌溉诸末，血虚则不能营养筋骨。肺主气，为清高之脏，肺虚则高源化绝，化绝则水涸，水涸则不能濡润筋骨。阳明为宗筋之长，阳明虚则宗筋纵，而不能束筋骨以利机关。经云：湿热不攘，大筋软短，小筋弛长。软短为拘，弛长为痿。

四肢软弱痿证成，不痒不痛难趋行。五痿筋脉骨肉气，治法独取阳明经。阳明本为宗筋长，主润宗筋合相养。虚则宗筋纵不收，束骨利关职不掌。总由肝肾肺胃伤，四末无用肝脾殃。肺热何由得濡润，高源化绝水涸彰。清心补肾二四（四君四物等汤）利，栀芩化热桔引肺。（杜）仲（牛）膝（瓜）蒌（麦）冬（黄）芪（五）味（木）瓜，木通通窍（升）麻提气。治痿之法专补阴，壮骨补虚药须备。

肺热叶焦

如形瘦脉数，玉竹、地骨皮、百合、北沙参、麦冬、杏仁、桑叶。如面瘰跗软，连翘。

湿热蒸铄筋骨为痿

茅术　川柏　寒水石　防已　茵陈　茯苓　晚蚕沙　萆薢　杏仁　飞滑石　木通　龙胆草

胃气窒塞为痿气塞胃呆，筋骨不利

加味温胆汤、更衣丸。

邪风入络为痿口鼻歪斜而起

羚角　大生地　元参　川石斛　犀角　川萆薢　黄柏

阳明虚，营络热，内风动成痿（宜清营热、息内风法）

犀角　元参　明天麻　钩藤　生地　连翘　冬桑叶　丹皮

胃阳督任皆虚为痿当两固中下

鹿角胶　淡苁蓉　巴戟肉　归身　牛膝　柏子仁　补骨脂　白茯苓　杞子　川斛

肝肾两虚为痿息风纳下

河间地黄饮子　熟地 巴戟肉　山萸肉　淡苁蓉　附子　官桂　石斛　白茯苓　石菖蒲　远志　麦冬　五味子

虎潜丸

熟地　虎胫骨　知母　当归　川柏　败龟甲　锁阳　白芍　牛膝　广陈皮　羚羊肉

脾肾阳虚为痿（晕中肌麻，腹鸣瘕泄，用脾肾两补）

冲任虚寒为痿用薛氏加减八味丸

督阳奇脉兼虚为痿

鹿角　淡苁蓉　菟丝子　远志　白茯苓　覆盆子

督阳虚为痿（如历节汗出，筋骨腰脊酸软，冬月尤甚）

麝茸　麝香　生羊肾子　归身　川乌酒煮为丸

骨痿（由精血内夺，奇脉少气，当填精补髓）

鹿角屑　羊肉胶　虎骨　巴戟天　猪脊髓　线鱼胶　龟甲　怀熟地　淡苁蓉　沙苑子　枸杞　川黄柏　青盐　川杜仲　白茯苓　牛膝　陈归身

陈参曰：治痿之法，经云独取阳明，无非流通胃气，以为脉主乎束筋骨利机关也。头颈轰然热蒸，痰涎涌出，味酸，此督脉不司纳束，肾虚收纳无权，阴火上炎，内风齐煽，宜通纳入脉，以收拾散失之阴阳。

麻木章

麻木不仁症何治，二陈四物汤须识。总是湿痰死血成，活血开痰法先试。两臂桂枝不可无，下部灵仙牛膝使。补中益气青（皮）附（香附）香（木香），白芥红（花）桃（仁）药兼备。

营虚，肝风挟痰，指末胀麻

煨天麻　羚羊片　桂枝　茯苓　胆星　白芍　钩藤钩　石决明　桑枝　秦艽　归身

肝肾虚，眩晕耳鸣，心悸指末麻

生地　西杞子　远志　石菖蒲　桂枝　阿胶　羚羊角　茯神　炙龟甲　牡蛎　归身　白蒺藜　胡麻　湖丹皮　白芍　料豆皮　桑叶　炒山栀

痫证章

痫证或因惊恐，或由饮食不节，或由母腹中受惊，以致内脏不平，经久失调，一触积痰，厥气内风猝然暴逆，莫能禁止。待其气平然后已。至于主治，要在辨其虚实耳。

痫痓晕倒时流涎，声类畜叫五痫传。痫醒身软痓反是，皆由痰与惊专权。惊则神志不守舍，舍空痰如心窍填。肝胆胃经挟痰火，三阳合并升而然。行痰为主清热次，犀角二陈（石）菖（蒲）胆（星）连（川连枳）。壳蒌（皮）藤橘姜竹沥，茯神郁（金远）志宜同煎。

惊恐痰火升，发痫

黄连　山栀　广皮　胆星　黄芩　枳实　远志　菖蒲

阳气郁窍，络阻发痫厥

羚羊角　川柏　姜半夏　连翘　陈胆星　远志　广郁金　元参　钩藤勾　白芍　川黄连　煨天麻　广皮　清阿胶

水火郁血滞，兼痫妇人经来紫黑

生地　紫丹参　炒山栀　西珀屑　丹皮　胡黄连　茺蔚子

肝肾阳升发痫

入冬不寐，阳不潜藏。虎潜丸。见前。

陈参曰：痫证有风热，有惊邪，皆兼虚与痰所致。幼科方书小儿有五痫，五脏各有畜所属。声如羊者心痫，声如犬者肝痫。声如牛者脾痫，声如鸡者肺病，声如猪者肾痫。痓，风病也。《难经》督脉为病，脊强而厥。张仲景云：脊强者，五痓之总名。其症卒口噤，背张而瘈疭。

癫狂　怔忡　不寐　健忘等章

癫出积忧积郁，病在心脾包络之阴，蔽而不宣，致气郁痰迷，神志为之混淆。狂由大惊大恐，病在肝胆胃经，三阳并而上升，致火炽痰涌，心窍为之闭塞。不寐总由阳不交阴所致，若因外邪而不寐者，当连去其邪，攘外即所以安内也。若因里证而不寐者，或焦劳过度而离宫内热，或忧劳积郁而耗损心脾，或精不凝神而龙雷振荡，或肝血无藏而魂摇神漾。胃病则阳跷穴满，胆热则口苦心烦，审病用方，法无一定。

狂证属阳主多怒，癫证属阴主多喜。心热为狂肝实癫，均为热证河间议。心经有损七情伤，镇心安神最为利。天王补心用三参（人参、丹参、元参），酸枣地归二冬味。远志柏仁桔茯神，灯草辰砂石菖配。怔忡健忘都可医，加减天王补心治。怔忡人呆将捕如，惕惕不宁神明殊。心为人主血为主，神不守舍心血虚。健忘虽因气血隔，盛怒伤志亦成疾。静则神藏躁消亡，心气不充神惫极。阳不变阴非外邪，此方亦可不寐吃（即天王补心丸）。

发狂木火动心神虚

人参　元参　枣仁　天冬　丹参　茯神　川连　麦冬　生地　远志　桔梗　伯仁　菖蒲

发癫，郁火，心肾不交脉不鼓指

生地　酒炒连　山栀　茯神　竹叶　川柏　炙坎版　菖蒲　远志

心火不寐

鲜生地　元参　竹叶心　净银花　麦冬　绿豆皮

胆火不寐

丹皮　半夏　钩藤　温胆汤　山栀　桑叶　橘红

脾营虚

用归脾汤为主

不寐胃病，阳跷脉虚

早服八味丸，晚服半夏秫米汤。

不寐怔忡，胆液亏，阳升虚烦

《金匮》酸枣仁汤　枣仁　甘草　知母　茯苓　川芎

不寐健忘，肝肾阴亏，阳浮（咸苦酸收甘缓法）

龟甲胶　熟地　萸肉　五味子　宁淡菜　川柏　远志　白茯苓　鹿角胶　大熟地　淡苁蓉　羊肾子

何书田曰：癫之实者，以滚痰丸开痰之壅塞，清心丸泄火之郁勃。虚者当养神而通志，归脾丸、枕中丹。狂之实者，以承气汤、白虎汤直折阳明之火，生铁落饮重制肝胆之邪。虚者当壮水以制火，二阴煎之类。

生地　枣仁　元参　茯苓　麦冬　甘草　黄芩　木通

思虑烦劳，身心过动，风阳内扰则营热。心悸惊怖，不寐，胁中动跃，治以酸枣仁汤。

枣仁　知母　川芎　甘草　茯苓　补心丹　枕中丹　清营之热佐以敛摄神志

陈参曰：《灵枢经》云：阳气下交于阴，阳跷脉满，令人得寐。

黄疸章

疸分阴阳，而总以湿得之。阳疸者，湿从火化，瘀热在里，胆热液泄，与胃之浊气相并，上不得越，下不得泄，熏蒸遏郁，侵于肺则身目俱黄，热流膀胱溺变赤，其色明，阳主明，治在胃。阴黄者，湿从寒水，脾阳不能化热，胆液为湿所阻，渍于脾，浸淫肌肉，蕴于皮肤，黄如熏，其色晦，阴主晦，治在脾。黄疸者，身黄、目黄、溺黄之谓也。

黄疸分五名固有，黄汗女劳湿热酒。总归湿热相郁蒸，脾胃兼虚为日久。茵陈五苓散主之，随病增减方堪施。病久腹胀兼黑色。此为不治先当知。

谷疸不宜下犯足太阴，防变胀

猪肚丸　猪肚　苦参　白术　牡蛎

又方　绵茵陈　茯苓皮　蔻仁　花粉枳实　苦桔梗

疸后郁伤心脾

用归脾丸

酒疸

四君子汤加陈皮　白芍　当归　柴胡生姜　大枣

陈参曰：酒客多蕴热，宜先清中分利，后顾脾阳。

湿热郁蒸黄疸

湿在上宜辛散法，取以风胜，防己、大豆卷、苡仁、银花、滑石、生牡蛎、枳实、法半夏、姜汁。

湿在下宜苦泄法，取以淡渗，黄柏、赤小豆、石膏、杏仁、山栀、连翘、通草、花粉。

疸变肿胀

大腹皮　海金沙　粉猪苓　鸡肫皮紫川朴　川通草

黄疸，脉络瘀热，此与水谷气交蒸

河间金铃子散加枳实　柴胡　半夏黄芩　山栀　谷芽

黄疸脾液外越（夏热泄气。脾虚为黄，非湿热之疸）

人参　白扁豆　茯神　炙草　怀山药米仁

何书田曰：脉弦胁痛少阳未罢，仍主和。渴饮水浆阳明化燥，急当泻热。如狂畜血主攻，汗后溺血主补。表虚者实卫，里虚者建中。女劳有秽浊，始以解毒，继之滑窍，终当竣补肾之真阴。

梦遗章

有梦为心病，无梦为肾病，湿热为小肠膀胱失精之藏。制虽在肾，而精之主宰则在心。其精血下注，湿热混淫而遗滑，所致者责在小肠膀胱，故治是症，不外宁心益肾，填精固摄，清热利湿诸法。有梦治心，无梦治肾。

左肾藏精右气火，相火一动精不固。外动酒浆湿热欲，内动多思多想故。精者有水本静居，无以扰之凝然如。一扰便动且妄行，遗精滑精渐致虚。年少元阳气极盛，如瓶之满满而溢。心有妄念邪火乘，如瓶之侧侧而出。相火易动真元虚，精道不固肾液竭。如瓶之罅漏渐干，此病最重最难涩。安神降火主治之，四物归脾收涩吃。

阴虚阳越兼遗滑（用厚味填精，介类潜阳，养阴固摄诸法）

熟地　覆盆子　芡实　山药　湖连桑螵蛸　茯神　川斛　沙苑　线鱼胶　生地　萸肉　麦冬　远志肉　天冬　川柏女贞　金樱膏　柏仁　青盐　牡蛎　炙坎版　淡菜　炙草

阴虚湿热遗滑（苦泄兼通腑）

川柏　川萆薢　知母　泽泻　川莲苡米仁　芡实　茯苓　猪苓汤

下损及中梦遗（有梦而遗，烦劳过度，致脾胃两伤，心肾不交，上下两损，当培土固摄）

妙香散、补心汤、生脉、四君、归脾汤、冬术膏、桑螵蛸散

肾气不摄，梦遗兼滑

熟地　山萸肉　山药　湖莲　金樱子　五味　紫河车　芡实　龙骨　菟丝子　覆盆子　沙苑子

兼失血

熟地　五味　山药　人参　枸杞　茯神　牛膝　鱼螵蛸花　龙骨　桑螵蛸

何书田曰；房劳过度，精竭阳虚，寐则阳陷而精道不禁，随浊随泄，不梦而遗。当用《济生》固精丸（花龙骨、左牡蛎、菟丝子、家韭子、白茯苓、五味子、桑螵蛸、白石脂）升固八脉之气。饮食宜厚，脾胃酿成湿热，留伏阴中而梦泄者，当用刘檀石脂肚丸（白术、牡蛎，以猪肚、苦参一具同煎），清脾胃蕴蓄之温热。无梦遗精，肾关不固，精窍精脱而成也用桑螵蛸散（人参、菖蒲、远志、秦当归、茯神、龙骨、龟甲、桑螵蛸）与阴固摄滑涩互施。上实下虚，火风震动，脾肾液枯，用斑龙二至百补丸（人参、鹿角、菟丝子、熟地、杞子、山萸内、五味子、天冬、茯苓、怀牛膝、芡实、龙眼、西黄芪、麦冬、山药、金樱子、楮实）通摄下焦。龙相交炽，阴精走漏，用三才封髓丹及滋肾丸、大补阴丸（熟地、金狗脊、知母、川柏、炙龟甲）峻补真阴，承制相火，以泻阴中伏热。

浊证　淋证章

浊属心肾，淋为肝胆。痛则为淋，不痛为浊。遗由精窍，淋在溺窍，异出同力，最宜分别，切勿混治。

浊证原分赤与白，白属气分赤属血。脾胃湿热注膀胱，水液浑浊皆属热（本《内经》）。主治清心莲子饮，痰注膀胱二陈合。白由肾虚萆薢饮，赤是血虚合四物。淋证血石劳气膏，滴沥疼痛常呼号。心与小肠相表里，心火犹动相火烧。欲住不住住又至，总将津液常煎熬。八正四苓合四物，山栀知柏淋应消。

浊淋二证参看湿热下注

萆薢　木通　海金沙　赤茯　猪苓　泽泻　川黄柏　山栀　茵陈　鲜竹叶　丹皮　汉防己　子和桂苓饮　刘檀石猪肚丸

阴虚湿热淋浊

滋肾丸　丹溪大补阴丸合水陆二仙膏加牡蛎、金樱膏、六味丸，去萸肉，加车前、牛膝。

心火下陷淋浊（心阳亢而下注，利其火府）

分清饮加山栀、丹皮、茯苓、猪苓。清利火府用导赤散加赤苓、瞿麦。又方川连、生地、人参、桔梗、川柏、茯苓、丹参、菖蒲

气闭成淋

紫菀　瓜蒌皮　郁金　降香　杏仁　枇杷叶　山栀

食人痞满便淋（照前方去紫菀、山栀，加苡仁）

膀胱蓄热血淋小便短赤带血

用导赤散加赤茯苓　西血珀屑五分

又方　黄柏　知母　山栀　生地　龙胆草　丹皮　酒大黄　淡竹叶　当归　郁李仁　元红花

精浊阴亏

炙龟甲　熟地　天冬　肥知母　淡秋石　川柏　茯苓　猪脊筋

肾虚不摄，淋浊（脉细腰酸，遗沥胃减，宜收纳肝肾）

茯苓　青盐　胡桃　肾气汤加淡苁蓉　鹿角　大茴香

败精浊瘀阻窍

用虎杖散加韭白汁　制大黄　麝香少许

入络通血　白丑　桃仁　归须　桂枝　小茴　杜牛膝　归尾　山栀　川楝子　韭白　两头尖　川柏　远志　淡苁蓉　柏仁　茯苓　生鹿角　大黄　小茴　加麝香

又方

阿胶　生地　女贞子　料豆皮　琥珀屑

淋浊奇脉病

败精内滞因溺强出，积久精血皆枯，当以冲督任带调理，亦如妇人之漏带也。

鹿茸　小茴香　归身　人参　杞子　龟甲心　茯苓　柏霜　补骨脂　覆盆子　菟丝子

又方

鹿茸　韭子　胡桃　沙苑子　舶茴香

何书田曰：便浊只在气虚与湿热。实者宣通水道，虚者调养中州，虚实两兼又宜益脏通腑。精浊总由肝肾损伤，而有精瘀精滑之分。精瘀当先理离宫腐浊，然后补肾。精滑用固补敛摄，不应，从真元气调之。张景岳所谓其无形以固有形也。然人必知八脉，治用孙真人九法，升奇阳，固精络，使督任有权，漏卮自已。尿血一症，虚者居多，若有火亦能作痛，当与血淋同治。如清之不愈，专究乎虚，则上注心脾，下从肝肾，久则主乎八脉。

陈参曰：厥阴内患最急，少腹绕前阴如刺，小水点滴难通，环阴之脉络皆痹，气化机关已息，必须仿朱南阳法，兼参李濒湖意用滑利通阳，辛咸泄急，佐以循经入络之品。古人云：九窍不和多属胃病，六腑为治，以通为补。脾宜升则健，胃宜降则和。盖太阴之土得阳始运，阳明之土得阴则安。脾喜刚燥，胃喜柔润。张仲景急下存津，治中胃也。李东垣大升阳气，治在脾也。

八正散　治湿热便秘。

车前子　瞿麦　山栀　灯草　细木通　滑石　大黄　扁蓄草　甘草　木香

湿热盛而宣彻其泉源也。陈注。

小便不通不禁　大便不通　二便秘　脱肛等章

人身秽浊二便消，通则浊降塞则淆（便通则浊降清升，否则清浊混淆矣）。小便不通膀胱热，用药可与淋同条。小便不禁膀胱火，火邪妄动难自料。水不得安故不禁，二神丸合桑螵蛸（川连、川芎、甘草、生地、当归）。大便不通肠液竭，活血润燥方无抛。二便闭时肝肾热，八正散服两可消。肛门秘结肺热致，肺与大肠表里明。脱肛肺脏虚寒甚，泻痢入虚陷下遭。汤用补中益气妙，热脱四物知柏邀。

阴茎囊肿，是湿甚而下坠入府，用河间法。

石膏　寒水石　杏仁　泽泻　滑石　紫川朴　猪苓

小便不通，小肠火结

导赤散加丹皮　赤茯苓

膀胱气化失司

用五苓散

湿壅三焦用河间分消法

杏仁　桔梗　滑石　川朴　连翘　木通　香薷　陈皮　猪苓　木瓜　川连　寒水石　泽泻　芦根　黄芩　海金沙　防己　生石膏　枳壳　六一散

湿郁热伏小肠痹

用小温中丸

肾阳不通

五苓散加干姜　炮姜　附子　猪胆汁

肾与膀胱阴分蓄热致燥，无阴则阳无以化，用

滋肾丸　通下焦至阴之热闭。

湿热大肠痹

宜清热燥湿小温中丸。

大便秘，火腑不通

用更衣丸

湿火便秘用大苦寒坚阴燥湿法

川柏　萆薢　独活　海金沙　细辛　川连　防己　蚕沙　川锦纹

肾燥热便难宜温通下焦，用滋肾丸

郁热爆结气阻（苦寒泄热，辛以开郁，此三焦通治法）

川连　莱菔子　川楝子　广皮　芦荟　炒山楂　炒山栀　制朴　青皮　赤茯苓　杏仁　广郁金

血结便秘

桃仁泥　冬葵子　川郁金　郁李仁　降真香

又方　桃仁承气汤

血液枯燥，大便不通宜养血润燥为法

归身　柏子仁　麦冬　沙苑子　麻仁　松子仁　茯苓　奎白芍

又方　生地　阿胶　龟甲

又方　红花　牛膝　菠菜　五灵脂　桃仁　丹皮　韭菜　郁李仁

又方　枸杞子　天冬　人中白　川萆薢　三才汤　五仁汤　虎潜丸去琐阳　加淡苁蓉　通幽汤　生地　红花　熟地　桃仁　甘草　归身　升麻

老年阳衰风闭用温润通调之法

半硫丸

二便闭，小肠火结

芦荟　川楝子　桃仁　夜分胀用小温中丸　红花　当归须　李仁

湿热肺气不降

苇茎　桃仁　西瓜　翠衣　滑石　通草

又养胃法　北沙参　麦冬　杏仁　薏仁　知母

温热壅腑便闭

川连　山栀皮　枳实　青皮　黄芩　莱菔子　川朴　丹皮

气血结痹便闭

川楝子　桃仁　川桂枝　当归须　郁李仁　红花　制川军　小茴香　川芎　山楂炭　肉桂　葱白　青皮　五灵脂　香附

血枯经阻便涩

大生地　牛膝　郁李仁　归身　车前子　淡苁蓉　柏仁　冬葵子　茯苓　小茴香

厥阴热闭

二便皆涩，少腹胀满，背寒烦渴，此为癃闭，当用秽浊气味之品，直泻厥阴之闭。

两头尖　韭根　小茴香　橘红　穿山甲　归须　川楝子　乳香　川连　山栀　通草　海金沙　川柏　淡吴萸　青皮　滑石

又仿李东垣治癃闭法，用滋肾丸。

陈参曰：凡小便闭而大便通调者，或膀胱热结，或水源不清，湿证为多。大便闭而小便通调者，或大肠气滞，或津液不流，燥证居多。二便俱闭当先通大便，则小便自利矣。肾司二便，肝主疏泄，须辨阴结阳结，或下病治上之法，开提肺气。喻嘉言：上燥治肺，下燥治肝。

脱肛，湿热气虚下陷

从东垣治法，用补中益气汤　人参　西芪　於术　甘草　陈皮　当归　柴胡　大枣　升麻　生姜

脱肛，纯属气虚下陷

人参　归身　白术　广皮　绿升麻　川连　白芍　炙草　乌梅　石莲子

肾气不归少腹痛，肛坠，便滑

熟地　五味　远志肉　怀山药炭　茯苓　萸肉　菟丝饼　禹余粮

年老气陷脱肛

人参　补骨脂　阳起石　鹿茸　大茴香

又　禹粮石脂丸

陈参曰：脱肛一症，有因泻痢气陷而脱者。有因中气虚寒不能收摄而脱者，有因酒湿欲伤而脱者，有因肾虚湿注而脱者。或年老气血已衰，或年少气血未旺，亦致脱肛。经云：下者举之。徐之才曰：涩可去脱。皆治脱肛之法。《叶天士指南》治此症不外升举、固涩、益气三法。至气热血热而肛反挺出者，则用芩连槐柏皮四物升柴之类。然亦间有此症，非可训之法，存之以备一说。脱肛症不宜过用苦凉，大约以叶氏治法为正。

三消证章嘈证附

经云：二阳结谓之消。二阳者，手足阳明也。手阳明大肠主津病，消则目黄口干。是津不足也。足阳明胃主血，热则消谷善饥，是血中挟火，血不足也。未传能食，必发痈疽，不能食，必传如胀满，皆不治。经云：饮食入胃，精气输脾。又脾与胃膜相连，又脾主为胃行其津液。脾属阴，主血，胃属阳，主气。胃易燥，全赖脾阴以和之。脾易湿，必赖胃阳以运之。故一阴一阳合冲和之气，而为后天生化之源也。若脾阴虚，则胃家游溢之精气全输于脾，不能稍留津液以自润，则胃过于燥而有火矣。故急欲得食以自资，迟则嘈杂尤甚。若失治则必延成消膈之症。

上消肺因心移热，二便如常饮水适。中消胃热食偏多，大便硬坚小便赤。下消肾热渴饮汤，耳轮焦干便淋沥。虽分肺胃肾三般，总是肾水不足得。肾水不足虚火炎，津液干枯血虚极。地黄饮子六味丸，清息用之定有益。

郁火致消（善饥而渴日加瘪，心郁火燃当清阳明之热，以滋少阴）

生地　麦冬　生白芍　石膏　知母　西甘草

朱丹溪消渴方　生地　花粉　川连　藕汁　牛乳

烦劳心营热（肌瘦饥渴，是上中二消病）

乌犀角　元参　沙参　地骨皮　鲜生地　麦冬　柿霜　生甘草

又　固本丸加人参

肝阳犯胃成消

石膏　生地　生白芍　人参　川斛　粳米　阿胶　知母　生甘草　麦冬　陈皮　佩兰

元阳变动，烁津成消（此甘缓和阳生津法）

河间甘露饮　炙黑草　生白芍　生地　麦冬　知母　生枣仁

肾消（饥渴便浑，舌碎面赤，是阴虚阳气上燔）

六味丸加牛膝　车前　补足三阴

肾阴虚，胃火胀成消脉左数能食

六味丸加天冬　麦冬　龟甲　女贞子　川草薢　旱莲

肾阴虚，心火亢（形瘦脉搏，渴饮善食，三消证也）

陈曰：古人谓入水无物不长，入火无物不消。河间每以益肾水、制心火、除肠胃燥热、济身中液枯是真治法。用玉女煎。三消症虽有上中下之分，其实不外阴亏阳亢，津液枯涸，热淫而已。当以仲景之肾气丸、《本事方》之神效散为主。肾气丸助真火蒸化，升津液，上承神效散，取水中咸寒之物，遂其性而治之。方用白海浮石、蛤壳粉、蝉蜕为末，以大鲫鱼七个。捣烂调服。

肾消两腿渐细，腰足无力，此因中消之后，胃热入肾，销烁肾脂，令肾枯槁，溲如膏脂。晋人云：肺主气，肺无病则气能管束精液。其精微者营养筋骨血脉。余者为溲。肺病则津液无气管束，而精微者亦随溲下如膏脂也。

白茯苓丸

茯苓　元参　人参　川萆薢　覆盆子　熟地　川连　川斛　蛇床子

白蜜为丸，磁石汤下。

附嘈证

嘈有虚实真伪，其病总在于胃。胃过于燥则火升，而嘈得食可止。久延便变消渴证。

阳升嘈杂

生地　柏子仁　茯神　麦冬　料豆皮　川斛

心肠热嘈，必烦热头汗

淮小麦　茯神　南枣　柏子仁　炙草　辰砂

血虚嘈杂兼咽疮

生地　麦冬　生白芍　炙草　天冬　女贞　火麻仁　茯神

肝阴虚发嘈　妇人半日一发，夜则更甚

生地　清阿胶　茯神　天冬　紫丹参　白芍

陈参曰：脾阴虚则胃燥而有火矣。治当补脾阴，养营血，兼补胃阴，甘凉濡润，稍佐微酸。

脚气章

脚气脚膝时酸疼，赤肿兼患胀腹心。不肿热痛干脚气，气肿而痛湿气明。因风则麻因寒痛，呕吐喘急忧危临。寒温湿渗风宜汗，热下诸法须评论。又有下陷致跗肿，脾气虚弱胃气沉。脾坤静德乾健运，中气冲和清浊分。脾土受伤不制水，水谷之气下陷应。足跗肿者用何法。补中益气汤提升。

湿热跗肿，酸软足背赤肿，皮亮溲黄

川独活　猪苓　木瓜　黑栀皮　滑石　赤茯苓　泽泻　椒目　料豆皮　知柏八味丸

寒湿腿酸，跗肿痛

川桂木　熟附子　茯苓皮　蚕沙　川独活　宣木瓜　制香附　牛膝

脾明虚寒，腿肚及跗浮肿按指下陷酸冷

巴戟肉　摇桂　香附　於术　金狗脊　川附子　茯苓　独活　牛膝　宣木瓜　淡苁蓉　人参　炮姜　车前　五加皮　益智　山萸　山药

足三阴虚，脚背足心跗肿，气逆喘急，水泛为痰

熟地　虎胫骨　杜仲　白芍　龟甲　人参　熟川附　杞子　香附　牛膝　茯苓　上肉桂　麦冬　干姜　陈皮　广沉香　五味　附桂八味丸

疝证章

七疝在肝，《内经》谓冲脉为病，又谓任脉为病。男子结七疝，女子带下瘕瘕，同为肾经主之。胁中少腹皆肝脉，游行之所，气凝紧为腹聚，久结形为瘕疝。暴疝

多寒，久疝多热。《素问》诸经之疝云：任脉为病，结七疝，督脉生病，为冲疝。脾传之肾，病名疝瘕，三阳为病，发寒热，传为㿗疝。邪客于足厥阴之络，令人卒疝暴痛。

陈参曰：少阳上聚为瘕，厥阴下结为疝。

气冲疝上冲心不得前后，能上不能下，为冲

狐疝夜出昼入如狐，乃肝木病

㿉癃疝肾脉滑甚为㿉癃疝囊，脓血溺秘，乃脾邪传肾也

㿗疝顽痹不仁，丸大如升如斗

厥疝肝木乘脾，厥逆上升也

疝瘕脾传之肾，少腹实热而痛，状如黄瓜

㿉疝足阳明病㿉疝，脉滑为㿉疝，乃肝木乘胃也，囊大脓血

以上系七般疝气。

热郁于中，寒包热，小腹急痛连睾丸。导气汤加荔橘核，附姜故（破故纸）仲青通餐。偏坠不痛本肾气，苍芷滑（石）半（夏）加可宽。妇人厥阴寒气聚，小儿食积治无难。

督任阳虚疝气坠下结，升阳为主

鹿茸　沙蒺藜　归身　鹿角　菟丝子　桂枝

奇脉阳虚疝疝瘕绕脐，汩汩有声

淡苁蓉　杞子　沙蒺藜　红枣　小茴香　归身　白茯苓

筋疝怒劳所伤也

淡苁蓉　小茴香　归身　胡桃　山羊肾　补骨脂　家韭子　茯苓　青盐　捣为丸

肝疝犯胃纳食涌吐，宿疝上冲

墨附子　淡吴萸　猪胆汁　淡干姜　川楝子

浊阴聚肝络疝脐旁动气，少腹结疝，睾丸偏坠

淡苁蓉　枸杞子　白茯苓　安息香　归身　小茴香　川连　川楝子　广木香　吴萸　延胡索　青橘叶　桃仁　穿山甲　炒橘核　归尾　小茴香　郁李仁　山楂　泡吴萸　小青皮　左牡蛎　葱白　川桂枝　建泽泻

膀胱寒湿，凝滞疝气阴囊茎痛

五苓散加防已　独活

郁怒肝疝肿胀用丹溪通阳泄浊法

归须　橘核　小茴香　青皮　木香　炒山栀　青葱　川楝子　香附　小茴　延胡索

久疝湿邪热郁

川柏　龙胆草　山栀　芦荟　细辛　知母　海金沙　猪苓　泽泻　川连　木香　冬葵子　川桂枝　山栀　橘核　郁李仁　川楝子

又方　肉桂　当归身　鹿角　川芎　小茴　炙甘草　茯苓　生姜　羊肉胶为丸

疝兼疟母

阴疟久延，邪入肝络，少腹痛渐硬，结阴前后处筋痛。

淡苁蓉　穿山甲　杞子　归身　大茴香　黑川乌　水安息　鹿茸　黑豆　小茴香

陈参曰：疝不离乎肝，又不越乎寒。以肝脉络阴器，为至阴之脏。足太阳之脉属肾络膀胱，为寒水之经。故仲景以温散祛寒、调营补气为主，而子和又以辛香流气为主。谓肝得疏泄乃愈，则金铃子散、虎潜丸二法是也。

喉痹章

经云：一阴一阳结谓之喉痹。一阴者手少阴君火，心之脉气也。一阳者，手少阳相火，三焦之脉气也。夫二经之脉并络于喉，故气热则内结，结则肿胀，甚则痹，痹甚死。十二经惟太阳别下项，其余皆凑咽喉。《内经》何以独言一阴一阳，以君相二火独胜则热且痛矣。

喉痹总因风热冲，血虚虚火游行攻。更挟风痰喉间客，遂有此症肿痛凶。缓者祛风与清热，急用桐油探吐松。

风火上郁喉痹用辛凉清上法

薄荷　射干　大力子　杏仁　绿豆皮　连翘　桑皮　马勃绒　滑石　西瓜翠

肺燥热喉痹

北沙参　川斛　桑叶　地骨皮　川贝母　元参　花粉　绿豆皮　苡仁　芦根　枇杷叶　百部

浊秽上受，咽喉肿痹此清降开灌法

连翘　广郁金　山栀　广橘皮　马勃　大力子　杏仁　竹叶丸

气分热毒喉痹

银花　马兜铃　连翘　芦根　川贝　白金汁　通草

又方　杏仁霜　甘草　苦桔梗　川贝

阴虚火炎喉痹日久不愈

生地　元参　鸡子黄　阿胶　麦冬　糯稻根须

又六味丸　方内中牛膝、莲子、芡实煎丸皆可。又复脉汤加天冬、牛膝，去生姜、桂枝。又猪肤汤。

少阴喉痛肌肉消烁，下焦易冷，骨髓已空

用填髓法：生羊骨髓、猪骨髓、鹿角胶等份，捣为丸。

陈参曰：喉证古方法治法用辛散咸软，去风痰，解热毒为主，如元参升麻汤、《圣济》透关散，及玉钥匙、通圣散、《普济》消毒饮，皆缓本而以治标为急者也。恐缓则伤人，故急于治标。

陈曰：近时喉痹之证，多因失血从水，不制火而起。治法以滋水敛阳为主。

宜宗丹溪之说。

耳病章

肾开窍于耳，心寄窍于耳。耳为清空之窍，阳交会流行之所。一受风热火郁之邪，及水衰火实，肾虚气厥者，皆致耳鸣失聪。

耳为肾窍病属肾，肾虚耳聋不能听。少阳脾湿绕耳中，邪气感之耳鸣应。湿热扰胃胃火炎，亦致耳鸣红肿甚。右属阳明左少阳，肿而出脓风热病。

风温上郁耳鸣

温邪暑热火风侵窍，用轻可去实法轻清泄降。

薄荷　杏仁　通草　苦丁茶　菊叶　荷梗　连翘　桔梗　马勃　绿豆皮　银花　川贝　羚羊片　大力子　元参　蔓荆子　荷叶汁　夏枯花　滑石　鲜竹叶　石膏　黄芩　益元散　连翘　山栀

胆火上郁耳聋头痛耳胀，治法与上略同

青蒿　丹皮　象贝　石决明　桑叶　山栀　连翘　滁甘菊

郁伤心肾，胆火上炎，耳聋

清泄耳鸣，病由于郁，用煎方，以清少阳，丸药以补心肾。

生地　夏枯草　山栀　生草　丹皮　女贞子　赤苓　白芍　五味子　茯神　辰砂　磁石　建莲子

沉香丸方用熟地　龟甲　麦冬　牡蛎

气闭耳鸣

连翘　川朴　木通　苦丁茶　杏仁　广皮　防已　鲜荷叶汁

肾虚耳聋

阴虚阳亢，内风上施蒙窍，当壮水制阳，填阴镇逆，佐以咸味入阴，酸味和阳。

大熟地　琐阳　牛膝　磁石　萸肉　龟甲心　茯神　远志　秋石　五味

八十高年耳聋且下虚上实，当填补下焦

六味丸加磁石　龟甲　五味　远志

陈参曰：耳病治法不外乎通阳镇阴，补心益肾清胆等法。体虚失聪，治在心肾，邪干窍闭，治在胆经。

目病章

经云：五脏六腑之精华，皆上注于目。目者肝之窍也，肝与胆为表里。肝液胆汁充足，目乃能远视，故无论外感内症，皆与肝胆有关。六淫之邪，风火与燥气居多，内起之症，肝胆与心肾为多。

白睛属肺曰气轮，乌球属肝曰风轮。大小眦心曰火轮，上下胞脾曰肉轮。瞳神属肾曰水轮，五脏五轮多肝经。目得血养视乃明，肝有风热目病生。

风温上郁目赤左脉弦

桑叶　夏枯草　连翘　草决明　菊叶　青菊花　苦丁茶　桑皮　料豆衣

燥热目赤且痛

鲜荷叶　山栀　赤芍　绿豆皮　夏枯草　生草　菊叶　苦丁茶　料豆衣　薄荷　桑白皮　连翘

暑热郁蒸目红

桑叶　谷精珠　通草　绿豆衣　米仁　望月砂　茯苓

木火上郁目赤疼肿

羚羊片　夏枯草　桑叶　谷精草　石决明　丹皮　绿豆皮　米仁　连翘　炒山栀　生地　菊叶

血络虚热，眼痛，白上红丝

羚羊片　连翘　川桂枝　青菊叶　丹皮　秦当归

脾肺蕴热目胞浮肿，不饥不运

桑皮　大腹皮　苡米仁　通草　茯苓　广陈皮　生姜皮

阴虚火郁微寒汗出，下有痔漏。左眼疼

六味丸去萸肉，加白芍，蔓荆子。

胃虚肝风右眼多泪，心嘈杂

嫩黄芪　归身　煨姜　大白芍　茯神　大枣

肝阴虚左目痛热泪，翳膜

桑叶　望月砂　黄甘菊　石决明　杞子　料豆衣　赤首乌　小胡麻即黑芝麻

肝肾虚目痛治法同前

熟地　归身　茯神　白蒺藜　萸肉　五味　菊花　柏子仁　生地　山药　桑椹子　大天冬　杞子　谷精草

陈参曰：治法外感者必有寒热，头痛鼻塞，骨疼，脉见紧数浮洪方可清散。内固者如肝胆之风热盛，当散热除风，如肾经之水。火衰，当壮水益火。若阴血虽亏，而风热未尽，则当审其缓急，相参而治。

鼻病章

经云：肺和则鼻能知香臭。又云：胆移热于脑，令人辛頞鼻鼻渊，传为衄衊瞑目，是知初感风寒之邪，久则化热，热郁则气痹而窒塞矣。衊，音蔑，鼻出血也。

无形之气运于鼻，鼻塞声重风寒被。胆热移脑鼻渊生，喜饮鼻赤伤肺气。

清邪郁久肺气窒塞 鼻起红椒，当开上宣郁法

蔓荆子 连翘 鲜荷叶 苦丁茶 滑石 香白芷

精虚鼻渊 脑髓不固，淋下无秽气，此劳怯之根也。

天真丸 人参 西芪 白术 天冬 山药 淡苁蓉 当归 羊肉

热壅肺气

知母 梨肉 贝母煎膏

脑热鼻渊兼左鸣左甚

初用苦辛凉散法 山栀 飞滑石 羚羊片 苦丁茶 夏枯草 菊叶 连翘 久则用咸降滋填镇摄法 虎潜丸

又方 大熟地 虎骨 琐阳 羯羊肉 归身 怀牛膝 龟甲 陈皮 肥知母 白芍 加法天冬 淡菜 猪脊筋

口病舌病章

口属脾经舌属心，舌和五味自知音。肝热口酸心热苦，脾热口甘疳亦生。肾热口咸虚则淡，寒亦口咸食酸明。肺热口辣内热苦，口干欲饮皆热因。

心脾郁热，口舌生疳，唇赤且燥

小生地 生甘草 麦冬 鲜石斛 滑石 炒山栀 生薏米 银花 连翘心 通草

湿温郁蒸 口舌满布糜疳，唇红秽气，胃火胸烦

淡豆豉 犀角尖 黑山栀 金石斛 花粉 鲜生地 羚羊片 净银花 西甘草 川贝 青蒿子 连翘 淡竹叶 郁金 鲜苇茎 野蔷薇 花露 荷花露 枇杷叶露 玫瑰露

牙痛章

牙痛不外风火虫虚，此但言其痛也。他如牙宣、牙䗛、牙疳、牙菌、牙癰穿牙、去骨槽风、走马青腿牙疳之类，皆由乎湿火热毒，肝郁湿痰，蕴结牙床。须分上下二齿，辨明手足阳明及少阴之异。

木生于土牙生床，床本阳明牙肾乡。下床嚼物大肠属，上床不动胃经当。牙宣肿痛胃湿热，竹叶石膏是主方。

温邪上蒸牙疼痛连头颠，用玉女煎法

火郁牙痛连顶颠，属厥阴

犀角 元参 生草 连翘 夏枯草 铃角 知母 银花 山栀

风热牙痛龈胀头痛，用轻清泄上法

芦根 西瓜翠 连翘 滑石 绿豆皮 银花

阴虚火炎牙痛 嗜饮，牙宣，衄血，咳血

人中白 鲜石斛 大泽泻 旱莲草 生牡蛎 绿豆皮

牙痛后络痹颊车穴，闭口不能张，用宣通法

羚角片 煨天麻 制僵蚕 桂枝尖 炒山栀 炒丹皮

骨槽风痛或缓或甚，连空穴胀痛甚，心烦

先用阳和汤法 猺天桂 鹿角胶 大熟地 净麻黄 白芥子 甘草

走马青腿牙疳即名牙啸，牙龈出衄紫色，口臭，脉反涩细，两腿青如靛，此湿热郁火蕴结阳明，肝肾阴亏。

犀角 石膏 知母 怀牛膝 银花 元参 郁金 生地 熟地 丹皮 人中白 麦冬 旱莲 女贞子 连翘 碧玉散 茯苓 龟甲心 炒山栀 羚羊片 生草 川石斛 川贝 安南桂 料豆衣

《医学妙谛》卷下终

发背对口治诀论

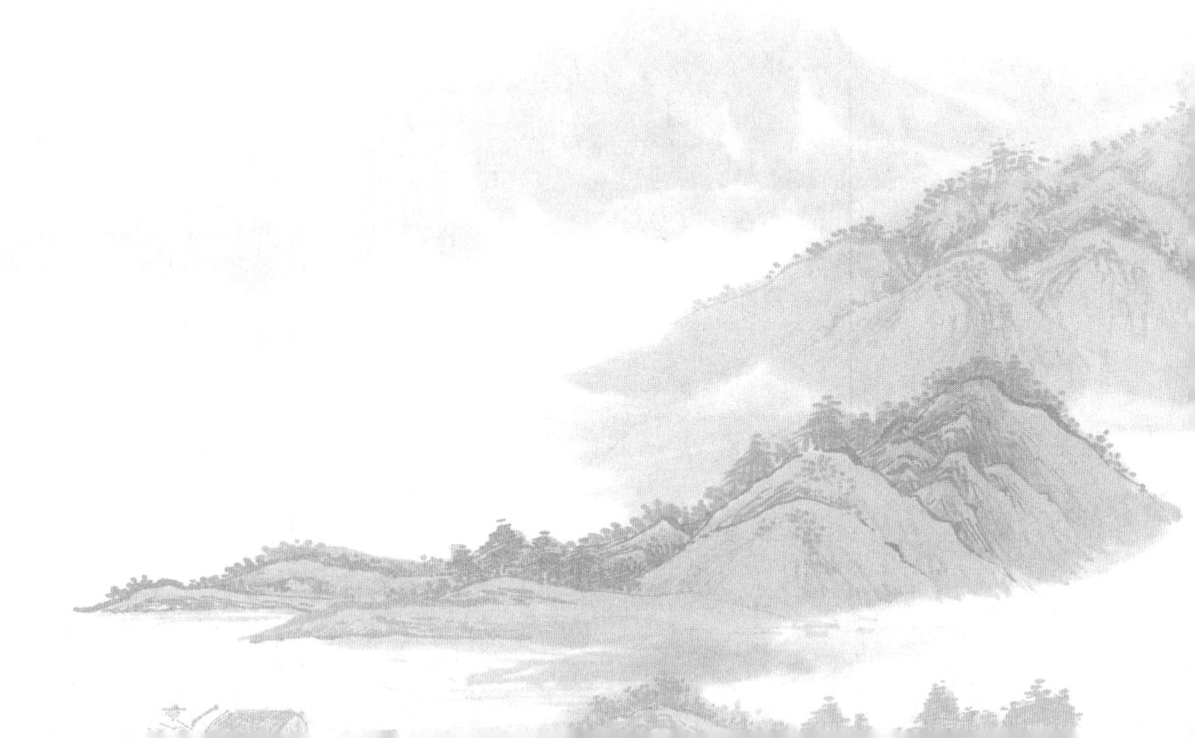

内容提要

本书一卷，清·谢邃乔先生所著，并谢氏世传《外科秘法》一卷，附以扬州存济堂药局膏方，为其孙翼为先生在道光年间辑印以分送友人。惟板毁，书鲜流传，本社裘吉生君爰将所藏手抄本刊行。因其间完全属经验之方，近来中医外科退步，凡遇发背对口之大症，往往束手；西医之有学问而收觅古方者，又日见其多，裘君不自秘，以供中西医者之求，微特为谢氏传书也。

谢氏序

《发背对口治诀》，先大父邃乔公所著也。先大父性颖悟，好读书，常以济世为念，敦学不怠，屡困棘闱。及先伯父香伯公举于乡，始无意进取，惟读书以自娱，暇则讲求岐黄。曰：士不能得志，是亦济世之一道也。通内、外科，多所阐发。每视病必矜重，四方延请，虽远必至，却馈遗贫困者，以药助之。尝为人治发背、对口诸证，以古人之法投之多不效，沉思其故曰：是非古人之欺我也？特未通其变耳。夫一证之成，其受病必有偏重之处，审其所偏重而切治，则效可立见也。自是，凡治此证必辨其位之左右、上下，色之赤白、深浅，脉之浮沉、迟速，以审其经络腑脏窍穴之所系，与夫阴阳虚实、淫郁燥湿之所归，而复参之天时，相其地宜，以制五行生克之用。取古人之法，损益变化以通之，于是所治罔不效。既而先伯父迎养琴江署舍，多暇，乃取历年医案，裁定发背对口治诀几卷，附录经验几卷，及归而授之。先君曰：此书未经人道勿轻视之！艺虽小，亦足以济世矣。先君东环公暨先叔父东揆公亦皆以儒术通素理，先君久战北闱未遑，展施先叔父以是道行。世善用先大父遗法，故所治多奇而中。今先君、先叔父相继逝世矣！为与诸弟皆材劣，不能通一艺，先人之书具在，徒使置而勿用，是先人济世之志至为等而中绝也。杨君子逸夙闻是书，勉余敧梓，余欣然从之。庶几先人遗术传播四方，高明之士鉴而采择焉，未必不有补于世，虽未能述先世之事，犹不失先世之志也夫！

道光二十年仲春七日孙翼为谨序

发背对口治诀论

毗陵邃乔谢应材著
孙翼为且鲁校
裘庆元吉生刊

对口、发背不拘偏正，只谓形色。色忌晦滞，贵淡红明润；形忌歪邪平塌，要尖圆高突。所以高为阳，下为阴；红为阳、白为阴。有肌肤受寒毒，虽高耸而亦白者，须用柴葛解肌。或时当寒甚，用净苏叶温解，使之重汗，俾邪从汗解。若痛在筋骨，外不现形，肉色如故，两脉或弦硬、细紧、沉伏、细滑，则为流注，须用苍、陈、朴、草、苏叶；不效，再用麻黄、姜、桂、附子以解之。麻黄不拘分量，数分起至二钱为止。有干鹤膝，小腿不但不肿胀，并其上大肉尽去，膝转看得极大，麻黄一服即用三钱。

对口不拘左右，以升阳火为主：右初起柴胡、川芎，可稍缓，即用升麻；左初起升麻可稍缓，且先用柴葛解肌汤；若自左肿之右、自右肿之初，一服升、柴、川芎并用桔梗，不拘左右用钱外至钱半为止，使之载诸药而上浮。凡耳后、脑骨中间、软堂正中必用独活，以提肾毒。对口在头，头为诸阳之首，虽不高耸，亦不以阴论，止重用发散。间有时值严寒，无汗不解。用麻黄三五分，炒黑；而桂、附等药不用，发背亦然。发背并不宜重用发散，倘至大溃之后，亦清补者多。对乳以上用桔梗，对乳以下不用。对口右升麻，左柴胡，乃其君也！若火势炎甚、身热如炙、痛楚非常，川芎不用，经云：川芎佐清阳而升。头角火炎者，宜戒火热。大痛、极红而老，倘升阳、散火无效，一面重加升麻。一面加大黄一二钱，谓之将军定痛散。发背若大痛楚，亦用定痛教。

毒有游红、嫩红、散脚红、红而带紫如猪肝色，重则用青皮、柴胡以疏肝气，轻则用柴胡、白蒺藜、丹皮以平之。游红系绛红色，亦带紫，是血分稍亏、阴火上发。轻则用玄参二三钱，如夜加痛楚、发热则用生地二三钱，以滋阴，非此不可擅用，恐导邪入肾。当归去瘀生新、新会皮和中补胃，二味人称外科胜药，病未退，切不可擅用，能导邪入胃。乳香、没药能和气血，亦能损胃，胃弱者亦戒。至麻黄、姜、桂说之已详。大寒如知、柏、芩、连用亦甚少：非身热不退不用黄芩；非干恶、神情烦躁、身热如炉不用黄连；非口中大苦、舌苔焦黄而作渴，不用知母；小便短赤、眼睛泪热方用黄柏，盐水炒。

脾善唇滋润、肝善身轻便、肺善声音响、心善精神爽、肾善水稀长。是谓五善。更有七恶：一恶神昏愦，二恶腰身强，三恶形消瘦，四恶皮肤槁，五恶成消渴，六恶身浮肿，七恶疮倒陷。《外科正宗》善恶论：患处梗实，如同负重，形色晦暗，歪邪平塌，隐然有黑色在肌肉间，是毒藏于胃，不治。何则？胃主肌肉、肺主皮毛，且肺属金、胃属土，土为金母。烦躁而指头不红，肝病；神昏，心病；口中无味，干，吊恶而饮食不贪，脾病；肌肤不润，毛发干枯而多痰，肺病；小水短赤，骨节疼痛，夜不成眠，饮食不消，大便不实，肾病。毒色如猪肝，无脓者，死。溃而不烂，最忌起葡萄之肉肿：毒亦肿者，佳；肉肿，毒不肿者，死。去腐生新，形如石榴子者，佳；腐肉已脱，而有红丝丝于其上者，死；新肉如板片，不进食者，死。又有毒已溃烂，根脚尚不清楚，脓势亦不涌出，饮食不贪，欲攻而毒已溃烂，身躯已弱；欲补而根脚不清，脓不涌。食不贪，肺胃邪不退，攻补两难。经云：攻则死，补亦亡，谓和六腑最为良。更有新肉已满，外口亦闭，按之不实，如皮袋状，不治。

凡至根脚清、痛减，脓虽未涌，不妨少用生芪以佐脓。根脚清、毒软、痛止，急用炙黄芪、山药合八珍汤，扶正却邪；有受寒、板痛，毒清消时、不消脓时，停（似有误字），用柴、葛、白芷以解之；有重用苏叶合真人活命饮解之。有受暑而然者，用六一散、香薷合真人活命饮。有房欲反复，未溃、未脓用独活合柴葛汤与活命饮；既溃、既脓用川断、制首乌。轻用活命饮。有受气而然者，已溃、未溃俱用柴胡、青皮、郁金、香附，未溃合活命饮，已溃轻用。受风而反复名为破伤风。不治者颇有，已溃用楝冬二三钱、八珍兼活命饮；未溃用黄芩、柴、葛与活命饮。

妇人产后不可脱去生化汤，胎前、带下，黄芩，白术，苎麻根，不可擅用甲片；有白淋者用石膏腐炒黑为引，赤淋用盐卤腐炒黑、或用龟甲、或用乌膏，溃后用川断、台术、大熟地。男妇兼血证，引加童便一大杯。或男人遗精加莲须、芡实，溃后用连皮、建莲为引。

有伤鱼积，青果一枚为引；肉积，腊肉、骨灰加山杏一；饭积，用麦芽、神曲元；米积，用白酒元；酒积。用白葛花、鸡巨子；面积，用白酒元、厚朴；芋头积，用陈酒；瓜果积，用草果、麝香。又有溃烂时受臭香感触，用羌活合活命饮；有食冷复发，用半夏、陈皮；沐浴受触，用柴葛。竟有至痰喘气患者，加真杜苏子三钱（炒研）、枳壳三钱（炒）。

毒有高耸而不红不痛，是为阳中阴，宜温解；有平塌而极红、极痛、腐烂者，是谓阴中阳，宜清解。凡毒至，根脚清正，四面不痛不硬，患处亦软，阳宜清补，阴宜温补。一切未溃以实论，既溃以虚论。又有根脚松散、红色甚娇、红脚甚嫩、如嫩肉状，且不疼痛，患处虽未溃而亦软，舌上清皎无苔，是大虚之证。发背虽在未溃，一服即用炙黄芪一两。夫补宜循序而进，迟补伤元，误补则加痛，与其误补，毋宁迟补。如人本质不厚，因迟补而脓不速者，是大约将脓未脓，可用生芪三钱，渐加炙芪钱许，脓出再加炙芪后，不用生芪。大溃、大证，芪用至七八钱，甚有至一两者。大溃未有不气血两亏，补气用参、芪，补血用熟地，补血之阳用当归、丹参。毒至溃后，补气而外，未有不急补肾水。何则肾为水，水生木，木生火，火生土土生金，是水为方物之母。肾，右为命门，左为水，为水火既济。溃后阳证清补，川断为清补圣药。若当温补而用川断，小水必蔽结。清补，至邪尽、饮食将复旧必用大熟地；温补至饮食复旧，亦可用熟地（必用陈酒煮烂，每两加砂仁五六分。清补亦用此法制）。又发背有阴阳、虚实夹杂：

如肉肿疮不肿者，即是虚实夹杂；至形状歪邪，根脚模糊，突起色白，药不见效，是阴阳夹杂。初起亦用温散，以观动静，然后用人参一二分（炖汁）、炒花粉、肉桂一二分（炖汁）、炒瓜蒌仁，余则如常。若患处微似青色而人易生怒气，亦用桂、制瓜蒌仁；如溃后烦怒，用桂一二分（炖汁）拌炒白芍，妙。凡毒，软为虚，硬为实。更有肿胀不软而亦不痛，是邪在血分，重用荆芥以疏血分之邪；红色过赤而老，是血分之火，用荆芥穗一二钱（盐水炒黑）。溃后，精神弱、不成寐，用远志肉（开水泡）、白茯神、酸枣仁；不效，再引用龙眼肉。气血弱，溃不收，用萸肉钱外或二钱，加炭白术、白芍（土炒）。大便不实，弱而不实色呆白，腹不痛，人懒倦，用升麻数分、白扁豆二三钱（炒焦）、厚朴、杜仲（盐水炒）二三钱。实而不食，心口痛，气饱，用药随所食之物以消之。若痢疾、胸气不宽，用炒枳壳；重则佛手、青皮加广木香、厚朴。痢退，亦用升麻以提其阳，使之清升浊降；用白扁豆以补其脾，再后用杜仲以佐其火。小便闭，用车前二三株或蔗浆以利之，忌食发物及生冷、洗浴、劳动、伤悲、气愤。遇寡妇最宜解郁。毒楚难禁，用炒整甲片，将石膏腐包好煮滚，以平其燥烈之气。治病必从其本：食冷反复，轻则用砂仁以醒胃，重则用半夏以燥胃。病虽有万殊，救药及反复总归一本。

附：谢氏外科秘法

辨证

色红而高肿、按之而即痛者，为阳；色白而平板、按之而不痛者，为阴。色浮淡而根脚模糊为虚，色沉著而根盘清正为实。色淡白青而板者，为寒；色深红紫而痛者，为热。审而治之，斯为得矣。

治诀

补则死，攻则亡，调和六腑最为良。

治法

凡初起，但用攻发，消去即了，不必补、托。若将作脓，方可内托。

见证

伏阴证（外软内硬，按之而后痛者）、伏阳证（外硬内软，按之即痛者）、半阴半阳证（或外软内硬而按之即痛，或内软外硬按之而反不痛，或形属阳而色属阴，或色属阳而形反属阴，是皆阴阳错乱，治无适从），法宜调和脏腑，燮理阴阳，皆用制甘草为君。秘传君，相通神（审证之轻重，投剂之大小。慎勿误投，自取背戾）。

大剂：大甘草一两，瓜蒌仁八钱，甲片四钱；中剂：大甘草八钱，瓜蒌仁六钱。甲片三钱；小剂：大甘草六钱，瓜蒌仁四钱，甲片二钱。更重者加金银子（左三十五粒，右四十粒），日轻夜重者加炒黑荆芥二钱，极痛而不大便者加炒黑大黄二钱，肉内陷者花粉用人参制，色青紫者瓜蒌仁用肉桂制，恶心者加开口椒四十九粒。

凡初起方

大贝二钱　白芷一钱　花粉三钱　大甘草六钱　瓜蒌仁四钱，炒研　甲片二钱，炒研　葛根一钱　丹参一钱　僵蚕一钱，炒研　苏叶一钱五分（左加柴胡一钱，右加桔梗七分）　加酒一大杯　葱头三个　角针三分

伏阴证、纯阴证（内外板硬，白而不大肿，按而不大痛，觉同负重如磨）是皆重证。

苏叶一钱　大贝二钱，研　白芷一钱五分　花粉三钱　葛根二钱　丹参一钱。纯阴证可不用，要用荆芥二钱　（左加柴胡一钱，右加桔梗七分）　大甘草一两　制瓜蒌仁八钱，炒研　甲

片六钱，炒研　僵蚕一钱，炒研　泽兰四钱。纯阴证可不用，伏阴证必用　角针三分　荆芥一钱。

加引同前。

伏阴证

大甘草八钱　瓜蒌仁六钱　甲片四钱　泽兰六钱

余与前同。

半阴半阳证（宜调和六腑）

大甘草一两　制瓜蒌仁八钱　甲片六钱　泽兰八钱　丹参三钱　余药同前。若势减收功，手按之而软者，加芎、归、芍、地、苓、芪、人参；若硬者，仍带攻发，宜加金银子。引同前。

托脓

（左柴胡一钱，右桔梗七分）　防风一钱　生黄芪一钱。毒甚者不可用。

大贝二钱　花粉三钱　白芷一钱　葛根二钱　大甘草四钱　瓜蒌仁二钱，炒　甲片一钱，炒　僵蚕一钱，炒（有脓即去）　丹参一钱　泽兰三钱　加引同前。如有风寒，加苏叶一钱。

腐肉脱后（脓后未脱腐肉少用参、芪，勿要攻发）

防风一钱　花粉三钱　大贝二钱　丹参三钱（有人参可不用）　大甘草六钱　甲片一钱，炒（全软不用。左柴胡一钱，右桔梗七分）　瓜蒌仁四钱　黄芪生熟各二钱　泽兰五钱　白茯苓二钱　川芎八分　当归一钱，酒炒　白芍一钱，酒炒　大生地二钱，酒炒。腐肉未去不可用。

此药服之若痛，即用发散药；按之而根脚硬者，去人参、芎、归、芍、地；若不硬，熟地、黄芪逐日可加，甘草、瓜蒌仁、甲片逐日可减。全要性灵心活。切勿呆板。引同。

收功

防风一钱　黄芪四钱，蜜炙　大贝二钱　花粉二钱　大熟地三钱，炙　川芎八分　当归一钱，酒炒　大甘草二钱，炙　白茯苓三钱。有人参不可用　白芍一钱，酒炒　泽兰五钱

外用陈玉红膏和陈香油调匀搽引（姜一片、枣三枚；否则桂圆内五枚）。若不思饮食，熟地少用，甘草用生，加砂仁、炒谷芽。引用煨姜。

忌口（除食虾、蟹、鳗、牛、韭、笋、生冷及洗浴行房，余概勿忌）。

收金银子法（秋分前后三日俱好）。

制甘草法（拣极大者，春分日，大河内潮水浸一昼夜。取出阴干用）。

制瓜蒌法（用好肉桂，切细，和水入粗磁器内，煎滚，即入瓜蒌子煎十数沸，取出，去肉桂渣，研用）。

制花粉法（将人参煎水，再入花粉同煎十数沸，取用）。

附：对口方

在左者：柴胡一钱五分　葛根二钱　荆芥二钱　升麻八分　川芎一钱二分　桔梗一钱二分　花粉三钱　甲片二钱，炒　瓜蒌仁三钱，炒　独活一钱　大甘草四钱　苏叶一钱　青皮一钱

加酒一杯，葱头三个（去须）。

若在右者，去柴胡、川芎、青皮，加枳壳或陈皮亦可。

引经药

官桂（流注用。是寒证皆宜，发背勿用）、僵蚕（炒。消肿用，脓后不可用）、羌活（两太阳用）、独活（托腮、后发际、右腰下、两颊皆用）、薄荷（发际下用）、白蒺藜（左腰下用）、白芷（额角用。去寒湿，消毒，止痛，辟邪。发背、流注用，初起皆用）、苍术（流注及诸般湿证皆用，

发背勿用）、**乳香**（对口初起用，又消一切无名肿毒并止痛）、**没药**（功同乳香）、**秦艽**（舒筋散厥阴之风）、**藁本**（头项痛）、**干姜**（流注用）、**破故纸**（脐右用，热证忌）、**制附子**（流注用）、**益智仁**（脐左用）、**白芥子**（流注用。温脾、肺）、**知母**（右颧用。寒肺、胃）、**角针**（能引诸药直达疮所。有脓即止）、**川芎**（左肩、项俱用）、**大甘草**（生用调和六腑，并去大肠火毒；收功用炙熟）、**升麻**（两填用五分多至七分，两项用七分多至九分，头上用一钱）、**甘草梢**（龟头用）、**防风**（四肢用，右肩、腿皆用。发背脓后外托尤宜）、**陈皮**（对口左边可用，发背大忌）、**人参**（脓后用，必须兼防风。腐肉尽脱去，可大用）、**牛膝**（性善下，且舒筋。左足用）、**郁金**（解郁）、**黄芩**（凡大毒惨痛者用，发背用。其寒凉伤胃也）、**木瓜**（舒筋，走右足）、**苏叶**（发汗用，受寒者必用。能温肺，用在初起）、**苡仁米**（走右足）、**花粉**（发背必用。若虚而内陷者，要人参水制，能消火、消毒）、**甲片**（炙研。攻利必用之圣药）、**槐头**（食指）、**桑头**（大指）、**杨头**（无名指、中指、小指）、**杨须**（足指）、**大贝**（拔毒必用之圣药）、**泽兰叶**（调和气血。脓前少用，脓后收功大用可至八钱）、**地松根**（两足）、**黄芪**（毒前不能轻用，托脓时用生，溃时半生半蜜炙，腐尽收功全蜜炙）、**大黄**（炒黑。发背红紫色、痛不止而不大便者用二钱）、**瓜蒌仁**（必用之药。若发背、对口青紫者，用肉桂水制）、**荆芥**（肩、项用。炒焦用。发背、对口日轻夜重，并治血气下陷。温散生用要药）、**葛根**（发背伏阴伏阳皆用）、**开口椒**（闭口者有毒，不可用。治恶心用四十九粒）、**麻黄**（流注用，发汗必须）、**枳壳**（对口右边用。心隔不宽、饮食不消，俱可用）、**桔梗**（上升下降，在右者尤宜。腰上七分，腰下四分，乳膀上一钱，项以上一钱二分。凡毒在乳膀以上者，不论左右俱可用）、**柴胡**（在左者俱可用。青紫色者是肝病，不论左右皆用。腰下五分，腰上至肩一钱，左颧一钱五分）、**三七**（活血治伤）、**土方八**（善走骨节，治一切无名肿毒，引经药所不能到者。左颧用。去肺火。发背、对口红紫色者，用一钱）、**金毛狗脊**（尻骨用。尻即尾桩骨）、**萆薢**（左腰下用）、**丹参**（调经脉）、**汉防己**（右腰下用）、**桂枝**（两手用。性温散，寒证宜，热证不可）、**金银藤**（四肢用。性清凉，热证不可）、**金银花**（清凉拔毒，兼走四肢）、**海桐皮**（腿用）、**生地**（凉血补阴）、**当归**（活血）、**归尾**（破血）、**鲜生地**（凉血）、**大熟地**（大补阴分，虚者收功可用）、**鲜首乌**（排脓止痛）、**皂荚**（炒，去筋研敷。流注、痰毒一切无名肿毒之圣药）、**青皮**（对口有边用，发背大忌）。

以上诸药，皆秘授引经要品。宜熟读本草，究其功用，详审证之虚实寒热，而斟酌以治之，自当以运化无穷，动辄取效也。

熏方

三角枫一两　白桑皮五钱

上二味，为末，纸卷药，烧烟熏之。俟毒水恶脓尽出，其毒自消。

敷药方

独脚龙须草炙、研为末，每两加陈小粉五钱和匀。米醋调敷。干则以醋润之，换时用猪肉汤洗去。

凡毒初起用此方。如久不收口，以前方熏洗，熏过将肉汤洗净、拭干，以龙须草散干糁之，外以太乙膏盖之。

第一方

甘草一两　花粉五钱　大贝二钱五分　角针三钱五分　甲片七片，蛤粉炒　川椒（左右轻重用）　瓜蒌一个　白芷一钱二分

加乳香、没药各一钱二分、乌金子五钱，三味共研细末，待药热时冲服。水、酒各半，煎服一帖。在上者加防风、桂枝、桔梗各一钱，中间者加川芎二钱五分。在下者加牛膝、木瓜各一钱二分、葱头三个。

第二方

甲片六分，蛤粉炒　甘草节六分　归尾一钱　白芷六分　角针八分　金银花三钱　赤芍六分　花粉八分　川椒三十六粒　乌金子五钱　防风六分　陈皮三钱　乳香六分　没药六分　大枣七个

水、酒煎服二帖，重则三帖。

第三方（兑金丸）

大龟甲一斤，洗净　陈酒一斤　米醋一杯　川蜜一杯

上药以炭火炙碎，三汁完取，研末，以粽米为丸，如豆大。服三钱。如欲速愈，加至五钱。每日早晚两服，服至十二两痊愈。

第四方（黄金碧玉膏　长肉生肌、止痛）

白占一两　黄占五钱　头发五钱　归身五钱

如痛加乳香、没药各一钱五分，肉桂三钱（研），大附子三钱（研。此二味阳毒不用，若阴毒久不收口塌陷者，加入如神）。

上药：用麻油陆两，以头发先熬枯，去渣，再下归身熬枯，去渣后，下黄、白占，待化开，再下乳香、没药二味，化开，和匀。凡毒不久收、不长肉。以此膏敷之，外以好膏药盖之。或油纸亦可，一至昼夜，以猪蹄汤洗去，三换三次而愈。

第五方（去腐万金丹）

巴豆不拘多少，先洗去白膜，再以好酒煮一枝香、取出去油，炙干为细末。凡毒有坏肉处，以此药将药箩筛筛上，再贴前膏。一昼夜其腐肉尽去矣。

收口末药方

象皮五分，炙研　芙蓉叶一钱，炙　肉桂二分　金银子五分，炙　乳香四分　黄、白占各二分　没药四分　冰片二分

共研细末掺之。

《发背对口治诀论》终

附：杨州存济堂药局膏药方

钱塘吴师机尚先定

云台膏（一名夔膏，言一已足也　此膏寒热、攻补并用，初起能消，已成能溃，已溃能提，毒尽自敛，不必服解表托里之药，亦不假刀针、升降丹、药捻等物，始终此只一膏，极为简便神速。重证外加糁药，敷药助之。已验过数万人，无不愈者。且能定痛，可以服食，故元气不伤、虚人无补，亦能收功）

通治发背、搭手、对口、发疽、颈核、乳痈、肚痈、腰痈、一切无名肿毒、附骨流注与恶毒顽疮、蛇犬伤等证。凡属阳者并治，即半阴半阳之证亦治。疔毒加拔疔药贴。阴疽勿用，孕妇酌用。

生大黄五两　木鳖仁三两　元参　生地　忍冬藤　生甘草节　南薄荷　土贝母　朴硝各二两　生黄芪　当归各一两六钱　茅苍术　羌活　独活　防风　连翘　香附　乌药　陈皮　青皮　天花粉　川芎　白芷　山栀　赤芍　苦杏仁　桃仁　生草乌　生川乌　生南星　生半夏　生黄柏　黄连　细辛　五倍子　僵蚕　生山甲　蜈蚣　全蝎　露蜂房（有子者佳）　黄芩　蝉蜕　蛇蜕　干地龙　蟾皮　生牡蛎　皂角　红花　蓖麻仁各一两（蓖麻仁或用三两）　发团二两四钱　拟增　甘遂　大戟　延胡　灵脂　远志　郁金　荆芥　蒲黄各一两　原有蜘蛛七个　生姜　葱白　大蒜头各四两　槐枝　柳枝　桑枝各八两　苍耳子（全株）　凤仙草（全株）　新增野紫苏（背青面红者是）紫地丁　益母草鲜者，每株约一斤，干者用二两　石菖蒲二两　川椒一两

共用小磨麻油三十斤（凡干药一斤，用油三斤；鲜药一斤，用油一斤零），分两起熬枯，去渣再并熬。俟油成（油宜老），仍分两起下丹（免火旺走丹。每净油一斤，用炒丹七两），收，再下铅粉（炒）一斤、净松香八两、金陀僧、陈石灰（炒）、黄蜡各四两，漂铜录、枯矾、生矾、银朱、扫盆粉、明雄、制乳香、制没药、官桂、丁香、樟脑、苏合油各一两，拟增白芥子五钱、广木香一两、牛胶四两（酒蒸化）。俟丹收后，搅至温（温：以一滴试之，不爆），方下，再搅千余，适令匀，愈多愈妙。勿炒。待砂珠无力且不黏也。麝香酌加。

诸膏皆照此熬法。如油少，酌加二三斤亦可。凡熬膏，总以不老不嫩、合用为贵。

附：乌龙锭子敷药（初起敷之自散，已溃敷之不走，且在于拔脓、收口，始终可用，并敷痰饮、流注、跌打损伤）

大黄八两　五倍子　花粉　香附子　木鳖仁　芙蓉叶　蓖麻仁　益母草　霜桑叶　苍耳草　灰皮硝　雄黄　陈石灰　白及各四两　苍术　黄柏　川乌　草乌　羌活　独活　生南星　生半夏　川芎　细辛　赤芍　白芷　甘遂　大戟　山慈菇各二两

共晒、研末。用醋二十斤，用皂角净

肉一斤、明矾四两先熬去渣，下炒黑陈小粉八斤再熬，俟干湿合用，倾在净桌上，即以前三十味药末及榆面一斤和入，擦匀为锭，临用醋磨敷（热加猪胆汁，寒加葱、姜汁）。拟增延胡、乌药、当归、姜黄、郁金、石菖蒲、苦葶苈、黄连、防风、炮甲各二两，乳香、没药、木香、白胶香各四两。

附：龙虎散糁药（治肿毒。用少许糁云台膏贴，能消、能溃、能提、能敛，亦始终皆可用）

明雄黄五钱　土贝母　蓖麻仁（去油）木鳖仁各四钱　大蜈蚣十条　蟾酥三钱　大全蝎七个　大穿山甲七片　僵蚕七条　露峰房有子者佳，三钱　大蜘蛛二个，腿脚要全　凤仙子二十四粒　朱砂　轻粉　制乳香　制没药　炒铅粉　炒黄丹　寒水石　磁石　硼砂　漂铜录　牙皂　母丁香　樟脑　黄蜡　白腊　延胡　白芷　决明各二钱　枯矾五分，研　拟增草乌　南星各二钱　蝉蜕　蛇蜕各一钱

共为末糁贴。证重多加犀、黄、麝、冰和糁，已长新肉加桃花散、黄丹、石膏，共研末和糁，免痛。

附：拔疔黄丸子（古用草乌、南星、草霜、巴霜、雄、朱、郁金、轻粉、蟾酥、蝉蜕、全蝎、皂、麝之类）

松香提净白者，二两　蓖麻仁四两

石上同捶捻烂，入银朱、明雄、轻粉各三钱，漂黄丹五钱，蜈蚣三条，全蝎三个，蟾酥二钱，共研末，扯拔千遍，再加蜗牛或蟾肝捣烂同扯，令匀，加冰片、麝香各五分，捏成小丸子如绿豆大，黏膏上。贴疮头，外圈乌龙锭，过二三日揭看，有长条硬脓出，即疔根也。如红丝疔，将磁锋于丝走处寸寸割断，再贴。指头疔，以雄猪胆入药套之。唇疔，用糯米饮捣药贴（并刺委中穴），疔出后，用龙虎散收功，或加细辛（能通疔窍）一钱、蜘蛛一个、山甲三片共为丸，白及磨黄连水调化敷之。

右方得自维扬，按方配合，百试百验。乐善君子，量力捐赀，熬膏合药，广为施送，亦利济之一术也。因念乡居僻壤，每多外证，猝然患之，方药不便。就医于城，或缺盘费，或惜工夫，迁延时日，致不可救，良可慨也！其来城者，又复冒暑热、触风寒，轻证变为重证，往往有之，何如各乡镇市集赀配送，最为方便。但须精选药材。如法泡制，方能奏效。所治各证，以云台膏为主，附列三方以佐之。如乡间制办，一时难得熟手，或请医局代合，或至扬州存济堂药局购办成膏，自行摊送，均无不可。好善乐施，君子谅有同心焉！

师古斋主人识

脚气治法总要

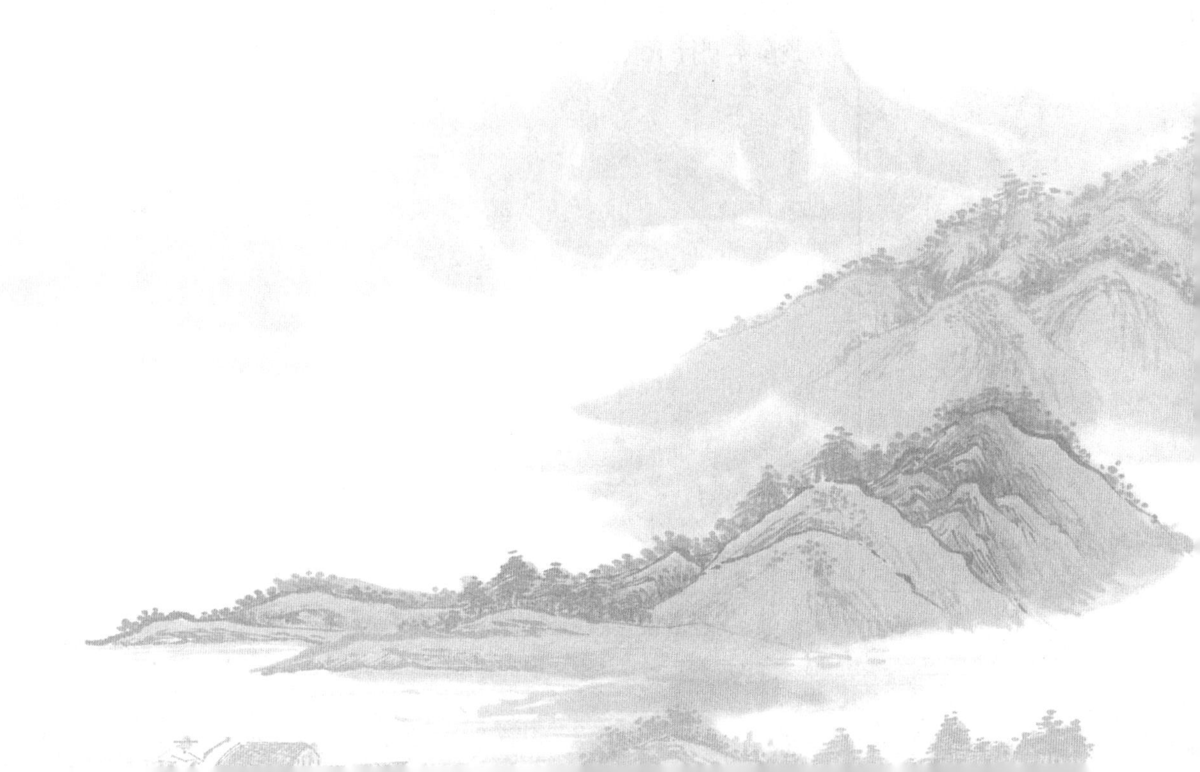

内容提要

纪晓岚先生叙本书提要："臣等谨案：《脚气治法总要》，宋·董汲撰。汲所著《旅舍备要》已从《永乐大典》裒辑成书，别著于录。此书则专治脚气方法，取所试用已效者辑而传之，《宋史·艺文志》、陈振孙《书录解题》载有一卷。其本久佚，今亦惟散见《永乐大典》各部中。分条排比，尚多完善，谨以类相次，厘为二卷"云。据此，则本书之可宝贵已无疑义。裘君吉生特将抄藏本刊行于世，以公考古家。

《四库全书》提要

臣等谨案：《脚气治法总要》，宋·董汲撰。汲所著《旅舍备要》已从《永乐大典》裒辑成书，别著于录。此书则专治脚气方法。取所试用已效者辑而传之，《宋史·艺文志》、陈振孙《书录解题》载有一卷。其本久佚，今亦惟散见《永乐大典》各部中。分条排比，尚多完善，谨以类相次，厘为二卷。脚气，乃皇帝时所谓厥疾，自唐时始有此名，治法亦渐以详备。然李暄之法，专行岭南；苏敬、徐玉、唐侍中三家，其书又不传于后，独汲此帙尚存，颇为周密醇正。观其自述，称尝患此疾至剧，因深思其源，遂得秘要，始所谓三折肱而为良医者。今特录而存之，以备专门之一种焉！

乾隆五十一年八月恭校上。总纂官　臣纪昀　臣陆锡熊　臣孙士毅

原 序

昔孙思邈著书，至其叙百病必先中风，叙中风必先入脚气，岂无意哉！盖以为风者百病之长，而卑湿蒸郁之气中人也尤重，则圣人为治先后之次，明示后人，后学者俞当致详且慎焉。然中风方论，古人立说尤详，至于四方之治、食药之宜，无不备悉。而脚气一门，虽古今概举其略，而治法论方多有未备，故人罕穷究是疾。至于江淮卑湿之地，相去辽远，人或有所不识，故疾虽重于中风而患颇稀，是以古人为说不详，而末学治疗亦多致失误，可不痛哉！恭自本朝开攘最远，一统天下，属以承平日久。故食物无南北之异，道途无久远之期，或因宦游，或自客泛，故内地感此者近日为多。汲自少小病此约十余年，遂博采素问、九灵、灵枢、甲乙、太素、巢元、千金、外台、圣惠、小品、删繁、金匮、玉函、诸家本草及苏恭方论、前古脉书，凡古有是说者，无不究极，而脏腑之论、针艾之法、脉证之辨、饮食之宜、四时之要、导引之术，以至淋熼蒸熨、备急要方或经试验者，悉录而集之，名曰《脚气治法总要》，分为一十九门，通为一卷。非敢自谓有补于将来，亦欲传诸好事者，庶几临病有所证采焉。

董汲序

脚气治法总要　卷上

宋　董汲撰
裘吉生刊行

汲尝考诸经脚气之疾，其来久矣。在黄帝时，名为厥；两汉之间，多为缓风；宋齐之后，谓为脚弱；至于大唐始名脚气。其号虽殊，其实一也。

厥病之由，虽皆凝风毒湿气，中于肝、肾、脾经，其脉起于足十指，且风毒之气出于地，寒暑风湿，皆作蒸气。足常履之，故内传经络，因成肿痛、挛弱，乃名脚气。然感疾之由，若在夏月久坐立于湿地，则湿热之气蒸入经络，病则发热、四肢疼闷；若在冬月久坐立于湿地，则冷湿之气上入经络，病则转筋、百体酷冷；若当风取凉得之，病则皮内顽痹、诸处蠕动，渐渐向头面，此三者尤宜辨之。但后学不能深察，即妄为治疗，轻者变重，重者难治，可不慎哉！

其既得之后，或虚、或实、或冷、或热，皆由素禀。故脚气之候，有轻、有重，有干、有湿，有阴、有阳，有实、有虚。干者，风毒在络，膝、腿致或瘦、或痛、或挛、或缓弱不遂。喘渴、头痛、大小便闭，或顽痹不仁；湿者，湿毒在经，腿肿，皮肉紫白，裂破作疮，内自脓坏，大便或泄、或秘、或为便痈，烦躁不欲饮食；阴者，风毒在脏，恶明好静，即身冷、足厥筋挛或小腹不仁；阳者，风毒在腑，病发即身胫热，筋脉抽痛，为缓纵不收，寒热头痛，喜嗔叫，好明处，气促，精神昏愦者，因常服补、暖药，壅秘而生，故为寒热、喘满、喜妄、误语、壮热、头痛；虚者，嗜欲无节，荣卫空虚，骨髓枯竭，复不饵补药，身体酷冷，两胫酸痛，膝冷转筋。不能行动，喘促，此其候之不同也。

若论其脉，则唐·苏恭尝谓有三脉：缓为轻，沉为次，洪数为下。大概沉紧者为难治，洪数者易治，缓者不疗自瘥。若疗之违法，虽轻亦重；疗之得理，虽重亦轻。大抵脉顺四时者生，违四时者难治。盖脉沉紧，为邪入里伤痹也，故重沉；洪数者，阳有余，与风厥相应，故易治；缓者，邪气微，故自瘥。又孙思邈之论，亦云：脉有三品。内外证候相似，但脉有异：若脉浮大而缓，宜服续命汤，若素风盛以越婢汤；若脉浮而紧，转驶而作竹沥汤；若脉微而弱，宜风引汤，此脉多是阴虚而得之，若大虚短气，宜间作补汤，随病冷热而用之。

然古人治此有门：大率风多而湿少，即服风引、续命、越婢之类；湿多而风少，即宜独活寄生汤、薏苡汤之类。若一概用药，则难奇效，全当消息之。至如江淮、岭南、秦川，四时气候随异，如此人久在江淮及岭南宦客，风毒在脏腑，或归秦中脚气发动，亦依江淮、岭南法为治。盖秦川地原高亢，春夏纵经霖霪，少有蒸湿，所以禾黍五谷受气不同，水菜鱼肉食饮全异。其地卑湿者，则蒸热相仍，利于燥药；土地高亢者，则时宜汗利。又如诸方脚气，本以肾虚，或者用药补益，十未有全其一二者，盖虽由肾虚，因感风湿，故邪气益盛，盛则虽虚而实，反将峻补，故壅气生喘满。《千金》云：腹胀非泻不愈者，正谓是也。又《素问》：脚气之人，只壮以秋冬。良由阳内而阴外，无蒸疾之气。故有风毒之人，须准四时服食，即无发动。故春夏宜汗、利，秋冬乘疾小歇，宜以诸药小滋补之，则气平而不作。今之医者，只以家传之学，不能深究其理，但一向补益，或只疏下，盖不得中道也。若在冬月，须当随人盛衰，微有滋补。若不然，则致使血气日衰，必使年年遇蒸热而作，此理之然也。

昔人有云：脚气有肾虚而生。或者以妇人不主于肾，便谓无此疾者，非也。盖妇人虽不专主于肾，而必因血海虚，乘宿块、嗔恚、感激、悲伤，遂成此疾。兼今妇人病此者甚众，则知妇人以血海虚而得之，与男子肾虚类矣。凡治妇人之法，与男子用药故无有异，但兼以治忧恚药无不效也。

汲昔熙宁年，因行大雪中，为寒湿冷气相乘，遂成兹疾。十年之间，凡七、八发动，每发至剧，而证候差异，一旬之内，变候不等。因深思其源，博求古方，采摘要法，累试神方，不敢私隐，传而录之。

脚气发动，大抵虽同，然三分论之，一分有异，当依法循证，治之乃瘥。其同者，手足厥、缓弱、顽痹不仁、肿痛，或疮。小愈之后，仍宜依四季法服食，无不效者。若夫痿厥不能动者，比此为微，但只以诸脚气法治之，指期可效。谨依四时之宜、方药之法，其名录之于后。

论曰：古之太医，往往因自病或亲属有疾，故究心积虑，遂为高医。良由日见变候，斟酌冷热、虚实，悉所经历。则唐·孙真人、甄权、苏恭、深师道人之类，皆其人也。谚曰："千闻不如一见"，此之谓也。今具实经病脚气人已尝试用得效方，别为一门，所贵临时有可依据也。

论曰：人有久蓄积气，因感风毒，成疾之后；或一向补益，不经汗、利，即使风毒成实，因致秘积，壮热、喘满、脚肿赤痛、大小便秘、喜妄误语者，是其候也。宜紫气、红雪、防风汤、神功圆、角犀饮。如小便涩，即服绛宫圆、白皮小豆散治之。

论曰：阳气衰于下，则为寒厥。其人足胫寒，筋挛急，胫酸，膝冷痛或顽痹不仁，恶明好静，此其候也。宜以石南圆、金牙酒、侧子酒、八味圆、海桐皮散、木香饮子、松节散，及灸风市穴即愈。

论曰：人有禀赋气虚，及兴居不节；或谓脚气不可滋补，冬月略不小补，但服疏泻药过度，使脏虚而两脚削，身体酷冷、少力，膝冷、转筋挛紧而重者，是其候也。宜风引汤、八味木瓜圆、石南圆、金牙酒、侧子酒，及灸绝骨穴。于冬时服之。即免毒气入腹，疾不作也。

论曰：凡针灸，孔穴主对者，穴名在上，病状在下。其脚气一病，最宜针灸。灸而不针者，非也；针灸而不药，尤非也。脚气初得，便速针灸，若专以药不针灸，则可半瘥矣。然尺寸之法，人有长短。肤有肥瘦，皆须精思准折之，不得一概，致有差失。尺寸之准，以铜人随中指中纹为是。若坐点穴者，坐灸之；卧点穴者，卧灸之；立点穴者，立灸之。不依此者，徒破肉耳。苏恭有云：脚气始发，通随痛处灸。不必依穴者，亦如《素问》缪刺之法，亦可依用。

初灸风市（主两膝挛痛，引胁拘急軃躄，或青、或黄，枯黧如腐木，缓纵，痿痹），次灸伏兔（主中寒。按：《甲乙经》云：足阳明经，刺可五分，不可过也），次灸犊鼻（主膝中痛、不仁、难跪。此穴肿不可灸，亦不可刺），次灸膝两眼（主膝冷痹痛），次灸三里穴（主腰疼不能久立，膝痿，腹胀满，内廉痛，足痿，失履不收），次灸上廉穴（主小便难、赤黄，狂言非常），次灸下廉穴（主小便难、赤黄），次灸绝骨穴（主风劳，身肿，髀枢痛，膝骨酸，血痹不仁，筋缩。诸节酸折，四肢懈惰不收，风劳身重）。

论曰：风湿毒气中于足胫，遂为脚气。若久而不治，或治之一向用疏下药，脏气虚弱，毒势内攻入腹，闷乱、烦喘、气不得息。若下不速以凑毒之药，必致恶气内熏五脏，使三焦荣卫不通，则治疗为难。譬由浸淫疮，从四指流向心腹者，不治；从腹流向四肢者，易治。此疮毒不由经络、外自皮肤者尚尔，又况风毒因经络受邪，而内达五脏者欤！如此势极、内攻入腹者，无出木瓜茱萸汤，最救困急。服饵之后，虽使恶毒邪湿盛来，无由入矣！

论曰：凡脚气治法，大抵每日须进食前丸、食后丸。在春夏，当服防风、续命、越婢、竹沥、风缓、八风、独活寄生、海桐皮等汤。若大便秘，则服神功丸、麻仁丸、三脘散、三仁丸、橘香丸、润肠丸；若小便不通，即服白皮小豆散、绛宫丸、木通散，尤宜针石之类，取证最亲者服之。秋冬，脚气正是小歇，当服金牙侧子酒、肾沥汤、石南丸、八味丸、木瓜丸、牛膝丸，及灸，亦取证亲者用之。四时之中，皆宜淋焠蒸熨。寅日，去手甲、理发；丑日，濯足、去脚甲。令深取，大去风气故也。有力之人，当作天门冬大煎，四时不阙服之，此最脚气之要方，但难得药材尔，病者宜知此方。天门冬大煎，治男子五劳、七伤、八风、十三痹、伤中、六极。一气极，则多寒痹、腹痛、喘息、惊恐、头痛；二肺极，则寒痹、腰痛、心下坚有积聚、小便不利、手足不仁；三脉极，则颜色苦青逆、噫嘻恍惚失气状似悲泣之后、舌强、咽喉干、寒热恶风不可动、不嗜食、苦眩、喜怒妄言；四筋极，则拘挛、少腹坚胀、心痛、膝寒冷、四肢骨节皆疼痛；五骨极，则肢节厥逆、黄疸、消渴、痈疽妄发、重病浮肿如水病状；六肉极，则发疰如鬼击不复言，甚者至死复生，众医所不治。此皆六极、七伤所致，非独房室之为也。忧恚、积思、喜怒、悲欢，复随风湿结气，咳时呕吐，食物为变，大小便不利，时泄利，重下溺血，气上吐下，乍寒乍热，卧不安席，小便赤黄，时时恶梦与死人共食饮，入家神室，魂飞魄散。筋极则伤肝，伤肝则腰背相引、难作俯仰；气极则伤肺，伤肺则小便有血，目不明；髓极则阴痿不起，住而不交；骨极则伤肾，伤肾则短气，不可久立，阴疼，恶寒，甚者卵缩，阴下生疮湿痒，搔之不欲住，汗出神昏，为肾病。甚者多遭风毒，四肢顽痹，手足浮肿，名曰脚弱。肾所不治，此悉主之。熙宁年间，有济南崔公即中直，先自川中病风。得安时，其子生须城簿迎侍于此，经夏涉履蒸湿，脚为之肿弱、挛痛，于沂州取得麈骨汁，川中得真酥，遂合成半剂服之，即应。细详此方，通四时，括众虚实、寒热，率皆主对，乃知孙真人之用心处疗有如此者！世之人，或有药品繁多、求索难得，遂于受疾而惮于修治，良可叹也！

论曰：风，阳物也，性上腾。脚气、厥之人，气多上行不顺，薄而生热，内枯津液，遂为秘滞。如肥泽壮实、热风盛者，当以神功丸、麻仁丸、大黄汤之类；如老人津液少，及素虚遇秘者，当服三仁丸、五柔丸、润肠丸、橘皮丸、三脘散之类。此二候不同，切宜斟酌而用也。

论曰：足经受卑湿之气，及膀胱宿有停水，甚者攻注肿破，皮肉顽紫，世所谓下注肾风者，乃其候也，亦有成疮。但肿痛、痹弱者，宜独活寄生汤、薏苡汤；其已攻注者，宜茴香丸、天麻丸、乌蛇丸，及陈元膏摩之。

论曰：凡脚气人，足经留滞，淋馍蒸熨最为要，然当先煎煮成诸汤。欲淋馍时，自膝下至踝，以故衣裹数重，随将温汤徐徐沃汤在膝下，慎不可先馍两足，须自膝馍至足。盖风气从足甲出，若先馍足，即风毒上行入腹，切宜慎之！馍讫后，去足甲为良。当用丑日，或十二日一去之。

论曰：夫人法天地之形，禀阴阳而生，四时寒暑推移，人气不定。脚气发动，必由天之五气、地之五行治之，虽其间变易，小有不同，而大法不过如此。故谨序《月令》条法于其下：凡正月、二月，天气正方，地气始发，人气在肝。宜导和气，加厚袜以暖足，宜进地黄粥补虚、防风粥以去四肢风、紫苏粥以去壅气，及桑皮煎、竹沥、防风、风引、续命、风缓、越婢、独活、海桐皮、八风等汤，以除风。及宜淋馍蒸煨足膝以利关节，导引按跷以舒壅滞，针石以开发邪气。三月、四月，天气正方，地气正定发，人气在脾。宜食薤以散结气、利病人，又取楝花和粉，粉身以固阳气、除邪，亦宜前治风药以除邪气。大抵春三月，天地俱生，万物以荣，夜卧早起，广步于庭，被发缓形，以便志生，生而勿杀，予而弗夺，赏而勿罚，此春气之应，养生之道也。及宜进温食，尤宜丸、煎，以除风热之疾。五月、六月，天气正盛，地气高，人气在头。宜服独活寄生汤以凑风湿气，宜木瓜浆以解渴、利腰脚。大抵夏三月，此谓蕃秀，天地气交，万物华实，早卧早起，无厌于日，使智无怒，使华英成秀，使气得泄，此夏气之应，养长之道也。七月、八月，阴气始杀人，气在肺。宜温下、频易袜履以防湿气。宜独活寄生汤、海桐皮散、薏苡汤以温下、除湿毒之气。大抵秋三月，此谓容平，无外其志，使肺气清，此秋气之应，养成之道也。九月、十月，阴气始冰，地气闭，人气在心。脚气正是小歇，当饮金牙侧子酒、肾沥汤、牛膝、石南、木瓜、八味等丸小小补之，不可导引按跷。十一月、十二月，冰冻，地气合，人气在肾。宜前诸补药以益元真，及诸灸腰肾御寒邪气也，亦不宜导引动气。大抵冬三月，此谓闭藏，水冰地圻，无扰乎阳。早卧晚起，必待日光，使志若伏若匿，若有私意，若已有得，去寒就温，使气涵养，此冬气之应，养脏之道也。

治验：嘉祐二年正月二十六日，殿直郭中立来求孙殿丞兆诊脉。久患脚气，疼痛、身发寒热、胀满气上，服热药即甚。兆与九味延年茯苓饮子以下其气，每用六物麻仁丸以泄其热。后又上气呕逆、烦热，遂令服局方紫雪，大效（延年茯苓饮、麻仁丸方见本门）。

熙宁年间崔郎中直病脚气，肿弱枯瘦不能行。汲作《千金方》天门冬大煎服之即瘥，永不发。方见后。董文思中行为汶上驻泊日，忽觉两脚赤肿疼，足下隐痛，汲与食前丸、食后丸即瘥。即冬月令作金牙酒，并淋熼，遂不复作。

梁承议子谅病膝痛，不能跪，翰林医官杨文蔚处海桐皮散服之，遂愈。吴宣义琯在汶上病脚气、中满，宣义郎席公延赏处顺气丸、麻仁丸、神仙丸，遂愈。冯侍郎宅十五小娘子病脚弱不能步，翰林尚药奉御孔元处《千金方》独活寄生汤，遂愈。

汲熙宁年间，因冬月行大雪中，至春雨，脚忽然赤肿、疼痛，痿弱不能行走，遂服犀角饮及韶脑汤、蜀椒汤，淋熼，得瘥。经月再作，自脚及通身肿，气渐上入腹，心烦，腹满，气促面如土色，大小便不通，遂以槟榔一枚为末，诃子炮去核取末一钱，生牵牛取末二钱；以童子小便二盏，生姜一钱切，煎一沸，去姜，调前药末分二服，小便大利，肿遂消尽。后两脚作疮，久久不愈，以天麻丸、乌蛇丸，摩以陈元膏，疮遂愈；但觉脚弱无力，冬月进以木瓜丸、食前丸、金牙酒，脚遂有力。

《脚气治法总要》卷上终

脚气治法总要　卷下

宋　董汲撰

裘吉生刊行

独活寄生汤　治腰背痛。夫腰背痛者，皆由肾气虚弱，卧冷湿地、当风所得。不为速治，气流入脚膝，为偏枯、冷痹、缓弱、疼重，或腰胁痛、脚气挛重，宜急服此汤。

独活三两（一本作二两）　桑上寄生（如无以续断代之）　杜仲（锉炒令丝断）　牛膝酒浸　细辛　秦艽　白茯苓去皮　桂去皮　防风　川芎　人参　甘草炙　当归　白芍药　熟干地黄各二两

上为散，每服三钱。水一大盏煎至六分。去滓，温，日二。服讫温身，勿令冷也。气虚下利者，除干地黄，服汤。取蒴藋叶火燎，厚安席上，及热脱，上冷复燎之。冬月取根，春取茎。熬卧之佳，其余薄熨不及蒴藋蒸也。诸处风湿，亦用此法。妇人新产竟，便患腹痛，不得转动，及腰脚痛挛，不得屈伸、痹弱者，尤宜服之，除风消血也。

薏苡汤　治风湿毒气攻，两脚痛重或即浮肿，或皮焦毛悴，肉色紫破，筋骨抽痛，心闷，气胀，头旋，多睡，眼暗。

薏苡仁微炒，八两　白茯苓去皮，五分　防风五分　牛膝酒浸　桂去皮　五加皮各六分　独活五分　玄参五两　石膏五两　枳壳四两，面炒去瓤　升麻六两　羚羊角四两　汉防已十两　麻黄去节，五两

上为粗散，每服三钱，水一盏半，先浸一宿，平旦煎至八分，去滓。温服，不以时月。

绛官丸　治心经热，小便淋涩不通及诸淋。

生地黄四两　木通　黄芩各二两

上为细末，炼蜜为丸，如梧桐子大。服三十丸，温水下。

白皮小豆散　治脚气小便涩，两脚肿，气胀。

赤小豆半升　桑白皮二两，锉　紫苏一握，锉　生姜半两

上，水三升，煎至豆熟，取豆食，去滓，余汁饮之。

红雪　治脚气气毒，身内外烦热、疮肿、狂叫，及诸丹石毒、瘴疠时行、一切风热方。

升麻三两　大青三两　桑白皮二两　犀角屑一两半　羚羊角一两　诃子三十枚，去核　槟榔三十枚　苏木六两　山栀子三十个　槐花末一两　淡竹叶四两

上并锉细，以水二斗，浸经宿，煎取一斗，下上好朴硝十斤，又煎，以柳篦子搅。于新瓦盆中贮，又经宿，去余煎不尽水，即成红雪。

神功丸　疏解诸秘滞，及交气下流、腰脚疼肿胀满。

大黄三两　人参半两　诃子泡去核，二两　麻仁别研，五两

上杵研为细末，炼蜜为丸，如梧桐子大。每服三十丸，温水下，不以时，以通为度。未通，更加丸数。老、少气，以意加减。

石南丸 治肾气虚，客风湿阴，脚气筋急拘挛、湿痹缓弱，下气；除筋骨间邪气，湿不仁，寒厥痿痹，腰脊脚痛，膝冷转筋，脚腿紧不能久立，及如履物隐痛。

石南叶炙，去毛 桂去皮 附子炮 防风去芦。各六两 牛膝酒浸 白茯苓去皮。各八两 熟地黄 菟丝子酒浸。各二两 薏苡仁六两 五加皮六两

上为细末；用木瓜一枚，去皮、子，蒸熟，研成膏，和前药末为剂。如干硬，入少热蜜。和剂为丸，如梧桐子大。空心木瓜酒下三十丸，日二。

金牙酒 治瘴疠毒气中人，风冷湿痹，口㖞面戾，半身不遂，手足拘挛，历节肿痛，甚者少腹不仁，名曰脚气，无所不治。

金牙石一斤 苁蓉去鳞，酒浸 白茯苓去皮 侧子炮，去皮 附子炮，去皮、脐 天雄炮，去皮 当归 人参 防风 黄芪 薯蓣 细辛 桂去皮 萆薢 葳蕤 白芷 桔梗 黄芩 远志去心 蔓荆子 川芎 地骨皮 五加皮 杜仲炒，锉 厚朴炙 枳实麸炒，去瓤 白术各三两 独活半斤 茵陈 石南微炒 狗脊去毛。各二两 牛膝 丹参各五两 磁石十两 薏苡仁 麦门冬去心。各十两 石斛八两，去根 蒴藋四两 生地黄切，二升

上三十九味，锉，以酒八斗，渍七日。温服一合，日四、五。一合药细研，别绢袋盛，共药同渍。药力和善，主治极多，凡是风虚四体，下觉有风痫者，皆顺时服。一依方合之，不得辄信人大言，浪有加减。

八味丸 治虚损不足，大渴饮水，腰脊痛，小腹拘急，小便不利，及脚气上少腹不仁。

熟地黄八两 山茱萸 薯蓣各四两 泽泻 牡丹皮 白茯苓去皮。各三两 桂去皮 附子各二两

上为末，炼蜜为丸如梧桐子大。酒下三十丸。张仲景云：久服，去附子加五味子。

海桐皮散 治风湿两腿肿满、疼重，及一切风顺凝滞气阴，百节拘挛痛。

海桐皮一两 羚羊角屑 薏苡仁各二两 防风 羌活 筒桂去皮 赤茯苓去皮 熟干地黄各一两 槟榔一两

上为散，每服三钱。水一盏，生姜五斤，同煎至七分，去滓，温服。

木香饮子 治阴脚气，冷积于脏，胀闷卫心呕逆。

木香八分 吴茱萸 桔梗各六分 大腹子五个 大黄四分 厚朴八分，姜汁浸，炙

上为粗散，每服三钱。水一大盏，入生姜三片，同煎至七分。去滓，温服，如人行十里。再服良久，气通乃瘥。

松节散 治脚气冷搏于筋，转筋挛痛。

松节（取茯神中根心子用）一两，锉如米 乳香一钱，槌碑

上用银、石器中，炒令焦，只留一二分性，出火毒，研细。每服一钱至二钱，热木瓜酒调下。应是病治之。

木瓜丸 治风湿脚气，两足缓弱，转筋疼痛。久服步履如飞。

木瓜大者一枚，破为两县，去瓤子 入通明乳香一两，研 青盐二钱，研 甘菊花头子研为末，二两

上除菊末外，都入木瓜内，以线系入饭甑内，蒸，候木瓜烂为度，取出研成膏，入菊末，即丸如梧桐子大。每日空心酒下三十丸，盐汤亦可。服百日，欲出汗，身

亦自香。如未能干，更入甘菊末，直侯可丸即丸。

木瓜丸 木瓜约及四两者四枚，先煠熟，去皮、核，捣；与熟艾四两相和，蒸烂、研匀，以备合后药。

木香 白附子 羌活 没药 白术已上各半两 舶上好茴香炒 川楝肉炒 白牵牛炒熟。已上各七钱半 葳灵仙（折之内有白点者即不用，须子播净。秤）一两

上为细末，先以前木瓜、艾和溲，俟少干，徐入少熟蜜，和丸如桐子大。每服二十丸，食饮空时，以木瓜汤或酒吞下。地道稍秘滞，即空心服；有小壅，亦可空心服。

食前丸 调补。寻常服之，不令脚气发动，疏散荣卫气血，风气通行。

木香 白茯苓去皮 羚羊角屑各八两 熟地黄十二两 桂去皮 旋覆花各四两 楮实十二两 薏苡仁八两 槟榔八两 大黄一两

上为细末，炼蜜为丸。如梧桐子大。每服三十丸，空心酒下。

食后丸

治寻常脚气欲发，先大便秘涩，腹中气满，两胁妨闷，不思饮食，小便赤黄，肉多蠕动，痰涎不利，烦热缓弱。

前胡 黄芩 防风 犀角屑 蔓荆子 栀子仁 人参 车前子 麦门冬去心。各一两

上为细末，炼蜜为丸，如梧桐子大。每服二十丸，食后温浆水下。

麻仁丸 解秘不通、胀满气闷，两脚痛重，风气不顺。

麻仁一升 白芍药八两 枳实麸炒，去瓤，八两 大黄一斤 厚朴五两 杏仁去皮光双仁，一斤

上为细末，炼蜜为丸，如梧桐子大。每服三十丸，温水下。以通为度。

三脘散 治三焦气逆，解大便秘滞，下胸膈胀惫、气阴风气；或已服诸药、大便不通者，依法煎服就腹中药，便通，大效；若体虚人脚气，心腹胀闷、大便不通者，宜服此方。

大腹皮酒浸一遍，更以大豆汁洗三遍，焙干用。一两 白术 木香 甘草微炙 槟榔 陈橘皮汤浸去瓤 川芎各三分 独活 紫苏并梗 沉香 木瓜干者。各一两

上为散。每服秤一分，水二盏，同煎至一盏，去滓，温服。温服取大便为效。

三仁丸 治风虚，老人津液少，大便秘滞。

柏子仁一两 松子仁二两 麻子仁三两

上研成膏，以蜡为剂。每服秤半两，嚼吃，米饮下。或为丸如梧桐子大。随虚实服之。

润肠丸 治一切风秘。偏益虚人及老人津液内枯、不得传送者。

凌霄花干 天台乌药 人参 皂荚子炒熟，去粗皮。各半两

上为细末，炼蜜为丸，如梧桐子大。每服三十丸，或五十丸，不以时，温水下。至百丸亦不妨，不损气。以通为度。

木通散 治脚气服补药太多，小便不通、淋闭、脐下胀。

当归 栀子仁 芍药 甘草炙（一本作生用） 赤茯苓去皮 木通各二两

上为散。每服三钱，水一大盏，煎至七分，去滓服之。

牛膝丸 治风毒流注腰腿，两脚疼重挛痛，及肾虚目见黑花方。

牛膝酒浸 川芎 续断 萆薢 丹参去芦 黑狗脊去毛 杜仲锉，炒去丝 独活 白术 枳壳 当归 白芍药 防风 干木瓜 熟干地黄各二两

上为末，炼蜜为丸，如梧桐于大。每服二十丸，空心木瓜汤下。稍加至三十丸，酒下亦可。

天门冬大煎

天门冬切三斗半，杵压取汁尽　酥三升，炼　麋骨一具　白蜜三升，炼　枸杞根切三斗，锉、研，以水二石五斗，取一斗三升，澄清　生地黄切一斗

上五味并大斗铜器中，微火先煎地黄、门冬汁，减半，乃合煎取大斗二斗，下后散药，煎取一斗。内铜器重釜煎，令稳当可圆。平旦空腹酒服如梧桐子大二十丸，日二加至五十丸。慎生冷、酸醋、猪、鸡、鱼、蒜、油面等物。择四时王相日合之。散药如后：

白茯苓去皮　柏子仁另研　桂去皮　白术　葳蕤　菖蒲　远志　泽泻　薯蓣　人参　石斛去根　牛膝酒浸　杜仲炒，锉　细辛　独活　枳实麸炒，去瓤　川芎　黄芪　苁蓉　续断　狗脊去毛　萆薢　白芷　巴戟去心　五加皮　覆盆　橘皮汤浸去瓤　胡麻　大豆黄卷炒　白茯苓神去皮　石南炙。各二两　阿胶十两，炒　大枣一百枚，煮作膏　鹿角胶五两，炙　蔓荆子二两　甘草炙，六两　蜀椒炒，一两　薏苡仁一两

上三十八味，为细末，内煎中。牛髓、鹿髓各加三升，大佳。小便涩，去柏子仁，加秦艽二两、干地黄六两；阴痿失精，去葳蕤二两，加入五味子二两；头风，去柏子仁，加菊花、防风各二两；小便利、阴气弱，去细辛、防风，加山茱萸二两；腹中冷，去防风，加干姜二两。无他疾，依方合之。凡此煎，九月下旬采药，立冬日合而服之，至五月上旬止；若十二月腊日合者，经夏至七月下旬止。若停服，经夏不坏，当于舍北阴，入地深六尺，填砂，置药，中上加砂覆之，则经夏不损也。女人先患热者得服，患冷者不得服。

五柔丸　治津液虚闭。大便不通，结燥后重，饮食不生肌肉；补虚损，调补三焦。

大黄四两　前胡一两　半夏洗七遍　片切，焙干　苁蓉酒浸　芍药　细辛　白茯苓去皮。半两　当归　苦葶苈炒。各半两

上为细末，炼蜜为丸，如梧桐子大。温水下二十丸。以通为度，渐加之。

橘皮丸　治脚气有风，人气不顺，致生热而大便秘。此药通秘不损人，进饮食、散胀满，调中下气，偏宜脚气神方。

橘皮去瓤。四两，末干　生姜取未，二两

上二味，以蜜半斤炼，化去上沫，下药末在内，熬成膏。可丸即丸如梧桐子大。每服三十丸，生姜汤下。每日服之，即不生壅滞。

延年茯苓饮　治脚气肿，气急上气，心闷热烦，呕逆不食。

白茯苓去皮　紫苏叶　杏仁去皮、尖，双仁，麸炒　橘皮去白　升麻　柴胡去苗。各三两　生姜四两　槟榔十二枚，并皮　犀角屑二两

上为粗散，以水二升五合，去滓，温服，分三服，如人行十里，再浸一服。忌醋物。

天麻丸　治气毒湿脚气攻注两腿，肿破重疼、皮肉顽紫；或上攻头面皮肉发热。

天麻　地龙　羌活　附子去皮、脐，生用　桂去皮　没药研　荆芥穗各一两　麝香一两，别研

上为细末，研匀，以生蜜为丸，如樱桃大，磁器盛。每服，荆芥蜡茶嚼下一丸。如足破至甚者，不过二十日。上攻者，则食后服；下疰者，食前服。

独活汤　治脚气膝腿疼痛，乍肿乍瘦，

缓弱不能行，喘满气上。

独活　丹参　细辛　五加皮　牛膝酒浸　川芎䓖　白僵蚕汤洗，焙干，面炒。各半两　桑白皮一两半，锉、炙　麻黄去节，一两　甘草炙，三分　杏仁去皮、尖，面炒，三分

上为散，每服三钱。水一盏半，煎至七分，去滓，温服。

茴香丸　治风毒湿气攻疰成疮，皮肉紫破、脓坏，行步无力，皮肉焮热。

舶上茴香炒　地龙去土，炒　赤小豆炒　川苦楝去皮，炒　川乌头炮，去皮、尖　乌药锉　牵牛炒，取末。以上各一两

上研杵匀细，酒煮面糊为丸，如梧桐子大。每服空心盐汤下十五丸，日二。

木香散　治偏风、瘫缓、脚气等疾。

羌活一两　麻黄去节。水煎少时，去沫，焙。一两　防风三两　木香　槟榔　附子炮去皮　白术　川乌头炮去皮　草豆蔻和皮用　陈橘皮去白　牛膝酒浸一宿　杏仁去皮、尖　当归酒浸一宿　人参　茯苓　甘草炙　川芎　官桂去皮，不见火。已上各半两

上药一十八味，锉如麻豆，每服一两。水一碗，姜七片，煎至一盏，去滓，得七分，温服。药滓二服并作一服，用水一碗半，煎至一盏服。此药福唐陈氏者鬻以自给，郡人极神之，人未有得其方者。一日为其亲戚攘得，与予，予作官处，即合以施人。如法煮服，以衣盖覆取汗，不过三五服辄瘥。所至人来求药者无穷，其验如此。大肠不通，加大黄末，每服一钱，以老少加减；如久不通，加至三、五钱不害。心腹胀，加葶苈并滑石末，每服各一钱。如上膈壅滞，亦宜服之。

大黄汤　治脚气大便秘涩、服诸药不通，风毒攻心，气闷，心欲狂，热闷口干，喉中如火生，秘涩不通。

红雪研　大黄锉。各一两　木香锉　黑豆各二两

上以水一升，煎取八合，将药汁浸大黄一炊久，去滓。不限平晚，温分三服，以通为度。

乌蛇丸　治风湿脚气攻注脚膝，疼痛或即痒痹，生疮、中黄水不止。服之大效，诸药不及。

乌蛇肉四两。酒浸，焙干　虎前胫醋浸，净刮洗了，涂酥炙。二两　黄松节酒浸，炙干　天麻酒浸一宿　牛膝酒浸一宿　石斛另取末　萆薢　杜仲锉、炒。各一两　菟丝子酒浸　巴戟去心　独活　防风　桂去皮　肉苁蓉酒浸　金毛狗脊去毛　续断　荜澄茄去蒂、子　当归　附子炮，去皮脐。各一两　木香半两　乳香另研，半两

上为细末。研匀；用大木瓜去膈、子，蒸令烂，研如糊，以法酒化开，银、石器中熬过，和剂前药为丸，如梧桐子大。温酒空心下三十丸，日二。一月和愈。

淋煠沙节汤　治风毒脚气下注，两脚疼重。

沙木节　木通　羌活　川椒已上各半两　川乌头一分　葱白一握　橘叶半两。如无，能橘皮代之。上各为散

上以水三升，煎至减半。通手淋洗。再暖，可两日淋煠之。

脚气煠法　疗风毒壅滞作疼痛，及荣卫气结涩诸风毒。

檀香　零陵香　藿香　木香　白胶香槌碎　川升麻　麻黄去节　蛇床子　荆芥　藁本　白芍药　威灵仙　地椒　地榆　当归　官桂　枳壳　蒴藋

上皆等份，取细锉，相拌匀。每取一两，水二斗、赤皮葱五茎、白矾半两、川椒小半合，同煮十来沸，乘热嘘痛处。通手则淋煠，热透则干挹。就寝如不受煠，

则取《千金》苍梧道士陈元膏摩之，其方所说甚详也，更不烦喋。

杨皮汤 淋煠脚气挛疼、缓弱，消肿毒。

白杨皮 莽草 羌活 独活 杜仲锉，去皮 防风 蒺藜 夏枯草 荆芥穗 地椒 威灵仙 白矾各一两

上为粗末，每用半两，水五升煎至四升乘热淋煠两足。

淋煠脚气 两足寒热、肿痛、胀满、挛缓。

龙脑（不以多少，研）

上，每用半两，以水一斗煎。主煠滞湿足膝。

道人深师增损肾沥汤 治风虚劳损挟毒脚气，痛弱或痹不随，下焦虚热，胸不利，又时腹下痛。相东王至江州，王在岭南病，悉如此，极困笃，余作此汤令服，即得力。病似此者，服无不瘥，随宜增损之。

黄芪 甘草炙 白芍药 麦门冬去心 人参 肉苁蓉酒浸 熟地黄 赤石脂 地骨皮 白茯神去皮 当归 远志 磁石 枳实麸炒 防风去芦头 龙骨煅，一两 桂去皮 川芎各二两 半夏五两。汤洗七次，片切，令干 五味子三两 生姜四两，切 大枣二十枚，去核

上㕮咀；以水二斗，煮羊肾一对，去筋膜，取汁一斗二升，内诸药，煮取四升，分为五服，日三夜二。不利下者，除龙骨、赤石脂；小便赤涩，以赤茯苓代茯神，加白术三两；多热，加黄芩一两；遗溺，加桑螵蛸二十枚。

五枝汤 淋煠风湿一切筋骨疼痛。

桑枝 槐枝 楮枝 柳枝 桃枝各一斤

上各锉细，更以蓖麻叶一把，水三升，煎取二升，去滓。淋洗足膝。

蜀椒汤 治脚气肿挛，消赤肿。

用蜀椒四升，以水四斗，煮取二斗半，瓮盛，下著火暖之。悬板为桥，去汤上二寸许，以脚蹋板柱脚坐，以绵絮密塞，勿令泄气。若天冷，即出，入被以粉摩之一食久，更入。瓮下火不绝，勿使汤冷。如此消息，不过七日，得伸展多矣。

治脚气初发，从足起至膝骨肿疼者

取蓖麻子叶，切，捣蒸。薄裹之，日二、三易，即肿消。若冬月无蓖麻子叶，取蒴藋根，捣碎。和酒糟三分，根一分，合蒸熟。及热，对裹肿上如前法，日二，肿即消。亦治顽痹。

治毒风流于脚膝，行立不得方

海桐皮 五加皮 独活 防风 枳壳 杜仲锉，炒，各一两 牛膝酒浸 薏苡仁各二两 干生地黄半大升 藁本五两

上㕮咀，以绵裹，以无灰酒二斗，春浸七日，秋二七日。每日空心温服一盏，常令酒气相接，勿令大醉。重者不过两剂即瘥。忌生冷、蒜等。如盛热，特恐坏，即宜浸半料。江南多有此疾，号为脚软。博陵崔公信，官吴兴，得此疾凡半岁，百药无效，朱仲邕为处此方，服之立效。公信云：其疾退状如蛇，数条奔走，自足而出矣。后传之，无不效。

趁痛丸 治脚气毒攻两脚，痛不可忍。

甘遂 白芥子微炒 大戟 白面

上为细末，滴水和作饼子，炙黄色，为细末，醋煮面糊为丸，如绿豆大。每服十丸，冷酒下。利则止后服。

传信方 疗毒风腰脚无力、肿疼，腹胀心烦。

咽喉头面浮肿、呕逆一候同，当日服之。

旋覆花头子 白茯苓 橘皮 桑白皮

锉，炒黄色。各三两　犀角屑一两　紫苏茎二两　豉三合　生姜四两，切　枣十三核，去核

上除姜、枣外，细锉，都以水八升，煎至三升，搅去滓。分三服，每服如人行十里。

地黄粥以补虚方

取肥好地黄四两取汁，去滓；作粥，候粥半熟即下之。以绵裹椒一百粒、生姜一片投粥下，候熟，出之。下羊肾一具，取脂膜，细切如韭叶大，同煮熟，加少盐食之。

防风粥以去四肢风

取防风二分，去芦头，煮取汁，去滓；如食法作粥食之。

桑枝煎

本草云：桑枝不冷不热，可以常服，能疗遍体风痒、干燥，脚气，四肢拘挛，上气眼晕，肺气咳嗽；消食，利小便；久服轻身，利耳目，令人光泽；兼疗口干。仙经云：一切仙药，不得桑枝煎不服。出《抱朴子》《孙真人方》。取桑枝如箭直者，细锉三斗，熬令微黄，以水六斗，煎取三斗，去滓，以重汤煎取二升，下白蜜三合、黄明胶一两（炙），作蜜煎。成，入以不津器封贮之。每一服一匙，汤化服之。

《脚气治法总要》卷下终

集验背疽方

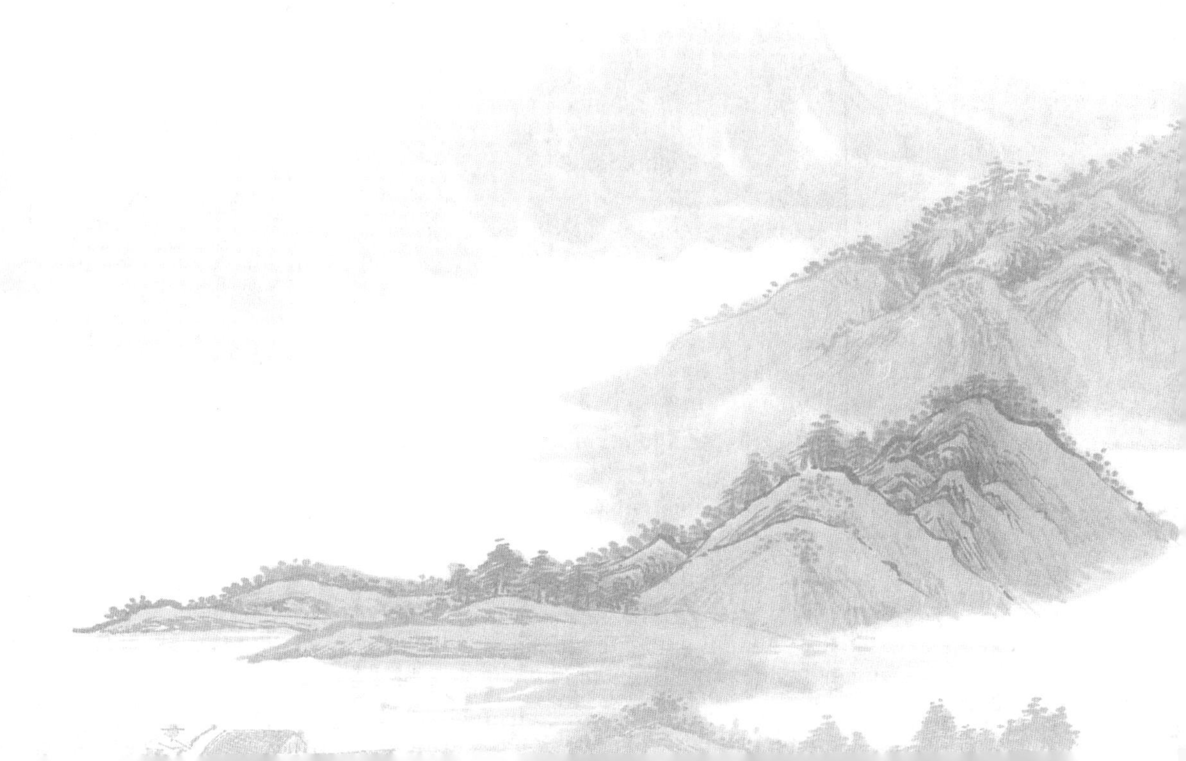

内容提要

凡国医学专科之书，恒多实地经验之法，此不特业中医之人士同欲搜求，即近时治西医之学者亦亟思收觅也。本书为宋·李嗣立先生撰，虽《四库》收之而未得见其书也。至成书之原委及内容之价值，已详《四库提要》中，读过《四库提要》者，无不急谋先睹之为快。本社裘吉生君抄藏多年，视为珍本，今亦公诸同好，想不特吾医家之欢迎，凡好古金石家亦欲备以为考据焉。

《集验背疽方》四库提要

谨案：《集验背疽方》一卷，宋·李迅撰。迅字嗣立，泉州人。官大理评事，以医著名。此书见于陈振孙《书录解题》，称所集凡五十三条，其议论详尽曲当。马端临《经籍考》亦著于录，而题作“李逸撰”。与《书录解题》不合。今案：此书前有郭应祥序，亦云“嗣立名迅”，则《通考》误也。背疽为患至钜，俗医剽窃一、二丹方，或妄施刀针，而于受病之源、发病之形，及夫用药次第、节宣禁忌之所宜，俱置不讲，故夭阏者十恒八九。今迅所撰，于集方之前，俱系以论说，凡诊候之虚实、治疗之节度，无不斟酌轻重，辨析毫芒，使读者了如指掌。中如五香连翘汤、内补十宣散、加料十全汤、加减八味丸、立效散之类，皆醇粹无疵，足称良剂。至忍冬丸与治乳痈发背神方，皆只金银花一味，用药易而收功多，于穷乡僻壤难以觅医，或贫家无力服药者，尤为有益。洵疡科中之善本矣。谨从《永乐大典》中采掇裒订，仍为一卷。其麦饭石膏及神异膏二方，乃诸方中最神妙者，而《永乐大典》乃偶佚之，今据《苏沈良方》及危亦林《得效方》补入。又《赤水元珠》亦载有神异膏方，与《得效方》稍有不同，今并列之，以备参考焉。

原　序

始予奉亲携幼。来官泉江，未入境，首问邑有良医师乎？又问市有佳药肆乎？或对以医固不乏人，而庸庸者实多，药肆仅一二数，然稍贵细者则缺焉。予谓：二者，老幼所依以为命也，今顾若此，其奈之何哉！或曰：邑有李嗣立廷评者，广收方书，多蓄药味，有问方者必告，有求药者必与，了无吝色厌心。予固私窃庆幸。时方至旅见，亦未暇询及也。久之，嗣立来请问（一作间），与之款语，见其持心近厚。非爱人利物之言不谈。叩以《难》《素》《脉决》《病源》等书，其应答如流。厥后家人子或有病，疏方惠药虽数，不惮烦。三年间，不医之求而唯嗣立之谒。一日，嗣立出示一编曰：此治背疮方也。今人例以此为恶疾，悉付之外科而邈，不加之意，不知治疗之失宜，盖未有能得全其生者！某于此究心有年，所活甚众，君能捐二、三万钱，刻板流存，不犹愈于刊他书乎？予且图之。会有黄冠师曰：刘道渊者，主邑之太霄观，忽得此疾，刘素号晓方脉，得嗣立之书而敬信之，凡服药次第，悉案书以从事，不两月，遂获安。予益信其书之有验，乃为之序其首。嗣立名迅，以儒传家，父兄相继收科，子弟亦登名贤书，乡评翕然推重。予与其兄嗣宗尝同校长沙试，契分为不薄，又有针、膏起废之功，故乐为之成其志云。

郭应祥序

目　录

集验背疽方

宋　李迅撰
裘言生刊行

背疽方总论

背疽之方，所传百余，然有验者极少。其间（一作中）又有用药偏重，或太冷，或太热，或药性有毒者，今皆不录，独择尝用而经验者录之，庶几不至有误活人治病之意。

背疽其源有五

天行一；瘦弱气滞二；怒气三；肾气虚四；饮冷酒、食炙煿物、服药热毒五。盖治背疽，不可一概将为热毒，其治之法难易，当自一而至五。

察疽发有内外之别

初发疽时，一粒如麻豆大，身体便发热，生疽处肉亦热，肿大而高，多生疼痛，破后肉色红紫，此为外发。虽大若盆碗，如用药有理，有百人百可活。

如初发疽时，不拘小大，身体无热，自觉倦怠，生疽处亦不热，数日之间，渐渐开大，不肿不高，不疼不痛，低陷而坏烂，破后肉紫黑色，此为内发。有此证者，未发见之先，脏腑已有溃烂，百人百不救，虽有神仙药，亦付之无可奈何。

审内证用药

自泻，呕吐，不思饮食，诊脉而肾脉最虚，此等古人皆以为不治之证，然尚有救疗之理。

服补药捷径

肾脉虚甚，当用补药而有牴牾处；如用鹿茸、附子之药，是抱薪救火；如用平补之药，肾气又猝难平复，若俟河之清。向来有一贵人苦疽疾，正生此一证，诸医无策。愚云：昔尝闻一名医讲论，凡人遇五更初，肾气必开，若一语言、咳嗽，即肾气复合。遇肾开时，进一服平补药，其功效胜寻常服峻补之药十数服。愚以此策献之。遂选用山药丸，所用皆平补肾气，全无僭燥偏重之药，依此法而进，详以告病者与其侍旁之子弟，如法而服药。三日之后，医有诊脉，知其肾脉已平复矣。则有疽疾人，肾脉虚弱，未可便如古人之论，以为不可治。若人有痼冷、虚弱、危困之疾，如其法而用药，可谓用力寡而收功倍矣（案：山药丸缺）。

疽发所在有不可治者

脑上诸阳所会穴，近脑则髓出；颈项上近咽喉，药饵、饮食之所通，一有所碍，两不能进；肾俞上与肾相抵，命之所系，穴即透空，又不可著艾。三处有疽，并为难治。

戒忌

作劳叫怒，嗜欲，饮食如干湿面、炙煿、淹藏、冷酒、生冷、滞腻、鱼、羊并不可食。性热者发热，冷者损脾、肾，毒者发病，皆当戒之。病者之房，深戒有腋气人并有孕妇人、月经人入房。合药亦忌此等人见之，又忌鸡、犬、猫儿见之。

已上戒忌，安后半载间。血气未定，犹定（一作当）谨戒，不废药饵，方能保全。

疽疮之方有验者，载于方书。然有贫乏无钱买药，又有适居僻邑草市，难得药材，只得服草药、鸬鹚藤酒，续以麦饭石膏涂傅、神异膏贴之，亦屡用取效。若无麦饭石膏，如田夫野人，只用神异青亦可。

麦饭石膏（案：此方原缺，今从《苏沈良方》补入）

白麦饭食石（色黄白、类麦饭者犹佳。炭火烧赤，醋中浸之十遍，研。白蔹末与石等份）

鹿角（不用自脱者，须元带脑骨者，截用二三寸。炭火烧至烟尽为度，杵为末。并前二味）

右并捣细末，取多年米醋，于铫中煎令鱼眼沸，即下前件药末，调如稀锡。以篦子涂傅肿上，只当疮头留一指地，勿令合，以出热气。如未脓，当内消；已作头，当撮小。若日久疮甚，肌肉损烂，筋骨出露。即布上涂药贴之，干即再换，但以鬲中穴，无不瘥。其疮切忌手触，宜慎之。

麦饭石膏论

麦饭石膏治背疽之疾，神妙莫比，惜乎世人罕有能知者。然古方所载用药制度，略而不详，则其间药材不真，修制苟简，是自致其无验，非方之误也。愚亲见一贵人有此疾，医者用麦饭石膏涂贴，不惟无效，又且添痛楚；更以毒药奩之，脓亦不溃，昼夜终痛，不得安寝。疮逐日开大，浸至两胁，又于咽候、脚膝间遍发数疽，医者尽以为不可治疗。愚虽预备此药，选择修制，既良且精，而未敢便用。俟诸药缩手，试以用之，一夕之间，疼痛尽止，脓血俱溃，来如湍水，病者安寝。众皆惊愕。以谓别有神药，殊不察止于麦饭石膏也。疽疾须得脓血溃散之多，即使毒气随脓血出，不至内伤脏腑，病者得安。有一庸医，见脓不溃，遂打两锡管，欲插入疽，以口汲出其脓。愚谓：用此则病者必不可救！力沮其说。又用荐席开其一窦，使病者仰卧以取脓，此说不可谏，因令试之，脓亦不来。后卒用愚所合麦饭石膏而取效。自此而后，乡间有此疾者，来下问，因录此方，俾精择修合，尽取十全之功，愚故详著之。

一、痈疽初作之时，便合用麦饭石膏四围涂傅，以护其根脚，不可使开，中心却要留痈口如钱大，使毒气出。如痈渐小，随其大小傅之。直候疽破脓溃之后，口收止犹径寸许，用神异膏点傅收住，却用麦饭石膏。

神异膏 治一切疮疥（按：此方原缺，今从危亦林《得效方》补入）

全蝎七个，去毒 皂角一锭，锉碎 巴豆七粒，去壳 蛇床子三钱 清油一两 黄蜡半两

轻粉半匙　雄黄别研，三钱

上先用皂角，全蝎、巴豆煎油变色，去了三味，入黄蜡化开，取出冷处，入雄黄、蛇床末、轻粉，和匀成膏。先用苦参汤温洗后，以药擦疮疥上，神效。

又：神异膏（此方从《赤水元珠》补入）

黄芪　杏仁　元参各一两

上用麻油二斤，煎至将黑，加蛇蜕五钱，蜂房一两，男子发一团如鸡子大，再煎至黑，去滓，徐徐下黄丹，不拘多少，得中为度，文武火熬收。

治疽痈用药大纲

此书所著方颇为周备，但欲使用药者，不可不知之尔。然人能逐一玩味，详说深思用药之意，临时看其病证次第用药，无有不效。近时有亲旧得此病，为愚医所惑，或用君臣药，或用草药，其病益多，痛楚日增，然后回心，杜绝众医。用愚方，间蒙下问，但指示三五方与之服饵，无有不安者。今略书用药要领与夫先后之序，画一于后。

一、初觉时背疽之疾，便令服内托散，后来不生变证，口舌无疮。此药但可服十数服而止。

内托散　大止疼痛。如未破，即点破有脓（此方原缺，今从《惠济宝书》补入）。

川乌一两，泡　茯苓三分　苦杖半两　独活　白芷　甘草炙，各一两

上为末。每服二钱，酒调下，日三服。

一、即令继服五香连翘汤。服此药如大便宽快、内热既省，即令住服。若一二日之后大便再闭，须令再服，要取利毒气至尽，然后住服。亦合看病人虚实，量其轻重而进药。

五香连翘汤

木香三分，不见火　沉香三分，不见火　连翘全者去蒂，三分　升麻三分　黄芪三分，拣无叉附者，生用　木通三分，去节　甘草半两，生用　丁香半两，拣击枝杖，不见火　乳香半两，别研　大黄微炒，半两，锉　麝真者，一钱半，别研　桑寄生三分，难得真者，缺之亦可　独活三分，买老羌活用，今铺家所卖独活，乃是土当归，不堪用

上为粗末，和匀。每服三大钱，水一盏，煎至七分，去滓服；留滓二服，用水二盏再煎作一服；积四散滓，用水三盏，又再煎作一服，然后不用其滓。方用银器煎药，如无银器，入银一片同煎。内桑寄生一味，最能疗病。但难得真者，如缺，用升麻代。今已加升麻，若无真桑寄生，则升麻分两当倍用。

一、次令多服洪氏排脓内补散。无呕逆之证，用好酒下；有呕逆之证，合用木香汤下。此一药，合与痈疽相为，终始服饵，不可辍。

化毒排脓内补十宣散（亦名托里十补散）

治一切痈疽疖疮。未成者速溃，败脓自出，无用手挤，恶肉自去，不犯刃。使服药后，疼痛减，其效如神（此方原缺，今从《和剂局方》补入）。

黄芪（以绵上来者为胜。状如箭竿，长二三尺，头上叉者。洗净，寸截，捶破撕擘，以盐汤润透，用盏盛汤瓶上一炊久，焙燥，随众药入研，即成细末）　人参（以新罗者为上。择团结、重实、滋润，洗净，去芦，薄切，干搏用）当归（取川中来者。择大片如马尾状。滋润、甜辣、芬香者，温水洗，薄切，焙干用）各一两　厚

朴（用梓州者。肉厚而色紫，掐之油出。去粗皮，切，姜汁窨一宿，爁熟，焙燥。不用杜朴） 桔梗（以有心、味苦者为真，无心、味甘者荠苨也，主解药毒，切勿误用。泥净，去头、尾，薄切，焙燥） 桂心（用卷薄者。古法，带皮桂每两止取二钱半。合用一两，当买四两。候众药罢，别研，不得见火） 芎䓖（以川中来者为上，今多抚芎。大块者，洗净，切，焙） 防风（择新香者。洗净，切，焙） 甘草（生用） 白芷各一两

上十味，选药贵精，皆取净，晒、焙极燥方秤。除桂心外，一处捣，罗为细末。入桂令匀。每服，自三钱加至五钱，热酒调下，日夜各数服，以多为妙。服至疮口合，更服犹佳，所以补前损、杜后患也。不饮酒人，浓煎木香汤下，然不若酒力之胜也；或饮酒不多，能勉强间用酒调，并以木香汤用酒，功效当不减于酒也。大抵痈疽之作，皆血气凝滞，风毒壅结所致。治之不早，则外坏肌肉，内攻脏腑，其害甚大。才觉便服，倍加服数，服之醉则其效速。发散风毒，流行经络，排脓止痛，生肌长肉，药性平和，老人、小儿、妇人、室女皆可服之。

木香汤 治痈肿（一作疽）初结，头痛寒热，气急方（此方原缺，今从《圣济总录》补入）。

木香 藿香叶 沉香 薰陆者 丁香各一两

上五味，粗捣筛。每服五钱，盐水一盏半，煎至八分，去滓，空心温服，取滓傅膊上。日二。

一、呕逆有二证：一证谓其初发时，不曾服内托散，伏热在心；一证有气虚，脾气不正而呕。合仔细看病证，参酌用药。若是因热而呕，外证心烦、身热、痈作痛，此即是伏热在心，合将内托散服三两服而止，不可多服；若是气虚而呕，其证心不烦热，遇早便呕，或闻秽气亦呕，早晨合服嘉禾散。如有寒热，合服家传正气散。五更初，当服山药丸以补其肾。一、发背人虽云有热，未有不至肾虚而得之者。若疽疾减退五分之后，便合如前法，五更初服山药丸一服。

嘉禾散（案：原方缺）。

论服嘉禾散

如病人气弱，不进饮食，合服嘉禾散，于内加白豆蔻仁分两。昨有一贵人，苦疽疾，医者用药失序，久而不痊，因致虚弱，全不饮食。愚欲进嘉禾散，而诸医争言：内有丁香发热，不可用。殊不知治疽之药，丁香预其一，况有因怒气而发疽。今嘉禾散中所用之药，尽是平和益脾胃、降气之药。辩论不胜，迟迟数日，服他药无效，卒用之，而病人方能进食。自此以后，遇早晨住服参苓，必进嘉禾散一服，疾安而后已。

家传不换金正气散 治背疽先感风寒，脾气不正，寒热呕吐。

苍术（拣黄色不烂者，先用米汁浸，夏、秋半日，春、冬一日，洗净，再用新汲水浸一宿，削去黑皮，锉，焙，与麦麸同炒至色黄香熟，去麸，用四两净） 厚朴（拣紫色者，削去粗皮及中间一重黑心如纸厚，要锉三寸长，劈作薄片；每厚朴五两净。用生姜五两净，连皮薄切，捣烂，同淹一宿，以文武火翻覆炙五七次，炙至姜滓焦黑。刮去姜不用，只用厚朴细锉，取四两净；再用姜四两，连皮薄切，捣烂，

同厚朴和一处，再淹一宿，入铫内。用文武火炒至干用）　甘草（炙，削去赤皮，细锉，取二两净）　陈橘皮（买真橘皮，以水浸三时久，洗去黑摩，掠去肉、白筋与瓤，锉，焙，取三两净）

上四味，同为一处，再入锅内，文武火微炒一次，却用纸盛于木板上出火毒。

半夏（汤泡七次，削去黑脐，细锉，焙干，研为细末，以生姜自然汁和作薄饼子，安文武火上炙至黄熟为度，取二两净）　藿香（去枝杖取叶用，以水洗净去沙尘，有日晒干，无日以微火焙，一两净）　人参（一两，去顶，细锉焙）　木香（一两，湿纸裹煨至纸干为度，去纸，细锉）　白茯苓（一两，去黑皮，锉）

上将前四味已炒药，续入后五味，半夏、藿香等不炒，同一处碾罗。为细末一钱，水一盏，生姜钱三片，枣一枚，同煎至八分，临热入盐少许，温服无时。

论服不换金正气散

近时有数人病背疽，服前方药饵，未安之前，遍身寒热，或先寒后热，或先热后寒，连日作或间日作，必先呕痰，然后寒热，寒热后大汗，然后止。时医多欲用柴胡、牡蛎止汗之药，又有以为疟疾，欲下恒山饮子。愚力辩云：背疽之后，不可专以为有热，亦有气虚而得之，亦有因怒气并血气凝滞而得之。其所以发寒热者，先感寒邪，脾气不正，痰盛而有此证。若下柴胡，必泻肝，母既虚而又泻其子；牡蛎涩气，气血已不荣运，服涩气、恒山饮子，发吐痰，大损脾胃。用药如此，可谓误谬。愚但令服家传不换金正气散，祛寒邪。正脾气，痰饮自消，寒热不作；兼服排脓内补散，以木香汤易酒，不欲饮引呕吐故也。服此药三日，寒自退，呕吐不作，汗亦自止。

一、痈疽才破有口，便合用猪蹄汤洗。其次（一作初）连日洗；五日后，间日洗；欲安之际，三日一洗。

猪蹄汤　治痈疽肿块，消毒气，去恶肉。凡有疮口，便用此药淋洗。

香白芷（不见火）　甘草（生用）　独活（用老羌活）　黄芩（去心）　赤芍药（去皮）　当归（去芦，洗净沙土）　露峰房（取有蜂儿者用）已上各等份，为粗末

上先将猿猪前蹄两只一斤，只用白水三升煮软，将汁水两次澄清。去上面油花、下面滓肉，每次用药粗末一两，投于汁中，再用文武火煎十数沸，滤去滓。以故帛蘸药温汤，徐徐薄揩疮上，死肉、恶血随洗而下，净洗讫，以故帛试干，仍避风，忌入口气吹之。有狐臭人，并月经见行妇人，猫、犬，并不令入病房。洗疮切弗以手搖著。洗疽之方，所传三、四十，用之止此一方，极神效。内所用露蜂房最有理，谓其以毒驱毒也。

一、治背疽初作，根脚阔大如碗，未有尖头，寻灸穴法：凡觉背上肿硬、疼痛，用湿纸贴肿上，看先干处是头。碾大蒜十头，入淡豉半合、乳香一块如龙眼大，细碾，随疮头大小，用竹片作圈子，竹片阔二分许，随其大小顿在疮头上，将所碾药填平，铺艾灸之。痛处以痒为度，痒处以痛为度，亦以百壮为准。

一、痈疽既破，脓血溃多，或五日、或七日后。用神异膏贴傅。若根脚小，五日后贴；如阔大。须七日、十日后可贴。

一、疽疾将安之际，合多服加料十全汤以补其气血，使易生肌肉故也。

加料十全汤 治痈疽后补气血，进饮食，疽疾将安及七八分，便当服此药，每日与排脓内补散相间服。

黄芪（拣不用叉附及蛀者，锉作二寸长截，拍扁，以冷盐汤湿润之，瓦器盛盖，甑上蒸三次，焙锉用） 熟干地黄（拣肥大滋润者，洗净，焙干，用好瓶酒湿润，瓦器盛盖，于饭甑上蒸晒，如此七次；锉，焙）二味各用一两净 当归（去芦，净洗，取自头至中心一截，锉，焙干；用自中至尾留合别药） 川芎（锉，微焙） 人参（去顶，锉，焙） 白茯苓（去黑皮，锉，焙） 甘草（炙） 白芍药（拣有皮者买，无皮是伪者。削去皮，锉、焙用） 肉桂（削去粗皮，锉，不见火） 天台乌药（如无真者，可买隆兴府大块者用。锉焙） 白术（用米泔浸半日，锉到小指头大方块，焙干，再用麦麸炒至黄色，不得伤火，去麸，将白术锉用） 陈皮（不用沙柑子皮。水浸，削去白瓤，焙，锉） 真白五味子（核如猪肾形，肉微黑，重者是真。拣去枝杖，炒过用。核如沙柑子核者，是土五味子，不堪用）已上十一味各半两

上各干净称，锉，作散和匀。每服药一两，用水一碗，生姜五片。北枣二枚，同煎至八分碗，滤去滓，取清汁，分作两服。留滓晒干，碾罗为细末，后来常服，水一盏，生姜三片，枣一枚，煎至八分服之。

一、前后病背疽人，多是先发渴而后背疽作，不然，背疽安而后发渴疾，因此不救者甚多。若有渴疾人，则合专服加减八味丸，能使渴疾既安，疽疾不作。若骤得背疽之疾，既安之后，不问有无渴证，便合常服加减八味丸，非特可以杜渴疾之将来，亦且大能滋益气血，生长肌肉，使精神强健，此乃累试之验。

加减八味丸 治痈疽后合服补药。若用峻补之药则发热，又况痈疽既安之后，多传作渴疾不可治疗，当预服此药。如能久服，永不生渴疾，气血和壮。未发疽人，或先有渴症，亦合服此药，渴疾既安，疽亦不作。

熟干地黄（如法拣好者买。制度过，焙，锉）二两 真山药（锉细，微炒） 山茱萸（去核取肉，焙干）二味各一两 肉桂（味辛辣、薄者买。削去粗皮，锉，不见火。用一两，别研，取半两滓末和入众药，余粗滓仍勿用） 泽泻（水洗，锉作块。无灰酒湿，瓦器盛盖，甑上蒸五次，锉，焙） 牡丹皮（去心、枝杖，锉，炒） 白茯苓（去黑皮，锉，焙）已上三味各八钱 北真五味子（拣去枝杖，慢火炒至透，不得伤火，一两半，别研、罗，和入众药。此一味最要真者，其详已著十全汤内）

上研、罗为细末，炼蜜候冷，和丸如梧桐子大。每服三十丸，空心无灰酒或盐汤任下。

论渴疾本原

有一贵人病疽疾，未安而渴作，一日饮水数升，愚遂献此方，诸医失笑云：此药若能止渴，我辈当不复业医矣！诸医尽用木瓜、紫苏、乌梅、参、苓、芍药等生津液、止渴之药，服多而渴愈甚，数日之后，茫无功效，不得已用此药，服之三日，渴止。因此相信，遂久服之，不惟渴疾不作，气血益壮。饮食加倍，强健过于少壮之年。盖用此药，非愚敢自执鄙见，实有源流。自为童儿时。闻先君言：有一士大夫病渴疾，诸医遍用渴药，治疗累载，不

安，有一名医诲之，使服加减八味丸，不半载而疾痊，因疏其病源云：今医多用醒脾、生津、止渴之药，误矣！而其疾本起于肾水枯竭，不能上润，是以心火上炎，不能既济，煎熬而生渴。今服八味丸，降其心火，生其肾水，则渴自止矣。后疏其药性云：内真北五味子最为得力，此一味独能生肾水、平补、降心气，大有功效。家藏此方，亲见有验，故敢详著之，使有渴疾者信其言，专志服饵而取效，无为庸医所惑，庶广前人制方济惠之意。

痈口将收论

痈口将收之际，最忌用急涩敛口之药，只宜用神异膏贴。多见昧者立说，破此一段，不过病者厌于将理，医者急欲获利，不思毒气发泄未尽，其疾再来，人命自此不救。

痈久疮口不合论

一、治痈久而疮口不合，其肉白而脓血少，此为疮口冷滞，乃病人气血枯竭不潮，于疮遂致如是，合用白北艾汤洗，神异膏贴，多服排脓内补散。每日用好北艾叶一把，入瓦器内浓煎汤。避风处乘热用艾汤浇洗疮口四围净肉，以旧绢帛兜艾叶乘热沃浇，一日一次，洗了须避风；仍烧松香，以烟熏疮口良久，用神异青贴之。其疮不可与厌秽之人见，若不能禁忌，疮口难安，药亦无效。

一、病痈疽之人，适被庸医用毒药掩盦，或以针刀伤割，不能生肌肉，疮口不合。切不可用急涩敛口药，当只用猪蹄汤、北艾汤相间洗，以神异膏贴之，并服排脓内补散。

一、前方但是居于州县间、有力者能及之，若适在乡原、与夫无力以市药者，只可用鹭鹚藤酒一方，终始服饵，俟其疽破，即以神异膏贴之，盖神异膏所用药材，皆非贵细难得之药。前后用此以医，田夫野老，百发百中。

大川乌丸 治发背，活经络，生肌肉。

大川乌（生，去皮、尖） 当归 赤芍 苏木（锉，炒） 没药（生用，一两，别碾） 乳香（一两，别碾） 穿山甲（用蚌粉炒脆，去粉）二两 独活（合用老羌活。今铺中所卖独活乃土当归，不可用）二两

上为细末，和匀，酒煮面糊为丸，梧桐子大。温酒下三十丸，空心下。

二乌丸 治发背，托里定痛，驱风毒，凉血。

羌活（去苗） 薄荷叶各三两 川芎（以上各不见火） 元参 地榆 麻黄（去节） 防风（去芦） 天麻 白芷 白僵蚕（用直者，去丝、足、口） 牛蒡子炒蔓荆子（去蒂并白膜） 旋覆花（去萼） 荆芥蕙各二两 甘菊花三两 何首乌四两 甘草炙，四两半 蝉蜕去足，半两

上为细末，炼蜜丸如弹子大。每服一丸，细嚼，茶清任下，食后服。

退毒下脓漏芦汤 治疽作二日后，与五香连翘汤相间日服之。

黄芪（生用） 连翘各一两 大黄一分，微炒 漏芦一两，有白茸者 甘草半两，生用 沉香一两

上为末，姜枣汤调下。此二方连日相间服，乃宣毒之药，觉毒尽住服。

参苓顺气散 治病痈疽人，进饮食，降气，健脾。

乌药一两半　人参一分　茯苓一分，白者　青皮去白，半两麸炒，半两蜜炙　真紫苏子二钱半，微炒

上为细末。每服，末二钱，水一盏，姜、枣煎至八分，早晨空心温服。煎药不用紫姜，能发热、动气；当用老姜，连皮使。

栀子黄芩汤　治发背疮溃后，因饮食有伤，调摄不到，发热不住，用以退热。

漏芦　连翘　山栀子仁　黄芩去心。各二两半　黄芪生用，一两　防风　石韦（合使桑白皮自取者）　甘草生　犀角生用　人参　苦参　白茯苓各二钱半

上已上为粗末。每服四钱，水一中盏，煎至六分，去滓，温服。

蚣蝎散　治痈疽疮口小而硬，贴膏药而脓不来。此为风毒所胜。

赤足蜈蚣一条，去头足，生用　全蝎三个。去爪，要有尾者，生用　木香一钱重

上为细末。每用时，先以猪蹄汤药洗疽了，以此药一匙许，糁于膏药面上，近疮口贴，其效如神。每用神异膏，合先量疽大小，涂在纸花上了，却用此药糁于膏药上，要使先到疮故也。若疮口阔大及不硬，则不必用此。

内托黄芪丸　治因用针砭伤其经络，白脓、赤汁逗流不止。

黄芪八两，生用　当归二两，洗、焙　肉桂去粗皮　木香　乳香别研　沉香以上四味各一两

上为细末，用绿豆粉四两、生姜自然汁煮糊，丸如梧桐子大。每服五十丸，温热水下，不拘时候。

沉麝汤　治发背疽之人，敛口生肌。不得用躁急之药，合用麦饭石膏涂，续用好膏药贴之，疮口自然敛合。如医治后，时为庸医用毒药掩盦、或刀割伤内血重者，兼服此。

木香　麝香　沉香　藿香叶　连翘

上等份，为细末。每服二钱，水一盏，煎至七分，温服无时。疽疾既已，先服取毒之药，又用麦饭石膏涂贴，五、七日之后，病渐减退，合最大川乌丸、二乌丸驱除余毒，活气血，生肌肉，排宿脓，去风邪，又合服洪氏内补散，多服为妙。

立效散　治发背及诸痈疽并瘰沥有效。

皂角刺半斤，拣去枯者，细锉，炒赤色为度。须耐久炒　甘草二两，合生用　瓜蒌五个，去皮取肉并仁，捣研，炒黄，干者不必炒　乳香半两，别研和入　没药一两，别研和入

上五味为末，每服二钱，酒调下。乳痈与前方间服，神妙、神妙！

忍冬丸　疗病既愈，须预防发痈疽宜

忍冬草（左缠藤是也。不拘多少，根、茎、花、叶皆可用）

上以酒于瓶内浸，以糠火煨一宿，取出晒干，入甘草少许，为末，以所浸酒为糊丸，如梧桐子大。每服五十丸至百丸，酒、饮任下，不拘时。

治一切疖毒痈疽，将结则散，已聚则破，已破痛不可忍者，贴之则宽，止痛神效，不可具述（按：以下所制方，皆不另立方名）。

无盐桃末　皂角末　白芷末　荆芥末　草乌头末

上等份，用米醋调，贴四围，留中。蜜调亦得。

痈疖不可用膏药贴合论

治些小痈疖，结而未成，不可用膏药贴合，以药涂，使内自消。每用生取鹿角尖，于砂钵内，同老米醋、今俗呼黄子醋

浓磨，时以鹅翎涂拂于痈疖四围，当中留一口，遇干再涂，一二日即内消。每觉有些小痈疖疼痛、发热时，便用生甘草节，不炙、不焙，用日晒干，若无日，焙于笼盖上，微火，碾为细末，以热酒调二三钱服，连进数服，疼痛与热皆止。治痈疽未结成，并血气凝滞、肿结成块者，用吴茱萸微炒，碾为细末，鸡子清调涂，神妙！疾轻者宜用此。

治痈疽发背神方

金银花（一名忍寒草）

上采叶，研为滓。每用不限多少，纳磁瓶中，入水，用文武火浓煎，临热入好无灰酒与药汁相半，再煎十数沸，滤滓，时时服之。留滓焙干，碾、罗为细末，酒煮面糊，为丸梧桐子大，每服三十丸，空心温酒下。丸药俟疾稍退，可以常服，盖其力轻甚故也。

预防痈疽方 服此药可以终身无此疾。

绵黄芪（七两。拣如箭杆样、性软者用，芦并叉附不用。一半生使，细锉，焙干；一半锉作寸长截，捶匾，以蜜水浸润湿，瓦器盛盖，于饭甑上蒸三次，取出焙干，锉碎） 粉草（去节并去皮，一两半净，将一半生，细锉、焙；一半炙黄，锉、焙）

上二味，碾为细末。每服二钱，早晨、日午，白汤煎，常当汤水服；夜候饮酒。初杯用酒调服。若平日能如此常服之，终身不患痈疽之疾。

案：以上各方，不见于诸论中，今总集之，附于诸论之后。

脑疽不可灸，引其气一上，痰涎、脓血并起上攻，倾人性命急于反掌，但当急灸三里穴并气海，渐渐服凉胸膈、化血之药，人可小安。此说载《通神方论》。脑疽、咽喉生疽，古法皆不治之证，此灸法引毒气归下，其理颇长。得此疾者，岂可坐受其毙，当信而用之。

瓜蒌散 治妇人乳痈奶劳，神效（今俗呼奶劳，即此疾之渐）。

瓜蒌（一个。去皮，焙、研为末，急用则烂研。子多者有力） 当归（净洗，去芦，焙细）半两 甘草（半两。细锉，生用） 通明没药一分，别研 乳香一钱，别研

上用无灰酒三升，同于银、石器中，慢火熬取一升清汁，分作三服，食后良久服。如有奶劳，便服此药，可绝病根。如毒已成，能化脓为黄水；毒未成，即于大小便中通泄。疾甚，再合服，以退为妙。妇人乳疽方虽多，独此一方神效无比，万不失一。

按：按：以上二方，一治脑疽，一治乳疽，皆与背疽无涉，以其为李氏之书，故并附于此。

《集验背疽方》终

伏瘟证治实验谈

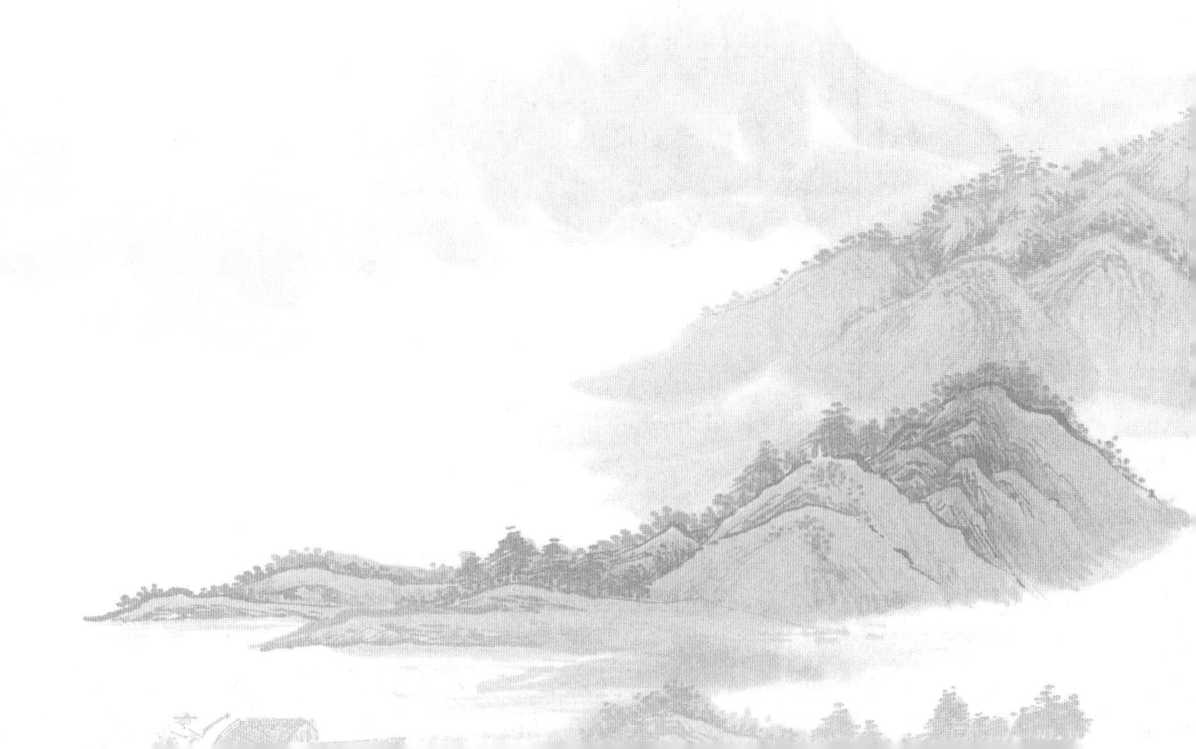

内容提要

本书为蒋璧山社友惠寄新著稿本。发明瘟证之由伏邪蕴蓄而成之理，及其治之之法。皆从实地经验所得而成书，并非凭空立论为理想之文章，故名《伏瘟证治实验谈》。计分病原、症状、诊断、治疗四大纲；而于治疗中，又分初起期、中泛期、终后期三期。以科学的方法，编国医之载籍，沟通新旧。融治中西，允称医界津梁，堪作后学主臬！刊行于世，当必为中西学者并重视焉。

序

通天、地、人，谓之儒。凡百艺术，皆士君子所宜究心，况疾病为性命所寄，生死攸关，岂不学无术者所可从事！是故不知天之道，不辨地之宜，不究人之情，皆不可以为医。所谓医者，固非通儒莫属也。自后世争尚功利，目医为小道，鄙医为贱技，而学医半出于无聊之徒为谋衣觅食计，只记药品数味、方书数卷，自诩知医，竞相夸耀，幸中则功归于己，偶失则罪嫁于人。更有忘本逐末，舍近图远，醉心欧化，慕西医以解剖，为实验则惊为神奇，视中医以气化，作真诠则嗤为陈腐，问其运气之加临、水土之异宜、性情之偏畸，则茫然挢舌，救人者转以杀人。目击流弊，能无感喟！际此医术支离之日，而欲求其贯三才之儒，相与之讲明医道，恒不数数。观吾友蒋君璧山，积学士也，举泛堪与、星卜之书，无不通晓，而尤精于医，盖其得力于家学者深矣。近复涉猎西书，互相印证，衷中参西，多所发明。临证处方，皆有法度可观。未申两岁冬春之交，伏瘟盛行，死亡枕藉。每见此病触发，医者贸然施治，诧为棘手，既不识其病因，更何论乎治法。蒋君慨然忧之，以谓世之人死于疾者少，而死于医者多，爰本当日得于实验者，笔之于书，名曰《伏瘟证治实验谈》，盖欲以救医者之失也。余观近世，市舶交通，种族复杂，感受异气，怪病丛生，病机日出不穷，即治疗亦杂糅不一。彼泥古者，墨守成规；趋时者，徒尚新法。削足就履，毁方为圆，吾未见其不立败也。盖伏气之病，已载于医经；而伏瘟之名，虽不概见，其精义散见于各书，非读书得间，不能钩玄而提要。今蒋君此编，论受病之原因，详治法之次第，亦犹叶氏论三时伏气，独阐不传之秘。援古证今，中西并贯，而伏瘟治法，毫无遗义。子舆氏曰：大匠诲人，必以规矩，不能使人巧。若蒋君者，殆得其巧矣。吾知是编一出，其裨益于世，曷有穷极。自维简陋，莫测高深，何敢妄赞一辞！见仁见智，惟格致之儒，自能神而明之。余每于萧斋岑寂，一灯荧然。展卷寻研，追维畴昔，深悔已往之多疏，用作将来之补救。世之人其亦同抱此疚心否乎？是为序。

民国九年岁次庚申重九后八日世愚弟翁汝梅雪耕氏拜撰

补白

学无止境，医学尤不能穷其究竟。且近世车轨四通，疾病新出者，今有而古无，理虽一致，法颇万殊。非多临证不能有发明，非多读书不能穷究竟。

例　　言

己未之冬，庚申之春，伏瘟症状为自来医籍所未载。若不原始要终，发明治法，异日发生同样病态，何以率循治疗，此不可以不记也。

《内经》医理无不具备，后世医籍虽汗牛充栋。然皆各就所见以立言，故所见之外，仍多缺略。今此疫症为自来医籍所未载，仍不出《内经》之范围，故此部治法悉遵《内经》，数典不忘祖也。

此部治法，悉临诊经验所得，必有确实征信者，方敢留存底稿，汇集成册，所以存实验也。

自欧风东渐，好异者崇尚西术，而鄙弃中医，并谓脏腑、经络之有错，五行生克之无凭，不知西人只凭目见，以有形物质为征信，无形气化多忽略而不讲。是故西人所知者，俱属形下之器；若形上之道，精深高远，非所知也。鄙人此部，推阐病原、症状、诊断、治疗上之学理，悉本《灵》《素》圣经，原原有自，凿凿可征，并与治验上有交互之印证，无虚妄之歧谈。潜心研究，自知医学上之价值，中精密而西粗疏，中高深而西卑浅也。

西医血清之制造，必待临时，而又难猝办。今春闻每人注射至愈，必需银数百两之多。价值太昂而难施于贫病，如一时无觅，惟有坐视其死而已。若中药则随地可办，价又不贵，且针灸一术，并不须药，尤便于贫人。以利便言之，亦中胜于西者多矣。

目　录

伏瘟症治实验谈

临海蒋树杞壁山甫著
绍兴裘吉生刊行

病　原

伏瘟病原推本于时令说

己未秋冬之交，自寒露至冬至，三月不雨。两间燥烈之气达于极点。人身一小天地，天地既燥，人处其间，亦未有不燥者。经云：秋之为病在肺。燥气上受，首先犯肺，肺病不已，逆传心胞。此燥气之邪感于前，伏于上焦心肺之间。为发生疫症之本因也。自小寒以后，至庚申春之春分，三月之间恒雨恒风，昕夕不休，寒冽之气，逼人太甚，间或雷霆大震，阳气暴泄，肌腠不密，感邪更易。际此时间，倘能慎起居，时饱暖，节劳作。戒色欲，可永保健康之福，自无罹瘟疫之灾。一或不慎，邪必乘之，此冬寒之邪感于后，中于表层太阳之经。为发生疫症之续因也。如其人先感秋燥之邪，伏藏体内，再伤于寒，其病即发，此己未冬月发生疫症之原因也；如其人未伤于燥而伤于寒，其寒邪亦伏留而不即发，至春重感于寒，其病亦即发，此庚申春月发生疫症之原因也。

己未冬月病原推本于运气说

《内经》：丑未之岁。太阴司天，太阳在泉。自秋分至立冬六十日。是谓五之气，主气、客气并属阳明，燥金司令，阳明本燥而标阳，适值天时久旱，燥令太过。经曰：秋伤于燥，冬生咳嗽。此秋燥伏气伤于肺金本脏之为病也。又自小雪至大寒六十日，是为六之气，主气、客气并属太阳，寒水司令。适值下半年在泉之气又同为太阳，寒令太过，故是年冬月，天气寒冽异常。然太阳本寒而标阳，又有阳明燥气伏藏在内，燥金之下，火气承之，严寒之中伏藏火气。故是时冰雪之间，雷霆大震，非时不正之气，莫此为甚。凡夙有伏燥之人，兼感冬寒者，症见恶寒、背冷、头痛、项强，是太阳伤寒之本病也。初起呕吐，继则发热、口渴、谵语、便秘，是阳明伏燥之本病也。卫出上焦，荣出中焦；卫出于肺，荣通于心，阳明干涸，则荣卫之源绝。温邪犯肺，逆传心胞，燥气亦然，此昏厥之原因也。“生气通天论”曰：秋伤于燥，上逆而咳。发为痿厥。“至真要大论”曰：燥淫所胜，木乃晚荣，筋骨内变，民病左胠。此气逆咳嗽、筋挛骨痹及半身不遂之原因也。

庚申春月病原推本于运气说

《内经》：寅申之岁，少阳司天。厥阴在泉。少阳本火而标阳，中见厥阴，标本同气，自大寒至惊蛰六十日，主气厥阴风木司令，客气少阴君火加临。岁运主客，木火同气，木从火化，火气太过。“至真要大论”曰：少阳之胜，热客于胃，烦心欲呕，谵妄消灼，草萎水涸。“六元正纪大论”曰：寅申之岁，初之气温，病乃起。此岁气、时气为本病之原因也。“阴阳应象大论”曰：重阴必阳，重阳必阴，冬伤于寒，春必病温。去冬天气严寒，中人肤腠，郁久化热，消灼真阴，至春重感于寒，乃激之而发现，此伏气为本病之原因也。

症　状

一种肺金本脏之现症：初起恶寒，旋即发热，咳嗽，胸闷，喘急不得卧，痰多、嗌燥，咯不得出，口渴不多饮，食思缺乏，头部有汗，大便或秘或泄。状甚危急，然死者不过十之二三。

一种太阳兼阳明之现症，分为二类：一类初起恶寒，呕吐，旋即发热、头痛、身痛、项筋强硬，舌干口渴，目赤，胸闷，神昏谵语，脊部强直、不能转侧，手足乱动，食思缺乏，大便秘结，小便短少，两手脉浮部弦硬、沉部涩数；一类口噤不语，躯体、手足不知运动；或身体发热，目闭昏睡、不省人事；或身无寒热，目开、稍知人事，但不言语；或初起一二日两手俱无脉者。此二类最为危险，死者十之七八。

一种太阳、阳明、少阳三经合病者：初起恶寒，呕吐，旋即发热，项筋痉挛最甚，头部疼痛尤剧，有半日或一日即昏厥而死者；有昏厥复苏，潦缠一二旬或一二月而仍死者；有左右各半身不遂者；有能食粥一二碗，而躯体、手足痿痹不能起立者；有一二月后，精神仍然呆钝，或耳聋，或目盲，或语言无序者。此一种吾临海流行最广、最盛，亦最延长，死者亦最多数。

诊　断

定名为伏气瘟症，亦名痉瘟，亦名热疫，此皆就其症状之危险名之也。若质直言之，实系时感伤寒引动内伏之症也，或混称为冬温、为春温，皆未切当。

《内经》病机曰：诸气膹郁，皆属于肺；诸痿喘呕，皆属于上。喻嘉言以此二条，明指燥病而言。“生气通天论”曰：秋伤于燥，上逆而咳，发为痿厥。燥属金气，肺属金脏，同气相求，必从其类。故燥气为患，首先犯肺，肺气上逆，则生喘咳；肺气不宣，则肢体萎废，此己未冬月之病原：于伏燥之气伤及肺脏，而发为咳逆、痿厥也。

“五常政大论”曰：少阳司天，火气下临，肺气上从，咳嚏鼻塞，厥逆膈不通。火气下临，金从所制，肺逆不降，故咳嚏诸症以起，此庚申春月之病原：于时感风温之邪，首先犯肺，而发为咳嗽也。

“六微旨大论”曰：阳明之上，燥气治之，中见太阴。去秋主、客与天空三气皆燥，燥气太过，故不从中见湿化，而从标本。阳明本燥而标阳，燥阳合气，其化为火。仲景《伤寒论》以脾阴消烁为脾约，属太阳阳明证；以胃家实，属正阳阳明证；以胃中燥烦、实大便难。属少阳阳明证。此己未冬月之病，皆由此秋燥伏气之为祸也。

“六微旨大论”曰：少阳之上，火气治之，中见厥阴，标本同气，亦从火化。《伤寒论》曰：少阳之为病，口苦、咽干、目眩也。少阳经脉，始从两目锐眦，上抵颈角，下耳后，过颊车，循颈下腋，至季胁。

故少阳经病有目赤、咽干、口噤、头痛、腰痛、不能食诸证。且春令主气为厥阴，风木岁气，中见亦同为厥阴风木。火乘风势，厥气上逆，故气上冲心，则昏厥不省；气上冲脑，则头如裂；木萎不荣，则筋骨痉挛。半身不遂。此庚申春月之病，皆由此岁时、主、客三气加临之为患也。

仲景《伤寒论》有太阳阳明少阳三阳合病之症，为腹满身重、难以转侧，口不仁而面垢，谵语，遗尿。如此症状，自冬及春，最属普通，是有岁气与伏气合并为病之原因也。

《伤寒论》云：太阳之病，脉浮，头项强痛而恶寒。太阳经脉起于目内眦，上额交巅，络脑下项，挟脊抵腰中。自冬及春，症状初起，即恶寒，头痛如裂，项筋强硬，腰脊疼重不可转侧，此实太阳伤寒之证。但在己未冬月，为时令伤寒；在庚申春月，为伏气伤寒，病态虽同，而治法微有异也。

己未冬月，阳明为伏气之病，太阳为时感之病，少阳相火为燥金复气之病；庚申春月，太阳为时感与伏气之并病，少阳为主气之病，阳明为太阳传化及少阳制侮之病。自冬及春，三阳皆病，故所患亦大率皆同也。

与冬温春温风温三症异同辨

经云：秋伤于燥。冬生咳嗽。此伏燥化火，肺阴受伤，适遇冬失闭藏之令，天气大温，人处此阳扰之时，伏邪外泄，而发为温病，名曰冬温。又云：冬伤于寒，春必病温。此伏寒化热，少阴受伤，适值春阳上升之令，天气大泄，人处此气交之中，木火内燃，而发为温病，名曰春温。故仲景所云：发热而渴，不恶寒者，为温病是也。以其内已化热，故初病即渴；以邪非外感，故不恶寒。《素问》云：阴气先绝，阳气独发。此冬春二温发之原因也。至于风温之症，则又异是。风温，章虚谷谓四时皆有。当气候温暖之时，毛窍腠理开泄，偶感虚风贼邪，即时成病，是为风温。风为阳邪，故初起即发热而恶风；风为轻清之邪，故先伤表分，非热久内陷，必无昏厥之险也。今此症状初起，必恶寒，口不即渴，及鼻塞、头痛、项强者，实系当时感冒之症，亦即仲景伤寒之症也。但伤寒症必二日传阳明，始有发热、谵语、喘满而死之恶候；今此恶寒，三五点钟即发热，或身不甚热，遂致神昏、痉厥者，则明非纯系伤寒之症矣。盖此症所感之邪极为复杂。为从前医籍所不载，苟非明眼人当之，鲜有不目迷心乱、医药杂投而致死者。以故莫不众口一词，曰瘟疫也，天灾也，殊不知为医者实难辞其咎也。

治　疗

秋燥本气属凉，谓之次寒，故《素问》有“燥淫于内，治以苦温，佐以甘辛，以苦下之”之说，此秋燥胜气之治法也。又云：燥金之下，火气承之，燥之对化为火。故《素问》又言：燥化于火，热反胜之，治以辛寒，佐以苦甘之说，此秋燥复气之治法也。二法截然不同，不相假借。如此己未冬月之症，乃系复气之为病，况邪气内伏，久必化火；阴液虚耗，亦生内热，当遵《素问》辛寒、苦甘及喻氏、叶氏辛凉、甘润诸治法，庶合正规。昧者咸以羌活、防风、桂枝、独活、川朴、枳壳诸苦温辛热之药投之，故多致气逆喘急而死。此一节论己未冬月症正治之法也。

仲景以发热而渴、不恶寒者为伏寒化热之温病。既化热，定必伤阴，故初病即渴、即不恶寒，此庚申春月之病，亦当遵《内经》治燥之例以治之。故仲景治太阳病，发汗后大热不解、大渴饮水者，及三阳合病，腹满身重难以转侧，口不仁而面垢，谵语，遗尿者，并用白虎汤主之。石膏辛寒，辛能解肌，寒能降火；辛能升通，寒能沉降，并擅上下内外之能，故以为君；知母苦润，苦以泻火，润以滋燥，故以为佐；且用甘草、粳米稼穑，作甘之味，调和于中宫，寒剂得之缓其沉寒，苦剂得之化其苦劣，能收滋阴之益，不受伤阴之害，即《素问》治以辛寒、佐以苦甘之旨，此圣人立法所以为善也。此一节论庚申春月症正治之法也。

当初起时期，恶寒、鼻塞、呕吐、舌白、头痛、项强，纯系外感风寒之症。其内伏之邪尚未发动，宜速用辛平发汗散寒诸剂，透澈外邪，病可立愈。但为时无几，一转瞬而发热、口渴、舌红。既已引动其内伏之邪，表里化合，混和并发，当此时期，外寒而内热，外湿而内燥。徒攻其外，则真阴立涸；若滋其里，则邪去无期。宜以辛平解肌，甘凉安内，一举两得，庶可保全。自兹以往，外邪既随内伏而化热，燎原之势，无待踌躇，则救内应较攘外而弥急，宜治以辛凉甘寒，佐以微咸、微苦，用手经轻清之剂，大队并进，津液得复，邪气自除。至于足经咸苦重浊诸剂，咸在禁忌。咸性作泻，苦性降下。必伤其气；咸令人渴，苦从火化，必伤其液。燥病日久，元气、津液所存无几，若更以咸苦沉降之药下其气、竭其液，其人尚有生理乎？惟舌苔黄浊，里结实甚者可暂之，非正治也。

或曰：此症发现起因，既由伤寒为导线，传经见症，仍由太阳、阳明、少阳为转归，则仲景遗法具在，若麻黄汤、承气汤、小柴胡汤，子皆弃之而不用，何也？答曰：仲景《伤寒论》乃伤寒即发、按日传经之治法也，故仲景另以伤寒不即发、伏留化热者名曰温病，论中未出方剂。今此症由于伏气，与仲景所谓温病者同一类，故伤寒诸方无所用之也。或曰：伏邪发动之后，其治法不遵《伤寒》既得闻命矣，若初起恶寒、头项强痛，纯系太阳表证，予何不用麻黄汤乎？答曰：初起时期，内伏虽未发动，然必要预防，当使潜消，不令暗长，乃为上策。麻黄、杏仁气分药，犹可用之；若桂枝，其色紫赤，其性入心、入血，能引助君火之气以游行于周身荣卫之间，今内伏虽未发动，倘骤入桂枝为导火线，则伏邪未有不随引而暴发者。鄙人每易以紫金锭辈与服，无不应手取效，盖紫金锭一面以麝香开散表邪，一面以朱砂凉镇心火，故收效如神也。

一种肺脏现症之治法

初起恶寒咳嗽，头痛鼻塞，脉浮紧者，宜杏苏散加减主之。

杏仁三钱　苏叶一钱　牛蒡子三钱　桔梗钱半　前胡钱半　淡豆豉三钱　葱白三支　生甘草一钱

此初感风寒，尚未触动内伏，急宜治以辛平苦甘之剂，发汗利气，一鼓荡平，不使留遗后患。是为得之。

初起恶寒发热，鼻塞咽干，痰黏不出，咳嗽喘急。倚息不得卧，脉浮候弦、沉候数者，宜仲景麻杏石甘汤主之。

麻黄钱半　杏仁三钱　石膏六钱　炙甘草

钱半

水煎服。一二剂可愈。

此燥火内伏，寒邪外束，当遵仲景以辛泻肺之旨。用辛温散寒、辛寒清燥表里兼顾法。

数日后不恶寒，但身热或热不甚，头痛，口微渴，饮水后痰易咯出，喘急不得卧，脉弦数而涩者，宜吴鞠通辛凉轻剂桑菊饮主之。

桔梗钱半　杏仁钱半　苏薄荷钱半　冬桑叶三钱　杭菊花三钱　连翘壳三钱　淡芦根三钱　麦冬四钱　生甘草一钱

舌苔白滑，唇齿干枯，燥在气分者。加石膏；舌尖绛赤。燥在荣分者。加玄参、丹皮、鲜生地；谵语者加广郁金，便秘者加瓜蒌皮，喉痛者加绿豆壳、山栀皮，服二三剂即愈。

日久无恶寒发热，但诸气膹郁，诸痿喘呕，脉虚数者，宜喻氏清燥救肺汤去阿胶加菊花生之。

石膏八钱　冬桑叶三钱　杭菊花三钱　枇杷叶三钱　麦冬六钱　胡麻仁三钱　京杏仁一钱　北沙参钱半　生甘草一钱

痰多者加贝母三钱，便秘者加瓜蒌三钱。服三五剂即愈。

此表邪已去，内燥未清，去阿胶恐其滞也。

一种太阳阳明少阳三经现症之治法

初起期，恶寒鼻塞，呕吐，舌苔白，头项强痛或喘闷昏厥者，宜紫金锭及诸葛行军散并主之。

紫金锭方（原缺）

紫金锭　每服一钱（约十块），口中嚼细或研末，开水送下。未愈再服，一日内接服二三次，无不神效。十岁内小儿减半，五岁内小儿再减半。紫金锭一名玉枢丹，亦名万病解毒丹，初起恶寒未发热时服之，百发百中，无一失者，真神方也。

诸葛行军散方（原缺）

诸葛行军散　每服一分，开水送下，未愈再服或加至一分半。

一日内接服二三次，无不神效。小儿酌减。

方论：此症纯为外感时期，寒邪外束，表气不通。宜用辛温诸剂，发汗透邪，和中利气。表邪得澈，里气得通，则伏邪亦可化为乌有，此初起期内第一要着也。若恶寒已罢、通体发热者，不可与也。

初起期，恶寒发热，呕恶，头痛，项筋拘急，舌白、尖红者，宜泄卫护荣汤主之。

泄卫护荣汤方

桔梗三钱　葛根三钱　苏薄荷钱半　橘红钱半　茅术钱半　秦艽钱半　广郁金钱半　米仁六钱　元参三钱　鲜生地三钱　金银花三钱　连翘三钱

服一二剂即愈。

方论；风伤太阳，卫气不行于头，则必头痛；寒中经络，荣气不充于里，则必拘急；湿闭三焦，阳气不达于表，则必恶寒。呕恶者，胃有寒也；舌白者。表有寒也。阴邪外束。阳气不得外泄，必致内窜，表邪外激，内伏乘机发动，必致合化。身热、舌尖红者，此邪渐入荣。引动伏热，势将昏厥之兆。急用辛平之剂，泄卫以御表邪；甘凉之剂，护荣而增阴液。养正攻邪，内外兼顾，卫锋急进，一鼓可以荡平。真神方也。

初起期，恶寒发热，项强筋急，头脑

疼痛最为剧烈。口微渴，舌尖红者，宜疏风清脑饮主之。

疏风清脑饮方

杭菊花三钱　荷叶三钱　淡豆豉三钱　川藁本钱半　苏荷叶钱半　丹皮钱半　玄参二钱　晚蚕沙五钱　钩藤五钱　鲜银花藤七钱　葱白连须七支

水煎服。二三剂即愈。

方论：足太阳经及督脉同起于目内眦，上额交巅，络脑间，下项挟脊，抵腰中。太阳为病。头痛。脊痛，腰如折，项似拔；督脉为病，脊强反折。治宜藁本、葱白。以疏达其经气；足厥阴经从目系出额，会督脉于巅顶，肝风煽动，邪火上炎，直冲犯脑。则脑痛而筋挛，治宜菊花、薄荷、丹皮、玄参以疏火清火，豆豉、蚕沙以升清降浊，再加银花藤、钩藤通脉络、解疫毒，使外袭之邪一齐达表，断无续后内陷之危矣。

中泛期，发热口渴，唇舌焦燥，头脑剧痛，颈背痉挛，精神恍惚，谵语惊妄，或昏沉不省者。宜救阴清心汤加至宝丹主之。

救阴清心汤方

鲜生地八钱　鲜石斛三钱　麦冬八钱　金银花六钱　玄参四钱　天竺黄三钱　淡竹叶三钱　龙齿三钱　广郁金三钱　远志钱半

加至宝丹一颗磨冲服。

手指蠕动者加羚羊角一钱、钩藤三钱，脉弱甚者加西洋参一钱。轻则一剂，重则二剂即愈。百发百中，决无一失，真神方也。

方论：伏邪化热，真阴亏耗，心神已处可危之地点；又复外邪内窜。逆犯心胞，心君乏抵抗之能力，饱受惊惶，所以有恍惚谵惊之状态。此时邪气方张，元气将绝，存亡呼吸之间，最危险、最张皇之时期也。急宜治以大剂辛凉甘寒，佐以微苦微咸、芳香灵异诸品，清热降火，育阴和阳，通神明，化秽浊，大队并进，庶可回天。切忌芩、连、知、柏苦劣沉寒诸药，伤阴劫液以化燥；三甲、驴胶足经咸寒诸药，引邪深入下焦，如水益深，如火益热，遂致不起，无可挽救，惜哉！

中泛期，又有发热神昏，沉睡无语，不知痛苦，不能转侧者，宜前方加九节蒲、生黄芪主之。

前救阴清心汤加至宝丹方

再加九节蒲钱半、生黄芪钱半。

方论：此症阴伤而阳亦受困，用九节蒲、生黄芪以发动其心阳，服一剂即能言语。但未免有恍惚胡言之候，宜除去九节蒲、生黄芪，再服前方一剂，即可神清矣。

中泛期。又有舌润，身凉，脉弦迟或伏。眼或开或闭，口噤不能言，不知痛苦，不能转侧者，宜喻嘉言涤痰汤加减与之。

喻氏涤痰汤加减方

制南星三钱　明麻三钱　九节蒲三钱　广郁金三钱　茯神三钱　制半夏三钱　茅术钱半　橘红钱半　生黄芪钱半　枳实钱半　炙甘草一钱　京竹油一盅　姜汁半盅　苏合香丸一颗，磨冲服

虚者加高丽参钱半。水煎服。二三剂即愈。

方论：此症风痰寒湿凝滞脉络，良由素性寒凉，伏邪未能化热，重感于邪，阳气痹困太甚，宜用辛香诸品通阳利气，则风痰寒湿之邪自能流通而无滞矣。

中泛期，身微热。口噤筋挛，四肢抽搐，口眼㖞斜，神识昏迷，脉弦滑、舌苔黄浊者，宜息风安神汤主之。

熄风安神汤方

明麻三钱　茯神三钱　竺黄三钱　钩藤三钱　龙齿三钱　姜竹茹三钱　全蝎七条　胆星钱半　川连八分　九节蒲钱半　橘络钱半　琥珀一钱（研冲）　辰砂八分（冲）　加金器一具

水煎服。一二剂即愈。

方论：此风邪直中厥阴，引动伏风从火化，风火相煽，气升痰涌，阻滞窍络，故见症如是。宜急以息风清火、宣窍通络、降气化痰治之，邪气廓清，而心君自泰矣。

中泛期，身热口渴，心烦喘闷，头疼身重，舌苔焦黄、浊厚、垢腻，胃中痞实，不知饥，不大便者，宜调胃承气汤或凉膈散微下之。

调胃承气汤方

大黄三钱　芒硝五钱　炙甘草三钱

水煎服。大便下即止。

方论：此浊邪炽盛，盘踞中宫，以致上下脉络痞隔不通，不得不遵《内经》热淫、火淫之例，治以咸寒，佐以苦甘，通顺肠胃，则浊降清升，而诸症悉退矣。若舌虽焦黑而苔薄不腻者，此伏气化火无形燥热。此方不可与也，宜仿吴鞠通增液汤法，于应用方内重加麦冬、玄参，大便自下矣。

凉膈散方

桔梗钱半　苏薄荷一钱　淡竹叶三钱　连翘三钱　山栀一钱　黄芩一钱　大黄三钱　芒硝二钱　生甘草二钱　生蜜一匙

水煎服。

方论：同前条。

终后期，心神清醒后身热未清，口渴舌燥，头痛甚剧，项筋疼胀，身不转侧，身有汗。右关脉洪数者，白虎汤主之；身无汗、但头汗出，左关脉弦数者，宜养液通痹汤主之。

白虎汤方

生石膏八钱　知母二钱　白粳米一合　生甘草一钱

脉弱者加西参一钱。

方论：足阳明胃经脉上耳前，循发际，至额颅，凡头前额痛者，乃由阳明悍气上冲，宜石膏、知母辛通苦降之剂，镇坠其上冲之悍气，抑令下降。然恐其沉降太过，致伤中气，特佐以粳米、甘草甘缓滋清之品，养胃和中，以剂其平，所以为主治阳明温热病之最大有力者也。

养液通痹汤方

苏薄荷钱半　杭菊花三钱　冬桑叶三钱　荷叶三钱　鲜生地五钱　鲜石斛钱半　麦冬四钱　金银花四钱　京玄参三钱　原蚕沙三钱　米仁六钱　萆薢三钱　秦艽钱半

大便不通者麦冬、玄参、银花可各加至五六钱。服一二剂即身凉、疼止，甚效。

方论：此症头痛、项疼，为前、中、后三期必有之特徵，大概前期多属太阳，中后二期多属阳明、厥阴。盖太阳主表，属外感伤寒证；阳明主中，属传里化热证；厥阴主里，属内风煽火证。太阳宜开，治以麻黄、羌活、蒿本、薄荷之类；阳明主通降，治以白虎、增液、承气之类；厥阴宜阖，治以鲜生地、丹皮、骨皮、菊花、桑叶、蚕沙之类，选取加入，自有卓效。太阳、阳明症治，前条既详，兹不复赘。但厥阴治法，前人多用龟甲、鳖甲、阿胶、牡蛎、地黄、白芍、五味、磁石酸收腻补、质重沉寒之物，今皆摒弃不用者，盖此症纯由五运六气在天轻清之邪伏化而成，继以肝风内起，煽动伏火，直犯上部清虚之体，震撼神经，重则必致昏厥，故治法亦宜仿此，而用微辛、微苦、微甘、微寒之剂，质轻味薄、气清性平之品。专入上部清虚之处，使之镇息于无形，乃为善法。若厚重、黏腻之药，不达病所，非所治也。

终后期，神清身凉，躯体强直、重着、疼痛，不能转侧，脉弦硬而涩者，宜宣络通痹汤主之。

宣络通痹汤方

生黄芪三钱　当归尾三钱　赤芍药三钱　桂枝钱半　秦艽钱半　独活一钱　片姜钱半　炙甘草三钱

加韭汁半盅冲服。三五剂即愈。

方论：此痹证也，误服足经咸苦沉寒之药太过，以致风寒痰湿诸邪留滞经络，瘀不动而成，宜治以辛甘通阳、导气消痰、化瘀，而病自愈。

终后期，身微热，口微渴，头项微痛，四肢痿废、不能起坐，脉数而微弱者，宜益冲养荣汤主之。

益冲养荣汤方

鲜生地四钱　麦冬六钱　天冬三钱　金石斛三钱　杭菊花三钱　金银花三钱　米仁六钱　桑寄生三钱　冬桑叶三钱　玄参三钱

筋骨疼痛者加萆薢、秦艽、通草，手指蠕动者加钩藤，臂痛者加嫩桑枝一尺。

方论：此痿也。宜治以甘寒，佐以微辛，清肺气以益卫，滋胃液以养荣，饮食渐进，脉络自通，则病即霍然矣。

终后期，左半肢体痿痹者，燥伤肝血也。痹证属血瘀，宜络通痹汤亦治之（见前）；痿证属血虚，宜喻氏人参丸加减治之。

喻氏人参丸加减方

高丽参钱半　炙黄芪三钱　当归身二钱　尖生地三钱　麦冬四钱　茯神三钱　龙齿三钱　石菖蒲钱半　远志钱半　奎员肉三钱　炙甘草三钱

终后期，右半肢体痿痹者，燥伤肺胃之液也。痹证属湿痰凝滞，脾气不行，喻氏涤痰汤加减亦治之（见前）；痿证属肺胃阴伤，益冲养荣汤亦治之（见前）；终后期，身凉，进食，但觉四肢痿弱不能起立行走者，宜补荣通俞饮主之。

补荣通俞饮方

北沙参三钱　原怀药四钱　石莲肉五钱　生苡仁六钱　麦冬四钱　天冬三钱　霍山斛钱半　淡芦根二钱　生谷芽三钱　佩兰梗二钱　瓜蒌壳八分　佛手柑八分　生甘草八分

方论：此症治不得法，缠绵一二月，虽幸诸症俱退，必致肢体痿弱，不能起立行走，此脏阴亏耗，不荣筋脉，故缓纵不收也。治法必以养阴为先，养阴必以纳谷为要。《内经·痿论》云：治痿独取阳明。阳明者，五脏六腑之海，主润宗筋，宗筋主束骨而利机关，故阳明虚则宗筋缓纵，带脉不引故足痿不用也。宜各补其荣，而通其俞，调其虚实，和其顺逆，则病已矣。补荣者，补养五脏之阴也；通俞者，通利五脏之热也。荣出中焦，水谷入胃，取汁化赤而为血，以奉生身，行于经隧，故养阴之道。宜注意纳谷之渐多，胃液之渐足，则庶几矣。方中诸味，皆所以长胃液，助胃用，预期纳谷之地也。

终后期，身凉，进食，或二三月后尚然，精神呆钝，语言蹇涩，步履困难，脉弦细而涩者，宜天王补心丹主之。

天王补心丹方

高丽参钱半　当归身三钱　小生地六钱　酸枣仁三钱　白茯神三钱　麦冬三钱　天冬三钱　丹参三钱　柏子仁钱半　远志钱半　桔梗钱半　玄参钱半　五味子一钱　加灯芯一个

方论：心液、脑汁久为燥火煎熬，伤耗已甚，故神经衰弱，知觉、运动俱处困难。陈修园曰：以生地黄补水，使水上交于心；以玄参、丹参、二冬泻火，使火下交于肾；又佐参、苓以和心气，当归以生心血，二仁以安心神，远志以宣其滞，五味以收其散，更假桔梗之浮为向导，荣气通于心，心得所养，则灵机自转，经脉自和，尚何疾病之有哉。

食复救治法

此症自初起至终愈，只宜食稀粥，大忌食饭，即复原后，亦宜逐渐增加，犯者病必即时回复。治法宜于应用方内加雄鼠粪、以利肠胃即愈。雄鼠消化力最优。食物下咽，不移时即变粪而下出，故用治食复，其效甚佳。本草云：豭鼠粪，甘、微寒，治伤寒劳复发热，按当是。食复之误犯酒食、油腻、烧炙之物者，加细茶叶可以解之。

劳复救治法

此症初愈，宜戒劳作，犯者其病即时回复。治法宜于应用方内加竹沥一匙，以清经络中之污热即愈。本草云：竹沥，气味甘、大寒，疗风痹。止烦闷、消渴、劳复是也。

《伏瘟证治实验谈》终

肯堂医论

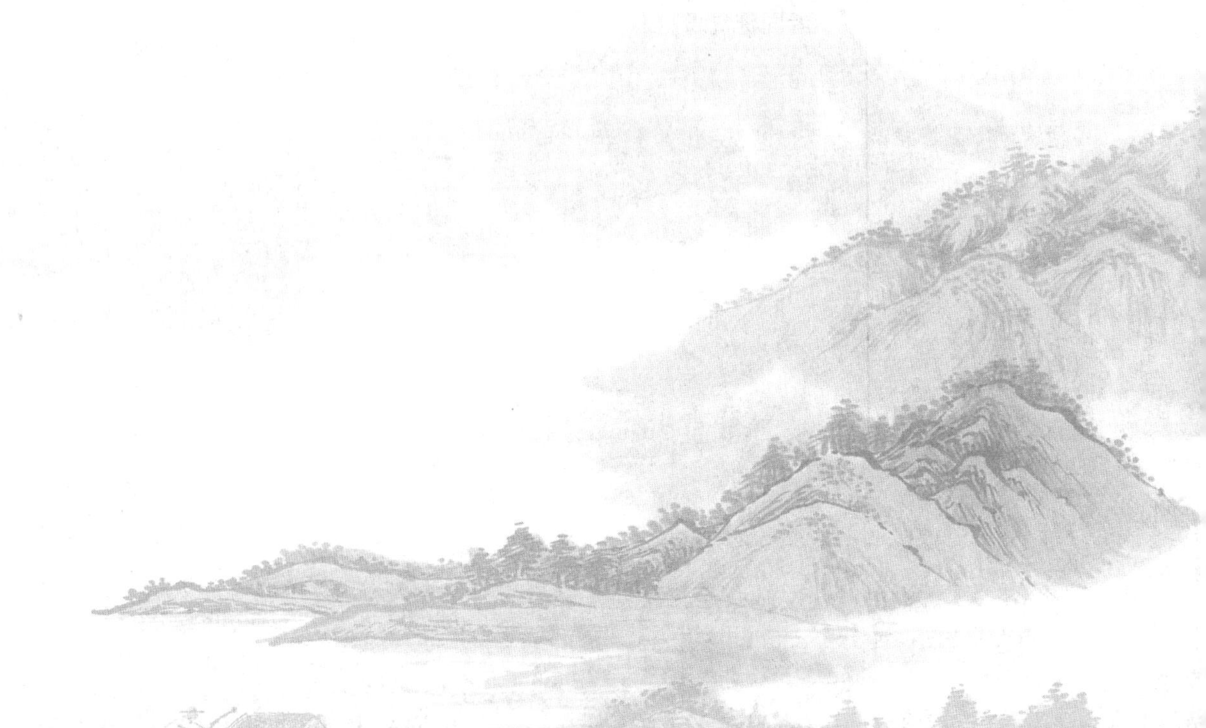

内容提要

名人著作，无不为后世人所赞赏，文学且然，何况关于人命之医学哉！王肯堂先生辑刻《医统正脉》，则自《素》《灵》以及金元诸家各书，赖以相传。其他如纂述《六科准绳》，亦为集医学之大成。然欲觅先生一字一推敲之自著医书，恐求之不得也。本书三卷，与第一集中之《灵兰要览》，皆即先生之手泽。本社裘君吉生，藏之久矣，视为拱璧，今一一刊行，以公同好，想有目者同赞赏焉。

目 录

肯堂医论　卷上

明·史氏金坛宇泰王肯堂著
雉皋晓澜顾金寿评点
明·后学方叔段仲春校订正
绍兴吉生裘庆元校刊

痘疹发微

溯源　痘诊之症，不著先秦古书，故溯流穷源，类多未定之见。有谓在母腹中时食秽血而致者，有谓在交媾时欲火所钟者，盖皆胎毒也。宋元以来。医家之说大抵皆然。而近又有天行疫厉与伤寒同，则是外感了，与胎毒无干。不知伤寒之病，人有不患之者；而痘则人人不得而免。伤寒则既病之后，不能保其不再病；而痘疹一出之后，永不复出。如此，则所谓胎毒者，是也。然食秽之于欲火，自有男女以来即有之，何此不见于汉以前，而特于建武以后始有之，岂建武以前独无胎毒耶？曰：痘疹之症，其始也，未有不本于胎毒；而其既也，未始不成于外感。惟其本于胎毒，故人人不得而免；惟其成于外感，故特见于建武之后，而建武以前无见也。经云：不平之温热者疮。盖上古之时，风气未漓，禀受素厚，即有胎毒，自能内消。寒凉之地，腠理闭秘，疫厉难侵；温热之方，风气平安，疮亦不作，故未闻有患痘者。至建武时，胡虏极西北之人，到南方温热之地，腠理开通，偶感时行疫厉之气，触动在胎时所受温热毒，发为此疮，所传染无一得免，而痘症著矣。即如俗所云杨梅疮者，亦起近代，亦能传染，其一发之后，不复再出，又与痘同。盖人在气交之中，故痘疹由外感而成者，类能传染，惟莫开其端，则其症不著，要未可以执一论也。惟内染外感，相搏而成，故欲发之初，未见红点之际，以微汗散之，未有不愈者。失此不汗，至于将出未出之时，其势已成，更欲汗之，虚者不能成浆，实者必成斑烂矣。可不审哉。

痘疹始于胎毒，继感瘟疫外邪，引动伏毒，势若燎原，危险万分，互相传染，为害闾阎，所以喻氏为之。痘因温疫而发，按外感六经而治，所以择无疫之时宣泄，可收十全，万密斋言之最精，管柽亦良，《痘诊定论》补方尤妙。近有引种法，由占拿氏发明原理，百无一失，仅行于粤东，尚未广布宇内。江浙之人，疑信相半，惜乎不能开通，奈何！能治外感疫厉，即能疗痘疮，喻氏创之于前，是济世之苦心，奈庸俗不知何！

按：近牛苗引种之法已普遍。

预防　预防之药，如古方油饮子、辰砂散、龙骨膏之类，人多用之未有效者，痘固不可以预治耶？然不治已病治未病，亦医所宜知。故凡值天时不正，乡邑痘疮盛发，或遇冬温阳气暴泄，至春夏之时，疮必大行，宜预以凉血降火之药治之，则多者可少，少者可无，亦或有此理。今以经验一方附于后：

代天宣化丸

人中黄（属土，甲已年为君） 黄芩（属金，乙庚年为君） 黄柏（属水，丙辛年为君） 栀子（属木，丁壬年为君） 黄连（属火，戊癸年为君） 苦参（佐） 荆芥穗（佐） 防风（去芦，佐） 连翘（去心，酒洗，佐） 紫苏叶（佐） 牛蒡子（酒淘，炒，佐） 山豆根（佐）

先视其年所属，取其药以为君，其余主岁者为臣。为君者倍之，为臣者半之，为佐者如臣四分之三。于冬至日修合为末，取雪水煮升麻，和竹沥，调神曲为丸，外用辰砂、雄黄为衣。竹叶汤送下（按：此方即无效，亦无损）。

制人中黄法 取甘草大者，不拘多少，用新竹一节，纳入甘草，仍紧塞无节空处，尿缸中浸七七日，取出晒干，听用。消毒丹、辰砂（飞过）、丝瓜（近蒂者，三寸，烧存性，为末）。上各等份。

周岁以下一钱，一岁以上者二钱，蜜调下。或将鸽子及雄者煮熟。以辰砂搽上，令儿服之，亦可。

右二方大抵以凉血为主。余友孙元博又以生地黄、金银花、穿山甲主之，亦妙。盖二药能凉血，而穿山甲能水能陵，又可以引二药贯通经络而无阏也。

若人脾胃素弱者，更宜调其胃气。适其寒温，节其乳食，间以六君子汤加枳实、砂仁、木香之类与之，使胃气和畅。荣卫流通，其疮易出，亦易靥也。如或禀受元虚，则又宜以滋补化源为主、微兼凉血之药，如生地、金银花之类，气血既旺，虽即毒盛，亦自无妨。不宜过服凉解之剂，要在融通而已。

当痘疫未起之年，或天时不正、温疫流行之际，预服凉血降火之药，减泄伏毒，自能减轻伏邪，确有此理。余在京师旅馆，有滇南普耳莫君，亦来会试。谈及该处有神皇豆。能迎养供奉之，其所过之街。痘疹不作，作者可免夭陨，真神物也，相传系神农手植。并蒙赠一粒，试之果验。此言世人罕知，今特记之。

论痘起足太阳 痘疹之症，大抵自足太阳经传变中来。盖痘疹虽非外感，却是因外感而发，故阳经先受病，与伤寒同。钱氏谓五脏各有一证：呵欠伸闷，肝也；时发惊悸，心也；乍凉乍寒，手足凉者。脾也；面目腮赤，咳嗽时嚏者，肺也；惟肾独无症，以其位在下，不受秽也。此说似是而非。夫痘固毒甚，然亦自经络中受病，苟非坏症，岂有径尔入脏之理！至于肾独无症，耳、尻、足稍加冷之故。则以痘本火毒，而肾为水脏，水能克火，故火不敢侵之，非以其不受秽也。子在母胎之时，肾实系之，彻始彻终，皆肾用事，设有秽毒，肾当先受矣。然则缘何而知其自足太阳起也？曰：《灵枢·口问篇》治欠伸及嚏，俱补足太阳，是知欠、嚏皆太阳候也。《素问》又曰：岁水太过，寒气流行，病烦心燥悸。寒水夹脊逆流，上逆丙火，正寒气流行之谓也。寒水逆丙火于面上，故面腮俱赤。是惊悸、腮赤，又太阳候也。至于咳嗽、寒热，则伤寒初起之时，亦多有之，未闻其以此遽谓为脏病也。曰：既与伤寒同，自太阳来，则何以无头痛、项强、骨节痛之症？曰：此属温热，受病既殊，辨证亦异也。

痘因外感引动伏毒而发。太阳，通体之经，故阳经先受，其始必由太阳，亦自然之理也。西士占拿氏发明引种法，以泄手少阳之毒，引种后永不复出。是良法也。

论汗下 痘疮未出，疑似之间，不可妄用汗、下之药。盖妄汗则虚其表而难成，妄下则虚其里而易倒陷也。然亦语其平，示人精审耳。若语风寒外袭，应出不出，则汗剂亦可用也。如大便连日不行，烦闷狂躁，不与下之，宁不夭人生命哉！是下剂亦可用也。况有不止于此者（明表里，别虚实。在表宜汗。在里宜下，补偏救弊，转危而安，亦治法之权衡，虚实之妙用也），《体仁汇编》云：痘疮逆者，宜以保元汤加牛蒡子、芩、连、玄参、丝瓜灰、芎、归、连翘各五分，陈皮桂三分，白芍药一钱，防风、羌活、荆芥、前胡各三分，姜、葱煎服取汗，以泄其毒，开其滞涩。若七八日内，病势沉重，色白毒深。又用保元汤兼大黄、芒硝、枳实、朴、芎、归水煎，大下之，则里虚而毒反内攻；在里而汗之，则表虚而毒益难出。气血既实，毒虽盛而不足以胜其气血，则汗、下以泄其毒，而病自去矣。若气血虚而毒反胜之，则不惟虚人禁汗，即毒尽泄去亦决不能存活，徒负杀人之谤耳，要当精审也。

辨虚实 不食，气促，腹胀，吐利，为里虚，四君子汤加减，甚者木香散。反此则实，不必服药。若脏腑热甚，大便秘，小便赤，腹满而喘，掌心并腋下汗出，谵言妄语，渴饮水浆，能食，而不结痂，宜以承气汤下之。身凉，痘疮根窠不红，顶陷，为表虚，黄芪建中汤加减，甚者异功汤。反此则实，不必服药矣。

吐利，气促，腹胀，为里虚；腹满而喘，二便秘，谵狂，口渴为里实。细心讨论，虚实判然矣。

验轻重 发热轻则毒气轻，故报痘亦轻；发热重则毒气重，故报痘亦重。轻者不必言治，重者宜先解表，凉血解毒次之，及痘既出，便当温补气血，以助其成浆收靥。失此不治。六日之后，无能为矣，审之，慎之！又有两耳后红筋起，明润者，其痘必轻；若紫红筋起而晦暗者，其痘必重；若大红虽微带紫，而色明润者，痘虽重无事，二者急用解毒凉血之药投之，亦重而变轻矣。

察验耳后红筋以辨轻重。最为明显易从。

惊风

《治法心要》云：常见一老医言：小儿惊搐，多是热证，若先便用惊风药白附子、全蝎、僵蚕、川乌之类，便有坏证，后有医幼科药，只作导赤散加地黄、防风，进三服导去心经邪热，其搐便止，次服宁神膏，神效。《治幼心书·序》云：五苓散，在诸家止用之解伤寒温湿、暑毒、霍乱，而德显于惊风、痰搐、疮疹等疾，通四时而用之。前同知衡州府事胡省斋，因其子惊风得疾，问之曰：五苓散何必愈此疾乎？德显曰：此剂内用茯苓，可以安此心之神；用泽泻导小便，小肠利而心气通；木得桂而枯，足能抑肝之气而风自止，所以能疗惊风。施之他症，亦皆有说。省斋深然之。此其善用五苓散也。

小儿惊风搐掣，医者视为一病，辄以金石、片脑、麝香、蜈蚣、僵蚕、蛇、蝎等剂，非徒无益，反增他症。德显则谓：有惊风而搐者，有风郁而搐者。惊属心，风属肝，而郁于气者亦有搐，陈氏所谓蓄气而成搐者是也，但未著其方。余因惊风，则随症施治。若气郁而搐者则用宽气治之，以枳壳、枳实为主。尝因患搐者仓卒求药，教服铺家散，而搐亦止，病家深感之，此又治搐之特见也。

惊者，痉也。痉有虚实之分，刚柔之别。急者宜清汗涤痰，世俗名曰急惊；缓者宜扶脾益气，俗谓慢惊。切忌妄用针刺，并误投金石毒烈之品。粤省钱澍滋回春丹驰名中外，然仅能治急症，若慢症误用，立见危殆。其仿单夸耀专治急、慢惊风者，是欲一药统治诸病，欲广招徕，岂不知无心杀人，已干天谴。奉劝该号速将仿单更正，造福无穷，生意从此发展，是所厚望焉。

按：小儿吸受外邪，先伤肺经，起自寒热、气粗，久延渐入心胞络，虽有微汗，而痰多、鼻煽、烦躁、神昏，切忌妄投辛香金石重剂，以致阴液消亡，热势愈炽，正气愈虚，肝风陡动，则肢掣目窜，痉厥生矣，慎勿误认惊风，致多倾败。若能于病未猖獗之先，用辛凉开肺，继以甘寒化热、润燥、降痰，旬日自能平复。余历验多人，挽回谬误不计其数，特将温邪陷入，内耗阴液，肝风妄动，实非惊恐致病。每见病家惶乱，医者庸昧，妄投惊药，轻者重，重者死。忆自喻氏辟之前痉病之名，不啻大声疾呼，今尚不能挽狂澜于既倒，则草菅人命，何忍缄默也矣。

《肯堂医论》卷上终

肯堂医论　卷中

明·史氏金坛宇泰王肯堂著
雉皋晓澜顾金寿评点
明·后学方叔殷仲春校订正
绍兴吉生裘庆元校刊

论望色

望色之法，明莹者吉，昏晦者凶。然陈希夷云：凡色之无光者，不足谓之色。盖光即虚色，灾喜皆不成，不必断也。然则望色者，必于有光中分别明晦，以定吉凶，然后可耳。春青、夏赤、秋白、冬黑，以四时判之，得时者生，失时者凶。四色之中，又须常带黄润之色乃佳，脾气无不在也。准头赤，肺中有火；耳半黑，肾中有邪；年寿赤，则心火炎；眼下青，则脾气逆也，由此而推，思过半矣。鼻准黄明，脾气强也；鼻尖青黄，淋也，白者亡血也，赤者血热也。

望而知之为之神，《内经》明堂篇言之详矣。

论芤脉

芤脉，今人多不谙其状。《脉诀》云：两头有，中间无。遂滋百世之惑。或云：无芤脉，非也。芤者，草有孔之名。

论人参

人参（君）气温味甘，甘而微苦。气味俱轻，阳也，阳中微阴。无毒。白茯苓、马蔺为之使，反藜芦，恶溲，疏卤咸。出上党、辽东者佳。其根状如防风而润实，春生苗，多于深山中背阴近假漆下湿润处。初生者三四寸，一桠五叶；四五年后，生三桠；年深者，生四桠五叶。中心生一茎，俗名百尺杵。三月四月有花，细小如粟，蕊如丝，紫白色。秋结子或七八枚，如大豆生青、熟黄，又红。自二月、四月、八月上旬探根（李言闻考人参生于阴湿树林之中，著《人参考》言之详且晰矣），竹刀刮去土，暴干，无令见风。如人形者神。

又雷公云：大块类鸡腿者良。而今人又以莹、坚、润为上，有金井玉兰之号。

炮制　凡用，勿取高丽及色枯体虚者。采得去芦用，如不去，能吐人。又丹溪云：若服人参一两，入芦一钱，则一两之参徒费矣。戒之。

主治　《本经》云：味甘微寒（寒字误）。主补五脏，安精神，定魂魄，止惊悸，除邪气，明目，开心益智，久服轻身延年。一名金衔，一名鬼盖。按：五脏之正气不足，而乱气乘之，则心神为之不宁，故令虚劳之人梦寐不安，神不守舍。人参所以安精神、定魂魄、止惊悸，以其能补五脏之正气也，正气复则邪气除矣。而时师类于补气之外，另求所谓清镇之药者。谬矣。疗肠胃中冷，心腹鼓痛，胸胁逆满，霍乱吐逆，调中，消渴，通血脉，消胸中痰，破坚积。治肺气不足咳嗽，止烦躁，变酸水，杀金石药毒，令人不忘，患虚而多梦，俱用之。

洁古云：治脾、肺阳气不足，及肺气喘促，短气少气，补中暖中，泻脾、肺、胃中火邪。然非升药引用，不能补上升之气。升麻一分、人参三分为相得也。若补下焦元气，泻肾中火邪，茯苓为之使。又云：补虚用之，又能补胃，治咳嗽则勿用，短气则用之。东垣云：人参甘温，能补肺中之气。肺气旺则四脏之气皆旺，肺主诸气故也。仲景以人参为补血者，盖不自生，须得生阳气之药乃生，阳生则阴长，血乃旺矣。若阴虚单补血，血无由而生，无阳故也。又云：治中汤同干姜用，治腹痛、吐逆者，里虚则腹痛，此药补之，是补其不足。又云：补气用人参，如气短、气不调及喘者加之。

海藏云：人参味甘温，调中益气，即补肺之阳，泻肺之阴也。若但言补肺，而不论阴阳、而寒热、何气不足，误矣。若肺受寒邪，宜此补之；肺受火邪，不宜用也。肺为天之气，即手太阴也，为清润之脏，贵凉而不贵热，则其为寒象可知。若其伤热，则沙参。沙参味苦、微寒，无毒，主血积精气，除寒热，补中，益肺气。治胃痹心痛结热，邪气头痛，皮间邪热，安五脏。人参味甘微温，补五脏之阳也；沙参味苦微寒，补五脏之阴也，安得不异。易老取沙参代人参，取其苦也。苦则补阴，甘则补阳。《本经》虽云补五脏，亦须各用本脏药相佐，使随所引而补一脏也，不可不知。

近世用人参者，往往反有杀人之害。富贵之家，以此为补元气之妙药，其身欲壑太过，藉参补养，每见危殆者，乃不明当用不当用之过也。况杂入温补剂中，则尤谬臭。世人仅知用参之补，而不知行气，徒形壅塞，不能流通矣。余用参一钱，必加陈皮一分，取效敏捷，参看治验录，即知其用法。

按：《主治要诀》谓：人参之用有三：补气也，止渴也，生津也。补气不必言，何为生津而止渴？盖脾气输于肺，肺气下降，津液乃生，犹蒸物然，热气熏蒸，旋即成液，故气不足则渴，补其气则津生而渴自止矣。能消痰、变酸水者，脾气不足，不能运化精微，故蓄而为饮，以人参补之，治其本也。疗肠中冷者，气为阳，阳虚则内寒，而人参补气也。止腹痛者，补里虚之效也。破坚积者，养正气，积自除也。止燥烦、治梦纷纷者，本经安，精神定，魂魄之功也。又人参助肺气，何谓能治喘嗽？人参实元气，何为能治逆满？此盖为因虚而致者。言正气夺而用之，则为补虚；邪气盛而用之，则为实实，要在精审而已。故洁古又云喘嗽勿用，戒实实也。余治一人喘嗽。服泻肺药，益甚；投以人参，一服而止，非谓喘嗽概不可用人参也。胸胁逆满，反胃吐逆，邪气方盛固不可用人参；然伤寒、杂病下后亡阴，胸中之气因虚下陷于心之分野，而致心下痞者，用导气之药，则痞益甚，须用人参补之。故仲景治胸痹，以人参汤主之，若实者，则宜枳实薤白桂枝汤也。胃虚谷气不行，胸中闭塞而呕者，用辛药泻之，则呕益甚，惟宜益胃，扬谷气而已。故胃反呕吐，小半夏汤不愈者，服大半夏汤与人参立愈。此仲景要诀也。今人不察病之虚实，不谙药之补泻，一遇喘满、呕逆之症，便谓有余，杂以破气之药投之，妄言气无补法，遂视人参若堇、鸩然。而病人亦遂束手待毙而无憾，可胜叹哉！三复经文，不觉觌缕。

论犀角

犀角，以黑如漆，黄如粟，上下相透，云头雨脚分明者为佳。近人多巧伪，药染汤煮。无所不至，然亦易辨。犀不可见日并贮，若犯之，则色理粗燥。凡蜜犀角嫩者，以凤仙花染之。

犀有水、旱二种，以水犀为上。凡心、胆、肝三经之热，允为良药。

杂　记

《梦溪笔谈》云：医用艾一灼，谓之一壮者，以壮人为法。其言若干，壮人当依此数也；若老幼羸弱，当量力减之，不可拘执以误人。

余幼时见水蛭，恶而溺之数四，化为水。又一日见之，以蜜一匙滴之，即缩不动，久之亦化为水。嗣后虽经阴雨不复活。二物之能制蛭毒如此（物性相制之理，不可不知，以备一时缓急之需，亦不可少也）。而昔人有蛭者，医者见之，乃极劳扰，惜乎其不知此也。又云：医者所论，人须、发、眉虽皆毛类，而所主五脏各异。故有老而须白、眉发不白者，脏有所偏故也。大率发属心，禀火气，故上生；须属肾，禀水气，故下生；眉属肝，故侧生。男子肾气外行，上为须，下为势。女子、宫人无势，则亦无须，而眉、发无异于男子，则知不属肾也。又云：四明生奉真，良医也。天章阁待制许元，江淮发运使奏课于京师，方欲入对而其子疾亟，瞑而不食，惙惙逾宿矣。奉真视之，曰：脾已绝，不可治，死在明日。元曰：观其疾势，固知其不可救，今方有事，须陛对，能延数日之期否？奉真曰：如此事可。诸脏皆已衰，唯肝脏独过，脾为肝所胜，其气先绝，一脏绝即死。若急泻肝气，肝气衰则脾少缓，可延三日，过此无药也。乃投药。至晚，乃能张目，稍稍复啜粥，明日渐苏而能食。元曰：甚喜！奉真笑曰：此不足喜，肝气渐舒耳，无能为也。后三日果卒。

所载各论，多采前哲指迷之言。以下高氏续补，乃增原书不及，细心研究，胜读书十年，识者自知。

酿酒之时，寒之则甘，热之则酸。酸则蛤粉、田螺之类投之，凉其热也；甘则以鲈火绵包，而悬酒中，温其寒也。又有酒酸而以官桂、砂仁之类救之，亦医家从治之法也。

治大风眉发脱落

苦参（末，半斤）　生槿皮（末，四两）

上炼蜜丸弹子大，每服一丸，日进三服，清茶送下。

治天泡疮单方

用香滋一味。

治杨梅疮毒

羌活　当归　白芍药　金银花　牙皂各五钱　冷饭团四两，即鲜土茯苓

共煎服。若加蟾蜍一只、陈酒四两同煎，其效尤捷。

又治一妇，面目朝肿，腿足午后肿甚，六脉浮濡，诸治莫效，而乞余方治。此证由风湿而起，《内经》云：面肿曰风，足胫肿曰水。以麻黄、防风开表逐风，五苓利湿行水，十服诸恙俱瘳。

此即《金匮》所谓风水症是也。自此以下十三条，原抄本所载，殷氏校板则无，今从原本补入，以广智识。

又治一妇。面目、周身黄如染金，腹胀气促。始由果斋用仲景栀子柏皮汤治之，不应。余诊脉濡而沉，此属湿蕴日久，水窜腠理，未能外达，郁湿化热而发黄，投以茵陈蒿汤加栀、柏、大黄，以泄湿热，外用金鳞黑脊活鲫鱼七尾，剪鱼尾贴脐之四围。当脐勿贴，干则易之，未及四时，水由脐出，其黄渐退，如是旬日厥疾已瘳。

按：此法捷效。（寿）仿其方法，屡治屡验，缘世罕见，今特志之，以启后进。然此方《准绳》中未载，偶阅《秘旨》，有一方与此彷佛。后质之椿田，亦云李冠仙用之，亦效若桴鼓，第不知始自何人，容再查明，以待博雅教政（澜志）。

果斋治妇人吐血盈盆，诸药罔效，因思前哲有以血导血归源法，嘱其取吐出之血，瓦器盛之，候凝，铜锅炒血黑色，以绵纸盛放地上一周时，出火毒，研极细末，用鲜侧柏叶五钱。麦冬一钱煎汤，调血炭末五分，二三服，血自归源。屡验屡效。又，治吐血宜用苦寒者，有戒用苦寒者，尤当随症择用，未可执一以误人也。

《楼氏纲目》治吐血，皆用诸药炭，亦颇捷效。今以血导血归源，亦师其意而变化敏捷，取效昭著。

按：余治一妇，吐血倾盆，数日不止，目闭神昏，面赤肢软，息粗难卧，脉左沉、右洪，重按幸尚有根，此郁火久蒸肺胃，复缘暑热外逼，伤及阳络，致血海不敛，危在顷刻。因思止血诸药，若寒者多投之，必呕，乃变通成法，先用甘寒，冀其人胃清，上血止，再商二贴血止，亦创见也。服后夜寐甚安，血止，神清，惟神倦懒言，奄奄一息。脉虽稍平，右愈浮大无力。此血去太多，恐延虚脱之患。经云：血脱者，益其气。遂师其意用人参（七分，秋石水拌）、黄芪（七分，黄芩水炙黑）、归身（一钱，炒黑）、怀山药（钱半）、茯苓（三钱）、大麦冬（钱半，去心）、蒸北五味（七粒），和入甘蔗汁、梨汁、藕汁、服三帖，食进、神健而瘳。观此，知病有虚实，体有强弱，本难执一。但令人吐血，挟虚者多，而医者辄用苦寒，是昧于虚实，宜乎得愈者少而夭枉者多矣。今将八汁饮方附后，以备明哲商酌而教正之幸甚。又方：甘蔗汁、藕汁、芦根汁（各一酒杯）、白果汁（二匙）、白萝卜汁（半酒杯）、梨汁（一酒杯）、西瓜汁（一酒杯，生冲）、鲜荷叶汁（三匙）。七汁和匀，隔水燉热，冲入瓜汁，不住口缓缓频饮。凡属虚火，转危为安，用之屡效。若非夏令，无瓜、荷二汁，即以梨，藕二汁。倍用天冬、百合榨汁，亦可代之。前方中人参价昂，可用真西洋参一钱五分代之。

消渴一症，今医惯用凉药，愈治愈剧。间阅孙东宿治一消渴，小便色清而长，其味甘，脉细数。用肾气丸加桂心、北五味、鹿角胶、益智仁而效。又一人，喜热饮而恶凉，大便秘，小便清长，夜尤甚，脉浮按数大，而重按更无力。余思此病，由火不能制水。故饮一斗，小便亦一斗，《金匮》言之详矣。今师其意，不泥其方，用肾气丸减车前、牛膝，加益智仁、人参胶糊丸，服逾月而痊。

按：消渴症小便多者。皆由火虚难以化水，故饮一溲一，上见口渴，而水不消。小便多者。每用益火之源以消阴翳而获效；若属中消，每用黄草汤下其热，又不可拘执成法而不过变通以误人者。另有治验，详言之集，溢不赘，当参。

合脉症而研究，自获桴鼓之应也。曾忆《秘旨》云：大凡消渴，服药获效，必须戒食盐两月，可免反复。若不能食淡，方药虽良，终难永年。慎之，懔之！

《秘旨》云：温热愈后，余邪往往归之于足，发热肿痛，不亟治，则痛甚而死者多，至轻亦成残废。幸也，名曰截足风。今附验方于后，以济斯厄。

广胶一两，入糟、醋、姜、葱汁四味，烊化成膏，摊绵纸或红布上，贴患处，痛立止（糟入醋中，将糟凿碎，调匀，滤出汁，去糟渣勿用。姜汁不必多，只用少许，葱汁较姜汁多一半，糟醋汁须三四倍于葱汁）。

按：此方曾治王木匠，年三十余，患温热二候，乞余治之，用白虎汤加味而瘳，伊未服善后药而赴工作。从事七日，发热恶寒，两足疼痛不能行，立，请同人抬至敝庐，诊其脉洪大而两尺濡细，知是温热余邪下注，已成截足风之危候。即用此方外敷，内服导赤五苓散以清余热，仅三日而病如失。后又治多人，皆获痊瘳，今特拈出，广为传布。煎方以嫩桑枝五钱易桂枝，加怀牛膝三钱。鲜车前为引。

又云：咬牙噤口，舌青面黑，汗出不休，手足寒过节，谓之真心痛。若全脑连齿皆痛，手足寒至节，谓之真头痛。旦发夕死，百难治一，皆直中之危候。

按：真心痛症，曾治一人，证势危，不忍坐视，用麻黄、附子、干姜、桂心各二钱，猪肝煎汤，频灌，渐次转温，死中求生之一法也。若真头痛，急灸百会穴数壮，再用乌、附，参各二钱，姜浓煎，吞黑锡丹三十粒，非此猛剂，不足以追失散之元阳，而散其外真之寒邪。余遇一急痧，证势仿佛，用上法以挽之而痊。皆属三阴直中危证也。

又云：凡病之未现，可以预测其兆者，如手脚心热，作渴。思饮茶水，或食已即饥。知将患发背；三年内眉眶骨痛，知将患厉风；如手指麻木三年来，必骤然中风。古人观神、察色、审脉象而能先识其病，所以扁鹊知齐桓之疾不可为矣。则非神乎技者，不能步其后矣。

按：《内经》云：圣人治未病而不治已病。能知色脉，可以万全，此之谓也。然今之医不及也，每有症象昭著，显而易见之疴，尚游移不决，若是者等而下之也。

成无已曰：凡厥，若始得之手足便厥而不温者。是阴经受邪，阳气不足，可用四逆汤；若手足自热而至温，从四逆而至厥者，传经之邪也，四逆散主之。至于六气之感，异于伤寒之传经者，惟舌较为可凭：阴证亦有黑胎、焦黄胎，然其胎必浮胖，或滑润而不枯。皆辨证之要法，尤宜三复斯言。

按：医病非难，难在疑似之辨，不可人云亦云，随波逐流，误人匪浅。余于六月中旬，治戴姓一证，体厥，脉虚，肢冷，周身赤点、隐于皮肤，口渴，谵妄。前医不明，妄用辛温回阳，几危，因辨之曰：此乃阳证似阴之象。况时当盛暑，拟用温热急下存阴法治之，以西洋参三钱、锦纹军三钱、枳壳一钱、生甘草八分、风化硝二钱和冲，服后得下黑矢如胶者甚多，小便赤涩亦减；似本方去硝黄，加连翘、山栀、银花，数帖而安。若非力辨辛温之误，岂不死于庸俗之手。而人皆以三阴证而不疑，吾所以知非阴证者，因口渴、谵妄、欲饮、舌苔焦黄而燥、肢体厥逆，乃热深厥深之现象，于是用河间温热例治之而愈。

虞天民治一妇，夜间发热、早晨即退，五心烦热，无休止已延八阅月。诊其脉，六部皆数伏而牢，浮取全不应。与东垣升阳散火汤，四帖热减其半，胸中觉清快胜前，连投二服，热悉退。后用四物汤加知母、酒炒黄柏，少佐炮姜，二十余服，热不复作而瘳。

按：夜热、脉数乃阴虚之候，若非明眼，直进滋阴降火而不疑，是抱薪救火矣。今因脉伏且牢、浮取不应，故用升阳散火得效。妙在炮姜合知、柏以清血分之热，而与阴虚治法有间，所以名医异于庸俗者此也。

《秘旨》云：一切感证，热入心胞、神昏谵语者，每用犀角、羚羊角、连翘、金银花、元参、生地、人中黄等味送下至宝丹。往往获效。其有热邪深入、发痉者，亦宜以此疗之。世人遇小儿患此证者，妄谓惊风，用针刺之，走泄真气，阴阳乖逆，转致不救。

按：神昏谵语、发痉，由于温热、痰、暑转变者多。世间无知女流，妄听妖言，谓是惊风，以针挑之，病势转剧者，多误人不浅。有等老媪或尼姑等，自名神于惊风，惯用挑刺，无知妇女奉之若神，以致虽受其害而不能知。特志之以示戒。

龚云林云：暑邪内干，往往忽然头痛、恶心，或腹痛、腰疼、偏身作痛，不治之，神昏、痉厥，朝发夕毙。惟用白虎丸一服，当时血散而愈。较之砭刺之耗损其血，不若此丸敏捷神效。方用千年石灰，刮去杂色泥土，研极细末，清水飞过，丸如桐子大。每服五十丸，视痧之轻重加减，烧酒送下。真神方也。

按：此丸顺气散血，化痰消渴，为治痧之仙剂。又治心腹痛，及妇人崩漏、赤白带下，或久患赤白痢疾，跌打内伤，血不能散，服之均效。余恒合此丸以济世，获效果捷。千年石灰不可得，用古墓中石灰亦可。寒痧用酒、热痧用开水温服，随证酌用，切勿拘执。然痧胀由于十二经清浊不分，流溢于奇经，致奇经脉现，则为病也，乃邪气滞于经络，每见刮刺，开通经络，而效尤捷也。

《秘旨》载：目中起星。足气中热，宜将两足浸温水中。搓擦足心，引热下降，初起亟治。另用白蒺藜三钱，煎汤洗目，日四五次，屡验。或用谷精珠代茶。数日即瘳。

按：目中起星，由于脾火上冲，肝热挟风凝结。或用碧云散搐鼻，散滞气，恒濯其足，使热气下降；或用新橘皮塞鼻中，约六时后即退。不可误用寒凉点药，致凝血不散，转生云翳。慎之。

王光庵杂著云：中食之证，状似中风，非详究病因，难取捷效。曾治一人，忽得暴疾。口噤难言，目不识人，四肢不举，急投苏合香丸，不效。因询其致病之由，曰：适方陪客，饮食后忽得此证。遂教以煎生姜淡盐汤多饮。探吐之，吐出饮食数碗。后服白术陈皮半夏麦芽汤而愈。此即食厥，若不问明致病之因，徒以痰药、风药治之，戕伐脾胃，而病日剧，是医之过也。

按：中食之证，亦各有致病之因。未可拘执一端而论。余少时文期匆促，每饭后无暇散步，录抄课艺，日无暇晷，饱餐后即倚案挥毫，因时患腹痛、胸膈满闷、便秘、痞胀、食不知饥，服保和丸及楂、曲、米炭等不效。有一老友云：三世医验中，润字丸最妙。遂照方配合服之，便通，诸恙均瘳。陆氏润字丸功效甚多，略举数端以启后进：凡温热、湿痰等症，量病轻重，随宜增减分量，服之最灵、最捷，今特拈出。

《肯堂医论》卷中终

肯堂医论　卷下

明·史氏金坛宇泰王肯堂著
雉皋晓澜顾金寿评点
明·后学嘉善果哉高杲订正
绍兴吉生裘庆元校刊

三疟治验

张习可日间受微雨及风冷，疟发于暮，热甚，于夜遂成三疟，乞诊于师，用升阳济阴法，疟渐愈。奈不知调摄，元气未复，嗜欲不谨，九月中旬，疟忽增剧，六脉虚数。乃阴虚已极，而暑邪深入，最难疗治。师问难于余，爰思受病之原，当先扶正升阳。用生地、川芎、归身、白芍、炙草、干姜、葛根、升麻、柴胡、煨姜、南枣浓煎，于疟未作前，三时服一盂，四帖。后加首乌、人参各三钱，连服三帖，疟竟不作，代订丸方，以善其后。

治不沾沾于补虚，不斤斤于泄邪，而方药病情丝丝入扣，古谓成如容易却艰辛，非学识兼全者，曷能辨此。

丸方

制首乌四两　大生地三两　人参　於术　归身　龟甲　猪苓　炒芩　川芎　楂炭各二两　柴胡一两六钱　怀牛膝一两五钱　干姜　山甲各一两　甘草炙，五钱　活龟一个

入砂仁末二两，煮取龟肉，同药捣匀，烘干，其甲、骨亦研细末，加入鲜荷叶汤泛丸，如麻子大。每晨服三钱，沸汤下。服完一料，精神倍于平日。

神水治验

魏子一患嘴唇干燥，皮渐裂痛，自服甘露饮大剂旬日，微获小效，而病成痼疾，乞诊于余。诊得左右两关脉弦而散，显是津液不能上滋，延成茧唇。令内服滋液育阴，二地、二冬、元参、梨汁等为丸常服，外用神水点擦，日服一小杯，两月而瘳。

制神水秘法

用青铅熔化，散浇于地成为片，取起，剪作长条数块，一头钻眼，悬吊于锅。锅内置烧酒。之上仰张盆，盆与铅相近。锅下燃火，使酒沸而气上冲，放铅片，铅片上有水，滴下盆内，为之神水，取服之。以此水从下而上，能升肾中之水，救上之燥干也。

按：神水之法，古人方中亦恒有之，未言明制法。今果哉先生阐发其义，而方始显。

妇科验方

薛仲昂云：妇人有疾，两乳不嫌其大，月水不嫌其多，乃生机也。治呕血及诸衄下血等候，用猪腰子一具，童便二盏，陈三白酒一盏，贮新瓶内，密封泥口，日、

晚以慢火煨熟，至初更夜分后，更以火温之。发瓶毕食，即病笃者，止一月，效。平日瘦怯者，并宜服之，男女皆效。真以血养血之良方也。

又云：前人以先期为血热，后期为血寒，然有或前或后者，将忽寒忽热乎？大抵气者血之母，气乱则经期亦乱，故调经以理气为先。

又云：怀孕六七月，因争筑，著子死腹中，恶露直下，痛不能胜而欲绝者，佛手散主之。若胎不损，则痛止而子母俱安；既损则胎下而母全矣，佛手散方附后。

当归三钱　川芎五钱　益母草五钱

水、酒各半碗，煎服。停一二时，再进二服。此方安生胎，去败胎，历验之良方也。

又云：胎不动，而冷如冰，即非好胎。若以不动言之，好胎亦是伏而不动者，何可遂断其死胎也。宜服顺气活血药。

又云：产后忌饮酒，但服童便可也。童便为临产仙药，晕眩、败血中心，及血崩诸症，仓卒不及备药，惟儿初下地时，即与童便一盏，庶免诸症之患。一月之内，日服一盏，百病不生，他药皆不及此。

又云：产后百病，三者最危：呕吐、盗汗、泄泻是也。三者并见，其命必危。数症并作，治其所急。见二凶多，一症轻者无害。产后阴血虚耗，阳浮散其外而靡所依，故多发热，治法用四物汤补阴。姜通神明，炮干姜能收浮散之阳，使合于阴，故兼用之。然产后脾胃虚损，有伤饮食而发热者，误作血虚，则反伤矣，故必先问曾食何物，有无伤损。有恶血未净者，必腹痛而发热；有感冒、外感者，必头痛而发热。若发热，饮食自调，绝无他症者，乃血虚也，可以补血。若胸膈饱闷，嗳气，恶食，泄泻等症，只随症治之。要知腹满而不痛者。断非恶血也，莫误。产后，用益母草锉一大剂，三两浓煎，去渣。加芎、归末各二钱，陈酒，童便各一盏，服之至再，则腹痛、血晕之患免，且大有补益，真治产之司总也。此方又名夺命丹，为历验之良方也。

产后喜咸爱酸，而致咳嗽者，必致痼疾，终身须自慎之。家传秘方有六，简易而神妙特奇，世世保之毋失，方列于右。

种子丸　五月五日拔益母草，带根阴干，为末，炼蜜为丸，如弹子大。每服二丸，百日有效。

固胎丸

条芩二两　於术一两

每服三钱。上研细末，砂仁汤下。连服而胎可永安（胎热重者，条芩加一两。於术用米泔水浸）。

保安丸　五月五日，取益母草，去根晒干，为末，炼蜜为丸，如弹子大。怀孕八九月，每晨服一丸，砂仁汤下。服二三十服必无倒产之逆。

催生丹　用益母草四两，焦白芷、炒滑石、百草霜各二两，临产服四钱，芎归汤送下，效。

益母丹　既产，用山楂末三钱，浓煎益母草汤，陈酒和童便调下，第一日服三服，二日服二服，三日一服，第四日、第五日山楂末减半，第六、第七日去山楂末，止服三味，第八日并三味不服，而百疾不生矣。历验。

坤元是保丹　孕妇病，则胎亦病而随，则多两亡。此方能却胎病，使两无恙。方用飞青黛五钱，伏龙肝二两，二味研末，用井底泥调匀，涂脐上当孕处二寸许，干则再涂。此丹止可施于伤寒极热之症，不可概施者也。切记，切记！慎之，慎之！

朱彦修治产妇阴户一物，如帕垂下，

俗名产颓，宜大补气以升提之。用参、芪、术各一钱，升麻五分，后加归、芍、甘草、陈皮调之。又治产妇阴户下一物，如合钵状，此子宫也，气血弱，故随子而下，用升麻、当归、芎、芪，服二次，后以五倍子作汤洗濯皴其皮，觉一响而收入。

又云：大凡胎已足月，宜补助气血，为添水行舟，万无难产之厄，附录历验方于后。炙绵芪、熟地各一两，归身、枸杞子、党参、龟甲（醋炙）各四钱，茯苓三钱，白芍、川芎各一钱，无论胞衣已破未破，连服四五贴，但用浓煎头汁，取其力厚也。

此方屡效，余恒用之，较世传二宝散佳良。

按：以上各条，出于薛仲昂集中，议论精纯，方多简效，询为女科秘笈，世罕见之。薛氏所纂，余亦未见其书，知者尤鲜，曾质之椿田兄，云：书名《坤元是保》，刊于正和年间，其方论本于《产育宝庆》而增广之，世渺流传，蒋亦未见原书，惟当日在阮太传丛书中，见其方论节要，是否质之明哲，订正以释其疑，而广医林之智识，拭目以俟之。

“阴阳应象大论”云：悲胜怒，恐胜喜，怒胜思，喜胜忧，思胜恐，此即五行生克之理也。古贤治病每用之，有桴鼓之应。若文挚之怒齐王，华元化之怒都督，皆宗经旨；戴人、丹溪亦效其法，见于治案。然亦有不拘克制之说者，但得其意，不必泥其法，所谓神而明之，存乎其人也（按：自七情至肌衄，从《秘旨》节录，亦殷本所无，兹从原本补载备考）。

按：七情之病，其原本于五志之偏胜，其治仍由格致之从化，理固然也，故云：医者，意也。以其所胜，而能制其所不胜；伏其所主，必先其所因，自《内经》《难经》阐发于前，历代贤哲疏注于后，法良效捷，启迪后进，功非浅鲜矣。

韩飞霞《医通》有云：黄连、肉桂，能交心肾于顷刻，谓治不寐之灵丹，历验不爽。今特拈出，以启后学之悟。

按：前贤方法固良，要在对病，捷如影响。如上法，余治一妇，惊悸不寐，已延半载，医治不效，乞余诊治。尺脉微数，两寸浮洪，显是阳不交阴，卫气仅行于阳而不入于阴，故心肾不交也。即仿前法，用川连二钱，另煎待冷；桂心二钱，另煎待冷；用半夏、秫米各三钱，取甘澜水煎成，加连汁、内桂汁和匀，乘温徐徐频饮，服后觉倦，至夜安睡甚酣，前患已瘳。稍有惊悸，改用补心丹加减而愈。足见方药对症，如鼓应桴，非虚言也。

《内经》有肌衄一症，谓之血汗。治之不得其法，往往血流过多，面色骤白，周身痿倦，气息奄奄而毙者多。兹特拈出，以备搏采良方，而济一时之急也（此条与《秘旨》参看尤佳，方载《秘旨》，附录于下）。

用炒穿山甲一钱，研极细末，重罗筛细粉，罨之，以帕扎住，即止；内服补血汤三帖，自愈。兹从《秘旨》录出，以济斯厄。余详治验录中。

按：肌衄一症，古无良法。余治友人杨兄，脑后发际忽出血不止，众皆诧然无法。余思与前症相符，亟用黄芩煎浓汁，俟冷涂之，渐收，三次而瘳，后亦不发。

庞安时有云：四时之中，有寒、暑、燥、湿、风、火相搏，喜变诸疾，须预察之。其饮食五味，禽、鱼、虫、菜、果实之属，偏有嗜者；或金石、草木药，素尝有饵者。人五脏有大小、高下、坚脆、端正、偏倾，六腑亦有大小、长短、厚薄、缓急，令人终身长有一病者。贵者后贱，富者乍贫，有常贵，有常富，有暴富，有暴贫，有暴乐，有暴苦，有始乐后苦，有离绝，蕴结忧、恐、喜、怒。夫常贵后贱，名曰脱营；常富后贫，名曰失精。暴乐暴苦、始乐后苦，精竭体沮；脱势侯王，精神内伤；情慕尊贵，妄为丧志；始富后贫，焦皮挛筋；常富恶劳，骄堕精消。离间亲爱者魂游绝所，怀者意丧，所虑者神劳，结怨者志苦，忧愁者闭塞而不行。盛怒者迷惑而不治，恐惧者荡惮而不收，喜乐者掸散而不藏，此皆非外邪所中，而得之于内也。良工必预审问其由，先知脏腑、经络受病之所，可举万全；工不思晓，令五脏六腑血气离守，迨至不救，又何言哉。

又曰：阴阳虚盛者，非谓分尺寸也。荣卫者，表阳也；肠胃者，里阴也。寒毒争于荣卫之中，必发热恶寒，尺寸俱浮大，内必不甚躁。设有微烦，其人饮食欲温而恶冷，谓阳虚阴盛也，可汗之则愈，若误下则死也。若寒毒相薄于荣卫之内，而阳胜阴衰，极阴变阳，寒盛生热，热气盛而入里，热毒居肠胃之中，水液为之干涸，燥粪结聚，其人外不恶寒，必蒸蒸发热而躁，甚则谵语，其脉浮滑而数或洪实；或汗后，脉虽迟按之有力，外证已不恶寒，腹满而喘，此皆为阳盛阴虚，当下之则愈，若误汗则死也。仲景载三等阳明，是阳盛阴虚证矣。阳虚则外寒，阴虚则内热，阳盛则外热，阴盛则内寒。以此别之，若阴独盛而阳气暴绝，必四肢逆冷，脐筑凑痛，身疼如被杖，面青，或吐，或利，脉细欲绝，名曰阴毒也，须急灸脐下，服以辛热之药，令阳气复生，濈然汗出而解；若阳独盛而阴气暴绝，必发躁狂走，妄言，面赤，咽痛，身班班如锦文，或下利赤黄，脉洪实或滑促，名曰阳毒也，宜用针泄热，服以苦酸之药，令阴气复生，濈然汗出而解也。

又曰：夫邪逆阴阳之气，非汗不能全其天真。《素问》云：辛甘发散为阳，谓桂枝、甘草、细辛、姜、枣、附子之类，能复阳气也；酸苦涌泄为阴，谓苦参、大青、葶苈、苦酒等之类，能复阴气也。酸苦之药，既折热复阴，亦当小汗而后利者。经云：身汗得之而后利，则实者，可汗是也。

华佗治法云：伤寒病起自风寒，入于腠理，与精气分争，荣卫否隔，周行不通，病一日至二日，气在孔窍、皮肤之间，故病者头痛、恶寒、身热、腰背强重，此邪气在表，随症发汗则愈。

庞安时云：凡发汗，须加裳覆腰以上，厚衣覆腰以下，以腰足难取汗故也，半身无汗，病终不解。凡发汗后，病证仍存，于三日内可二三发汗，令腰脚周遍为度。若病不解，便可下之。设令下后不解，表里邪亦衰矣，宜观脉证调治。七日内可期，正汗为善也。发汗后不可再行汗者，始发热恶寒，今不恶寒，但倍发热而躁；始脉浮大，今洪实或沉细数；始安静，今狂语，此胃实阳盛，再行汗药而死，须当下之。有人始得病，变阳盛之证，须便下之，不可拘日子、深浅、次第也。病三日以上，气浮上部，填都胸心，故头痛，胸中满，或多痰涎，当吐之则愈。

按：庞安时《总病论》所节十条，阅之令人耳目一新。所论阴阳，表里、寒热、虚实、汗下诸法，洞若观火，启迪后进，胜读书十年。惜乎全豹未窥，憾甚（澜志）！

又云：若虚损及新产人，不能吐者，可服枳实散（枳实细末，米饮调二钱，日可三四服）。若有虚寒、手足冷及脉微弱者，枳实二两加桂枝一两同末之，如前服。

病五六日以上，气结在脏腑，故腹满、

身重、骨节烦疼，当下则愈。若小便少，手足心并腋下不滋润，尚未可攻下，当消息其候，不可乱投汤药，虚其胃气也。

又云：《素问》载两感于寒，其脉应与其病形者，一日则巨阳与少阴俱病，头痛，口干而烦满；二日则阳明与太阴俱病，腹满，身热，不欲食。评语；三日则少阳与厥阴俱病，则耳聋，囊缩而厥，水浆不入口，不知人；六日死。言其六日死者，是脏腑荣卫或有所通行，故四日少阴与太阳俱病，五日太阴与阳明俱病，六日厥阴与少阳俱病，是重传得六日，死矣。其有三日死者，《素问》谓阳明为五脏十二经脉之长，其邪气盛，故不知人，三日其气乃绝，故死矣；夫邪气盛则实，表里邪实，并领血气入胃，不通于荣卫气血。故气血随邪而尽，则三日死矣，其脉候，《素问》已脱，今详之：凡沉者，皆属阴也；一日脉当沉而大，沉者少阴也，大者太阳也；二日脉当沉而长；三日脉当沉而弦，乃以合表里之脉也。沉长、沉弦，皆隐于沉大。凡阴不当合病，今三阴与三阳合病，故其脉似紧而大、似沉实而长，亦类革至之死脉也。

又云：伤寒一日，巨阳受病，前所说膀胱详矣。《病源》云小肠，虽则误其标本，其手、足阴阳自有并病者。故《素问》云：六日，三阴三阳、五脏六腑皆受病，荣卫不行，五脏不通，则死矣。是表里次第传，不必两感，亦有至六日，传遍五脏六腑而死者也。《素问》云：诸浮不躁者，皆在阳，则为热，其有躁者，在手。假令第一日脉不躁，是足太阳膀胱脉，先病脉加躁者，又兼手太阳小肠也。又云：诸细而沉者，皆在阴，则为骨痛，其有静者，在足。假令第四日脉静者，足太阴始传病也，脉加数，又手太阴病也。故六日亦能传遍脏腑也。躁谓脉数，静谓脉不数。用药则同，若用针，须取足与手之经也。

《秘旨》中载安常治验云：安常尤善针法。有孕妇产，七日而子不下，群医治之无效，众以死置之。适安常过其门，病家求视。安常一见孕妇。呼曰：未死！令其家人以汤温其腰腹间，以手上下拊摩之，孕妇觉肠微痛。呻吟间产一子。母子无恙。有市医问其因，庞曰：儿已出胞，而一手误执母肠不能脱，投药无益。吾隔肠针其虎口，儿既痛，即缩手，所以遽生，无他术也。

按：庞先生安时，为宋代良医，著《伤寒总病论》，东坡谓：真得古圣贤救人之意。岂独为传世不朽之资！盖已义贯幽明矣。奈沧桑之变，世渺流传，吾师命予重校，付活字板印，附《正脉》以广其传。今择其要论数则，录于医论之末，俾后进知有其书，便于寻绎，济人疾厄，共登仁寿之域，划吾之志矣。果斋识。

《芷园治验》云：孟杼正君因怒发呃三日夜，急柬召予，以事夺，至未末往诊，孟杼愁容怨语，泣涕嗟苦。予诊之曰：来极迟，效极速！药进而寝。次日喜见曰：昨心欲裂，方治后事，以兄诙谐宽我耳，宁期一药而果效，真不解其故。予曰：予开肝郁也。内君特怒之，未畅气将入胃而不能，故发呃。予不治呃，用柴胡等条达木郁，郁解则止，暴病气全，故易愈耳。

积学日深，见病知源，况暴病正气未伤，故效骤速愈矣。

按：呃由怒起，冲气欲入胃而不能，则发呃。卢先生用柴胡条达木郁而瘳，未将全方药味示人，乃重道不肯轻泄治法，则后进未能效尤矣。今既用柴胡条达木郁，可隅反而知其余之药，亦不外薄荷、苓、芍、归、草等味，即逍遥散一方，以解木郁而诸郁均解。予治验中，亦仿鼓峰法师其意，不泥其方，用合欢皮、川郁金、枇杷叶、香附、橘络、金橘饼、玫瑰花等，随宜加减变化其方，每多获效。惟原方有白术一味，有壅塞气机、浊而不宣之虞，斟酌去之为宜。如苏梗、抚芎、茄楠、檀香、旋覆花等，皆可随症选用。至于名医用成方，必临证化裁，超越凡庸之上也。

又治白下。缮部戴养吾夫人恙，召诊，寸关不透，体常倦怠，眩运不食，胸膈痞满，予以为肝脾之气不伸，用八珍加升麻、柴胡，愈而体实。每病取前方服之，即安。后之瑞安之滇南，十五年皆倚恃焉。若稍加减，便不获效，养吾公解组林下，每过湘水，必得良晤，尝以夫人为信心此方也。夫人性静体厚，起居安适，是以气血不振而消沮，故于补气药中，加开提之剂，盖得其性情。如布帛、菽粟，若将终身焉者。所云信心二字，真为良药。世之任医，厌常喜新，安得恒守一方至十五年耶！

信心二字，真为卫身至宝。近人厌故喜新，朝张暮李，广征方药，贤愚不别，遂致轻者重，重者危，是不知守信心之患矣。

来熙庵廉宪急柬召予诊。其侄力大，身体丰硕，伤寒已二十八日，人事不省，不能言语，手足扬掷，腹胀如鼓而热烙手，目赤气粗，齿槁舌黑，参、附、石膏、硝、黄、芩、连无不服，诸名公已言旋矣。予诊之，脉独鼓手，用大黄一两，佐以血药，一剂，下黑臭血一二斗，少苏，四剂始清。熙庵公问予：侄昏三日，所存唯一息耳，君何用剂且大且多，幸遂生全，敢问其说。予曰：治病用药，譬之饮酒，沧海之量，与之涓滴，则喉唇转燥矣。以若大躯壳，病邪甚深，不十倍其药，何效之臻？且此恙寒邪入胃，蓄血在中，其昏沉、扬掷。是喜妄如狂之深者也，不知为病，而望之为死，不弃之乎。夫大黄，未尝不用，苟投非其时，品剂轻小，一或不应，用心惑矣。宁能放胆而用哉。

此为阳明蓄血证，用桃仁承气重剂，方能克敌。然非学识兼全者，不能如是。

湖墅史大正君呕吐之声远及百武，脉之佐关鼓指不连于寸，两尺滑搏，于左独加，水饮不入唇七日矣，因为透肝之剂，断必孕男，药进而呕定，月足果产男。因问予曰：内子寒热大作，呕吐不食，人皆以伤寒治之，君独以为孕，其柴胡、白芍、吴萸、黄连虽未专用，何一剂而呕遂平？予曰：医名方脉者，须察脉以定方也。人唯伺其证，而不循其因，是以失之。今脉具在，不为证瞒，因病发药，故其言验也。尺中脉搏固知为妊，其关不连寸者，盖肝志专而郁，善怒而不善发也，郁之之既久而自发，振拉摧拔之象见焉。顺其性而伸之、调之，肝舒气平，恶自无阻而呕自定耳。

恶阻呕吐，其因尺中脉搏，固以恶阻断定，治以舒肝气，顺其性而调之，则呕自平矣。

闻子将尊堂丙午冬月心忽然如散而沉下，便不得睡，几三月矣。召诊，独左关弱不能应指，予以为肝虚须补其母，当立春始安。用熟地为君，茯苓、枣仁、当归、人参、防风、远志佐之，服二十帖，至期而愈。子将问：心散不寐，以属心经，何反以肾、肝药见效？而言立春日始应，请为分疏。予曰：此得之脉也。经曰：肝不足则恐，恐则气下。虽情志无恐惧，而气象似之，据脉按证，肝虚无疑矣。因肝不足，先其令而疾作，补母生脾，待时而元气乃复，岂得以心散。便属心经，是非心散也，乃心见身中气散之象耳，则散非病。

设心脏病则病矣，又何能自见其散哉。

补母以益子，是隔二之治。言立春始愈，乃肝脏正气旺而邪自退舍矣。

汤梅生病腹痛，痛则绕脐有形，甚至欲死。人皆谓生气独绝于内，似有不起之虑。予诊之，关脉近尺有滑，拊之胀痛，气羸颇乏精彩，因用枸杞为君，白芍、茯苓、肉桂、吴萸佐之，六剂痛止，服《瑞竹堂方》四制枸杞丸一料，竟愈。黎茂先举问何疾，予曰：脐疝也。疝气引阴，原无斯症，然疝者有形之痛而有所止之处，故字从山，不必定引阴也。疝本厥阴肝疾；其状若死，亦厥阴证，故用温补肝药，生气自复，不致内绝。此案贪天之功，予为可作起死一则看也。

脐疝乃厥阴危险之候，治以温补，是从根底而治也。

李姓，口舌生疮，几三年矣。脉浮细急数，按之空虚，而尺尤甚。用薛立斋肾虚火不归经法，以加减八味丸料，二剂即愈。此案初试立斋先生法纪，其捷效如此，为近世高明之家独出奇见、欲超出规矩绳墨之表，不知视立斋为何如？

永嘉何介甫文学，性沉静，病脾数年，饮食少啖，精神萎悴，辛酉七月就诊。两关软弱，不透于寸。用参、苓、归、芍、陈皮、防风、甘草数十剂。至九月始归，遂喜啖肥浓，数年之疾脱然。壬戌春，再过钱塘，携美人蕉、佛桑花赠遗特盛，问曰：子疾有年，补脾、补肾，法非不详，而未之效，君何从平易得之？予曰：君疾在肝，非脾、肾也。凡诊病者，当穷其源，无为证惑。如饮食少，虽关脾胃，其所以致脾病者何？故此自当审者。今君两关脉弱不透于寸右，固脾虚明矣，而左则何应此。盖脾体不足，而脾用不行也。何谓脾之用？肝也，星家取克我者为用神。脾体无肝木为之用，则气血便不条畅，运化迟钝，而脾转困矣。自秋令金肃，肝更不伸，予为补助肝木之气，使之扬溢，则脾土伸舒，精神油然外发，虽不治脾，实所以治也，安用奇特之法哉！予正恐不能平易耳，平易之言，学之所未能者，今请事斯语。

名医治病，必求其源而辨其脉，不为外证形势所惑。补不足，损有余，本经旨以立方。

吴叔显上舍庚申三月生疮，服药疮愈，而喘急殊甚，十日不能就枕。予往诊之，先用开肺发疮，次用降气补肾，断其二日当疮发，五日当足肿，六日当出水，十日可喘定、就睡。嗣后足生二毒，三月始复。秋之日，下就国学读书。次年七月，偶以伤风微热，左三部脉唯隐隐见，饮大剂人参、归、术、甘草，十帖脉方起，二十帖如常。十月再感，左脉更不如秋，但微热，而起居如故也。三日就枕，七日头痛如破。因告其兄，极道秋病之危。今若昏沉，决无生理，彼尚疑余言。九日，果微昏谵语；十二日，不识人；再七日，死。其族昆问曰：叔显昨岁垂危，君言变证，历历如响，幸全生焉。今冬示微恙，果应君言而殁，其证、其因，为一为两？答曰：叔显骨气夭弱，肾精不全，其疮亦从肾发焉；不知而用发散药，元气转耗，疮毒内逆于肺而喘。予用四逆散使太阴气开，疮遂外出；用六味料，使少阴纳气，息遂内匀，清升浊降，足肿生痈，病都外出，是以生也。今秋左脉不起，知元气内索，不堪左旋矣。比起而再，戕贼之病，发于骨髓，所以脑痛，因之遂昏，乃内关之证，气独内绝，是以死也。论其根本，出皆于肾，是一非两，不在证之轻重，为异同也。此案辨治精详，非深于《灵》《素》之蕴，所不能道也。

少阴肾虚，元气内索，是内关危证，生气内绝，不治之症矣。

蜀富顺孝廉阮太和讳士肃，病痨吴山下，召予诊。披衣强坐，对语甚壮，神气则内索也；身热进退，舌苔黄而厚。盖自吴门受寒，以肉羹为补，而时啜之，遂缠绵及月余。用疏散轻剂，热退，又复强啖，再热，不能起坐。予时之富春，五日归诊之，谵妄呼笑、不识人已三日，形骨立，汗雨下，内热特甚，而胸胁之热，扪之烙手，第脉尚有神。予用人参八钱加四逆散中，一剂而谵妄定，三剂而热邪清矣。自言其神魂穷天之上、极地之下，飞扬奇变，得太乙神符召之，始得返生。愈弥旬，方啜粥。病中自为之记别时间，药状。余谓此寒伤心气，荏苒厥深，而凑于胸也。缘以不第南旋，病淹中道，骨肉之音，虽近实违；药石之给，既缺且竭。心已伤矣，又反复再四，汗液多亡，内无主宰，热遂入胸。胸为心主之官城，精神因而涣散，是以游魂为变也。用四逆使热外出，加人参俾神内凝，气复邪散，是以生耳。

始由气郁不舒则伤肝，继则强啖伤脾，是以精神焕散，游魂为交。用四逆散退逐外热，加参以益元气。

富阳周妇、马女、皆少年，水肿，肢体洪盛，胪腹膨胀，水道不通，饮食绝口，有以为疸者，为臌者，为气者。予往诊之，以药不克济，乃针足上，出水皆石余。次日胀小减，三日大减。足尚肿，又针之。令服八味丸，以温其肾。期年皆孕，周善调护，子、母两全；马失调护，子、母俱毙。此盖肾中阳气不足，阴气有余，遂聚水而病作。饮食、汤药用水，而不能导之，辗转助长，乃致于此，非针去水，则菀陈之淤，何从而泄。水去肾衰，非温补之则浊凝之阴，必致复聚，肾中之火大复。然周身之阳气有蒂，天癸自行，生育可必。如流离之后，所宜爱养，得之则生聚，否斯待毙耳。

盖肾中阳气不足，阴气有余，遂聚水致病，是此病之源也，《内经》有聚水而成其类是也。

庚申腊月二十七夜，予息腹痛，恶寒，泄泻，平旦且止，至暮复作，明日又止。至改元五日，肛左微痛。起因房室，意为肾泄，服四神丸一大剂。泄、痛竟止。早间肛左稍有核，其痛渐近尾闾，暮痛不可反侧。次暮以水化熊胆涂之，立觉凉气直上肺左，痛亦渐缓，略堪展转。中夜吐痰，痰内见血一二点，辰时痔出白厚脓，竟可起坐。十一日早，与人多话，方栉发，血从咳至，作意忍之，气定且止，煎六味丸料服，亦以肾虚也。暮就枕，夜半睡觉。血即上涌如潮，喘声如锯，进童便及六味煎药，气稍定，才闻姜汤，气触鼻，血即随涌，平旦始缓。夜再发如前，凡假寐片晌，背心蒸热，醒即血来咽喉，如截断，一涌盈掬，心急躁乱，欲多语言，声一响而血溶至矣。十三早议，下莫敢应，至晚势急，似无生理，乃用泻心配血药下之，不应。夜方大雪，点水成冻，用水调大黄末服，转欲去衣被，啜芩、连苦药如甘旨。至五更，强进清米饮，药力忽转，解黑粪瘀泥臭秽不可近，凡三次，血来之势步平。十五寅时交立春。建宁老莲煎浓汤，呷之甚美，少间足心汗出，次手心出，次背心蒸蒸欲出，一日安和。至暮，以多语言。吐鲜血数口，颐儿引仲景义，以赤小豆、连翘合泻心方法服之，觉上身气即开，脐以下不动而闷，汗出似前者。三日血亦渐减，二十外，大便自解如青泥，次解如铁弹者二三枚，血方净尽。嗟、嗟！未解之前，几至不免，汗出之后，始有生机。

追思病发之由，十月曾暴怒，顿足叫呼，气喘如食顷。腊月十七，围炉露坐大半夜，指爪朝来尽折，方旬遂病。盖自十月，便不能构思，看书亦不深入，近觉神思昏瞀者，浃旬病乃大重。余作医二十年，治吐血证众，往往起其危疑。及自罹此，便无主脑，如困房室起病。泄泻在夜，服四神而病已，益信为肾虚不疑，岂知服四神、六味，反为助长，以致病甚（起病始由暴怒气郁，凝其血脉；继因夜坐受寒，加以炉火外燔，是以寒气愈凝，血液受焚，留瘀之源也。必用逐瘀，折其锐气以除病根，为探本之治。致祸之因，实为四神、六味之遗患耳，所以用药不能偏执一经而论）。若非偶中仲景方法，死不免矣。原余之疾，本于寒伤阴分，而寒水之气，当乘心火，阴分之邪，宜应迫血。用补肾、血剂，偏助寒气，愈凝血液，火故暴焚，血留转瘀也。立春阴分汗出，势自然解，瘀秽下尽，血方始清。初以微寒，竟成大祸，用药之难惯见，且误如脏毒之疼痛，吐血之喘急，须认其原从寒生。但当未解时，纵有人指出其端倪，恐自亦不信也，而况不知医者乎！故审疾处方，不可执定规矩。今人知其吐血，便用止血、行血、顺气、降气种种方法，岂非妙理，若不深中肯綮，反成毒害，慎之、慎之！

病愈四十日，方能策杖，盘躄室中。出寄紫芝禅室。静言思之，殊自可愧，简出成案，用供博采。

按成，客读之，难曰：吐血之因，起自于寒，容或有之；血涌之状，以为非火，实难深信。且水之与火。不可同语，主何说以通之？余曰：人生气交中，平时惟一太极，内含阴阳五行之妙，不可得见其端倪。病则偏而动，阴阳五行，自相摩荡，如止水之风，自有波澜也。设若受寒，即见寒之气象，便是波澜内撼其机，变现倾移往复之相，所谓一而二矣。故人伤于寒，则为病热，热则火反病也。受一分寒，倒见一分火，寒则十分，则火有十分者，势也，理也。吐血固为火象，其所以然，实寒气抑之、鼓之，而火始有力，病之本源不在于火，而在于寒，明矣！岂得竟以象火而归重于火耶。治病必求于本，必审于内，毋以形似害其义也。

客问：伤寒当分六经，君之吐血，属之何经？曰：寒者，冬时之令也。人病因此先动气化，余病在气化中，论之不入经也。入经便有定位，便可标法、指示，自是伤寒一家，宜应别论。余初冬怒甚，便当动血，虽不呕出，血奚其清；而寒复伤荣，药偏补肾，其滔天惊人者，势使然也。

客问：设以为寒，何不发散，而以苦寒下之实有，似乎治火矣；又用赤小豆、连翘者何义？啜莲肉汤而得汗者，又何故也？曰：寒之害人，当分阴阳、表里。余受寒于夜，夺浊其血，故邪凑其阴，而阴属有形之荣，所处深密，非表病之当发散者也。寒凝火郁，理必炎上，非苦寒之味，从火之性而使之降，其热未可服也。火热郁勃，势虽燎炎，原从制抑所生，须作不足论之。仲景云：心气不是，吐血、衄血者，泻心汤主之。泻心者，泻血分有余之邪，使之相平乎不足之气也。心有不足，血无所主，兼并夺蓄之瘀，郁遏盛甚，而致暴焚，载血上行，仓皇溽妄，非下有形，安克效哉！顾苦寒下法，似乎降火，不知火之成患，政在不碍上炎。有形能去火空，斯发心气无虞、不足之从来，实在坚凝闭密之寒，火得疏通，安问坚凝闭密者乎？则奚为治火，实散寒也。其用连翘之易散，假赤豆之色同，皆欲心气之开，自无坚凝之害。至若莲得夏气之英华，子中复含甲，用透心之端倪者。心气偏郁于阴，透之还从阴出，又汗为心液，而从手足阴分外发，则莲子之用，着神助焉（其发明原理处，精透极矣）。

客问：四神一剂而泄、痛止，六味数进而喘急半，已见成效。何得以为助长也？曰：余疾之来，始于盛怒，成于受寒，发于房室。三因较之，二分有余，一分不是。今以四神之坚固，六味之填塞，则肾平矣。而寒水合德，严凝甚深，抑火燔焫，非无所自；且药石之力量，气血之转移，只在毫芒之间，可轻试耶？助长之言，识法自惧耳。

客问：睡觉血涌，源从何出？此从胃溢出，虽有咳喘，非关肺也。若自喉来，为真脏证，断无生理矣。曰：胃经虽多气多血，吐时盛甚，中有几何能若是耶。盖此从胃出，非胃中来，第自暴怒伤肝，血藏之机不无沸扰，况是冬时闭藏不密，浸至于寒，荣遂大沮，周身之血，不凝而浊矣。人卧血归平和，肝乃纳之，今其浊矣，遂会流于胃海，醒时生气上升，乘之汎滥满出耳。

客曰：闻姜便吐，亦生气之升乎？曰：血流在胃，缓因药力，姜气辛烈，触彼将来之势，遂复涌起，无足怪者。

客曰：未吐血时，先见神昏者何故？曰：此蓄血之征也。血在上则喜忘，在下则如狂昏，正喜忘之别称，躁妄如狂之气象也。心主血，又主神，血无主则妄动，神无主而狂与忘随之矣。

客曰：心气不足，与脉合否？曰：从病以来，脉气弦弱，独左寸不透，正气不足之征；而弦则肝之变动、为寒外束之象也。

客曰：吐血之因于寒，义有三；隅之反，则风、暑、燥、湿四气亦可例之否？曰：天地之间，六合之内，气一面已。因时之化，则有六者之别，实五气耳，谓之同品。可以因寒，自然四气亦可例之矣。然亦可以推深而论。如吐血，病之一证也，则凡可以证称者，皆当用五气贯之，此则万病之肯綮也。

客曰：病若亟时，脉已散乱，当主何者用药？曰：此当据证，不必脉也。方此之际，生死在指顾中，如两军相敌，非此则彼，余在主将。有胆力以持之耳。念昔曾治一通家子，暮方吐血，心烦目眩，眷属环绕，惊惶扰乱，余乃遣其眷属，一手扶掖，一手与药。久之自烦而运，乃按胆隐忍，坚持不失，俟自安定，再与调护，遂得转危为安。可见主之者，须要大有力量，拚身向往，病者方有依怙。若不按胆、不耐性，顾己身不顾人命，呼吸之间，便分生死，安可忽诸！

按胆隐忍，坚持不失，是救危之至言。古医治病。痌瘝在抱，拚身向往，遂可转危而安。近世之医，虽负盛名，偶遇症象稍危，即弃而不顾，畏首畏尾，自己保名，不肯担任丝毫。若是者存心太忍，岂与寇盗何异者哉。

按：卢不远先生所著各种，其语多另出新义，兹编亦系抄藏秘本，恐湮没失传，特附录之。

《肯堂医论》卷下终

伤科方书

内容提要

本书为未刊稿，荷同社金履升君录寄。第一集《本草衍句》亦即金君所觅稿，金君之热忱高谊，有足多焉！至此书内容，真是中国不传之秘。如断死证秘诀、秘受不治各法、一切受伤治法及秘传各方，皆非历经试验，岂能有此斩钉截铁之说。吾知此类中医失传之方法，近世西医中有切实学问、留心古书者必得，作一大好之参考材料也。末附金君施送多年之验方，为尤佳。

赘　语

一般舆论，咸谓西医长于外科，中医长于内科。然而中医外科方中升药，西医已惊谓有奇效，不知伤科尤擅特长，惜少传耳。

目　录

伤科方书

江考卿先生著
休宁金履升录存
绍兴裘吉生校刊

断死证秘诀

金伤身损眼皮青，定主身亡难救命。
若是气喘与咆噎，且在一七内中亡。
人中昼满唇又青，三日须知命必倾。
神仙留下真秘诀，不说凡人不知音。

秘受不治法

凡矢柱骨折不治。

凡两目损伤不治。

凡口开气出不收不治。

凡口如鱼口不治。

丹伤食喉不治。

凡打破头鼻流黄白水不治。

凡脊骨折断不治。

凡心胞紧痛红色高肿不治。

凡心口青色不治。

凡小腹阴阳不分不治。

凡小腹伤吐粪不治。

凡跌打大小腹痛不治。

凡肾子伤入小腹不治。

凡孕妇伤犯胎不治。

凡女人伤乳不治。

凡男人两乳堂伤不治。

凡腰伤自笑不治。

凡两臂堕下，尽力叫嚎，汗出如油者，不治。

凡人手骨出一胫，可治；两股齐出，不可治。

受伤治法

凡脑受伤，使人轻轻扶正，皮未破，用二十号黑龙散；已破，用十四号桃花散填破口，避风，禁口，自愈。

凡顶门受伤，用二十四号止血散搽服，俱用此药。

凡气喉受伤，令人扶头，托凑喉管，不使出气，用银针连好，外用十八号贴膏，内服上部药方。

凡眉甲骨出，用椅圈将软衣垫好，令伤人坐圈中，使一人捉定，以绢缚之，外用十八号贴膏，内服上部药方。

凡肩胜骨折，必先使骨平正，用十八号贴膏，以油纸扎好；内服六号接骨丹。凡金井骨在胁下，若损伤，不宜夹缚，扶平，用二十六号黑龙散。

凡两胁骨折，如金井骨治法。

凡肩臂脱出，令人抵住以抱着手臂，轻轻送入故位，内服六号接骨丹，外贴十八号膏。

凡人膝盖乃另生者，跌少不治，跌破者用篾箍以带缚定。外用二十四号止血散。

凡伤破腹，大肠跌出，被风吹其肠干，

不能收口，用麻油操上，使肠润泽；用一人托肠，一人默含冷水，喷泼伤人身上，其人必然一惊，托肠人即随惊送入。再用银针连好，先敷二十四号止血散，后用十八号膏贴。伤破目难看见，用好酒一杯令伤者饮下，即使人嗅伤，如若有酒气，其肠已破，难已救治。

凡人骨跌出，内外折肉中，用二十号宝麻药一服，再将肉破开，取膏整换，用二十四号止血散、十八号贴膏，外以笋箬包好，内服六号接骨丹。

凡打伤、跌肿肉中之骨，不知碎而不碎，医人以手轻轻摸肿处，若有声者，其骨已破，先用二十号宝麻药一服，然后割开，如血来不止，用二十四号止血丹；又用二十号宝麻药一服，再取骨出。若骨碎甚，即以别骨填接，外贴十八号膏药，内服六号接骨丹。

凡平直处跌打骨伤，皮不破，先用二十号黑龙散敷好，再用板夹缚平正。如曲折之处，只宜敷药，不宜挟缚，免愈后不能伸屈。

凡服跌打药，要忌冷水、冷物，其药必要热服。

凡跌打伤重，必先用二十七号药水洗过，然后敷药。轻伤不必如此。

凡跌打血来不止，用二十五号桃花散，或二十四号止血丹；再不止，用三七、山羊血，外用桃花散圈上。

凡骨未碎有轻者，外用十八号贴膏，内服上、中、下三部之药，照伤何部，即用何部药方。

凡山谷乡村无药铺之处，若遇跌打，暂用糯米、水酒、姜、葱同捣包熨，不使血凝，内服老酒，再治可也。

凡跌打药，宜磁瓶收贮，不使出气。

凡人周身一百另八穴，小穴七十二处，大穴三十六处，打中小穴，重亦无妨；打中大穴，虽轻亦死。今将三十六个大穴，道明受伤治法：

头顶心名为元宫穴，打中者，二日死；轻者耳聋、头眩，六十四日死。先用加减汤加羌活一钱、苍耳子一钱五分，次用夺命丹，二三服，再加药酒常服。

前胸名华盖穴，打中者，人事不省，血迷心窍，三日而死。先用加减汤加枳实一钱、良姜一钱，次用七厘散二分，后用夺命丹，二三服。

后背心名肺底穴，打中者，两鼻出血，九日而死。先用加减汤加百部八分、桑皮一钱，次用七厘散二分。后用夺命丹，二三服，再用紫金丹。

右乳上一寸三分名上气穴，打中者，发寒热，三十二日而死。先用加减汤加沉香五分、肉桂一钱五分，次用七厘散二分，后用夺命丹，二三服。

左乳下一分名中气穴，打中者，十二日而死。先用加减汤加青皮一钱、乳香一钱，次用七厘散二分，后用夺命丹，二三服。

左乳下一寸四分名下气穴，打中者，七日而死。先用加减汤加枳实一钱五分、石菖蒲一钱，次用七厘散二分，后用夺命丹，二三服。

右乳上一寸三分名上血海，打中者，口中吐血，十六日死。先用加减汤加郁金一钱二分、沉香一钱，次用七厘散二分，再用夺命丹，二三服。

右乳下一分名正血穴，打中者，口中吐血，十八日死。先用加减汤加郁金一钱五分、寄奴一钱五分，次用七厘散二分，再用夺命丹，一二服。

右乳下一寸四分名下血海，打中者，三十六日吐血而死。先用加减汤加五灵脂一钱二分、蒲黄一钱（炒黑），次用七厘散二分，再用夺命丹，二三服。

心中名黑虎偷心穴，打中者。立刻眼目昏花，人事不省，拳回气绝，速宜治之。先用加减汤加官桂一钱、丁香六分，次用七厘散二分，再用夺命丹二三分，再用紫金丹，三四服。

心下一分名霍肺穴，又下半分名肺底穴，打中者，劈面一把即醒，然后用药。先用加减汤加桂枝一钱二分、贝母一钱，次用七厘散二分，再用夺命丹，二三服；又服加减汤，后用紫金丹。

心下一寸三分、偏左一分名翻肚穴，打中者，比日而死。先用加减汤加红花一钱五分、木香一钱，次用七厘散二分，仍用加减汤，二三服；再用夺命丹二三服，又用紫金丹三四服，或吊药一敷。

脐下一寸五分名气海穴，打中者，二十八日而死。先用加减汤加杏仁一钱，玄胡索一钱，次用七厘散二分，再用夺命丹，二三服。

脐下三寸名丹田穴，打中者，十九日而死。先用加减汤加木通一钱五分、三棱一钱五分，次用七厘散三分。

脐下四寸五分名分水穴，打中者，二便不通，十三日而死。先用加减汤加三棱一钱五分、莪术一钱、生军三钱，次用七厘散二分，再用紫金丹，二三服。

脐下六寸名关元穴，打中者，五日而死。先用加减汤加车前子一钱、青皮一钱，次用七厘散二三分，再用夺命丹，二三服。

左边胁脐毛中名气海穴，打中者，六个月而死。先用加减汤加五加皮一钱、羌活一钱，次用七厘散二三分，再用夺命丹，三四服。

右边胁脐毛中名血海门，打中者，五个月死。先用加减汤加柴胡一钱二分、当归一钱，次用七厘散二分，再用夺命丹，二三服；或用药酒常服。

左边胁梢软骨名章门穴，打中者，一百五十四日死。先用加减汤加归尾一钱、苏木一钱，次用紫金丹，三四服。

右边胁梢软骨名地门穴，打中者，六十日而死。先用加减汤加丹皮一钱、红花一钱五分，次用夺命丹，二三服；仍服加减汤。

下一分名血囊穴，打中者，四十日而死。先用加减汤加蒲黄一钱、韭菜子一钱，次用夺名丹，二三服；再服药酒。

两耳下半分空处名听耳穴，打中者，二十四日死。先用加减汤加川芎一钱、细辛五分，用夺命丹，一二服，再服药酒。

背心第七个节两边下一分名石骨穴，打中者，吐痰、吐血，十个月而死。先用加减汤加杜仲一钱、骨碎补一钱，次服夺命丹，三四服。

下一寸一分名后气穴，打中者，一季而死。先用加减汤加补骨脂一钱、乌药一钱，次用紫金丹，三服，再用药酒。

两腰眼中，左边名肾经穴，打中者，三日大哭而死。先用加减汤加桃仁一钱五分、红花一钱，次用夺命丹，二三服。

右边名命门穴，打中者，日事而死。先用加减汤加桃仁一钱五分、前胡一钱，次用夺命丹，三服。

尾稍尽下一分名海底穴，打中者，七日而死。先用加减汤加生军一钱、朴硝一钱，次用夺命丹，二三服；再用紫金丹，三四服。

两腿中同名鹤口穴，打中者，一季而

死。先用加减汤加牛膝一钱、苡仁一钱，次用紫金丹，二三服。

左右脚服中同名涌泉穴，打中者，十四个月死。先用加减汤加牛膝一钱、宣木瓜一钱，次用夺命丹，二三服。

以上三十六大穴，指明受伤之法。然用药虽无久异，不过加减汤及七厘散、夺命、紫金等药，惟加减方中，所加二味零药不可错误，切宜紧记。

大凡人于既跌之后，或相打受伤之后，感冒经风，发寒、发热，头身皆痛，先用解肌汤或小柴胡汤治之，然后再服跌打之药。

通用方

解肌汤

广皮一钱　防风一钱　葛根一钱　木通一钱　羌活一钱二分　荆芥一钱五分　前胡一钱　桔梗一钱　苏叶一钱五分

加葱白三根、姜三片，水煎服。

小柴胡汤

柴胡一钱　桔梗八分　连翘一钱二分　花粉一钱五分　葛根一钱　黄芩一钱　广皮一钱　木通一钱五分

加灯心十根、砂仁末五分，水煎服。

十三味加减汤

五加皮一钱五分　枳壳一钱　刘寄奴一钱　肉桂一钱　杜仲一钱　五灵脂一钱　蒲黄一钱　归尾一钱五分　广皮一钱二分　红花八分　玄胡索一钱　香附一钱五分　青皮一钱

加砂仁五分，用陈酒煎服。

金疮药方

生南星五钱　生半夏五钱

共研细末搽之。

吊药方　专治接骨入骱，打伤骨头，止痛去伤。

赤芍二钱　麝香五分　乳香二钱　没药二钱

各研细末。临用。糯米饭、烧酒调涂。

七厘散　专治跌打，血迷心窍，人事不省。服之可行，用冷粥即止。

硼砂八钱　朱砂四钱　血竭八钱　土狗六钱　地鳖八钱　归尾五钱　红花五钱　苏木四钱　加皮四钱　枳实五钱　木香五钱　大黄六钱　巴霜三钱　蒲黄三钱　青皮三钱　广皮四钱　乌药三钱　灵脂五钱　三棱五钱　莪术五钱　寸香一钱　肉桂三钱　猴骨三钱

以上共研细末。重者二分半，轻者一分，再轻七厘。陈酒下。

飞龙夺命丹　专治跌打接骨，皆可服之。

当归五钱　赤芍二钱　三棱四钱　寸香二钱　土狗三钱　土鳖八钱　莪术四钱　青皮三钱　蒲黄二钱　碎补三钱　加皮八钱　广皮二钱　硼砂八钱　然铜八钱　木香六钱　乌药三钱　朱砂八钱　胡索四钱　桂心三钱　香附四钱　寄奴三钱　桂枝三钱　血竭八钱　羌活三钱　前胡三钱　贝母二钱　葛根三钱　秦艽三钱　桃仁五钱　苏木四钱　杜仲二钱　猴骨二钱　韭菜子二钱　古钱四个，醋酒浸

共研细末。重服三分，轻分半，再轻一分。酒下。

地鳖紫金丹　专治远近跌打内伤，面黄肌瘦，四肢无力，并腰痛。皆服之。

青皮三钱　黄芩三钱　赤苓三钱　乌药三钱　红花三钱　赤芍三钱　血竭八钱　朱砂二钱　然铜八钱　土狗五钱　土鳖三钱　猴骨三钱　虎骨八钱　牛膝三钱　灵仙三钱　灵脂五钱　木香二钱　寸香三钱　香附四钱　肉桂三钱　枳壳二钱　丹皮四钱　桃仁五钱　贝母三钱　寄奴三钱　广皮三钱　苏木三钱　远志二钱　归尾五钱　桂枝三钱　木通三钱　三棱四

钱　莪术四钱　秦艽三钱　加皮五钱　续断三钱　杜仲三钱　骨脂四钱　碎补三钱　羌活三钱　葛根三钱　蒲黄四钱　泽泻三钱　松节五钱　枸杞三钱　韭菜子三钱　硼砂八钱

共研细末。重服三分，轻二分，再轻一分。酒下。

万应回生膏　专治远近跌打，接骨，风气。周身大穴受伤，贴即效。

生地五钱　熟地五钱　当归二钱五分　川乌二钱五分　草乌五钱　红花五钱　灵仙二钱五分　寄奴二钱五分　杜仲一钱五分　木瓜一钱五分　牛膝五分　胡索三钱　桂枝二钱五分　防风二钱五分　骨脂二钱五分　荆芥二钱五分　独活二钱　赤芍一钱五分　碎补五钱　香附三钱　桃仁三十粒　升麻三钱　丹皮二钱五分　苏木二钱五分　青皮二钱五分　乌药二钱五分　韭子二钱五分　松节二钱五分　秦艽二钱五分　续断二钱五分　元参二钱　麻黄二钱　蒲黄二钱五分　虎骨五钱　猴骨三钱

共研细末，将麻油一斤，血余四两煎好，共熬成膏。

临用加膏上末药　寸香七分　丁香一钱　血竭一钱　木香一钱　桂心一钱　乳香一钱　没药一钱　香附一钱　东母一钱　苏合油一钱

女人加益母、草油、发灰，阿膠各四钱。

劳伤药酒方　红花二钱　黄芩五钱　乌药五钱　白茯五钱　生地五钱　当归六钱　加皮五钱　骨脂三钱　杜仲五钱　牛膝五钱　枳壳三钱　桃仁四钱　远志五钱　续断三钱　麦冬五钱　秦艽五钱　丹皮五钱　枸节五钱　桂枝三钱　香附三钱　泽泻五钱　胡索五钱　虎骨八钱　枸杞子六钱　白胡根三两　胡桃肉四两　大枣头三两

以上等药，共置入好酒中，随饮。

劳伤丸药方　生地　熟地　加皮　当归　丹皮　黄芩　杜仲　黄芪　麦冬　天冬　远志　川牛膝　补骨脂　柏子仁　白茯苓各等份

以上共研细末，白蜜和丸。白汤送下。

体仁子曰：跌打损伤之症，皆从血论，损有重轻之不同，伤有浅深之各异，岂能一概而治乎？盖皮未破，多用串皮破血之剂；皮既已破，多用通利兼补之方，此乃跌打中之大要也，学者用心详焉。今将秘方开例于后：

秘传方

君臣散（第一）

肉桂童便浸，一两　红花酒洗，五钱　归尾五钱　生地五钱　甘草稍五钱　赤芍五钱　乌药五钱　牛膝五钱　玄胡索五钱　杜仲三钱　桃仁去油，五钱　碎补去毛，五钱　续断二钱　花粉二钱　川芎三钱　羌活二钱　牡丹皮五钱　加皮二钱　防风二钱

共研细末。临用，加姜末少许。

紫金散（第二）

紫金皮

酒浸一宿，瓦上焙干，为末用。

黑神散（第三）

黄金子

麻油拌，炒黑，为末。

桃花散（第四）

乳香炙　没药炙　血竭炙

各等份，共研细末。

玉龙散（第五）

人中白

醋炙七次，研末。

乳香散（第六）

乳香炙　没药炙　碎补去毛　当归酒浸　硼砂煅　血竭　土鳖去头、足，醋炙

各等份。酒醉瓦焙，为末。

一粒金丹（第七）

半两钱醋炙　土鳖炙，两半　瓜蒌仁去油，每一钱者三钱

共研细末，以泛丸，粟米大。上部一钱，下部一钱五分，酒下。

八仙丹（第八）

乳香二钱　没药二钱　巴霜二钱　碎补二钱　半夏二钱　归尾酒洗，五钱　硼砂三钱　大黄五钱　血竭三钱　自然铜醋炒，三钱　无名异醋炙，二钱

以上共研细末。每服八厘，酒下。

川芎散（第九）　上部头伤痛用。

川芎一钱　白芷一钱　防风一钱　赤芍一钱　生地一钱　当归一钱二分　羌活一钱二分　花粉一钱二分　陈皮一钱　桔梗一钱　黄金子一钱二分

加姜三片，水酒煎服。

桂枝汤（第十）　上部手臂伤痛用。

桂枝　枳壳　陈皮　红花　香附　生地　防风　当归　赤芍　独活　玄胡索

各等份。加童便煎服。

蔓荆散（第十一）　上部眼目伤用。

白芍一钱　生地一钱二分　红花一钱二分　白术一钱二分　川芎一钱二分　当归一钱二分　蔓荆子一钱

水酒煎服。

杜仲散（第十二）　中部腰痛伤用。

肉桂一钱　乌药一钱　杜仲一钱二分　赤芍一钱　当归一钱　丹皮一钱　桃仁一钱　续断一钱　玄胡索一钱

童便煎服。

杏仁汤（第十三）　中部肚痛伤用。

甘草三钱　归尾一钱　生军三钱　杏仁去皮，三钱　桃仁去皮，三钱

童便煎服。

桔梗汤（第十四）　下部二便闭用。

红花　苏木　芒硝各五钱　煨大军七钱　桔梗二钱　桃仁二十五粒　猪苓　泽泻各三钱

加姜三片、童便一盏、酒半斤煎服。

车前散（第十五）　下部二便闭用。

当归　枳壳　赤芍　车前子　木通　桔梗　大黄　芒硝

以上各等份。童便、水酒煎服。

海桐散（第十六）　手足伤亦可用。

独活　牛膝　秦艽　桂心　生地　陈皮　赤芍　续断　当归　防风　丹皮　加皮　姜黄　海桐皮

以上各等份。童便、水酒煎服。

麝香膏（第十七）

红花五钱　归尾一两　苏木三钱　加皮五钱　肉桂五钱　地黄五钱　白芷五钱　紫金皮五钱　防风五钱　荆芥五钱　牛膝五钱　续断五钱　灵仙三钱　独活五钱　麻黄五钱　黄柏五钱　丹皮五钱　桃仁五钱　苦参五钱　血余五钱　大黄一两

以上用麻油斤半，将上等药浸下，夏二日、冬四日为度。用铜锅熬至枯色，入姜少许再熬，去渣，又熬，入片黄霜三味，又熬数沸，取起，收拾听用。用时加麝香、乳香、没药三味药末于膏上。

象皮膏（第十八）凡跌打骨断皮破皆用

大黄一两　川归一两　肉桂三钱　生地一两　红花三钱　川连三钱　甘草五钱　荆芥三钱　白及五钱　白蔹五钱

以上肉桂、白及、白蔹、黄占共研细末，余药油浸，照前熬法成膏收。用时加膏上末药土鳖、血竭、龙骨、象皮、螵蛸、珍珠、乳香、没药八味再帖。

药酒方（第十九）　凡打伤跌损可用。

当归　生地　乌药　三七　肉桂　乳香　没药　牛膝　丹皮　红花　胡索　防

风　独活　杜仲　加皮　落得草　川芎　虎骨　干姜　姜黄　紫荆皮　海桐皮

各五钱。米酒浸煮。早晚服。

八厘宝麻药（第二十）

川乌　草乌　蟾酥　半夏　南星　黄麻花　闹杨花

共等份，研末。苎叶汁拌末，晒干，再研末，收好。每服八厘，酒下。

杨花散（第二十一）

闹杨花二钱　南星二钱　草乌一钱　半夏二钱

共研末，用麻黄根，蓖麻根、蓖麻叶三味绞汁，拌上末药，再研末。开割肉用者搽上。

续筋骨（第二十二）

土鳖　血竭　龙骨

共等份。研细末，唾调涂。

又方（第二十三）

旋覆花取汁调涂。

止血散（第二十四）

血见愁　马兰头　川三七　旱莲草

共研细末，取好。便用。

桃花散（第二十五）

陈平石灰一斤

用牛胆浸七次，取出同大黄炒如桃花色，去大黄用。

黑龙散（第二十六）

穿山甲丁皮六两　川芎二两　枇杷叶去毛，五钱　百草霜五钱　当归二两

共研细末用。

洗伤药方（第二十七）

艾葱　桂枝　荆芥　归尾　槐花　苍术　防风　玄胡索

以上各五钱，水酒、童便煎服。

阴江汤（第二十八）　妇人损伤用。

阿膠　没药油　发灰

水酒煎服。

血竭汤（第二十九）　跌打血从口出用。

发灰　茅根　血竭　韭菜根

水酒、童便煎服。

跌打既好筋不伸方（第三十）

黄荆子一两　续断八钱　海桐皮八钱　虎骨八钱　鸡骨八钱　犬骨八钱　秦艽七钱　独活七钱

共研细末。每服一钱五分，合下宽筋汤服。

宽筋汤（第三十一）

肉桂　牛膝　姜黄　黄芪　川芎　地黄　独活　续断　白茯苓　海桐皮

各等份。用水酒煎，空心服。

人参散（第三十二）　凡接骨之后无力，不能行动用。

人参　白术　肉桂　续断　黄芪　当归　乌药

各等份。用水煎服。

桂枝汤（第三十三）　凡治一切跌打通用。

陈皮　芍药　枳壳　丹皮　香附　生地　桂枝　归尾　桃仁　乳香　没药　川芎　牛膝　藿香叶

水煎服。

姜黄汤（第三十四）　凡一切跌打通用。

桃仁　兰叶　丹皮　姜黄　苏木　当归　陈皮　牛膝　川芎　生地　肉桂　乳香　没药

水酒、童便煎服。

消风散（第三十五）　凡跌打损伤。牙关紧闭。

赤芍一钱二分　川芎一钱二分　当归五分　升麻一钱　羌活一钱　陈皮一钱二分　半夏一

钱二分　防风七分　南星五分　甘草三分　老姜三片

煎服。

麻黄汤（第三十六）　凡破伤风发寒用。

肉桂三分　干姜五分　半夏一钱二分　厚朴七分　桔梗七分　枳壳七分　麻黄去节，二钱　苏木五分　川芎七分　陈皮姜汁制，一钱

煎浓热服。

升麻汤（第三十七）　凡损伤头用。

白术　附子　升麻　麻黄　红花　川芎　干姜　肉桂　甘草

各等份。用加老姜三片、葱头三节，水煎服。

杏仁汤（第三十八）

肉桂　麻黄　桑皮　杏仁　桔梗　细茶　甘草

各等份。加灯心煎服。

治破风（第三十九）

莶草一两

水酒煎服。

金疮方（第四十）

上三七三钱　水粉炒黄，五分　片香制，三两

共研细末用。

又方（第四十一）

旧帽边三两

烧灰存性，用香油调涂。

刑杖方（第四十二）　歌云；既救诸伤又救刑，乳香、没药合无名，土鳖再加真猴骨，然铜宜以醋来烹。六味一同研细末，炼蜜合成打弹丸。临用须饮三杯酒，那怕黄昏打到明。

乳香　没药　土鳖　无名异　猴骨　自然铜

又方（第四十三）　治刑杖。

白芷三钱　赤芍三钱　乳香炙，一两　没药炙，一两　黄金子一两　陈年尿坑瓦童便、酒煅，一两

共研细末。未杖之前，酒调服之；若既杖伤甚，只宜用下药。

红花散（第四十四）　治刑杖，酒醉。

土鳖醋煅　古钱　炙乳香　炙没药　苏木节　巴霜

各等份，研末。一板一厘，水酒调服。

刑伤夹㮟方（第四十五）

大黄四两　半夏二两　白芷二两　官桂四两　甘草二两

共研末。酒调扶伤处，内服上桃花散。

治足骨挟碎（第四十六）

土鳖二十　生蟹一个

共捣敷患处，内服六号乳香散。

治打足拐（第四十七）

牛膝二钱　土鳖二钱

共捣敷患处。

被人咬伤方（第四十八）

栗子一撮，口中嚼碎，敷患处。

抓破脸皮方（第四十九）

用姜汁调轻粉一钱，敷患处。

打伤接气方（第五十）

参须一钱　朱砂三钱　乳香一钱　川乌一钱　北细辛三钱　寸香一分

共研细末。每服五七厘，童便下。

开关吹鼻散（第五十一）

细辛二钱　牙皂二钱　三奈一钱　良姜二钱　寸香一分

共研细末。吹鼻即苏。

擎开吹喉散（第五十二）　治牙关紧闭。

牙皂二钱　细辛二钱　巴霜二钱

共研末。入喉即苏。

擎开灌下方（第五十三方）

蝉蜕三钱　朱砂一钱一分

共研末。酒或童便下。

急救灌转方（第五十四）

乳香去油，四钱　没药去油，四钱　名异煅，四钱　枳壳面炒，三钱　寸香二分　木鳖便炒，三钱　土鳖火煅，四钱　土狗面炒，四钱　川铜醋煅，四钱　血竭五钱　闹杨花酒蒸去心，五钱

共研细末。重服七厘，或酒或童便下。

欲吐痰方（第五十五）

胆矾三分　铜绿三分

以上共研细末。用神仙醋调服，即吐痰。

鸡鸣散（第五十六）　治跌打瘀血攻心脉　欲死服。

生地二钱　大黄三钱　杏仁去衣，一钱　当归酒洗，一钱五分

用生水酒煎服。

脑头引

藁本　川芎　白芷　白芍　苏叶　升麻　木香　羌活

咽喉引

玄胡　碎补　干姜　防风　桔梗　薄荷　桔根　连乔

胸前引

枳壳　厚朴　干姜　郁金　陈皮　乌药　木香　甘草

腰上引

杜仲　小茴　菟丝子　木香　故纸　枸杞　玄胡　加皮

手上引

桂枝　当归　透骨草　甘草　羌活　防风　神仙剑（即千年健。十指全伤用）

脚上引

川膝　独活　木瓜　苡仁　怀膝　苍术　加皮　木香

脚脊引

怀膝　南藤　棕根　木瓜　苡仁　螺蛳骨　透骨草

潮热引

柴胡　羌活　黄芩　陈皮　厚朴　甘草　人中白

浮肿引

生地　防己　漏芦　防风　乌药　甘草

气急引

沉香　枳实　陈皮　木香　郁金　乌药

腹内痛引

玄胡　吴萸　石蒲　白芍　木香　祈艾

二便闭引

大黄　车前　泽泻　木通　枳壳　猪苓

血聚引

红花　桃仁　生地　苏木　血竭　当归

气聚引

沉香　小茴　三棱　莪术　灵脂　乳香

遍身引

乳香　碎补　木香　没药　吴萸　寄奴

消风引

荆芥　白芷　犀角　薄荷　葛根　草乌

止呕引

炮姜　砂仁　藿香　白苓　酸车草取自然汁

失气引　金凤花叶　佛指甲花　寸香

三味共研细末。姜汁服。

接骨引

然铜　虎骨　小茴　当归　土鳖　猴骨　枸杞

体之虚者

加附子、肉桂、洋参、黄芪。

体之健者

加黄连、黄芩、紫苏、薄荷。

接骨膏（第五十七）

当归酒炒，一两五钱　羌活五钱　骨碎补去皮，五钱　牛膝洗，酒炒，一两　木香五钱　威灵仙一两五钱　桂枝一两　川芎五钱　川乌去皮，净五钱　加皮酒炒，去皮，一两　杜仲五钱　北细辛五钱　防风五钱，要鲜，拣净　香附五钱　滴乳香去油，后放，五钱　没药去油，后放，五钱　桃丹后放，收膏，二两五钱　嫩松香二两，后放

以上共药十八味。外加四叶对三钱、土茯苓三钱、海风藤五钱，将真正菜油数斤熬滚，将药十四味先入锅内，再将草药三味共浸油内，春天浸五日，夏三、秋七、冬十天，期满入锅内，漫火熬，根浮起，滤渣，再入乳香、没药、松香三味，又熬数沸，滴水成珠，再下黄丹收膏矣。退火三日再用。此膏专治骨跌打伤者、皮未破者，将此膏贴之，其骨陆续如初。并一切跌打损伤，贴患处，伤骨自好，其肿自消，散血通气，效验。

凡跌打不能言语，人不知打坏何处，急用不满尺丛树连根拔来，洗净去泥，捣汁，量人酒量若干，如饮约一壶者，即用一壶，和丛树内搅汁，令伤人饮之，免其血瘀冲心，再请先生医治可也。

又：十直路口尿桶底砖、瓦片，取来炒干，研末，亦医跌打。

按：江先生乳名祥，号瑞屏，住婺源北乡清华街双河头，道光庚子年已七旬，善于跌打，此书珍之、宝之。

附录：验方四则

三合济生丸　专治四时不正之气，头疼身热，腹痛胀闷，霍乱转筋，呕吐泄泻，四肢厥冷，绞阳痧气，伤寒、伤暑、伤食，疟痢诸症。每服一钱，重症加倍。舌苔白者，用藿香汤下；黄者，用荷叶汤下。寒重用姜汤下。

吐泻、转筋，用丸四服，加生姜、灶心土煎服。忌食米粒。此方历年合药施送，活人甚多，而需费甚少，务望诸方善士，或合药，或刻方，广为施送，则费小而功极大矣。方列于左：

川厚朴六两五钱　姜汁炒　乌药二两　枳壳三两五钱　羌活四两　广藿香七两　木瓜一两三钱　紫豆蔻二两　茅术三两　半夏四两五钱　苏叶七两　香茹二两　草果二两　赤苓六两　香附三两　桔梗二两五钱　甘草三两　茯苓二两　川芎三两　白术一两五钱　檀香一两　陈皮六两五钱　防风三两　木香三两六钱　柴胡八钱　白芷五两　神曲五两　砂仁三两

以上药料，须拣选明净眼，同研为细末，用薄荷、茶叶、大腹皮熬汁，米汤一碗法丸，朱砂为衣，每丸重七分。晒干，收入小口磁瓶，不可泄气为要。

跌打损伤膏验方

生地　薄荷　独活　赤芍　川芎　川羌　连翘以上每味各一两　香附　荆芥　当归　防风　桃仁　米仁　青皮　加皮　丹皮　杜仲　川柏　元胡　白芍　白芷　牛膝　红花　鲜皮　木通　苏木　木瓜　甘草　厚朴　苏梗　枳实　枳壳　秦艽　川断　黄芪　甘松　三棱　山奈　元参　刘寄奴　骨碎补去毛，以上每味各六钱　外加铅粉七十二两，炒黄色

用等好麻油十斤，以上各药先浸两三日后，入锅煎熬，去渣，再入铅粉。用桑枝搅匀，扇至烟尽，候冷，浸水中，愈陈愈妙。

又末药方 摊膏时临用加入。每油一斤，加放药末一两

肉桂一两 制乳香二两 制没药二两 血竭一两 龙骨一两 丁香一两

以上共研极细末，收藏磁瓶内听用。每遇疯气贴以此膏，较市上所售之万应膏功效尤捷。

秘制朱砂膏 专治疔疮、痈疽、对口、发背，颈项一切无名恶毒，均效。

松香一斤，葱水煮 麝香五分。如嫌麝香贵，可另改加入八将散 冰片五分 制乳香五钱 制没药五钱 樟脑三两五钱 银朱一两，漂 朱砂二钱，研，漂 蓖麻子肉五两 杏仁一百五十粒，去皮、尖 明雄黄二钱 全蝎二钱五分，葱水洗

各为细末，打数千捶为膏，磁罐收贮。临用时隔水炖软，入平常油纸膏药上贴之。当看疮形之大小，酌量用之。

八将散古方 治痈疽大毒，拔脓去腐生肌等症。

川五倍一两六钱，焙，研 川雄黄三钱，水飞 冰片五分 蜈蚣七条。去钳、足，炙，净一钱二分 全蝎十个。漂净，去尾，炙末。净七分 麝香五分 山甲十片，炙。净二钱 蝉蜕二十个。去头、足，焙、研。净七分

各研细末，和匀再研细末，磁瓶收贮。

按：附录验方，乃敝典施送方药，垂已二十余年，颇为灵验，特附于末，以望诸善士广传为幸。升寄居余杭同和典录。

中华民国十三年岁次甲子孟秋月。

《伤科方书》终

和缓遗风

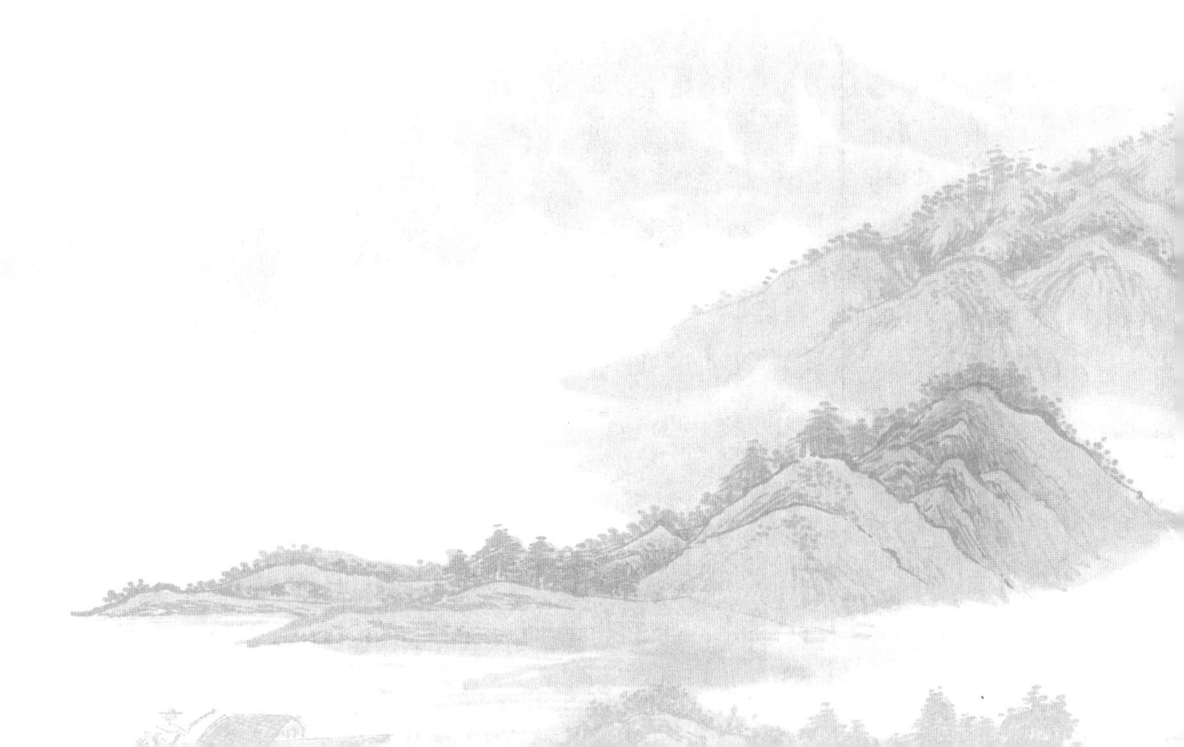

内容提要

本书为德清金子久先辈之遗稿，亦荷刘哲明社友所惠录寄刊，系金先生出诊纪录之方案也。其辞句多用对偶，骈四骊六，出言成文，为古今医案中得未曾有。至临证之老到，于负责之中，语语卸却干系，在近世人情漓薄之时，为名医不可不具此种本能。亟刊以作吾侪范本。内有治吾绍曹萃华一案，更足钦迟其当时之名不虚传也，因曹证绍医多知不治，讵竟起沉疴。

和缓遗风　卷上

德清金子久著
江苏刘哲明录存
浙江裘吉生刊行

上海沈庚生（壬子年首方）

胃热则虫动，虫动则廉泉开，廉泉开则唾涎沫，此“病能篇”之言也。涎之源也，一由脾不摄其津，一由肾不纳其水；唾之来也，半由水火之升腾，半由胃热之蒸灼。木火消烁，精华形容为之日瘦；阳气不潜于阴，寤寐为之日少。涎入于胃，与火相搏，上扰清阳，神识有时烦躁，下阻浊道，更衣有时坚结。左脉搏指而急，右脉搏指而滑。涎沫即是津液，津液即是至宝，愈唾愈伤，愈伤愈竭，阳动阴涸，在所不免。欲保阴液，务在甘酸，欲潜气火，端在咸苦。

青龙齿　枣仁　怀牛膝　川贝母　陈胆星　白芍　淡甘草　生竹茹　橘红　茯神　左牡蛎　犀角汁

又复方

夙有病症，近加唾涎，肾不纳气而为唾，脾不摄津而为涎，就此而论，关系脾肾。《内经》篇云：脾为涎，肾为唾，是其证也。涎沫为胃中之津液，津液乃身中之元气，自唾涎沫，已逾匝月，津液竟日趋于困穷，元气逐日沦于凋敝。胃纳尚强，定是胃火，火盛不独令涎沫而上涌，亦且灼津液而酿痰。痰盛非特阻娇脏之清通，抑且窒气机之升降。寤寐或有或无，神识时躁时静。左脉搏指为大，右脉弦急而滑。治当甘酸，一可补救津液，约束涎沫，参用咸苦，半泻胆胃实火，半潜龙相虚火。

青龙齿　茯神　橘红　粉丹皮　犀角汁　左牡蛎　淡甘草　枣仁　白芍　川贝　陈胆星　元参心　竹茹

又三复方

本病痫症大发，昨夜不寐，达旦烦躁狂舞，起坐不定。总有阴阳错乱，水火乖戾，遂使阳动化风，火盛生痰，痰火相搏，蒙敝胆、胃。胆失中正，言语处世，不护周旋；胃失通降，水谷精华。陡化痰涎。涎沫滔滔于口。竟未有所底止；津液腾腾于上，逐渐形容枯耗。五志之阳，由此煽动，七情之火，亦为炽升。阳极似阴，手指自觉厥冷；阳蒸于阴，胸膺时觉有汗。左脉搏指，右脉急疾，重按六部至数不明。口渴需饮，舌质薄白。诸躁狂越，皆属于火，诸唾涎沫，亦属于火。治法大旨，援此二义。

真西珀　陈胆星　橘红　净枣仁　犀角汁　左牡蛎　川贝　竹茹　青龙齿　石决明　茯神　元参心　白金丸

又四复方

癫与狂有阴阳之分。狂与痫有痰火之殊。历久不痊，根蒂深固，非草木药所能疗，有愈之方其仙乎。要知人之言语，处世周旋，全赖胆腑决断有权。胆失决断，源由蒙蔽，则枢转失司而机关欠利，久而久之，牵及神志。心为脏神，肾为脏志，心肾不交，水火不济，有时恬寐，有时不寐。口唾液沫由来已久。涎为阴之静物，无有不从火升。脉象左搏指，右弦滑，舌质难伸越而色白。病虽由于根本发生，而目前图治，仍宜从标，以涤痰为君而潜火为臣。

青龙齿　云茯神　净枣仁　竹茹　犀角汁　左牡蛎　橘红　陈胆星　白金丸　川贝母　远志　元参　濂珠粉

又复五方

旧患癫狂未剧，新恙涎沫已减。癫狂是阴阳之错乱，遂使神不清、志不定；涎沫乃君相之蒸腾，致令津不敛、液不藏。神气多动少静，有时面红戴阳，寤寐多醒少恬，有时肉颤身掣。火炎于上，胃不减食，食停于中；脾不输精，徒化湿浊，酿成顽痰。肾之坎水枯耗，损及脏阴；肝之巽风焮腾，牵动脑筋。有限之阴水日少，无潜之阳火日炎，转瞬一阳萌动，或有大兴风波。左脉仍形搏指，右脉依然弦滑。壮水潜阳，以宁神志；息风涤痰，以宣清窍。

青龙齿　枣仁粉　丹皮　竹茹　犀角磨汁　左牡蛎　元参心　川贝母　白金丸分冲　远志　广橘红　茯神　濂珠粉

又六复方

旧病起伏无常，新病变幻不定，无论旧病、新病，总不外乎浊痰。浊痰愈多，津液愈少，营卫二气无以维持，乍寒乍热，忽喘忽肿，有时面红烦躁，有时火升不寐，四肢常掣，六脉弦滑。节届春分，肝阳萌动。治法惟宜柔肝潜阳。

吉林参须　远志　茯神　青龙齿　橘红　法半夏　紫丹参　枣仁　白芍　左牡蛎　川贝　姜竹茹

附：陈莲芳案

春分大节，前三后四，本原病皆为发动，甚至吐沫如前。便泻已止，惟痰饮宿病，营卫大受其伤，略有寒热，脘宇满闷，烦躁起坐，两夜不得安顿。脉见弦滑，舌苔糙腻。现在见症，旧病属肝，新病与饮互扰中焦。拟柔之、镇之、和之、益之，藉以标本兼顾侯政。

吉林参须　姜竹茹　茯神　炒丹参　青龙齿　生白芍　石决明　广皮　川贝　夜交藤　炙鸡肫　生白术　法半夏　枳壳

上海钱

脾不为胃行其津液，肾不司胃化其水谷，津液凝聚为水，水谷蒸变为饮，蓄于肠胃，害于升降，遂使三焦决渎失司，六腑输泻失职。见症腹左或鸣或响，按之汩汩有声；腹中时抑时塞，按之温温作痛。痛有序而剧于清晨，胀无常每甚于餐后。左脉弦紧，右脉弦滑。脾、肾久伤，牵及八脉，月汛早期，临时腹痛。水为阴寒，非温不可，气亦为无形，亦宜温而和。

川附　泽泻　九香虫　小茴香　炒谷芽　枳壳　冬术　砂壳　东洋参　云茯苓　木香　荜澄茄　官桂　白芍　彩霞曲　广皮

又右

左右者，阴阳之道路；阴阳者，水火之徵兆。水从阴化为饮，饮入络而阻气，左躯胁肋连及少腹，有声汩汩鸣响，有形常常攻触。鸣响者，属有形之水邪；攻触者，属无形之气聚。气水相搏，窒碍流行，或胀或痛，宜其来也。汛水超前，临期腹痛，亦气分伤牵及血分。脉象弦细，舌质净白。温阳搜饮，理所必需。

川附　泽泻　炒於术　广木香　建曲　官桂　白芍　茯苓　姜半夏　黑干姜　东洋参　广皮　乌药　陈佛手柑

钱少峰媛（首方）

冬温春发，已见表、下。气津由表而内伤，阴液由里而内耗，阴虚生热，热甚食气，食气形瘦，肤燥面红，舌白匝。月来胃纳式微，生气更薄，诸恙愈出。脉大而数，左右皆然。大为阳亢，数为阴虚。九岁幼质，照此形状，童去两字，不得不防。滋真阴不足以存液，潜虚阳有余以固津，俾得脉静、身凉，或可转圜就范。

吉林参须　青蒿子　制首乌　白芍　金钗石斛　净骨皮　炙鳖甲　炒谷芽　银柴胡　血丹参　茯神　冬桑叶

张心壶

外感风寒，触动肝胆之阳火；内伤饮食，援引脾胃之湿痰。风性清轻，伤表则汗易泄；痰为重浊，阻里则便易滞。汗既屡泄，表中固无风邪之逗遛；便仅一下，里中尚有食滞之留恋。面红、巅痛，阳盛于上之现状；痰咸、喉燥，阴虚于下之见端。左脉弦而不数，尺部柔细；右脉弦而带滑，尺部软大。舌根薄白，舌尖淡绛，膠起红筋，口觉干燥，表津为汗所耗，里液为火所伤。上焦未尽之痰热蟠聚，下焦有余之垢浊壅遏。图治未便遽用滋补，潜阳泄风以固表卫之津，润阴涤痰以治里营之液。方呈请政。

真滁菊　瓜蒌子　石决明　云茯神　冬桑叶　秋石　笕麦冬　粉丹皮　西洋参　川贝　怀牛膝　枇杷叶

杭州沈惺叔如夫人（二月念五日）

人身之气血，全赖乎水谷。水谷旺则血气亦旺，水谷衰则血气亦衰，所以生血之源，脾胃后天为本。奇经八脉，隶属于下。下焦者，肝肾也。肝为藏血，肾为藏精。精与血皆资生于水谷，肾与胃为相生之攸关。脾胃亏则肝肾亦亏，肝肾虚则八脉无丽，诸症由此纷至沓来。汛事迟期，带下频多。络胀、腹胀，脘痛、腰痛。有时心悸。有时头晕。脉象弦细，舌质腻白。调脾胃之不足，藉振气血；益肝肾之有亏，以涵奇经。俾气血旺则奇经易固，奇经固则孕育易护。

紫丹参　红花染丝瓜络　芡实　云茯神　制香附　白莲须　橘络　茺蔚子　柴胡　白芍　炒於术　绵杜仲　炒当归

石门杨蔚如夫人

旧病肝气脘痛，新恙风痰胁痛。肝气与痰，互扰中宫，或有懊侬，或有呕吐，甚而气升眩晕、足厥。纳食粒米不进，寤寐通宵不安，更衣溏泄，渴不多饮。左脉乍弦乍紧，右脉时滑时涩。面红颧赤，气逆咳呛，最虑肝阳勃动，大有厥脱之患。治法镇肝之气，潜肝之阳，参用宣肝之络，涤肺之痰，藉以标本两相顾盼。

羚羊角　云茯神　代赭石　广橘红　石决明　旋覆花　广郁金　丝瓜络　白杏仁　白芥子　木蝴蝶　姜竹沥

许四园郎

结痂之后，复加堆沙发臭，头汗颇多，日有寒热往来，手足略见浮肿，甚于右畔。舌有糜烂，脉形小数。脉症合参，溯厥病由，是余毒之炽盛，气营之交耗，益加时在暑湿熏蒸，不免吸受其气。暑为轻清，最易伤气，气失清肃，致令咳逆有痰；湿为重浊，尤易伤脾，脾失输运，遂使纳谷日钝。气虚不能和卫，卫阳不和，则形寒自作；阴虚易于生热，热蒸于上。则头汗频泄。毒有杂集相感而至，湿为氤氲有质之邪。物以类聚，气血更失通流，痂靥干燥不泽。自服参术之补，胃纳见钝，唯恐补助其邪，不敢再蹈前辙。但气血虚乏，势难复进清凉，以伤其正，兹当清中寓补，本中兼标，使毒邪不为补助其威，而气血不为清致其虚。酌录数味，即请政服。

人中黄　炒当归　赤小豆　绽芽谷　防风　炒绵芪　赤白芍　绿豆衣　橘红　忍冬藤　稽豆衣　川贝母　桑叶

沈惺叔如夫人

汛期前属热，汛期后属寒，前少而后多者，属寒而非属热也；衰少者，属气血之不足；腰痛者，属肝肾之有亏。左脉弦细，右脉濡细。录方两调气血，参用双补肝肾。至平时腹痛者，半由血虚之肝旺，半由气虚之脾湿。务使气血一调，则腹痛自减矣。

小茴　炒当归　海螵蛸　制香附　川楝子　官桂　炒白芍　川芎　茺蔚子　枳壳　炒冬术　菟丝子　广皮　绵杜仲　月季花

钱少峰媛（复方）

发痦、发疟，多汗、多下，阳津阴液均受戕伤。病起月余，未获恢复，形瘦肤燥，暮热盗汗。舌白尖红，脉大而数。近来天气寒暄不匀，稍有咳呛，谅是外感。育阴潜阳以退虚热，九岁幼质，迁延防痨。

西洋参　左牡蛎　丹参　净骨皮　银柴胡　丹皮　橘红　炙鳖甲　青蒿子　白芍　川贝母　枇杷叶

叶晋叔夫人

咳呛、经停，同时发现，绵延转辗，已将一年，饮食日少，痰浊日多，气血由此亏损，形容为之消瘦，干血痨瘵，已可概见。肝脾有相侮之势，脘或痛，腹或胀；金土无相生之机，咳时作，气时逆。头有晕，耳有鸣。左脉弦大，右脉弦细。损自下而至中上，痰蓄脾而贮于肺，三焦俱见受损，延为难治之症。壮水制火，令金脏得清化之权；养金柔木，使土宫无戕贼之害。

海螵蛸　左牡蛎　橘红　白芍　怀山药　紫石英　茯苓　北沙参　白杏仁　半夏曲　牛膝　玉蝴蝶

杨慎之夫人

气血凝滞经络，积久酿成肉瘤，一经刀割，瘤已平复，无如血去过多，元气大受戕伤。血属阴，气属阳，血与气为相辅。阴与阳为交恋。阴虚则阳无以恋。血虚则气无以附。遂使阳气逆升于上，耳有鸣响，头有昏蒙，脘时痛，嗳时升。左脉弦细，右脉弦滑，舌质中底俱见薄白。中焦脾胃有湿、有痰，下焦脾肾阴虚、血虚。治法培其中，藉搜湿痰，参用益其下，以滋阴血。

潞党参　姜皮　炒当归　茯神　甘杞子　茯苓　制首乌　怀牛膝　炙草　广皮　白芍　冬桑叶

邱问庵

肺为贮痰之器，痰多则肺实；肾为吸气之源，气升则肾虚。虚者真虚，实者假实。肺居上焦属阳，上焦失宣，则阳津随气外越，故多汗；肾位下焦属阴，下焦失纳，则阴液随气内耗，故多喘。多汗、多喘，真阳唯恐竭蹶；少眠、少寐，真阴犹虑涸绝。扶阳则害阴，益阴则损阳，调治之法，殊为牵制。顷诊六脉，弦细无神。时常四肢厥冷不暖。人身赖阳气维持，图治先系阳为要务，涤痰、纳气又不可废，录方还祈谷宜先生酌政。

青龙骨　茯苓　绵芪皮　蛤蚧尾　左牡蛎　淡甘草　半夏曲　川贝母　橘红　怀牛膝　桂枝　炒白芍　海浮石

又二

平时饮多而痰少，现在痰多而饮少。饮为阳衰阴盛，非真阴之有余；痰为阳盛阴衰，非真阴之有余。痰味非咸，定非水泛之为痰；痰见浓绿，却是湿胜之为痰。气逆而不喘，非肾气也；气升而多咳。是肺气也。有时脘闷，有时懊侬。显然湿痰蟠聚其中，遂使升降失司常度。动辄有汗，此肺气之过泄；四肢畏寒，乃脾阳失鼓舞。脉象弦细而无韵，舌质黄腻而不燥。益气煦阳，为治痰之本；潜火和阴，是治痰之标。录方于左，即请谷宜先生酌政。

吉林参须　川附　炒米仁　戈制半夏　橘红　炙甘草　礞石　怀牛膝　旋覆花　桂枝　炒白芍　茯苓　海石　竹二青

周湘云

溲中有浊，浊中有精，肾阴暗耗；酒能助湿，湿胜作泻，脾阳亦亏。中焦气分又有浊痰，机关流利为之失司。筋骨或有痛楚，肢体或有酸软，膈上自觉窒滞，头目亦觉昏晕。左脉沉弦，右脉滑大。当以疏补阳明，藉以流利机关。

潞党参　川萆薢　建曲　益智仁　法半夏　茯苓　杜仲　广皮　熟於术　谷芽　甘草梢　砂壳

徐荣甫（郎）

先天不足，后天失培，积湿化虫，酿疳成痨。脾不鼓动，四肢自觉寒冷；胀及少腹，肝木亦有横逆。稍有咳呛，脉不数大。现幸大便尚未溏薄，趁早调治或可转机。

五谷虫　茯苓　神曲　金铃子　鸡金皮　白芜荑　延胡　冬瓜子　青皮　大腹皮　胡黄连　干蟾腹　榧子肉

张连生母

脘痛及背，背痛及胁，辗转不痊，已越四月。胀甚，中脘积湿、积痰，阻气、阻络。肝木素郁勃。郁则化火，自觉腹有热气，即郁火也。旧春右手似痹似酸，今春左足似麻似木。左右升降交错，阴阳道路窒碍，升多降少，肺亦受害，喉痒咳呛是其征也。一团气、火、湿、痰，互相胶聚于中，遂使脾失其司，胃失其市，饮食为之易停，更衣为艰。痛属乎气。气属无形，气之升降无定，痛之上下无常。脉象两关弦涩，舌质中央薄腻。治法疏肝之郁，宣胃之滞，藉此潜降气火，疏化湿痰，俾肝胃和则气络自通，气络通则痛自止。

玫瑰花露　竹茹　八月札　川郁金　青皮　玉蝴蝶　九香虫　金铃子　橘络　瓜蒌皮　姜半夏　丝瓜络　桂枝　炒白芍　左金丸

温馥园

营虚胃弱，风淫末疾，两手麻而难握，两足木而不仁，此半年之久病，不足以为虑也。现在所吃紧者，气升呃忒频作，舌质燥绛无津，脉象细弦无神。阳津耗于上，阴液衰于下，离脱两字，不得不防。究其呃忒之源，定是下元不固，冲任之气无以归纳，浊阴之邪乘机上逆。气升属肝，镇肝为图治之扼要，液燥属肾，滋肾亦为理所必需。

大熟地　淡苁蓉　代赭石　吉林参　怀牛膝　麦冬　刀豆子　全覆花　左牡蛎　白芍　炙甘草　柿子蒂

潘调梅夫人

肝气不调，肺络失宣，风寒湿痰乘机蟠聚，右胁痛掣，偏体酸楚，脘满气逆，咳而欲呕，形寒形热，脉弦脉滑。当调肝肺，以宣气络。

吴萸　炒川连　钩藤　法半夏　川郁金　冬桑叶　白芥子　瓜蒌皮　白杏仁

橘红　丝瓜络　家苏子　竹二青

金谷人夫人

情志不乐，心神不宁，五志之火郁而上炎，脏腑之气痹而不宣。火炎则生痰，气痹则生胀。痰溢于口，如涎如沫；胀及于腹，如膈如窒。心怔忡而多疑惧，胆惊怯而少寤寐。头晕目昏，巅胀耳鸣，胃纳索然，更衣燥结。左脉弦滑。右脉弦细。阴阳逆乱，志意悖谬。治法镇心宁神，参用清肝泄胆。

紫丹参　橘红　紫石英　净枣仁　陈胆星　淡甘草　青龙齿　白芍　淮麦　石决明　远志肉　竹茹

又郎

肺与大肠为表里，肺邪移于大肠，先有肠红，继而鼻涕中见红，痰中亦红，此肺热而兼胃热也。拟清肺参以清胃法。

桔梗　淡甘草　川石斛　粉丹皮　桑叶　辛夷　绵芪　青防风　甘菊花　白杏仁　茅根　前胡

孙筱庄（媛）

前躯胸肋高突，名谓龟胸；后躯背脊高突，名谓龟背。有时痛掣，有时酸楚，咳呛气逆，如哮如喘，目红鼻血，乍有乍无。脉象小弦而数，舌质净白带绛。脏腑之外，又入任督。壮水制火以潜阳，养金柔木以滋阴。

西洋参　冬虫草　白芍　炙龟甲　牡蛎　粉丹皮　炙鳖甲　女贞子　橘红　杞子　川贝　丝瓜络

某右

脉弱无神，舌光无泽。气血耗则身体作痛，津液少则口中觉燥。八脉失固，带下多也。

西洋参　杞子　真滁菊　牡蛎　佛手花　木蝴蝶　金樱子　白芍　云茯苓　桑叶　净枣仁　夜交藤

孙成章

湿痰用事，机关欠利，腰脊痛，足底亦痛，大便溏，形体畏寒。脉右滑，舌苔黄。健脾利胃，以搜湿痰。

潞党参　广木香　云苓　桂枝　炒白芍　绵杜仲　冬术　炙甘草　阳春砂　广皮　炒粟谷　姜半夏　红枣

张瑞生

气余是火，火升血溢，痰中见红，是其征也。阳动化风，湿胜酿痰。风旋清窍，头或眩晕；痰阻气络，胁或掣痛。脘有满闷，梦有遗泄。脉象关弦尺大。治当息风涤痰。

旋覆花　川贝母　橘红　云茯神　冬桑叶　白莲须　女贞子　全白芍　竹茹　石决明　丝瓜络　真滁菊

落舍冯子怡

伤筋横痃，已将敛口，咳呛昼缓夜剧。脉象左细右滑。外感风寒入于肺胃，内蕴湿痰乘机勃发，清降之气，由此失司。治法清肃肺胃，参用宣利经络。

桔梗　淡甘草　前胡　忍冬藤　川贝母　蛤壳　橘红　瓜蒌皮　杏仁　半夏曲　丝瓜络　竹茹

张子林

脉象左大右小，显属心阴亏、肝阳旺，舌苔中黄尖绛，已着气火炽温。痰踧胸膺，乳傍有时掣痛，左右太阳有时晕胀，操烦越度，阳气燔灼。治法育阴以潜阳，参用柔肝以宁心。

紫丹参　真滁菊　怀牛膝　净枣仁　橘红　白蒺藜　焙丹皮　冬桑叶　云茯神　石决明　远志　丝瓜络

曹佩卿

右手自觉麻木，血虚风胜之朕兆；咳

呛而兼痰多，气虚喘急之基础。脾不健旺水谷精华，化痰浊多，生气血少，力倦肢软在所不免。治法益中焦之阳，以搜湿痰；参入纳下焦之气，以平冲逆。

炙绵芪　西潞党　炙甘草　云苓　甘杞子　冬术　姜半夏　怀牛膝　川贝母　叭杏仁　桑枝　橘红

徐冠南夫人

肝营不足，肾水亦少，木火无制。风阳无潜，有时巅痛、耳鸣，风阳升也；有时口燥、唇疮，木火升也。睡醒中脘觉痛，动辄经络抽掣，风阳旋络之朕兆，木气侮中之明征。左脉弦，右寸亦弦；舌中黄，根底亦黄。滋补屡进无效，中焦定是湿痰。届及春升木旺，旧恙愈形发动。治法须宜王道，柔肝潜阳为主。

紫丹参　银花　白芍　白蒺藜　巨胜子　冬桑叶　绵杜仲　橘红　丹皮　真滁菊　石决明　丝瓜络

朱（左）

口㖞舌斜，此风象也；项强脊突，亦风象也。脊之两傍，右又高，左更高，酸而不痛，伛而难伸，非尽在肾脉一端，其关系督脉更重。四肢酸软，络脉抽掣，甚而牵连全体，以致丝毫难举。鼻有痔，口流涎。前经巅头作痛，现在耳窍鸣。左脉大，右脉小。向有失血，旧冬大吐，诸症发现，源由皆属肾肝阴亏。滋肝以灌溉经络，补肾以壮健筋骨，图治即此为扼要也。

大熟地　甘杞子　鸡血藤膏　潞党参　怀牛膝　白芍　白归身　绵杜仲　淡苁蓉　炙绵芪　川断肉　狗脊

南浔潘右（三月四号）

肺为五脏之华盖，又为音声之门户，风淫于肺，痰阻于络，咳呛者已由匝月，失音者由来七日。一经血升，欲吐不吐，咽干喉燥，冷热发斑，心悸不寐，脘嘈少食。左脉芤大，右脉滑数。潜火以保金，涤痰以利络。

冰糖　炒石膏四钱　淡甘草四分　桔梗八分　元参心二钱　丹皮一钱　芦根一两　青黛三分　拌蛤壳四钱　西洋参一钱　知母一钱　丝瓜络三钱　橘红一钱　茅根一两

上海钱右

七情多郁，五志多火，火升阳动，阳动风升，一经肝厥，两年不痊，根已深邃，图治非易。究其受病之源，由于嗔怒，伤肝损血。肝为将军之官，又有相火内寄，肝伤则火愈旺，火旺则血愈耗，诸症由此纷至沓来。左关脉大，右关脉细。头晕耳鸣，心跳筋惕，脘满脘胀，多梦少寐。治法养血以柔肝，参用壮水以固肾。

紫丹参　远志　茯神　怀牛膝　白芍　石决明　左牡蛎　枣仁　丹皮　真滁菊　杞子　丝瓜络

王右

血虚气滞，肝强脾弱，三焦作胀，已越半年。胀或上或下，或宽或急；痛时左时右，时作时辍。冲任之脉，隶属于肝，肝旺则冲任失司，故带下频多；营血之源。生化在脾，脾虚则营血失充，故汛水衰少。左脉弦，右脉紧。营虚则热易生，气滞则湿易聚。本属不足，标属有余。当调肝脾以和气血。

小茴　炒当归　延胡　贡沉香　枳壳　金铃子　制香附　炒白芍　青皮　香橼皮　橘络　茺蔚子　丝瓜络

金炳臣

病之源，七情多思、多虑；病之标，六淫多湿、多痰。平日嗜酒，酒有热气，闪烁经络，炽耗营阴。阴与阳为相辅，经与络为相佐，阴虚则阳无以恋，经虚则络无以附。阴阳虚，或有自汗，或有盗汗；经络虚，时有瘈瘲，时有麻木。头为诸阳之会，阳亢则眩晕；支为诸阳之本，阳虚则厥冷。心悸动，耳鸣响，背有轰热，腰有软痛，目窍迷雾，巅额抽掣。病受日久，延入八脉，所以见证丛杂多歧。左脉关部虚弱软，右脉关部虚软而滑，舌中薄黄，舌边薄白。治法交媾心肾，以宁神志，参用潜育明阳，籍以和络。

炙绵芪　冬术　茯神　桂枝　炒白芍　龟甲　橘络　紫丹参　远志　枣仁　淡甘草　牡蛎　小麦　南枣

陈伯椿母

胁为肝部，胁痛属于肝，胃受肝侮，脘痛亦属肝。少阴肾水下亏，少阴心火上炎，白腐满口，延及咽喉，饮食不纳，经有旬余。痛甚则呃，延虑厥逆。脉象弦细。当用镇逆。

旋覆花　代赭石　西洋参　橘红　怀牛膝　木蝴蝶　川雅连　煨刀豆　川郁金　白芍　仙半夏　佛手柑

郑梓相夫人

辛伤于肺，痰入于络，胸胁掣痛，引及腰背，冷热频仍，口秽痰臭，脉来滑大。病起匝月，非肺痈即肋痈也。当泻肺，参用宣络。

冰糖　炒石膏　青蛤粉　白及　淡甘草　生米仁　桔梗　丝瓜子、络　旋覆花　橘络　桃仁泥　川贝母　芦根

又复方

口秽痰臭，由来月余。胃通于口，痰生于胃，秽气臭气，皆属胃火。肺畏火刑，火旺乘肺，则清肃之气失司，故咳逆绵延不已。有时骨脊疼痛，有时形体畏寒，眠难着右，胃纳式微。左脉小，右脉大。仿用千金苇茎法，参与喻氏救肺汤。

丝瓜子络　冰糖　炒石膏　生苡仁　白及　白前　淡甘草　青黛　拌蛤壳　兔耳草　川贝母　橘络　桔梗　枇杷叶

芦根汤煎药。

又三复方

肺气通于鼻，肺火旺则鼻热；胃气通于口，胃火旺则口秽。头项发肿、发热，头目或胀，或痛，咽喉干燥，口亦渴燥，两胁作胀，两腰作痛，咳呛身热，剧于五更，失血盈盆，经有两旬。脉象转形虚弦。舌质又变薄白。实邪在于肺胃，虚损在于肝肾，切宜怡养，免致增剧。清上焦之实火，滋下焦之真水。

冰糖　炒石膏　阿胶　川贝　白及　女贞子　橘红　丝瓜子络　麦冬　桔梗　元参　兔耳草　桑叶

康锦云

酒有热气。茶有饮邪。嗜酒多，肝家定有郁热；嗜茶多，胃中必有留饮。火旺于下，循经入络，茎器或烂、或痛，小溲乍通、乍闭；饮聚于上，阻气伤阳，四肢时寒、时暖，呃忒忽乍、忽辍。大便逾旬始通，纳食累日不进。脉象紧而大，舌质剥而白。男子年越六秩，肾元先受其衰。见症半虚半实，治法始从两顾。

生绵芪　桂枝　炒白芍　新会皮　刀豆子　姜半夏　吉林参须　甘草梢　枳壳　炒冬术　瓜蒌皮　咸苁蓉　怀牛膝

沈惺叔如夫人，复方，五月廿三号

月事不调，带下频多，无非肝脾营虚，累及奇经八脉。前方两调肝脾，参入双固冲任，信水准期两次。现在越期已有两日，带下黄色，较减淋漓之势，亦已较少。络胀、腹胀均除，脘痛、腹痛俱止。心悸、头晕又见退些，惟嫌脘宇时觉嘈杂。脉象左关尺部仍见弦细，按得右关尺部尤形濡

细，舌质中间薄白而腻，根底起刺，亦有微白。种种现状，皆由下元不足，冲任二脉遂失涵养之司，月事焉克时下，带下岂能骤止。欲求月汛准期，务在调养肝脾；欲求带下减少，端在固摄冲任。

柴胡　炒当归　橘络　怀牛膝　芡实　茺蔚子　丹皮　川抚芎　连须　松子肉　白芍　制香附　红花染丝瓜

又接方

预拟逍遥法，以调养气血；参用二仙丹，藉固冲任。

柴胡　炒白芍　炒芡实　茺蔚子　绵杜仲　丹参　粉丹皮　炒当归　白莲须　金樱子　玉蝴蝶　橘络　月季花

钱少峰媛三改方

据云诸恙较减，惟热未尽，而面现红点。总有阳亢阴亏，浮火乘机上炎。改疗仍用甘缓介潜。

西洋参　炙鳖甲　青蒿子　银花　淡甘草　丹参　石决明　左牡蛎　真滁菊　丹皮　绿豆衣　桑叶

古越曹萃华，癸丑五月下旬

人之气血、精神者，所以奉生而周于性命者也。血气赖水谷以资生，水谷多则血气亦旺，水谷少则血气亦衰；精神藉阴阳以维持，阳气足则神有归宅，阴气足则神有贮蓄。一言以蔽之，血气即阴阳。发疸以来，纳食甚微，气血之源何从充裕，阴阳之气何由振作。少寐者，阳不入阴之朕兆；颤掉者，气不充裕之明征。头不晕，目不眩。肝风两字固无动摇。左脉涩多弦少，右脉沉少细多，舌中光，舌边白。人身之阴庇于阳，人身之血生于气，调治之法，不可亟亟于滋阴，庶免窒碍其胃气。为今之计。似宜温温于宗阳，藉以充长其肝营。

炙绵芪　远志　茯神　清炙甘草　真滁菊　冬桑叶　乳蒸於术　枣仁　白芍　白归身　黑芝麻　石决明

又（二）

少寐者，责之营卫循环有偏；少食者，责之脾胃健运无力。脾胃主乎营卫，营卫即是气血，气血生成于水谷，水谷蒸化为清浊。清者为营，浊者为卫，营行络中，卫行络外。经络跳跃。定是营卫之空虚，无以灌溉于脉络，头有颤掉，亦是经络之牵动，并非内风之鼓舞。更衣不通，已有三日，非液之枯耗，属气失其传道。左脉独涩不弦，涩为血少无疑；右脉独沉无浮，沉为阴虚显然。阴血既亏，则阳未尝不亏；阳气既伤，则阴焉克滋长。治法两益气血以调营卫，参用疏补脾胃以安寝食。

蜜炙绵芪　远志　归身　辰砂染茯神　霞大曲　别直参　乳蒸於术　枣仁　白芍　带子瓜蒌　仙半夏　红花汁染丝吐头　广皮

又三

人身之动属阳，人身之静属阴。寤则属动，寐则属静，盖多动而少静，致有寤而失寐。无梦不寐，无寐不梦，亦阳动之征，属阴虚之兆。头掉向右，足掣偏左，此肝血失藏，则经络遂无涵养之司。昨解大便，稍有黑色，非有形积，是无形之气火灼于营液。大病之后，气血并耗，五志之由此易动，七情之气随之而起，自觉气逆，并非有余之气逆。大凡阳升则肝气，火亦上升。左脉虚弦，重按或涩；右脉沉细，重取颇弱。舌质燥湿不一，而色红白无常。治法两益阴阳，参用交媾精神，使阴平阳秘，则精宁神安。

蜜炙绵芪　归身　青龙齿　远志　川贝母　橘红　别直参　乳蒸於术　白芍

石菖蒲　枣仁　夜交藤　茯神　丝吐头

又四

万事之变，不出乎阴阳偏胜四字；百病之起，总不离六淫七情两端。阴出于阳则寤，阳入于阴则寐。昨夜似朦似胧，达旦不寤不寐，阴阳之偏，固无疑义。病缠既久，源在内因，五脏俱虚，七情易感，惊怖疑惧，在所不免。惊为肝主，惧为肾主；肝为藏血之司，肾为主水之职，多惊、多惧，伤肝、伤肾。血不足无以灌溉经络，水不衡无以承制君火，不寐、颤掣，其由来也。左脉涩势较减，稍有搏指之象；右脉弦势殊少，重按弱而无力。治法暂辍温养脾胃之气，前方增用滋育心肝之营。

紫丹参　白芍　青龙齿　川贝母　橘红　夜交藤　丝吐头　远志肉　枣仁　淮小麦　白归身　茯神　鸡血藤胶　别直参

又五

左手之脉，复见虚细而涩，并无搏指形状；右手之脉，依然细弱而沉，又无弦细现象。舌质不红、不燥，苔色有白、有润。昨夜阴阳稍有交济，所以寤寐略见目睫，惟头尚有颤掉，而足亦见抽掣。其动在络，而不在脏。一身经络，皆主于肝；人身牵动，皆属于气。气主动，血主静，肝血无藏，肝气无摄。其前以头、足动摇，总不出气乘于络，设或肝风妄动，何以头目不眩。静以制动，血以濡气，治法不越两句范围。升阳益脾姑从缓投，敛阴养胃理所必需。

小麦　白芍　远志　枣仁　川贝母　白归身　茯神　橘络　清炙甘草　青龙齿　紫丹参　别直参　鸡血藤胶　丝吐头

又六

头为诸阳交会之处，头颤掉者，属于阳；足为诸阴行脉之所，足牵动者，属于阴。其阴阳者，不过分上部、下部之异；惟颤动者，并无有阴动、阳动之殊。种种动象，不外阳气。阳为神之灵，动为气之变。阳气窜出于络，不及潜入于阴。颤动愈剧，则寤寐愈难。人之寤寐，全赖阳入于阴，血归于肝。要知阳气既有形诸于外、不足于内。目睫酣睡，岂能得哉？今诊脉息，较昨无异，舌质色象，亦无变动。目前寤寐最为关系，欲求寤寐安谧，务在阴阳交固。录方摄阳敛阴，参用养血柔肝。

淮小麦　白芍　远志　川贝母　归身　鸡血藤胶　茯神　炙甘草　丹参　枣仁　北五味　龙齿　别直参　麦冬

同煎牡蛎。

又七

彻夜不寐，非止一端之原因；头足牵动，并无二义之明文。寐与动，分而晰之，不寐在阴阳，牵动在经络；动与寐，合而言之，阴阳即气血，气血即营卫。营卫附于经络，经络聊属肝胆。肝系通于心，心系通于肾。肝为藏血之司，心为生血之源。心居南，卦属离；肾居北，卦属坎。坎、离即是水、火，水、火亦是阴、阳。种种变幻形状，皆不出乎阴阳。阴阳之有偏胜，终不越于气血，阴不恋阳，则阳游于经络；血不濡气，则气扰于经络。此所以多动、少寐，异出而实同源也。左脉关部颇见虚弦，右脉关部略形振作，舌质底边薄白，尖色时或燥绛。大旨温养气血，藉以潜毓阴阳。

炙龟甲　远志　归身　炙甘草　茯神　川贝母　麦冬　青龙齿　枣仁　丹参　鸡血藤胶　白芍　浮小麦　别直参　秋石

同煎。

又八

梦寐性质有虚实之分，颤牵发生有阴

阳之别。先患淋浊，经中医施以药石通关利窍，徒伤精神；后生脑疽，被西医用以刀割解筋剖肉，致截络脉。外症络脉未续，一阴一阳不相倚行，是以头不颤掉，足即牵动；精神未固，一魂一魄不相依附，以故非有梦纷，即为无寐。脉络阴阳欲求和谐，实所不易；精神魂魄希冀安谧，尤属为难。左脉寸涩关弦，右脉寸细关软。左手寸关内应心肝，涩为血少，弦为肝虚；右手寸关内应肺脾，细为气馁，软为脾弱。舌质乍燥乍湿，苔色忽红忽白。有时痰稠而韧，有时便燥而滞。种种变幻病状，莫逃气血两虚。脉络阴阳宜补、宜益，精神魂魄宜固、宜摄。痰随气聚，补气足以涤痰；便从血行，益血足以通便。然以草木之功微，未易骤生效力，务须恬淡似虚无，或可渐就痊愈。

归身　远志　制首乌　白芍　川断肉　川贝　龙齿　龟甲　枣仁　野百合　小麦　鸡血藤胶　茯神　别直参　麦冬

同煎。

预拟通便方

不寐属本病，意图旦夕苟安，恐未能也；不便属标病，欲求朝暮更衣，或非难也。本宜补，标宜泻，标本兼顾，庶无偏弊。

紫丹参　白芍　瓜蒌仁　枣仁　巨胜子　川贝　白归身　茯神　柏子仁　小麦　炙甘草　别直参　秋石

同煎鸡血藤膏。

吴彦臣

湿温为病，变幻不一。出于阳。有汗而不衰；入于阴，有下而不解。氤氲中焦，蒙敝气分。一昨陡然神色昏糊，顷见面赤状如醉红，唇口燥焦。舌质灰腻，左脉弦而软数，右脉滑而洪大。左胁自觉引痛，耳窍尤觉鸣响，湿热不清，阻经入络；浊痰不化，阻气蒙窍。所持者，津液尚未戕耗；最虑者，湿热迷雾不定。酝酿痧痦，不得不防。治法苦寒泄热，参用芳香化浊、豁痰利络之品，亦为斯症扼要。

煨石膏　川连　炒山栀　丝瓜络　白芥子　拌佩兰叶　鲜芦根　炒知母　淡芩　生苡仁　橘红络　石菖蒲　姜汁　冲竹沥

又复方

湿热蒸腾，充斥表里，表不通，则少汗而热不离体；里不通，则少溲而气有窒碍。夜半寤不得寐，语言时或错乱，左肋之下咳有引痛，湿痰阻络，固属无疑。脉象来盛去衰，滑多数少，舌质底见腻白，浮见灰黄。唇焦燥而欠润，口觉淡而不渴，邪尚在气分，未入营分，津液不升腾者，由于湿痰阻遏。湿为黏腻之邪，易于流溢三焦，变幻情状，似难逆料。欲求热势开凉，务在表卫疏泄，先哲所谓攘外即可以安内。治法仍用苦泄，参以浮萍，藉以疏泄表卫，冀其表卫通流，则汗得以自泄，而热或可始退。

真川连　黑山栀　知母　茯神　广郁金　丝瓜络　淡子芩　熟石膏　连翘　豆卷　千浮萍　芦根　竹沥

第三方

湿温下之太早，则邪传入于里，不寐、多语、灼热显然。阳明气血两燔，诸阳亦随升腾于上，神志为之混乱，语言为之错杂。昨夜寐有安顿，语有头绪，似乎狂澜已倒，渐入佳境。左脉搏指而大，接得右脉弦滑而大。既安而脉大，似有相悖，余波之未平，尚虑增剧。舌质灰腻，尖不红绛。口中或咸或苦，脘下似冷似热。自觉冷者，非真冷，定是阳气蒸腾，则脾中之湿浊随气而升，古训有热极似水，即此症之现状也。订方咸味甘凉，清气安营，参用辛芳苦寒，务使渗湿化痰。

犀角尖　鲜生地　丹皮　川连　黑山栀　竹沥　广郁金　川通草　佩兰叶　茯神　淡子芩

生地与豆卷三两捣成饼。

第四方

湿邪、温邪，入表、入里，即是逗遛膜原之间。表里混淆，膜原阻遏，内不得通，则邪郁伤营，外不得通，则邪滞伤表。现在表邪由汗而解，第其里邪未下而去，关系又在胃纳如废，究竟仍留恋气分。蒸腾于上，为舌黑；发泄于外，为身汗。余波之亢阳。亦未能潜藏，左右脉象为之滑大。治法苦寒泄湿中之热，参用芳香化热中之湿。

扁石斛（原枝自剪）　川雅连　佩兰叶　广郁金　茯神　竹沥　鲜生地　大豆卷三钱　捣瓜蒌皮　黑山栀　新会红秧　针竹心

施幼亭（六月八号）

由风引动素蓄之湿，首犯上焦，而致咳嗽，绵延二月有余，风去而湿尚存，窒碍气分，化痰、化热。左右脉象俱见弦滑。治当清肃肺胃，藉以涤化湿疾。

茯苓　姜夏　杏仁　瓜蒌皮　瓦楞　竹二青　橘红　川贝　苡仁　海浮石　苏子　枇杷叶

陈秉钧夫人

产育已将三月，营卫尚未恢复，风湿之邪乘虚而入，一身之气皆阻，周行骨节皆痛，形寒、形热，头痛、头胀，脘满气逆，咳呛有痰。脉象寸口浮数。治用轻清宣表

山栀　蒌皮　橘红　象贝　钩藤　竹茹　羚羊　前胡　薄荷　白杏　桑叶　枇杷叶

施升伯

脉象柔软而细，舌质中光无苔，显然病久，气营交亏。营虚则肝燥，日窍或有昏眩；气虚则脾湿，脘宇或有膜胀。旧冬忽然形瘦、多呛，其中必是痰饮。盘入夏日有升腾，形躯渐充，咳渐稀，足见元阳随时振作。治法大旨，温养藉以补助生长。

丹参　仙夏　霞天曲　滁菊　茯苓　白芍　芝麻　於术　枸杞子　砂壳　橘红　桑叶

陈品山第六方

（六月六号，南浔人，在塘楼诊）

体质魁腴，本属气虚，湿温蒸腾。伤及气分，气虚亦令化火，火旺炽耗真阴，纳食累日不进，津液渐形竭蹶，口觉干燥，是其明征。更衣尚有黑垢，小溲顿然殊少。舌质根淡白，失淡绛，脉象左虚弦，右滑大。虚多而实少，何持无恐，欲求津液来复，务在濡养胃气，以胃为津液之源流也。

吉林参　西洋参　川贝母　橘红　枇杷叶　笕麦冬　叭杏仁　霍石斛　云茯神　燕根　竹二青　生熟谷芽

乌镇徐安椿第一方

无痰不作眩，无风不作痉。头晕由来七日，痉厥发现昨朝。大便不下，已将一周，神气乍清、乍昏，语言忽乱、忽静。寐不宁恬，转侧似难，衽席不甚热，痉时颇多汗泄。左脉弦劲，尺部尚见敛静；右脉柔软，关部略形滑实。舌质净白，并不干燥。病由六淫之暑湿外袭，益以七情之气火内起。饮食由此积滞，逐渐陈腐酿痰，阻遏升降之机，脘宇为之懊侬。真阴未病先虚，真阳易于鼓动，如再肝风痉厥，防其真气难敌。照此情形，危多安少，偕同艺成远孚先生，互相酌议方法，先与潜阳

通腑为第一之要务，录味再请政服。

鲜生地　风化硝　瓜蒌仁　川贝母　真滁菊　菖蒲　冬桑叶　茯神木　陈胆星　新会红　石决明　白金丸

二方

隔昨风痰内阻、外窜，发现似痉、似痫，牵及全体脉络，甚而角弓反张。昨晚离坎水下、火上变幻，独言独语，遂使损及精神，几有妄见鬼神。幸而寤寐通宵安谧，精神得以相交，语言亦不错乱，时觉脘宇嘈杂，时或头目眩晕，身体并不灼热。舌苔亦见润泽，左脉弦而且细，右脉沉而带滑。外感之暑湿少，内伤之神志多。大便不下，小溲滴少，半由风胜则肠燥，半由垢留则物阻，湿痰气火。难免蕴蓄。治法潜阳息风。参用除痰利窍，录方仍请艺成远孚先生酌政。

鲜生地　真池菊　陈胆星　川贝　蒌仁　粉丹皮　石菖蒲　石决明　川郁金　茯神　远志　濂珠粉

又三方

风痉、痰痫，两日不见复至，据此一端，足见峰回路转。第其大便仍未见下，中脘嘈杂时作时辍，身体潮热或起或平，种种皆由肝阳升炽，头重、头晕，肢掣、肢掉，无非风阳上升乘清窍。风为百病之长，善行数变，窜经入络，在所不免。腑气一日不通，浊气一日不降，浊既不降，清又不升，阳明胃腑独受迷雾，不饥不食理所当然，卧欠宁恬，事有必至。左脉弦而不张，右脉细而不数，舌质薄灰，口不恣饮。六淫之邪颇少，七情之火殊多。治法潜六阳之上升，参用润六腑之下降，藉此廓清浊痰，或冀神气清爽。

鲜生地　丹皮　陈胆星　茯神　新会红　瓜蒌仁　真池菊　川贝　石菖蒲　远志　石决明　濂珠粉

又四方

过嗜酒醴，令肝胆之相火煽动风阳；恣食麦面，阻肠胃之通降徒酿痰热。风为百病之长，痰为五谷之变，所以风痰两字，最能变幻多端。经络有时惕然而动，神识有时寂然而昧，风乘清窍，头目或重、或胀、或痛、或眩；痰阻气窍，脘宇乍嘈、乍悸、乍咳、乍吐。最关系者，大便不通，浊气由此上干清阳，愈形窒碍。目前所恃，似痉、似痫，经已三日不复发现，精神虽形狼狈，元阳决无暴脱。时在炎暑蒸腾，元阳为暑迫伤，肢软神倦，固不待言。据云脉象素见六阴，顷诊脉息与昔相符。舌质仍形薄白罩灰，扪之并不干燥无液。治法潜上亢之阳，以利清窍；参用润下焦之腑，以宣浊气。

真滁菊　桑叶　明天麻　钩藤　石菖蒲　瓜蒌子　石决明　橘红　陈胆星　竹茹　茯神苓　濂珠粉

又五方

昨晚又发痉厥，顷见身体瘈疭，中医谓之肝风，西医谓之脑炎。风为百病之长，脑为一身之系，风起于肝，善行数变；脑起于头，能布诸经。人之精神、思虑，无不出于脑筋；人之行动、知觉。皆不越乎魂魄。见症知觉少灵，手指把握无力。头目昏朦，或重、或胀；脊背反张，时作、时休。大便旬余未得其下，胃口累日勺米难进。左脉仍形弦细，右脉依然沉细，舌质中间微灰，根底亦不过腻。有形之痰浊阻填于内，无形之风阳走窜于外，一身经络，悉受其伤。治法潜风阳之亢以和肝，参用涤痰火之焰以清络。

真滁菊　桑叶　石决明　陈胆星　茯神　泡竹叶　真西珀　川贝　明天麻　瓜

蒌仁　钩藤　濂珠粉

又六方

停厥一二日，前昨又厥矣。前次之厥，颈项反张，此厥而兼痉；昨日之厥，喉有哕声，此厥而兼痫。痉与厥，属风阳，流走经络；厥与痫，属痰火，壅填机窍。口有血涎，唾有血痰，身体颤动，手指抽掣，头重头胀，目晕目眩，大便窒塞，小溲短少。左脉弦多动少，右脉有沉无浮，舌质状似烟熏，根底稍有润白。六阳毕集于上，风、痰、气、火随之一身，脑筋受伤，精神为之狼狈。治法清营络之热以潜亢阳，参用润气分之燥以涤痰火。录方于左，仍请艺成远孚先生政之。

香犀尖　鲜生地　丹皮　生桃仁　橘络　川贝母　真滁菊　瓜蒌仁　茯神　石决明　赤芍　濂珠粉

又七方

诸风掉眩，皆属于肝，诸脑气筋，亦属于肝。头为六阳之交会，脑为一身之总领。头目每多眩晕，身体不能自主，此肝阳之病状，即脑筋之发炎。消烁津液，莫如风火，风胜则燥，火胜则干，大便秘结，此其常也。风火无形，善走脉络，手指为之抽掣；痰浊有质。易填机窍，神气为之昏昧。气火日腾，营血日沸，每发痉厥，必吐血沫。六部脉象，左胜于右，中间舌苔黑似烟熏。口觉苦腻，喜嗜汤饮。羚羊性灵，务使通神而潜肝；珠母色亮，藉可制阳而清气。

羚羊角　石决明　丹皮　茯神　白荷花　建兰叶　濂珠粉　犀角尖　真滁菊　橘络　蝉衣　鲜生地　瓜蒌仁　真金箔

又八方

头为阳之会，脑为肝之属，头痛、头胀、头眩、头晕，皆不出乎肝阳、脑筋。身者神之舍也，寐者魂之藏也，身体瘈疭而不自主，心神失镇摄之司；寤寐缥缈而不安恬，肝魂失归藏之职。气与血逆乱而行，痉与痫相率而来。气腾血沸，络中必有留瘀，痉发痫剧，窍中必有蓄痰。阏凝痰阻，风动火旋，神迷昏荡，无所不至，津伤液燥，肠痹便结。舌质灰腻，口觉苦燥，左脉弦细，右脉沉细。潜阳育阴。以平气血之逆乱；涤痰息风，以杜痉痫之剧烈。

鲜生地　真滁菊　茯神　羚羊角　鸣蝉　瓜蒌子　橘络　石决明　建兰叶　丹皮　犀角尖　荷叶　濂珠粉

又九方

清阳出上窍，浊阴出下窍。头面七窍，清阳居多，为天之气；前后二窍，浊阴居多，为地之气。天气下降则清明，地气上升则晦塞。上焦不行，如天之雨露少施，沟渎皆为干燥，大便秘结，宜其来也；下脘不通，如地之云雾多升，窍络皆为蒙蔽，头目眩晕，此其证也。痉厥、痫厥，属风、属痰；身动、肢动，脑伤、筋伤。舌质灰腻较松，左脉弦势已减。清上焦之燥，以潜亢阳而利清窍；润下焦之燥，以息风火而宣浊窍。

犀角尖　生地汁　梨子汁　人乳　鲜藕汁　石决明　瓜蒌子　郁李仁　大麻仁　桃仁　柏子仁

又十方

人身之动属阳，人身之静属阴；寤则属阳，寐则属阴。头旋、头胀，身掣、身动，作于寤时，休于寐时，阳动两字，牢不可破。内风乘阳鼓动，痰火随气蟠踞。风胜于上，脑筋为之不安；火胜于中，脘宇为之嘈杂。清阳居上，即头面上七窍是也；浊阴居下，即前后二阴是也。清窍迷雾，浊窍窒阻，上有巅疾，下乃便秘，清浊倒置，风痰胶柱，发痉、发痫，或作、或辍。左脉弦细。舌质灰腻。治法清上窍以潜亢阳之威，参用清下窍以涤垢滞之邪。

生地汁　藕汁　甘蔗汁　人乳汁　生梨子　瓜蒌仁　巨胜子　桃仁　郁李仁　海松子　淮牛膝　濂珠粉

又十一方

昨下大便，所下甚夥，肠中垢积廓然而清，惟下后阴分愈伤，而上窍阳火愈亢，头旋、头晕，概未除去；痉厥、痫厥虽不复见，身动肢动尚觉如前。此肝阳狂澜虽倒，而未能安如磐石。掣动属阳，风从阳化；旋晕属火，风随火升。种种幻变情状。不越风、阳、痰、火，伤脑、伤筋，在所不免。左脉虚弦，右脉沉细。治法甘缓其急，参用介潜其阳。

淮小麦　淡甘草　石决明　怀牛膝　滁菊　左牡蛎　粉丹皮　冬桑叶　生鳖甲　剖麦冬　芝麻　丝瓜络

又十二方

厥者，自下而上之病也；痉者，筋掣络动之状也。自下而上，由肝而出；筋掣络动，由阳而化。现在厥状不复，痉亦不见，关系头旋、头晕，身动、肢掣。顷忽呕吐浊痰、绿水，定是中乏砥柱，胆气乘虚上犯。为日已多，真阴自耗，阳失阴恋，动则化风，风自内风，阳自虚阳。阳冒于上，清窍多蔽，头目皆欠清明；风趋于络，经脉多碍，身体不能自主。脑起于头，巅疾则脑受伤；筋附于身，身动则筋不宁。左脉弦细，重按似欠敛聚，右脉沉细，重按亦欠振作。以脉参证，虚多实少，内风、虚阳如许之鼓动，诚恐又有一番之剧烈。治法舍育阴潜阳、息风利络之余，别无良策可采。录方仍候艺成远孚先生察核脉证，酌政施行。

紫丹参　怀牛膝　丹皮　茯神　代赭石　冬桑叶　青龙齿　淡甘草　白芍　牡蛎　真滁菊　石决明

又十三方

厥阳无一时之宁，眩晕无片刻之定。曾经吐过绿水，定是胆汁上溢，前日又发厥痫，今晚复见狂躁。痫出于阴，狂出于阳，阴为阴寒之疾，阳为阳火之邪。真阴、真阳，大受其伤；肝营、胆汁，亦受其耗。阴寒之痰，由火而鼓动；阳火之邪，无水而涵制。邪者，假邪也；虚者，真虚也。变乱种种，皆是肝阳之害。形体掉掉，亦是风邪旋络；妄见妄言、自独自语，总不越乎精神离散。脉象左沉右弦，舌质根薄中灰。灵介潜阳以泄风，金石镇心以安神。方呈质人艺成先生同政而行。

淮小麦　真滁菊　茯神　怀牛膝　石决明　牡蛎　淡甘草　丹皮　白芍　青龙齿　灵磁石　橘络

金器汤煎药

又十四方

血并于阴，气并于阳，或痉、或厥、或痫、或狂，为日已久，阴阳俱伤，阴不恋阳，阳不恋阴，精神日渐离散，水火日失交济。体灼、烦躁，甚而欲起、欲行；头旋、目瞀，剧时妄见、妄言。阴气内伤，防液涸阳气外越，虑津脱，若见大汗滂沱，便是束手无策。左脉颇见藏蛰，右脉殊无神韵，舌质仍见灰腻，口中尚不干燥。前经吐黑、吐绿，肝肾大耗大竭。三甲潜阳以存阴，二地壮水以制火，金石镇摄，甘麦缓急，亦为此症扼要关键。录方呈请艺成远孚先生同政。

大生地　淮小麦　左牡蛎　龟板　生磁石　茯神　鲜生地　淡甘草　炙龟甲　龙齿　石决明

《和缓遗风》卷上终

医案梦记

本书为吾越徐守愚先生遗著。先生本政界人，所诊皆膏梁重症，治法皆古方活用，足开医家心灵。书系木刻，中装四册。定价大洋五角，外埠加力五分。前印早已售完，近又重印，购者请速，杭州三三医社发行。

和缓遗风　卷下

德清金子久著
江苏刘哲明录存
浙江裘吉生刊行

又十五方

阳并于上则狂，阴并于下则厥。阴阳交乱，顺逆交错，或阳上而为狂，或阴下而为厥。多狂、多厥，伤阴、伤阳，阴虚无以恋真阳，阳虚无以维真阴。阴中之火由此而起，阳中之风由此而动。阴阳之变动，精神之离散，有厥必有脱，有脱必有厥，设或两相同至，性命在于须臾。左关真脏脉已见，难逃阳脱；右关不振作已久，尤虑阴涸。脑筋大伤，头旋、头胀；风阳大动，身颤、身掣。潜育阴阳，固是正法；镇摄精神，尤宜注重。录方仍候艺成远孚先生高明酌政。

大生地　生龟甲　玳瑁　石决明　淮小麦　鲜生地　生鳖甲　西珀　怀牛膝

金器汤煎药。

又十六方

痉与厥、痫与狂，其名虽异，其实则同，总由气血日偏而来。阴阳日并，如风雷之猛烈，都极而发现，久而久之，发而发之，不特直据根荄，亦且斫伐精神。阳为神之灵，阴为精之宝，妄见妄言，非鬼非祟，实是精神之离散，遂使魂魄之无依。身体蒸蒸如日上，巅头岑岑如震动，倘见面赤如赭，汗出如淋，便是阴阳暴脱，援救无从。左脉状似雀啄，右脉仍形沉细。络脉瘈疭，环口蠕动。滋肾之阴以驱热，潜肝之阳以息风。录方还希艺成远孚先生高明酌政。

大熟地　生龟甲　法半夏　茯苓神　淡甘草　陈萸　生鳖甲　上川连　龙胆草　远志肉

生铁落汤煎药（是日晨，先服当归龙荟丸五钱，以生铁落汤送下）。

又十七方

昨夜阴阳交媾之候，忽有瞀闷欲厥之状，幸无大汗、大狂，尚未脱阴、脱阳，然汗出溱溱于肌腠，神识昏昏如酣睡，阳脱之势已见，阴脱之势在即，性命存亡，朝不保暮。目已开，口不闭。左脉乍徐乍疾，右脉忽起忽伏。心有君火，肝有相火，在其位则正，非其位则邪，邪与元气势不两立。正者真虚，邪者假实，补正不易，清邪亦难，仰屋思维，无从着手。既蒙谬爱，敢不竭诚，勉挥其汗，聊书数味，以敛固阴阳为急务，恐鞭长之不及马腹。

大生地　茯神木　元参心　带心麦冬　青龙齿　濂珠粉　五味子　淮小麦　左牡蛎　霍石斛　奎白芍

金器汤煎药。

新市徐伟人（首方）

痢疾古称滞下，必里急后重，但里急后重，虚实有不同。痢经半月，积色渐减，里急后重依然如故。前次之里急后重，是有余之积滞，现在之里急后重，是无形之气陷。下焦根蒂少固，中焦鼓运失司，清阳愈陷愈下，浊饮愈升愈上，呃忒连声不绝，甚而头额微汗。舌质葩白，喉腭糜点，左脉弦细，右脉弦滑。气营皆受戕耗，脾胃两受残伤，若不固纳中下，呃忒伊于故底。治法镇逆呃忒是为紧要关健。

吉林参　丁香　白芍　炙甘草　旋覆花　广皮　川椒　干姜捣　五味　净乌梅肉　刀豆子　代赭石　茯苓　柿箬蒂

又二方

呃忒绝无其声。胃气日有砥柱之权，后重遽尔减少，清气日有升举之势。前日大便尚有积痢，昨日更衣转形溏薄，第其翻数仍密不少，腹笥或鸣、或痛，身体忽热、忽凉。口有腻痰，舌有葩白。左脉弦细，右脉滑大。病经两旬，气阴皆伤，治法似宜益气以和脾，略佐甘酸化阴以固肾。

龟甲　川贝　炒扁豆　茯神　白芍　左牡蛎　鳖甲　橘红　炙甘草　石莲　乌梅　吉林参

又三方

痢色已无白沫，所下尚有溏泄，次数每剧，必在阴分；腹痛里急，似有若无。脉大不藏，舌光无泽。此系痢久而下多，遂使阴涸而液竭，肝阳木火互相蒸腾，口燥、烦热、多汗、少寐，阳火如许之升，阴液愈难支持。滋肾阴以去热，潜肝阳以息风。

大生地　龙骨　诃子　白芍　龟甲　左牡蛎　大熟地　麦冬　粟壳　茯神　鳖甲　吉林参

又四方

清气从下而注，泄泻随气而行，里急后重，甚而脱肛，腹痛乍有乍无，小溲时多时少，烦热起伏不一。脉象大小不定，舌绛无苔。夜寐无多，临圊、临食皆有汗泄，真阴、真阳皆为虚耗。浮游之火，蒸腾于上；有限之水，走泄于下，遂离坎少交，梦寐恍惚多端。治法滋肾阴而壮水，参用潜肝阳而柔木。

熟地　麦冬　牡蛎　茯神　粟壳　炒扁豆　生地　白芍　龙骨　枣仁　龟甲　吉林参

又五方

痢疾之后，肝、脾、肾大受戕伤，清气多下，大小肠不免窒碍。气愈下，则更衣随气而频仍；下愈多，则真阴随下而消耗。后重未除，肛门仍脱，不独真阴受伤，抑且真气消夺。肝木少条达，肾气少藏纳，变患大腹膜胀，甚而上至胸脘，腰有圆形，脐有突象，鼓胀之根萌，固为可虑也。夜寐无多，小溲尚少。脉象转形弦细，舌质尚未生苔。滋养固宜，治胀尤要。

大熟地　龟甲　枣仁　麦冬　大腹皮　车前子　沉香片　牡蛎　茯神　白芍　香橼皮　冬瓜皮

又六方

脉象仍形弦细，舌质已见薄苔。夜寐多，纳食增，腹笥膜胀已减，腰圆脐突已平。所患者，气未升，大便随气而下迫肛门，有时大便尚带白积，有时更衣状似燥结，种种皆由气液并伤，大肠变化不循常度。历举滋补，尚中机宜，兹当率由旧章加减。

大熟地　龟甲　白芍　麦冬　广皮　冬瓜皮　盐苁蓉　牡蛎　杞子　枣仁　茯神　鸡内金

按：徐伟人一症，初诊时，每日利行百度于终朝。呃忒连声，喉腐腭糜，头额汗泄，人人知其为不治之症也。先生从容不迫，议病施方，一方而呃忒止，再方而痢疾除，后转膜胀，甚至脐突腰圆，时医无不归咎于补，先生知其为虚胀也，仍用前法。略佐橼皮、大腹之类，果是药到病除，胀势遽去。噫！何其神也。具通天之手眼。为万世之准绳，先生其不愧于世矣。

上谈君雪亭评。

吴兴章晋泉

膀胱不利为癃闭，膀胱不约为遗溺，此“病机篇”之言也。先有癃闭，继有遗溺，此先实而后虚也。胃司于六腑，肾开窍于二阴。纳食不多，中流砥柱无权，六腑枢转皆失其职，大腹、小腹为之胀满；遗溺不禁，下元藏叙失司，二阴机关均欠流利，大便、小便为之窒碍。溺管逼近精管，溺管动，精管亦动，遗溺多，败精亦多，流散脉络，睾丸先缩后垂。小肠附近大肠，小肠窒，大肠亦窒；遗溺多。溏泄亦多，水趋络队，两足先肿而胀。左脉沉细而弦，右脉濡细而弦，舌中淡绛，舌边松白。古稀大年，下元自衰，未宜过用渗利，庶免致伤肾阴。二便或通、或闭，决无关系；大腹乍胀、乍大，颇为棘手。六腑为病，以通为用；五脏为病，以涩为事；脏腑同病，通、涩互施。睾丸之胀，总属乎肝，参用泄肝、通络；大腹之胀，总属乎脾，尤宜和脾、利气。录方还希高明酌政。

知母　川黄柏　猺桂　贡沉香　香橼皮　青皮　白芍　丝瓜络　橘核　小麦草　冬瓜皮　路路通

又二方

先癃闭而致遗溺，自腹胀而抵睾丸，卧则气着于上，胀及中脘；坐则气垂于下，胀及睾丸。二便不能如常，欲解艰难万分，大便或有溏腻，或有溏泄，小溲时或滑滴，时或遗溺，腹笥乍大乍小，睾丸或缩或垂。一团之腹，六腑俱居其中，大腹胀满，六腑皆为阻痹；二阴之窍，肾经最为关系，便溺窒碍，肾阴已受戕伤。肾为胃关，关门不利，故聚水而作其胀；肝络阴器，络脉不宣，则聚气而成瘕疝。左脉缓急不匀，右脉滑涩不调，舌边起点，舌中光绛。目前最吃紧者，惟胀势为注重。治法先宜通腑宣痹，务使六腑以通为用。

金铃子　橘核　川黄柏　知母　丝瓜络　茯苓　大腹皮　枳壳　制甲片　青皮　奎白芍　猺桂

又三方

湿邪阻痹腑阳，水邪蕴蓄肠间。升降乖戾，清浊混淆，自癃闭而致遗溺。由腹胀而抵睾丸。卧则气着于上，胀及膺脘；坐则气垂于下，胀及睾丸。腹笥鸣响如雷，睾丸缩垂如疝，二便不循常度，欲解艰难万分，大便或有溏泄，或有痰腻，小溲时见涓滴，时见不禁。舌质更变不一，或黄、或白、或绛；脉象左右不齐，乍滑、乍缓、乍急。目前惟胀最为吃紧，治法通腑是为扼要，务使腑阳通，则清浊自分；清浊分，则胀满自消；胀满消，则诸恙自瘥。录方即请明政。

川黄柏　知母　青皮　贡沉香　川郁金　丝瓜络　彩云曲　白芍　枳壳　茯苓　法半夏　上猺桂

甲寅　大塘兜陆梯云夫人（首方）（闰五月三十日）

孕已四月，病起八日，时在炎日酷暑，所受之邪，无非暑热伤气。暑必挟湿。暑为天之阳气，湿为地之阴气，阳邪从上而受，阴邪从下而受，二气相搏，上下无间。上焦气伤而化痞，下焦气阻而不便，痞少痧多，便闭溲短，暑湿之邪无由出路，头为之痛，耳为之聋，夜不安寐，胃不思食。

前日无汗，体若燔炭；现在有汗，身如燎原。口渴喜饮，舌质燥白。左脉滑数，右脉濡滞。叶香岩先生论白痦一症，多是暑湿氤氲气分。治法从气分着想，做千金苇茎汤加羚羊清肺以解肌，参石斛清胃以泄热。

羚羊角　丝瓜络　生子芩　白杏仁　连翘　滁菊　鲜石斛　黑山栀　薄荷叶　生苡仁　银花　芦根

又二方（六月初一日）

产育未逾一年，后孕已越四月，血虚营热，一定无疑。迩来吸受暑湿，热邪由肺犯胃。阻气入营，蒸腾于外，为痦为疹；氤氲于内，为烦为闷。耳有蝉鸣，头有胀痛，昨夜稍得安寐，今早尤能安睡。汗泄溱溱，肌腠热势渐渐和缓。病起已有九日，便闭已过一旬。口淡无味，舌白少苔。左脉流利如珠，右脉窒塞如滞。红疹多于白痦，气热胜于营热。治法似宜甘淡轻清，藉以宣泄肺胃气分。

羚羊角　连翘　银花　生子芩　鲜石斛　白杏仁　瓜蒌皮　生苡　芦根　佩兰叶　青蒿子　丝瓜络

又三方（初二日）

昨下一点钟，身体复热，迨至三点钟，始得开凉，热剧无汗，热缓有汗，脘闷气逆，口渴喜饮，大便未病先闭，屈指已有旬余，小溲亦见通利，少腹时或作痛，胸腹、手臂发现痱痦，时觉瘙痒，甚而作痛。舌质薄腻，口觉淡味，左脉滑动而大，右脉塞滞而小。暑湿热邪，皆伤气分，蔓延三焦，阻塞二腑。最关系者，孕已四月，设有腹痛迁延，便有带病小产。治法当清气分之邪。所谓治病则胎自安。

连翘　羚羊角　竹叶　生子芩　瓜蒌子　杏仁　芦根　银花　鲜石斛　荷梗　佩兰叶　丝瓜络　知母

又四方（初三日）

暑为熏蒸之气，湿乃氤氲之邪，所在气分，必在肺胃。气分为病，无形无质；暑湿为患，忽凉忽热。昨夜已见身凉、有汗，顷晨倏尔身热、无汗，胸脘满闷，足骱酸楚，一昨少腹似痛而胀，目前痛胀似有若无，大便过旬不下，自觉后重欲圊，小溲每日一行，所行亦不过利，三焦窒滞，决渎失司。最可虑者，孕已四月，用药诸多窒碍，见症变幻不一。左脉流滑，固为孕之正脉；右脉窒滞，确是气之膹郁。清气、清热，是为扼要。天气炎热，身体燔炭，设或一旦增剧，便是束手无策。至以疹点或多或少，亦是热邪忽潮忽平。现在邪在气分居多，治法不外清气范围。

熟石膏　知母　银花　连翘　生芩　黑山栀　芦根　羊角　薄荷　杏仁　荷梗　鲜石斛　丝瓜络

又五方（初四日）

暑湿之邪，如烟如雾；气分之阻，无形无质。大便十多日不更衣，小溲每周度一通行，下流既窒，上流必塞，瞀闷脘满，在所不免，烦冤嗳气，亦所当然。胸膺红疹较少。手臂丹痱密多。昨夜寤寐能安，今展热尚燎原，汗出颇少，转侧殊多。病起十有二日，并非表邪过郁；阴虚怀孕之体，津液难保无伤。脉滑，孕之正脉；脉滞，气之抑塞。凉膈散泻膈上无形之热，羚羊法潜肝中未动之风。

连翘　黑山栀　知母　熟石膏　银花　广郁金　薄荷　生子芩　风化硝　羚羊角　芦根　鲜石斛　荷梗

又六方（初五日）

暑湿热邪，本无形质，所伤在气，固无疑义。怀孕四五月之躯，发热十三日之久，未始不伤于阴分。难保无耗于津液，舌转灰燥，是为确据。脘满嗳气，口渴引饮，气分尚有蒸腾之火；潮热暮剧，殊多汗泄，营分亦有燎原之势。手臂红痱较少，头面丹疹尚多，大便十日不下，小溲昼夜一行，三焦窒阻，六腑闭塞，一团气火，无从出路。热病以津液为材料，治法以甘凉为注重。可恃者，神气清爽，所怕者，热势剧烈。左脉尚滑大，与病不悖。

鲜生地　黑山栀　银花　连翘　鲜石斛　白茅根　荷梗　西洋参　广郁金　知母　瓜蒌　蜜石膏　竹卷心

又七方（初六日）

胸膺红疹，如有若无；头面丹点，倏多忽少。两臂亦有红点，并不密布，形状渐热，昼缓夜剧。口渴随热随起，昨日热缓，神倦欲睡，至夜热甚，身多转侧，热甚、热缓，皆少汗泄。脘宇有时懊侬，有时呕泛，口中或觉淡腻，或觉甜腻，大便十多日不临圊，小溲每昼夜一通行，腑气一日不通，潮热一日不平。患起十四日之久，津液必两就其伤，气分蒸腾之热，无形无质；营分潦原之火，忽焰忽灭。左脉搏指而滑，右脉弦细而数，舌中灰腻，舌尖白净。甘凉清气以生津，咸寒滋阴以津藏。

西洋参　蜜石膏　知母　银花　鲜斛　生子芩　荷梗　瓜蒌子　广郁金　连翘　元参　竹心　鲜生地　藿香

青蒿露煎药。

又八方（初七日）

发热有十五日之久，大便有十八日之闭，潮热或起暮夜，或起日昼，烦闷随热剧而长。随热缓而消，热甚转侧多动，热减神倦少睡。手臂红痱稀少，头面丹疹密多，胸腹又见如晶白痦，口味自觉淡而兼甜。脉不更动，仍形左大右小；舌不迁变，依然外白里腻。怀吉四五月之多，纳食十余日不进。气津阴液已耗，气火营热尚炽，种种见端状似瘅疟。瘅疟之原委，阳亢而阴亏，治瘅疟之法程，喻嘉言为最妙。当仿其旨甘凉濡胃。

西洋参　蜜石膏　知母　淡甘草　鲜生地　生子芩苗叶　鲜石斛　青蒿子　银花　瓜蒌皮　元参心　竹卷心

又九方（初八日）

孕已四五月之多，病有十六日之久，疹痦风波已平，肌肤自觉癣痒，瘅疟潮热未定，身体仍形发热，或剧于下午八句钟，或剧于下午四点钟，每剧烦冤懊侬，转侧多动，逾时神清气爽，安静欲睡。前半苔不多，后半苔亦少，脉象左三部滑大，右三部滑数。大便十九日不下，小溲每周度一行。下流虽有窒滞，腹笥并不胀满，急遽攻涤，必妨阴液，昔贤所谓下不嫌迟。不过脏气不通，潮热急难就轻。治法仍宜甘凉咸寒，藉以清降而保津液。

鲜生地　西洋参　元参　淡甘草　蒿梗　子芩　风化硝　蜜石膏　蜂蜜　银花　知母苗叶

又十方

午诊脉象，左脉滑大，右脉滑数；顷诊脉息，左手稍缓，右亦不急。舌质前半仍形少苔，后半亦不多苔。潮热之势，忽轻忽重，烦闷懊侬，随热随起。转侧多动，亦随热而至；气急口渴，又随热而来。热势发现，时刻无定，日久阳亢阴虚，热久津伤液耗，疑是瘅疟，似不悖谬。大肠、小肠，均被热阻，大便十九日不通，小溲每周度一行。脘宇或有呕吐，或有甜气，皆热腾之征，亦气升之兆。治法重于甘凉，不免腻于膈间；若不重于甘凉。津液难以维持，况正值虚多邪少，舍甘凉别无良策。参用咸寒沉降，以润腑、润燥。稍加流动气机，以助传道之职。

西洋参　蜜石膏　蜜枳壳　天花粉　元参　橘红　炒知母　大豆卷　捣生地　风化硝　元参心　净银花苗叶　枇叶

霍斛汤煎药。

又预拟方

预拟甘凉寒咸，藉以保津润液，如得更衣者用之，如不更衣者停之。

西洋参　麦冬　知母　银花　生子芩　橘红　青蒿子　滁菊　云曲　绿豆苗叶

霍斛汤代水煎药。

又十一方（十七日）

身热日渐见退，疹痦亦已尽回，周身之癣痒似不可禁，胃思食而加餐，寤安静而多寐，五月之身孕并无动静，二旬之便闭未觉临圊。左脉滑大并无刚躁之势，右脉虚小颇有柔软之形。舌质不红、不紫、不燥、不湿；口味或甜、或腻、或苦、或干。阴分为迁延而戕伤，气分有余邪而未尽，腑气窒滞，碍难滋养，尚宜甘凉，廓清胃腑。按九窍不和，多属胃病也。

绿豆衣　黑豆衣　瓜蒌仁　柏子仁　白杏仁　生子芩苗叶　省头草　西洋参　元参心　冬瓜仁　连翘仁　净银花

又十二方（二十日）

前日大便已通，所下尚嫌不多，肠中留蓄之垢，未必廓然一清。下流既少通降，上流必有窒滞，气分淹留之邪，尚难速化营分，郁伏之热，未易遽清。所恃胃纳渐增，津液自为来复，于是五月身孕，相安无事。潮热尚未尽退，盗汗颇多。左脉流滑而大，右脉柔软而数。舌质或光或白，口味时甜时腻。治法仍守前意，无须更易法程。

西洋参　绿豆衣　黑豆衣　子芩　扁石斛　滁菊苗叶　氟兰叶　瓜蒌子　忍冬藤　连翘　炒知母　桑叶

又十三方（二十三日）

前日便下不多，昨日后下亦少，二十多日之积垢，尚不足以尽其余，腑道失迫降之司，腹笥有痛胀之状。六腑以胃为长，胃气以通为顺，胃气窒则腑亦窒，腑气降则胃气亦降。胃少通，腑少降，得食之后，脘宇为胀，气分淹留之邪，亦难骤然廓清。潮热退。掌心尚见焦灼；自汗少。盗汗反为殊多。口甜腻，舌少苔，左脉大，右脉软。孕耽五月，病缠一月。治法通阳明之腑，藉此化气分之热。

西洋参　瓜蒌仁　佩兰叶　生子芩　彩云曲　扁斛　绿豆衣　黑豆衣　川雅连　净银花　新会皮苗叶

又十四方（二十四日）

大便连下三次，所下仍形不畅，腑中定有未尽之垢。身体复热三日，掌心更觉烦灼，气分尚有淹留之邪，口中时甜、时淡、时腻，脘宇乍通、乍窒、乍胀，头觉晕眩。舌中淡光。自汗不少。盗汗更多。左脉弦大而数，右脉滑大而数。病势迁延一月，态累系于五月，身热如此纠缠，余邪如此缱绻。半由阴分之亏，半由阳气之亢，余烬未尽，夙垢未下，急难遽用滋养，又难过用清凉，不若仍用苦寒坚阴、甘凉清气为平稳也。

西洋参　银花　佩兰叶　生子芩　炙枳壳　炒知母　吴萸　炒川连　连翘　黑山栀　焙滁菊　扁石斛

青蒿露代水煎药，

又十五方（二十五日）

自汗颇多，气分蒸腾之余邪未尽化也；盗汗更多，阴分淹留之余热未廓清也。自汗多则气分愈伤，盗汗多则阴分愈亏，亏则易于生热，热则肝阳易升，嗳气、头胀，乃肝病之确据；发热、口渴，是阴虚之现象。夙垢未去，新垢又来，一两次之更衣，不足以尽其余。口有甜味。舌有薄白，左脉弦滑，右脉柔软。仍宜两清气阴，略佐辛芳，藉化湿浊。

西洋参　熟石膏　知母　佩兰叶　吴萸　川连　茯神　扁石斛　生子芩　炙枳壳　鲜佛手　冬桑叶　银花

青蒿露煎药。

又十六方（二十六日）

掌心热，足心亦热；自汗多，盗汗亦多。中宫自觉窒滞，纳食为之不加，寤寐尚称安宁。口味又觉淡腻。舌质薄白，里多外少；脉象依然，左大右小。肺胃蒸腾之热，不易速化，肠腑留蓄之垢，又难遽清。昨夜两手麻木，头窍又觉晕胀，耳有鸣响，目无昏花。阳明之络为热灼而致虚，厥阴之风由液少而致动。阴阳两就，其伤营卫，两不相洽，为寒为热，不得不防。治法辛甘化风，参用酸甘化阴。气分尚有留邪，仍用石膏、石斛以泄蒸腾之焰；阴分犹有伏热，尚宜黄连、黄芩以清遗余之烬。

桂枝　炒白芍　淡甘草　生子芩　石膏　川石斛　明天麻　吴萸　炒川连　炙枳壳　西洋参　滁菊　佩兰叶　桑枝叶

青蒿露煎药。

又十七方（二十七日）

桂与芍为辛甘化风，芍同草为甘酸化阴。络中之风，得辛甘略形休息；身中之阴，得酸甘略形敛抑。于是昨日身热较退，迨至深夜亦不复热，手臂酸麻又不觉重，头目晕胀尚觉如故。气分蒸腾之焰未能扑灭，阴分蕴蓄之热又难廓清。自、盗两汗，依然不少，肛门里急，仍不临圊。脉象左大右小，舌质里腻外白。治法仍祖前意，略行变通数味。

桂枝　炒白芍　佩兰叶　生子芩　银花　炙枳壳　扁石斛　吴萸　炒川连　淡甘草　熟石膏　茯神　西洋参　桑枝叶

青蒿露煎药。

又十八方（二十八日）

表邪已解，里气已通，尚有氤氲之热，运出毛孔，遂使汗泄漐漐，动静皆多。病延三十多日，怀吉亦有四五个月，一身津液已为邪伤，一团余热未获消灭，于是而补虚，则热不能化，于是而清热，则虚不能任。虚热纠缠，一至于此。左脉虚软而大，右脉沉软而滑。舌质朝薄见腻，暮见淡光。口味时或淡腻，时或干燥。治法半补其虚，参用半清其热。

西洋参　青蒿子　奎白芍　麦冬　银柴胡　元参　地骨皮　佩兰叶　生子芩　茯神　忍冬藤　扁斛

又十九方（二十九日）

手心热，足心亦热；自汗多，盗汗亦多。久热则阴亏于内，多汗则阳越于外。阳不入阴，寤不恬寐。病后意中之事，尚不足以为虑。舌质外见淡光，里见薄腻。脉象左部效大。右部滑数。手臂时或酸楚，头窍时或胀满。三十多日之病缠，津液岂有不耗；四五个月之怀孕。营阴安能充足。气分蒸蒸之热，运出于毛孔；营分炎炎之火，逼入于肝胆。一半补虚，一半清邪，使正气不为清而致虚，则邪气不为补而树帜。

西洋参　笕麦冬　知母　净枣仁　扁石斛　忍冬藤　淡甘草　云茯神　白芍　焙滁菊　生子芩　元参心

青蒿露煎药。

又二十方（七月初一日）

手心属手少阴经，足心属足少阴经，四肢又为诸阳之本，热势剧于两心、四肢，盖热久阴分之亏，其原由阳气之亢。病机迁延三十余日，怀孕亦有五个多月，阴分虚者益虚，阳气亢者益亢。气分余波之热，时消时长；营分未尽之火，忽焰忽熄。舌质中央淡光无苔，脉象重按柔软数大。滋少阴之液，以潜浮阳；濡阳明之津，以泄余热。

紫丹参　黄柏　知母　西洋参　麦冬　扁石斛　生子芩　白芍　元参　淡甘草　云神　忍冬藤

青蒿露煎药。

又二十一方（初二日）

疹从营出，痞从气化，见回已过半月，余邪尚有淹留，内则蔓延气腑，外则布散血络，满面发现瘰垒，手臂又见痱瘰，胸膺一带，亦有显现。发热剧于手足两心，酸楚觉于左右两腕，动多自汗，静多盗汗，脘不知饥，头有晕胀。迤逦三十多日，怀孕五个余月，熏蒸之热氤氲于内，浮炎之火迫现于外，耗伤气津，消烁阴液。舌质中光少苔，脉象左大右数。两清气营，藉养阴液。

西洋参　人中黄　茯神　滁菊　紫丹参　生子芩　扁石斛　忍冬藤　麦冬　茅根　丝瓜络　奎白芍

青蒿露煎药。

又二十二方（初三日）

热起于足之涌泉，延及于手之劳宫，有汗则衰，无汗则盛。纳食之后，脘宇自觉满胀；热甚之际，头窍又觉晕胀。动则自汗较少，静则盗汗尚多。汗出沾衣，身发痤痱。痤者，小节也；痱者，瘰也。痒如虫行，痛如针刺。半由气分未化之余邪，半由血络无形之风热。左脉虚弦而大，右脉沉数而滑。口渴朝剧，舌质淡光。清气分之余热，泄血络之风热。

生首乌　笕麦冬　扁石斛　西洋参　黑荆芥　生子芩　绽谷芽　甘中黄　真滁菊　炒白芍　忍冬藤　白茅根

青蒿露代水煎药。

又二十三方

手足热多属阴亏，头晕胀确是阳亢。阴既虚，阳既亢，营分虚热易生，气分余邪愈留，汗出见湿，乃生痤痱，有时癣痒，有时疼痛。得食脘觉满胀，入夜寤少恬寐。手臂时或酸楚，身体时或罩热。左脉虚弦而大，右脉沉数而滑。口渴剧于上午，舌光现于中央。治法养胃中之津，藉以潜身中之热。

生首乌　石决明　真滁菊　甘中黄　西洋参　笕麦冬　云茯神　扁石斛　生子芩　绽谷芽　荷叶梗　忍冬藤

青蒿露代水煎药。

又预拟方

有孕久病，血液无有不伤；有汗多热，阳津未始不耗。气液已由迁延而不复，余邪必淹留而未清。诸病变出，由此来也。手足心热独高，头臂之瘰极多，时痒时痛，纯红无白，无非热在阳明血络。舌光少苔，淡而无绛，不外虚在阳明气津。胎前宜凉，病后宜清，预拟凉血清气，以备善后调理。

西洋参　麦冬　白芍　绿豆衣　扁石斛　生子芩　吉林参须　真滁菊　橘络　茯神　茅根　淡甘草

大生地露代水煎药。

申江徐苍菽首方（六月初九日）

左脉刚大，右脉滑数。前经舌质变迁无常，现在舌质红绛起刺。病起十余日之多，痢下四五十之数。近日热去其七八，痢行亦少其八九。所剩之邪，不过余波未尽；所伤之处，在于阳津阴液。潮热或一日起，一日平，脘宇不知烦闷，又不知饥，少腹自觉作痛，并不窒滞。推其病，测其源，蒸腾之火在气，郁伏之热在营。偕伯陶先生拟两清气营、保救津液，未卜以为然否？还祈高明政服。

秫米炒　西洋参　鲜石斛　元参　净银花　甘中黄　白芍　粉丹皮　鲜生地　茯神　川贝母　白茅根　竹心

又二方（初十日）

始病吸暑发热，下利数十多行，阳津从热而上耗，阴液从利而下伤。满口皆糜，满舌皆绛。投甘凉而津得复，进咸寒而液得生。发热、下利日益其减。口糜、舌绛日益其退，第热势一日作、一日辍，而苔一日绛、一日白。不食脘宇自觉知饥，得食脘宇自觉窒滞。寤则少寐，寐则多梦。昨日便下，小有血块；今朝更衣，未获临圊。左脉大而且刚，右脉大而且柔，六部统按，又见滑数。刚大阳亢阴亏，滑数热炽痰盛。病缠已越一月，转机已见七八。所留之邪不过余波，所伤之处在于津液。治法注重保津救液，藉退亢阳而尽余波。录方还希伯陶先生酌服。

西洋参　元参　丹皮　甘中黄　银花　奎白芍　川贝母　茯神　建兰叶　鲜石斛　茅根

生地露煎药。

又三方（十一日）

气分之邪从毛窍外腾。发现白痦；营分之热从阴络内注，变成下利。气分之痦与伤寒耳聋不同，营分之利与食滞腹痛亦异。热势仍形一作一辍，朝轻暮重；利色依然半紫半块。或黑或溏。白痦显露，仅有两朝，胸膺密多，手臂稀少。发热有十四日之久，下利有四五十之多。阳津从热而耗，阴液从利而伤。舌质松白，底尖红绛有刺。左脉来盛去衰，右脉滑多数少。暑中之秽，无形无质，所伤气分，蔓延无定；湿中之痰，有形有质，妨碍气机，迁变不一。清气分之热，宜用甘凉；潜营分之火，宜用咸寒。有否的当，仍希伯陶先生察核政行。

香犀尖　粉丹皮　银花　白茅根　元参　鲜石斛　西洋参　甘中黄　建兰　绿豆衣　芦根　竹二青

又四方（十二日）

身热如潮如平，白痦时多时少，脉象朝暮不同，舌质旦夕亦异。朝诊之脉，大势较减；暮诊之脉，大势复盛。旦见舌质绛多白少，夕见舌质白多绛少。脉如是之动，舌如是之变，气分终有邪，营分又有热。白痦多气邪乘机外腾，下血多营热乘势内泄。所有伏邪不过余烬，无如热现半月之久，益以利下数十次行，津液大受戕耗，余邪不易廓清。治法甘凉咸寒，藉以救津保液，使津液日渐来复，则余邪日渐退舍。录方于左，仍请伯陶先生斧政。

西洋参　人中黄　丹皮　元参　银花　建兰叶　香犀尖　白荷花　鲜石斛　茅根　芦根　竹心　竹茹

生地露煎药。

又五方（十三日）

昨夜热度极高，今晨脉象尚大。胸次之痦仍形不少，利中之血尚见不多。在气之邪，既由痦而外腾；在营之热，又从血而内泄。热度尚如许之高，脉象尚如许之大，一由阴分之不足，一由阳气之有余。淹留之邪，尚难速化；蒸腾之热，未易遽清。舌质有变化不一，余烬有变迁无定。气分之热，必藉流行而始化；营分之热，须俟血去而始清。大旨清气清营，理所必需，于救津液，尤不可废。酌录数味，仍请伯陶先生政行。

犀角尖　粉丹皮　银花　元参心　西洋参　竹心　竹茹　甘中黄　鲜石斛　芦根　丝瓜络　真滁菊

生地露煎药。

又六方（十四日）

身热减不足言，利不少而不多，紫块未尽，白沫尚见。白痦先发者已回。续布者未退。舌质朝见者红绛，晚见者白糜。左脉大，尚无冲和之气；右脉滑，颇有柔软之象。气分热久而致耗，营分利多而致伤，有质之痰浊，尚难廓然而清；无形之蒸热，未易弥然而消。狂澜之势虽倒，余波之烬未息，务必津液日渐而来复。方可余烬日渐而扑灭。治法仍用甘凉咸寒，藉此可以保液泄热。录方尚希伯陶先生削政。

香犀尖　银花　连翘　甘中黄　鲜石斛　元参　粉丹皮　茅根　芦根　西洋参　竹心　竹茹　建兰

生地露煎药。

又七方（十五日）

昨日便下，仍挟紫黑红筋，今晨未获更衣；身体发热，仍形忽潮忽平，较前略觉轻些。白痦亦渐稀少。舌质又少变动，绛而不紫，白而不糜。左脉大势未去，重按如有柔软之象；右脉滑势未减，沉取颇有虚软之形。气分蒸腾之火日形其退，营分郁遏之热日益其少。惟已耗之阴液不易来复，而未尽之余烬尚难廓清。现在治法，仍宜恪守，俾病机再无变动，则法程或可更易。录备伯陶先生改政。

西洋参　生苡仁　芦根　粉丹皮　鲜石斛　扁豆衣　竹茹　竹心　香犀尖　甘中黄　茅根　元参心　净连翘　建兰叶　生地

银花露煎药。

又八方（十六日）

气分尚有淹留之邪，白痦或稀或密；营分犹有郁伏之热，利血忽多忽少。朦胧之中，汗泄溱溱肌腠；日晡之后，身体蒸蒸发热。左脉中取，大而略敛，重按颇软；右脉浮取，滑而兼数，沉按虚软。左尺部尚不垂露，右尺部颇少藏蛰。舌质时更时变，朝暮忽绛忽糜。为热已久，虚多邪少，然余邪一日不尽，则滋补一日难投。不如仍用甘凉咸寒，藉此亦可养津清邪。录方仍祈伯陶先生有道教政。

西洋参　元参心　粉丹皮　橘红　霍石斛　茅根　建兰叶　人中黄　竹茹　竹心　犀角尖　银花　淡秋石　苗叶

生地露煎药。

震泽徐眉泉母

（六月初六日）

耳聋、目痛，匪朝伊夕；头晕、躯麻，由来亦久。七十有九之高年，五脏精衰之现象，若非偏枯，便有中风。迩来右目红肿，视物如睆，昨日身体发热，脘漕懊侬。顷加呕泛，时或口燥。舌质前半红绛，后半腻白；脉象左手刚大，右手数大。肝胆之风火盘旋于上，肺胃之暑湿占据其中。清阳窒阻，浊痰乘升逆，通降更形妨碍。羚羊犀灵，介潜肝胆之风火，以利清窍；芩连沉降，泄肺胃之暑湿，以宣气机。

犀角尖　酒芩　云苓　橘红　羚羊角　竹茹　川雅连　佩兰　藿梗　滁菊　仙半夏　荷叶

又二方（初九日）

内因心火，肝火，外因暑火、湿火，内外交攻，互相交炽，鼓动风阳，蒙扰气机。右目红而流泪，视物有花，左目亦有流泪，视物无花，耳窍鸣而失聪，身躯木而不仁。七十有九岁，五脏之精衰，轻变为偏枯，重变为中风。脉象刚大较减，舌质红绛亦少。脘宇嘈杂，肢软力倦。外因之火渐少，内因之火尚多。现在酷暑太亢，一水不胜二火，壮水之主，以制阳光。犀角咸寒，即是壮水；黄连苦寒。即是折火。

犀角尖　川雅连　橘红　草决明　滁菊　桑叶　羚羊角　炒黄芩　丹皮　茯神苓　佩兰　荷叶

又三方

阳动风升，阴虚生火，风胜则燥，火炎则干。风从肝胆而出，火自心肾而来，燥在于津，干在于液。烦扰懊侬，手足掣动，剧于暮夜，瘥于日昼。木火上炎，右目起红流泪；风动于络，右手发麻而木。舌质前半光绛，后半薄腻。脉象左部弦滑，右部柔软。痰韧厚不多出，食糜粥尚少进。阴愈延愈耗。阳益升益炽。耋年患此，何堪维持。咸寒入阴，介类潜阳，即壮水之主以制阳光也。

真滁菊　奎白芍　元参　淡甘草　茯神　炙鳖甲　石决明　西洋参　丹皮　笕麦冬　川贝

生地露煎药。

又四方

身不发热，表无感邪，便有更衣，里无积滞，有时烦躁，有时懊侬，烦躁出于心肾，懊侬出于肝胃。寐有恍惚，络有抽动。左目红而流泪，右手木而且酸。前半舌质色带紫绛，后半舌苔白而薄腻。左部脉象弦滑，右部脉象软滑。食不多时，痰亦少出。元阳内虚，自觉热者，非真热也；孤阳外泄，自觉冷者，非真冷也。阳动化风，阴虚生火，实是此症之原委。介类潜阳以息风，咸寒入阴以驱热。

西洋参　麦冬　龟甲　元参　牡蛎　真滁菊　甘草　丹皮　鳖甲　白芍　川贝　生地露

又五方（七月朔日）

燥万物者，莫熯乎火；挠万物者，莫疾乎风。真阴不足于下，亢阳有余于上，阴即水也，阳即火也。阴虚不能制火，阳动遂令化风，风动于中，火烁其气，烦冤懊侬，嘈杂善食。入火无物不消，故愈食愈嘈；有风无物不动，故益动益掣。嘈在于腹笥，动在于经络。舌质前半淡光无津，脉象左部弦大有力。治法咸寒甘凉，藉以壮水潜阳。

大生地　阿胶　火麻仁　西洋参　白芍　云茯神　川贝　滁菊　怀牛膝　炙甘草　麦冬　冬桑叶

南浔陈回生（六月初四日，十岁）

前月初五日，发现暑湿症样，迨至十五，身凉、痦退始安。不意二十五日，忽染暑秽、凉风，渐即身体发热如炭，才至月杪，忽凉忽热，有汗解肌，斑疹密布。现在热势朝轻暮重，神气奄奄似昏似寐，稍涉苏醒，语言清楚。耳无聪闻，舌有糜白。左脉弦数。右脉沉滑。暑秽从上而受，必伤气分，；凉风由表而侵，必阻经络。邪郁气分，化痰、化火。腑失通降，肝失潜藏，寐醒为昏，大便为闭。治法清气清营，藉以宣窍宣腑，惟口或淡或甜，定是浊蒙清阳，辛芳气味，理所必需。

香犀尖　鲜生地　知母　元参　佩兰　新会红　羚羊角　石菖蒲　银花　连翘　滁菊　紫雪丹

又二方（初六日）

浊邪转从燥化，舌糜为转红绛，遍体斑疹渐次而回，唇口干燥亦渐滋润，神气清爽，烦潮未除，耳窍仍无聪闻，大便依然不下，热势日轻暮重。脉象左数右滑。肺津胃液，两就戕耗，遗烬余邪，均未廓清。十岁童体，阴分数亏，恰逢炎暑逼人，一水不胜二火，诸躁烦越，皆从火出。咸寒甘凉，清气清营，藉保肺津而存胃液。

鲜生地　天花粉　知母　甘中黄　滁菊　元参心　鲜苗叶　西洋参　粉丹皮　茯神　石决明　川贝　竹心

霍斛汤煎药。

又三方（初八日）

热势或朝轻，或暮剧；唇口忽焦燥，忽红燥。舌质旦夕迁变，有时绛而少苔，有时白而起屑；脉象昔今相同，左脉沉按数大，右脉重取滑数。烦扰懊侬，乍有乍无；身体转侧，或动或静。蕴蓄秽浊于肺胃气分，蒸腾热邪于肝胆营分。发热有十四日之久，便闭有十二日之多。浊邪既失下降，清津不得上升。甘凉清气以生津，咸寒入阴以存液。

鲜生地　丹皮　西洋参　滁菊　知母　建兰　瓜蒌仁　元参　人中黄　银花　川贝　竹心

霍斛汤煎药。

又四方（十六日）

不下大便十六日，已得更衣三四次，腑气藉以廓清，留热亦随扑灭。第邪热退则正气虚，精神为之热倦，形容为之消瘦，耳聋更甚于前，胃纳更少于昔，头面发现疖毒。舌质转见淡光，左脉视小，右亦不大。胃纳一日不加增，元阴一日不来复，先贤所谓得谷则昌。无热可清，有虚难补。势必先用甘凉，务使濡养胃阴。

吉林参须　银花　丹皮　夏枯草　橘红　元参　生地　连翘　滁菊　川贝　淡竹叶　人中黄

东阁兜徐惠人夫人

（六月廿九日）

产育已有两日余，瘅疟发现七八日，面苍油亮，脘脊侬懊。脉象小弦而动，舌质淡光而白。气分蒸腾之邪，外泄于毛孔，上焦胸膺之间，瘖亮如水晶。若见风动作厥，便有阳越欲脱。治法潜身中之阳以熄风，参用清气中之热以保津。

霍石斛　银花　连翘　西洋参　石决明　茯神　青蒿子　滁菊　橘白　川郁金　玫瑰露　炒竹茹　芦根

又二方（初二日）

产后阳亢阴亏，发现独热无寒，一日作、一日辍，气分氤氲之邪，蒸腾于毛孔，自汗漐漐频出，瘖现于颈项。产逾两旬，热近数候，阳津阴液俱受戕耗。脉象细中见弦，弦中见数。口味淡而兼苦，苦而兼甜，舌尖淡光，舌根松白。治法补其不足，参用泻其有余。

西洋参　白芍　淡甘草　银花　黑豆衣　茯神　吉林参须　绿豆衣　橘白　石决明　苡仁　扁豆衣　霍斛

苔溪徐佩卿郎（六月十八日）

病机绵延匝月，泄泻纠缠两旬，身热似已开凉，神识尚未清爽。向有耳疾，近来加以失聪，累日纳废，现在勉进糜汤。口涌痰涎，所吐络绎不绝。舌质光滑，根底略形灰腻。终日寤不安寐，统夜又不安宁。左脉弦细而数，右脉滑大而数。阴分既由泄多而戕耗，气分尚有浊痰而未化。阴分如此之虚，浊痰如此之多，治法颇为牵制，就轻尤为不易。养胃津是为正当，涤浊痰又是要著。

霍石斛　川贝　茯神　冬瓜子　连翘　苗叶　扁豆衣　橘红　竹茹　陈胆星　银花　参须

又二方（十九日）

顷诊脉象，左部细弦，右部滑；视其舌质，外见淡光，里见微白。昨夜寤寐，仅有一二点钟，语言错乱，依然纷纭不宁。纳食所进，糜汤粒米难下；浊痰所出，不少稠韧异常。阴分既由迁延而日耗，气分尚有留邪而未尽。一半养胃中之津，即是存阴；一半潜胃中之热，即是涤痰。

霍石斛　川贝　丹皮　元参　茯神　甘草　新会红　竹茹　银花　胆星　苗叶　吉林参须

郭守良

暑湿伤及气分，瓜果阻塞气道，气郁渐从火化，火盛亦渐酿痰。痰为有质之邪，妨碍无形；清气升降之机，失司常度。身体发热，已将一旬，饮食不进，已有三日。头痛腹痛，或有或无，烦冤懊侬，时起时平。咳不多，昨日吐痰已有盈盏，二便通，有时口渴不多嗜饮。脉象濡滞，并不流通，右寸关部沉取带滑；舌质薄腻，尖不红绛。治法疏宣气机，藉以清化痰浊。

羚羊角　前胡　青蒿　茯苓　姜半夏　杏仁　制川朴　酒芩　橘红　藿香梗　竹茹

又二方

八岁之童体，一旬之发热，脉濡滞而不数，舌腻白而不燥。今日胃纳所进不多，两旬大便不获更衣。头晕腹胀，作辍无常，烦冤疲倦，动定不一。咳呛不多，咯痰亦少，形躯瘦怯，面质萎黄。暑湿伤气，瓜果损中，清升浊降，由此失司，脾运胃统，亦为失职，气郁必蒸热，邪郁必酿痰。脉如是之涩，舌如是之腻，欲求就轻，恐不易也。苦温燥湿，辛芳化浊，藉和脾胃而调升降。

制川朴　苡仁　茯苓　佩兰　姜夏　杏仁　绵茵　陈佛手　橘红　蔻壳　酒芩　姜茹

又三方

神气奄奄而熟睡，热势蒸蒸而未退，脉象濡滞转为滑数，舌质腻厚转为薄白。头晕似有若无，咳呛忽作忽辍。胃思食，便尚通。胃府尚有蕴蓄之湿，太阴又有熏蒸之热。升降之机。不获常度；输化之气，又失其职。热势为之淹流，神气为之受伤。苦温如嫌燥液，辛凉犹恐伤表，不如平淡为平稳也。

川石斛　橘红　山栀　通草　地骨皮　茯苓　生苡仁　酒芩　佩兰　银花　青蒿子　竹茹

朱铁珊夫人（叔泉）

寒少热多，间日而至，虽非正疟，固无妨碍。疟中邪热独炽，遂使脘满烦闷，益以误服鳝鱼助热、桃子耗气，升降窒碍，热势益剧，口渴溲多。今日疟非临期，诸恙遽尔退舍。所吃紧者，孕已九月。右脉滑大，舌质薄黄。清泄气分，和解少阳。

川雅连　黑山栀　酒芩　广皮　青蒿梗　知母　鲜石斛　软柴胡　枳壳　连翘　家苏子　荷叶

又二方

前日疟期，寒热又来，今日疟期，寒热已去，诸恙亦随之而减。脘宇竟未获通畅，旧恙脘痛，乘机勃发，胃纳依然不能多进，大便又阻，寤寐亦少。左脉弦数，右脉滑大。少阳、阳明余邪未清，治法仍用苦辛通降。

川雅连　苏梗　广皮　扁石斛　枳壳　茯神　瓜蒌皮　知母　酒芩　黑山栀　银花　荷叶

又三方

间日寒热，仅发三次，不足以去其邪，

氤氲肺胃气分，烦冤懊侬，满闷欲嗳，头面熇热，无汗口腻，大渴引饮，大便十五日不更衣，小溲每周度数十行，夜不安寐，胃不增谷。左脉细弦无力，右脉数大而滑。孕已九月，津液耗炽。治法注重甘凉，藉以保津退热。

西洋参　知母　石膏　玉蝴蝶　茯神　元参　全瓜蒌　子芩　银花　黑山栀　橘红　竹心

又四方

昨下大便，已得更衣，今日又复两次，所下甚夥，肠胃垢浊，廓然一清。前半夜寤不安寐，后半宵寤欠安恬。脘气犹觉满闷，纳食亦不多进。舌白口燥，身热多汗。左脉仍形细数，右脉依然滑数。怀孕体瘦，阴液本难维持；炎日酷暑，元气何堪胜任。治法仍用甘凉，以冀热退津复。

西洋参　橘红　子芩　白杏仁　茯神　芽谷　霍石斛　连翘　银花　瓜蒌仁　知母　竹心

又五方

左右脉象，已见平均，根底舌苔，转见薄腻。前半夜虽能安寐，后半夜未能熟睡。胃不加纳，便不复通。热久阴液耗伤，体虚血液枯耗，肠为之燥，胃为之干，遂使肠失传道之司，胃失化浊之机，所以口中尚嫌腻浊，脘宇尚觉窒滞。治法仍用甘凉气味，合乎邪少虚多之计。

西洋参　佩兰叶　知母　扁石斛　瓜蒌仁　酒芩　生芽谷　云茯神　橘红　净银花　青蒿子　竹心

长兴董子文（三月廿七日）

吐血根起六年，屡发屡止，咳呛由来五载，时作时休。少年不足于阴，有余于阳，失血愈耗其阴，愈亢其阳。阴虚生热，理所当然；阳亢生火，亦是常情。近来稍积饮食，陈腐亦能化热，与液相搏，亦能化痰。热乃熏蒸之气，善于消铄津液，痰为重浊之邪，易于窒碍升降。脘宇自觉满闷，纳食因之如废，腹笥时或鸣响，更衣由此秘结。前经盗汗，现在更多，精神狼狈，昏然如寐，谵语喃喃，手足掉掉，痰黏如丝，舌绛如火，咽喉觉痒，口渴思饮。左脉弦细而紧，右脉弦细而数。阴有内涸之势，阳有外越之象。虚损至此，岂不危险！失血咳嗽，固可从缓而图；身热阳动，是为目前之急。治法咸寒育阴以驱热，介类潜阴以息风，俾得阳平阴秘，庶几精宁神安。

元参　秋石　川贝　牡蛎　橘红　炙龟甲　牛膝　龙齿　茯苓　鳖甲　丹皮　糯稻根

又二方

热从虚出，薄暮为剧；汗从睡出，黎明特甚。纳食累日如废，神倦终夜欲寐，有限之真阴愈延愈耗，无形之亢阳益炎益升。阴虚生火，消铄津液，阳动化风，走窜经络，手足时或振振欲掉，舌中已见光剥无苔。左肋自觉板滞，大腹又见鸣响，喉痒口渴，气逆痰韧。左脉沉弦而细，右脉柔软而大。春令万物发陈，阴阳维续为艰。五日以内，两次寒热，设或旧态复作，难免阳脱阴随。脘宇窒塞不舒，其中必有积滞。虚中挟实，实中兼虚，调治为难，不可言喻。为亟亟于补虚，窒升碍降；倘战战于泻实。妨害其元。不如仍蹈前辙，潜育为平妥也。

西洋参　龟甲　牡蛎　鳖甲　丝瓜络　新会红　旋覆花　龙齿　茯神　芽谷　川贝母　冬桑叶

浮麦汤煎药。

又三方

夺血者无汗，夺汗者无血。旧冬阳不潜藏，有血而无盗汗；今春阳气升泄，有汗而无失血。血与汗，异出而同源也。前经盗汗溱溱，现在自汗涓涓。朝热之作，剧于薄暮；盗汗之多，甚于曙光。水亏不能涵木，金虚不能制木，左升为之太过，右降为之不及。胁有胀满，非有形之滞；腹有鸣响，是无形之气。气余是火，火即是气，气火相搏，销津铄液，阴不恋阳，阳不生阴，阴阳相离，精驰神动。左手脉小弦而紧，右手脉细弦而数。真阴一日不复，亢阳一日不敛，欲求潜阳，务在滋阴。录方即请吉士有道法政。

绵蓍皮　龟甲　牡蛎　川贝　茯神　白芍　淡甘草　穞豆衣　鳖甲　龙齿　橘络红

（吉林参八分、淡秋石四分）同煎另服，浮麦汤煎药。

申江邢钧庵夫人（八月十二日）

暑湿至秋分，发现气深远，固不能一表而散，得汗即解。初起又有积食，久郁渐从痰化，热愈蕴愈炽，痰益聚益多。无形之热，流散无定；有形之痰，凝聚不移。身热乍轻乍重，脘宇时窒时塞。左脉数大，右脉数滑。舌薄色白，渴不多饮。日延已久，邪非在气。清营分之热，涤气分之痰。

犀角尖　丹皮　连翘壳　瓜蒌皮　茯神　丝瓜络　鲜生地　银花　黑山栀　冬桑叶　芦根　竹二青

又二方（十三日）

伏暑之邪，发于秋分，发表固不能生效力，攻里亦不能见效验。身热忽轻忽重，脉象乍大乍小，舌中已有剥痕，舌底尚有薄黄。脘宇犹觉满胀，不思纳食，腹笥仍或作痛。大便溏薄，当脐之下，时或鸣响，屈曲之间，传道失司，余遗之积，因之留滞。两清气营，藉保津液。

犀角尖　鲜生地　连翘　黑山栀　通草　冬桑叶　羚羊角　粉丹皮　银花　扁豆衣　茯神　鲜芦根

又三方（十四日）

身体朝暮俱热，腹笥旦夕作痛，痛在于下，不在于中。胃中之积滞已化，肠中之垢滞未化，滞既不去，痛焉得休。耳聋目掣，寐不安稳，少阳经尚有伏热；肠鸣溲少，便不通畅，大肠腑尤失传道。发热日延已多，经行才过未久，不独气分有热，难保营分无热。左脉弦数，右脉滑大，舌苔薄白，尖色微绛。治法仍宜两清气营。

犀角尖　鲜生地　茯神　连翘　川通草　茅根　羚羊角　粉丹皮　丹参　银花　黑山栀　芦根

又四方（中秋节）

热度高，脉息数，气分有郁火，营分有伏热。便溏薄，下不多，肠中有积滞，传化失常度。滞不去，腹必痛，痛在于下，不在于中。积滞阻于肠，而不阻于胃。寐不多，食亦微，胃津已耗，肾阴亦伤。手指动，耳窍聋，肝胆风阳之见证也。病缠已越两旬，经行未过十日，营络空虚。愈虚愈热。清营泄气，率由旧章。

犀角尖　苡仁　芽谷　石决明　桃仁　黑山栀　茅根　鲜生地　丹皮　路路通　连翘　云茯神　芦根

又五方（十六日）

病热已将匝月，汛过未到一旬，昨日又见复来，色现紫而带黑，此系离络之瘀，似非热入血室。不过经行之后，营分未必无热，热度高而脉数，气分尚有余邪。大便通而不畅，溏薄下而不多，腹笥痛而且鸣，胃纳进而不多，肠胃屈曲之处蓄之滞。

气分之邪，必待流而始衰；营分之热，须俟病去而始清。率从旧章，两清气血。

犀角尖　苡仁　芽谷　桃仁　茺蔚子　芦根　石决明　鲜生地　丹皮　丹参　黑山栀　茅根　连翘

又六方（十七日）

伏邪愈蕴愈深，真阴益延益耗。热不独在气，而营分亦被其灼；虚非特胃津，而肾液亦受其戕。热郁如此。不易日就其衰；津伤如此，尤难日来其复。经过复来，色现紫黑，营热固属无疑；脘宇作痛，当脐亦痛，气郁概可相见。左关部脉独见指抟，舌质满苔，薄腻而燥。清气营即是救津液，宣气化亦可调肝胃。

西洋参　金铃子　川郁金　丹皮　连翘　石决明　木蝴蝶　元参心　云茯神　芽谷　茅根

银花露煎药，霍石斛汤过口。

又七方（十八日）

身体朝热暮凉，寤寐昼多夜少，胃纳所入甚微，更衣所出甚艰。少阴之液，既由迁延而日衰；阳明之热，尚有淹留而莫化。肝木乘机扰动，不免凌脾侮胃，或有中脘作痛，或有少腹作疼，汛事止而复来，来而复止。脉象左关抟指，右关弦数，舌质红退而白尚存。热病以津液为材料，津液赖谷食以资生。治法不越养胃之旨。

西洋参　石决明　桑叶　茅根　丹皮　木蝴蝶　真滁菊　金铃子　茯神　连翘　元参

芽谷汤煎药。

又八方（十九日）

昨夜交十二点钟，少腹痛更剧于前。顷视舌苔，前半剥蚀更多于昔，左部脉象大势稍退，右部脉象数势未静。每餐所入水谷，仅有三四调羹，入夜所得之寐，仅醒三四小时。身热时轻时重，大便忽行忽止。经汛才过，营分必虚，热病既久，气分亦伤，余波之热，郁遏之火，毕竟未获廓然而清。胃津肾液，失于敷布，口中燥为渴而欲饮。治法仍用甘凉养胃，藉此可以恢复津液。以胃为生机之总司，尤为津液之源头也。

西洋参　元参　滁菊　甘中黄　茅根　石决明　剖麦冬　连翘　山栀　牡丹皮

桑芽谷汤煎药。

又九方（二十日）

绕脐作痛。剧于夜半，大便两日不见其下，身体发热，不甚猖炽，口觉苦味，渴不多饮，胃纳不多，寤寐不少目睫，盗汗濡于衣，耳窍鸣响，略形聪灵。热病久未始不伤津液，经才过未必不伤营阴。气之邪，营之热，固不易就其衰；既云痛，必有滞，痛喜按必无积。左脉弦紧而大，右脉弦细而数，舌质如昨。法从旧章。

西洋参　元参心　石决明　青皮　池菊　茅根　笕麦冬　甘中黄　穞豆衣　丹皮　桑叶

芽谷汤煎药。

又十方（二十一日）

气不平则腹鸣，气不通则腹痛，鸣有水声，痛绕于脐，大肠、小肠屈折之处，必有饮邪阻碍流动。所谓痛必有滞，滞必有痛，滞当去而气通，通则不痛，大便不下已有三日，脐腹疼痛由阵而作，痛主于气，愈聚愈散，所以痛势忽作忽辍。热病已久，气分已伤，经过未远，营分亦虚。左脉弦紧，舌见点剥。育气液，疏气滞。

西洋参　丹皮　茅根　大腹皮　元参心　路路通　剖麦冬　白芍　青皮　小茴香　石决明

芽谷汤煎药。

又十一方（二十二日）

左脉弦紧之势逐渐退舍，右脉弦滑之形未见全去，前半舌质红绛少泽，后半舌质腻白而松。肠中时鸣时息，脐腹时痛时止，鸣必浊饮留聚。痛必气机窒郁。欲使不畅，甫有四日，肠中不独浊饮之阻，亦且余蓄之垢，留而未去，胃中津液亦受戕耗，气分氤氲之邪，聚而未化。痛为不通，务在宣通，参入甘凉养胃泄热。

西洋参　麦冬　丹皮　小茴香　炒白芍　冬瓜仁　银花　元参心　青皮　茆根　大腹皮　柏子仁

芽谷汤煎药。

又十二方（二十三日）

无形之气聚，腹为之痛，有形之瘀阻，腹亦为痛。昨夜连次更衣，所下尚少渣滓，而痛势不减于前，其肠中定有蓄邪。非特此也，经行才过，冲任空虚，血络易热，热则不易归经，随聚随离。于络窒碍，气街不通作痛。气分余蕴之邪，亦未廓清，阳明津液之伤，尤难来复。右部脉象紧滑，舌质前绛后白。缓剂宣通，务使不痛。

西洋参　青皮　麦冬　丝瓜络　延胡　乌贼骨　金铃子　茆根　茴芍　九香虫　丹皮

芽谷汤煎药。

又十三方（二十四日）

冲脉、任脉，皆丽于下。大肠、小肠。皆位于下，痛至绕脐，与肠相连。经行之后，冲脉、任脉无有不受影响；积滞既久，大肠、小肠未始不受戕伤。冲任虚则易热，肠腑伤则易滞。滞为不通，致令作痛；热能阻气，亦使作痛。忽痛忽止，乍鸣乍平，于气者多，才滞者少。左脉时弦时大，右脉时紧时滑。舌质朝白暮红。仿用通则不痛。

金铃子　旋覆花　绛帛　西洋参　茆根　辰砂染麦冬　海螵蛸　小茴香　炒白芍　丹皮　瓜络　青皮

芽谷汤煎药。

又十四方（二十五日）

热度低，大邪可许廓清；喉尚燥，余波未曾扑灭。环脐作痛，缓而不止，作辍无常，轻重不一。肠鸣似有若无，更衣欲下不畅，胃纳未见加增，寤寐仍不减少。初痛在经，久痛入络，痛在于脐，与肠相连。向来经来脐痛，现在经过未久，奇经冲任二脉未始不受影响。左脉弦多大少。右脉大少紧多。舌质中绛边白。治法以通为主。

旋覆花　猩绛辰　麦冬　青皮　茴芍　丝瓜络　西洋参　归须　金铃子　丹皮　茆根　青葱管

又十五方（二十六日。是日贴洞天毓真膏）

冲任二脉起于少腹，挟脐上行，散于胸中。痛起于少腹，连及于中脘，此痛在于冲任两脉。此脉隶于肝胃两经，冲主冲逆，任主担任。经过之后，冲脉空虚，血不濡肝，气不充络，络虚作痛，状似收缩，剧于上午，瘥于傍晚，前经拒按，现在喜按。拒按属实，喜按属虚。肠鸣或起或平，寤寐乍多乍少。左脉弦而不张，右脉滑而不数。治痛不外乎通，务使通则不痛。

炒当归　猩绛　西洋参　辰砂染麦冬　茴芍　怀牛膝　金铃子　青皮　旋覆花　延胡　丹皮　青葱管

又十六方（二十七日）

冲为经脉之海，挟任脉起于下焦；任为阴脉之海，与肝脉行于腹里。所以绕脐作痛，关系冲任二脉；有时痛连中脘，亦是冲任逆，以冲任二脉挟脐上行，散于中焦也。舌质转形滋白，津液有来复之机；面色槁白无泽，气血无振作之象。左脉弦势未退。右脉滑势未尽。痛为不通，通则不痛，仿此宗旨较为平善。

当归　金铃子　青皮　西洋参　芝麻　青葱管　茴芎　延胡索　猩绛　旋覆花　桑叶　糯稻根须

又十七方（二十八日）

绕脐作痛，两日未曾复见，大便之秘，五日不获更衣。脐痛出于冲任，与便秘无干涉；便秘属于肠胃，与脐痛无关系。不过，脐部与肠相近，肠既窒滞，升降妨碍，一团之腹，未必安然，所以痛势犹虑复萌。前经脐痛，状似收缩。甚而痛剧，连及中脘，是为痛久入络，牵及上下脏腑。左脉细弦，右脉弦滑。舌质滋白，口觉甜味。治法大旨率旧章。

当归　茴芎　旋覆花　新绛　金铃子　怀牛膝　青葱管　芝麻　桑叶　柏子仁　青皮　西洋参　佩兰叶

又预拟续方

热病后气分必伤，经行后营分必亏。大便乍行乍止，肠胃输泄失司；脐痛忽作忽辍，腑络流动失灵。有形之津液日见来复，未尽之余热日见廓清。邪愈退，正愈虚，虚在气血，不在津液。气既亏，血既少，内不灌溉于脏腑，外不充养于经络，力不易恢复，神不易振作。预拟两益气营，务使日臻完然。

炒当归　芝麻　橘络　茯神　怀牛膝　糯稻根须　紫丹参　桑叶　青皮　白芍　佩兰叶　吉林人参

又预拟再续方

预拟之方，两益气营，设或有生效力，趁此进步原意，增重其制，以便续服。

女贞子　丹参　橘络　芝麻　甘杞子　怀牛膝　海螵蛸　白芍　茯神　桑叶　玉蝴蝶　吉林参

附：陈莲芳治光绪皇上案

请得皇上脉，左细弦带数，右濡细无力，属阴分有亏，则生热，热则食气，气分遂弱，所以营卫不和，营争为寒，卫争为热，微寒、微热由此而来。心肾交差。有时遗泄，有时少寐，病情纷至沓来，扰于肺则咳呛、口干，及于肝则头晕、耳鸣，因之机关欠利，筋骨酸痛，更衣润燥不定、未能得畅。惟不受补，为从中挟湿停饮，用药之义，偏温纳则碍阴，偏滋腻则滞气。谨拟摄上下、和表里，藉以标本兼顾。

北沙参　霍石斛　白芍　茯神　潼蒺藜　怀山药　白蒺藜　绵杜仲　白莲须　红枣　法夏　橘红　白归身

录费钝甫先生案

痢疾多因感冒外邪，挟素蓄之热，淆乱清浊。清气不升，下利红积，腹痛贲响；浊气不降，脘闷心烦，饮食少进。解表清里，风邪外解，温热内清，下痢自止。李士材治痢九法，意美法良。但求止痢，而不正本清源，邪热毫无出路，蕴结于中，气液皆受燔灼，口干、苔黄，夜不成寐，掌心内热，精神恍惚，自觉难支。邪气蟠聚于内，正气散失于外，脉来细弦而结。脉有止歇，气机不相接续，已著正不胜邪，势极危险。喻嘉言治正虚邪实，每用逆流挽舟之治，转危为安。清解血热，化湿生津，徐灵胎治痢尤为精当。姑拟补正退邪。

人参　茯苓　丹皮　川石斛　谷芽　桑叶　冬瓜子皮　西洋参　黄连　白芍　生甘草　茆根　黄芩

复诊第二方

湿热内蕴，风邪外袭，淆乱清浊，升降失常，下痢红积，腹痛贲响，每日三四十行。胸脘不舒，饮食少进，口干、舌黄，掌心内热，已经八候，病势日增，目畏火光，精神恍惚，阴液已伤，胃失宣布，已可概见。脉象细弦而结。脉症细参，正不胜邪，邪气内陷，正气外脱，非可轻视。姑拟生津泄邪、清化湿热法，以望转机。

川雅连　北沙参　酒芩　枳壳　葛根　大腹皮　川石斛　山楂炭　桔梗　神曲　赤苓　荷叶蒂

某

操持烦劳，五志阳动；谋思远虑，七情阴伤。平素体质，寒湿恒多，每交长夏，必有湿温。湿者阴邪。阳胜者，则寒湿无以羁留；阳虚者，则寒湿易于蟠聚。可见寒湿之为病者，正属阳虚之明征也。去夏湿病以来。辗转反复蝉联。交立春后，春木萌动，肝气随升，肝与胃为克制，肝动必侮胃，胃窒必运艰，敷布无权，湿浊渐胜，湿蒸阳则为痰浊，凝阴则为饮。痰饮多属有形之物，最易阻碍升降之道，脾者当升而不升，胃者当降而不降。脾胃为表里相生之机，脾为阴土，赖胃阳以煦之；胃为阳土，藉脾阴以濡之。脾不升，则胃家多燥而有火；胃不降，则脾家多湿而成饮。火炎于上，口燥咽干，有所来也。饮停于中脘，拒纳废自有至矣。不纳者，已有浃旬。胃液益延益耗；脘拒者，已将两候，中气愈结愈锢，痰阻气痹。饮为阴类，阴者静已，从阳而动；气者阳也，随火而升。所谓阳动则火升，火升则饮升。顷诊：左脉弦而带涩，弦主肝旺，涩主血少；右手三部均见沉滑，沉为阴胜，滑为痰多。视其舌质，腻白带灰。咽喉略红，而微觉痛。无形之火，一经炎上，非发散可解，非沉寒可降，与六淫气火迥异。有形之饮，占据乎中，非辛香何以开之，非甘温何能燥之。目前阴伤液耗，原非辛香、甘温为善策；气伤饮阻，岂敢遽投甘凉濡养。然阴液不顾，防有告竭之势，而饮邪不去者，尤恐蔓延。无已，今当举其要纲，以胃虚木乘论治，暂仿仲景代赭旋覆汤主之，参入半夏汤以润燥和胃，且半夏亦有搜痰饮之功能。但汤液不能下受，恐难奏效。

代赭石　橘红　牛膝　甘草　白蜜　丁香　炒白芍　旋覆花　半夏　刀豆　谷芽　生姜　吉林参须

《和缓遗风》卷下终

证治心传

内容提要

本书为明末秦邮袁班体庵先生之遗著，经珠湖赵观澜双湖先生之加评，有兵部使者溧阳史可法序，本社裘君吉生向已故社友徐石生君重值兑得之抄稿。书名《心传》，盖袁先生折衷诸家，益以临证经验之心得之传也。史序赞其为“阐古今所必由之理，实天人所未见之书，俾后进者引而伸之，平时得之于心，临证应之于手，裨益苍生，非浅鲜也”云，其为好书，已可知已。

序

一介之士，苟存心济物，于物必有所济。虽蓬累而行，与得其时则驾者，不可同年而语，而其志则足尚矣。幕宾袁子体庵，顾影无俦，居珠湖之浜。喜读书，达通塞。其才如五石之瓠，不适于用，然济人利物之心，未尝去怀。蚤年侍亲疾，博究方书，深得异人授，遂以天下之疲癃残疾为己任，视人之呻吟痛苦，不啻若涉者之溺于渊，呼号拯救，而思欲手援之。运筹韬略之暇，医门著述满簏盈簏，医津一筏，第其中一则耳。每憾今之医籍，大半摭拾前人牙慧，割裂补窜，攘为已有以博名，高究之中无所得。苟逞其臆见，率意妄行，惟其载胥及溺而已。袁子之《心传》，则折衷诸家，参以临证经验，有疑似难明者，发挥奥蕴，随笔记录，以待质正。予嘉其阐古今所必由之理，实天下所未见之书，俾后进者引而伸之，平时得之于心，临证应之于手，裨益苍生，非浅鲜也。于戎马倥偬之际，抽间阅勘，俟锋焰稍息，亟付手民，以饷世之习医者。苟研求而有得焉，将免杀人之恶名，而为生人之仁术，岂不懿欤。

时在崇祯岁次癸未仲秋月兵部使者溧阳史可法识

目　录

证治心传　卷一

秦邮袁班体庵辑
珠湖赵观澜双湖评点
鸳湖徐树荣石生珍藏
绍兴裘庆元吉生刊行

证治总纲

吾尝叹今医诊病，鲜不以捷为工，即延医者，亦以捷为能，何古今之不相若也。夫医之诊病，必以审慎为本。若捷于按脉，乃市医苟且之为，班断不如是。每治病证，莫不以望、闻、问、切，细加讨论，然后辨标本，别表里、虚实之异，参四时寒暑之候，随证定方。虽不能尽合古圣之心传，而可免私心自用之咎也。

况近世之医书，每多以补虚立论。至大实有羸状故，因秽浊、实邪盘踞在内，既不得见而知之。又为宜补之说横于心中，往往惑于假虚之病象，而人多以下为畏途矣，更有世之不明虚实之宜，乃不善用者之误。恒见得时之医，自保声名，不肯轻用下法，及至病久正虚，方投轻下之剂，自无效应；至不得时之医，遇有病症，急于求效，遂妄用下法以决裂。人见时医用下而无效，庸医用下而致祸，遂使假虚之证误于温补，而戕生多矣。殊不思《内经》有有故无损之训，仲景有急下存津之法。如《伤寒论》之承气、陷胸等汤，用之得当，立能转危为安。况邪入于里，如贼踞畿辅内地，非边远之寇可比，急宜荡除，然于腹里地方，而行此兵凶战危之事，务当操必胜之权而后可。今特将历验心得之法，和盘托出，以济世人之危殆，而挽夭札之惨也。

盖诊脉不足凭，以脉有皮；惟看舌苔为准，则以苔无皮，显而易见。大抵有浊垢黄腻无津之苔，凡见此苔，即用下法，一剂得手，继之以轻重进退，以视浊苔之减否或退尽，而可以知邪之清净，一目了然。又有一种或隐或现、或黄或灰之苔，当细看其苔，必浮不实，而必现浊垢之形，是为虚苔，慎勿误用下法，以误人者。近见读书不达变通之医，拘执《伤寒论》，泥于一日太阳，执定先表后里，概以日数传经立言，昧于郁伏内起之因，而不明常变之理；往往拘执脾胃宜于芳香温燥、务戒苦寒攻削，乃未究立法之旨耳。即如东垣之补中升阳等方，是助其本也；仲景之承气、陷胸等法，是祛其邪也。然脏腑因邪气而暂变者，尚在常理之中，更有变出非常，如老弱、幼稚之质，每有大实之证，竟须竣下，多剂而愈者；又有年当盛旺，而忽患虚寒；及向非强质，忽患大实者，往往有之。或谓病患由于化气而成，其化实、化虚、化寒、化热，皆未可常理测焉，临证不可拘守恒情，尤不可固执成见，要在辨证的而用药当，方克有济。

惟病之已成，虽有良工，终不能保其十全，欲求最上之道，莫妙于治其未病。大凡疾病，虽发于一朝，已实酿于多日。若于未发之先，必呈于形色，遇明眼人预为治疗，可期消患于未萌也。至于病势已减，末后调摄尤宜加慎，既勿留邪遗患，更忌过剂损正，均关至要。惟膏丸本为缓调善后之用，然亦当知缓急，细察精详。若正气已复，即宜停止，防久而增气，反生他患，切勿以补益之剂，可以久服。总之，无病不宜以药饵为调养，非徒无益，而反有损，以其药性各有偏执故也。仍须研究经文，握阴阳之纲领，最为简捷。譬如伤于食者，若无阴阳偏盛之变，不过暂时闷胀，捐谷一日即消；倘阴寒郁抑，则所停之食，为水中之冰矣；若温热郁伏，则所伤之食，为炉中之炭矣。无形附着有质，有质助其无形，病患成矣。至于血之瘀，有寒凝、热结之因；蛔之动，有大寒、大热之分。

一切疾病，或由天时感化，或因情志感伤，或本质偏虚，其成者皆归二气为本，明乎《内经》云："水火者，阴阳之征兆也；寒热者，阴阳之性气也"，乃得由博反约之道焉。若欲明医理之渊微，必先考审《素问》《灵枢》之秘，熟读仲景《伤寒》之旨，自有左右逢源之妙，非徒恃于阴阳五行，创滋阴、温补之法，以八味、六味汤丸加减变化，误人非浅。余所论方法，皆为挽回温补之弊而设，亦不得已也，非欲与时医争名，亦不欲妄议著书者之过，而实欲明虚实，别标本，以为寿世济人之殷鉴也可。

澜按：先生著书时，当崇祯甲申以前，正四方扰乱之日。其所谓温补为害，乃隐斥薛立斋之误。其时士大夫惑于温补，致误者多，先生所不明言者，恐伤时而招尤，藉以避世俗之忌，而以明虚实、别标本，为寿世济人之术，不啻大声疾呼，其心可谓仁焉。

治病须明阴阳虚实论

盖人身本阴阳二气化成，二气平调，人无疾病；二气一有偏胜，则疾患生矣。自古及今，方治虽多，总不出补偏救弊而已。虚者补之，实者泻之，矫其偏胜，归于和平，则疾瘳矣。然阴阳者。天地万物之源也。天之六淫，人之七情，以药物性，皆禀乎此。

以人身言之，气为阳，血为阴。卫气行于外者为阳，营气荣于中者为阴。六腑为阳，五脏为阴。身半以上属阳，身半以下属阴。先天之阴阳，肾命是也；后天之阴阳，脾胃是也。人之所以充身、泽毛、蒸化水谷、温养运行，皆阳气之发用也。惟阳气不能孤立，必赖阴血以濡之，成形、成质，濡润、流通，皆阴血以维持也。是以脏腑、肢体，虽有阴阳之异，而内外躯壳，无处不具阴阳之气也。

阴阳相合则生，偏胜则病，离散则死。病之发也，大偏则大病，微偏则微病。人之死，非阳尽，则阴竭矣。况人之生也，气秉各有偏盛：如苍赤骨大而瘦者，为阳体；柔白骨小而肥者，为阴体。肥人之病，恐虚其阳；瘦人之病，虑涸其阴。天之六淫，亦乘人身之虚而感化：阴虚之体，易感风、燥、暑、火；阳虚之质，易感寒、湿、雾、露。阳从火化，阴从水化，水寒火热。《内经》谓：阴虚生内热，阳虚生外寒。阳盛多实，阴盛多虚。明乎阴阳，则表里、虚实、寒热之病，一目了然矣。或谓大怒伤阴，大喜伤阳，思虑则脾阳结，恐惧则肾阳消，劳力汗出则卫阳疏，苦思极虑则心阴扰。至于妄下伤阴，妄汗伤阳，大吐伤阳，失血伤阴，辛热伤阴，苦寒损阳，由是推而至于七情六气，莫不统驭于阴阳也。临证者但以审阴阳盈虚、消长之理，虽病状变化莫测，不外阴阳偏虚之患，治以补偏救弊之法。惟不可以阴虚、阳虚立论，用六味、八味为定法，要在明察致病之由而施治，则思过半矣。

譬如伤寒，是表阳伤也，用辛温以散表寒；若温热，是里阴炽也，用苦寒以胜里热。推而至于阳水、阴水，阳黄、阴黄，阳脱、阴脱，阳暑、阴暑。阳疟、阴疟，阳狂、阴癫，阳痈、阴疽，皆不外阴阳偏盛之道也。兹将阳邪为病先言之：如脉数、身热、便秘、窍干、烦躁、舌苔黄黑、口渴多饮是也。其阴邪为病，脉迟或紧，舌白滑腻，面色清白，诸窍润湿，便泄溲清是也。如审其阴邪在表，有麻黄、桂枝之法；若知阴邪之在里，有四逆、理中之法。其治阴实也，有三物白散、附子泻心等汤；其治阳实也，有白虎、黄连等汤。甚则用承气陷胸之法。建中扶阳气之剂，复脉救阴液之方。

又有阴盛者，外则恶寒、肢冷，内则浊阴上逆。犯于清阳，为头痛、喉痹、呕吐、喘嗽、呃逆、霍乱、胸痹、痰饮、水肿、泄泻；寒凝不通，为胸胁腹痛；及其阴盛之极，则见鬼、发躁、汗脱而死。若阳亢者，外则身热、骨蒸；内则火气上炎。熏灼清道，亦为头痛、喉肿、呕恶、消渴、喘咳、霍乱、痰结、迫泻、斑黄、狂乱；燥结不通，亦有胸胁腹痛，甚则谵妄目盲、昏沉气绝。

又有阳极似阴，阴极似阳，最易惑人。假如外虽面赤、烦躁、恶衣，其脉重按必无力，口虽渴而不多饮，舌苔黄而润滑，二便不黄赤、不燥结，甚则里热盛重。往往格阴于外，反觉肢冷、恶寒、战慄，热深厥深，按其脉沉数有力，口必燥渴能饮，舌必干燥不泽，苔多黄黑裂纹，二便黄赤、秘涩等侯。要在分虚实以用药，则无他岐之惑矣。

总之，辨证精详，诊脉寻源，则执简以御烦，扼要尤易；非近世医书，拘执病名以求治，则望洋生叹，散而难稽，所以不能见病知源，反滋疑误。今特约而简，显而明，使后进者有所指归欤。

澜按：表里、虚实、标本、阴阳，明此八字，万病变幻虽多，以此推测，有殊途同归之妙。经云：知其要者，一言而终；不知其要，流散无穷。由是观之，医贵博通古今，超越前哲，非学有根柢者。所不能道焉。今先生所论，皆振衣挈领之法，非近代医书执成方以疗治者，所可同日而语也。苟能潜心体察，熟读深思，自获左右之妙，则胸有成竹，不致人云亦云。拘执温补以误人哉。

治病必审四时用药说

四时者春夏秋冬，乃一岁代谢之序，其生长收藏，循环不息，生生无穷，此天之显明切近之气。惟气有清和，则不能无偏胜。人在气交之中，受天地和气而长着，受天地戾气而致疾。

以长夏暑湿挟杂，尤易伤人元气，消烁津液。湿为浊邪，最易伤阳。当天暑地热，人身之气亦发越于外，腠理开，汗大泄，人之脾胃因之虚弱，外因湿蒸之酷尤易感受，随人身阴阳之偏盛而为病。如奔走长途，受烈日之威，则为中暑，轻则六一散，重则白虎汤。若畏热乘凉，暑为风伏，宜香薷饮加减为治。或居凉亭、水阁，多食瓜果、冷物，内外虚阳被遏，是为寒暑伤阳，即宜用辛温治之，如大顺散、冷香饮子之类。若但多食生冷者，缩脾饮、正气散随宜而用。若其人元气索虚，微感外暑，治以生脉散、清暑益气汤、消暑丸等醒脾阳、祛湿热而已。

至于冬令，严寒肃杀之气为伤寒者，仲景言之详矣。惟阳气潜藏于内，天时晴燥。雨雪稀少，乃成冬温之证，须用大剂清下，不得拘执《伤寒》成法以误人哉。近世此病甚多，尤宜加审。轻则用杏苏饮，重则用葱豉汤加荆、薄、枳、桔、连翘、大贝以达表为治。

若时值初春，严寒将退，风木司权，其气善升而近燥，多犯上焦，故多身热、咳嗽、微恶寒者，以黄芩汤为主方，随症加减，如薄、桔、荆、防、杏、苏、翘、贝、桑、菊、牛、蝉之类，取清轻之味清肃肺卫；若失治久延，渐入荣分，有逆传、顺传之候。近世市医不知者，多徒守仲景六经成法，辄投辛温表散，耗液伤阴，或变神昏、鼾睡、厥逆、瞀瘈，或咳甚失血、延成痨瘵，或胃实失下，谵狂痉搐，莫救者多矣。又有热极旁流，名为顺传胃腑法，宜急下以存阴液，然有舌苔黄燥裂纹可凭。奈何庸医不知者多，余以济世为怀，昼夜研钻，斯悟其致病之由、挽救之法，历验不爽，随笔记之，以拯斯民之厄。

呜呼！自古迄今，无人发明春温、湿温、冬温之奥蕴，致误于庸俗者，不啻恒河沙数矣。或者前哲知其所以然，而珍如拱璧，未能笔之于书，日久淹没者有之；或有其书，久久失传，亦未可知也。更有误于经文者，如“秋伤于湿，冬生咳嗽”，细心研究“湿”字，的系传写之讹。历来注家随文注释，亦未正其讹谬，又复曲为误引“长夏暑湿”，见证混淆于其间。岂知初秋承长夏之末，暑湿伏气为患者，可以仍用清暑燥湿之法；时值夏、秋交替之时，最易变幻。直迨深秋，燥令大行，往往盛于秋末、冬初。人在气交之中，受其戾气，伏而不宣，是为秋燥。其症咳嗽，身热，胸闷，甚则谵妄、痉厥诸危候毕呈，当审天时之凉暖，而分寒燥、热燥之治，药用温润、甘寒之品出入加减；又当验其舌苔，若焦黄燥裂，口渴能饮者，须用大剂清下，如三黄承气等法，为釜底抽薪之治，切勿畏攻而留邪，致延日久大实而有羸状，误于温补不起，以误人者。余为利人救危计，不得不将历验心法公诸宇内，以便后进得指归之益耳。

澜按：四时，暑湿为最厉。至于风温、秋燥、冬温等证，前人混于伤寒，拘执传经日数，误于辛温表散。自先生阐明风性上升而气近燥，始犯上焦，治宜清肺轻剂，更复申明秋燥一语，辨正经旨，有功后进，厥旨深切明矣。世人仅知“温邪上受”一言，叶氏创解，而不知叶氏前已有言之哉！或者叶氏本此书而阐明其旨，由叶氏传播，亦未可知。谚云：后来居上。其斯之谓欤。

辨证订方必先审四诊记

诊视之要，必先详察形色，然后细问致病之因。闻其声音哑响，察其肌肤肥瘦。问其苦欲，按其胸腹。视其舌苔，询其渴饮、二便通塞，苟能不惮烦渎，则在里之虚实、寒热已得其要领矣。

大抵胃有邪滞，舌必有苔，苔之燥润、黄白、厚薄，以辨邪滞之浅深，而用轻下、重下之方法。至于口渴，能饮者，属实热口渴；不能饮者，属虚热。小溲赤涩、大便燥结者，实热也；小便清利、大便溏泄者，虚寒也。若潜心推测，则病之寒热、虚实，自无狐疑之惑矣。然后参乎脉之浮沉、迟数，则标本、虚实更有鉴别矣。

余于切脉辨证，尤加慎审，未敢轻忽。推测历验心得，竟是左手主阴，右手主阳。凡温热之病，热邪灼阴，右手脉大，左手脉微，迨下尽热邪，左脉始起，右脉亦平。又沉寒痼冷之疴，右脉极沉微，左脉皆紧盛，直至数温之后，左脉平而右脉起矣。凡阴阳偏虚，亦验左右可知。阴气先绝者，左脉先绝；阳气先绝者，右脉先绝。又有紧与数相似，有寒、热相反之别，亟宜辨明。近时温疫证重者。正为邪制，脉反极微如无，当审其平昔有无宿病，分别老幼、强弱而断之。假如素无疾患，体质强壮者，决其脉因病变，必视其舌苔黄浊、燥裂，胸腹拒按；一经下后，病邪渐退，而脉亦渐起。如大虚有盛状、大实有羸形，阳病似阴，阴病似阳。若不细察精详，误人性命岂浅鲜哉！

惟温、清、攻、补四者之中，以平补之补较轻，缘微补不过助疾，且有助正之能，若浊补则有遏邪之患。况古方每以补正之中。参以逐邪之品；攻下之方，寓以扶正之治。凡大攻、大热、大寒之剂，稍有疑似，只可渐次加足，切勿过剂伤正。倘虚证误下，则祸不旋踵，挽回莫及之势矣，谨之、慎之！譬如热而不实者，当用白虎、黄连，若误投承气、抵当，则败；若阴虚虚热、应用补血滋阴者，若误投黄连、白虎，则亦殆矣。更有实证用下后，病势尽瘳，忽又发热或寒热不已，乃正气骤虚，即当大补以善其后也。又有寒病化热、热证转寒，虚中夹实、实证兼虚。变幻多端，要在审辨精当，细心体察，可免实实虚虚之咎，于心无愧。否则，草菅人命，班实目击心伤。愿人人如我之存心，体上苍好生之德，则天下夭札之患，稍可挽救矣。

澜按： 病证万变，要在审察形色，闻其声音，问其病因，然后切脉。则虚实立辨，寒热立判，乃不为外象所惑，寒者热之，热者寒之，沉疴顿起，良医之名播矣。今读先生手记，处处以慎审为主，发明左手属阴。右手主阳；凡温热重病，脉见微细如无；以及误攻祸重、误补增疾等言，皆前人所未言，可谓仁且智矣。况先生之学术深邃，犹且精细若此，存心利济，愿人人遵而行之。以免草菅人命，可谓仁至义尽。若后进之士，虽不能如先生才识，而效其存心，学虽不及，则以慎审从事。足以步良医之后尘矣。

用药宜精审慎勿疏忽记

治病之要，首辨药性。用药得当则救人，用药不当则杀人。若性味猛烈者，人易知之；其间有极和平、泛常之品，几微之间，亦能偾事者，必须潜心研究，庶免致患。尝忆昔医治虚痘，用四君子汤，平妥极矣，然亦间有枯毙者，以其白术之燥、茯苓之渗，即为大害；有阴虚用四物汤尚能获咎，以芎、归辛窜耗阴。夫苓、术极平和之性味，芎、归体阴微辛之气，尚能遗害，至于暑热、霍乱，服生姜汤立弊者，书载难以枚举耳。更有其药本不对症，因其能揠苗助长，或治标病有小效，而其害过后方显者；或因病重药轻、药邪相拒，初服反觉不安，患者不知。遂即更医，反致错乱者，凡此之类，尤属阍而难测。惟须细心讨论药、病。如何相制、如何相反之理，而用之得宜者。譬如气虚者，只宜甘温极纯之剂，不能稍参克耗，间不容发。若病久胃虚，仅宜参芪、参地之品，若挟炒术、二陈、归、芎等，即觉不妥。又如阴极虚而亡血者，只宜纯甘柔润，以三才复脉等法，然必去桂、姜。推而至于妇女之胎产，或血崩过多，或郁勃日久，皆不得用升散之品。又有化燥、化热之证，不能夹丝毫辛温苦燥。每见大泄之病，服胃苓而加剧，乃猪、泽渗利太过，反助下行之患。他如寒忌清凉，热忌辛温；虚忌消耗，实忌涩滞；上逆者，宜降不宜升；下泄者，宜固不宜降；散乱者，宜收敛不宜辛散；郁结者，宜宣达不宜涩滞。用药相当则病瘳，相忌则病进。

至于虚羸、年老、孕妇、产后，若患实证，攻邪宜早，乘其正未重伤，邪未深入，慎勿畏攻，牵延正为邪伤，挽之莫及。当此危疑之际，有起死回生之法也。余治大病，必用大药，历获奇效，如大散以麻黄、羌活为主，大攻以大黄、芒硝为要，大温以附子、干姜、肉桂为主，大清以石膏、黄连为主，大补以人参、黄芪为主，大滋阴以熟地、二冬为主。每遇大实之证，必须大剂，大黄由五钱至一两；治大寒之证，附子由三钱增至六钱者；大清之证，石膏由八钱增至五两者，方克捷效。转危为安。所以医贵阅历、经验，非近世庸愚无识，每以轻药相代，或用数分至钱半，以希起死回生者，何异痴人说梦耳。夫药性生成，各具专能，生克制化，用以补偏救弊，断非他物可代。

然用药之道，各有次序，凡邪犯上焦、心肺、头目、清窍，则宜轻清之品，不宜重味，药过病所，反伤中下。郁结之病，治从轻宣柔润，不宜苦重、大热、补涩之品，非徒无效，而反增病也。倘妇女崩漏，治宜重大之剂，方可胜任；若用轻小之剂，扬汤止沸，于病无济。大泻之疴，汤剂直过病所，不能留恋，宜用末药以缓止之。至疯狂、淫疮、疫厉等患，皆宜重下，轻微之品难于取效。所列各法，皆平日历验心得，用特录记，以备研究，作后进之模范也可。

澜按：用药之道，言之精且详矣。大病用大剂，方克胜任，庶免正虚邪盛，更难挽救，是平素经验阅历之言。论中石膏用至五两，大黄用至一两，桂、附等亦五六钱者，是《内经》有故无损之遗法，然非有先生之才识则可，无先生之胆略则不可。学者尤当熟读深思，潜心推测，自能心领神会而造精微，步良医之后尘，庶不负指归之教焉。

胃为生化之源记

经云：胃者，五脏六腑之大源也。人自有生之后，惟赖五谷以滋养。谷入于胃，流行于脏腑，化津化液，熏肤、充身、泽毛，莫不以胃气为本。人有胃气则生，无胃气则死。故仲景《伤寒论》阳明证最多。阳明者，胃也。变化五谷滋生之大源，七情六淫皆以胃气强弱为转移，推而至于温热、暑湿、疟痢、咳嗽、呕泻、肿胀、胸闷、气痛等症，均出于胃也。夫胃为水谷之海。生化之源，内而脏腑、气血，外而筋骨、皮肉，无不赖以灌溉，万物所归者也。经以胃为多气多血，一身之关键。人身七情之感，怒盛伤肝，肝动则气逆上冲，怒息则肝自平，而所病者，乃被冲之胃耳。假使邪入五脏，其人立死，虽轻邪亦为痼疾矣。

市医不知生化之理，谬称风伏于肺，又云脾为生痰之本、肺为贮痰之器，或谓痰迷心窍，殊觉喷饭，不思之甚。盖肺为娇脏，何能留风、贮痰？试问其风、其痰，从何道入内耶？至于心为一身之主。其窍更何能容痰？况心、肺居至高之位，不能入痰，即脾亦为清净之脏，亦不能容痰。每见痰由食管吐出，即知痰生于胃矣。余临证研究，历验心得而阐明之，以启后进而免再误也。大抵人身以胃为总司，其用烦杂，其位冲要，凡内外诸病无不归之于胃。余每用治胃方法以疗诸病，功效捷应。今特揭明，以备采择，不致为古书所惑。孟子云："尽信书不如无书"一语，推而至于《内》《难》经文，其中谬误，不可枚举。余为活人计，不得不直言之欤。

澜按：万物莫不归于胃，故胃为五脏六腑之海也。今先生阐发胃之功用，博考治胃诸方，以疗温热、湿温危疴；又扩充肝、肺诸病，亦因于胃病者，于是专以治胃，功效昭著。藉以启后进之智识，不致仍惑于阴阳五行、八味六味汤丸可治一切病患之遗害，挽回温补之颓风，先生之济世苦心，昭然若揭矣。

保身可以却疾说

古人以淡泊为本，身多强壮；今人以嗜欲所耽，每多羸弱。病患缠绵，推其所以致病之源者，皆性耽淫乐。未满二八而精道已破，本源先竭，于是六淫戾气乘虚袭入，一切疾病生于内虚之体，治之非易。况世无良医，不明致病之园，妄投汤药，不死于病而死于庸医之手者多矣。然而致病之源，乃自取之耳。若能知嗜欲之害，守圣训七损八益之戒，慎风寒，节饮食，不贪醇酒，不妄作劳，笃重伦常，厚培阴德，如是根深蒂固，则气体自然强旺，疾病自可稀少，传世可期久远。享期颐、登上寿者，皆是守身执玉之士。孰得孰失，岂可不慎于细而谨于微哉！余济人心切，特揭明而示戒之。

澜按：当明季时，世态情欲已经若斯轻薄浇漓，现隔一百九十余年，凶荒兵火之余，而人心性嗜欲，尤甚于前明十倍。更增鸦片一物，耗烁气血，熏灼脏腑，尤能助淫纵欲，奈何人不惜命，甘之如饴，终归戕生速死，此嗜好之一大变也。

侍疾应知论

医为人子，所当知古人有《儒门事亲》之书，良有以也。第医理邃深，而知医之理难为庸人律也；惟侍疾之道，是贤愚当共晓应为之要也。若父母偶染疾病。为子者当慎择良医，亟早调治，毋待病邪深入，以伤气血。药必躬自捡察，购买道地上品，煎时必亲自看视，逐味查对，防其错误。教其煎法，如须表散，用芦薪猛火；若系滋补，用炭火缓煎等法。煎成，亲送亲前，寒温合宜，斟酌尽善，不离左右，视其或汗、或下之验，以及米饮、茶水等物，毋使失序。切勿委之奴仆，徒有服药之名，每多错误之害。若暂时疾病，人尚易为；若衰迈沉疴，年深月久，呻吟枕席，困卧难起。最苦者二便，须人扶持，撤换洗濯。每当夏令炎暑，蝇蚊攒刺，冬日严寒，衣被启覆，以及饮食一切，非人照料。不可莫无切己之人当心侍候，则垂暮之光阴，如同囹圄之岁月。

为子者，当思父母生我劬劳。自身在襁褓中，父母昼夜保抱，就湿推干，万般辛苦，毫无疏懈，以及痧痘疾病，扶持保护，延医祷神，毕生心力尽悴于我生之后。今当父母衰年患病，正人子报本之秋，何辞劳碌侍奉。倘有便溺、痰涎，切不可畏污，必自为撤换，随时查检，虽不如古人尝粪割股之孝，亦当效乌鸦反哺之意。若一概委之奴仆，万难实心从事。况此辈面是背非，而病者自知情形衰弱，苦况亦多，含忍不言。如是者，纵有儿孙绕膝，皆属虚名无济。倘有仆辈诚实可靠，亦须人子亲身督率，优给仆使犒赏也。古云：百善孝为先。人能尽父母一日之劳，即得一日之功行；能尽一二年之劳，即得一二年之功行，在此根本上用力，胜一切善举万倍矣，又何惮其久劳疲弊哉！

至于境处富贵不同，惟侍亲之道，无从分别。若贫贱者无力雇人，自身尤宜加力。凡药饵、饮食之费，务须竭力筹措，因父母逋累，亦可对人。果能尽心纯孝，自当感格上天，必不使终于贫贱也。如富贵者，当思天以美境与我，若不加倍尽孝，何以对天。若置父母于脑后，任其痛苦呻吟，而自拥妻妾以安眠，自己扪心，尚得谓之人乎！况根本既亏，恐富贵亦难久远矣。又有兄弟多者，当各尽各力，切忌推委。遇妇女不知尽孝，必痛加教诲，万勿溺爱、听信。余屡见年老衰疾之人，为仆使所欺；甚至病危之际，抱持不慎，一蹶而毙者，人多不察、不知。要知人人皆有老时，代代儿孙看样，为父母即为自己也。

呜呼！人有一息尚存，皆知痛痒，于有限之时光，克尽其心力，较之死后知识全无，做斋、打醮、祭吊之虚文，徒然以有用之金钱，为僧道欺朦，其益当何如哉。有父母者，深思力行，岂可忽乎哉。

澜按：先生向以孝闻，以己之心，度人之心，大声疾呼，愿天下之人，皆知尽孝。惟近世富贵家往往自昧本源，仅知逢迎显者，以图进取功名，置父母于不顾，余目击心伤，姑隐其名而不宣。澜虽慕先生孝行，愧无先生学识，惟愿稍步后尘，聊尽为子之心而已。

痎疟咳嗽记

尝读《内经·疟论》，治法独详，分十二经见证，以荣卫为纲领，以气血分阴阳，而察外感、内伤之偏盛。若其人阳盛则发热，阴甚则恶寒。以膜原居表里之界，入于卫气所行之度数，互相争拒，则寒热往来；其少阳为半表半里之枢，与膜原接壤，外象似乎疟由少阳为传舍，庸俗遂拘执小柴胡汤为治疟专方，其不思之甚矣。仲景《金匮》云：疟脉自弦，弦数者多热，弦迟者多寒。以中土有邪，木易顺乘故也。夫疟有寒温、瘅牡、虚实之分，其作止有定时。邪浅一日一作，或间日、或三日一作者，谓之阴疟，因邪在阴分，留连难愈。大抵治疟之法，调和荣卫，毋使阴阳偏盛，酌用寒温之方，以平调之。然必辨其感、伤、虚、实之因，审其宜汗、下、消、补之剂。如邪伏于阴，用升清之药提之出阳，自无坚结之患。大法已备，细心揣度，则思过半矣。

至于咳嗽之因，不外寒、热、虚、实之邪，挟风邪袭于肺、胃。肺、胃之邪上干清道，则咳嗽作矣。《内经》云：五脏六腑皆令人咳。又云：聚于肺，关于胃也。盖肺为清肃之脏，不容丝毫外邪，干之则咳嗽、气逆，甚则喘息、失音，延成痨瘵，不治者多矣。余治外感寒邪，每用小青龙汤减其分量，如麻黄、干姜各一钱，细辛五分，制半夏钱半，五味子四分，炒芍一钱，甘草五分，桂枝六分后入，并随症加减，如热甚加杏仁、石膏，去干姜、桂枝，莫不应手取效。如风热甚者，麻、杏、石膏、甘草、海石、枇杷叶等，亦多取效。

斯皆余之心法，随笔记之，以期后进得其指归云。

澜按：咳嗽一症，《内经》言之详矣。六淫外邪，风寒最多，先生用小青龙汤治寒嗽，系实验心得。至疟疾，因寒热往来为少阳见证，世医不明，往往拘执小柴胡汤为主方，随症加减，与《内经》《金匮》分寒、热、虚、实、瘅、牡等名，大相迳庭。先生阐明其误，以济人为怀，不啻大声疾呼，以启后学之悟焉。

中风肿胀辨

经云：风气善行而数变，又为百病之长也。亦随人身之盛衰为转移，假如西北地土凛烈，人体刚劲，外风骤人，卒然倒仆，昏不知人，口眼㖞斜，频吐涎沫，有真中、类中之分别，中脏、中腑、中经、中血脉之殊证，有闭、脱之异。药用开固之法，如用小续命汤开其卫气，以参附、芪附汤固其荣气，他如侯氏黑散、风引汤，皆填窍以息风之治也。迨李东垣谓元气虚弱，骤然卒倒无知；刘河间以风乘火势，火藉风威，其人亦卒然仆倒昏厥；朱丹溪以东南气温多湿，湿生痰，痰生热，热生风，忽然神昏搐搦。口眼歪僻等候现矣。由是观之，三子之言中风，言其因也，名之曰类中风；仲景、《外台》言中风，言其本也，即真中风也。近世类中风多，真中风罕见也。市医不知，一见动摇之状，不辨正虚、痰火之因，辄用散风逐邪之方，枢纽离脱，则命亦随之而倾矣。

至于肿胀一症，因阳气衰败而成，治宜大培元阳，温中扶气，则水自行而肿胀除矣。盖人身之卫气，周护一身之表，犹天包地之义。肌肤之温柔、坚密，皆本乎此。若卫受邪伏于内，阴反居于外，水从阴化则成肤肿，中阳气遏则生膜胀，治宜温发阳气，以逐阴邪，是为探本之治也。余恒见庸工每用行水利湿之剂，如五苓、舟车等方，初获小效，久则病加，肿盛胀增，甚至背平脐突，阴僭阳位，为喘为阻，则大命倾矣。余目睹其症已危，心欲拯之，而势难挽也。特将致病之源、理，不惮烦而辨之，以作后进之殷鉴也可。

澜按：古人论中风，论其本也；后世言中风，言其因也。治有开邪、固正之法，息风、涤痰、扶本之方，精审明辨，大法备矣。他如肿胀有虚、实之异，《内经》言之详尽，《金匮》分之明晰，奈何市医不明，妄执治标渗利以误人。先生目睹其害，不惮烦而辨正之，济世利人之苦心，昭然若揭矣。

虚劳说

经云：虚者补之，劳者温之。古人以阴虚、阳虚为纲领，于是以八味治阳虚，六味疗阴虚，致温补之风满天下。又遇高谈五行者出，创立新方，百病皆从虚治，以成议药不议病之世界矣。夫扁鹊云：一损肺，二损心，三损脾，过于脾则不可治矣，是上损之因也，盖下损之由，以一损肾，二损肝，三损胃，过于胃则不可治也。《金匮》云：极虚者为劳，调以甘药，如复脉汤、小建中汤之类是也。又云：肌肤甲错，内有干血，以大黄䗪虫丸主之。由是观之，《金匮》治虚劳，以虚、实分治，而用方以攻补兼施，当补则补，应攻则攻，不拘一格，往往有桴鼓之应也。然而咳嗽、骨蒸、吐血、食减、咽疮等症，当审其所因，于初候之时，分虚实而药之，亦可转危为安，几微于反掌间矣。若用近人方法，温补横于胸中，养痈为害，百难一治。呜呼！是非虚劳之不可治，而为温补误投之不能挽也。余每治骨蒸劳极、肌肤甲错者，用大黄䗪虫丸法，出入加减，攻其宿瘀，廓清积血，应手取效。惟有曾服腻补者，如油入面，病根深痼，延宕日久者，正气已伤，百难救一。况世人不知保惜其身，自恃药石为补助，乐于温补而恶于攻逐，犹如飞蛾扑火，甘蹈灭烈，自不知其身已入于鼎沸之中。余虽具不忍之心，是亦末焉者矣。

澜按： 虚劳一病，五脏皆有，不得专以阴虚立论，以六味滋阴、八味益阳为秘方。或用知、柏暂平浮火，切勿多投，惟恐脾阳受侮，中土失运，每致食减、便溏之患，所以《金匮》用复脉、建中等汤，是步步照顾脾胃为主。先生宗仲景法而扩充之，绰有余裕，又阐明虚实之因，用药之理，经权达变，以示人卫生却病之源、理，岂不懿欤。

幼科治验记

古人以小儿为哑科，最为难治矣，因其不能自言疾苦，体弱易变，以及痘疹之异耳。余为不然。惟小儿之病，虽不能自言病状，惟无七情之扰，其所患者不过外感风寒、暑湿之邪，内伤不越乳滞、饮食而已，其头绪简略，甚为易治。奈何世多不察，致市医欺诈，妄立惊风一科，每用重镇开窍丸药，禁绝乳食，致质弱稚体，何堪受此酷烈，往往变出角弓反张、搐掣之状；又妄加针刺，疼痛啼泣，实令人目击心伤。是以推测仲景《金匮》文义，豁然有悟。仲景云：无汗为刚痉，有汗为柔痉。隐与小儿之病象相符。况小儿质嫩，不耐风寒，偶觉感触，即见身热、筋强，甚则反张、搐搦等状，与《金匮》痉病证候隐合。庸医不知，遂妄立惊风之名以惑人。余绎其理，小儿之病，脾胃独多，情志未通，脾胃用事。奈近世庸医，妄执小儿肝火独甚，将一切脾胃见症。皆误认肝火。不思肝为春生之脏，初生之肝，岂可指为病薮，以生气当病气，殊属庸妄已极哉！或谓小儿为纯阳体质，言出钱乙，奈庸俗不知，引为口实，非古人所及知。盖小儿为稚阳，惟易病热，兼以乳滞变痰，于是有热痰、风痉之症，乃小儿恒有之病。奈何世之庸工，捏造急惊、慢惊以误人哉。

余临证四十余年，每遇泻青色稀粪，昼夜频频，知其中阳不能变化为土之黄色，反为木乘之青色，此为厥阴浊气所干，当从扶土抑木以获效，方用附子理中丸一钱，开水泡化，两次分进，粪即转为黄色，泻亦止也。若昧者，往往误认为肝病，岂不冤哉。大抵小儿阴气未全，易于化热，若见口舌诸窍甚干、大渴能饮者，亟投甘寒之剂；挟实者，舌苔黄腻、口有热臭之气，亟宜荡涤之。缘小儿纯阳，柔脆之脏腑尤易枯涸，急下存阴，转危而安矣。至于阳明热甚痉厥之证，市医名之急惊，余惟清阳明热邪，则肝火自平。若妄投镇惊息风，是速其危哉。至久病中虚，土不镇木而显风象者，谓之慢惊，宜急进附子理中汤，或加温补如肉桂、黄芪等品，以追失散之虚阳，转危而安。每见庸愚用清散重镇，是下井而加之石矣。更有一种妇人，妄用针刺，名曰挑惊，或捏人中，或口咬指捏、口吸脐眼等妄治，真是惨毒恶事，目不忍睹。其痘疹以寒热、虚实为准，则惟一切有毒奇异之物，慎勿妄用，亦勿拘执幼科成法，而不达变通，以误人哉。余为济世拯危，特将实验心法不忍秘而不宣，今录于简末以公于世，是亦保婴仁术之意耳。

澜按：小儿之病，宋有钱乙著《小儿直诀》一书，言之详明。奈何市医不知讨论古书，仅守家传方法，妄立惊风之名，用金石毒物制为丸药；为欺骗财帛计，又有妖妇创能挑惊指捏等法，其害尤甚庸医。先生目睹心伤，阐明治法，以拯人之危并示戒一切，唤醒愚庸以保赤子，并将历验心得秘法录出，以示后进，可谓仁至义尽者也。

惟记中急下存阴，仅言其法，未载方药者，欲后人三反之意。余恐浅学未能深造精微，仍然茫无定识，或蹈清散、重镇之法，依然无济苍生。今拟二法：法用泻青丸清肝泄热，用钱氏赤散以攻邪涤痰。考赤散之功用，能消滞涤痰，最有益于小儿。近见京中雅观斋所售之万应保赤散，即此方也。每服一分。若病在上即吐痰，病在下即便痰，即能愈病，诚妙法也。假如痰热甚，可服回春丹。此丹较赤散功缓，善泄热清痰，惟虚寒者不可服，售药者未将寒热标明。考回春丹泄热清痰，近见广东丸药广告中，皆谓治急、慢惊风，其言大谬。慢惊因脾虚者多，岂可再投凉泄以戕正。今特揭出，以免误人。以后回春丹仿单中务将慢惊二字删去，功德莫大焉。

胸胁腹痛肝胃气逆辨

胸腹、胁肋、胃脘诸痛，古人立九痛之名，其要不外寒热、虚实、气血、痰食、虫之因。惟寒能凝结，热能消烁，寒甚厥逆上冲，热甚熏灼上炎，必使寒热平调，脏腑自能通畅，何有于痛哉。其间夹杂各症，总不越寒热之纲领，不难参以兼治，自获病随药瘳也。至于肝脏气逆上冲，每多胃脘当心而痛，上肢、两胁、膈咽不通，治宜降逆柔肝。仲景制乌梅丸为泄木安中之良法，乃寒热并用，平调至法。若阳微，则从吴萸汤法。如肝阳过盛，减除吴、附，少用椒、姜，而合梅、连、楝、芍，取苦辛酸而入厥阴，以为平降治法。若脾胃虚而肝火扰者，用戊己六君，如金斛、木瓜、丹皮、桑叶，扶土抑木。或因郁抑不伸，用丹溪六郁汤亦妙。至于水亏木旺，用复脉六味汤，为乙癸同源之治。大抵胸胁痛者，金铃子散加味。火郁甚者，以佐金为良法，甚则用当归龙荟丸。若湿热疮疡，以龙胆泻肝为神剂。至肝病甚多，如头痛、吐泻、呕逆、胀泄等候，皆属肝胃之症也。

余治各证以及气冲攻痛，诸药不效者，用仲景乌梅丸三钱，随病之虚实，酌加引经数味煎服，有桴鼓之应，特将方义释明于后。是方也，用乌梅入肝经为君，酸乃肝之本味；臣白芍泄火而敛阴，佐芎、归活血而滋润，使吴萸下气最速，连、楝、椒、姜清肝安蛔，是有制之师也。若加以丹皮、桑叶，轻泄上焦火郁；羚羊、钩藤、甘菊、蒺藜、天麻，皆清肝泄火之要品，元胡、伽南、降香，乃疏降冲逆之要药。细绎《内经》用辛补之、以酸泻之，故治肝宜酸，若急升太过。酸收为下泄、为泻矣。然余研究病理，另获心得要义。夫肝体固赖阴血为养，而其所以为将军之性、寄龙相之威者，以真阳之为本也。肝阴不足，固多为患，而肝阳亦为至要。假如阳气稍微，则中土必虚，木易顺乘，浊阴随升气而上犯，亦随人之阴阳虚盛为转移。故仲景审寒热互用大法，立乌梅丸方，是一以贯之矣。

澜按：肝火最暴，燔灼无忌，一身之中，稍有郁结不伸者，其火则上冲，为痛、为胀、为泄，上至头目，中至胸脘、胁肋、腹脐，下至阴囊、卵核，皆厥阴之所主。

古今虽分九痛之因，总不外寒热、阴阳，治得其要，一言而终。先生发明病理，遵仲景遗法，用乌梅丸为主方，莫不捷效。今特录出，俾益后进非浅鲜矣。

温热温疫辨

《伤寒论》分六经见证，方有发表攻里之异，注述甚多，皆随文释义，或各鸣一得，彼此辨驳。若究其源理，有顾彼失此之嗟，何也？岂知时事有更代，地土有南北，人体有强弱。近世以来，四时感症，类伤寒多，正伤寒罕见也。夫类伤寒者，春温、夏热、湿温、秋燥、冬温是也。虽然仲景谓伤寒有五，方分温散、辛散、攻下、和解诸法，后人识浅，殊难领悟，惟拘执传经限日成法，遂致遗误者多。

惟近年凶荒饥馑，兵火之余，酿成疫厉，互相传染，切勿拘执日数。余治疫症，大剂攻下，每多获效。缘此病邪由目鼻吸入者多，往往两手脉微弱，若不知者，以为脉虚，不敢用攻，孰不知下后邪去，脉即平复。此症初起，多见恶寒肢冷，舌苔黄腻，神识呆钝，或邪热下迫，每多自利，所下几微，最易惑人。必视舌苔垢腻之有无，以定攻下之轻重，每见下去一层，又起一层。轻者两三剂，重者八九剂，浊苔退尽，脉平而不躁急为准。仍须用下，庶免反复，要知此邪乃天地间至恶之气，必须除恶务尽。以大承气为主方，随症加减，减至单用元明粉为极轻。总以三候之内为率，若延至三候以外，必自利红水，肠胃已烂，必死无疑。余历验心得，以验苔之滞腻，干而无津之苔，凭此用下；若舌无浊垢之苔，虽见大热不可用下。

余之心得经验，无误之秘法也，然则与无疫之温热有间，未可混淆以误人者。夫温热者，天地之常候也。经云：冬伤于寒，春必病温。惟冬令外虽严寒，而阳气潜藏于内，若天时晴燥，雨雪稀少，则阳失潜藏，致生冬温之证，当用葱豉汤加大贝、芩、翘、银花、牛子、甘、桔等味。盖春为一岁之首，严寒未退，仍防寒邪遏伏；直待春升，本气发透，风阳化温，是为风温。其气近燥，多犯上焦，致有身热、咳嗽、胸闷、气促之症，法宜清宣轻剂，如薄荷、牛子、桔梗、杏仁、大贝、蒌皮之类。久延失治，转入营分。误用辛温成法，多致衄血、咯血，甚则成痨。若已入胃，舌黄干燥，亟宜攻下。初夏渐热火旺，宜仿此方，重加清药可耳。如长夏湿土司令，宜燥湿清热，苍术白虎汤治之。直至秋深，燥令大行，身热、咳嗽、咽痛者，辨天时之凉暖，以分寒化、热化，然用药有温润、甘寒之别，此秋燥之治法也。若热已入胃，便结溲赤，舌苔黄焦垢腻，亦宜急下存津，切勿延久，正伤气弱，反成危候。

近年以来，四时感证温热独多，每憾治法仍沿辛温，以致不死于病而死于误药者，比比皆然。偶见新出六书，乃余杭陶节庵所辑，意在变化成法，独出心裁，将仲景所集增损加减，标新立异，不为无功，惜未将温热见证阐明原理。余细为研究，有择焉不精，语焉不详，何足以尽格致生化之源，跳出伤寒之范围哉。于是焚膏继晷，精审四时代谢之序，参以六淫偏盛之因，豁然自得。不揣草率无文，爰将各篇病理，随时笔记，以免遗忘，是否有所采择，质之海内明哲，愿早赐之削政，则感如师资之深矣。

澜按：温热者，四时之常气也；温疫者，天地之恶气也。盖常气以常法治之，恶气以峻法治之，理势然也。先生治疫，重用攻下，除恶务尽耳，与吴又可法暗合。其时各居一境，所治之症大略相同。袁氏辨舌苔垢腻厚薄，以定攻邪之轻重；又辨明温热与瘟疫有间。岂可混淆以误人哉。况先生济世心切，每以慎审为本，其学邃深在又可之上。且吴氏虽有九传方法，未将病理阐明，书虽流传，惜乎混疫于温，贻误亦多，不足为法也。或谓当时彼此各居一邑，未能面商至理为憾。如袁、吴同处一堂，互相讨论，吴氏必不致混淆立论，温热原理毋待叶氏发明之。

呜呼！天下事，有幸、有不幸。吴书早经刊传，袁氏此书渺无知者，缘先生志尚高傲，不求闻达，又非医流，此书乃当时之日记耳。观其自记云："不揣草率无文，随笔记录，以免遗忘"，即知其仅记病理、临证实验而已，其言辞不加修饰，已可概见。澜因先生为吾邑先达，兼与其玄孙同局襄修邑志，始获此书，字迹蠹蚀过半，用特重录，以免淹没。奈无别本可以校对，只姑仍旧贯，未敢更易一字。稍有疑义者，附以按语，以醒眉目云尔。

时在咸丰戊午中秋节后二日，后学赵观澜谨录拜志于三十六湖楼客次。

《证治心传》终

金氏门诊方案

内容提要

医案如刑案。刑案有法外之法，开治狱者之心灵智巧；医案有方外之方，助临证者之圆机活法。然古今医案多矣，善本亦不少，惟欲得一合于地、宜于时，有裨近日医林之作，未易觏也。大麻金子久先辈，名驰江浙，门子弟百数十辈。治病如折狱，断诊老练，用药轻灵，所谓合江浙时宜之法也。刘哲明社友在高足之列，录有本书之稿，荷其寄刊，其志不特为先师传手泽已也。

金氏门诊方案

德清金子久诊

裘吉生刊行

顾左二十六岁

久遗伤肾，肾虚内热。多冷伤卫，卫虚力倦。坎离少交，寤寐梦纷。宜育阴。

炙鳖甲　绵芪　秦艽　蒺藜根　生地　茯苓　牡蛎　桑叶　潞党参　广皮　龟甲　首乌藤

朱左四十三岁

肾不纳气，脾不化湿，喘急痰饮，由来三年。近日肺家又为火燥，声嘶音哑，咽燥喉痒。喉痹形状，已达目的。

灵磁石　橘红　凤凰衣　怀牛膝　叭杏仁　川贝　赤苓　淡甘草　生薏仁　桔梗　元参　枇杷叶

吴左三十岁

无梦而滑，谓之肾亏，腰背酸楚是其证也。

炙龟甲　杜仲　肥知母　泽泻　炙鳖甲　茯苓　丹皮　牛膝　川黄柏　牡蛎　白芍　蒺藜

陈左五十一岁

肺虚作咳，肾虚作喘。年已五十，欲杜其根，恐难言矣。

粉沙参　茯苓　淡甘草　牛膝　叭杏仁　白前　白石英　半夏　冬虫草　川贝　枇杷叶　橘红

杨左三十三岁

肾阴下亏为精滑，肺火上焰为喉痒，经络又为痰阻，气机亦被湿困，腹笥时急时疼，腰背乍酸乍痛。左脉弦数，舌质白腻。当育肝肾以潜龙相。

青龙骨　牡蛎　广皮　金铃子　潼蒺藜　丹皮　茯苓　炙龟甲　川贝母　白芍　莲须　元参心

徐右二十七岁

血海多热，经水淋漓；阳络多火，鼻衄上出。

柴胡　炒当归　丹参　白芍　茶花　怀牛膝　丹皮　佛手柑　桑叶　女贞子　茯神　茺蔚　海螵蛸

张左

浮肿属脾，咳呛属肺。葶苈泻上之气，五苓渗中之湿。

甜葶苈　猪苓　川桂　荜澄茄　茅术　广皮　防风　骷髅　制川朴　泽泻　冬术　茯苓

吴右六十三岁

肝肾不足，湿火乘虚下注，气血俱伤，带下赤白并见。

砂仁　捣熟地　萸肉　丹皮　冬术　海螵蛸　茯苓　杜仲　山药　制首乌　莲须　萆薢　白芍

吴左三十五岁

上冬曾发便毒，愈后余邪逗遛，挟肝之风阳，犯阳明、冲巅，或有头痛，或有脘泛，咽喉两旁发现白糜。关尺脉象均见数大。和肝胃，潜风阳。

川连　桑叶　白芍　天麻　萆薢　元参　钩藤　竹茹　决明　银花　橘红　滁菊

沈左五十二岁

外证之后，旋即气急，筋掣足肿，气血两亏。

绵杜仲　牡蛎　炙绵芪　忍冬藤　宣木瓜　白芍　丝瓜络　会皮　川断肉　当归　防风　牛膝

叶左三十六岁

脉滑属痰，胁痃属气，痰聚气机，不通则痃。

莱菔子　瓜蒌　橘红　竹茹　瓦楞子　丝瓜　枳壳　砂壳　白芥子　腹皮　茯苓　冬瓜子、皮

沈右十八岁

形瘦，咳呛，食少，停经。干血痨瘵，已见一斑。

柴胡　炒白芍　川贝　丹皮　牡蛎　炙鳖甲　茯神　茺蔚　桑叶　怀牛膝　地骨皮　丹参　柴芽

马右十六岁

气分积湿，腑阳窒郁，当脐作痛，中脘呕泛，心有悸动。脉见紧弦。温运宣湿，藕和肝脾。

陈枳壳　金铃子　乌药　路路通　小茴　炒白芍　延胡索　青皮　荜茄　制香附　姜半夏　茯神　官桂

俞左二十二岁

老病肝气，少腹作痃；新病湿温，遍体酸楚。头蒙耳聋，寐梦谵语。舌白，脉濡，面晄，肢掣。湿温已从痰化，犹虑风动作痉。

大蝎尾　桑叶　苡仁　竹茹　川通草　酒炒黄芩　茯苓　胆星　焦山栀　连翘　橘红　滁菊

钦右三十岁

血中风热透出，肌肉发现红块，上下俱有。咳呛少痰，咽喉觉痒，大便实结，小便火热。脉象细弦而数，舌质腻黄而燥。肺肝挟有风热，脾胃蕴蓄湿火。宜先清风热。

青蛤散　川贝　桔梗　淡甘草　粉丹皮　白杏仁　元参　桑叶　丝瓜络　冬藤　滁菊　枇杷叶

张左四十九岁

肝气化风，脾湿生痰，互相上扰，先咳后眩。

明天麻　川贝　竹茹　甘草　钩藤　滁菊　桑叶　白芍　怀牛膝　姜夏　石决　广皮

卢左十九岁

先天不足，后天又亏，年将弱冠，犹未身发。或疟、或血，此长彼消，上损已及中交。咳呛兼有呕恶，盗汗淋漓，夜不安寐。脉象细数无神，舌质薄白而润。两补气血，是为正当。

炙绵芪　贝母　浮小麦　桑叶　炙甘草　稽衣　牡蛎　党参　白杏仁　夏曲　橘红　茯苓

倪童十三岁

无痰不痫，无风不厥，风痰炽盛，痫厥频作。

瓦楞子　法夏　黄沉香　竹茹　石决明　滁菊　淡甘草　胆星　风化硝　礞石砂　茯神　橘红

沈右二十二岁

肺主气，气虚多咳恶寒；肝藏血，血虚心悸烦热。旧冬蓐后。元虚未复。脉弦，舌白。当用潜育。

炙芪皮　牡蛎　川贝　丹参　熟半夏　螵蛸　白芍　炙草　南北沙参　苓神　橘

红　苏子

吴童

暑湿伤气，积食伤脾，不从疟化，更患便积，身热腹满。当用和中，佐以泄热。

广木香　净银花　腹皮　秦皮　白头翁　焦神曲　楂肉　荷蒂　川雅连　带皮苓　川柏　酒芩

徐左三十二

阴虚火旺，气逆金伤，先患纯血，继而痰血。

川贝母　旱莲　元参　茅根　女贞子　丹皮　蛤散　功劳　冰炒膏　牛膝　橘红　知母

张右

把握不灵，麻木不仁，偏于右手，此风胜也。

炒当归　桑枝　丝瓜络　白芍　五加皮　木瓜　忍冬　秦艽　川桂枝　丹参　首乌　防风

彭孩无方

颈项强急，此痉厥之征兆；目斜、咳呕，乃慢惊之基础。未到周岁，纯阳不足，照此形状，力有不逮。

吴右四十岁

休息痢仍作，惟下数较稀，色见赤白，气血俱伤。患起一年，脾肾亦亏。脉来弦细。舌质薄腻。效用缪氏脾肾双补。

炒槐米　於术　肉果　菟丝饼　巴戟天　扁豆　山药　新会皮　破故纸　茯苓　甘草　潞党参

万左二十三岁

三疟本从阴出，愈后阴分更亏。或寒或热，忽往忽来。

扁石斛　酒芩　秦艽　丹皮　银柴胡　淡草　鳖甲　橘红　丝瓜络　骨皮　蒿梗　桑叶

汪右三十三岁

水不涵木，血少濡肝。气升难寐，瘕聚块痛，心悸筋掣，头晕耳鸣，食减脘闷，咳逆痰多。显然肝侮土，木刑金。左脉弦细，舌苔黄腻。拙拟抑木和肝，参入养金泻火。

旋覆花　代赭　丝瓜络　生苡仁　石决明　茯神　贝母　玫瑰　炒竹茹　西洋参　橘红　代代花　冬瓜子、皮

陈左二十四岁

失情积劳，积郁气逆。咳血咳痰，面色萎黄。舌质薄白。气分似有湿热。治法非宜滋补。

瓦楞子　橘红　白前　苡仁　绵茵陈苏子　桑叶　冬瓜子　白杏仁　茯神　贝母　竹茹

崔左二十岁

前次浊气在上，腹笥膜胀。现在清气在下，大便溏泻。

绵茵陈　制川朴　泽泻　茯苓　粉猪苓　桂枝　炒白芍　二皮　冬瓜子、皮　广木香　姜半夏　苡仁　冬术

徐右二十七岁

血海多热，经水淋漓；阳络多火，鼻衄上出。厥阴偏旺，变证百出。

柴炒当归　丹参　海螵　茺蔚　怀牛膝　茯神　山茶　香柑　奎白芍　女贞　丹皮　桑叶

沈右二十六岁

产育六年，未获复孕。经来腹痛，逾时瘕升。

冬瓜皮　海螵　香虫　茯神　柴炒白芍　丹参　香附　佛手　川郁金　丹皮　牛膝　八月札

金左十七岁

痫中兼厥，迭见三次。肝胆风阳，挟

痰上扰。

明天麻　橘红　滁菊　牛膝　石决明　钩藤　茯神　丹皮　黑知母　丹参　胆星　桑叶

李左六十五岁

肝气挟饮，流入脉络，自胁至腹，疼痛兼胀。究其受病之源，不外情郁二字。

旋覆花　白芥子　茯苓　姜竹茹　法半夏　瓦楞子　桂芍　归须　丝瓜络　新绛　路路通　橘络红

高左二十五岁

咳而无痰，谓之肺燥。久咳伤络，虑其见血。

功劳叶　冬瓜子　桑叶　枇杷叶　淡甘草　杏仁　元参　桔梗　青蛤散　橘红　梨子　白茅根

沈左四十八岁

由泻转积，积行旬余，腰腹俱痛，翻数犹多。

江西术　楂肉　苡仁　扁豆　广木香　诃子　车前　荷蒂　阳春砂　茯苓　骨脂　广皮

左十六岁

不咳咯血，腹痛便血，左胁痞满。清运治之。

炙鳖甲　大腹　青皮　海蜇　丝瓜络　蓬术　白芍　藤皮　冬瓜皮　当归　桃仁　茯苓

陆左十九岁

肺受风热，脾积湿热。形寒形热，咳逆咳痰。

煅蛤壳　前胡　苡仁　杏仁　冬瓜子、皮　川贝　淡草　青蒿　银柴胡　苏子　橘红　竹茹

陈左

先咳后血，定是火燥。伤络体痒、牙斑，亦是火蒸胃络。

粉丹皮　川贝　枇杷叶　苏子　忍冬藤　蛤粉　白茅根　杏仁　丝瓜络　橘红　芦根　竹茹

陈左四十八岁

浮肿稍减，咳呛仍剧。肺不降气，脾不化湿。

姜半夏　橘红　苏子　川贝　怀牛膝　杏仁　茯苓　骷髅　冬瓜子、皮　川朴　桑皮　大腹

陈左二十五岁

腹痛下血，已有五年。脾胃致伤，统血失司。

制川朴　葛根　冬术　红枣　炒槐米　茯苓　广皮　白芍　广木香　芸曲　智仁　扁豆

沈左二十一岁

左右脉象，均见弦细；满苔舌质，颇形滋白。弦为饮邪，细为阴亏。舌白中焦，定为寒湿。腹有动气，胁有络掣。肝阳时有勃动，太阳时有痛疢。询悉情志，多郁致伤肝木。治法须当和肝以舒络脉。

广郁金　桑叶　丝瓜络　橘红　法半夏　滁菊　白芍　竹茹　冬瓜子、皮　茯神　川贝　丹参

沈左三十四岁

腹笥作痛，胃纳式微，面黄少华，舌白带剥。脾胃升降失调，寒湿盘留不化。

大腹皮　谷芽　茯苓　路路通　枳壳　青皮　金铃子　小茴香　香橼皮　砂壳　建曲　沉香

叶左四十岁

思虑伤脾，怒郁伤肝。便泄经久，剧于半夜。有时心乱神呆，将来难免怔忡。切脉细弦。当用潜运。

石菖蒲　远志　秫米　枣仁　巴戟天

茯神　会皮　西术　广木香　交藤　半夏　丹参

刘左

胁下痞满，偏在于左，阴虚络阻何疑。舌见红刺，脉来细数，火旺津伤之兆。

细生地　青皮　丹皮　白芍　炙鳖甲　金铃子　川斛　丝瓜络　左牡蛎　橘红　桑叶　当归

潘右四十三岁

木叩金鸣，咳呛一年，已见气急，殊难杜根。舌质黄腻，脉象弦滑。上下气少，摄纳药饵不过苟延。

白石英　白前　川贝　枇杷叶　瓦楞子　淡甘草　苡仁　竹茹　怀牛膝　茯苓　橘红　半夏曲

王右

体素阴亏，症见丛杂，近加情志不乐，致伤脾肝气营。

玉蝴蝶　白芍　八月札　牡蛎　法半夏　谷芽　青皮　腹皮　制香附　昆布　丝瓜络　橘红

周左二十岁

鼻红有根，咳呛四年，旧秋曾经痰红，今春屡见寒热。肺肾阴分有亏，肝胆气火偏旺。脉细数。当潜降。

粉丹皮　云苓　川贝　茅根　怀牛膝　苡仁　蛤壳　首乌　女贞子　茶花　白芍　橘红

吴左膏方

补肝营藉利筋络，益肾阴而壮筋骨。

大熟地　枸杞子　党参　灵仙　宣木瓜　白芍　绵芪　忍冬　怀牛膝　当归　首乌　狗脊　制玉竹　川断　菟丝子　锁阳　淡苁蓉　龙胆　杜仲　坎版

上药浓煎三次，去渣存质，加驴皮胶、虎骨胶，溶化收膏。每用一匙，开水化服。

周右

坎阳不足，脾土又亏，便溏不实，脉细无力。肝肾阴分亦亏，浮火上乘。傍晚目红而肿，髓骨作痛。温补三阴，以资灌溉。

东洋参　杜仲　白芍　二皮　宣木瓜　鹿霜　於术　肉果　淡川附　霞曲　骨脂　杞子

又膏方

益真阳以温脾土，补真阴以处肝木。

大熟地　於术　白芍　骨脂　制萸肉　吴萸　杜仲　山药　东洋参　甘草　菟丝子　首乌　霞天曲　泽泻　黄芪　归身　巴戟天　茯苓　肉果　杞子　宣木瓜

上药煎三次，取浓质，以鹿角胶、驴皮胶浓化收膏。

李左

左脉弦，右脉滞。舌质润，苔色黄。肝肾阴分积虚，虚则生风、生火；肝肾气分有亏，亏则生湿、生痰。风无形，易蒙清孔，头痛偏左，目肿，肢振。痰有形，易阻气机，脘闷呕恶，便下不畅。先清理，后滋补。

姜半夏　广皮　滁菊　桑叶　石决明　盹皮　蒺藜　芽谷　明天麻　钩藤　茯苓　竹茹

又膏方

滋坎水以济离火，柔巽木而安坤土。

大熟地　苓神　杞子　山药　粉丹皮　滁菊　坎版　鳖甲　淡苁蓉　生地　首乌　泽泻　制萸肉　冬术　牛膝　牡蛎　奎白芍　潞党　归身　桑叶

上药浓煎三次，入驴皮胶收膏。

陈左

湿旺之体质，木火之用事。夏令四肢麻木，冬令鼻窍流水。有梦而遗，无梦而滑。原由肝肾不足，遂使坎离失济。脉象左弦右细。治法先宜潜育。

大生地　茶花　石决　茅根　扁石斛　女贞　白芍　桑叶　焙丹皮　坎版　旱莲　牡蛎

又膏方

肢麻甚于夏令，鼻水剧于冬令，有时梦遗，有时精滑。本病龙相火旺，标病湿痰偏胜。值此冬令。舍标求本。用拟膏方，以资调理。

牡蛎　坎版　大生地　萸肉　滁菊　茯苓　旱莲草　首乌　杞子　桑叶　山茶花　丹皮　丹参　莲须　扁石斛　女贞　白芍　茅根　淡苁蓉　鳖甲

上药煎三次，取浓汁，以驴皮胶收膏。

许左

三春咳呛。至夏始愈。八月咳呛，至今未已。肺不降气，肾不纳气，动则喘急，静则平缓，咳而胁痛，络伤防血。素有遗血，早伤肾阴。脉象坚数。法当清肃。

旋覆　蛤散　竹茹　桑叶　杏仁　川贝　丝瓜络　枇杷露　牛膝　石英　毛燕　橘红

翁左

右脉柔小，左脉数大。小为阴亏，大为阳亢。年未弱冠，梦有遗泄。趁此冬令，先宜培养。

熟地　萸肉　山药　丹皮　泽泻　归身　白芍　杞子　生地　绵芪　潞党　坎版　鳖甲　沙苑　远志　莲须

上药以驴皮胶收膏。

江左四十岁

病久阴虚，虚则生热，热蒸于肺，便为咳呛。形瘦，肤燥，力疲。脉细。若不冬令调治，春令便有难救。

旋覆花　橘红　夏曲　枇杷叶　毛燕根　川贝　云苓　竹茹　川石斛　牛膝　虫草　扁豆

陈右

阴虚生热，气滞作疢，脘腹又为痞满，咳呛时有上逆，汛参乱。法逍遥。

茺蔚子　楞子　青皮　白芍　柴胡　当归　香虫　郁金　腹皮　枳壳　香附　丹参　川贝

沈左

胁痞腹痛，由来已久。肝强脾弱，寒湿蟠覆。

川桂枝　川朴　腹皮　茯苓　泔茅术　青皮　首乌　冬瓜皮　瓜蒌皮　枳壳　谷芽　白芍

富左四十三岁

疼痛偏于左太阳，麻木甚于右手指，遗体酸楚，两膝痿软。外风、内湿，走经入络，甫有二月，已成痹证。胆胃又为痰阻，入夜为之少寐。脉寸浮。法温通。

桂枝　炒白芍　防己　秦艽　竹茹　仙半夏　秫米　滁菊　桑枝叶　川萆薢　橘红　茯神

沈左

真阴不能治浮阳，真水不能制虚火。形瘦善食，口渴喜饮。脾家又为木侮，腹性遂为胀满。舌质光降，脉象浮弱。济水火。育阴阳。

大生地　丹皮　泽泻　麦冬　上猺桂　茯苓　黄柏　天冬　制萸肉　知母　白芍　山药

沈右三十三岁

咳呛白沫，痰带咸气。营分有热，月汛早期。

元胡　炒白芍　橘红　蛤散　归身　杜仲　茺蔚　丹皮　杏仁　牛膝　丹参　枇杷叶　茯神

陈右二十岁

逢节吐血，已有半年，汛停一月有余。先起悲怒，后因惊恐。

紫丹参　石决明　白芍　女贞　旋覆花　橘红　云苓　贝母　粉丹皮　佛手柑　牛膝　茅根

朱右三十岁

血虚营热，气郁生火。月汛延期，净后身热。

制香附　牛膝　柴胡　薄荷叶　焦山栀　丹参　川芎　归身　鲜石斛　丹皮　白芍　月季花

钱右二十三岁

浮肿半年。经停四月。气血两阻，寒湿两胜。

柴炒归身　砂壳　茺蔚子　川芎　桂炒　白芍　广皮　腹皮　橡皮　枳炒冬术　香附　苓皮　泽泻

陈右四十六岁

始而带下，继而血漏，失血肠燥，大便为难。

仙夏　麻仁　丹参　白芍　牛膝　广皮　蝴蝶　枳壳　海松子　苁蓉　柏子仁　杞子

陈右四十五岁

发热，耳聋，汗多，便溏，两手自动，神识昏糊。

焦山栀　钩钩　石斛　二青　鲜生地　连翘　郁金　决明　陈胆星　蝎尾　法夏　橘红

吕右四十一岁

产将三月，汛红颇多，人暮焦热，胃减身倦，三春咳呛，尚未杜根。

杏仁　麦冬　橘红　驴胶　生地　白芍　贝母　枇杷叶　丹皮　螵蛸　元参　骨皮

许右五十八岁

痰阻于上，浊阻于下，翻胃膈证，已达极点。

火麻仁　郁金　谷芽　竹茹　咸苁蓉　广皮　丝瓜　白芍　姜半夏　蒌皮　桃泥　枳壳

郭左二十四岁

血行清道，鼻红已见三月。湿阻营卫，疟疾发现一旬。

姜半夏　黄柏　生姜　腹皮　吴萸　炒川连　酒芩　丹皮　茶花　软柴胡　秦艽　橘红　知母

徐右

食滞中伤，升降窒碍，懊侬呕泛，食减便结。脉象弦大而滑。胃腑窒而不宣。

元胡　炒川连　腹皮　橘红　竹茹　广郁金　茯神　杏仁　路通　蒌皮　云曲　法夏

吴左三十岁

新患咳呛，日渐而止。旧患肿胀，消长无常。

甜葶苈　防己　苏子　枳壳　陈香橼皮　骷髅　青皮　腹皮　蜜炙麻黄　沉香　半夏　杏仁

计右三十八岁

去秋崩漏，旋即停止。近十日来，血块叠下，头痛腰酸，瘵瘯艰难。

小茴　炒当归　桃肉　丹参　杜仲　吴萸　炒川连　杞子　川芎　乌药　官桂　炒白芍　东参　茯神　广皮

沈童

腹大如墩阜，四肢俱浮肿，咳呛气急，胃纳不佳。

大腹皮　川朴　苓皮　泽泻　葶苈子　桂炒芍　杏仁　控涎丸　猪苓　冬瓜子、皮　苏子

平左十六岁

阳络伤则鼻红，气机阻则痞硬。右腹满大，年轻非宜。

瓦楞　芜荑　丹参　鳖甲　神曲　银胡　茯苓　海蜇　楂炭　川连　青皮　银花

潘左四十二岁

自胸及腹，痛剧如卷，上呕清水，亦不大便。

瓜蒌皮　姜夏　澄茄　白芍　黑干姜　蒌仁　猺桂　云曲　薤白头　八月札　广皮　路路通

陈右三十三岁

咳呛失音，胎前延及产后。腹痛便溏，往年宿根发现。病缠四月，形瘦，冷热。脉虚，舌薄。延防蓐损。

凤凰衣　桔梗　淡草　枇杷叶　北沙参　牛膝　贝母　茯苓　饭蒸於术　橘红　玄参　牡蛎

李童十二岁

不咳吐血，血来颇多，病逾两旬，近发五天。

根生地　牡蛎　丹皮　茅根　黑旱莲　女贞　橘红　侧柏　生三七　功劳　茯神　牛膝

叶左三十二岁

脉滑属痰，胁胀属气，痰聚气机，不通则胀。

瓜蒌皮　橘红络　枳壳　二青　白子　腹皮　砂壳　冬瓜子、皮　莱菔子　瓦楞　茯苓　瓜络

黄左

肾关不固，小溲频多。湿火乘虚下注，膀胱气化失权。尺脉细。清湿法。

扁豆　知母　竹叶　荷梗　黑栀　广皮　草梢　茯神　潼蒺藜　丹皮　黄柏　泽泻

董左预拟方

养正气，清余邪，虚实两相顾盼，偏胜不致为害。

吉林参须　甘草　桑叶　茯神　冬瓜子　橘红　扁豆　绿豆　扁石斛　苡仁　杏仁　竹茹

范左

头痛牵眉，心悸，身掣，咳而多痰，咽燥少津。病根已有六年，诸虚由此毕露。

叭杏仁　滁菊　橘红　白芍　石决明　丹参　元参　川贝　黛蛤散　桑叶　云苓　枇杷叶

范右

怀孕之体不耐烦热，热伤胎元，腰腹作痛。孕已九个足月，犹虑带病分娩。形冷热，脘满闷，眩晕，自汗。脉滑，舌薄。当治其病，毋害其胎。

西洋参　云苓　广皮　钩钩　穞豆衣　佩兰　滁菊　杜仲　冬桑叶　佛手　黄芩　竹茹

祝右

气血俱亏，肝肾并伤。不独汛来衰少，抑且诸症杂出。

杜仲　牡蛎　奎芍　玫瑰　绵芪　丹参　穞衣　螵蛸　首乌　归身　龙骨　茯神

许童

咳稍缓，血仍吐，面浮，足肿，冷热，腹胀。八岁童子，已成童劳。

川贝　谷芽　冬瓜子皮　枇杷叶　杏仁　茯苓　百部　款冬　紫菀　山药　於术

董右

浊蒙清窍，头晕耳鸣。湿阻气机，脘泛呕恶。近加忧郁，肝阳勃升。

法夏　蒺藜　蔻壳　竹茹　石决　钩藤　郁金　桑叶　藿梗　枳壳　会皮　滁菊

石童

暑风入肺，食滞伤脾，上有呕吐，下有泄泻。

法半夏　前胡　扁豆　杏仁　广木香　苡仁　象贝　钩藤　焦神曲　橘红　通草　竹茹

曹右

满腹作胀，愈而复发。气病应血，月事愆期。

吴萸　炒川连　小茴　郁金　砂壳　桂枝　炒白芍　腹皮　枳壳　茺蔚　冬瓜皮　青皮　茯苓　路路通

张左

中脘胀满已减，饮食仍不多进。有时气不通顺，痛胀并作；有时阳不潜降，寤寐维艰。种种病象，仍在阳明腑络。改方法程，尚宜通利腑络。

金铃子　青皮　枳壳　腹皮　北秫米　姜夏　茯苓　丝瓜　夜交藤　郁金　橘红　路路通

张左三十六岁

胀在中脘，痛在右腹。中主胃，右主气。胃气失其下行，右降遂为不及。气滞则胀，气胀则痛，久痛久胀，入经入络。大便艰涩，纳食减进。舌质糙白而厚，脉沉滞不畅。胃者为六腑之总司，胃病则六腑亦病。按腑以通为用法，当以通为要。

两头尖　姜夏　金铃　青皮　枳壳　桃仁　彩云曲　槟榔　瓦楞　瓜蒌　丝瓜络　路路通

赵右五十岁

饮停于中，噫嗳吞酸，寤寐欠宁，时有眩晕。

炒黄连　桂芍　佛手　竹茹　炒秫米　半夏　橘红　甘草　黑干姜　云苓　夜交　枳壳

又左十九岁

咽喉间痒，膺脘亦痒，蒂丁下垂，水亏火旺。

左牡蛎　黄柏　元参　桔梗　炙鳖甲　丹皮　生地　秋石　坎版　淡草　萸肉　知母

厉右二十岁　手少阴火旺，并足少阴水亏。肺有风热，鼻窍为之成渊；胃有湿火，蒂丁为之下垂。精为火动则梦遗，络为火燥则痰血。头目眩晕，颈背络痛。舌质黄，脉细弦。症复杂，治不易。

制萸肉　川贝　茅根　茯苓　旱莲草　牡蛎　女贞　橘红　功劳叶　丹皮　莲须　生地

王左兰十五岁

能食而不能化，其咎在脾；血虚而气不调，其病在肝。肝为刚脏，燥则益刚；脾为湿土，滞则益湿。肌肤干燥，更衣艰涩。脉象细弦，舌质糙腻。治法须养气血，藉以灌输肝脾。

怀牛膝　柏仁　当归　苁蓉　远志肉　枣仁　白芍　谷芽　甘杞子　麻仁　广皮　芝麻

陈左四十三岁

火炎则金伤，气实则失音。治节失司，肩背酸痛。

生石膏　知母　元参　桔梗　川贝母　淡草　丝瓜　海石　煅蛤壳　苡仁　芦根　琼玉膏

李左四十三岁

素体水不涵木，渐至木火刑金。先咳而后失血，自春延至立夏。痰阻于肺，气失宣华，胸脘满闷，缺盆胀痛；左升太过，右降不及，动辄气甚而咳嗽。脉弦细而数。法养金柔木。

金沸草　元参　石决　枇杷叶　女贞子　川贝　牛膝　橘络　青蛤壳　丹皮　茅根　旱莲

罗左二十五岁

少阴肾亏，太阴脾湿。湿聚蒸化为痰，咳呛、头胀、腰酸、肢软。脉象弦滑，舌质腻白。阴虚生火，耗伤胃津，故口渴喜饮，小溲红赤。肾清脾湿。

黄草　川石斛　仙夏　淡草　橘红　云茯苓　瓜子　川贝　牡蛎　滁菊　桑叶　牛膝　苡仁　竹茹

张左

左右脉均弦滑。弦主饮，滑主痰。痰饮盘踞中上，而窒碍上下呼吸。肺不降，肾不纳，动辄气逆，状如喘急。素有遗泄，肾阴久耗。多年老病，根深蒂固。

元武版　橘红　炙草　茯苓　鳖甲　川贝　杏仁　牡蛎　冬虫　牛膝　六曲　石英

朱左

心多浮，夜少寐，盗汗，精滑，心肾不交。

左牡蛎　龙骨　甘草　枣仁　远志肉　莲须　茯苓　知母　川柏　丹参　生地　柏仁

李右

脘痞胀痛，经淋带多。脉象弦细，舌质薄黄。阳明不合，冲任不固。患起小产，已越一年。气血已受戕伤，诸恙遂为杂出，阖阳明之气，固冲海之血。

潞党参　远志　海蛸　川芎　炙绵芪　茯苓　枣仁　牡蛎　杜仲　白芍　丹参　茺蔚

朱右

未产先泄，既产又泻，绵缠一年，脾肾阴中之阳虚矣。于是满痛、泄泻，剧于清朝时候。前半舌质淡绛，脉象左尺濡大。双补脾肾，藉资运纳。

巴戟天　潼蒺藜　菟丝子　破故纸　奎白芍　煨肉果　淡吴萸　五味子　怀山药　土炒於术　云茯苓　谷芽

陈左

咳呛五年，气急三载。近加丧明、嗔怒，肝气升炽化火，迫伤络脉，吐血复崩，兼即鼻血，亦是络热。左脉大。拟潜育。

大生地　怀牛膝　粉丹皮　石决明　山茶花　墨旱莲　女贞子　橘络　川贝母　湖藕节　白茅根　绵纹黄

又

血从清道由鼻而出，从浊道由口而来，咳呛气急，辗转不停，丧明嗔怒，气郁不舒。左关脉大。法当潜降。

橘红络　叭杏仁　丹皮　降香　怀牛膝　茯苓　白芍　川贝　青蛤散　藕节　茅根　山茶

沈左

大便有血，小溲酸痛。疟发三阴，已有半年。

制草果　鳖甲　秦艽　槐米　制首乌　川柏　知母　草梢　姜半夏　萆薢　茯苓　桂拌白芍

又右四十岁

津液为火消烁，渐成三消大症。形瘦善食，口渴喜饮，溲浊频多，舌根脱苔。腹笥似觉痞满，脉象兼见弦濡。仿用知柏八味丸，藉以壮水制火。

知母　黄柏　生地　山药　萸肉　丹皮　泽泻　元参　茯苓　麦冬　天冬　石斛

盛右四十五岁

肝肾阴虚，冲任失司，经汛超前，带下殊多。中间痰饮盘踞，咳呛作辍无常。

杜仲　云苓　川贝　蒺藜　竹茹　叭杏　丹参　半夏曲　石英　芡实　莲须　橘红

姜右三十一岁

经来衰少，五年不育，血虚气滞，累及冲任。

当归　柴胡　白芍　茺蔚　川贝　橘红　丹参　杏仁　海蛸　香附　丹皮　玫瑰

李左四十八岁

肝肾不足，肺胃有火，屡次失血，时常咳呛。去冬曾经失音，今春复加腰痛。脉象细数。法当潜育。

甘草　玉竹　女贞　旱莲　龟甲　前胡　丹皮　杏仁　生地　川贝　橘红　茯苓

郁右三十岁

去冬三疟，近来无绪，热势燎原，略有咳呛。

鳖甲　银胡　蒿子　秦艽　白前　骨皮　知母　桑叶　丹皮　桂芍　杏仁　竹茹

顾左六十岁

有年气血本衰，病后气血更弱，头面多汗，腰痛膝酸，少履少力。

党参　牡蛎　甘草　桂芍　冬术　龙齿　黄芪　茯苓　夏曲　磁石　冬瓜皮

陈右四十一岁

血虚生风，心悸肢振，目盲多泪。头痛偏左。

白归身　泽泻　杞子　甘菊　大熟地　白芍　茯苓　蒺藜　制萸肉　丹皮　山药　桑叶

毛左二十二岁

心肾素亏，梦遗频至，嗜酒致伤阳络，络松血从上溢，陡然吐血二十余口，阴亏阳亢，时多冒热。脉细，舌黄。法当潜育。

紫丹参　丹皮　茯神　莲须　川雅连　龟甲　茅根　葛花　鸡距子　石决　桑叶　山栀

平右三十九岁

产后腠理空虚，寒邪易于侵袭。形寒头晕，脘痛腹痛。

东洋参　龙骨　姜夏　佛手　牡蛎　首乌　谷芽　广皮　杞子　沙参　白芍　蝴蝶

唐右二十二岁

咳呛自冬而起，经汛自春而停。声嘶音哑，咽燥喉痛，虚火上烁，已成劳损。

淡秋石　牛膝　冬虫草　桔梗　川贝　元参　芦根　青蛤　杏仁　甘草　米仁　枇杷叶

俞左四十九岁

便溏四年，胸满五日。脾升胃降，已失常度。

制川朴　姜夏　木香　茯苓　枳壳拌炒　白术　扁豆　砂仁　谷芽　彩云曲　广皮　腹皮　冬瓜皮

李左四十三岁

少阴水亏，太阴金燥，肝肾龙相之火乘气上扰，遂使肺络受伤，先咳后血。肝木之气多升，肺金之气少降，气逆作咳，咳甚作呕。脉象濡细，舌质光剥。俾能带病延年，亦是人功克尽。

旋覆　淡秋石　牛膝　川贝　麦冬　蛤壳　元参　女贞　丹皮　旱莲　丝瓜　冬虫草

吴右三十六岁

隐情曲意不伸，气血俱少流畅，肝木

犯胃，饮邪留中，呕泛清水，胸闷作痛。久痛则气愈乱，气乱则病愈甚。奇经亦受影响，月事愆期，腰间酸楚。六部脉象，均见沉涩。当调肝胃，以和奇经。

上猺桂　郁金　香附　甘松　萸炒白芍　姜夏　乌药　八札　佛手柑　广皮　枳壳　獭干

陆左三十九岁

阳动于络，阳即气，动则跳。偏在于左，左主血，而主子于肝。有梦则遗，无梦则滑，耳鸣，头晕，腰酸。脉细。心肾阴亏，肝胆阳亢。病自七情中来，切宜顾养为上。

石决明　浮小麦　枣仁　橘络　远志肉　淡甘草　芝麻　桑叶　粉丹皮　云茯神　莲须　滁菊

施左十七岁

病起半月，形寒身热，有汗而热不散，有咳而痰不利。

焦山栀　橘红　丝瓜络　芦根　瓜蒌皮　茯神　知母　米仁　川通草　杏仁　竹茹

沈左三十四岁

梦中遗溲，便后痔血。脾肾阴亏，湿火下注。

沙苑子　芡实　白芍　远志　绵杜仲　丹参　葛花　木香　炒槐米　茯神　枣仁　冬术

许左二十二岁

形瘦便溏，脾肾阳虚；头晕咳呛，肝肺风热。

广木香　川贝　冬瓜子　茯苓　炒扁豆　杏仁　蒺藜　冬术　法半夏　前胡　桑叶　砂壳

朱左二十七岁

中脘痞塞，时作时辍；少腹瘕聚，时上时下。食后则吐，便秘半月。胃气不降，腑气不通，气郁化火，津伤咽干。

鲜石斛　蒌仁　半夏　橘白　咸苁蓉　麻仁　松子仁　谷芽　炙枳壳　柏仁　郁李仁　姜竹茹

朱左二十六岁

咳引胸痛，喉痒有痰，有时头晕，有时身热。

瓜蒌皮　前胡　橘红　杏仁　生薏仁　茯苓　丝瓜络　桑叶　地骨皮　淡草　元参　二青

赵左二十六岁

中虚湿胜，气攻脘痛，痛甚吐泻，根起五年。

姜夏　冬术　云曲　砂仁　枳壳　川朴　炙草　腹皮　木香　广皮　谷芽　附炒泻

李左三十七岁

金水两亏，肝脾气逆，咳呛失血，咽痛喉痹，盗汗时有时无，大便时溏时结。左脉虚弦，右脉细数。劳损已达极点，夏秋最为吃紧。

大生地　川贝　丹皮　桔梗　黑豆衣　牡蛎　元参　丝瓜子　冬虫　淡草　薏仁　芦根

周右二十七岁

左咽稍痛，黎明便溏。起由产后，将成蓐劳。

北沙参　冬瓜子　丹参　麦冬　牡蛎　丹皮　白芍　银胡　炙草　地骨　螵蛸　川斛

罗左

囊痈一年，夜不多寐，阳阴造偏，冷热头晕。

真滁菊　焦山栀　夜交藤　秫小米　冬桑叶　广皮　粉丹皮　姜半夏　茯神

石决明　酸枣仁　竹茹

赵左四十八岁

咽喉作哽，胸闷饱胀。火炎于上，痰阻于中。

淡秋石　橘红　川贝　丹皮　淡草　竹茹　瓦楞　柿霜　蒌皮　桔梗　元参　橄榄

陈右四十三岁

火炎则金伤，气实则失音，治节失司，肩背酸痛。

生石膏　知母　甘草　丝瓜络　米仁　蛤壳　桔梗　元参　川贝　芦根　海石　琼玉膏

陈童

暑气由肺胃充斥三焦，蔓延气分，外达肌肤而为瘖。瘖发不多，邪热未能清澈，致令中脘懊侬，神识乍清乍昏，身体忽寒忽热。脉象左部沉弦，右部滑数。体素薄弱，正气不能截邪，以致留恋于中。姑拟扶正逐邪，未识然否。

佛叶参　川通草　茯神　银花　连翘　鲜石斛　蒿梗　郁金　丹皮　鲜生地　芦根　益元散

钦右二十四岁

先由白带，继而赤带，益于经水淋漓，甚而色紫起块，少腹抽痛，牵及经络。形寒头痛，脘泛食少。脉象弦芤，舌质腻白。病在奇经八脉，尚挟寒湿阻遏。治法益气血之虚，参用通气血之滞。

紫丹参　茺蔚　橘红　萆薢　怀牛膝　法夏　石英　丹皮　陈阿胶　新绛　白芍　螵蛸

又二方

肝肾阴虚，冲任失固，自白带而转赤色，由经漏而至成块血。既失其所养，气遂乘于脉络，少腹掣痛，面目浮肿，冷热头痛，耳鸣盗汗。脉象弦芤而滑，舌质薄腻而白。脾胃为湿所困。治法缓根滋补。

旋覆　新绛　归须　萆薢　丹参　丹皮　杜仲　白蒺　螵蛸　茯苓　白芍　白术

章左二十三岁

旧冬吐血盈盏，今春腹大如鼓，气血相击，清浊相混，已成虫胀，延为难治。

桃仁泥　腹皮　沉香　牛膝　炙鳖甲　当归　橘络　铃子　参三七　青皮　延胡　控涎丸

徐左三十岁

初肿必属风水相缚，久肿必属脾肾两亏。晨起上焦为肿，午后下焦为肿。腹笥䐜胀，得谷更甚。心肾两亏，梦遗频多。脉沉弦，舌红绛。两补脾肾，兼搜风水。

炒知母　黄柏　泽泻　附片　拌薏仁　上猺桂　萸肉　茯苓　谷芽　大熟地　丹皮　牛膝　车前

金左二十四岁

肝强脾弱，气滞湿胜。水谷易停，腹笥易胀。

制川朴　谷芽　姜夏　泽泻　大腹皮　砂壳　广皮　芡实　彩云曲　茯苓壳　竹茹

史左三十五岁

风湿阻气，咳呛痰黏，咽喉肿烂，已有两旬。

煅石膏　知母　淡草　元参　活水芦根　桑叶　杏仁　枇杷叶　连翘壳　橘红　姜皮　竹茹

沈右三十七岁

肺气失其清肃，咳呛无痰；肺气通于表分，卫虚畏寒。

生绵芪　苏子　橘红　冬术　旋覆花　杏仁　川贝　防风　桂炒白芍　白前　薏

仁　枇杷叶

余左四十二岁

痢下红黑，去秋及今。

东洋参　槐米　木香　广皮　枳炒冬术　肉果　砂仁　白芍　胡桃　炒故纸　淡干姜　茯苓　炙草

许左四十二岁

痢红数月，后重腹痛。

川雅连　白头翁　春砂仁　广木香　炒银花　秦皮　楂炭　酒芩　炒扁豆　广陈皮　姜炭　云曲

杨左

向有哮喘，近加咳呛，痰滞气机，脘宇遏塞。

旋覆　苏子　甘草　冬瓜子皮　海石　芥子　橘红　云苓　瓦楞　杏仁　法夏　二青

吕左三十八岁

素有哮喘，旧冬增剧，气逆碍卧，痰味带咸。肺实泻之，肾虚纳之。

旋覆花　杏仁　夏曲　茯苓　干姜　捣五味子　麻黄　贝母　海石　淮牛膝　橘红　葶苈　竹茹

姚左二十四岁

负伤吐血，脉象小弦。虽有离络之血，不可止涩为事。

参三七　女贞　大黄　丝瓜络　仙鹤草　丹皮　白芍　茅根　墨旱莲　橘络　牛膝　藕节

王左七十八岁

高年血少，气衰中焦，运磨失职，得食作胀，夜寐不安。

咸苁蓉　炙草　刀豆　郁金　吴萸　炒川连　广皮　川椒　白芍　咸半夏　云苓　乌梅　竹茹

杨左四十岁

积劳积湿，伤气伤脾。得食腹肿，面黄带浮。

泔茅术　云苓　冬瓜皮　芽谷　川朴　广皮　泽泻　砂壳　绵茵陈　腹皮　枳壳　黑栀

沈左三十四岁

痛在于右，右属气滞；久痛有块，是谓痞气。

淡干姜　甲片　香附　三棱　红花　元胡　枳壳　郁金　吴萸　炒川连　青皮　蓬术　铃子

左四十九岁

劳伤气分，咳呛一月。肺燥脾湿，治当两顾。

旋覆花　蛤壳　炙草　二青　叭杏仁　橘红　贝母　枇杷叶　半夏曲　云苓　桑叶　梨子

徐右三十五岁

旧夏产育伤元，继而咳呛、水泻，冷热，食废。蓐劳难图。

别直参　於术　谷芽　杏仁　清炙草　麦冬　肉果　贝母　怀山药　橘红　茯苓　白芍

潘左二十五岁

脾肾为食致伤，消化遂失常度，得食作胀，甚而嗳酸。

制川朴　云曲　郁金　谷芽　淡吴萸　枳壳　广皮　砂壳　鸡肫皮　云苓　姜夏　腹皮

钦右

少腹之痛已减，经带之淋依然。八脉之亏，阳维为病，苦寒泄热，此《内经》篇之言也。气为兼挟湿邪，清浊失调，升降失司，足腿为肿。舌质薄黄，脉象弦细。平补肝肾之阴，参化脾胃之湿。

淡苁蓉　金沸草　新绛　杜仲　川柏片　甘杞子　茯苓　忍冬　川萆薢　紫丹参　知母　螵蛸

张

酒醴之热，灼伤肺胃，先干咳，继口血。根起四年，时欲举发。口燥，脉细，冷热，盗汗。夏令升泄，最易增剧。

旋覆　牛膝　女贞　旱莲　秋石　杏仁　元参　贝母　甘草　知母　橘红络　茅根

姚左四十二岁

痰滞于膈，气滞于中，脘腹痞满，咳呛气逆，二便皆滞。六脉弦细。参涤其痰。

雅连　杏仁　橘红　川朴　枳壳　姜皮　瓦楞　苏子　桃仁　竹茹

《金氏门诊方案》终

长沙正经证汇

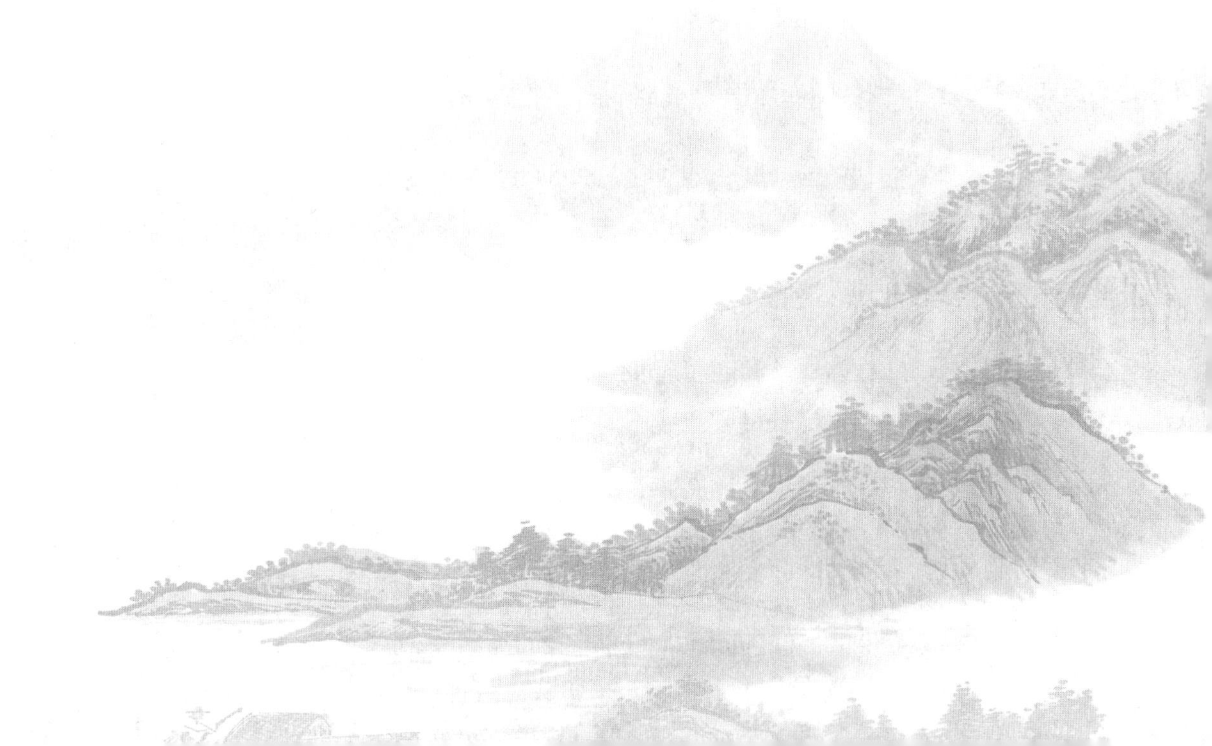

内容提要

治国医学者，莫不宗张长沙为医中之圣，而《伤寒》《金匮》两书，亦为必读之经。故注疏是两书者，奚啻百数十辈，要皆为读者谋便利计焉。然吾人尝主张须用科学法整理古医书，俾一览了然，无望洋生叹之感。是书为东洋传本，将长沙书中各证，因类而汇之，某证用某方，一考即得。若有能仿其式而编各书，则研究古医书，自易入手也。本社裘君将藏本付刊者，抱此希望焉。

序　一

夫物之为物也，有本乎天者也，有成乎人者也。本乎天者，为性能之用；而成乎人者，致性外之用也。水虽清冷，火蒸则为热；金虽坚刚，铸泻则如泥，是合和之妙用，而人功之所以并于天地也。盖医之于药，制之于方，则人巧既加，而功用自异。虽知其一药之能，不审方法之道，得其功也难矣。世之庸医，曾不留意于兹，预写病证，漫投药剂，其验不见，则为方之咎，屡移其治。譬于射者，射而不中，反修于招也，何功之有哉。夫欲为良医者，不可不先达方法之道，熟视病证之变。凡病有内同而外异，亦有内异而外同。同不同，异不异，皆证之相似也。故玉人患石之似玉，相剑者患剑之似刀。相似之物，愚者之所大惑，而智者之所加虑也。顷者播之田愿仲作一册子，名曰《长沙证汇》。盖此著也，集长沙论中其病状之相似者。建门分类，各载其主方，欲使无疑惑之患。是田氏之所笃于医，而猷之所以好其志也。书以题此卷首。

宽政二年庚戌之春平安吉益猷修夫题

序　二

夫仲景氏方论，悉古之遗训，而对证奏效焉；后之业医者，亦莫不讲焉。然其文高古，往往意在文外，得其旨趣最难矣；且杂之以阴阳、传经、脉说，或曰补，曰能，曰寒热，相协成说，是皆古疾医所不论，大失经义矣。遂使后人不知古之方，方各有妙。而存者二千有余年矣，举世莫能觉悟焉。方今国运隆盛，医亦益造其道，然多拘因名而随证案方者，特钞矣；间有知之者，亦不察依证之浅深、缓急，而方亦异焉。余深以为忧，于是就仲景氏书，辑其方、证相对者，分门聚类，始能为编，藏之家久矣。近滨天佑、奥元纯二生。请梓以公之世，使一时医者，知治术妙用，唯在证、方相的当，而无复论也已。余深好其志，再加厘正以授之，虽未能尽得方意，庶几乎免舍本求末之讥云尔。

日本宽政庚戌春三月田中荣信撰

序　三

方法，医本也，古今无有异议焉。但唐宋以还，名家方论、方汇，陆续郑重，奚翅千百云也乎。从乎由汉以前，周秦疾医之道，史传不载，廑廑乎其方甚深，后世安得广施之人邪，才有仲景氏遗论《伤寒》《金匮》二书而见之而已。今阅此册，则分证立病门，参照彼二书录各方于其下，错综铨次，深造其理，因命曰《长沙证汇》。诚煎人所以悉后，今人所以识古，乃本立道生，是作者微旨也。作者，则播州晕浦老医田中愿仲矣。予素不解方伎，然唯喜此人有好古之名，而奖就四方之士，敢附一辞云。

宽政三年辛亥十月谷旦浪华后学播州奥田元继识

凡　例

此编摭长沙氏正经，隐括诸章，去烦归简，欲易见也。如其《伤寒论》辨别，有逢原撰，不赘于此。

世有《伤寒类证》者，其书本阴阳、六经，主脉状，其杜撰、谬妄不可胜计。且与仲景氏之意大有迳庭也，不必取。

编中有证同方异者，盖依有病毒之浅深、缓急也。又，不立“发热门”者，热之于病十八九，仲景氏依热之大小、有无耳，别无可处之方，无可加减之药；病愈热从之。

此编，《伤寒》《金匮》中或有证无方、或有方无证者，其他可疑者，皆不载之。以俟识者耳。

男田中荣恒谨识

目　录

长沙正经证汇

播磨　田中荣信愿仲　编选
南部　村尾茂乔维选
越后　奥田邦佑宪佑庵
播磨　菅原成美专辅　同校
播磨　河野敬明淳治
绍兴　吉生裘庆元　刊行

呕吐门（附：唾涎沫、噫哕）

诸呕吐，谷不得下者，小半夏汤。呕家本渴，渴者为欲解，今反不渴，心下有支饮故也，同方。胃反呕吐者，大半夏汤。食谷欲呕者，吴茱萸汤。食已即吐者，大黄甘草汤。呕而发热者，小茈胡汤。伤寒五六日，呕而发热者，同方。妊娠呕吐不止，干姜人参半夏丸。伤寒本自寒下，医复吐下之，寒格，更逆吐下，若食入口即吐，干姜黄芩人参汤，太阳与阳明合病，不利但呕者，葛根加半夏汤。太阳中风，汗自出，淅淅恶风，翕翕发热，鼻鸣干呕者。桂枝汤。产后中风，续得之数十日不解，头微痛，恶寒，时时有热，心下闷，干呕，汗出者，同方。

上十二法，呕吐不得食或发热证。

呕，心下痞硬者，大半夏汤。呕而肠鸣，心下痞者，半夏泻心汤。伤寒中风，医反下之，其人下利，日数十行，谷不化，腹下雷鸣，心下痞硬而满，干呕，心烦不得安，甘草泻心汤。太阳中风。下利呕逆，表解者，乃可攻之。其人漐漐汗出，发作有时，头痛，心下痞硬满，引胁下痛，干呕短气，汗出不恶寒者，十枣汤。伤寒发热，汗出不解，心下痞硬。呕吐而下利者，大茈胡汤。太阳病，过经十余日，反二三下之，后四五日，茈胡证仍在者，先与小茈胡汤。呕不止，心下急，郁郁微烦者，大茈胡汤。卒呕吐，心下痞膈，间有水眩悸者，小半夏加茯苓汤。干呕下利者，黄芩人参汤。干呕而利者，黄芩加半夏生姜汤。

上九法，呕吐、心下痞硬、下利证。

少阴病，吐利，手足厥冷，烦躁欲死者，吴茱萸汤。呕而脉弱，小便复利，身有微热，见厥者，四逆汤。既吐且利，小便复利而大汗出，下利清谷，内寒外热，脉微欲绝者，同方。吐利汗出，发热恶寒，四肢拘急，手足厥冷者。同方。少阴病，饮食入则吐，心中温温欲吐，复不能吐，若膈上有寒饮，干呕者，不可吐也，急温之，同方。少阴病，下利清谷，里寒外热，手足厥逆，或干呕，或咽痛，通脉四逆汤，少阴病，下利不止，厥逆无脉，干呕烦者，白通加猪胆汁汤。

上七法，呕吐、下利、厥逆证。

腹中寒气，雷鸣切痛，胸胁逆满，呕吐者，附子粳米汤。伤寒胸中有热，胃中有邪气，腹中痛，欲呕吐者。黄连汤。诸黄腹痛而呕者，小茈胡汤。

上三法，腹痛呕吐证。

胃反，吐而渴欲饮水者，茯苓泽泻汤。吐后，渴欲得水而贪饮者，文蛤散。少阴病，下利六七日，咳而呕，渴，心烦不得眠者，猪苓汤。呕吐，而病在膈上，后思水者，猪苓敢。先渴后呕，为水停心下，小半夏加茯苓汤。中风发热，六七日不解而烦，有表里证，渴欲饮水，水入则吐者。曰水逆，五苓散。

上六法，呕吐、渴证。

伤寒六七日，中风，往来寒热，胸胁苦满，默默不欲饮食，心烦，喜呕，小茈胡汤。阳明病，胁下硬满。不大便而呕，舌上胎者，同方。本（按：“本”字《玉函》无）太阳病，不解，胁下硬满，干呕不能食，往来寒热，同方。产妇云云，大便坚，呕不能食者，同方。伤寒十三日，不解，胸胁满而呕，日晡所发潮热，已而微利，茈胡加芒硝汤。呕而胸满者。吴茱萸汤。

上六法，胸胁苦痛、呕证。

少阴病，腹痛，小便不利，四肢沉重疼痛，自下利，或呕者，真武汤。温疟者，身无寒，但热，骨节疼烦，时呕者，白虎加桂枝汤。伤寒六七日，发热，微恶寒，支节疼烦，微呕，心下支结者，茈胡加桂枝汤。

上三法，支节疼痛、呕证。

伤寒解后，虚羸少气，气逆欲吐者，竹叶石膏汤。伤寒云云，得之便厥，咽中干，烦躁吐逆者，甘草干姜汤。

上二法，吐逆证。

干呕吐涎沫，头痛者，吴茱萸汤。妇人吐涎沫，小青龙汤。伤寒表不解，心下有水气，干呕，发热而咳。或喘者，同方。干呕吐逆，吐涎沫者，半夏干姜散。咳逆上气，时时唾浊，但坐不得眠者，皂荚丸。咳逆倚息不得卧，小青龙汤。时复冒者，苓桂五味甘草汤。反更咳，胸满者。苓甘五味姜辛汤。冒者必呕，呕者复内，半夏苓甘姜味辛夏汤。假令瘦人脐下悸，吐涎沫而癫眩，此水也，五苓散。蛔虫之为病，令人吐涎沫，心痛发作有时，甘草粉蜜汤。大病瘥后，喜唾，久不了了者，理中丸。

上九法，干呕、咳吐涎沫证。

肺痿，吐涎沫者，桂枝去芍药加皂荚汤。肺痿，咳唾涎沫不止，咽燥而渴者，生姜甘草汤。肺痿，吐涎沫而不咳者，甘草干姜汤。咳而胸满，振寒，咽干不渴，时出浊唾，腥臭久久。吐脓如米粥者，为肺痈，桔梗汤。同证，桔梗白散。

上五法，肺痿、肺痈、吐涎沫、浊唾证。

发汗吐下后，虚烦不得眠，心中懊侬，若呕者，栀子生姜豉汤。胸满，心下坚，咽中怗怗如有炙肉，吐之不出，吞之不下者，半夏厚朴汤。心胸中有停痰、宿水，自吐出后，心胸间虚气满，不能食，茯苓饮。鲙食之在心胸间不化，吐复不出，速下除之，橘皮大黄朴硝汤。病人胸中似喘不喘，似呕不呕，似哕不哕，彻心中愦愦然无奈，生姜半夏汤。太阳病，过经十余日，心下温温欲吐，而胸中痛，大便反溏，腹微满，郁郁微烦者，调胃承气汤。阳明病，不吐不下，心烦者，同方。

上七法，病有心胸中欲呕吐不出证。

伤寒发汗，若吐若下，解后，心下痞硬，噫气不除者，旋覆代赭石汤。伤寒汗出，解之后，胃中不和，心下痞硬，干

（按："干"字下脱"呕"字）噫，食臭，胁下有水气，腹中雷鸣，下利者，生姜泻心汤。

上二法，心下痞硬、嗳证。

干呕哕，若手足厥者，橘皮汤。哕逆者，橘皮竹茹汤。黄疸病，小便色不变，欲自利，腹满而喘哕者，小半夏汤。大便不通，哕，数谵语者，小承气汤。

上四法，哕逆证。

大便不通门（附：硬难）

中恶，心痛，腹胀，大便不通者。走马汤。少阴病六七日，腹胀不大便者，急下之，大承气汤。大下后，六七日不大便，烦不解，腹满痛者，此有燥屎也，同方。阳明病，脉迟，虽汗出，不恶寒者，其身必重，短气，腹满而喘，有潮热者，可攻里，大承气汤。发热恶寒，若腹大满不通者，小承气汤。

上四法，大便不通腹胀满证。

伤寒，若吐若下后，不解，不大便五六日，上至十余日，日晡所发潮热，不恶寒，独语如见鬼状，但发热谵语者，大承气汤。阳明病，谵语，有潮热，反不能食者，胃中必有燥也，同方。二阳并病，太阳证罢，但发潮热，手足漐漐汗出，大便难而谵语者，下之则愈，同方。产后七八日，目中不了了，睛不和，无表里（按："里"字衍）证，大便难，身微热者，同方。病人小便不利，大便乍难乍易，时有微热，喘冒不能卧者，有燥屎也，同方。得病二三日云云，须小便利，屎定硬，乃可攻之，同方。阳明病，潮热，大便微硬者，可与大承气汤；不硬者，不与之。阳明病，其人多汗，以津液外出，胃中燥，大便必硬，硬则谵语，小承气汤。大便不通，哕。数谵语者，同方。太阳病，若吐、若下、若发汗，微烦，小便数，大便因硬者，同方。伤寒，不大便六七日，头痛有热者，同方。

上十二法。不大便、谵语、有燥屎证。

伤寒八九日，风湿相搏，身体疼烦，不能自转侧，不呕。不渴，若其人大便硬，小便自利者，桂枝附子去桂加术汤。阳明病，自汗出，若发汗，小便自利者，此为津液内竭，虽硬不可攻之，当须自欲大便，宜蜜煎导而通之；若土瓜根，及与大猪胆汁，皆可为导。太阳病云云，小便数者，大便必硬，不更衣十日，无所苦也，渴欲饮水者，五苓散。大便则难，其脾为约，麻仁丸。痛而闭者。厚朴三物汤。

上五法，不大便硬难证。

阳明病，胁下硬满，不大便而呕，舌上白苔者，小茈胡汤。产妇云云，大便坚，呕不能食者，同方。

上二法，不大便、呕证。

阳明证，其人喜忘者，必有蓄血，屎虽硬，大便反易，其色必黑，抵当汤。病人无表里证，发热七八日，虽脉浮数者，可下之，不大便者，有瘀血，同方。

上二法，大便硬有瘀血证。

小便不利门（附：难自利自调）

小便不利者，茯苓戎盐汤。小便不利者，蒲灰散。小便不利者，滑石白鱼散。服桂枝汤，或下之，仍头项强痛，翕翕发热，无汗，心下满微痛，小便不利者，桂枝去桂加苓术汤。病人小便不利，大便乍难乍易，时有微热，喘冒不能卧者，有燥屎也。大承气汤。少阴病，二三日至四五日，腹痛，小便不利，下利便脓血者，桃花汤。虚劳腰痛，小腹拘急，小便不利者，八味丸。

上七法，小便不利或腹痛证。

伤寒表不解，心下有水气，干呕，发热而咳，或小便不利，少腹满，或喘者，小青龙汤。风湿相搏，骨节烦疼，掣痛不得屈伸，近之则痛剧，汗出短气，小便不利，恶风不欲去衣，或身微肿者，桂枝甘草附子汤。妊娠有水气，身重，小便不利，洒淅恶寒，起即头眩者，葵子茯苓散。少阴病，二三日不已，至四五日，腹痛。小便不利。四肢沉重、疼痛，自下利者，真武汤。

上四法，小便不利、有水气证。

黄疸，腹满，小便不利而赤，自汗出，大黄硝石汤。里水者，一身面目黄肿，其脉沉，小便不利，故令病水，越婢加术汤。黄汗之病，两胫自冷，又从腰以上必汗出，下无汗，腰髋弛痛，如有物在皮中状，剧者不能食，身疼重，烦躁，小便不利，桂枝加黄芪汤。伤寒七八日，身黄如橘子色，小便不利，腹微满者，茵陈蒿汤。阳明病，发热汗出，此为热越，不能发黄也，但头汗出，身无汗，剂颈而还，小便不利，渴引水浆者，此为瘀热在里，身必发黄，同方。太阳病，身黄，脉沉结，少腹硬，小便不利者。为无血也；小便自利，其人如狂者，血证谛也，抵当汤。男子黄，小便自利，小建中汤。黄疸病，小便色不变，欲自利，腹满而喘，不可除热，热除必哕；哕者，小半夏汤。

上八法，小便不利或自利、黄疸证。

伤寒五六日，中风，往来寒热，胸胁苦满，默默不欲饮食，心烦，喜呕，或心下悸，小便不利者，小茈胡汤。伤寒五六日，已发汗而复下之，胸胁满微结，小便不利，渴而不呕，茈胡桂姜汤。伤寒八九日，下之，胸满烦惊，小便不利，谵语，一身尽重，不可转侧者，茈胡加龙骨牡蛎汤。

上三法，胸胁苦满、小便不利证。

太阳病，发汗后，若脉浮，小便不利，微热，消渴者，五苓散。本以下之，故心下痞，与泻心汤。痞不解，渴而口燥烦，小便不利者，五苓散。阳明病，脉浮而紧，咽燥口苦，腹满而喘，若脉浮，发热，渴欲饮水，小便不利者，猪苓汤。小便不利者，有水气，其人若渴者，栝楼瞿麦丸。

上四法，小便不利、渴证。

太阳病，发汗。遂漏不止，其人恶风，小便难，四肢微急，难屈伸者，桂枝加附子汤。咳逆倚息不得卧云云，手足厥逆，气从小腹上冲胸咽，手足痹，其面翕然如醉状，因复下流阴股，小便难，时复冒者，苓桂五味甘草汤。妊娠，小便难，饮食如故者，归母苦参丸。妇人少腹满如敦状，小便微难而不渴，生后者，此为水与血俱结在血室也，大黄甘遂汤。

上四法，小便难证。

伤寒八九日，风湿相搏，身体疼烦，不能自转侧，不呕，不渴，脉浮虚而涩者，桂枝附子汤主之。若其人大便硬，小便自利者，桂枝附子去桂加术汤。阳明病，自汗出，若发汗，小便自利者。此为津液内竭，虽硬不可攻之，当须自欲大便，宜蜜煎导而通之，大猪胆汁方若及土瓜根方。肾著之病，其人身体重，腰中冷，如坐水中，形如水状，反不渴，小便自利，饮食如故，苓姜术甘汤。太阳病六七日，表证仍在，脉微而沉，反不结胸，其人发狂者，以热在下焦，少腹当硬满，小便自利者，下血乃愈，抵当汤。

上四法，小便自利证。

太阳病，若吐、若下、若发汗，微烦，小便数，大便因硬者，小承气汤。伤寒脉浮，自汗出，小便数，心烦，微恶寒，脚挛急云云，甘草干姜汤、芍药甘草汤。肺痿，吐涎沫而不咳者，其人不渴，必遗尿，小便数者，甘草干姜汤。

上三法，小便数证。

夫短气有微饮，当从小便去之，八味丸。妇人病，饮食如故，烦热不得卧，而反倚息者，但利小便则愈，同方。夫短气有微饮，当从小便去之，苓桂术甘汤。诸病黄家，但利其小便，假令脉浮，当以汗解之，桂枝加黄芪汤。

上四法，当利小便证。

太阳病，无汗而小便反少，气上冲胸，口噤不得语，欲作刚痉，葛根汤。阳明病，发潮热，大便溏，小便自可，胸胁满不去者，小茈胡汤。伤寒，不大便六七日，头痛有热者，与承气汤；其小便清者，知不在里，仍在表也，桂枝汤。肠痈者，小腹肿，按之即痛如淋，小便自调，时时发热，自汗出，复恶寒，大黄牡丹汤。

上四法，小便自可证。

呕而脉弱，小便复利，身在微热，见厥者，四逆汤。既吐且利，小便复利而大汗出，下利清谷，同方。伤寒有热，不腹满，应小便不利，今反利者，为有血也，抵当丸。男子消渴，小便反多，以饮一斗，小便一斗，八味丸。

上四法，小便复利证。

上冲门（附：上气气逆）

太阳病，下之后，其气上冲者，可与此方，桂枝汤。烧针令其汗，针处被寒，核起而赤者，必发奔豚气，从少腹上冲心者，桂枝加桂汤。伤寒若吐若下后，心下厥满，气上冲胸，起则头眩，苓桂术甘汤。咳逆云云，手足厥逆，气从小腹上冲胸咽，手足痹，其面翕然如醉状，因复下流阴股，小便难，时复冒者，苓桂五味甘草汤。治其气冲，若面热如醉状，此为胃热上冲熏其面，加大黄以利之，苓甘姜味辛夏仁黄汤。心胸中大寒痛，呕不能饮食，腹中满，上冲皮起，出见有头足，上下痛而不可触近者。大建中汤。太阳病，无汗而小便反少，气上冲胸，口噤不得语，葛根汤。病如桂枝证，头不痛，项不强，胸中痞硬，气上冲咽喉，不得息者，瓜蒂散。

上七法，上冲心胸证。

大逆上气，咽喉不利者，麦门冬汤。咳逆上气，时时唾浊，但坐不得眠者，皂荚丸。咳而上气，此为肺胀，其人喘，目如脱状，越婢加半夏汤。肺痈，胸满胀，一身面目浮肿，鼻塞清出，不闻香臭酸辛，咳逆上气，喘鸣迫塞，葶苈大枣汤。心下痞，诸逆，心悬痛者，桂枝枳实生姜汤。伤寒解后，虚羸少气，气逆欲吐者，竹叶石膏汤。胸痹，心中痞，留气结在胸，胸满胁下，逆抢心者，人参汤。同证，枳实薤白桂枝汤。

上八法。上气气逆证。

腹痛门（附：满胀、少腹满痛）

心腹诸卒暴百病，若中恶客忤，心腹胀满，卒痛如锥刺，气急口噤，停尸卒死者，三物备急圆。心腹卒中痛者，茈胡桂枝汤。治中恶心痛腹胀，大便不通，走马汤。

上三法，心腹卒痛证。

腹中寒气，雷鸣切痛，胸胁逆满，呕吐者，附子粳米汤。心胸中大寒痛，呕不能饮食，腹中满，上冲皮起，出见有头足，上下痛而不可触近，大建中汤。伤寒五六日，中风，往来寒热，胸胁苦满，默默不欲饮食，心烦喜呕，或腹中痛者。小茈胡汤。诸黄，腹痛而呕者，同方。伤寒，胸中有热，胃中有邪气，腹中痛，欲呕吐者，黄连汤。

上五法，腹中痛呕吐证。

妇人怀妊，腹中疞痛，当归芍药散。妇人腹中诸疾痛者，同方。妇人有漏下，或妊娠下血，若腹中痛者，芎归胶艾汤。产后腹痛，烦满不得卧，枳实芍药散。产后腹痛，以枳实芍药散；不愈者，此为腹中有干血著脐下，下瘀血汤。

上五法，妇人腹中痛证。

寒疝。腹中痛，逆冷，手足不仁，若身疼痛，灸刺、诸药不能治，乌头桂枝汤。腹痛云云，寒疝，远脐苦痛，发则自汗出，手足厥冷，大乌头煎。寒疝，腹中绞痛，拘急不得转侧，发作有时使人阴缩，手足厥逆，乌头汤。寒疝，腹中痛及胁痛里急者，当归生姜羊肉汤。产后腹中疞痛，并治寒疝，同方。

上五法，寒疝腹中痛证。

伤寒，腹中急痛者，先与小建中汤，不差者，与小茈胡汤。虚劳里急，悸衄，腹中痛，梦失精，四肢酸痛，手足烦热，咽干口燥，小建中汤。妇人腹中痛，同方。治妇人产后，虚羸不足，腹中刺痛不止，吸吸少气，或苦少腹急，痛引腰背，不能食饮，当归建中汤。

上四法，腹中里急痛证。

少阴病，至四五日，腹痛，小便不利，四肢沉重疼痛，自下利者，真武汤。少阴病，至四五日，腹痛，小便不利，下利不止，便脓血者，桃花汤。

上二法，腹痛、小便不利证。

发汗不解，腹满痛者，急下之，大承气汤。病腹中满痛者，此为实也，同方。大下后六七日，不大便，烦不解，腹满痛者，此有燥屎也，同方。本太阳病，医反下之，因尔腹满时痛者，桂枝加芍药汤。大实痛者，桂枝加大黄汤。痛而闭者，厚朴三物汤。阳明中风，脉弦浮大而短气，腹都满，胁下及心痛，小茈胡汤。

上七法，腹满痛证。

腹满不减，减不足言，大承气汤。少阴病六七日，腹胀，不大便者，同方。阳明病，脉迟，虽汗出不恶寒者，其身必重，短气，腹满而喘，有潮热者，此外欲解，可攻里也，同方；若腹大满不通者，可与小承气汤。病腹满，发热十日，脉浮而数，饮食如故，厚朴七物汤。伤寒吐后，腹胀满者，调胃承气汤。太阳病，过经十余日，心下温温欲吐，而胸中痛，大便反溏，腹微满，郁郁微烦，同方。发汗后，腹胀满者，朴姜甘半参汤。腹满，口舌干燥，此膈间有水气，已椒苈黄丸。二阳合病，腹满身重，难以转侧，口不仁而面垢，谵语，遗尿，白虎汤。伤寒下后，心烦腹满，卧起不安者，栀子厚朴汤。下利腹胀满，身体疼痛者，先温里，乃攻其表：温里四逆汤，攻表桂枝汤。阳明病，脉浮而紧，咽燥口苦，腹满而喘，发热汗出，不恶寒，反恶热，身重，心中懊侬，舌上苔者，栀子豉汤。

上十二法，腹胀满或不大便证。

黄疸，腹满，小便不利而赤，自汗出，大黄硝石汤。伤寒七八日，身黄如橘子色，小便不利，腹微满者，茵陈蒿汤。黄疸病，小便色不变，欲自利，腹满而喘哕者，小半夏汤。黄家日晡所发热，而反恶寒，膀胱急，小腹满如水状，大便必黑，时溏者，消矾散。

上四法，腹满黄疸证。

太阳病不解，热结膀胱，其人如狂，血自下，下者愈，但少腹急结者，桃核承气汤。虚劳腰痛，小腹拘急，小便不利者，八味丸。脚气上入少腹，不仁者，同方。夫失精家小腹弦急，阴头寒，目眩发落，桂枝加龙骨牡蛎汤、天雄散。

上四法，小腹拘急证。

太阳病，重发汗而复下之，不大便五六日，舌上燥而渴，日晡所小有潮热，从心下至少腹硬满，而痛不可近者，大陷胸汤。伤寒有热，少腹满，应小便不利，今反利者，为有血也，抵当丸。太阳病六七日，表证仍在，脉微而沉，不结胸，其人发狂者，以热在下焦，少腹当硬满。小便自利者，下血乃愈，抵当汤。太阳病，身黄，脉沉结，少腹硬，小便不利者，为无血也；小便自利，其人如狂者，血证谛也，同方。产后七八日，无太阳证，少腹坚痛，此恶露不尽，不大便，烦躁发热云云，大承气汤。带下经水，下利，少腹满，痛经，一月再见者，土瓜根散。妇人少腹满如敦状，小便微难而不渴，生后者，此为水与血俱结在血室也，大黄甘遂汤。肠痈者，小腹肿痞，按之即痛如淋，小便自调，时时发热，自汗出，复恶寒，大黄牡丹汤。伤寒表不解，心下有水气，干呕，发热而咳，或小便不利，小腹满或喘者，小青龙汤。

上九法，少腹满痛有瘀血证。

结胸门（附：胸痹）

伤寒六七日，结胸，热实，脉沉而紧，心下痛，按之石硬者，大陷胸汤。伤寒五六日，呕而发热者云云，若心下满而硬痛者，此为结胸也，同方。太阳病，脉浮而动数，膈内拒痛，短气躁烦，心中懊侬，心下因硬，则为结胸，同方。伤寒十余日，热者结在里，复往来寒热者，与大茈胡汤。但结胸，无大热者，此为水结在胸胁也，同方。结胸者，项亦强，如柔痉状，下之则和，大陷胸丸。小结胸，病正在心下，按之则痛，小陷胸汤。病在阳，应以汗解之云云，寒实结胸，无热证者，同方、白散。病人手足厥冷，脉乍紧者，邪结在胸中，心中满而烦，饥不能食者，当须吐之，瓜蒂散。病如桂枝证，头不痛，项不强，胸中痞硬，气上冲咽喉不得息者，同方。

上九法，结胸证。

胸痹，胸中气塞短气者，茯苓杏仁甘草汤。胸痹，胸中气塞短气者，橘皮枳实生姜汤。胸痹，心中痞，留气结在胸，胸满胁下，逆抢心，枳实薤白桂枝汤。同证，人参汤。胸痹缓急者，薏苡附子散。胸痹，不得卧，心痛彻背者，栝楼薤白半夏汤。胸痹之病，喘息咳唾，胸背痛，短气者，栝楼薤白白酒汤。

右七法，胸痹证。

心下痞硬门（附：痞、心中痞、坚满）

伤寒中风，医反下之，其人下利，日数十行，谷不化，腹中雷鸣，心下痞硬而满，干呕，心烦不得安，甘草泻心汤。伤寒汗出，解之后，胃中不和，心下痞硬，干呕噫，食臭，胁下有水气，腹中雷鸣，下利者，生姜泻心汤。呕而肠鸣，心下痞者，半夏泻心汤。伤寒五六日，呕而发热，茈胡证具云云，若心下满而硬痛者，此为结胸也，大陷胸汤主之；但满而不痛者，为痞，半夏泻心汤。呕，心下痞硬者，大半夏汤。伤寒发汗、若吐、若下解后，心下痞硬，噫气不除者，旋覆花代赭石汤。太阳病，外证未除，而数下之，遂协热而利，利下不止，心下痞硬者，桂枝人参汤。伤寒发热，汗出不解，心下痞硬，呕吐而下利者，大茈胡汤。伤寒服汤药，下利不止，心下痞硬，服泻心汤已，复以他药下之，利不止，医以理中与之，利益甚，赤石脂禹余粮汤。太阳中风，下利呕逆，表解者，乃可攻之，其人漐漐汗出，发作有时，头痛，心下痞硬满，引胁下痛，干呕短气，汗出不恶寒者，十枣汤。

上十法，心下痞硬、呕、下利证。

卒呕吐，心下痞，膈间有水，眩悸者，小半夏加茯苓汤。心下痞，按之濡者，大黄黄连泻心汤。伤寒大下后，复发汗，心下痞，恶寒者，表未解也，表解乃可攻痞，攻痞泻心汤，攻表桂枝汤。妇人吐涎沫，医反下之，心下即痞，当先治其吐涎沫，小青龙汤主之；涎沫止，乃治痞。泻心汤。本以下之，故心下痞，与泻心汤；痞不解，其人渴而口燥，烦，小便不利者，五苓散。心下痞，而复恶寒汗出者，附子泻心汤。

上六法，心下痞证。

膈间支饮，其人喘满，心下痞坚，面色黧黑，其脉沉紧，得之数十日，医吐下之，不愈者，木防己汤、木防己去石膏加茯苓芒硝汤。心下坚，大如盘，边如旋杯，水饮所作，桂姜枣草黄辛附汤。同证，枳术汤。太阳病，脉浮而动数，短气躁烦，心中懊侬，心下因硬，则为结胸，大陷胸汤。伤寒五六日，呕而发热云云，若心下满而硬痛者，此为结胸也，同方。伤寒六七日，结胸，热实，脉沉而紧，心下痛，按之石硬者，同方。太阳病，重发汗而复下之，不大便五六日，舌上燥而渴，日晡所小有潮热，从心下至少腹硬满而痛，不可近，同方。病者脉伏，其人欲自利，利反快，虽利。心下续坚满，甘遂半夏汤。下利，按之心下硬者，急下之，大承气汤。

上九法，心下坚硬证。

按之心下满痛者，大茈胡汤。服桂枝汤或下之，仍头项强痛，翕翕发热，无汗，心下满，微痛，小便不利者，桂枝去桂加茯苓术汤。伤寒若吐、若下后，心下逆满，气上冲胸，起则头眩，苓桂术甘汤。心下有痰饮，胸胁支满，目眩者，同方。心痛彻背，背痛彻心，赤丸。

上五法，心下满痛证。

胸痹，心中痞，留气结在胸，胸满胁下，逆抢心，人参汤。同证，枳实薤白桂枝汤。心中痞，诸逆，心悬痛者，桂枝枳实生姜汤。伤寒五六日，大下之后，身热不去，心中结痛者，栀子豉汤。

上四法，心下痞或痛证。

胸胁苦满门（附：痛）

伤寒五六日，中风，往来寒热，胸胁苦满，默默不欲饮食，心烦喜呕者，小茈胡汤。太阳病，十日以去，脉浮细，而嗜卧者，外已解也。设胸满、胁痛者，与茈胡汤；六脉俱浮者，与麻黄汤。阳明病，发潮热，大便溏，小便自可，胸胁满不去者，小茈胡汤。本太阳病不解，胁下硬满，干呕不能食，往来寒热，同方。伤寒四五日，身热，恶风，颈项强。胁下满，手足温而渴者，同方。阳明病，胁下硬满，不大便而呕，舌上白苔者，同方。伤寒十三日，不解，胸胁满而呕，日晡所发潮热，已而微利云云，先宜小茈胡汤以解外，后茈胡加芒硝汤。伤寒五六日，已发汗，而复下之，胸胁满微结，小便不利，渴而不呕，茈胡桂姜汤。腹中寒气，雷鸣切痛，胸胁逆满，呕吐者，附子粳米汤。心下有痰饮，胸胁支满，目眩者，苓桂术甘汤。

上十法，胸胁苦满或呕证。

支饮胸满者，厚朴大黄汤。呕而胸满者，吴茱萸汤。太阳病，下之后，脉促胸满者，若恶寒者，加附子桂枝去芍药汤。咳而倚息云云，而反更咳，胸满者，苓甘五味姜辛汤。咳而胸满，振寒。脉数，咽干不渴，时出浊唾腥臭，久久吐脓如米粥者，为肺痈，桔梗汤。同证，桔梗白散。太阳与阳明合病，喘，胸满者，麻黄汤。伤寒八九日，下之，胸满，烦惊，小便不利，谵语，一身尽重，不可转侧者，茈胡加龙骨牡蛎汤。肺痈，胸满胀，一身面目浮肿，鼻塞清涕出，不闻香臭酸辛，咳逆上气，喘鸣迫塞，葶苈大枣泻肺汤。

上九法，胸满或咳证。

夫有支饮家，咳烦，胸中痛者，十枣汤。咳而引胁下痛者，同方。太阳中风，下利呕逆云云，头痛，心下痞硬满，引胁下痛，干呕短气，汗出不恶寒者，同方。太阳病，过经十余日，心下温温欲吐，而胸中痛，大便反溏，腹微满，郁郁微烦者，调胃承气汤。咳有微热，烦满，胸中甲错，是为肺痈，苇茎汤。发汗。若下之而烦热，胸中窒者，栀子豉汤。病人胸中似喘不喘，似呕不呕，似哕不哕，彻心中愦愦然无奈，生姜半夏汤。心胸中大寒痛，呕不能饮食，腹中满，上冲皮起，出见有头足，上下痛而不可触近者，大建中汤。心胸中有停痰、宿水，自吐出水后，心胸间虚气满，不能食者，茯苓饮。胁下偏痛，发热，其脉紧弦者，大黄附子汤。病如桂枝证，头不痛，项不强，胸中痞硬，气上冲咽喉不得息者，当吐之，瓜蒂散。

上十一法，胸中痛或胁下痛证。

心下悸门（附：脐下悸）

心下悸者，半夏麻黄丸。伤寒厥而心下悸者，茯苓甘草汤。发汗过多，其人叉手自冒心，心下悸，欲得按者，桂枝甘草汤。太阳病，发汗，汗出不解，其人仍发热，心下悸，头眩，身瞤动，振振欲擗地者，真武汤。伤寒五六日，中风，往来寒热，胸胁苦满，默默不欲饮食，心烦喜呕，或心下悸，小便不利，小茈胡汤。卒呕吐，心下痞，膈间有水，眩悸者，小半夏加茯苓汤。

上六法，心下悸证。

伤寒二三日，心中悸而烦者，小建中汤。虚劳里急，悸，衄，腹中痛。梦失精，四肢酸痛，手足烦热，咽干口燥，同方。发汗后，其人脐下悸者，欲作奔豚，苓桂甘枣汤。假令瘦人脐下有悸，吐涎沫而癫眩，此水也，五苓散。

右四法，心中悸或脐下悸证。

恶寒门（附：恶风、往来寒热、振寒）

太阳中风，啬啬恶寒，淅淅恶风，翕翕发热，鼻鸣干呕者，桂枝汤。太阳病，头痛发热，汗出恶风者，同方。阳明病，脉迟，汗出多，微恶寒者，同方。产后中风，续得之数十日不解，头微痛，恶寒，时时有热，心下闷，干呕，汗出者，同方。伤寒大下后，复发汗，心下痞，恶寒者，表未解也，不可攻痞，当先解表，表解乃可攻痞，解表桂枝汤，攻痞大黄黄连泻心汤。心下痞而复恶寒汗出者，附子泻心汤。太阳病，脉浮而动数，头痛发热，微盗汗出，而反恶寒者，表未解也，医反下之，膈内拒痛，短气躁烦，心中懊侬，心下因硬，则为结胸，大陷胸汤。阳明病，脉迟，虽汗出不恶寒者云云，大承气汤主之；若汗多微恶寒者，外未解也，若腹大满不通者，小承气汤。肠痈者，小腹肿痞，按之即痛如淋，小便自调，时时发热，自汗出，复恶寒也，大黄牡丹汤。

上九法，恶寒发热汗出证。

太阳中风，脉紧，发热恶寒，身疼痛，不汗出而烦躁，大青龙汤。伤寒六七日，发热，微恶寒，支节烦疼，微呕，心下支结，外证未去者，茈胡加桂枝汤。太阳病，发热恶寒，热多寒少，脉微弱者，桂枝二越婢一汤。太阳病，得之八九日，如疟状，发热恶寒，热多寒少，其人不呕，清便欲自可，一日二三度发，脉微缓者，为欲愈也，桂枝麻黄各半汤。

上四法，恶寒发热不汗出证。

大汗出，热不去，内拘急，四肢疼，又下利厥逆而恶寒者，四逆汤。吐利汗出，发热恶寒，四肢拘急，手足厥冷者，同方。伤寒脉浮，自汗出。小便数，心烦，微恶寒，脚挛急，反与桂枝汤欲攻其表，此误也，得之便厥，咽中干，烦躁吐逆者，甘草干姜汤。发汗病不解，反恶寒者，芍药甘草附子汤。恶寒，脉微而复利，四逆加人参汤。太阳病，下之后，脉促，胸满而若恶寒者，桂枝去芍药加附子汤。少阴病，得之一二日，口中和，其背恶寒者，当灸之，附子汤。

上七法，汗吐下后恶寒或厥冷证。

黄家，日晡所发热而反恶寒，此为女劳得之。膀胱急，少腹满云云，消矾散。谷疸之为病，寒热不食，食则头眩，心胸不安，久久发黄，茵陈蒿汤。里水者，一身面目黄肿，其脉沉，小便不利，恶风者，越婢加术汤。

上三法，恶寒发黄证。

太阳病。项背强几几，反汗出恶风者，桂枝加葛根汤。太阳病，发汗，遂漏不止，其人恶风，小便难，四肢微急，难以屈伸者，桂枝加附子汤。风湿相搏，骨节烦疼，掣痛不得屈伸，近之则痛剧，汗出短气，小便不利，恶风不欲去衣，身微肿者，桂枝甘草附子汤。风湿，脉浮，身重，汗出恶风者，防己黄芪汤。妊娠有水气，身重，小便不利，洒淅恶寒，起即头眩，葵子茯苓散。

上五法，汗出恶风证。

太阳病，头痛发热，身疼腰痛，骨节疼痛，恶风，无汗而喘者，麻黄汤。太阳病，项背强几几，无汗恶风者，葛根汤。

上二法，无汗恶风证。

太阳中热者，暍是也。汗出恶寒，身热而渴者，白虎加人参汤。伤寒无大热，口燥渴，心烦，背微恶寒者，同方。伤寒病，若吐、若下后，七八日不解，热结在里。表里俱热，时时恶风，大渴，舌上干燥而烦，欲饮水数升者，同方。

上三法，恶寒渴证。

伤寒五六日，中风，往来寒热，胸胁苦满，默默不欲饮食，心烦喜呕，小茈胡汤。伤寒四五日，身热恶风，颈项强，胁下满，手足温而渴者，同方。妇人中风七八日，续得寒热，发作有时，经水适断者，此为热入血室，同方。本太阳病不解，胁下硬满，干呕不能食，往来寒热者，同方。伤寒五六日，已发汗而复下之，胸胁满微结。小便不利，渴而不呕，但头汗出，往来寒热，心烦者，茈胡桂姜汤。疟，寒多微有热，或但寒不热者，同方。伤寒十余日，热结在里，复往来寒热者，大茈胡汤。疟，多寒者名牡疟，蜀漆散。牡疟，牡蛎汤。

上九法，寒热往来及疟证。

咳而胸满，振寒，咽干不渴，时出浊唾腥臭，久久吐脓如米粥者，桔梗汤。同证，桔梗白散。

上二法，振寒证。

厥冷门（附：厥逆）

吐利汗出，发热恶寒，四肢拘急，手足厥冷者，四逆汤。大汗出，大下利而厥冷者。同方。呕而脉弱，小便复利，身有微热，见厥者，同方。大汗出，热不去，内拘急，四肢疼，又下利，厥逆而恶寒者，同方。下利清谷，里寒外热，汗出而厥者，通脉四逆汤。少阴病，下利清谷，里寒外热，手足厥逆，脉微欲绝，身反不恶寒，同方。吐已下断，汗出而厥，四肢拘急不解，脉微欲绝者，通脉四逆加猪胆汁汤。少阴病，下利脉微者，与白通汤；利不止，厥逆无脉，干呕烦者，白通加猪胆汁汤。少阴病，吐利，手足厥冷，烦躁欲死者，吴茱萸汤。

上九法，手足厥冷吐利证。

寒疝，腹中绞痛，拘急不得转侧，发作有时，使人阴缩，手足厥逆，乌头汤。寒疝，脐苦痛，发则自汗出，手足厥冷，其脉沉弦者，大乌头煎。寒疝，腹中痛，逆冷，手足不仁，若身疼痛，乌头桂枝汤。寒气厥逆者，赤丸。

上四法，寒疝厥逆证。

病人手足厥冷，脉乍紧者，邪结有胸中，心中满而烦，瓜蒂散。干呕哕，若手足厥者，橘皮汤。咳逆云云，手足厥逆，气从小腹上冲胸咽，手足痹，其面翕然如醉状，因复下流阴股，小便难，时复冒者，苓桂五味甘草汤。伤寒，脉滑而厥者，里有热也，白虎汤。手足厥寒，脉细欲绝者，当归四逆汤。

上五法，手足厥冷证。

伤寒，厥而心下悸者，茯苓甘草汤。伤寒脉浮，自汗出，小便数，心烦，微恶寒云云，得之便厥，咽中干烦躁，吐逆者，甘草干姜汤。厥而皮水者，蒲灰散。蛔厥者，乌梅圆。少阴病，饮食入口则吐，心中温温欲吐，复不能吐，始得之，手足寒，脉弦迟者云云，若膈上有寒饮，干呕者，四逆汤。少阴病，身体痛，手足寒，骨节痛，脉沉者，附子汤。

右六法，厥或手足寒证。

烦　门

太阳病，初服桂枝汤，反烦，不解者，先刺风池、风府，却与桂枝汤则愈，桂枝汤。伤寒发汗解，半日许复烦者，同方。伤寒八九日，下之，胸满烦惊，小便不利，谵语，一身尽重，不可转侧者，茈胡加龙骨牡蛎汤。伤寒二三日，心中悸而烦者，小建中汤。虚劳，里急，悸，衄，腹中痛，梦失精，四肢酸痛，手足烦热，咽干口燥者，同方。少阴病，下利脉微者，与白通汤；利不止，厥逆无脉，干呕烦者，白通加猪胆汁汤。夫有支饮家，咳烦，胸中痛者，十枣汤。咳有微热，烦满，胸中甲错，是为肺痈。苇茎汤。

上八法，烦证。

火逆下之，因烧针烦躁者，桂枝甘草龙骨牡蛎汤。太阳中风，脉紧，发热恶寒，身疼痛，不汗出而烦躁，大青龙汤。发汗，若下之，病仍不解，烦躁者，茯苓四逆汤。少阴病，吐利，手足厥冷，烦躁者，吴茱萸汤。黄汗之病云云，剧者不能食，身疼重，烦躁，小便不利，桂枝加黄芪汤。得病二三日，脉弱，无太阳茈胡证，烦躁，心下硬云云，小承气汤、大承气汤。产后七八日，无太阳证，少腹坚痛，此恶露不尽，不大便，烦躁发热云云，同方。大下后，六七日不大便，烦不解，腹满痛者，同方。阳明病。下之，心中懊憹而烦，胃中有燥屎者，同方。太阳病，脉浮而动数，膈内拒痛，短气躁烦，心中懊憹，心下因硬，则为结胸，大陷胸汤。

上十法，烦躁证。

虚劳虚烦不得眠者，酸枣仁汤。发汗、吐下后，虚烦不得眠，若剧者，必反复颠倒，心中懊憹，栀子豉汤。下利后更烦，按之心中濡者，为虚烦，同方。下之后，复发汗，昼日烦躁不得眠，夜而安静，不呕不渴，无表证，干姜附子汤。伤寒脉浮，自汗出，小便数，心烦，微恶寒，脚挛急云云，得之便厥，咽中干烦躁，吐逆者，甘草干姜汤。产后腹痛，烦满不得卧者，枳实芍药散。妇人病，饮食如故，烦热不得卧，而反倚息者。但利小便则愈，八味丸。

上七法，烦躁不得眠证。

伤寒下后，心烦，腹满，卧起不安者，栀子厚朴汤。少阴病，下利六七日，咳而呕渴，心烦不得眠者，猪苓汤。少阴病，得之二三日以上，心中烦，不得卧者，黄连阿胶汤。阳明病，不吐不下，心烦者，调胃承气汤。病人手足厥冷，脉乍紧者，邪结有胸中，心中满而烦，饥不能食者，瓜蒂散。伤寒中风，医反下之，其人下利，日数十行，谷不化，腹中雷鸣，心下痞硬而满，干呕，心烦不得安，甘草泻心汤。伤寒五六日，已发汗，而复下之，胸胁满微结，小便不利，渴而不呕，但头汗出，往来寒热，心烦者，此胡桂姜汤。少阴病，下利，咽痛，胸满心烦者，猪肤汤。伤寒五六日，中风，往来寒热，胸胁苦满，默默不欲饮食，心烦，喜呕，或胸中烦而不呕者，小茈胡汤。

上九法，心烦证。

服桂枝汤，大汗出后，大烦渴不解，脉洪大者，白虎加人参汤。伤寒病，若吐若下后，七八日不解，热结在里，表里俱热，时时恶风，大渴，舌上干燥而烦，欲饮水数升者，同方。伤寒无大热，口燥渴，心烦，背微恶寒者，同方。发汗已，脉浮数，烦渴者，五苓散。中风发热，六七日不解而烦者，有表里证，渴欲饮水，水入则吐者，同方。本以下之，故心下痞，与泻心汤，痞不解，其人渴而口燥，烦，小便不利者，同方。病在阳，应以汗解之，反以冷水潠之，若灌之，其热被劫不得去，弥更益烦，肉上粟起，意欲饮水，反不渴者，服文蛤散；不瘥者，五苓散。

上七法，烦渴证。

伤寒八九日，风湿相搏，身体疼烦，不能自转侧，不呕，不渴，桂枝附子汤。风湿相搏，骨节烦疼掣痛，不得屈伸，近之则痛剧，汗出短气，小便不利，恶风不欲去衣，桂枝甘草附子汤。湿家身烦疼，麻黄加术汤。伤寒六七日，发热，微恶寒，支节烦疼，微呕，心下支结，茈胡加桂枝汤。温疟者，其脉如平。身无寒，但热，骨节疼烦，时呕，白虎加桂枝汤。

上五法，烦疼证。

病人烦热，汗出则解，又如疟状，日晡所发热，脉实者，宜下之；脉浮虚者，宜发汗，大承气汤、桂枝汤。妇人有草蓐，自发露得风，四肢苦，烦热头痛者，与小茈胡汤；头不痛但烦者，三物黄芩汤。发汗，若下之而烦热，胸中窒者，栀子豉汤。

上三法，烦热证。

太阳病，过经十余日云云，茈胡证仍在者，先与小茈胡汤；呕不止，心下急，郁郁微烦者，大茈胡汤。太阳病，若吐、若下、若发汗，微烦，小便数，大便因硬者，小承气汤。太阳病，过经十余日，心下温温欲吐，而胸中痛，大便反溏，腹微满，郁郁微烦者，调胃承气汤。伤寒，医以丸药大下之，身热不去，微烦者，栀子干姜汤。

上四法，微烦证。

汗出门（附：黄汗、头汗）

太阳病，头痛发热，汗出恶风者，桂枝汤。太阳中风，汗自出，啬啬恶寒，淅淅恶风，翕翕发热，同方。太阳病，发热汗出者，同方。阳明病，脉迟，汗出多，微恶寒者，同方。产后中风，续得之数十日不解，头微痛，恶寒，时时有热，心下闷，干呕，汗出者，同方。病常自汗出者，同方。病人脏无他病，时发热，自汗出者，同方。病人烦热，汗出则解，又如疟状，日晡所发热者，脉实者，宜下之，与大承气汤；脉浮虚者，宜发汗，桂枝汤。服桂枝汤，大汗出，脉洪大者，与桂枝汤如前法；若形如疟。日再发者，汗出必解，桂枝二麻黄一汤。太阳病，项背强几几。反汗出恶风者，桂枝加葛根汤。太阳病发汗，遂漏不止。其人恶风，小便难，四肢微急，难以屈伸者，桂枝加附子汤。风湿相搏，骨节烦疼，掣痛不得屈伸，近之则痛剧，汗出短气，小便不利，恶风，桂枝甘草附子汤。心下痞，而复恶寒汗出者，附子泻心汤。风湿，脉浮身重，汗出恶风者，防己黄芪汤。

上十四法，汗出恶风发热证。

凡茈胡汤病证而下之，若茈胡证不罢者，复与茈胡汤，必蒸蒸而振，却发热，汗出而解。阳明病，胁下硬满，不大便而呕云云，身濈然而汗出解也，同方。伤寒发热，汗出不解，心下痞硬，呕吐而下利者，大茈胡汤。阳明病，发热汗出多者，急下之，大承气汤。太阳病发汗，汗出不解，其人仍发热。心下悸，头眩，身瞤动欲擗地者，真武汤。太阳中风，下利呕逆，表解者，乃可攻之，其人漐漐汗出，发作有时，头痛，心下痞硬满，引胁下痛，干呕短气，汗出，不恶寒，十枣汤。

上六法，汗出发热证。

太阳中热者，暍是也。汗出恶寒，身热而渴，白虎加人参汤。服桂枝汤，大汗出后，大烦渴不解，脉洪大者，同方。太阳病，发汗后，大汗出，胃中干燥，不得眠，欲饮水者，少少与饮之，令胃气和则愈。若脉浮。小便不利，微热消渴者，五苓散。太阳病，其人发热汗出，复恶寒，不呕云云，渴者，同方。伤寒汗出而渴者，五苓散主之；不渴者，茯苓甘草汤。

上五法，汗出渴证。

汗出谵语者，以有燥屎在胃中也，大承气汤。二阳并病，太阳证罢，但发潮热，手足漐漐汗出，大便难而谵语者，同方。阳明病，其人多汗，以津液外出，胃中燥，大便必硬，硬则谵语，小承气汤。

上三法，汗出谵语证。

发汗后，不可更行桂枝汤，汗出而喘，无大热者，麻黄杏仁甘草石膏汤。下后不可更行桂枝汤，汗出而喘，无大热者，同方。阳明病，脉迟，虽汗出不恶寒者，其身必重，短气，腹满而喘，有潮热者，此外欲解，可攻里也，汗多，微发热，恶寒，若腹大满不通者，小承气汤。阳明病，脉浮而紧，咽燥口苦，腹满而喘，发热汗出，不恶寒，反恶热，身重，心中懊侬，舌上苔者，栀子豉汤。

上四法，汗出喘证。

吐利汗出，发热恶寒，四肢拘急，手足厥冷者，四逆汤。既吐且利小便，复而大汗出，下利清谷，内寒外热，脉微欲绝者，同方。下利清谷，里寒外热，汗出而厥者，通脉四逆汤。吐已下断，汗出而厥，四肢拘急不解，脉微欲绝者，通脉四逆加猪胆汁汤。

上四法，汗出、吐利、厥冷证。

风水，恶风，一身悉肿，脉浮，不渴，续自汗出，无大热，越婢汤主之；恶风者，加附子。肠痈者，小腹肿，按之即痛如淋，小便自调，时时发热，自汗出。复恶寒也，大黄牡丹汤。伤寒脉浮，自汗出，小便数，心烦，微恶寒，脚挛急，反与桂枝汤欲攻其表，此误也。得之便厥，咽中干，烦躁吐逆者，甘草干姜汤、芍药甘草汤。二阳合病，腹满身重，难以转侧，口不仁而面垢，谵语，遗尿，若自汗出者，白虎汤。寒疝，绕脐苦痛，发则自汗出，手足厥冷，其脉沉弦者，大乌头煎。阳明病，自汗出，若发汗，小便自利者，此为津液内竭，虽硬不可攻之，当须自欲大便，蜜煎导、大猪胆汁方。

上六法，自汗出证。

黄汗之病，身体肿。发热，汗出而渴，状如风水，汗沾衣，色正黄如蘗汁，脉自沉，黄芪桂枝苦酒汤。黄汗之病云云，从腰以上必汗出，下无汗，腰髋弛痛，如有物在皮中状，桂枝加黄芪汤。黄疸，腹满，小便不利而赤，自汗出，此为表和里实，大黄硝石汤。阳明病，发热汗出，此为热越，不能发黄也；但头汗出，身无汗，剂颈而还，小便不利，渴引水浆者，此瘀热在里，身必发黄，茵陈蒿汤。

上四法。黄汗证。

伤寒五六日，已发汗，而复下之。胸胁满微结，小便不利，渴而不呕，但头汗出，往来寒热，心烦者，茈胡桂姜汤。太阳病，脉浮而动数云云。头痛发热，微盗汗出，而反恶寒云云，心下因硬，则为结胸，大陷胸汤。伤寒十余日，热结在里，复往来寒热者。与大茈胡汤。但结胸，无大热者，此为水结在胸胁，但头微汗出者，同方。产妇郁冒，其脉微弱，不能食，大便反坚，但头汗出，小茈胡汤。风水，脉浮，为在表，其人或头汗出，表无他病，病者但下重，从腰以上为和，腰以下当肿及阴，难以屈伸，防已黄芪汤。阳明病下之，其外有热，手足温，不结胸，心中懊侬，饥不能食，但头汗出者，栀子豉汤。

上六法，头汗出证

身疼痛门（附：骨节痛）

少阴病，身体、手足寒，骨节痛，脉沉者。附子汤。病历节不可屈伸、疼痛者，乌头汤。脚气疼痛，不可屈伸，同方。寒疝，腹中绞痛，拘急不得转侧，发作有时，使人阴缩，手足厥逆，同方。寒疝，腹中痛，逆冷，手足不仁，若身疼痛，灸刺诸药不能治，乌头桂枝汤。少阴病，二三日不已，至四五日，腹痛，小便不利，四肢沉重、疼痛。自下利者，真武汤。发汗后，身疼痛，脉沉迟者，桂枝加芍药人参生姜汤。霍乱，头痛发热，身疼痛，热多欲饮水者，五苓散主之；寒多不用水者，理中丸。病者一身尽疼，发热，日晡所剧者，麻黄杏仁薏苡甘草汤。病发热头痛，脉反沉，若不差。身体疼痛，四逆汤。

上十法，身疼痛或腹痛证。

下利后，身疼痛，清便自调者，急当救表，桂枝汤。吐利止而身疼痛不休者，同方。下利，腹胀满，身体疼痛者，先温其里，乃四逆汤；攻其表，桂枝汤。伤寒，医下之，续得下利清谷不止，身疼痛者，急当救里，后身疼痛，清便自调者，急当救表，同方。

上四法，下利身疼痛证。

太阳病，头痛发热，身疼腰痛，骨节疼痛，恶风，无汗而喘者，麻黄汤。太阳病，脉浮紧，无汗发热，身疼痛，八九日不解，同方。太阳中风，脉紧，发热恶寒，身疼痛，不汗出而烦躁者，大青龙汤。

上三法，无汗身疼痛证。

太阳病发汗，遂漏不止，其人恶风，小便难，四肢微急，难以屈伸者，桂枝加附子汤。大汗出，热不去，内拘急，四肢疼，又下利，厥逆而恶寒者，四逆汤。黄汗之病，从腰以上必汗出，下无汗，腰髋弛痛，如有物在皮中状，剧者不能食，身疼重，烦躁，小便不利，桂枝加黄芪汤。其人身体重，腰中冷如坐水中，形如水状云云。苓姜术甘汤。

上四法，汗出身疼痛证。

风湿相搏，骨节烦疼，掣痛不得屈伸，近之则痛剧，汗出短气，小便不利，恶风，桂枝甘草附子汤。伤寒八九日，风湿相搏，身体疼烦，不能自转侧，不呕，不渴，若其人大便硬，小便自利者，桂枝附子去桂加术汤。湿家身烦疼，麻黄加术汤。伤寒六七日，发热。微恶寒，支节烦疼，微呕，心下支结，外证未去者，柴胡加桂枝汤。温疟者，其脉如平，身无寒，但热，骨节疼烦，时呕者，白虎加桂枝汤。

上五法，骨节烦疼证。

头痛门

太阳病，头痛发热，汗出恶风者，桂枝汤。伤寒，不大便六七日，头痛有热者，与承气汤；其小便清者，知不在里，仍在表也，当须发汗，宜桂枝汤。产后中风，续得之数十日不解，头微痛，恶寒，时时有热，可与阳旦汤。妇人在草蓐。自发露得风，四肢苦烦热，头痛者，小柴胡汤。干呕，吐涎沫，头痛者，吴茱萸汤。太阳病，脉浮而动数，头痛发热，微盗汗出，而反恶寒者，表未解也，膈内拒痛，心下因硬，则为结胸，大陷胸汤。病发热头痛，脉反沉者，若不差，身体疼痛，当救其里，四逆汤。太阳中风，下利呕逆，表解者，乃可攻之，其人漐漐汗出，发作有时，头痛，心下痞硬满，引胁下痛，十枣汤，头风摩散一方。霍乱，头痛发热，身疼痛，热多欲饮水者，五苓散主之；寒多不用水者，理中丸。

上十法，头痛证。

颈项强门

伤寒四五日，身热恶风，颈项强，胁下满，手足温而渴者，小柴胡汤。得病六七日，脉迟浮弱，恶风寒，手足温，医二三下之，不能食，而胁下满痛，面目及身黄，颈项强，小便难者，同方。结胸者，项亦强，如柔痓状，下之则愈，大陷胸丸。服桂枝汤或下之，仍头项强痛，翕翕发热，无汗，心下满微痛，小便不利者，桂枝去桂加茯苓术汤。

上四法。颈项强证。

太阳病，项背强几几，无汗恶风者，

葛根汤。太阳病，项背强几几，反汗出恶风者，桂枝加葛根汤。太阳病，其证备，身体强几几，然脉反沉迟，此为痉，栝楼桂枝汤。

右三法，项背强证。

渴门（附：口干舌燥）

渴欲饮水不止者，文蛤散。伤寒汗出而渴者，五苓散。霍乱，头痛发热，身疼痛，热多欲饮水者，同方。太阳病，小便数者，大便必硬，不更衣，十日无所苦也，渴欲饮水，少少与之，但以法救之。渴者，同方。病在阳，应以汗解之，反以冷水潠之。若灌之，其热被劫不得去，弥更益烦，肉上粟起，意欲饮水，反不渴者。服文蛤散；若不瘥者，五苓散。疟病发渴者，柴胡去半夏加栝楼汤。下利欲饮水者，以有热故也，白头翁汤。伤寒四五日，身热恶风，颈项强，胁下满，手足温而渴者，小柴胡汤，伤寒五六日，中风，往来寒热，胸胁苦满，默默不欲饮食，心烦喜呕，或渴者，同方。肺痿，咳唾涎沫不止，咽燥而渴者，生姜甘草汤。太阳病，重发汗而复下之，不大便五六日，舌上燥而渴，日晡所小有潮热，大陷胸汤。黄汗之为病，身体肿，发热，汗出而渴，状如风水，汗沾衣，黄芪桂枝苦酒汤。

上十二法，渴欲饮水证。

胃反，吐而渴欲饮水者，茯苓泽泻汤。吐后，渴欲得水而贪饮者，文蛤汤。伤寒表未解，心下有水气，干呕，发热而咳，或渴，小青龙汤。先渴后呕，为水停心下，小半夏加茯苓汤。少阴病，下利六七日。咳而呕，渴，心烦不得眠者，猪苓汤。呕吐而病在膈上，后思水者，猪苓散。中风发热，六七日不解而烦，有表里证，渴欲饮水，水入则吐，名曰水逆，五苓散。

上七法，呕吐渴证。

小便不利者，有水气，其人若渴者，瓜蒌瞿麦丸。若脉浮发热，渴欲饮水，小便不利者，猪苓汤。太阳病，发汗后，大汗出，胃中干，烦躁不得眠，欲饮水者，少少与饮之，令胃气和则愈，若脉浮，小便不利，微热，消渴者，五苓散。本以下之。故心下痞，与泻心汤痞不解，其人渴而口燥烦，小便不利者，同方。发汗已，脉浮数，烦渴者，同方。男子消渴，小便反多，以饮一斗，小便一斗，八味丸。

上六法，渴、小便不利证。

服桂枝汤，大汗出，后大烦渴不解，脉洪大者，白虎加人参汤。伤寒病，若吐若下后，七八日不解，热结在里，表里俱热，时时恶风，大渴，舌上干燥而烦，欲饮水数升者，同方。伤寒无大热，口燥渴，心烦，背微恶寒者，同方。太阳中热者，暍是也，汗出恶寒，身热而渴，同方。伤寒脉浮，发热无汗，其表不解者，不可与白虎汤，渴欲饮水，无表证者，同方。阳明病，脉浮而紧，咽燥口苦，腹满而喘，发热汗出，不恶寒，反恶热，身重，若渴欲饮水，口干舌燥者，同方。

上六法，大烦渴引饮证。

虚劳，里急，悸，衄，腹中痛，梦失精，四肢酸痛，手足烦热，咽干口燥者，小建中汤。少阴病。得之二三日，口燥咽干者，急下之，大承气汤。少阴病，自利清水，色纯青，心下必痛，口干燥者，急下之，同方。伤寒脉浮，自汗出，小便数，心烦。微恶寒，脚挛急云云，便厥，咽中干，烦躁吐逆者，甘草干姜汤。咳而胸满，振寒，脉数，咽干不渴，时出浊唾腥臭，久久吐脓，桔梗汤。同证，桔梗白散。腹满，口舌干燥。此膈间有水气，己椒苈黄丸。阳明病，脉浮而紧，咽燥口苦，腹满而喘，发热汗出，不恶寒，反恶热，心中懊侬，舌上胎者，栀子豉汤。

上八法，口舌咽干燥证。

头眩门（附：冒眩）

伤寒，若吐若下后。心下逆满，气上冲胸，起则头眩者，苓桂术甘汤。心下有痰饮，胸胁支满，目眩者，同方。太阳病，发汗，汗出不解，其人仍发热，心下悸，头眩，身瞤动，振振欲擗地者，真武汤。谷疸之为病，寒热不食，食则头眩，心胸不安，久久发黄，茵陈蒿汤。妊娠有水气，身重，小便不利，洒淅恶寒，起即头眩，葵子茯苓散。

右五法，头眩证。

假令瘦人脐下有悸，吐涎沫而癫眩，此水也，五苓散。心下有支饮，其人若冒眩，泽泻汤。卒呕吐，心下、痞膈间有水，眩悸者，小半夏加茯苓汤。夫失精家小腹弦急，阴头寒，目眩，发落者，桂枝加龙骨牡蛎汤。发汗过多，其人叉手自冒心，心下悸，欲得按之者，桂枝甘草汤。咳逆，倚息不得卧，小青龙汤主之。手足厥逆，气从小腹上冲胸咽，手足痹，时复冒者，苓桂五味甘草汤。病人小便不利，大便乍难乍易，时有微热，喘冒不得卧者，有燥屎也，大承气汤。

上七法，冒眩悸证。

里急门（附：拘挛痛）

伤寒，腹中急痛者，先与小建中汤；不愈者，与小柴胡汤主之。虚劳，里急，悸，衄，腹中痛，梦失精，四肢酸痛，小建中汤。虚劳，里急，诸不足，黄芪建中汤。寒疝，腹中痛及胁痛里急者，当归生姜羊肉汤。夫失精家少腹弦急，阴头寒，目眩发落者，桂枝加龙骨牡蛎汤、天雄散。太阳病发汗，遂漏不止，其人恶风，小便难，四肢微急难而屈伸者，桂枝加附子汤。太阳病，过经十余日云云，呕不止，心下急，郁郁微烦者，大柴胡汤。太阳病不解，热结膀胱，其人如狂，血自下，下者愈，但少腹急结者，桃核承气汤。黄家，日晡所发热而反恶寒，此为女劳得之。膀胱急，少腹满，身尽黄，其腹胀如水状，大便必溏，消矾散。

上九法，里急痛证。

大汗出，热不去，内拘急，四肢疼，又下利，厥逆而恶寒者，四逆汤。吐利汗出，发热恶寒，四肢拘急，手足厥冷者，同方。吐已下断，汗出而厥，四肢拘急不解，脉微欲绝者，通脉四逆加猪胆汁汤。寒疝，腹中绞痛，拘急不得转侧，发作有时，使人阴缩，手足厥逆，乌头汤。虚劳，腰痛，小腹拘急，小便不利者，八味丸。

上五法，拘急厥逆证。

伤寒脉浮，自汗出，小便数，心烦，微恶寒，脚挛急，芍药甘草汤。痉为病，胸满，口噤，卧不著席。脚挛急，必龂齿，大承气汤。

上二法，挛急证。

转筋之为病，其人臂脚直，脉上下行，微弦，转筋入腹者，鸡屎白散。

右一法，转筋证。

喘门（附：咳嗽）

喘家作，桂枝加厚朴杏仁佳。太阳病，下之微喘者，表未解故也，桂枝加厚朴杏仁汤。黄疸病，小便色不变，欲自利，腹满而喘哕者，小半夏汤。胸痹之病，喘息咳唾，胸背痛，短气，瓜蒌薤白白酒汤。病人胸中似喘不喘，似呕不呕，似哕不哕，彻心中愦愦然无奈，生姜半夏汤。伤寒，若吐若下后，不解大便五六日，发潮热，微喘，直视，脉弦者，大承气汤。病人小便不利，大便乍难乍易，时有微热，喘冒不能卧者，有燥屎也。同方。

上七法，喘证。

太阳病，头痛发热，身疼腰痛，骨节疼痛，恶风，无汗而喘者，麻黄汤。阳明病，脉浮，无汗而喘者。同方。太阳与阳明合病，喘而胸满者，同方。

上三法，无汗喘证。

发汗后，不可更行桂枝汤，汗出而喘，无大热者，麻黄杏仁甘草石膏汤。下后，不可更行桂枝汤，汗出而喘，无大热者，同方。太阳病桂枝证，医反下之，利遂不止，喘而汗出者，葛根黄连黄芩汤。阳明病，脉迟，虽汗出不恶寒者，其身必重，短气，腹满而喘，有潮热，大承气汤。阳明病，脉浮而紧，咽燥口苦，腹满而喘，发热汗出云云，心中懊侬，舌上苔者，栀子豉汤。

上五法，汗出喘证。

伤寒表未解，心下有水气，干呕，发热而咳，或喘者，小青龙汤。伤寒，心下有水气，咳而微喘，发热不渴者，同方。咳逆，倚息不得卧，小青龙汤主之云云，反更咳，胸满者，用桂苓五味甘草汤去桂加干姜、细辛，以治其咳、满。咳而上气，此为肺胀，其人喘，目如脱状，脉浮大者，越婢加半夏汤。伤寒五六日，中风，往来寒热，胸胁苦满，默默不欲饮食。心烦喜呕，或咳者。小茈胡汤。少阴病，二三日不已，至四五日。腹痛，小便不利，四肢沉重疼痛，或咳者，真武汤。咳家其脉弦，为有水，十枣汤。夫有支饮家咳烦，胸中痛者，同方。咳逆上气，时时唾浊，但坐不得眠，皂荚丸。

上九法，咳喘或发热证。

咳而胸满，振寒，脉数，咽干不渴，时出浊唾腥臭，久久吐脓如米粥者，为肺痈，桔梗汤。同证，桔梗白散。肺痈，喘不得卧者，葶苈大枣汤。肺痈，胸满胀，一身面目浮肿，鼻塞清涕出，不同香臭酸辛，咳逆上气，喘鸣迫塞，同方。咳有微热，烦满，胸中甲错，是为肺痈，苇茎汤。肺痿，咳唾涎沫不止，咽燥而渴者，生姜甘草汤。

上六法，肺痈咳喘证。

诸黄门

黄疸病，茵陈五苓散。诸黄，瓜蒂汤。黄疸，麻黄醇酒汤。诸黄，猪膏发煎。伤寒，身黄发热者，栀子柏皮汤。诸黄家病，但利小便，假令脉浮，当以汗解之，桂枝加黄芪汤。黄家，日晡所发热而反恶寒，此为女劳得之。膀胱急，少腹满，身尽黄，消矾散。谷疸之为病，寒热不食，食则头眩，心胸不安，久久发黄，茵陈蒿汤。

上八法，黄疸发热证。

黄疸，腹满，小便不利而赤，自汗出，大黄硝石汤。伤寒七八日，身黄如橘子色，小便不利，腹微满者，茵陈蒿汤。阳明病，发热汗出，此为热越，不能发黄也；但头汗出，身无汗，剂颈而还，小便不利，渴引水浆者，此为瘀热在里，身必发黄，同方。里水者，一身面目黄肿，其脉沉，小便不利，故令病水，越婢加术汤。得病六七日，脉迟浮弱，恶风寒，手足温，医二三下之，不能食，而胁下满痛，面目及身黄。颈项强，小便难者，小茈胡汤。

上五法，身黄、小便不利或难证。

伤寒，瘀热在里，身必发黄，麻黄连轺赤小豆汤。男子黄，小便自利，小建中汤。太阳病，身黄，脉沉结，少腹硬，小便不利者，为无血也；小便自利，其人如狂者，血证谛也，抵当汤。黄疸病，小便色不变，欲自利，腹满而喘哕者，小半夏汤。

上四法，身黄、小便自利或瘀血证。

诸黄，腹痛而呕者，小柴胡汤。酒疸，心中懊侬或热痛者，栀子大黄豉汤。

上二法，黄疸腹痛证。

黄汗之为病，身体肿，发热，汗出而渴；状如风水，汗沾衣，色正黄如蘖汁，脉自沉，黄芪桂枝苦酒汤。黄汗之病云云，又从腰以上必汗出，下无汗，腰髋弛痛，如有物在皮中状，桂枝加黄芪汤。

上二法，黄汗证。

下利门（附：便脓血）

伤寒，医下之，续得下利清谷不止，身疼痛者，四逆汤。脉浮而迟，表热里寒，下利清谷者，同方。吐利汗出，发热恶寒，四肢拘急，手足厥冷者，同方。既吐且利，小便复利，而大汗出，下利清谷，内寒外热，脉微欲绝者，同方。大汗出，热不去，内拘急，四肢疼，又下利，厥逆而恶寒者，同方。大汗出、大下利而厥冷者，同方。下利，腹胀满，身体疼痛者。同方。少阴病，下利清谷，里寒外热，手足厥逆，脉微欲绝者，通脉四逆汤。下利清谷，里寒外热，汗出而厥者，同方。少阴病，下利，脉微者，与白通汤；利不止，厥逆无脉，干呕烦者，白通加猪胆汁汤。

上十法，下利清谷、厥逆证。

干呕、下利者，黄芩人参汤。太阳与阳明合病，自下利者，黄芩汤；若呕者，黄芩加半夏生姜汤。干呕而下利者，同方。伤寒发热，汗出不解，心下痞硬，呕吐而下利者，大茈胡汤。少阴病，吐利，手足厥冷，烦躁欲死者，吴茱萸汤。少阴病，下利六七日，咳而呕，渴，心烦不得眠者，猪苓汤。

上六法，呕而下利证。

太阳病，外证未除而数下之，遂协热而利，利下不止，心下痞硬，表里不解者，桂枝人参汤。伤寒中风，医反下之，其人下利，日数十行，谷不化，腹中雷鸣，心下痞硬而满，干呕，心烦不得安，甘草泻心汤。伤寒汗出，解之后，胃中不和，心下痞硬，干呕噫食臭，胁下有水气，腹中雷鸣，下利者，生姜泻心汤。病者脉伏，其人欲自利，利反快。虽利，心下续坚满，此为留饮欲去故也，甘遂半夏汤。下利，按之心下硬者，急下之，大承气汤。

上五法，心下痞硬而下利证。

热利下重者，白头翁汤。下利欲饮水者，以有热故也，同方。产后下利者，白头翁加甘草阿胶汤。少阴病，下利脉微者，与白通汤；利不止，厥逆无脉，干呕烦者，白通加猪胆汁汤。下利，脉迟而滑者，内实也，利未欲止，当下之，大承气汤。下利，脉反滑，当有所去，下之乃愈，同方。下利不欲食者，当下之，同方。下利瘥后，至其年月日时复发者，以病不尽故也，同方。太阳与阳明合病者，必自下利，葛根汤。太阳病桂枝证，医反下之，利遂不止，脉促者，表未解也，喘而汗出者，葛根黄连黄芩汤。少阴病，二三日不已，至四五日，腹痛，小便不利，四肢沉重疼痛，自下利者，真武汤。伤寒服汤药，下利不止，医以理中与之，利益甚，赤石脂禹余粮汤。少阴病，下利咽痛，胸满心烦者，猪肤汤。

上十三法，下利或热或身疼证。

少阴病，下利便脓血者，桃花汤。少阴病二三日至四五日，腹痛，小便不利，下利不止，便脓血者，同方。下利便脓血者，同方。

上三法，便脓血证。

水肿门（附：身重）

风水，恶风，一身悉肿胀，脉浮，不渴，续自汗出，无大热，越婢汤。里水者，一身面目黄肿，其脉沉，小便不利，故令病水，越婢加术汤。里水，若恶风者，同方加附子。里水，麻黄甘草汤。风水，脉浮为在表，其人或头汗出，表无他病，病者但下重，从腰以上为和，腰以下当肿及阴，难以屈伸，防已黄芪汤。风湿（“湿”一作“水”）脉浮。身重汗出，恶风者。同方。风湿相搏，骨节烦疼，掣痛不得屈伸，近之则痛剧，汗出短气，小便不利，恶风不欲去衣，或身微肿者，桂枝甘草附子汤。皮水，为病四肢肿，水气在皮肤中，四肢聂聂动者，防已茯苓汤。水之为病，其脉沉小，属少阴，浮者为风，无水虚胀者为气，水发其汗即已，麻黄附子甘草汤；浮者，杏子汤。黄汗之为病，身体肿，发热，汗出而渴，状如风水，汗沾衣，色正黄如蘖汁，黄芪桂枝苦酒汤。咳逆，倚息不得卧云云，其人形肿者，苓甘姜味辛夏仁汤。大病瘥后，从腰已下有水气者，牡蛎泽泻散。肺痈，胸满胀，一身面目浮肿，鼻塞，葶苈大枣汤。

上十三法，一身水肿或小便不利证。

妊娠有水气，身重，小便不利，洒淅恶寒，起即头眩，葵子茯苓散。肾著之病，其人身体重，腰中冷，如坐水中，形如水状，及不渴，小便自利，苓姜术甘汤。黄汗之病云云，从腰以上必汗出，下无汗，腰髋弛痛，如有物在皮中状，桂枝加黄芪汤。阳明病，脉浮而紧，咽燥口苦，腹满而喘。发热汗出，不恶寒，反恶热，身重，心中懊侬，舌上苔者，栀子豉汤。少阴病，二三日不已，至四五日，腹痛，小便不利，四肢沉重疼痛，自下利者，此为有水气，真武汤。阳明病，脉迟，虽汗出不恶寒者，其身必重，短气，腹满而喘，有潮热，小承气汤。伤寒八九日，下之。胸满，烦惊，小便不利，谵语，一身尽重，不可转侧者，茈胡加龙骨牡蛎汤。

上七法，一身重或痛证。

短气门

胸痹，胸中气塞，短气者，苓杏甘草汤。同证，橘皮枳实生姜汤。夫短气，有微饮，当从小便去之，八味丸。同证，苓桂术甘汤。风湿相搏，骨节烦疼，掣痛不得屈伸，近之则痛剧，汗出短气，小便不利，恶风不欲去衣，桂枝甘草附子汤。阳明中风，脉弦浮大而短气，腹都满，胁下及心痛，小茈胡汤、麻黄汤。阳明病，脉迟，虽汗出不恶寒者，其身必重，短气，腹满而喘，有潮热，大承气汤、小承气汤。太阳病，脉浮而动数，膈内拒痛，短气躁烦，心中懊侬，心下因硬，则为结胸，大陷胸汤。胸痹之病，喘息咳唾，胸背痛，短气者，瓜蒌薤白白酒汤。太阳中风，下利呕逆云云，干呕短气，汗出不恶寒者，十枣汤。

上十法，短气或汗出身痛证。

发汗、吐下后，虚烦不得眠，心中懊侬，若少气者，栀子甘草豉汤。伤寒解后，虚羸少气，气逆欲吐者，竹叶石膏汤。

上二法，少气证。

咽痛门（附：咽喉不利）

少阴病，咽中痛者，半夏散及汤。少阴病二三日，咽痛者，甘草汤。同证，不瘥者，桔梗汤。少阴病。咽中伤，生疮，不能语言，声不出者，苦酒汤主之。少阴病，下利清谷，里寒外热，手足厥逆云云，或咽痛者，通脉四逆汤。少阴病，下利咽痛，胸满心烦者，猪肤汤。

上六法，咽中痛证。

病如桂枝证，头不痛，项不强，胸中痞硬，气上冲咽喉不得息者，瓜蒂散。咳逆，倚息不得卧云云，手足厥逆，气从小腹上冲胸咽，手足痹云云，苓桂五味甘草汤。

上二法，上冲咽证。

大逆上气，咽喉不利者，麦门冬汤。妇人咽中如有炙脔，半夏厚朴汤。狐惑之为病，状如伤寒，默默欲眠，目不得闭，卧起不安，蚀于喉为惑，蚀于阴为狐，甘草泻心汤。

上三法，咽喉不利证。

血证门（附：经水不调）

心气不定，吐血、衄血者，泻心汤。吐血不止者，柏叶汤。吐血、衄血者，黄土汤。下血，先便后血，此远血也，同方。下血，先血后便，此近血也，赤小豆当归散。虚劳，里急，悸，衄，腹中痛，梦失精云云，小建中汤。伤寒，脉浮紧，不发汗，因致衄者，麻黄汤。伤寒，不大便六七日，头痛，有热者，与承气汤；其小便清者，知不在里，仍在表也，当须发汗，若头痛者，必衄，桂枝汤。

上八法，吐血、衄血证。

太阳病六七日，表证仍在，脉微而沉，反不结胸，其人发狂者，以热在下焦，少腹当硬满，小便自利者，下血乃愈，抵当汤。太阳病，身黄，脉沉结，少腹硬，小便不利者，为无血也；小便自利，其人如狂者，血证谛也，同方。阳明证，其人喜忘者，必有蓄血也，同方。病人无表里证，发热七八日至六七日，不大便者，有瘀血也，同方。产妇腹痛，以枳实芍药散，假令不愈者，此为腹中有干血著脐下，下瘀血汤。伤寒，有热，少腹满，应小便不利，今反利者，为有血也，抵当丸。妇人少腹满如敦状，小便微难，而不渴，生后者，此为水与血俱结在血室也，大黄甘遂汤。太阳病不解，热结膀胱，其人如狂，血自下，下者愈，但少腹急结者，桃核承气汤。阳明病云云，但头汗出，身无汗，剂颈而还，小便不利，渴引水浆者，此为瘀热在里，身必发黄，茵陈蒿汤。

上九法，瘀血证。

妇人中风七八日，续得寒热，为热入血室，其血必结，小茈胡汤。妇人经水不利下者，抵当汤。经水不利，下瘀血汤。妇人宿有癥病，经水断，未及三月，而得漏下不止，胎动在脐上者，桂枝茯苓丸。妇人有漏下者，或半产后，因续下血，都不绝者，有妊娠下血者，芎归胶艾汤。恶寒，脉微而复利，利止亡血也，四逆加人参汤。妇人经水闭不利，脏坚澼不止，中有干血，下白物者，矾石丸。带下，经水不利，少腹满痛，经一月再见者，土瓜根散。

上八法，经水不调或亡血证。

不仁门

寒疝。腹中痛，逆冷，手足不仁，若身疼痛，灸刺、诸药不能治，乌头桂枝汤。血痹病云云，身体不仁，如风痹之状，黄芪桂枝五物汤。脚气上入，小腹不仁者，八味丸。二阳合病，腹满身重，难以转侧，口不仁而面垢，谵语，遗尿，白虎汤。

上四法，不仁证。

心中懊侬门

发汗、吐下后，虚烦不得眠，若剧者，必反复颠倒，心中懊侬者，栀子豉汤；若少气者，栀子甘草豉汤；若呕者，栀子生姜豉汤。阳明病下之，其外有热，手足温，不结胸，心中懊侬，饥不能食，但头汗出者，栀子豉汤。阳明病，脉浮而紧，咽燥口苦，腹满而喘，心中懊侬，舌上苔者，同方。黄疸，心中懊侬或热痛者，栀子大黄豉汤。阳明病下之，心中懊侬而烦，胃中有燥屎者，大承气汤。太阳病，脉浮而动数，膈内拒痛，短气，躁烦，心中懊侬，心下因硬，则为结胸，大陷胸汤。

上六法，心中懊侬证。

身瞤门

太阳病发汗，汗出不解，其人仍发热，心下悸，头眩，身瞤动，振振欲擗地者，真武汤。黄汗之病云云，若身重，汗出已辄轻者，久久必身瞤，瞤即胸中痛云云，桂枝加黄芪汤。太阳中风，脉紧，发热恶寒，身疼痛，不汗出而烦躁者，大青龙汤；若脉微弱，汗出恶风者，不可服，服之则厥逆，筋惕肉瞤，此为逆也。

上三法，身瞤证。

不得眠门（附：卧起不安）

虚劳、虚烦不得眠者，酸枣仁汤。太阳病发汗后，大汗出，胃中干，烦躁不得眠，若小便不利，微热消渴者，五苓散。少阴病，下利六七日，咳而呕，渴，心烦不得眠者，猪苓汤。下之后，复发汗，昼日烦躁不得眠，夜而安静，不呕不渴，无表证，干姜附子汤。发汗、吐下后，虚烦不得眠，若剧者，必反复颠倒，心中懊侬者，栀子豉汤；若少气者，栀子甘草豉汤；若呕者，栀子生姜豉汤。阳明病，脉浮紧，咽燥口苦，腹满而喘云云，若加烧针，必怵惕不得眠云云，栀子豉汤。咳逆上气，时时唾浊，但坐不得眠者，皂荚丸。

上七法，烦躁不得眠证。

产后腹痛，烦满不得卧者，枳实芍药散。妇人病，饮食如故，烦热不得卧，而反倚息者，八味丸。少阴病，得之二三日以上，心中烦，不得卧者，黄连阿胶汤。胸痹不得卧，心痛彻背者，瓜蒌薤白半夏汤。肺痈，喘不得卧者，葶苈大枣汤。咳逆，倚息不得卧者，小青龙汤。病人小便不利，大便乍难乍易，时有微热，喘冒不能卧者，有燥屎也，大承气汤。

上七法，不得卧证。

伤寒下后，心烦，腹满，卧起不安者，栀子厚朴汤。狐惑之为病，状如伤寒，默默欲眠，目不得闭，卧起不安，蚀于喉为惑，蚀于阴为狐，蚀于上部则声嗄，甘草泻心汤；蚀于下部，咽干，苦参汤洗之；蚀于肛者，雄黄熏之。伤寒脉浮，医以火迫劫之，必惊狂，起卧不安者，桂枝去芍药加蜀漆龙骨牡蛎汤。

上三法，卧起不安证。

谵语门

阳明病，谵语，有潮热，反不能食者，胃中必有燥屎也，大承气汤。汗出谵语者，以有燥屎在胃中也，同方。伤寒若吐若下后，不解，不大便五六日，上至十余日，日晡所发潮热，不恶寒，独语如见鬼状，但发热谵语者，同方。二阳并病，太阳证罢，但发潮热，手足漐漐汗出，大便难而谵语者，同方。阳明病，其人多汗，以津液外出，胃中燥，大便秘硬，硬则谵语者，小承气汤。大便不通，哕，数谵语者，同方。产后七八日，无太阳证，少腹坚痛，此恶露不尽，不大便，烦躁发热，食则谵语，至夜即愈，同方。下利、谵语者，有燥屎也，同方。阳明病，谵语，发潮热，脉滑而疾者，同方。伤寒十三日不解，过经，谵语者，以有热也，调胃承气汤。伤寒脉浮，自汗出，小便数，心烦，微恶寒，脚挛急，若胃气不和，谵语者，同方。伤寒八九日，下之，胸满，烦惊，小便不利，谵语，一身尽重不可转侧者，茈胡加龙骨牡蛎汤。二阳合病，腹满身重，难以转侧，口不仁而面垢，谵语，遗尿，白虎汤。本（按：“本”字《玉函》亡）太阳病，不解，胁下硬满，干呕不能食，往来寒热，尚未吐下者，小茈胡汤；若已吐下、发汗、温针、谵语，柴胡证罢，此为坏病。知犯何逆，以法治之。

上十四法，谵语或有燥屎证。

发狂门

太阳病六七日，表证仍在，脉微而沉，反不结胸，其人发狂者，以热在下焦，少腹当硬满，小便自利者，下血乃愈，抵当汤。太阳病，身黄，脉沉结，少腹硬，小便不利者，为无血也；小便自利，其人如狂者，血证谛也，同方。太阳病不解，热结膀胱，其人如狂，血自下，下者愈，但小腹急结者，乃可攻之，桃核承气汤。

上三法，瘀血发狂证。

伤寒，医以火迫劫之，必惊狂，起卧不安者，桂枝去芍药加蜀漆龙骨牡蛎汤。伤寒八九日，下之，胸满，烦惊，小便不利，谵语，一身尽重不可转侧者，茈胡加龙骨牡蛎汤。

上二法，惊狂证。

痈脓门（附：肺痿）

咳而胸满，振寒，脉数，咽干不渴，时出浊唾腥臭，久久吐脓如米粥者，为肺痈，桔梗汤。同证，桔梗白散。肺痈，喘而不得卧者，葶苈大枣汤。肺痈，胸满胀，一身面目浮肿，鼻塞清涕出，不闻香臭酸辛，咳逆上气，喘鸣迫塞，同方。咳有微热，烦满，胸中甲错，是为肺痈，苇茎汤。痈脓，以麦粥下之枳实芍药散。

上六法，肺痈证。

肠痈者，小腹肿，按之即痛如淋，小便自调，时时发热，自汗出，复恶寒也，大黄牡丹汤。肠痈之为病，其身甲错，腹皮急，按之濡，如肿状，腹无积聚，身无热，脉数，此为肠内有痈脓，薏苡附子败酱散。

上二法，肠痈证。

肺痿，吐涎沫者，桂枝去芍药加皂荚汤。肺痿，咳唾涎沫不止，咽燥而渴者，生姜甘草汤。肺痿，吐涎沫而不咳者，其人不渴，必遗尿，小便数，甘草干姜汤。

上三法，肺痿证。

蛔虫门

蛔之为病，令人吐涎、心痛，发作有时，甘草蜜汤。小儿疳虫蚀齿，一方。蛔厥者，其人当吐蛔，令病者静而复烦，乌梅圆。

上三法，蛔虫证。

阴疾门

温阴中坐药，蛇床子散。少阴脉精而数者，阴中即生疮，阴中蚀疮烂者，狼牙汤。阴狐疝气者，偏有大小，时时上下，蜘蛛散。寒疝，腹中绞痛，拘急不得转侧，发作有时，使人阴缩，手足厥逆，乌头汤。夫失精家小腹弦急，阴头寒，目眩，发落，桂枝加龙骨牡蛎汤。风水脉浮，为在表，其人或头汗出，表无他病，病者但下重，从腰以上为和，腰以下当肿及阴，难以屈伸，防己黄芪汤。狐惑之为病，状如伤寒，默默欲眠，目不得闭，起卧不安，蚀于阴为狐，苦参汤洗之，雄黄熏。阴癞肿，土瓜根散。胃气下泄，阴吹而喧者，猪膏发煎。

上九法，阴病证。

留饮门

病悬饮者，十枣汤。支饮胸满者，厚朴大黄汤。支饮不得息者，葶苈大枣汤。病溢饮者，当发其汗，大青龙汤、小青龙汤。

上四法，留饮证。

宿食门

宿食在上脘，当吐之，瓜蒂散。有宿食，当下之，大承气汤，大病瘥后，劳复者，若有宿食者，枳实栀子豉汤。

上三法，宿食证。

杂　门

妇人脏躁，喜悲伤欲哭，象如神灵所作，数欠伸者，甘麦大枣汤。

火邪，桂枝去芍药加蜀漆龙骨牡蛎汤。

脚气冲心者，矾石汤。

上各一法。

《长沙正经证汇》终

长沙正经证汇　诸方

播磨　田中荣信愿仲编选
摄津　奥田元纯谦安　原校
绍兴　吉生裘庆元　刊行

小半夏汤

半夏一升　生姜半斤

上二味，以水七升，煮取一升半分，温再服。

小半夏加茯苓汤

加茯苓三两。

大半夏汤

半夏二升　白蜜一升　人参三两

上三味，以水一斗二升，和蜜扬之二百四十遍，煮取二升半，温服一升，余分再服。

吴茱萸汤

吴茱萸一升　人参三两　生姜六两　大枣十二枚

上四味，以水七升，煮取二升，去滓，温服七合，日三服。

大黄甘草汤

大黄四两　甘草一两

上二味，以水三升，煮取一升，分温再服。

小茈胡汤

茈胡半斤　黄芩三两　人参　甘草各三两　半夏半升　大枣二十枚　生姜三两

上七味，以水一斗二升，煮取六升，去滓，再煎取三升，温服一升，日三服。

干姜人参半夏丸

干姜　人参各一两　半夏二两

上三味，末之，以生姜汁糊为丸，如梧子大，饮服十丸，日三服。

干姜黄连黄芩人参汤

干姜　黄芩　黄连　人参各三两

上四味，以水六升，煮取二升，去滓，分温再服。

葛根汤

葛根四两　麻黄三两　桂枝　芍药各二两　生姜二两　甘草二两　大枣十二枚

上七味，㕮咀。以水一斗，先煮葛、麻，减二升，去沫，内诸药，煮取三升，去滓。温服一升，覆取微似汗。

葛根加半夏汤

加半夏半升。

桂枝汤

桂枝　芍药　生姜各三两　甘草二两　大枣十二枚

上五味，㕮咀，以水七升，微火煮取三升，去滓，适寒温服一升。服已，须更啜热稀粥一升余，以助药力。温覆令一时许。

桂枝加桂汤

加桂二两。

桂枝加芍药汤

加芍药三两。

桂枝去芍药汤

去芍药。

桂枝加葛根汤

加葛根四两。

桂枝加黄芪汤

加黄芪二两。

瓜蒌桂枝汤

加瓜蒌根二两。

桂枝加附子汤

加附子一枚。

桂枝去芍药加附子汤

去芍药加附子一枚。

桂枝加厚朴杏子汤

加厚朴二两，杏仁五十个。

桂枝去芍药加皂荚汤

去芍药加皂荚二枚。

桂枝加芍药大黄汤

加大黄一两，芍药三两。

桂枝加龙骨牡蛎汤

加龙骨、牡蛎各三两。

桂枝加芍药生姜人参汤

加芍药、生姜各一两，人参三两。

桂枝去桂加茯苓术汤

加茯苓、术各三两，去桂。

桂枝去芍药加蜀漆龙骨牡蛎汤

桂枝　生姜　蜀漆各三两　甘草二两　龙骨四两　牡蛎五两　大枣十二枚

上七味，以水一斗二升，先煮蜀漆，减二升；内诸药，煮取三升，去滓。温服一升。

半夏泻心汤

半夏半升　黄连一两　黄芩　人参　干姜　甘草各三两　大枣十二枚

上七味，以水一斗，煮取六升，去滓，再煮取三升，温服一升，日三服。

甘草泻心汤

半夏泻心汤方内加甘草一两。

生姜泻心汤

半夏泻心汤方内减干姜二两，加生姜三两。

十枣汤

芫花　甘遂　大戟各等份

上上三味，各别捣为散。以水一升半，先煮大枣肥者十枚，取八合，去滓；内药末。强人服一钱匕，羸人服半钱，温服之，平旦服。若下少，病不除者，明日更服加半钱。得快下利后，糜粥自养。

大茈胡汤

茈胡半斤　半夏半斤　黄芩　芍药各三两　生姜五两　枳实四枚　大黄二两　大枣十二枚

上八味，以水一斗二升，煮取六升，去滓，再煎取三升，温服一升，日三服。

黄芩人参汤

黄芩　人参　干姜各三两　桂枝一两　半夏半升　大枣十二枚

上六味，以水七升，煮取三升，分温三服。

黄芩汤

黄芩三两　芍药　甘草各二两　大枣二十枚

上四味，以水一斗，煮取三升，去滓，温服一升。

黄芩加半夏生姜汤

加半夏半升、生姜三两。

四逆汤

甘草二两　干姜一两半　附子一枚

上三味，㕮咀，以水三升，煮取一升二合，去滓，分温再服。强人可大附子一枚，干姜三两。

四逆加人参汤

加人参一两。

茯苓四逆汤

茯苓四两　人参一两　甘草二两　干姜一两半　附子一枚

上五味，以水五升，煮取三升，去滓，温服七合，日三服。

通脉四逆汤

甘草二两　干姜三两　附子一枚

上三味，以水三升，煮取一升二合，去滓，分温再服。

通脉四逆加猪胆汁汤

加猪胆汁半合。如无猪胆，以羊胆代之。

白通加猪胆汁汤

葱白四茎　干姜一两　附子一枚　人尿五合　猪胆汁一合

已上三味，以水三升，煮取一升，去滓，内胆汁、人尿，和令相得，分温再服。若无胆亦可用。

附子粳米汤

附子一枚　半夏半升　甘草一两　大枣十枚　粳米半升

上五味，以水八升，煮米熟汤成，去滓，温服一升，日三服。

黄连汤

黄连　桂枝　甘草　干姜各三两　半夏半升　人参二两　大枣十二枚

上七味，以水一斗，煮取六升，去滓，温服一升。日三服，夜二服。

茯苓泽泻汤

茯苓半斤　泽泻四两　甘草　桂枝各二两　术三两　生姜四两

上六味，以水一斗，煮取三升，内泽泻再煎，取二升半，温服八合，日三服。

文蛤散

文蛤五两

上一味为散，以沸汤和一钱匕服，汤用五合。

猪苓汤

猪苓　茯苓　阿胶　滑石　泽泻各一两

上五味，以水四升，先煮四味，取二升，去滓，内下阿胶烊消，温服七合，日三服。

猪苓散　猪苓　茯苓　术各等份

上三味，杵为散，饮服方寸匕，日三服。

五苓散

猪苓　茯苓　术各十八铢　泽泻一两六铢半　桂枝半两

上五味，为末，白饮和服方寸匕，日三服。多饮暖水，汗出愈。

茈胡加芒硝汤

于小茈胡汤方内加芒硝六两。

真武汤

茯苓　芍药　生姜各三两　术二两　附子一枚

上五味，以水八升，煮取三升，去滓，温服七合，日三服。

白虎加桂枝汤

于白虎汤方内加桂枝一两。

茈胡加桂枝汤

茈胡四两　半夏二合半　甘草一两　大枣六枚　桂枝　人参　生姜　黄芩　芍药各一两半

上九味，以水七升，煮取三升，去滓，温服一升，日三服。

竹叶石膏汤

竹叶二把　石膏一斤　半夏半升　人参三两　麦门冬一升　甘草二两　粳米半升

上七味，以水一斗，煮取六升，去滓，内粳米，煮米熟汤成，去米。温服一升，日三服。

甘草干姜汤

甘草四两　干姜二两

上㕮咀，以水三升，煮取一升五合，去滓。分温再服。

小青龙汤

麻黄　芍药　干姜　桂枝　细辛　甘草各三两　半夏　五味子各半升

上八味，以水一斗，先煮麻黄，减二升，去上沫，内诸药，煮取三升，去滓。温服一升。

半夏干姜散

半夏　干姜各等份

上二味，杵为散，取方寸匕，浆水一升半，煎取七合，顿服之。

皂荚丸

皂荚八两

上一味末之，蜜丸梧子大，以枣膏和汤服三丸，日三服，夜一服。

苓甘姜味辛夏汤

茯苓四两　甘草　干姜各二两　五味子半升　细辛二两　半夏半升

上六味，以水八升，煮取三升，去滓，温服半升，日三服。

甘草粉蜜汤

甘草二两　粉一两　蜜四两

上三味，以水三升，先煮甘草，取二升，去滓，内粉、蜜，搅令和，煎如薄粥，温服一升。

人参汤（一名理中丸）

人参三两　甘草三两　干姜三两　术三两

上四味，以水八升，煮取三升，温服一升，日三服。

生姜甘草汤

生姜五两　甘草四两　人参三两　大枣十五枚

上四味，以水七升，煮取三升，分温三服。

桔梗汤

桔梗一两　甘草二两

上二味，以水三升，煮取一升，去滓，分温再服。

桔梗白散

桔梗　贝母各三分　巴豆一分

上三味，为末，内巴豆更于臼中杵之，以白饮和服。强人饮服半钱匕，羸者减之。病在膈上者，吐脓血；膈下者，泻出。

栀子生姜豉汤

于栀子豉汤方内加生姜五两。

半夏厚朴汤

半夏一升　厚朴三两　茯苓四两　生姜五两　干苏叶二两

上五味，以水七升，煮取四升，分温四服。

茯苓饮

茯苓　人参　术各三两　枳实二两　橘皮二两半　生姜四两

上六味，以水六升，煮取一升八合，分温三服。如人行八九里进之。

橘皮大黄朴消汤

橘皮一两　大黄　朴消二两

上三味，以水一大升，煮至小升，顿服。

生姜半夏汤

半夏半升　生姜汁一升

上二味，以水三升煮半夏，取二升，内生姜汁，煮取一升半，小冷，分四服。日三服，夜一服。呕止停后服。

调胃承气汤

大黄四两　甘草二两　芒硝半斤

上三味，㕮咀，以水三升，煮取一升，去滓，内芒硝，更上火微煮令沸，少少温服。

旋覆花代赭石汤

旋覆花 甘草各三两 代赭石一两 人参二两 半夏半升 生姜五两 大枣十二枚

上件七味，以水一斗，煮取六升，去滓，再煎取三升，温服一升，日三服。

橘皮汤

橘皮四两 生姜半斤

上二味，以水七升，煮取三升，温服一升。下咽即愈。

橘皮竹茹汤

橘皮二斤。一作升 生姜半斤 竹茹二两 大枣三十枚 甘草五两 人参一两

上六味，以水一斗，煮取三升，温服一升，日三服。

小承气汤

大黄四两 枳实三枚 厚朴二两

已上三味，以水四升，煮取一升二合，去滓。分温二服。初服汤，当更衣；不尔者，尽饮之。若更衣者，勿服之。

大承气汤

大黄四两 厚朴半斤 枳实五枚 芒硝三合

上四味，以水一斗，先煮二物，取五升，去滓；内大黄，煮取二升，去滓；内芒硝，更上火微一两沸，分温再服。得下，余勿服。

桂枝附子汤

桂枝四两 大枣十二枚 甘草 生姜各三两 附子二枚

上五味，以水六升，煮取二升，去滓，分温三服。

桂枝附子去桂加术汤

去桂加术四两。

上五味，以水三升，煮取一升，去滓，分温三服。一服觉身痹，半日许再服。三服都尽，其人如冒状，勿怪，即术、附并走皮中，逐水气未得除，故耳。

蜜煎导

蜜七合

右一味，内铜器中，微火煎之，稍凝似饴状，扰之勿焦著。欲可丸，并手捻作挺，令头锐大如指，长二寸许，当热时急作，冷则硬。以内谷道中，以手急抱，欲大便时乃去之。

猪胆汁方

大猪胆一枚

泻汁，和醋少许，以灌谷道中。如一食顷，当大便出。

麻仁丸

麻子仁二升 芍药半斤 厚朴一尺 枳实半斤 大黄一斤 杏仁一斤

上六味，末之，炼蜜和丸梧子大，饮服十丸，日三服。渐加，以知为度。

厚朴三物汤

厚朴八两 枳实五枚 大黄四两

上三味，以水一斗二升，先煮二味，取五升；内大黄，煮取三升，温服一升。以利为度。

抵当汤

水蛭 虻虫各三十个 桃仁二十个 大黄三两

上四味，为末，以水五升，煮取三升，去滓，温服一升，不下再服。

茯苓戎盐汤

茯苓半斤 戎盐弹丸大一枚 术二两

上三味，先将茯苓、术煎成，入盐再煎，分温三服。

蒲灰散

蒲灰七分 滑石二分

上二味，杵为散，饮服方寸匕，日三服。

滑石白鱼散

滑石　白鱼各二分　乱发烧，二分

上三味，杵为散，饮服方寸匕，日三服。

桃花汤

赤石脂一斤　干姜一两　粳米一升

上三味，以水七升，煮米令熟，去滓，温服七合，内赤石脂末方寸匕，日三服。一服愈，勿服。

八味丸

干地黄八两　泽泻　茯苓各三两　山茱萸　薯蓣各四两　桂枝　附子各一两　牡丹皮三两

上八味，末之，炼蜜和丸梧子大，酒下十五丸，日再服。

桂枝甘草附子汤

甘草　术各二两　附子二枚　桂枝四两

上四味，以水六升，煮取三升，去滓，温服一升，日三服。初服得微汗则愈。

葵子茯苓散

葵子一斤　茯苓三两

上二味，杵为散，饮服方寸匕，日三服。小便利则愈。

越婢汤

麻黄六两　石膏半斤　生姜三两　甘草二两　大枣十五枚

上五味，以水六升，先煮麻黄，去上沫，内诸药，煮取三升，分温三服。

越婢加术汤

加术四两，又加附子一枚。

越婢加半夏汤

加半夏半斤。

大黄硝石汤

大黄　硝石　黄柏各四两　栀子十五枚

上四味，以水六升，煮取三升，去滓，内硝石，更煎取一升，顿服。

茵陈蒿汤

茵陈蒿六两　栀子十四枚　大黄二两

上三味，以水一斗，先煮茵陈，减六升，内二味，煮取三升，去滓，分温三服。小便当利，尿如皂角汁状，色正赤，一宿腹减，黄从小便去也。

小建中汤

桂枝　甘草　生姜各二两　芍药六两　大枣十二枚　胶饴一升

上六味，以水七升，煮取三升，去滓，内胶饴，更上微火消解，温服一升，日三服。

茈胡桂枝干姜汤

茈胡半斤　甘草二两　黄芩　干姜　桂枝　牡蛎各三两　瓜蒌根四两

上七味，以水一斗二升，煮取六升，去滓，再煎取三升，温服一升，日三服。

茈胡加龙骨牡蛎汤

茈胡四两　半夏二合　人参　桂枝　龙骨　牡蛎　茯苓　铅丹　生姜各一两　大黄二两　大枣六枚

上十一味，以水八升，煮取四升，内大黄，更煮取二升，去滓，温服一升。

瓜蒌瞿麦丸

瓜蒌根二两　瞿麦一两　附子一枚　茯苓　薯蓣各三两

上五味，末之，炼蜜丸梧子大，饮服三丸，日三服；不知，增至七八丸，以小便利、腹中温为知。

苓桂五味甘草汤

茯苓　桂枝各四两　五味子半升　甘草三两

上四味，以水八升，煮取三升，去滓。分温三服。

归母苦参丸

当归　贝母　苦参各四两

上三味，末之，炼蜜丸如小豆大，饮服三丸，加至十丸。

大黄甘遂汤

大黄四两　甘遂　阿胶各二两

上三味，以水三升，煮取一升，顿服之。其血当下。

苓姜术甘汤

茯苓　干姜各四两　术　甘草各二两

上四味，以水五升，煮取三升，分温三服，腰中即温。

芍药甘草汤

芍药　甘草各四两

上二味，㕮咀，以水三升，煮取一升半，去滓，分温再服之。

大黄牡丹汤

大黄四两　牡丹一两　桃仁五十个　瓜子半升　芒硝三合

上五味，以水六升，煮取一升，去滓，内芒硝，再煎沸，顿服之。有脓当下，如无脓当下血。

抵当丸

水蛭二十个　虻虫二十五个　桃仁二十个　大黄三两

上四味杵，分为四丸，以水一升煮一丸，取七合，服之。晬时当下血，若不下更服。

苓桂术甘汤

茯苓四两　桂枝三两　术二两　甘草二两

上四味，以水六升，煮取三升，去滓，分温三服。

苓甘姜味辛夏仁黄汤

茯苓四两　甘草三两　干姜三两　五味子半升　细辛三两　半夏　杏仁各半升　大黄三两

上八味，以水一斗，煮取三升，去滓，温服半升，日三服。

大建中汤

蜀椒二合　干姜四两　人参二两

上三味，以水四升，煮取二升，去滓，内胶饴一升，微火煎取一升半，分温再服。如一炊顷，可饮粥二升，后更服。当一日食糜，温覆之。

瓜蒂散

瓜蒂　赤小豆各一分

上二味，各别捣筛为散已，合治之，取一钱匕；以香豉一合，用热汤七合，煮作稀糜，去滓，取汁和散，温顿服之。不吐者，少少加，得吐乃止。

麦门冬汤

麦门冬七升　半夏一升　人参　甘草各二两　粳米三合　大枣十枚

上六味，以水一斗二升，煮取六升，温服一升。日三服，夜一服。

葶苈大枣汤

葶苈捣丸如弹丸大　大枣十二枚

上先以水三升煮枣，取二升，去滓，内葶苈，煮取一升，顿服。

桂枝枳实生姜汤

桂枝　生姜各三两　枳实五枚

上三味，以水六升，煮取三升，分温三服。

枳实薤白桂枝汤

枳实四枚　厚朴四两　瓜蒌实一枚　薤白半斤　桂枝一两

上五味，以水五升，先煮枳、朴，取二升，去滓，内诸药数沸，分温三服。

三物备急圆

大黄　干姜各一两　巴豆一分

上药各须精新。先捣大黄、干姜为末，研巴豆内中，合治一千杵，用为散，蜜和丸亦佳。密器中贮之，莫令泄气。

走马汤

巴豆　杏仁各二枚

上二味以绵缠，槌令碎，热汤二合，捻取白汁饮之。当下，老少量之。

当归芍药散

当归三两　芍药一斤　茯苓　术各四两　泽泻半斤　川芎半斤，一作三两

上六味，杵为散，取方寸匕，酒和，日三服。

芎归胶艾汤

川芎二两　阿胶　甘草　艾叶　当归各二两　干地黄六两　芍药四两

上七味，以水五升、清酒五升合煮，取三升，去滓，内胶令消尽，温服一升，日三服，不差更作。

枳实芍药散

枳实　芍药各等份

右二味，杵为散，服方寸匕，日三服。并主痈脓，以麦粥下之。

下瘀血汤

大黄二两　桃仁二十个　䗪虫二十枚

上三味，末之，炼蜜和为四丸，以酒一升煎一丸，取八合，顿服之，新血下如豚肝。

乌头桂枝汤

乌头五枚

上一味。以蜜二升煎减半，去滓，以桂枝汤五合解之，得一升后，初服二合；不知，即服三合；又不知，复加至五合。其知者，如醉状，得吐为中病。

大乌头煎

乌头大者五枚

上以水二升，煮取一升，去滓，内蜜二升，煎令水气尽，取二升，强人服七合，弱人五合。不瘥，明日更服，不可一日再服。

乌头汤

麻黄　芍药　黄芪　甘草各三两　川乌头五枚，㕮咀，以蜜二升，煎取一升，即出乌头

上五味，㕮咀，四味以水三升，煮取一升，去滓，内蜜煎中更煎之，服七合；不知，尽服之。

当归生姜羊肉汤

当归三两　生姜五两　羊肉一斤

上三味，以水八升，煮取三升，温服七合，日三服。

当归建中汤

当归四两　芍药六两　桂枝　生姜各三两　甘草二两　大枣十二枚

上六味，以水一斗，煮取三升，分温三服。加饴糖六两，汤成内之，于火上暖，令饴消。

厚朴七物汤

厚朴半斤　枳实五枚　甘草　大黄各三两　桂枝二两　生姜五两　大枣十枚

上七味，以水一斗，煮取四升，温服八合，日三服。

厚朴生姜甘草半夏人参汤

半夏半升　厚朴　生姜各半斤　人参一两　甘草二两

上五味，以水一斗，煮取三升，去滓，温服一升，日三服。

己椒苈黄丸

防己　椒目　大黄　葶苈各一两

右四味，末之，蜜丸如梧子大，先食饮服一丸，日三服，稍增。

栀子厚朴汤

栀子十四枚　厚朴四两　枳实四枚

以上三味，以水三升半，煮取一升半，去滓。分三服温服。

栀子豉汤

栀子十四枚　香豉四合

上二味，以水四升，先煮栀子，得二升半，内豉，煮取一升半，去滓，分为二服，温进一服。得吐者，止后服。

硝矾散

硝石　矾石各等份

上二味为末，以大麦粥汁和服方寸匕，日三服。病随大小便去，小便正黄，大便正黑，是候也。

桃核承气汤

桃仁五十个　大黄四个　桂枝　芒硝　甘草各二两

上五味，以水七升，煮取二升半，去滓，内芒硝，更上火微沸，下火，先食温服五合，日三服，当微利。

天雄散

天雄　龙骨各三两　桂枝六两　术八两

上四味，杵为散，酒服半钱匕，日三服，不知，稍增之。

大陷胸汤

大黄六两　芒硝一升　甘遂一钱

上三味，以水六升，先煮大黄，取二升，去滓，内芒硝煮一两沸，内甘遂末，温服一升。得快利，止后服。

土瓜根散

土瓜根　芍药　桂枝　䗪虫各三两

上四味，杵为散，酒服方寸匕，日三服。

大陷胸丸

大黄半斤　葶苈半升　芒硝　杏仁各半升

上四味，捣筛二味，内杏仁、硝合研如脂，和散。取如弹丸一枚，别捣甘遂末一钱匕，白蜜二合，水二升，煮取一升，温顿服之。一宿乃下；如不下，更服，取下为度。

小陷胸汤

黄连一两　半夏半升　瓜蒌实大者一枚

上三味，以水六升，先煮瓜蒌，取三升，去滓，内诸药，取二升，去滓，分温三服。

茯苓杏仁甘草汤

茯苓三两　杏仁五十个　甘草一两

上三味，以水一斗，煮取五升，温服一升，日三服。不差更服。

橘皮枳实生姜汤

橘皮一斤　生姜半斤　枳实三两

上三味，以水五升，煮取二升，分温再服。

薏仁附子散

薏苡仁十五两　附子十枚

上二味，杵为散，方寸匕，日三服。

瓜蒌薤白半夏汤

瓜蒌实一枚　薤白三两　半夏半升　白酒一斗

上四味，同煮取四升，温服一升，日三服。

瓜蒌薤白白酒汤

瓜蒌实一枚　薤白半升　白酒七升

右三味，同煮取二升，分温再服。

桂枝人参汤

桂枝　甘草各四两　术　人参　干姜各三两

上五味，以水九升煮四味，取五升，内桂，更煮取三升，温服一升。日再服，夜一服。

赤石脂禹余粮汤

赤石脂一斤　禹余粮一斤

以上二味，以水六升，煮取二升，去滓，三服。

大黄黄连泻心汤

大黄二两　黄连一两

上二味，以麻沸汤二升渍之须臾，绞去滓，分温再服。

泻心肠

大黄二两　黄连　黄芩各一两

上三味，以水三升，煮取一升，顿服之。

附子泻心汤

黄连　黄芩各一两　大黄二两　附子一枚

上四味，切三味，以麻沸汤二升渍之须臾，绞去滓，内附子汁，分温再服。

木防己汤

木防己三两　石膏鸡子大，十二枚　桂枝二两　人参四两

右四味，以水六升，煮取二升，分温再服。

木防己去石膏加茯苓芒硝汤

去石膏加茯苓四两、芒硝三合。

桂姜枣草黄辛附汤

桂枝　生姜　甘草　麻黄各三两　细辛二两　大枣十二枚　附子一枚

上七味，以水七升煮麻黄，去上沫，内诸药，煮取二升，分温三服。当汗出如虫行皮中，即愈。

枳术汤

枳实七枚　术二两

上二味，以水五升，煮取三升，分温三服，腹中软即当散也。

甘遂半夏汤

甘遂三枚　半夏十二枚　芍药五枚　甘草指大一枚

上四味，以水二升，煮取半升，去滓，以蜜半升和药汁，煎取八合，顿服之。

赤丸

茯苓　半夏各四两，一方用桂　乌头　细辛各二两

上四味，末之，内真朱为色，炼蜜丸如麻子大，先食酒饮下三丸，日再服，夜一服。不知，稍增之，以知为度。

麻黄汤

麻黄三两　桂枝二两　甘草一两　杏仁七十个

上四味，以水九升煮麻黄，减二升，去上沫，内诸药，煮取二升半，去滓，温服八合，覆取微汗。

厚朴大黄汤

厚朴一尺　大黄六两　枳实四枚

上三味，以水二升，煮取一升，分温再服。

苓甘五味姜辛汤

茯苓四两　甘草　干姜　细辛各三两　五味子半升

上五味，以水八升，煮取三升，去滓。温服半升，日三服。

苇茎汤

苇茎二升　桃仁五十枚　薏苡仁　瓜瓣各半升

上四味，以水一斗先煮苇茎，得五升，去滓，内诸药，煮取二升，服一升。再服，当吐如脓。

大黄附子汤

大黄三两　附子三枚　细辛二两

上三味，以水五升，煮取二升，分温三服。若强人煮取二升半，分温三服。服后如人行四五里，进一服。

半夏麻黄丸

半夏　麻黄各等份

上二味，末之，炼蜜和丸小豆大，饮服三丸，日三服。

茯苓甘草汤

茯苓　桂枝各二两　甘草一两　生姜三两

上四味，以水四升煮取二升，去滓，分温三服。

桂枝甘草汤

桂枝四两　甘草二两

上二味，以水三升，煮取一升，去滓，顿服。

苓桂甘枣汤

茯苓半斤　桂枝四两　甘草三两　大枣十五枚

上四味，以甘烂水一斗，先煮茯苓，减二升；内诸药，煮取三升，去滓。温服一升，日三服。作甘烂水法：取水二斗置大盆内，以杓扬之，水上有珠子五六千颗相逐，取用之。

大青龙汤

麻黄六两　桂枝　甘草各二两　杏仁四十个　生姜三两　大枣十二枚　石膏鸡子大

上七味，以水九升先煮麻黄，减二升，去上沫，内诸药，煮取二升，去滓。温服一升，取微似汗。

桂枝二越婢一汤

桂枝　芍药　甘草　麻黄各十八铢　生姜一两三铢　石膏二十四铢　大枣四枚

上七味，㕮咀，以五升水煮麻黄一二沸，去上沫，内诸药，煮取二升，去滓，温服一升。

桂枝麻黄各半汤

桂枝一两十六铢　麻黄　芍药　甘草　生姜各一两　杏仁二十四个　大枣四枚

上七味，以水五升，先煮麻黄一二沸，去上沫，内诸药，煮取一升八合，去滓，温服六合。

芍药甘草附子汤

芍药　甘草各三两　附子一枚

已上三味，以水五升，煎取一升五合，去滓，分温服。

附子汤

附子二枚　人参二两　术四两　茯苓　芍药各三两

上五味，以水八升，煮取三升，去滓。温服一升，日三服。

防己黄芪汤

防己四两　黄芪五两　术　生姜各三两　甘草二两　大枣二十枚

上六味，以水六升，煮取三升，分温三服。

白虎加人参汤

于白虎汤方内加人参三两。

蜀漆散

蜀漆　云母　龙骨各等份

上三味，杵为散，未发前以浆服半钱。

牡蛎汤

牡蛎　麻黄各四两　甘草二两　蜀漆三两

上四味，以水八升，先煮麻黄、蜀漆，去上沫，得六升，内诸药。煮取二升。若吐，则勿更服。

白通汤

葱白四茎　干姜一两　附子一枚

上三味，以水三升，煮取一升，去滓，分温再服。

白虎汤

知母六两　石膏一斤　甘草二两　粳米六合

上四味，以水一斗，煮米熟汤成，去滓，温服一升，日三服。

当归四逆汤

当归　桂枝　芍药各三两　细辛　通草　甘草各二两　大枣二十五个

上七味，以水八升，煮取三升，去滓，温服一升，日三服。

当归四逆加吴茱萸生姜汤

加吴茱萸二升、生姜半斤。

上九味，以水六升、清酒六升和，煮取五升，去滓，温服，分五服。一方，水、酒各四升。

乌梅圆

乌梅三百个　细辛六两　干姜十两　黄连一斤　当归　蜀椒各四两　附子　桂枝　人参　黄柏各六两

上十味，异捣筛，合治之。以苦酒渍乌梅一宿，去核，蒸之五斗米下，饭熟，捣成泥，和药令相得，内臼中。与蜜杵二千下，圆如梧桐子大。先食饮服十圆，日三服，稍加至二十圆。

桂枝甘草龙骨牡蛎汤

桂枝一两　甘草　龙骨　牡蛎各二两

上四味，以水五升，煮取二升半，去滓，温服八合，日三服。

酸枣仁汤

酸枣仁二升　甘草一两　知母　川芎　茯苓各二两

上五味，以水八升煮酸枣仁，得六升，内诸药，煮取三升，分温三服。

干姜附子汤

干姜一两　附子一枚

上二味，以水三升，煮取一升，去滓，顿服。

黄连阿胶汤

黄连四两　阿胶三两　芍药二两　黄芩一两　鸡子黄二枚

上五味，以水五升先煮三物，取二升，去滓，内胶烊尽，少冷，内鸡子黄，搅令相得。温服七合，日三服。

猪肤汤

猪肤一斤

上一味，以水一斗，煮取五升，去滓，加白蜜一升、白粉五合，熬香，和相得，温分六服。

麻黄加术汤

于麻黄汤方内加术四两。

三物黄芩汤

黄芩一两　苦参二两　干地黄四两

上三味，以水六升，煮取二升，温服。多吐下虫。

栀子干姜汤

栀子十四枚　干姜二两

以上二味，以水三升半，煮取一升半，去滓，分二服，温进一服。

桂枝二麻黄一汤

桂枝一两十六铢　芍药一两六铢　麻黄十六铢　生姜一两六铢　杏仁十六个　甘草一两二铢　大枣五枚

上七味，以水五升，先煮麻黄一二沸，去上沫，内诸药，煮取二升，去滓，温服一升，日再服。

麻黄杏仁甘草石膏汤

麻黄四两　杏仁五十个　甘草二两　石膏半斤

上四味，以水七升先煮麻黄，减二升。去上沫，内诸药，煮取二升，去滓，温服一升。

黄芪桂枝苦酒汤

黄芪五两　桂枝　芍药各三两

上三味，以苦酒一升、水七升相和，煮取三升，温服一升，当心烦，服至六七日乃解。若心烦不止者，以苦酒隔故也。

麻黄杏仁薏苡甘草汤

麻黄　薏苡仁各半两　甘草一两　李仁十个

上锉麻豆大，每服四钱匕。水盏半，煮八分，去滓，温服。

头风摩散

大附子一枚　盐等份

上二味为散。沐了，以方寸匕摩疾上，令药力行。

茈胡去半夏，加瓜蒌汤

于小茈胡汤方内去半夏，加瓜蒌根四两。

白头翁汤

白头翁二两　黄柏　黄连　秦皮各三两

上四味，以水七升，煮取二升，去滓，温服一升；不愈，更服一升。

白头翁加甘草阿胶汤

加甘草、阿胶各二两。

文蛤汤

文蛤　石膏各五两　麻黄　甘草　生姜各三两　杏仁五十个　大枣十二枚

上七味，以水六升，煮取二升，温服一升，汗出即愈。

泽泻汤

泽泻五两　术二两

上二味，以水二升，煮取一升，温再服。

鸡屎白散

鸡屎白

上一味为散，取方寸匕，以水六合和，温服。

葛根黄连黄芩汤

葛根半斤　黄连三两　黄芩　甘草各二两

上四味，以水八升先煮葛根，减二升，内诸药，煮取二升，去滓，分温再服。

一物瓜蒂汤

瓜蒂二十个

上锉，以水一升，煮取五合，去滓，顿服。

麻黄醇酒汤

麻黄三两

上一味，以美清酒五升，煮取二升半，顿服尽。

猪膏发煎

猪膏半斤　乱发如鸡子大三枚

上二味，和膏中煎之发消药成。分再服，病从小便出。

栀子柏皮汤

栀子十五枚　黄柏二两　甘草一两

上三味，以水四升，煮取一升半，去滓，分温再服。

麻黄连轺赤小豆汤

麻黄　连翘　生姜各二两　甘草一两　赤小豆　生梓白皮各一升　杏仁四十个　大枣十二枚

以上八味，以潦水一斗，先煮麻黄再沸，去上沫，内诸药，煮取三升，分温三服，半日服尽。

栀子大黄豉汤

栀子十二枚　大黄一两　枳实五枚　豉一升

上四味，以水六升，煮取二升，分温三服。

麻黄甘草汤

麻黄四两　甘草二两

上二味，以水五升先煮麻黄，去上沫，内甘草，煮取三升，温服一升。

防己茯苓汤

防己　黄芪　桂枝各三两　甘草二两　茯苓六两

上五味，以水六升，煮取二升，分温三服。

麻黄附子甘草汤

麻黄　甘草各二两　附子一枚

上三味，以水七升，先煮麻黄一两沸，去上沫，内诸药，煮取三升，去滓，温服一升，日三服。

黄芪建中汤

于小建中汤方内加黄芪一两半。

苓甘姜味辛夏仁汤

茯苓四两　甘草　干姜　细辛各三两

五味子　半夏　杏仁各半升

上七味，以水一斗，煮取三升，去滓，温服半升，日三服。

牡蛎泽泻散

牡蛎　泽泻　瓜蒌根　商陆根　蜀漆　葶苈　海藻各等份

上七味，异捣，下筛为散，更入臼中治之，白饮和服方寸匕。小便利，止后服。日三服。

栀子甘草豉汤

于栀子豉汤方内加入甘草二两。

半夏散及汤

半夏　桂枝　甘草各等份

以上三味，各别捣、筛已，合治之，白饮和服方寸匕，日三服。若不能散服者，以水一升煎七沸，内散两方寸匕，更煎三沸，下火令冷，少少咽之。

甘草汤

甘草二两

上一味，以水三升，煮取一升半，去滓，温服七合，日二服。

苦酒汤

半夏十四枚　鸡子一枚

上二味，内半夏著苦酒中，以鸡子壳置刀环中，安火上，令三沸，去滓。少少含咽之。不差。更作三剂。

柏叶汤

柏叶　干姜各二两　艾三把

上三味，以水五升，取马通汁一升合，煮取一升，分温再服。

黄土汤

甘草　干地黄　附子　术　阿胶　黄芩各三两　灶中黄土半斤

上七味，以水八升，煮取三升，分温二服。

赤小豆当归散

当归十两　赤小豆三升

上二味，杵为散，浆水服方寸匕，日三服。

桂枝茯苓丸

桂枝　茯苓　牡丹　桃仁　芍药各等份

上五味，末之，炼蜜和丸如兔屎大。每日食前服一丸；不知，加至三丸。

矾石丸

矾石三分　杏仁一分

上二味末之，炼蜜和丸枣核大，内脏中，剧者再内之。

黄芪桂枝五物汤

黄芪　桂枝　芍药各三两　生姜六两　大枣十枚

上五味，以水六升，煮取二升，温服七合，日三服。

雄黄熏

雄黄

上一味为末，筒瓦二枚合之烧，向肛熏之。

蚀齿方

雄黄　葶苈

上二味末之，取腊月猪脂镕之，以槐枝绵裹头四五枚，点药烙之。

蛇床子散

蛇床子

上一味末之，以白粉少许，和令相得，如枣大。绵裹内之，自然温。

狼牙汤

狼牙三两

上一味，以水四升，煮取半升，以绵缠筯如蚕，浸汤沥阴中，日四遍。

蜘蛛散

蜘蛛十四枚　桂枝半两

上二味为散，取八分一匕，饮和服，

日再服。蜜丸亦可。

枳实栀子豉汤

枳实三枚　栀子十四枚　豉一升

上三味，以清浆水七升空煮，取四升，内枳实、栀子，煮取二升；下豉。更煮五六沸，去滓。温分再服，覆令微似汗。

甘麦大枣汤

甘草三两　小麦一升　大枣十枚

上三味，以水六升，煮取三升，分温三服。

矾石汤

矾石二两

右一味，以浆水一斗五升，煎三五，浸脚良。

苦参汤

苦参半斤　槐白皮　狼牙根各四两

上锉，以水五升，煎三升半，洗之。

薏苡附子败酱散

薏苡仁十分　附子二分　败酱五分

上三味。杵为散，取方寸匕，以水二升煎减半，顿服。

排脓汤

甘草二两　桔梗三两　生姜一两　大枣十枚

上四味，以水三升，煮取一升，温服五合，日再服。

排脓散

枳实十六枚　芍药六分　桔梗二分

上三味。杵为散，取鸡子黄一枚，以药散与鸡黄相等，揉和令相得，饮和服之，日一服。

茵陈五苓散

茵陈蒿末十分　五苓散五分

上二物和，先食饮方寸匕，日三服。

杏子汤

方未见。

《长沙正经证汇诸方》终

补　白

刊书行世，除书贾以营利为目的者外，无不愿都为有学者所得，盖期有以绳正也。近世医学日荒，就浅避深；用经方为根柢以治病者，且受人谤焉，可慨也。

跋

夫以唐宋以来，长沙道衰，世之习医者，唯宗李、朱焉。噫！不塞不流，滔滔者皆是也。独我友张海田氏，专精学医，托志仲景氏，常自谓：人是活物也，治方之妙在于此。此语岂容易也哉！此篇甫成，质诸东洞先生，先生大喜之，因将副一序。亡几，先生逝矣，其文亦不成焉，于今为憾。予在同社亲与闻此事，因作一言，证张海子费力此书之始末云。

天明三年癸卯仲夏播磨医瞽松下原正跋

后　序

古之良医者，不察声形而分病之在膏肓矣，故苟欲为良医者，必先方法焉。曩日吾张海先生就《伤寒》《金匮》二经，因证立门、聚方，其亦示以人小子，名曰《长沙正经证汇》，闷而不出者数年所焉。古人所谓方证相的当者，目击道存矣，虽秦汉疾医，岂亦外于此也乎。顷日请之先生，再加厘正，且附方剂书卷末，肇缕梓，庶乎使后学之士，解方证疑惑之忧焉尔。若夫先生之微旨，则有《逢原》一书，不具于此。

于时宽政二年庚戌季春日受业门人浪速奥田元纯谨题并书

治痢捷要新书

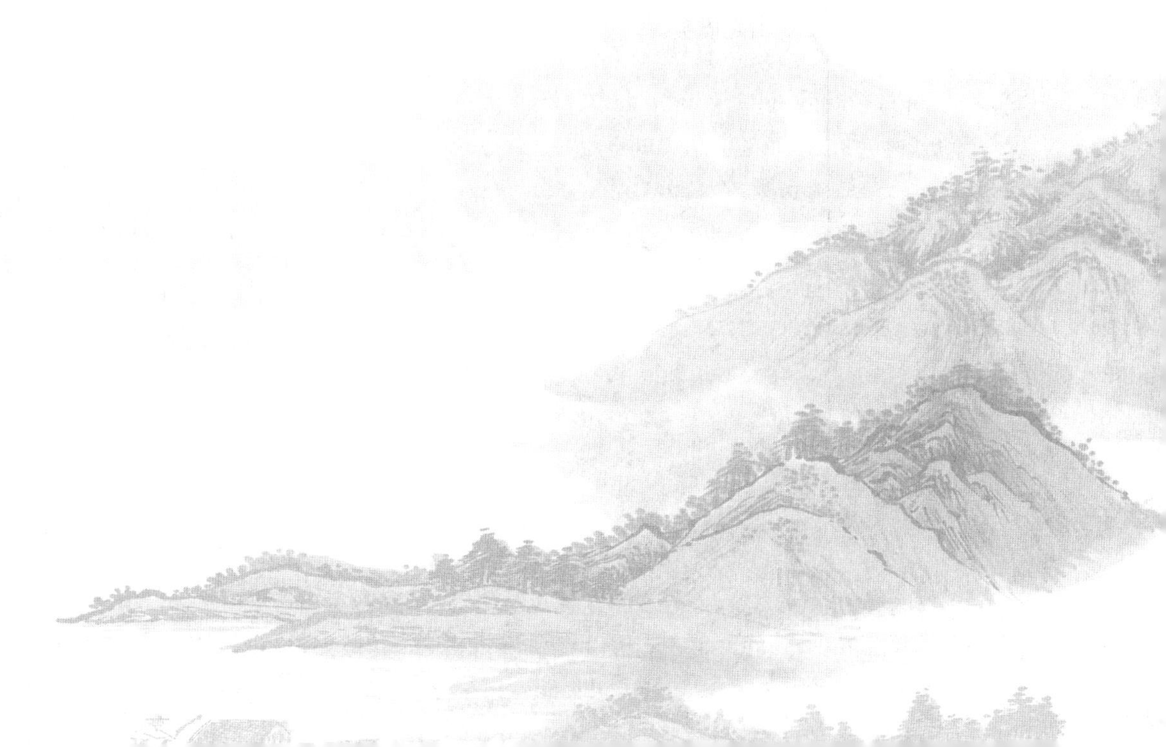

内容提要

痢多险证，世皆称为难治，古今来又少专书，临证易于错误，毫厘千里，动关人命。近贤丁子良先生，手著本书，论痢证之病原，列痢证之变化，设痢证之治法，集痢证之药方，列大纲，分细目，头头是道，井井有条，约而不陋，博而不泛，简捷精要，允称新书。爰特刊入集中，以广流传，俾临证者得其一助。与本集吴氏遗稿《痢疾明辨》两书互相参勘，从此痢无险证，又无难治之虞矣。

目　录

治痢捷要新书

金台丁国瑞子良甫编辑
裘吉生校刊

治痢宜伸阳气之权论

经曰：阳气者，若天与日，失其所，则夭折而不张。又曰：阳气衰，不能渗营其经终。故经言：饮食入胃，游溢精气，上输于脾，脾气散精，上归于肺，通调水道，下输膀胱，水精四布，五经并行，阴阳揆度以为常也。曰游溢、曰上输、曰散精、曰上归、曰通调、曰下输、曰四布、曰并行，皆阳气之用也。可知阳气者，内则运化饮食，外则分温四体。揆度如常，百病不生者也。痢疾者，阳气抑郁于脾胃之间，而为病者也。然当阳气得位之时，伏而不发，至于阳气敛降之时，而其患渐萌。因是而水道不通，因是而腹痛食减、因是而下痢赤白，因是而里急后重矣，故治痢而有宜表药者，外感风寒，阳气不得舒越，必发之，散之，使风寒去，而阳气始得舒越也。有宜攻药者，内伤积滞，阳气不得宣通，必刮之，逐之，使积滞去，而阳气始得宣通也。有宜温补者，脏腑虚寒，阴邪凝结，阳气无权，不能舒越宣通，必温之、热之、升之、补之，所以助其舒越宣通之用也。自古言痢，诸家从未有专论阳气者，然观大苦大寒之味，尚必佐以辛热，今人治痢，一见后重，辄行攻克，一见下血，惟事清凉。讵知攻克过度，阳气受伤，因之下陷，而后重益甚；清凉过度，阳气虚冷，血不归经，而下血愈多。甚至绝谷不食，通身逆冷以死者，皆阳气澌灭之明验也，故凡治痢，投药之后，脉有疏畅条达之意者，即便知为可愈之兆也。何也？盖邪郁开，而阳气通行故也。

治痢宜辨寒热虚实论

李士材曰：痢之为证，多本脾肾。脾司仓廪，土为万物之母，肾主蛰藏水，为万物之原，二脏皆根本之地，投治少差，冤沉幽冥，究其疵误，皆寒热未明，虚实不辨也。晚近不足论，即在前贤，颇有偏僻。如《局方》与复庵，例行辛热；河间与丹溪，专用苦寒，何其执而不圆，相去天壤耶？夫痢起于夏秋，湿蒸热郁，本乎天也，因热求凉，过吞生冷，由于人也。气壮而伤于天者，郁热居多，气弱而伤于人者，阴寒为甚。湿土寄旺于四时，或从火化，则阳土有余，而湿热为病，经所谓墩阜是也。或从于水，则阴土不足，而寒湿为病，经所谓卑监是也。言热者遗寒，言寒者废热，岂非立言之过乎？至于赤为热，白为寒，亦非确论。果尔，则赤白相兼者，岂真寒热同病乎？必以见证与色脉辨之，而后寒热不淆也。须知寒者多虚，热者多实，更以虚实细详之，而寒热愈明矣。胀满恶食、急痛拒按者，实也；烦渴引饮、喜冷畏热者，热也，脉强而实者，实也；脉数而滑者，热也。外此者，靡非虚寒矣。而相似之际，尤当审察。如以口渴为实热，似矣，不知凡泻痢必亡津液，液亡于下，则津涸于上，安得不渴？更当以喜热、喜冷分虚实也，以腹痛为实热，似矣，不知痢出于脏，肠胃必伤，脓血剥肤，安得不痛？更当以痛之缓急、按之可否、脏之阴阳、腹之胀与不胀、脉之有力无力分虚实也。以小便之黄赤短少为实热，似矣，不知水从痢去，溲必不长，液以阴亡，溺因色变，更当以便之热与不热、液之涸与不涸、色之泽与不泽分虚实也。以里急后重为实热，似矣，不知气陷则仓廪不藏，阴亡则门户不闭，更当以病之新久、质之强弱、脉之盛衰分虚实也。

治痢要诀

凡治痢疾，最当察虚实、辨寒热，此泻痢中最大关系，若四者不明，则杀人甚易。须知寒证近乎虚，然寒中亦有实；热证近乎实，热中亦有虚。能将虚、实、寒、热、表、里、阴、阳八个字细心体察，认得清清楚楚，病虽千变万化，亦难出此范围。在诸病皆然，又不独治痢而已也。

痢之一证，总由夏秋之交，阳气敛降之际，或感风寒暑湿，或触时行疫气，或恣食腥冷，或饥饱失宜，以致里气壅滞，表气郁遏，而为痢矣。伤于气分则白，伤于血分则赤，赤白同见则气血并伤。其治法，大要在宣通阳气，舒通滞气，消宿食，清湿热而已。间有下元素虚，或脾湿胃弱，骤为寒邪所乘，与伤寒少阴证直中寒邪相似者，此系纯虚无实、纯寒无热之症也。即当以大温大补之法治之。总之，寒热虚实，其色脉情形不难立辨，最紧要处只在初得之一二日，认定是寒、是热、是虚、是实，立施汗、下、和、温、消导、升补之法，病虽险恶，亦不难立见奇功。或遇年迈气虚，患积滞实热之证，法应消导，清里者，亦即照法清之、导之，勿疑虑，勿畏葸，但其轻重缓急之间，与年强力壮者，略有区别耳，盖积滞去，则胃气升；邪气除，则正气复。饮食一进，表里自和。若狃于气虚年迈不可攻伐，专进以补气养血之药，殊不知愈补愈塞愈痢。邪气未除，正气消尽，饮食不进，病势日增，补之不得，泻之不可，虽有善者，亦无如之何矣。我故曰治痢疾与治瘟疫同，只在初得之一二日，全在胆力壮识见定，认明寒热虚实以施治之，否则鲜有不轻病转重，重病致死者，承斯任者，可不慎之于初哉。

虚实寒热辨

形气厚实，脾胃强健者，多实；形体单薄，脾胃素弱者，多虚。腹痛拒按，胀满坚硬者，多实；腹痛喜按，痞闷短气者，多虚。新痢多实，久痢多虚。初病里急后重者，多实；久病里急后重者，多虚。肛门奋痛，得便稍减者，多实；下坠脱肛，便后痛甚者，多虚。痢色浓厚，气味极臭者，多实；痢色清淡，频下污衣者，多虚。舌苔黄厚干刺者，多实；舌苔滑白或无者，多虚。脉息滑数鼓指，或坚大紧实，浮沉皆有力者，多实，脉息弦细濡涩，按之无力者，多虚。大寒大热，头痛骨酸，面赤无汗者，此又表邪之实，无热恶寒，自汗蜷卧者，此又表里皆虚。脉息滑数鼓指，外见目赤舌刺，头疼壮热，烦躁谵妄者，此又时疫之实：脉息细微无力，面色刮白，气倦神呆，自汗不食者，莫非正气之虚。喜冷畏热者，多热；喜热畏冷者，多寒。口渴思凉者，多热；口不渴或渴不思凉者，多寒。小便赤短，热涩而痛者，多热；小便清白，不热不涩者，多寒，舌苔芒刺，唇口焦裂者，多热，舌上滑胎，唇口刮白者，多寒。下痢脓血，或纯血色鲜红者，多热，下不纯血，血不纯红者，多寒。痢色浓厚腥臭，肛门火燎者，多热；痢色浅淡，或如胶冻、鱼脑、鼻涕，或大孔洞泻者，多寒。脉息滑实有力，或滑而疾数者，多热；脉息弦紧，或迟细无力者，多寒。神烦躁急者，多热；神烦不躁急者，多寒。身轻气高，壮热者，多热，身重气短，四肢微厥者，多寒。

痢疾初起治例

痢疾初发，实证居多，但实中须分表实、里实。表实者，外感风寒暑湿，及时行疫气是也。其症多见头疼身痛，憎寒壮热，鼻塞声重，胸膈痞闷等症，里实者，内伤饮食积滞，及湿热食痰留滞肠胃是也。其症多见胸膈胀满，恶食，腹痛拒按，饱嗳呃逆，里急后重，频欲登圊，及去而所下无多，才起则腹急后坠，此皆湿食气滞凝结之故也。表实者，宜发表；里实者，宜疏里。痢疾初发，表里同病者居多，故治法以发散表邪、疏通里滞为主。今拟一汤，名曰加减奇效藿香汤，实为痢疾初起之通剂，寒热虚实随证加减皆可施用，对症则一服霍然而愈，不对证亦不为害。其有调理失宜，愈而复发，或因兜涩太早，积热未清，或因表邪壅闭，缠绵不解者，虽属久痢，亦可用此汤，量为加减以和之。

加减奇效藿香汤　此汤治暑热湿食兼疫之痢，又治形寒饮冷，霍乱吐泻，呕哕恶心，吞酸膈胀，腹痛，以及小儿呕泻，痰食积热等症。

藿香梗二钱　云苓二钱　厚朴钱半　黄连一钱　木香一钱　炒槟榔钱半　焦山栀四钱　葛根一钱　橘皮二钱　苍术二钱　枳壳钱半　宣木瓜钱半　炙甘草一钱　泽泻钱半

姜枣煎。头痛项强，脊痛，周身骨节酸痛，加羌活钱半；若冒暑而成痢，其证必自汗发热，面垢，呕渴，腹痛，小便不利，加香薷钱半，白扁豆二钱；赤痢加酒芩钱半，酒芍钱半，色如黑漆者，再加归尾钱半，赤芍一钱，桃仁钱半，酒军二钱，以行之（肛门燥辣治同）；白痢加滑石钱半；如痢如鼻涕胶冻，此属冷痢，加肉豆蔻一钱，砂仁一钱；少腹硬痛，后重里急坠痛，或腹中大痛，按之稍减，加官桂六分，焦芍二钱，以利之；呕吐加半夏钱半，气虚年迈加人参。

实证治例

表里两实之证，前已详言之矣。若内无湿食积滞，纯见上项表证者，宜服人参败毒散、五积散、十神汤之类。若外无上项表证，纯见胸满腹胀，饱嗳恶食，里急后重等症，应温下者，宜服香砂平胃饮，藿香正气汤、六和定中汤之类，以和解之；应清下者，宜服香连化滞汤、枳实导滞汤之类，以涤荡之。证偏于寒，宜温下；偏于热，宜清下（寒热辨，详见前）。

热证治例

有骤受暑热之毒，致成热痢，大渴饮冷，一昼夜数十行，肛门如火燎，面赤壮热，舌上生苔者，此乃肠胃为热毒所攻，倾刻腐烂，宜遵《内经》通因通用之法。重而急者，宜服大黄汤、大小承气、调胃承气等汤，或大黄黄连泻心汤之类，轻而缓者，宜服黄连解毒汤，芩芍汤、戊己丸、六一散、五物香薷饮之类。

若赤白热痢，日久不止，或阴虚发热，脓血稠黏，或下痢五色，至夜发热，或气虚挟热，脓血不止等症，势在攻之不可，补之不可者，宜服《千金》黄连汤、黄连阿胶汤、归连丸、驻车丸、白头翁汤、芍药汤、阿胶梅连丸之类（虚而挟热者皆宜此）。

虚证治例

虚痢须分为二，曰阴虚，曰阳虚。阴虚者，肝肾不足，真阴素弱之人，感受湿热而成痢者，其证多见下痢五色脓血，或下鲜血，滑泻无度，脐下急痛，发热颧赤，午后夜间加重。治宜泻热养阴，固下滋肾，切忌攻下克伐，以及辛香燥辣之药。宜服驻车丸、黄连阿胶汤、阿胶梅连丸之类，虚甚者宜服六味地黄汤、知柏地黄汤、《金匮》十味肾气丸之类。久痢者，多见此证。大病后，疟疾后，亦有之，宜与上条热痢参看。阳虚者，真阳不足，或脾虚胃弱之人，偶为邪所乘，或伤饮食生冷，寒湿凝滞，阳气不伸，其症多见懒言恶食，腹痛里急，下痢清白，小便白，身懒嗜卧，短气不足以息，身冷自汗。治宜温中补中，建中升阳，切忌苦寒降下之药。有积滞宿食者，加以消导药，如大健脾汤之类。积滞轻者，宜服香砂六君子汤之类。纯虚无积滞者，宜服补中益气汤、四君子汤、保元汤、小建中汤之类。

寒证治例

暴得之寒痢，与伤寒证中少阴阴邪相似。盖缘素秉阳衰，寒邪直得而中之，其症多见腹中疠（音绞）痛，身冷自汗，四肢厥逆，周身痛而恶寒，面青，小便白，懒言嗜卧，脉沉迟、细欲绝。治宜大补，宜服附子理中汤、四逆汤、桂枝汤、真武汤、建中、补中之类，若未病之前，过食生冷黏腻之物，须于此数汤中稍加温脾消导之药。此证应与上条阳虚证参看。阳气素虚之人，或年力强壮贪凉过度，或冒雨，或露宿者，多有此证。若初得之时，不过内伤生冷，外感风寒，本不甚重之症，未明发表疏里、通阳和中之理，浪用苦寒攻下克伐之药，以致清阳下陷，痢无止期者，亦能见上项阳虚之证。治宜健脾升阳，宜服补中益气汤、升阳除湿防风汤、人参胃风汤之类。

如下元真火素微之人，过服苦寒降下之剂，以致元气脱陷，肾关不固，大肠滑泻者，治宜温脾、暖肾、固脱，宜服桂附地黄丸、真人养脏汤、固肠丸之类。患痢日久，投药不当者，或疟后、或病后、或病间犯房劳者，多有此症。以上所列寒热虚实，以及虚实中之寒热，寒热中之虚实，不过略举大概，俾阅者一目了然。晓然于寒热虚实之确情，以施温和攻补之定法，后虽变证百出，莫不在此范围之内。尤其要者，全在初起治法一条，阅者须加意留心，莫把初起一关放过。盖痢疾初发之时，正气未伤，邪气尚浅，药与病一投机，则后此之法皆同虚设。

腹　痛

张景岳曰：腹痛有寒、有热、有虚、有实。凡生冷凝滞，及外受感邪者，皆能致痛。因食积者，必多胀满，坚硬拒按；因火者，必内外多见热证，因寒者，必内外多寒见证，因虚者，中气不暖，亦寒证也。若泻痢日久不止，胃气既伤，膏血切肤，安能不痛？但察其不实不坚，喜按喜热，饥不能食，渴不能饮，不见实热等症，悉属虚寒。李士材曰：胀痛因肺金之气郁在大肠之间，宜桔梗开之，白芍、甘草、陈皮、木香、当归和之。恶寒加炮姜、吴萸，恶热加酒芩、酒连。仍当导滞燥湿，行气温脾。

《证治准绳》曰：建中汤，痢不分新久、赤白，但腹中大痛者，神效。其脉或涩，或浮大，按之空虚，或举按无力者，皆是也。

张石顽曰：下痢腹痛，脉沉紧，无热证者，先以桂、姜温之，后理积滞（此属于寒者）。脓血稠黏，腹痛后重，身热不除，脉洪疾者，芩芍汤（此属于热者）。

熊圣臣曰：下痢腹中痛者，以白芍甘草为主。热加芩、连，寒加姜、桂，少腹痛者加吴萸，有积滞者加厚朴、槟榔、青皮、楂、曲之属。胃虚挟滞者，大健脾丸。气不调者，加木香、香附，青、陈之属，血瘀者，加桃仁、元胡、归尾之属。久痢血枯而痛者，加芎、归养之。辨证审治，是在好学深思者。

肠　痛

李士材曰：肠痛者，必以白芍、甘草为君，当归、白术为佐。恶寒加姜、桂，恶热加黄柏。愚按：初痢肠痛者，照腹痛法辨虚实以治之。若久痢肠痛者，或服利气药其痛愈甚者，必系切近脂膏，须和气补血，暖肠胃。

肛门痛

喻嘉言曰：肛门肿痛，身热，脉洪大，下痢稠黏者，宜清之，黄芩芍药汤。身冷，自汗，宜温之，理中汤。

李士材曰：痢疾肛门痛者，热留于下也。宜槐花少加木香。挟寒者，理中汤。

大孔肿痛　大孔开

张仲景曰：大孔肿痛，急温之，黄芪建中汤。张顽石加木香、当归，虚寒宜之。戴元礼曰：大孔因热流于下而痛，木香、槟榔、酒芩、酒连，少加姜炭，实热者宜之。又曰：滞下，大便不禁，致大孔开，如空洞不闭者，用葱和花椒捣烂，塞谷道中，并服酸涩固肠之剂。

脱　肛

张仲景曰：下痢便脓血者，桃花汤主之。丹溪注曰：桃花汤主治下焦血虚且寒，故非干姜之温、石脂之涩且重，不能止血，用粳米之甘，引入肠胃。戴元礼曰：脱肛一症最难为，药热则肛门闭，寒则肛门脱，宜用磁石细末，每空心米汤饮下二钱，外用铁锈磨汤温洗。

熊立品曰：痢下脓血，有误服补药汤，有误服凉药，而致脏寒脱肛者，宜四君子汤加升麻、木香，或真人养脏汤，或用五味子、枯矾，煎汤温浴，其肛自上。内服补中益气汤升提之，有热加黄连。愚按：痢久脱肛，内服升提之药，外用朴梢白矾水温洗，拭净，再将旧鞋底烤热，喷醋托之，自上。

里急后重

朱丹溪曰：里急后重，及大便燥辣是名挟热证。口不渴，身不热，喜热手熨荡，是名挟寒证。力倦气少，恶食久痢，里急后重者，是名挟虚证。

李士材曰：里急而不得便者，火也。重则承气汤，轻则芍药汤。里急频见污衣者，虚也。补中益气汤去当归，加肉果。邪迫而后重者，至圊稍减，未几复甚，芍药汤。虚滑而后重者，圊后不减以得解，愈虚故也，宜真人养脏汤。下后仍后重者，宜用当归、甘草缓之，升麻、柴胡举之。又有虚坐努责者，此血虚也，宜归身、地黄、芍药、陈皮之属调之。

徐东皋曰：气虚久痢，里急后重，脓血交错者，专以补中益气汤为主，使升降之道行，其痢不治而自消矣。予法东垣，凡有热者，加姜炒黄连；有寒者，姜、桂，寒兼少腹痛者，建中汤加吴萸；有风湿者，加防风、羌活；肝乘脾者，倍加柴胡，再加白芍、木香；泻痢久不止者，加粟壳、诃子。

熊圣臣曰：痢初发时，里急后重，频欲登圊，及去而所下无多，才起则腹中又急，此皆湿热凝滞之故也。宜藿香正气散加木香、枳壳、黄连、砂仁。又曰：里急而至圊反不能即出者，气滞也，疏通为主（木香槟榔丸之类）。里急而频见污衣者，气脱也，补涩为主（真人养脏汤、固肠丸之类）。后重而至圊稍减者，火迫也，黄连为主。后重至圊而转增者，下陷也，升麻为主。

刘河间曰：治里急后重，芍药汤在所必用。盖血行则便红自愈，气调则后重自除。愚按：调气之法，亦须热者清之，寒者温之，虚者补之，实者泻之，陷者举之也。故仲景曰：热痢下重者，白头翁汤主之（此治热痢之里急后重也）。丹溪曰；下痢赤白，里急后重者，香连丸、承气汤主之（此治实热之里急后重也）。张石顽曰：久痢后重，用三奇散，稍减用补中益气汤（此治虚寒之里急后重也）。戴元礼曰：后重，积气郁聚，宜升之、消之（此治不虚不实、不寒不热之里急后重也）。

呃逆

《证治准绳》曰：呃逆乃胃气虚寒之候，宜橘皮干姜汤主之。有因患渴，误食冷物水果者，理中汤加丁香、柿蒂主之。寒热往来者，小柴胡汤加丁香主之。血痢、呕哕、口渴、心烦不眠、不小便者，猪苓汤主之，白痢、呕哕，五苓散主之。以中有肉桂，可通逆气也。愚按，胃气逆，则为呃逆，闽浙称为冷逆。以冷为名，遂指为胃寒，不知寒热皆令呃逆，不以本症相参，专执俗语为寒，遂投丁香、茱萸、姜、桂之类，误人不少。吾愿执辞害义者，临证猛省。再按：此症有因肝火逆上者（宜用黄连、木香、青皮，芍药之类）；有因隔间痰闭者（宜用二陈汤合旋覆代赭汤以开之）；有真阴素虚，肾气不能归根，左尺脉微弱者（宜六味地黄加沉香、砂仁），有下焦真阳大虚，火不归元而呃逆者，右尺脉必微细而弱（宜桂附地黄加沉香、砂仁），有因火证误用补药、热药而致呃逆者（宜橘皮竹茹汤，轻则加芩、连、枳、朴，重则大黄通之）。如果胃寒，丁香柿蒂汤宜之，然不若理中汤、四逆汤，功效殊捷。若用（旋覆代赭、橘皮竹茹）二汤，审其寒热虚实，加减出入而消息之，尤为妥当。

再按：呃在中焦谷气不运，其声短小，得食即发；呃在下焦真气不足，其声长大，不食亦然。

积垢

饮食之滞，留积于中，或湿热之毒，

黏毁肠腻，皆能结聚成积，故谓之积垢也。今人不察虚实，一遇痢有脓垢者，统名以积。不知肠脏之间，无论人之肥瘦，皆有脂膏以为遮护，故脓垢稀淡者，并患痢日久者，为精化之属，非积滞之属也。若积以饮食，积以湿热，凝郁既久，由渐而伤者，则必肚腹胀满，肠脏鞕痛，法应消导积滞，推陈致新。若腹不坚实，鼓胀，痛不鞕急搅乱，则是五内虚弱之伤，致令脂膏不固耳。其脏气稍强者，或随去随生，犹为可治。若脏气弱者，日削日败，以至尽而后已。或但见血红，及如屋漏之水，则败竭极危之候，而与实证之积滞大相悬绝者也，医者可不审辨哉？

李士材曰：旧积者，湿热食痰也，法当下之。新积者，下后又生者也，或调或补，未可轻攻。若因于虚者，积垢与肠腻同下，虽有旧积，亦不可攻，但用异功散，虚回而痢自止。丹溪有先用参、术，补完胃气，而后下者，亦一妙法也。熊圣臣曰：痢疾因食积而成者最多，察其伤于米食（须用神曲），伤于面食、肉食（须用山楂、麦芽）。积盛者（枳实、厚朴、槟榔消之，苏梗、陈皮，甘草疏之），兼感风寒者（防风、羌活散之），素伤湿热，或白，或红，或红白相杂者（扁豆、厚朴、归、芍、苓、连解之），未可专恃攻下一法也。愚按：痢疾初起，由于痰热湿食积滞者，虽气虚年迈，亦可于消导药中少加升补之药，以疏利消导之。盖此时胃气未伤，推陈致新，最易为力。若惑于年迈气虚宜补养，不宜消导之说，坐使里滞日壅，元气日败，至此方悟积不去则痢不除，则已无从下手矣。此皆患病之初，不明轻重缓急之理，有以误之也。

痢疾五色

熊圣臣曰：白色其来浅浮，近之脂膏也。赤者其来深，由脂膏而切肤络也。纯血者，阴络受伤，或寒、或热以迫之，故随溢随下，此最深者也。红白相兼者，是则深浅皆及也。大都诸血鲜红者，多热证，盖火性最急迫，速而下也，紫红、紫白，色黯不鲜明者，少热证，以阴凝血败，渐损而致然也。纯白清淡，或如胶冻鼻涕者，无热证，以脏寒气薄，滑而致然也。

王节斋曰：痢是湿热食积所伤，治者须别赤、白、青、黄、黑五色，以属五脏。白者，湿热伤气分；赤者，伤血分；赤白相杂，气血俱伤。黄者伤食，黑青属热。华元化曰：脾气虚，则五液注下为五色。

张石顽曰：凡治痢者，多以脓血为热，不知血色鲜紫、脓厚者，始为热证。若瘀晦稀淡，或如玛瑙色者，为阳虚不能制阴也，非温其气，则血不清。理气如炉冶分金，最为捷法，若不知此，概行疏利，使五液尽从寒降而下，安望其有生理乎？

戴元礼曰：便白脓少而滑，频见污衣者，气脱也，宜调气和血药中加附子、粟壳。如气涩者，只以甘药补之。若久痢脓血，色如死羊肝，或五色杂下，此脏腑俱虚，肠胃下脱，元气欲绝之兆，百不救一。

李士材曰：色黑有二，焦黑者热极（宜芍药汤），黑如漆之光者，下焦有蓄血（宜桃仁承气汤）。

噤口痢

李士材曰：噤口痢有邪在上膈，火气冲逆者（宜服黄连、木香、桔梗、橘皮、竹茹、茯苓、菖蒲、枳、朴之属），有胃虚呕逆者（宜治中汤）；有阳气不足，宿食未消者（宜理中汤加砂仁、陈皮、木香、豆蔻），有肝气乘脾而呕逆者（宜戊已丸加木香、肉桂、青皮、白芍）；有水饮停聚，心下必悸动不安者（宜五苓散加姜汁）；有积秽在下，恶气熏蒸者（宜承气汤）。

朱丹溪曰：噤口痢，用人参、石莲子、酒炒黄连煎汤，再加生姜汁少许，细细呷之，神效。如吐，再作服之，但得一呷，下咽便开。但石莲子真者绝少。余尝以藕汁煮熟，稍加糖霜，频频服之，兼进多年陈米稀粥，调其胃气，神效。喻嘉言曰：治噤口痢，多有用黄连者，此正治湿热之药，但苦而且降，不能开提，非胃虚者所宜。大抵初痢噤口，为湿热瘀于胃口，故宜苦燥治之。若久痢噤口，则胃气虚败，即大剂独参、理中，恐难为力也。

熊圣臣曰：噤口痢日久不愈，诸药不效，贫人无力服参者，乌梅、大枣各数枚，煎服屡效。

杨士瀛曰；噤口痢虽属胃虚，亦热闭胸膈所致，用木香失之温，用山药失之闭，惟参苓白术散加菖蒲，米饮下，胸次一开，自然思食。湿热盛，加黄连。喻嘉言又曰：噤口痢乃肠胃淫热之毒熏蒸清道，以致胃之上口闭塞，亦有误服涩热之药，致邪气停于胃口者，用人参、石莲子等份，煎服强呷。

休息痢

李士材曰：屡止屡发，久不愈者，名曰休息。或因调理失宜，外邪复感，或因兜涩太早，积热未清，宜香连丸合四君子汤，加枳实。有表邪者，加表药。若脾胃衰弱，肠脏空滑，时重时轻，休息而不愈者，宜诃黎勒散。

刘河间曰：久下血痢，则脾胃虚损，血不流于四肢，藏留肠胃之中，故痢复或息，愈后复发也。治宜滋养脾胃。

《证治准绳》曰：休息痢日久者，宜四君子汤加陈皮、木香，吞驻车丸，虚滑者，用椿根皮、人参、木香各等份，粳米煎汤，调服大断下丸。

张石顽曰：休息久痢，下鲜紫血块者，风通于肝，肝伤不能藏血也。三奇散倍防风，加羌、葛、升、柴，至一切利水破气之药，皆为切禁。

焦圣臣曰：休息久痢者，当审其有邪、无邪，若初病时，当下失下，当清不清，当散未散，逗遛肠胃之间，缠绵不已，是有邪也。年少禀强者，仍当用从前未用之药。若身虚禀弱，元气下陷，无邪可攻，则用四君子汤、异功散、补中益气之类，加肉果、乌梅、薏苡、山药、续断、故纸、阿胶之属，以升举其陷下之气。若赵养葵以蜡糊巴豆为丸，谓通因通用之法者，未可轻试也。

冷痢

张石顽曰：痢如胶冻、鼻涕、鱼脑者，冷痢也，照虚寒痢治之（理中汤加木香、沉香、豆蔻、砂仁）。

戴元礼曰：血色紫黯，屡服凉药，而所下愈多者，作冷痢治（同上，再加归身、酒芍）。

血痢

薛立斋曰：纯下血而色鲜红者，此心家伏热也。宜用犀角屑一钱，朱砂、牛黄各八分，共研细，再用人参一钱，加龙眼、灯心煎汤调下。

戴元礼曰：纯下血而色鲜红，血浓厚者，心脾伏热也，大黄黄连泻心汤主之。

张石顽曰：久痢下血，色鲜紫成块者，风通于肝，肝伤不能藏血也。宜三奇散倍防风，加羌、葛、升、柴，至一切利水行气之药，皆为禁忌。

刘河间曰：久痢下血，色浅淡，面黄少食，此脾胃虚损，血不流于四肢也。宜服归脾汤、补中益气之类，滋养脾胃。如新起实热证，血色鲜红浓厚者，亦不可纯用凉药，宜桃仁承气汤加酒炒黄芩、连之类，愚按：血痢实热证，有瘀血积滞者，宜芍药汤。虚热无滞者，宜白头翁汤加四物汤。若血痢属虚寒者，宜大桃花汤及桃花汤之类。若脾湿痢疾下血，宜苍术地榆汤。

蛲虫痢

寒湿之气，苑郁不发，积化为蛲，乘人胃弱肠虚，或大孔痒，或从谷道溢出，痢出之虫，形细如线，此亦九虫之一也。治法以逐湿药，察其寒热虚实，加减出入以消息之。史君子、雷丸，芜荑、槟榔、乌梅之类，在所必用。或雄黄锐散、乌梅丸、黄连犀角散之类，止后当用六君子汤加治虫药（以补脾胃，兼清湿热）。

痢疾吐蛔（蛔虫亦九虫之一）

湿热熏蒸胃口，蛔动不安，下既不通，必反之于上，蛔因呕出，此常事也，但治其胃，蛔虫自安。若妄引经论，以为胃虚脏寒，便用乌梅理中，桂、附、姜、椒辛热之品，甚于火上添油。不思现前事理，徒记纸上文辞，以为依经傍注，坦然用之不疑，因此误人甚众（热证十常八九，寒证百或一二）。

似痢非痢

李东垣曰：大便闭塞，或里急后重，数至圊而不能便，或少有白脓血，此劳倦气虚，有伤大肠也。慎勿利之，利之则必至重病，反郁结而不通矣。宜用升阳除湿防风汤，升举其阳，则阴自降矣。

《医贯》曰：似痢非痢为肾虚，最危之候，宜服桂附地黄加故纸、豆蔻、阿胶，及理中汤加升麻、桂、附，相继间服，慎勿以痢药治之。按：真痢似痢之分，脉既不同，症亦可辨，真痢有里急后重，似痢无里急后重，真痢之里急后重则并迫无度，似痢或有里急后重，不过拘急难解耳。真痢受暑热湿三气，每发于夏秋之间；似痢因虚损过劳，或因病后失调，或兼疫疟转症，虽亦有感受暑湿寒热而发者，但春夏秋冬四时皆有也。总之，脉实、症实，虽似痢而亦当清；脉虚、症虚，虽真痢而亦当补，此至要之诀也。

疟痢兼症

赵养葵曰：有疟后痢者，亦有痢后疟者。夫既为疟后，发泄已尽，必无暑热之毒，复为痢疾，此特元气下陷，脾气不能升举，似痢而实非痢也。夫既为痢后，下多则亡血，且气随痢散，此盖阴阳两虚。阳虚必恶寒，阴虚必发热，故寒热交战，似疟而实非疟也。然二者悉从虚治。

按：疟疾兼症，或疟后转痢，或痢后转疟，或痢疟并作，此因外感风寒，或触四时不正之气，邪由经络而伤于腑者，则为疟疾，邪由经络而伤入脏者，则为痢疾，今则脏腑俱伤，是以疟痢并作也。宜胃苓汤加柴胡一二钱，或柴苓汤、六和汤、清脾饮等加减，以分利之。服药后倘疟减而痢甚，宜服槟芍顺气汤、三解汤，加酒连、木香、当归、砂仁之属。若痢减而疟甚，宜服二术柴葛汤、四兽饮、不二散、何人饮。虚者，补中益气汤。

疫痢兼症

吴又可曰：下痢脓血，更加发热而渴，心腹痞满，呕而不食，此疫痢兼症，最为危急。夫疫者，胃家事也。疫邪传胃，十常八九，既传入胃，必从下解。盖疫邪不能自出，必借大肠之气传送而下，疫方得愈。至痢者，大肠内事也。大肠既病，失其传送之职，故正粪不行，纯乎下痢脓血而已。所以向来谷食停积在胃，直须大肠邪气将退，胃气通行，正粪自此而下。今大肠失职，正粪尚自不行，又何能为胃载毒而出？毒既羁留在胃，最能败坏真气，在胃一日，有一日之害，一时有一时之害，耗气搏血，神脱气尽而死。凡遇疫痢兼症者，在痢尤为吃紧，疫痢俱急者，宜槟芍顺气汤，诚为一举两得。愚按：瘟疫当下失下，其祸已不可胜言，若疫痢兼症，应下不下，其祸更有甚于疫证者。吴氏此论，专以急去其邪以存其正为嘱，高见卓识，可称千古只眼。

缪仲淳曰：时行疫痢，沿门阖境患此者，宜先清热、解毒、表散为急，如十神汤、人参败毒散、五积散、不换金正气散之类。

妇人胎前产后痢

妇人患痢，本与男子治法同，只以胎前产后，故诸多碍手。胎前治法，按照寒热虚实治例，须加养血和气药，如归、芎、芍、地、苏梗、酒芩、腹皮、砂仁、木香、白术、陈皮之属。产后治法，按照寒热虚实治例，须加逐安生新之药，如归、芎、延胡、姜炭、红花、泽兰、香附之类。气虚者，量加参、芪，或专以生化汤加助脾养胃，并痢门应用诸药（再：产后热证最多，但察其虚实以治之而已，不可因产后恶寒一语，妄用热药，以火济火）。

张石顽曰：予尝以甘草、厚朴、茯苓、木香、干姜治妊娠白痢，以《千金》三物胶艾汤治妊娠血痢，以连理汤加胶、艾治赤白相兼之痢，以《千金》黄连汤、白头翁汤加甘草、阿胶治胎前产后五色诸痢，俱应手奏效。

《证治准绳》曰：胎前下痢，产后不止，势莫挽回者，用伏龙肝汤丸随证加减。

烟后痢

素吸洋烟之人，偶患痢疾，俗皆谓之烟后痢。方书从无治法，医家视为畏途，致使素有烟瘾之人，一患痢疾即成死症。此皆不明比例变通，斟酌缓急之弊也。愚谨谬创一说，略申治法，以质高明。夫洋烟一物，其燥烈之毒，甚于砒霜，有肌肉消瘦者，大便十数日一行者，有咽干如火燎者，有口渴思冷者，此皆洋烟耗阴铄精之明证，至于大肠之血液、脂膏，早已煎熬殆尽，所存者尽烟滞毒黝耳。大肠既无脂膏遮护滋润，一旦染患痢疾，求其载毒以出，势不可得也。于是里急后重，奔迫下坠，其苦甚于正痢十倍。此时若以槟榔、木香、枳壳之类，疏气通滞，则肠愈薄而痢愈急；若以粟壳、白矾、乌梅之属，兜涩酸收，则邪愈壅而后愈坠。然则将若之何？曰：治法大要，当其初得之时，察其属寒、属热、属虚、属实。若属虚寒，则即照虚寒例以治之，须多加暖肠胃、养血、固脱之药（如肉果、粟壳、归身、石脂、阿胶之属）。若属表邪，即以人参败毒散、十神汤、藿香正气之类，但诸方中，须一切宽肠利气之药减去。盖因肠质既薄，不宜克削也。若属热证、实证，即以芍药加大黄酒炒、郁李仁、桃仁、麻仁、白蜜、阿胶之属，合入白头翁汤内。即有积滞，亦不可用槟榔、枳壳、木香，一切香燥破气之药，只以神曲、麦芽之类，消导宣发足矣。盖积热不去，则痢无止期，今借酒军润而不燥之力，涤荡其邪，又有芍药、阿胶之属，以养其阴，邪不羁留，肠胃廓清，则痢不治而自愈矣。或谓：阴液既耗，质既薄，岂可复用大黄？曰：大黄润而不燥，走而不守，此等处用之，正显其救阴之功，况有白蜜、甘草、阿胶之属以辅之，于胃气毫无伤损。若羁迟不用，三五日后，即成坏症。

设遇烟后痢症初起之时，治未得法，或表邪内陷，或里热未清，或误服利气宽肠之药，或兜涩太早，以致缠绵日久，下痢不休，腹痛里急，纯见黑水，或如屋漏、如鱼脑，此则脏气已伤，阴阳两败，朝不保夕之候。与其坐以待毙，莫若含药而亡。今拟一汤，名曰夺命汤丸，或可挽救万一（方见后卷）。

疫痢应下失下坏病

疫邪失下，其祸已不可胜言。若疫痢失下，其祸更可知矣。究其失下之由，必曰病人年迈也、病人气虚也、或有烟瘾也、或在胎前也、或值产后也，故其下症已具，终不敢下，惟以缓药徐图，自谓老成持重。而又有一等不明事理，自命知医之病家，横拦竖遮，言火道寒，恐大黄下断中气，多方掣肘。殊不知疫痢兼症，下症已具，越怕下者，越得急下。盖邪热多留一日，有一日之祸，早下一日，有一日之福。彼年富力强者，失下尚且难治，则年迈气虚、烟瘾、胎前、产后，疫痢失下者，又何从措手哉？然下之之法，亦有缓急轻重之殊，非谓以承气汤一概而论也。愚每见患痢之人，其初起之日，即见面赤拂郁，舌苔黄厚，壮热口渴，脉息滑实而数，下痢里急。沿门阖境，率皆如此，此即疫痢相兼之症。愚即以人参败毒、三消饮、槟芍顺气汤之类，治之罔不应手奏效。疫痢相兼之症最多，人皆习而不察，即或遇有年迈气虚、胎前、产后诸人患此者，当其初得未久，亦以此法治之，但察其阴分虚者，加以养阴之药，阳分虚者，加以补气之药，其余攻下之品，略为变通加减，亦莫不应手奏效。其要只在先将寒热、虚实、标本、缓急分清，然后可以言治，设遇有应下失下，日久痢不止，外见烦热口渴，自汗，舌苔满布黄厚芒刺，腹痛拒按，胸满呕吐，不食，痢见败色，一日夜数十行，后重里急，面垢神惨，脉息或沉微欲无，乍见乍隐，或疾数鼓指，或坚大若革，按之反空，此皆疫痢兼症，应下失下之坏症也。邪热一毫未除，元神将脱，补之则邪毒愈甚，攻之则几微之气不胜其攻。攻不可，补不可，攻补不及，两无生理，不得已变陶氏黄龙汤之法，名之曰进退黄龙汤，或有回生于万一（方见后卷）。

各种坏证

下纯血如屋漏水者，不可治。大孔如竹筒者，不可治。唇若涂朱者，不可治。色如鱼脑，或如羊肝者，半生半死。下如尘腐色者，死。发热不休，四肢冰冷者，死，脉细、皮寒、气少、泻痢不休、饮食不入者，是谓五虚，必死（或用参附十可救一）。厥逆冷汗者，死。身热、脉大，不能除者，死。发斑躁扰者，死。呃逆不能止者，死。吐蛔虫，腹胀如鼓，痛不止者，死。变成肿胀者，死。噤口不食，药不能开者，死。骤然能食，为除中者，死。脉疾数如雀啄者，死。面色惨淡，下痢不止，腹胀痛，形如鼓者，死。痢下五色者，死。面色枯，声音败，脉息无神，大热不止者，死。环口黧黑，柔汗不止者，死。神昏，直视摇头，溲便遗失，不自知者，死。舌卷囊缩，厥冷身重者，死。

喻嘉言治痢医律三条

凡治痢不分标本先后，概用苦寒者，医之罪也。

以肠胃论，大肠为标，胃为本；以经脉论，手足阳明为标，少阳相火为本。故胃受湿热水谷，从少阳之火化，变为恶浊，而传入于大肠，不治少阳，但治阳明，无益也。少阳发生之气，传入土中，因而下陷，不先以辛凉举之，径以苦寒夺之，痢无止期矣。

凡治痢不审病情虚实，徒执常法，自恃颛门者，医之罪也。

实者，邪气之实也；虚者，正气之虚也。七实三虚，攻邪为先，七虚三实，扶正为本。十分实邪，即为壮火食气，无正可扶，急去其邪，以留其正；十分虚邪，即为奄奄一息，无实可攻，急补其正，听邪自去。故医而不知变通，徒守家传，最为误事。

凡治痢，不分所受湿热多寡，辄投合成丸药误人者，医之罪也。

痢由湿热内蕴，不得已用苦寒荡涤，宜煎不宜丸，丸药不能荡涤，且多夹带巴豆、轻粉、定粉、硫黄、硇砂、甘遂、芫花、大戟、牵牛、乌梅、粟壳之类，即使病去药存，为害且大，况病不能去，毒烈转深，难以复救，可不慎耶。

痢疾汇方

表里和解类方

人参败毒散 治时气疫痢。

人参一钱 茯苓钱半 柴胡一钱 前胡八分 羌活钱半 独活一钱 桔梗钱半 枳壳一钱 川芎一钱 甘草七分 生姜三片

煎服（体壮去人参，加荆芥、防风，名荆防败毒散，加陈米一撮，名仓廪汤）。

五积散 治同上。

白芷一钱 陈皮钱半 川朴钱半 桔梗钱半 枳壳 川芎 白芍药各钱半 茯苓 苍术各二钱 甘草一钱 当归 法夏 桂枝各一钱 麻黄五分

生姜煎（合人参败毒，名五积交加散）。

十神汤 治同前。

麻黄五分 葛根 苏叶各钱半 升麻四分 甘草 陈皮各一钱 赤芍药 白芷 香附各一钱 川芎一钱

生姜煎。

桔梗汤 表里两解，感冒时疫挟热者宜之。

黄芩 连翘 栀子 薄荷 桔梗 竹叶 甘草 大黄各等份

灯心煎。

三消饮 表里两解，同上，

槟榔钱半 草果五分 厚朴 白芍各一钱

甘草　知母　黄芩各一钱　大黄二钱　葛根　羌活各一钱　柴胡引同。

大柴胡汤　表里两解。

柴胡　法半夏　黄芩　枳实　芒硝　大黄

姜枣煎。

六一顺气汤　表里两解。

柴胡　黄芩　白芍　枳实　芒硝　大黄　甘草

姜枣煎。

防风通圣散　表里两解。

防风　川芎　当归　白芍　连翘　薄荷　麻黄　石膏　桔梗　黄芩　白术　栀子　荆芥　滑石　大黄　芒硝　甘草

生姜、葱白煎。

四逆散　治痢疾，腹胀身热，里急后重。

北柴胡　白芍　枳实　炙甘草

玄白散　治痢疾初起，里急后重，脓血稠黏，二便窘迫。壮盛人一剂愈，虚者慎用。

牵牛子　生地　赤芍　归尾　槟榔　枳壳　莪术　黄连　大黄

暑月加香薷。

六神丸　治一切泻痢。

黄连　木香　枳壳　茯苓　麦芽　神曲

黄连解暑热毒，厚肠胃，清脏腑，赤痢倍之。木香温脾胃，逐邪气，止下痛，白痢倍之。余俱等份为末，以神曲打糊为丸，梧子大，每服五十丸。赤痢甘草汤下，白痢干姜汤下，赤白相杂甘草干姜汤下。

以上诸方须与热痢参看（以上为表里，以下为和解）。

加减奇效藿香汤　自拟。治暑热湿食兼疫之痢，又治形寒饮冷，霍乱吐泻，呕哕恶心，吞酸膈胀，腹痛，以及小儿呕泻，痰食积热等症。

藿梗二钱　厚朴钱半　云苓二钱　黄连　木香各一钱　槟榔钱半　焦山栀四钱　葛根一钱　橘皮　苍术各二钱　木瓜　枳壳　泽泻各钱半　炙草一钱

生姜煎。头痛脊痛，加羌活钱半；冒暑成痢，加香薷、扁豆各钱半；赤痢加酒芩、酒芍各钱半；色如黑漆者，再加桃仁、归尾、赤芍、酒军（肛门燥辣治同）；白痢加滑石一钱半；冷痢加肉蔻、砂仁各一钱；少腹痛加官桂六分、酒芍二钱；呕吐加半夏钱半；气虚年迈皆加人参一钱。

藿香正气汤　治外感风寒伤冷伤湿，疟疾，痢疾，余与上略同。

藿香二钱　苏叶　白芷　腹皮　茯苓各钱半　陈皮　半夏　厚朴　桔梗　甘草各一钱

一方有木瓜。姜枣煎。

不换金正气散

即前方去苏叶、白芷、腹皮、茯苓、桔梗，白术易苍术。身热加柴胡。

六和定中汤　治与前略同。

砂仁　藿香　厚朴　杏仁　半夏　扁豆　木瓜　人参　白术　赤茯苓　甘草

暑加香薷，冷加紫苏。

清皮饮　治疟痢。

青皮　厚朴　柴胡　黄芩　半夏　茯苓　白术　草果　炙草

一方加槟榔。大渴加麦冬、知母。

生姜煎。

小柴胡汤　治疟痢。

柴胡　半夏　人参　甘草　黄芩

姜枣煎。

三解汤　治疟痢。

柴胡　麻黄　泽泻

姜枣煎。

二术柴葛汤 治疟痢。

白术 苍术 柴胡 葛根 陈皮 甘草

不二散 治疟痢。

常山 槟榔 贝母

露一宿，五更温服（二方皆姜枣煎）。

何人饮 治疟痢。

人参 何首乌 陈皮

煨姜煎（寒加肉桂，热加酒芩）。

四兽饮 治疟痢。

人参 白术 茯苓 橘红 草果 半夏 乌梅 甘草

姜枣煎。

治痢神异方 治赤白痢。凡因湿热食积而成者，皆宜之。

黄连 黄芪 白芍 甘草 枳壳 青皮 当归 山楂 木香 地榆 槟榔 桃仁 红花

不加引，水煎服。

三物散 解毒火，助脾胃，止泻痢。

胡黄连 乌梅肉 灶心土

各等份为末，茶清食前调服。

姜茶饮 分理阴阳，散寒除湿，清火宁神，治赤白痢及寒热疟。

生姜 陈细茶各三钱

微炒，煎汤服。

《千金》黄连汤 治赤白痢。

阿胶二钱 黄连二钱 炮姜五分 当归钱半 黄柏炭 炙甘草 石榴皮各一钱

先煎各药，后纳阿胶，温服。

黄连阿胶汤 治冷热不调，下痢赤白，里急后重，脐腹疼痛，口燥烦渴，小便不利。

黄连钱半 阿胶钱半 茯苓一钱

水煎服。

驻车丸 治同前。

即黄连阿胶汤去茯苓，加干姜、当归。

阿胶驻车丸

即驻车丸加木香、黄芩、石脂、龙骨、厚朴。

糊丸米汤下，

归连丸 治阴虚下痢五色，及孕妇噤口赤白。

阿胶二两 黄连 当归 黄芩 艾叶各一两 黄柏五钱

醋糊丸绿豆大，每服七十九，米汤下。照十分之一煎汤服亦可，

阿胶梅连丸 治阴虚五色痢，至夜发热。

阿胶 黄连各三两 炮姜 干姜各一两 当归 黄柏 炒赤苓 赤芍 乌梅肉各一两五钱

醋煮阿胶为丸，梧子大，每服四十丸。昼夜三服，米汤下。照十分之一煎汤亦可。

仲景黄连阿胶汤 治心烦不卧，泄热养营。

黄连二钱 黄芩 白芍各一钱 鸡子半枚

先煎前三药，去渣纳胶，少冷纳鸡子，搅匀服。此方宜与四君子汤间服（加桂心、酒芍、姜炭各一钱）。

白头翁汤 治挟热下痢脓血。

白头翁三钱 炒酒连二钱 黄柏炒 黑秦皮各一钱五分

水煎服。

芍药汤 和血调气，清热，虚弱者宜之（和血则便红自愈，调气则后重自除）。

白芍五钱 炒当归 黄连 黄芩各二钱五分，俱酒炒 酒军二钱 肉桂七分 甘草 槟榔各一钱 木香五分

煨姜煎。

黄芩芍药汤（又名芩芍汤） 治热痢。

黄芩二钱　炒酒芍二钱　甘草一钱

水煎服。

黄芩汤

即前方加大枣五枚。仲景用以治太阳少阳合病，自下利者。

《千金》三物胶艾汤　治妊娠血痢。

阿胶三钱　艾叶　石榴皮各一钱

先煎榴、艾，去渣纳胶，温服。心痛腹满，日夜五六十行者，加黄柏一钱、酒炒，酒连钱半，防己钱半，神曲二钱，附子、干姜各五分。

香连丸　治赤白相杂，里急后重。

黄连二十两（吴萸十两　同炒，去吴萸）木香五两

醋糊丸，米汤下，每服四五十丸。以百分之一煎汤服亦可。

首乌汤　治痢不应攻下而后重秘迫难支，用此汤亦能滑利。

赤首乌五钱　郁李仁　当归各钱半　麻仁二钱　枳实八分

水煎服。

加减平胃散　脾胃虚损，血不流于四肢，却入于胃而为血痢，宜此药滋养脾胃。

人参　茯苓　白术　炙草　陈皮　厚朴各一钱　阿胶二钱　桃仁　酒军　木香各五分　姜枣煎。

白术黄芩汤　痢疾愈后，宜用此调和。

白术二钱　酒芩　甘草各一钱

煎服。

茯苓汤　治痢后遍身微肿。

赤茯苓三钱　白术二钱　防己　射干各一钱　桑白皮　黄芩　泽泻各钱半

姜枣煎。

白术和中汤　虚人白痢，宜此和之。

当归　白芍　白术各二钱　茯苓　陈皮各钱半　酒芩　酒连各一钱　木香　甘草各六分

姜枣煎。

当归调血汤　虚人红痢，宜此和之。

酒芍二钱　当归一钱半　川芎　黄连　酒芩各一钱　桃仁八分　升麻五分

姜枣煎。

消导攻里类方

平胃散　治一切食积结滞，肚胀腹痛等痢。

苍术二钱　厚朴钱半　陈皮一钱　甘草八分

煨姜引，或加山楂、神曲、麦芽。

香砂平胃散

即平胃散加木香、砂仁，或香附。

香连化滞汤　治初起赤白痢，里急后重，频欲登圊，少腹疼痛等症。

归尾　白芍　黄连各二钱　酒芩　黄柏　炒枳壳各钱半　槟榔　木香各一钱　酒军二钱　滑石钱半

姜枣煎，空心热服。

枳实导滞汤　治腹内硬痛，积滞泻痢，伤湿热者。

酒军二钱　酒连　酒芩　枳实　茯苓各二钱　神曲　炒白术各三钱　泽泻二钱

气滞后重加木香、槟榔。

大健脾汤　健脾胃，滋谷气，除湿热，宽胸膈，去膨胀。

人参　茯苓　白术各二钱　枳实　当归　山楂　谷芽各钱半　陈皮　豆蔻各一钱　青皮　木香　黄连各七分

姜枣煎（加十倍，荷叶粥为丸亦可，是名大健脾丸）。

枳实丸（又名枳术丸）　治一切积滞，胃虚脾弱之痢。

枳实一两　炒白术二两

荷叶饭糊为丸，绿豆大，白水下。东

垣加陈皮一两，以和胃。古庵加酒连一两，以清热，更加木香、砂仁，补脾和胃，泻火消痰。

保和丸 治一切食积、痰凝气滞之痢。

山楂 神曲 萝卜子 半夏 茯苓各二两 陈皮 连翘各一两

糊丸绿豆大。加白术三两，名大安丸。

厚朴丸 治寒中泄痢，实滞腹满等症。

厚朴 干姜各一两五钱

糊丸绿豆大，每服五十丸，米汤下（以上二方按十分之一亦可作汤服）。

治中汤 治痢疾，脾胃不和，呕吐不食，虚痞中满。

人参一钱 白术钱半 干姜 甘草五分 法夏钱半 青皮八分 陈皮一钱

姜枣煎。

木香槟榔丸 治痢疾，胸胀腹满，里急后重，食积气滞（虚者慎用）。

木香 槟榔 大黄各一两 陈皮 枳壳 黄柏 黄连 香附各五钱 三棱 莪术 牵牛各三钱

糊丸绿豆大，每服二钱，姜枣汤下。按：此汤应加四君，方为无弊。

大黄汤 治下痢脓血稠黏，里急后重，肛门火烙，小便闭塞，年壮脉实者。

好大黄一两

烧酒一大盅，水一盅，煎至一盅，去渣温服。

大承气汤 治胸膈饱胀，热渴，烦躁谵妄，脓血稠黏，痞块坚实，俱全者用之，轻者则参用后方。

枳实二钱 厚朴二钱 酒军四钱 芒硝钱半

水煎服。

小承气汤

即大承气汤去芒硝，脐下无硬块者宜之。

调胃承气汤 即大承气去枳、朴，加甘草二钱。上焦不甚痞满者宜之。

槟芍顺气汤 专治下痢频数，里急后重，舌苔黄厚，兼得疫之里证者。

槟榔钱半 芍药三钱 枳实 厚朴各二钱 酒军四钱

姜枣煎。

桃仁承气汤 治痢疾下焦有蓄血，应下者。

即小承气加桂枝、桃仁。

百顺丸（又名二圣救苦丸） 治一切阳邪积滞，实热秘等症。

川大黄一斤 牙皂一两六钱

共研，蜜丸绿豆大，每服二三钱，随症调引。

补养祛寒类方

六味地黄汤丸 治真阴不足，水亏火旺。

地黄四钱，砂仁拌 山药 山萸肉 茯苓各二钱 丹皮 泽泻各钱半

水煎，空心服。

桂附地黄汤 治下焦真阳不足。

即六味加桂一钱，熟附子一钱（又名八味地黄）。

知柏地黄汤 治阴虚火旺。

即六味加知母、黄柏各钱半。

《金匮》十味肾气丸

即桂附地黄加车前子、牛膝（取其下行，直达至阴，所谓脾虚补母者也）。

补中益气汤 治一切清阳下陷，中气不足，及大孔如竹筒下痢无度，直出不禁者，用此升提。

炙芪三钱 白术 人参 炙草各二钱 归身钱半 陈皮一钱 升麻 柴胡各六分

姜枣煎（或加山药、扁豆、薏苡、莲

肉）。

归脾汤 治心、肾、脾三经虚弱。

人参 黄芪 白术 茯苓 枣仁各二钱 远志 归身 炙草各一钱 木香五分 龙眼肉七枚

姜枣煎。

参苓白术散 治脾虚胃弱。

人参 茯苓 白术 扁豆 山药各二钱 莲肉 薏苡仁各三钱 桔梗 砂仁各一钱 炙草钱半

姜枣煎。

四物汤 凡血虚、血热，血少者，皆宜之。

当归 川芎 地黄 白芍

姜枣煎。

四君子汤 凡气虚、心虚、脾虚、胃虚者，皆宜之。

人参二钱 焦术 茯苓各钱半 炙草一钱

姜枣煎。

异功散 调理脾胃。

即四君子汤加陈皮八分。

引同。

香砂六君子汤 治气虚寒，腹痛泄痢。

即四君子汤加木香、砂仁二钱。

八珍汤 治心肺虚损，气血两虚。

即四君子汤加四物汤。

十全大补汤 固表助阳，大补血气。

即八珍汤加蜜芪二钱，肉桂一钱。

人参养荣汤 养心血，补肺气。

即十全大补汤加五味、远志、陈皮，去川芎。

六神散 补脾和胃。

即四君子汤加扁豆、山药。

引同。

保元汤 补气虚之祖方也。

炙芪四钱 人参二钱 炙草二钱

引同。

生脉散 治虚痢，脉细如丝者。

人参三钱 麦冬去心，五钱 五味子十五粒

水煎服。

参连汤 治噤口痢。

人参三钱 黄连钱半 石莲肉二钱

粳米煎，徐徐呷之。

参附汤 治误服寒药，至真阳大虚，厥逆自汗，呃逆头晕等痢。

人参一两 熟附子五钱

水煎服。

理中汤 温中，治腹痛寒痢。

白术三钱 人参 干姜 炙草各二钱

水煎服。

附子理中汤 温中助阳，暖脾胃，治寒痢。

即理中汤加熟附二钱。

四逆汤 治寒中三阴，腹痛厥逆，脉微欲绝。

即附子理中去白术、人参。

通脉四逆散 治上症面赤，格阳于外者。

即四逆汤加葱白、苦胆汁。

桂枝汤 治发热恶寒，自汗腹痛之痢。

酒芍四钱 桂枝二钱 炙草二钱

姜煎，去渣入饴糖三五钱，微火解服。

黄芪建中汤

即小建中汤加蜜芪。多汗者宜之。

大建中汤 治心胸中大寒痛，腹中寒气上冲。

蜀椒二钱 人参三钱 干姜四钱

水煎，去渣，入饴糖三四钱，温服。

真武汤 治感寒腹痛，四肢沉重，发热汗出，筋惕肉瞤，心悸头眩，气虚恶寒之痢。

熟附子　白术各二钱　茯苓　焦芍各三钱

生姜煎服。

四神丸　治脾肾虚寒，泻痢腹痛。

故纸盐水炒，四两　肉豆蔻二两　五味五二两　吴茱萸姜汁炒，一两

共研细，生姜四两捣烂打糊丸绿豆大，空心服四钱。古方用木香一两、小茴五钱。若肾泻，及清晨溏泻，经年不止者，加红枣二百枚。

木香散　治虚寒泻痢不止。

炙草三钱　干姜二钱　熟附一钱

红枣煎。若加十倍，再加丁香、木香、藿香、豆蔻、诃子肉、石脂各二两，共为散亦可。每服三钱，陈米汤下。

回阳返本汤　治阴盛阳微，四肢厥冷，脉沉迟无力者。

热附子　人参　麦冬各二钱　炙草　干姜各二钱　陈皮一钱　黄连四钱　五味子三分　葱一茎

水煎服。

橘皮干姜汤　治恶心、呕哕、呃逆，因于虚寒者。

人参　炮姜各二钱　肉桂　炙草各一钱　陈皮　通草各一钱半

水煎服。

治中汤　治痢疾，脾胃不和，呕逆不食，虚痞中满。

即理中汤加青皮、陈皮、法夏。

《千金》温脾丸　治赤白久痢。

酒大黄四钱　人参　甘草　炮姜各二钱　肉桂　熟附各一钱

水煎服。

丁香柿蒂汤　治呃逆因于寒者。

丁香　柿蒂　人参各等份

参减半，姜煎服。

干姜甘草汤　治肺冷。

干姜三钱　炙甘草四钱

水煎服。

实汤饮　治久痢，不分赤白。

山药　莲肉　陈仓米各一两，俱炒，研细，开水化，砂糖调服。

暑热风湿类方

五物香薷饮　治一切感冒暑痢。

香薷　厚朴　云苓　甘草各二钱　黄连一钱

水煎冷服。又一方有扁豆，无茯苓。

戊己丸　治湿热泻痢，腹痛。

黄连六两　吴萸一两

同用酒炒干，再加酒芍六两共研，糊丸，米汤下，每服三钱，以十分之一煎汤服亦可。

清暑益气汤　治暑热气喘，痞胀，身热，心烦，口渴，自汗，脉虚，体重等热痢。

人参　黄芪　苍术　白术　神曲　黄柏　麦冬各二钱　升麻　陈皮　当归　葛根　泽泻各一钱　五味子　青皮各五分

水煎温服。

六一散（又名天水散）　治中暑烦热，小便不利。河间云：治痢之圣药。加朱砂，名辰砂益元散（加红曲五钱，名青六丸，治赤痢血痢）。

滑石六两　甘草一两

新汲水调，澄清服。

葱豉益元散　治暑热挟感之痢。

葱白三寸　豆豉三十枚

煎汤，调益元散二三钱服。

五苓散　清湿热，治水逆停饮。

猪苓　茯苓　白术各二钱　泽泻钱半　桂五分

春泽汤

即五苓散加人参、甘草。此合四君、

五苓为一方也。

猪苓汤

即五苓散去泽泻、桂。

胃苓汤

即五苓散合平胃散。

柴苓汤

即五苓散合小柴胡汤。治泻痢，疟疾，发热，口渴，心烦。

二陈汤 治痢疾兼有湿痰者。

法夏 陈皮各二钱 茯苓一钱 甘草一钱

姜煎。

升阳除湿防风汤

防风二钱 白术 茯苓 白芍各一钱 苍术四钱

水煎服。

人参胃风汤 治客感乘虚，水谷不化，暴注下迫，及肠胃湿热之毒，如豆汁或下瘀血，日夜无度。

即八珍汤去甘草、地黄，加桂枝一钱。

水煎。

三奇散 治痢疾下重，或如风吹肛门，此风入肠胃也。

黄芪二两 枳壳 防风 吴萸各一两

共为末，米汤调下二三钱。十分之一煎汤亦可。

泻火理血类方

大黄黄连泻心汤 治心脾伏热，痢血鲜红、浓厚。

酒军五钱 酒连二钱五

温服。

生地黄汤 治热痢不止。

生地五钱 地榆七钱 炙草二钱五

水煎。

黄连解毒汤 治呕逆热痢。

黄连 黄芩 栀子各等份

水煎服（应于本方去栀子，加枳壳、木香）。

郁金散 治一切热毒痢，下血不止。

川郁金五钱 槐花五钱，炒 炙草二钱五

水煎服。

茜根汤 治血痢，心神烦热，腹中痛，不纳饮食。

茜根 地榆 黄芩 生地 黄连各三钱 当归 犀角 栀子各一钱

水煎服。

地榆散（又名泼火散） 治暑热痢，致昏迷不省人事者。白痢、赤痢、血痢皆宜。

地榆五钱 赤芍 川连各三钱 青皮一钱

水煎。共为末，凉水调服更妙。

地榆芍药汤 治泻痢脓血，脱肛。

苍术 地榆 芍药 卷柏各等份

水煎服。

地榆散 治下痢纯血，及远年不瘥者。

地榆 卷柏

水煎。或加百草霜、胶艾、姜炭。

聂氏治痢主方 治热滞成痢。虚寒禁服。

酒连 酒芩 酒芍 枳壳 当归 地榆 甘草 厚朴 槟榔 青皮 红花 桃仁 山楂各等份

水煎服。单白无红，去桃仁、地榆、红花，加陈皮、木香；滞涩者加酒军。

苍术地榆汤 治脾湿痢疾下血。

苍术三钱 地榆炭一钱

水煎服。

清脏解毒汤 治素有积热，下痢白脓，腹痛胀满，尽夜无度，渐至大便闭结，小便不通。此三焦有实热也，或下痢纯血，或赤白相杂，皆效。

酒芩 酒连 黄柏 酒军 栀子 连翘 滑石 木香 枳实 车前子 海金沙

莪术各等份

水煎服。

四物汤 见补养门。

芍药汤 见和解门。

桃仁承气汤 见攻里门。

收涩固脱杂补遗类方

真人养脏汤 治虚寒痢疾，久而不愈，及脱肛。并治酒毒便血等症。

人参 白术 当归 白芍 木香各二钱 炙草 肉桂 肉果各七分 粟壳蜜炙，四钱 诃子肉钱半

水煎，食前温服。

固肠丸 治脾虚脏滑，赤白五色痢，日久不止。

肉豆蔻 赤石脂 干姜 砂仁 厚朴 木香各三钱

糊丸绿豆大，每服七十丸，米汁汤送下。

诃子皮散 治休息久痢。

诃子皮七分 粟壳六分 陈皮六分 炮姜六分

研细，米汤调下。

大断下丸 治久痢滑脱。

高良姜 炮姜 石榴皮醋浸炒黄，各一两五 熟附 细辛 赤石脂 枯矾 肉蔻 诃肉各一两 龙骨煅 牡蛎煅，各二两

醋糊丸，梧子大，每服三十丸，米汤下。一方加吴萸一两。

桃花汤 治少阴腹痛，便脓血。

赤石脂一两六钱 干姜一钱 粳米一合

水煎服。

大桃花汤 治同前。

赤石脂 干姜 当归 龙骨煅，各六钱 熟附 酒芍各一钱 白术 人参 炙草各二钱

水煎服。脓厚者加厚朴一钱；呕加陈皮、半夏一钱。

豆蔻固肠丸 治脏腑并滑下痢赤白。

厚朴 木香 肉豆蔻 赤石脂 干姜 砂仁各等份

糊丸梧子大，每服三十丸，空心米汤送下。

诃黎勒丸 治休息久痢。

樗白皮一两 诃肉五钱 丁香三十粒

糊丸，每三钱，米饮日下三服。

伏龙肝汤丸 治胎前下痢，产后不止，及元气大虚，瘀积小腹，攻痛难忍者。

山楂炒黑，一两 砂糖熬枯，二两

共研细，糊丸，用伏龙肝一两煎汤送下丸二钱，日三服，夜二服（气虚加人参；虚热加炮姜、肉桂、茯苓、甘草；兼风寒加葱白、豆豉；膈气不舒加广木香）。

乌梅丸 治痢疾寒厥吐蛔。胃热有火者禁服。

乌梅三百个 细辛 桂枝 人参 熟附 黄柏各六两 黄连 川椒 当归 干姜各四两

酒浸乌梅一宿，去核蒸熟，和药蜜丸。

吴茱萸汤 治同上，禁同下。

吴萸五钱，炮 人参一钱 大枣五枚 生姜一两

煎服。

黄连犀角散 治狐惑症，肛门生虫。

犀角一钱 黄连五分 木香二分 乌梅一个

共为散，水煎和滓服，日二服。

雄黄脱散 治蛲虫，并狐惑，唇疮声哑等症。

雄黄 桃仁 苦参 青箱子 黄连

各等份为末，艾汁为丸如小指尖大（裹绵纳下部中，内服桃仁、槐子、芜荑）。

连理汤 治外感暑热，内伤生冷之痢。

即理中汤加茯苓、黄连。

生化汤 生新血，去旧血，扶元气，

补脾胃，产后通剂也，

当归三钱　桃仁钱半　川芎钱半　炮姜一钱　甘草一钱　大枣五枚

酒水煎，或入砂糖，

夺命汤丸　自拟。治烟后痢疾初起，治未得法，以致日久不愈，一日夜百十行，腹痛下坠，纯见黑脓，或如鱼脑、屋漏，此阴阳两败，脏气已伤，朝不保夕之候。与其坐以待毙，莫若含药而亡，服此汤丸或救万一。

先用白蜜一两五钱，慢火熬，入阿胶一两，待胶化开，再入川白蜡五钱。赤石脂一两、净羊脂一两，捣烂如泥，肉豆蔻一钱，石脂、豆蔻俱研细，连羊脂共兑入蜜胶蜡内，搅匀候冷，挫条捻丸，如小绿豆大，用头沥烟灰五钱挂衣听用。

人参二钱　熟地　何首乌　粟壳各四钱　杜仲　当归　诃子肉　炙草各三钱　黄连一钱　酒芍二钱　麻仁三钱　郁李三钱　枳实一钱

大枣煎，去滓，送前丸三钱。如上焦有实火，去人参，呕加法夏、茯苓二钱，陈皮八分；热呕去人参，加竹茹二钱，黄连加倍；口大渴思凉，去人参，加干麦冬四钱，五味子三十粒，咽痛加桔梗。

汇选痢疾奇验单方

一治久痢不愈者，用萝卜生汁一盅，白蜜一盅煎，温服。

一方治用白砂糖一两，鸡蛋清一个，烧酒一盅，煎至八分，温服。立止（治痢，不拘赤白）。

一方治噤口痢，用谷虫（一二个，瓦上焙）研细，米汤饮下，即能思食。

一方治噤口痢，用独子肥皂（一枚，去核，实盐其中，火烧存性，研细）入白粥内，少许食之。

一方用干萝卜花煎汤服。一方加陈马齿苋同煎服。治痢，不拘赤白。

一方治久痢暴泻不止，用石榴皮烧存性，研末，米汤饮下二钱。

一方治热痢不止，用车前叶捣烂，取水一盅，入蜜一盅，煎服。自愈。

一方治赤白痢，用韭菜取汁一盅，酒一盅煎，温服（并治妇人心气痛，亦散气行血故也）。

一方治噤口痢，用大梨一枚，挖去心，入蜜一匙，姜汁少许，煨过食之。

一方治下血热痢，用苦参炭为末，每服二三钱，米汤下。

一方治肠气血痢，用大鲫鱼一个，破腹去肠胆，纳白矾二两，烧存性，服二钱，米汤调下。

一方治痢，用陈细茶三钱，同盐炒，去盐，槟榔二钱，红糖、生姜煎服。

一方用豆腐二斤，香油煎焦，夹红糖吃，不拘赤白皆愈。

一方名香参丸，用木香四两，苦参六两，同酒炒甘草一斤，糊丸梧子大，每服三钱。白红痢，姜白汤下；噤口痢，砂仁、莲肉汤下；水泻，猪苓、泽泻汤下。

一方治噤口热痢，田螺数枚，连壳捣烂，入麝香少许，填脐中，引热下降，服药再不吐矣。

一方治噤口痢，用初生小儿屎，炙干一钱，雄黄五分，黄连四分，冰片少许，为末，水调涂两眼角。

一方治食积痢，日久不愈，腹胀痛，有硬块，攻补两难者，秘制化痞膏，一贴脐上自愈。

一方治产后痢不止，用柿饼二枚，焙焦存性，乌梅炭十枚，红枣二十个，粟壳五钱，红糖一两，生姜三钱，煎汤服。

一方治血痢不止，用生刺儿菜，即大小蓟，捣汁一碗，入白糖一两，生服。

一方治痢，不分赤白，用无花果一个，蘸白砂糖随便吃，自愈。

一方治泄痢下重，用薤白一二钱，水煎服（《金匮》加入四逆散内，治同四逆散。柴胡炒白芍　枳实　炙甘草）。

一方治小儿热痢，用嫩黄瓜一条，切片，入白糖蜜五钱，水煎。

一方治血痢，及肠风下血，用木耳五钱，炒，研细，或用水酒煎，或用新汲水冲。

一方治夏秋感冒，初起之痢，不分赤白，用四时正气散钱半，滑石、姜汤调下，屡试屡验。

一方治烟后痢疾良方，白术三钱，醋炒薤白钱半，当归三钱，地榆二钱炒黑，鲜椿白皮二钱炒炭，红花钱半，槐花钱半，酒芩炭二钱，木香八分，白糖一两。

此方百发百中，经验多年，病重二剂，轻一剂即愈。椿树白皮必须新鲜的。诚治痢之良方也。

《治痢捷要新书》终

素问校义

内容提要

读书最忌囫囵吞枣，不加推敲往往反为书误。所以古人有尽信书不如无书及读书不可死于句下之戒。盖欲吾人读书必须望文生义、举一反三，读古经书尤不可不旁引博采，以资考证。前集有俞由园先生《内经辩言》俾医家读《内经》者知所正误。今本书又能高出其上，全元起、王冰之原注为其指谬纠讹者许多，与俞书所谓二美并焉。书为胡澍学先生著，裘君藏本也。

序

《汉志》录医家言首《黄帝内经》,《隋志》有全元起注(内经》已佚不可尽见。今所传惟唐·王冰注本,章句已非全氏之旧矣,然古字古义尚有存者。明以来传刻本尤多淆乱,庸师俗工习非成是莫可究诘。绩溪胡君荄甫精研小学,中年多病,留心方书,得宋本《内经》,用元·熊氏本、明《道藏》本及唐以前载籍勘正之,多所发明。如“饮食有节,起居有常,不妄作劳”。全元起注本云“饮食有常节,起居有常度,不妄不作”。君谓“作与诈同,《月令》毋或作为淫巧。”郑注曰:今《月令》“作为”为“诈伪”,“不妄”与“不作”相对为文。“作”古读若“胙”。上与者数度为韵,下与俱去为韵,王氏改“不妄不作”为“不妄作劳”,是误读“作”为“作为”之作,而以作劳连文,殊不成义。又不知持满,不时御神,君谓“时,善也。不时御神,谓不善御神也。”《小雅·頍弁篇》“尔殽既时。”《毛传》“时,善也。”又夫“上古圣人之教下也”,皆谓之全元起注本云“上古圣人之教也,下皆为之,”君谓“下皆为之,”言“下皆化之”也,书《梓材》“厥乱为民”,《论衡·效力篇》引作“厥率化民,”是“为”即“化”也。作“谓”者,为之借字,王氏误以“谓”为“告谓”之谓,乃升“下”字于上句“也”字之上,失其指矣。又“唯圣人从之故身无奇病,”君谓“奇”当为“苛”,字形相似而误,苛亦病也。古人自有复语字本作疴,《说文》“疴,病也。”下文“逆之则灾害生,从之则苛疾不起,是谓得道”。上承此文而言,则“奇病”之当作“苛病”明矣。苛疾与灾害对举则苛亦为病明矣。又“道者,圣人行之,愚者佩之。”君谓“佩”读为“倍”,《说文》“倍,反也。”圣人行之,愚者佩之,谓“圣人行道,愚者倍道也。《荀子·大略篇一》“佩易之”注“佩”或为“倍”,是古通用之证。又“故圣人传精神”,君谓“传”当为“抟”字之误也。“抟”与“专”同。言圣人精神专一不旁骛也。古书“专”一字多作抟,《系辞》“传其静也专”。《释文》“专陆作抟。”昭二十五年《左传》“若琴瑟之专一。”《释文》“专”本作“抟”。《史记·秦始皇纪》“抟心揖志。”《索隐》“抟古专字”,皆其证。又“此阴阳更胜之变,病之形能也”,君谓“能”读为“态”。《荀子·天论篇》“耳目鼻口形能,各有接而不相能也。”“形能”亦“形态”。《楚辞·九章》“固庸态也”。《论衡·累害篇》“态作能”。《汉书·司马相如传》“君子之态”。《史记·徐广》“本态作能”,皆古人以“能”为“态”之证。并因刊正文字达其训,故别白精审,涣然冰释,虽于全书尚未卒业,然专绪已立,必有赓续之者。寿曾尝论医家之有《内经》

博大精深，与儒家之五经同，而无义疏之学，海内学人而知医者，曷即王冰之注辅以全氏逸义，用治疏法说其声训名物，更采《灵枢》《难经》以下古医家言，疏通证明，俾轩岐大业昭揭于世，不为庸师俗工所蔀，则君此书其先河矣。因读君书，附论及之。

光绪辛巳春三月癸亥朔仪征刘寿曾识于冶城山馆

户部郎中胡君荄甫事状

同治十一年岁在壬申八月十四日，荄甫户部以疾卒于京邸，年四十有八。讣至，培系为文哭之。君所著《内经校义》，今刑部尚书潘伯寅先生为刻于都中，培系以南方学者不易观，乃重为刊布。自念与君少同学、长同志，知君最深，刻既竟，因撰次君之行事为状，以乞志传，俾后世有考焉。君讳澍，字荄甫，一字甘伯，号石生。绩溪县城北人。先世三山公，讳舜陟，宋大观三年进士。历官徽猷阁待制，赠少师，宦蹟见《宋史》本传。著有《论语义师律陈图奏议文集》《咏古诗》《三山老人语录》。仲子苕溪公，讳仔知。晋陵县事。著有《孔子编年》《苕溪渔隐丛话》，国朝收入《四库全书》。传至明充寰公，讳思伸。万历乙未进士，官至右佥都御史，巡抚保定等府，提督紫荆等关，宦蹟见府县志。著有《督抚奏议》《边垣图纪》，是为君八世祖。自充寰公以下入国朝。潜德弗耀，君之曾祖，公讳立三，貤赠儒林郎。祖时未公，讳仕未，例授登仕郎赠儒林郎，晋朝议大夫。父正晖公，讳尚昱，例授儒林郎，候选直隶州同知，赠奉政大夫。曾祖母高氏貤赠安人。祖母许氏，赠安人，晋赠恭人。母周氏，生母程氏，俱赠宜人。庶母叶氏，例封安人。州同公性孝友，家夙贫，虑无以供甘旨，乃弃儒而贾，往来江浙间数十年，遂致饶裕，以好义博施，著闻于时。邑有善举，无不预焉。年五十尚无子，七十有子七人，人咸为积善之报。君其长也。幼颖悟，父母奇爱之。一日州同公过先君塾中，见其所以教培系兄弟者，心敬异之，乃命君受业焉。君时方九龄，培系年十二，自此以至弱冠，凡读书作文字、饮食居处，无不与君共之。君沉默寡言，所诵读不烦督责，先君视之异于群弟子。年十四，丁生母程太宜人忧，哀毁如成人。早有文誉，年十六七与邑中知名士结社相酬唱。辛丑秋，修禊于邑东石照山，绘图赋诗，君年最少，侪辈皆折服。癸卯秋，先君膺疾，君与培系星夜走二十里求医药。先君捐馆，君襆被就培系兄弟于苫块中，与同卧起，古所谓心丧于君见之。甲辰，君与培系读书郡城之紫阳书院。是岁以古学受知于督学季文敏公（芝昌），补徽州府学生。丙午，偕培系就试金陵。棹邗江，览红桥、竹西诸胜，阻风京口，登金山寺浮图，培系及半欲止，君强捋培系手，直穷其巅。于是道吴门，溯钱塘，泛舟西湖，经月始返。是时购得洪稚存孙、㠁如黄仲则诸先生著述，慨然有志其为人，㠁如先生集中有释人一篇，君博稽古训为之疏通证明，嘉定朱亮甫先生（右曾）见其书曰“某行年五十，阅人颇多，英年嗜学如君者实所罕觏。”君益自奋励，常思发名成业以显扬其亲。未几周太宜人暨州同公相继弃养，君营葬事毕，乃负笈杭州，从溧阳缪武烈公（梓）习制举业。君弱冠以前所作事艺不甚合绳墨而时有英锐之气，至是武烈公教以古文之法为时文，君乃大喜，每闻公绪论，条记为一编，曰《尊闻录》。心摹手追，务竟其学。已未举于乡。庚申春计偕入都，至清江道梗折回。是岁二月，粤匪窜绩溪，君旧居大厦一夕变为灰烬，遗业荡然，杭城旋亦失守。君归则已无家，乃携眷属奔走浙东西，自是烽火惊天，几无所托命矣。壬戌杭城再陷，君挈幼子良驹间关险难，同至苏州，遇救得脱，旋由沪上附轮船北上。乙丑会试报罢，援例授内阁中书，寻乞假南归。戊寅会试复不第，乃捐升郎中，分发户部山西司。是时仕途冗杂，司员需次甚夥。君资浅无可自见，仍以著书为事，不妄与人酬酢。体素羸，又以更历忧患，精力损耗。壬申二月与培系书云：尝以风尘驰逐验轮蹄之铁，每岁必销寸许，况以脆薄之身当之，无怪其然矣。某入都来痔疮已成痼疾，频发无休；而他疾之婴身者，靡月不有。年未五十，兴致索然，数年后便料理归休矣。人生能得数十卷书以传后，而有佳子孙以葆守，胜于万户侯多多矣。某思之，幕之，而东涂西抹迄用无成，可惧也。此君之绝笔，呜呼！君固淡于宦情，笃于撰述，曩见家竹邨先兄、郝兰皋年丈，皆官户部并以绝学名当世，窃冀君踵其辙，无奈何既啬其遇，又啬其年，使君仕宦既不成，著书又不就，徒抱其所蕴蓄而郁郁以终，斯人生之极哀已。君少有至性，事父母愉色婉容，终身有孺子之慕，与诸弟尤友爱。少弟祥麟，以浙江候补府经历，从戎衢州，积劳成疾。君得耗促装赴衢为之称药量水，衣不解带者匝月。弟殁，又为扶榇归葬，行路哀之，君身裁中，人文弱如不胜衣，而遇事有胆略。于所亲厚同患难，托死生，毅然引为己任。与人交，不为崖岸，和易温婉，人以是亲之，然胸中泾渭划然，不肯随俗俯仰，尝历数交游，私为籍记而第其甲乙，培系戏谓曰：君为月旦评乎，抑为古今人表乎？君笑谢之。培系与君客缪武烈公前后六七年，与同门余姚周君双庚，会稽赵君㧑叔，溧阳王君西垞，缪君芷汀、稚循昆季，以文章道谊相切磋，数君俱负儁才，然皆爱君，每考古订今，搜奇选胜，非君在不乐也。一时经学淹通之士如归安杨君见山、德清戴君子高，皆与君一见如旧相识。居京师时，潘伯寅先生方官户部侍郎引为文字交。潘氏滂喜斋所刻唐释湛然《辅行记》君所掇录也。君之援例户曹也，王君西垞厚资之。君殁，潘司农暨家芸楣比部为之经纪其丧，且为归其旅榇及其眷属，又为刻其遗书，数公风谊为不可及，亦君之贤有以致之也。君总角能诗。初学太白，稍长自以为不足传，遂不复作骈体。文有齐梁风味，亦不多作。先君授以段氏《说文注》、顾氏《音学五书》、江氏《四声切韵表》诸书，遂通声音训诂之学。后见高邮王氏书，益笃嗜之，虽在逆旅中，尘积满案，暇必展卷玩索，每得一义则怡愉累日。庚申以后不获常聚首，然每见辄以所心得者相质证，娓娓不倦。少时所著《释人疏证》《左传服氏注义》《通俗文疏证》俱毁于兵火。中年多病，因治医术，时有超悟。后于都肆得宋刻《内经》，乃以元·熊氏本、明道藏本及唐以前古书，悉心校勘，发明古义，撰《内经校义》，草创未就，今存数十条，诂说精确，其义例略如《王氏读书杂志》。又为从兄印溪校刊先茗溪公《孔子编年》，于本书之外，博考先圣事迹之见于他书者，以为之跋，极称赅洽。又《淮南子》《一切经音义》，均有校本。又著有《墨守编》《正名录》，俱未成。君精刻印，工篆书，得秦汉人遗意，至今学者珍之。性嗜蓄书，每下直辄至琉璃厂书肆，搜求善本，触其所好必购得之，虽典质不少怯，所积至五千余卷，尝自言于春秋慕叔向，于西汉慕刘向，欲颜所居曰二向堂，其志趣如此。吾族人丁蕃盛，培系与君自始祖以下十五传，皆同祖嗣，后各为一支，培系于君为族叔祖。君，幼受经于先君遂倍相亲昵，中更多难倚之如左右手。遇困厄君恒典衣济之。培系为戚某所□龁，君力为捍蔽，不避嫌怨。培系性偏急，于内外人已间，每不善处，多致缪盭，君常婉言讽谕。当抑郁不自得时，得君一言，辄涣然冰释，亦不自知其何心也。盖自少至老数十年，共尝甘苦，不以荣枯得丧易其心者，惟君一人而已。方谓生为我鲍叔，死为我巨卿，岂意君竟先我而逝耶。伤哉！君生于道光五年乙酉四月初二日，卒葬邑南门外之洪上塘。娶周氏封宜人，再娶万氏。子二，长良恭，议叙九品衔，周出；次良驹，国子监生，万出。女二，俱周出。一适李□，一适□。孙男□人，孙女□人。良驹器宇魁伟，举止颇肖君，殆能世其学者。

光绪六年岁次庚辰八月族叔祖培系谨状。

素问校义

绩溪胡澍学著
绍兴裘吉生校刊

素问

宋·林亿等校曰：按王氏不解。所以名“素问”之义，全元起有说云：“素”者，本也；“问”者，黄帝问岐伯也。方陈性情之源，五行之本，故曰“素问。”元起虽有此解，义未甚明。按干凿度云：夫有形者生于无形，故有太易，有太初，有太始，有太素。太易者，未见气也；太初者，气之始也；太始者形之始也；太素者，质之始也。气形质具而痾，瘵由是萌生，故黄帝问此太素质之始也，素问之名义或由此。俞氏理初持素目录序曰：素问名义如素王之素黄帝以大神灵。遍索先师所惜著之精光之论，仍复请藏慎传古人刑名，八索九丘，素索丘皆空也，刑病皆空，设之欲人不犯法，不害性，故曰汤醪醴为而不用。澍案全说固未甚明，林说亦迂曲难通，俞氏以索证素是矣，而云素索丘皆空也，虽本刘熙、张衡为说见《释名》及昭十二年《左传正义》，实亦未安。今案：素者法也。《郑注·士丧礼》曰：形，法定为素。宣十一年《左传》曰：不愆于素，汉博陵太守孔彪碑曰：遵王之素。素皆谓法字，通作索（六节脏象论注八素，经林校曰：素，一作索。书序八索，昭十二年《左传》八索，《释文》并曰：索本作素。昭十二年《左传》是能读三坟五典、八索九丘。贾逵曰：八索，三王之法。）定四年傅疆以周索，杜预曰：索，法也。黄帝问治病之法于岐伯，故其书曰《素问》。素问者，法问也。犹后世扬雄著书谓之法言矣。三坟五典，八索九丘，典索皆得训法，夫曰五法八法之问，义无乖牾。若如俞说，则是八索为八空，九丘为九空，素问为空问，不词孰甚焉！故特辨之。

人将失之邪

“今时之人，年半百而动作皆衰者，时世异邪？人将失之邪？”澍案：“人将失之邪。”当作“将人失之邪。”下文曰人年老而无子者，材力尽邪？将天数然也？（“也”与“邪”古字通。《大戴礼·五帝德篇》请问黄帝者人邪？抑非人邪？”《药记正义》“引邪作也。”《史记·张仪传》“此公孙衍所谓邪秦策邪作也。”《淮南·精神篇》“其以我为此拘拘邪？”《庄子·大宗师篇》“邪作也。”是也上句用邪而下句用也者。书传中多有之。昭二十六年《左传》“不知天之弃鲁邪？抑鲁君有罪于鬼神，故及此也。”《史记·淮南衡山传》“公以为吴兴兵是邪，非也。”《货殖传》“岂所谓素封者邪，非也，是也。）征四失论曰：“子年少智未及邪，将言以杂合邪。”与此文同一例，“将”犹“抑”也。“时世异邪，将人失之邪，”谓“时世异邪，抑人失之邪”。“材力尽邪，将天数然也”谓“材力尽邪，抑天数然邪”。“子年少智未及邪，将言以杂合邪”

谓“子年少智未及邪，抑言以杂合邪”。注以将为且，失之。《楚策》曰：“先生老悖乎，将以为楚国袄祥乎?”《汉书·龚遂传》曰：“今欲使臣胜之邪，将安之也（也与邪通)。”《楚辞·卜居》曰：“吾宁悃悃款款、朴以忠乎，将送往劳来斯无穷乎，宁诛锄草茅以力耕乎，将游大人以成名乎。”以上“将”字亦并为词之“抑”。

食饮有节，起居有常，不妄作劳

“上古之人，其知道者，法于阴阳，和於术数，食饮有节，起居有常，不妄作劳，故能形与神俱而尽终其天年，度百岁乃去。”“食饮有节’三句，林校曰：按全元起注本云饮食有常节，起居有常度，不妄不作，太素同。澍案：全本，杨本是也，“作”与“诈’同（《月令》毋或作为淫巧，以荡上心。郑注曰：今《月令》“作为”为“诈伪”;《荀子·大略篇》曰蓝苴路作，似知而非，“作”亦“诈”字)。“法于阴阳，和於术数”相对为文，“饮食有常节，起居有常度”相对为文;“不妄与不作”相对为文（征四失论曰：饮食之失节，起居之过度，又曰：妄言作名，亦以节度妄作对文)。“作”古读若“胙”。上与者数度为韵，下与俱去为韵，王氏改“饮食有常节，起居有常度”为“食饮有节，起居有常，”则句法虚实不对；改“不妄不作”为“不妄作劳”是误读“作”为“作为”之作（杨上善《大素》注误同)，而以作劳连文，殊不成义，既乖经旨，又昧古人属词之法，且使有韵之文不能谐读，一举而三失随之甚矣。古书之不可轻改也。

以耗散其真

“以欲竭其精，以耗散其精。”林校曰：按《甲乙经》耗作好。澍案：“以耗散其真”与“以欲竭其精”句义不对，则皇甫本作好是也。好读芪好之好，好亦欲也（凡经传言芪好即芪欲，言好恶即欲恶。《孟子·告子篇》“所欲有甚于生者中论夭寿篇作所好，《荀子·不苟篇》欲利而不为所非”。《韩诗外传》“作好利”)。作耗者声之误耳。王注谓用曰耗，乃臆说，不可通。

不时御神

“不知持满，不时御神。”林校曰：按别本时作解。澍案：“时”字是“解”字，非也。时，善也。”不时御神“谓不善御神也。《小雅·頍弁篇》“尔殽既时”。《毛传》曰“时，善也。”《广雅》同解。与时形声均不相近，无缘致误，亦无由得通，盖后人不明时字之训而妄改之。且善亦有解，《义学记》“相观而善之谓摩”。《正义》曰：“善犹解也”，是也，愈不必改为解矣。

夫上古圣人之教下也皆谓之

林校曰：按全元起注本云上古圣人之教也，下皆为之。《太素》《千金》同。杨上善云：“上古圣人使人行者，身先行之，为不言之教。”“不言之教”胜有言之教，故下百姓仿行者众。故曰“下皆为之。”澍案全本、杨本、孙本及杨说是也。夫“上古圣人之教也”句、“下皆为之”句，下皆为之言下皆化之也，书《梓材》“厥乱为民”，《论衡·效力篇》引作“厥率化民”是“为”即“化”也。王本作谓者为之借字耳。僖五年《左传》曰一之谓甚其可乎?《六微旨大论》曰：“升已而降，降者谓天；降已而升，升者谓地。”昭元年《传》曰“此之谓多矣。若能少此，吾何以得见十年。”《传》曰“佻谓甚矣，而壹用之廿一年。”《传》曰“登之谓甚，吾又重之”。《周语》曰“守府之谓多，胡可兴也”。

《晋语》曰“八年之谓多矣，何以能久”。《大戴礼·少间篇》曰“何谓其不同也。”（此从元本。《楚策》曰“人皆以为公不善于富挚”。《管子·霸言篇》曰“故贵为天子，富有天下，而我不谓贪者”。）《韩诗外传》曰：“王欲用女，何谓辞之”。又曰“何谓而泣也。”《淮南·闲篇》曰：“国危而不安，患结而不解，何谓贵智。”《列女传·仁智传》曰：“知此谓谁。”《新序杂字篇》曰“何谓至于此也。”《汉书·文帝纪》曰：“是谓本末者无以异也”。以上并以“谓”为“为”，“为”与“谓”一声之转，故二字往往通用。《说苑·君道篇》“则何为不具官乎！”《晏于春秋·问篇》“为作谓’。《吕氏春秋·精输篇》“胡为不可”。《淮南·道应篇》“为”作“谓”。《文子·微明篇》居知所为。《淮南·人闲篇》“为”作“谓”（此从道藏本）。《汉书·高帝纪》“郦食其为里监门。”英布传“胡为废上计而出下计”。《史记》“为”并作“谓”，正如《素问》“下皆为之”，而王氏所据本“为”字作“谓”，盖假借皆主乎声。语辞之为通作谓，行为之为通作谓，作为之为通作谓，故“化为”之“为”亦通作“谓”。王氏不达，误以“谓”为告谓之谓，乃升下字于上句也字之上。以上古圣人之教下也为句，“皆谓之”三字下属为句，失其指矣。

恬惔虚无

“恬惔”，元·熊宗立本、明《道藏》本均作“恬憺”。澍案《一切经音义》十六引“苍颉篇”曰：“惔，恬也。”是“惔”与“憺”同（憺为惔，犹澹之为淡。文选潘安仁《金谷集诗》“绿池泛淡淡。”李善曰“淡”与“澹”同。）然《释音》作“恬憺”，则宋本本作“恬憺”。阴阳应象大论“药恬憺之能”（藏本作“恬憺”，憺亦与澹同。《淮南·俶真篇》注“憺，定也”。《后汉书》冯衍注“澹，定也。”澹与淡同。故《淮南·泰族篇》“静漠恬惔”，其字亦作淡。）移精变气论“此恬憺之世，”亦并作恬憺。

其民故曰朴

“故美其食，任其服药。其俗高下不相慕，其民故曰朴。”林校曰：按别本曰作日（宋本曰上衍云字，今据熊本、藏本删。）澍按曰：字义不可通，别本作日是也。日与《孟子·尽心篇》“民日迁”义之“日”同义，言其民，故日以朴也。作曰者，形似之误。《大戴礼·曾子天圆篇》故火日外景而金水内景”。《淮南·天文篇》“日”作“曰”，误与此同。

发始堕　发堕　须眉堕

“五七阳明脉衰，面始焦，发始堕。”又下文曰“五八肾气衰，发堕，齿槁。”长刺节论曰“病大风，骨节重，须眉堕—”（熊本、藏本作堕）。王于“堕”字均无注。澍案“堕”本作“鬌”，《说文》鬌，发堕也。”字通作“堕”。堕之为言，秃也。《墨子·修身篇》“华发堕颠而犹弗舍，”“堕颠”即“秃顶”。今俗语犹然。发秃谓之堕，须眉秃谓之堕毛，羽秃谓之毻（《文选·江赋》“产毻积羽”。李善曰“毤”与“毻”同。《引字书》“毤，落毛也。”郭璞《方言》注曰：“鬌，毛物渐落去之名”），角秃谓之随（《吕氏春秋·至忠篇》“荆壮哀王猎于云梦，射随兕中之），尾秃谓之椭（《淮南·说山篇》“髡屯犁牛既科以椭。”高诱曰：“科，无角；椭，无尾”），草木叶秃谓之堕（脉解篇“草木毕落而堕，”《大元》“穷次四土，不知木科椭。”范望曰“科椭枝不过布”），声义并同也。

此虽有子，男不过尽八八，女不过尽七七

“帝曰：有其年已老而有子者何也？岐伯曰：此其天寿过度，气脉常通，而肾气有余也。此虽有子，男不过尽八八，女不过尽七七，而天地之精气皆竭矣。”王注此“虽有子”三句曰：“虽老而生子，子寿亦不能过天癸之数。”澍案此谬说也。详岐伯之对谓年老虽亦有子者，然大要生子常期，男子在八八以前，女子在七七以前，故曰此虽有子，男不过尽八八，女不过尽七七，而天地之精气皆竭矣。男不过尽八八之男，即承上文之丈夫而言；女不过尽七七之女，即承上文之女子而言，并非谓年老者所生之子，何得云子寿亦不过天癸之数乎。且老年之子必不寿，亦无是理。

真人

“余闻上古有真人者，提挈天地，把握阴阳。”王注曰；“真人谓成道之人也。”澍案注义泛而不切，且成与全义相因，无以别于下文淳德全道之至人。今案真人谓化人也。《说文》曰“真，仙人变形而登天也。从七（七即化之本字）从目从乚，八所乘载也，是其义矣。

至人

“中古之时有至人者，淳德全道。”王注曰：“全其至道殆故曰至人。”林校引杨上善曰：“积精全神能至于德，故称至人。”澍案杨、王二注，皆望下文生义，不思下文言淳德全道，不言至德至道，失之矣。今案至者，大也。《尔雅》曰：“晊，大也。”郭璞作“至”。《释文》曰：“晊，本又作至。”《易象传》曰：“大哉乾元，至哉坤元。”郑注哀公问曰“至矣，言至大也。”高诱注《秦策》曰；“至，犹大也。”注《吕氏春秋·求人篇》曰：“至，大也。是至人者，大人也。”《乾文言》曰“夫大人者，与天地合其德。与此文有至人者，淳德全道意义相似。《庄子·天下篇》曰“不离于真，谓之至人。不离于真犹下文言亦归于真人也，故居真人之次。”《论语》曰：“畏大人，畏圣人之言，故在圣人之上。”

使志若伏，若匿，若有私意，若已有得

熊本、藏本“若匿“作”若匪”。注云今详“匪”字当作匿。澍案高诱注《吕氏春秋·论人篇》曰“匿，犹伏也。经以匿与伏并举，又与意得相韵（意古或读若亿。《论语·先进篇》亿则屡中。《汉书·货殖传》“亿作意”。《明夷象传》“获心意也，与食则得息，”国则为韵。《管子·戒篇》“身在草茅之中，而无慑意，”与惑色为韵。《吕氏春秋·重言篇》“将以定志意也”，与翼则为韵。《楚辞·天问》“何所意焉”，与极为韵。秦之罘《石文》“承顺圣意”，与德服极则式为韵），其为匿字无疑。王注《生气通天论》引此亦作“匿”，尤其明证也。作“匪”者，乃北宋以后之误本，何以明之，“匿”与“匪”草书相似，故“匿”误为“匪”，一也。宋本“正”作“匿”，生气通天论注引同，则今详“匪’字当作“匿”之注，其非王注，可知二也。今详上无新校正三字，又非林校可知，三也。盖南宋时有此作“匪”之本，读者旁记“今详匪当作匿”七字，传写错入注内，而熊本、藏本遂并沿其误耳。

又案“若有私意”当本作“若私有意”，写者误倒也。《春秋繁露·循天之道篇》曰“心之所之谓意，”郑注王制曰“意，思念也。”若私有意，谓若私有所念也。已亦私也。《郑注》“特牲馈食”。《礼记》曰“私臣自已所辟除者”，注《有司御》曰“私人家臣已所自谒除也。”注《曲礼》下曰“私行谓以已事也。”注《聘义》曰“私觌，私以己礼。”觌主国之君，是已犹私也。若已有得谓若私有所得也。若私有意若已有得，相对为文。若如今本则句法参差不协矣。生气通天论注所引亦误。

“若有私意”当作“若私有意”是也。私不必解作已，引郑义尚牵强。按“若私有意”申上若伏若已有得，申上若匿伏者，初无所有而动于中，故曰私有意匿者，已为所有而居于内，故曰已有得（赵之谦附记）。

名木

“则名木多死，”王注曰“名，谓名果珍木。”澍案注未达名字之义。名，大也。名木，木之大者（五常政大论“则名木不荣”气交变大论“名木苍凋”；六元正纪大论“名木上焦，木旧误作草，辨见本条；至真要大论“名木敛生”），名木皆谓大木。古或谓大为名，大木谓之名木，大山谓之名山（《中山经》曰：天下名山五千三百七十，盖其余小山甚众不足数云。《礼器》因名山升中于天。郑注曰“名犹大也，”高诱注《淮南·地形篇》亦曰“名山，大山也”），大川谓之名川（《庄子·天下篇》曰“名川三百，支川三千，小者无数），大都谓之名都（《秦策》“王不如因而赂一名都。”高诱曰：“名，大也。”《魏策》曰“大县数百，名都数十”），大器谓之名器（《杂记》“凡宗庙之器，其名者成则衅之以豭豚。”郑注曰：“宗庙名器谓尊彝之属；”《正义》曰“若作名者成则衅之，若细者成则不衅），大鱼谓之名鱼，（《鲁语》“取名鱼，”韦昭曰“名鱼，大鱼也”），其义一也。

故身无奇病

“唯圣人从之，故身无奇病。”澍案此言圣人顺于天地四时之道，故身无病，无取于奇病也。王注训奇病为他疾，亦非其义。“奇”当为“苛”字，形相似而误。苛亦病也。古人自有复语耳，字本作“疴”。《说文》“疴，病也。”引《五行传》曰“时即有口疴，或作痾。”《广雅》“痾也。”《洪范·五行传》“时则有下体生上之痾。”郑注曰“痾，病也，通作苛。”《吕氏春秋·审时篇》“身无苛殃。”高诱曰“苛，病。”《至真要大论》曰：“夫阴阳之气，清静则生化治，动则苛疾起。”《管子·小问篇》曰“除君苛疾，苛疾即苛病也（疾与病，析言则异，浑言则通）”。下文“故阴阳四时者，万物之终始也，死生之本也。逆之则灾害生，从之则苛疾不起，是谓得道。”上承此文而言，则奇病之当作苛病明矣。苛疾与灾害对举，则苛亦为病明矣。王注于本篇之“苛疾”曰“苛者，重也。”于至真要大论之“苛疾”曰“苛，重也。”不知此所谓“苛疾”与生气通天论虽有“大风苛毒”，六元正纪大论“暴过不生苛疾不起”之“苛”异义（六元正纪大论注“苛，重也”）。彼以苛毒与大风相对，与暴过相对，此则苛疾与灾害对，与生化对，文变而义自殊，言各有当，混而一之，则通于彼者必阂于此矣。

肺气焦满

林校曰：按“焦”，全元起本作“进满”，《甲乙》《太素》作“焦满”。澍案作“焦”者是也。全本作进乃形似之讹。焦与痿论“肺热叶焦”之焦同义，“满”与痹论“肺痹者，烦满”之“满”同义。王注以“焦”为“上焦肺气”，“上焦满”颇为不辞。焦满与下浊沉对文，若焦为上焦则与下文不对，且上焦亦不得但言焦，斯为谬矣。

肾气独沉

林校曰：详“独沉”，《太素》作“沉浊（藏本作独）。”澍案独与浊古字通。《秋官》序官壶涿氏，郑司农注“独，读为浊。”又蝈氏疏“独”音与“涿”相近，书亦或为浊，然则独沉、沉浊义得两通。

愚者佩之

“道者圣人行之，愚者佩之。”澍案“佩”读为“倍”。《说文》“倍，反也”。《荀子·大略篇》“教而不称师谓之倍。”杨倞注曰：“倍者，反逆之名也。字或作偝（见《坊记投壶》）、作背（《经典通》以背为倍）。“圣人行之，愚者佩之，”谓圣人行道，愚者倍道也。行与倍正相反，故下遂云“从阴阳则生，逆之则死，从之则治，逆之则乱”。从与逆亦相反。从即行（《广雅》“从，行也”），逆即倍也（见上《荀子》注）。佩，与倍古同声而通用。《释名》曰：“佩，倍也。”言其非一物有倍贰也。是古同声之证。《荀子·大略篇一》“佩易之”注曰“佩或为倍，”是古通用之证。王注谓“圣人心合于道，故勤而行之。愚者性守于迷，故佩服而已。”此不得其解而曲为之说，古人之文恒多假借，不求诸声音而索之字画，宜其诘鞫为病矣。

传精神

“故圣人传精神、服天气而通神明。”澍案“传”字义不可通。王注谓精神可传，惟圣人得道者乃能尔，亦不解所谓“传”当为“抟”字之误也（抟与传、搏、博相似，故或误为传，或误为搏，或误为博，并见下）。抟与专同，言圣人精神专一，不旁骛也（征四失论曰“精神不专”）。宝命全形论曰“神无营于众物”，义与此相近。古书“专”一字多作“抟”《系辞》“传其静也专。”《释文》曰“专陆作抟。”昭二十五年《左传》“若琴瑟之专一”。《释文》曰“专本作抟”。《史记·秦始皇纪》“抟心揖志。”《索隐》曰“抟，古专字。”《管子·立政篇》曰“一道路抟出入。”《幼管篇》“抟一纯固”（今本抟并讹作博）。《内业篇》曰“能抟乎？能一乎”（今本抟讹作博）。《荀子·儒效篇》曰“亿万之众而抟若一人（今本抟讹作博）。”《讲兵篇》曰“和抟而一（今本转亦讹作博）。”《吕氏春秋·适音篇》“耳不收则不抟。”高注曰“不抟，入不专一也。”皆其证。

因于湿，首如裹

澍案此言病因于湿，头如蒙物不了了耳。注蒙上文为说，谓表热为病，当汗泄之，反湿其首，若湿物裹之，则是谓病不因于湿邪之侵而成，于医工之误矣。且表热而湿其首，从古无此治法，王氏盖见下文有因而饱食云云，因而大饮云云，因而强力云云，相因为病，遂于此处之因于寒、因于暑、因于湿、因于气（气为热气说见下条），亦相因作解，故有此谬说。不思彼文言因而自是相因之病，此言因于则寒暑湿热各有所因，本不相蒙，何可比而同之乎？前后注相承为说皆误，而此注尤甚，故特辨之。

因于气为肿

澍案此气指热气而言。上云寒暑湿，此若泛言气，则与上文不类，故知气谓热气也。阴阳应象大论曰“热胜则肿”，本篇下注引正理论曰“热之所过则为痈肿，故曰因于气为肿”。

汗出偏沮

“汗出偏沮，使人偏枯。”王注曰：“夫人之身常偏汗出而润湿者（宋本作湿润，此从熊本、藏本），久之偏枯半身不随。”林校曰：“按沮，《千金》作祖，全元起本作恒。澍案王本并注是也。《一切经音义》卷十引《仓颉篇》曰“沮渐也。”《广雅》曰“沮，润渐洳湿也。”《魏风》“彼汾沮。”洳《毛传》曰“沮，洳其渐洳者。”王制“山川沮泽”，《何氏隐义》曰“沮，泽下湿地也。”是沮为润湿之象。曩澍在西安县署，见侯官林某，每动作饮食左体汗泄濡润透衣，虽冬月犹尔。正如经注所云，则经文本作沮字无疑。且沮与枯为韵也。孙本作祖，乃偏旁之讹（《说文》古文示作𥘅，与篆书巛字相似，故沮误为祖。）全本作恒，则全体俱误矣（沮之左畔讹从心，《小雅·采薇正义》引《郑氏易注》所谓古书篆作立心与水相近者也。其右畔讹作亘，亘与且今字亦相近，故合讹而为恒）。

足生大丁

“高梁之变，足生大丁。”王注曰“高，膏也。梁，粱也（宋本作梁，也从熊本、藏本）。膏粱之人，内多滞热，皮厚肉密，故肉变为丁矣。所以丁生于足者，四肢为诸阳之本也。林校曰：丁生之处不常于足，盖谓膏粱之变饶生大丁，非偏著足也。澍案林氏驳注丁生不常于足是矣。其云足生大丁为饶生大丁，辞意鄙俗，殊觉未安，足当作是字之误也（《荀子·礼论篇》“不法礼，不是礼，谓之无方之民。法礼，是礼谓之有方之士，今本是并讹作足）。是犹则也（《尔雅》是“则”也，是为“法则之则”故又为语辞之则。《大戴礼·王言篇》“教定是正矣。”《家语》王言解作“政教定则本正矣。”《郑语》“若更君而周训之是易取也。”韦昭曰“更以君道导之则易取”），言膏粱之变则生大丁也。

春必温病

“冬伤于寒，春必温病，”澍案“春必温病”于文不顺，写者误倒也，当从阴阳应象大论作“春必病温”（宋本亦误作温病，今从熊本、藏本乙正）。金匮真言论曰“故藏于精者，春不病温。”玉版论要曰“病温虚甚，死。”平人气象论曰“尺热曰病温。”热论曰“先夏至日者为病温”。评热病论曰“有病温者，汗出辄复热，皆作病温”。

筋脉沮弛，精神乃央

“味过于辛，筋脉沮弛，精神乃央。”王注曰“沮，润也，弛缓也。央，久也。辛性润泽散养于筋，故令筋缓脉润，精神长久。何者？辛补肝也。”脏气法时论曰“肝欲散，急食辛以散之，用辛补之。”澍案注说，非也。沮弛之阻与汗出偏沮之沮异义。彼读平声，此读上声。沮弛谓坏废也。《一切经音义》卷一引《三苍》曰“沮，败坏也。”《小雅·小旻篇》“何日斯沮。”《楚辞·九叹》“颜微熏以沮败兮。”《毛传》王注并曰“沮，坏也。”《汉书·司马迁传》注曰“沮，毁坏也。”《李陵传》注“沮，谓毁坏之，“弛本作弛”。襄二十四年《谷梁传·弛侯荀子王制篇》“大事殆乎弛”。范宁、杨倞并曰“弛，废也，或作弛。”《汉书·文帝纪》“辄弛以利民”颜注曰“䮌废弛”。《文选·西京赋》“城尉不弛柝”。薛综曰“弛，废也。”本篇上文曰“大筋緛短，小筋弛长。緛短为拘，弛长为痿。”痿与废相近。刺要论“肝动则春病热而筋弛。”注曰“弛犹纵缓也。”皮部论“热多则筋弛骨消。”注曰“弛缓也。纵缓亦与废相近”《广雅》“弛纵置也。置即废也，是沮弛为坏废也。”林校曰：“央乃殃也，古文通用。如膏粱之作高梁，草滋之作草兹之类。”案林读“央”为“殃”，得之汉·无极山碑“为民来福除央，”吴仲山碑“而遭祸央”，殃并作央，即其证。惟未解殃字之义。澍谓殃亦败坏之意。《广雅》曰“殃，败也。”《月令》曰“冬藏殃败。”《晋语》曰“吾主以不贿闻于诸侯，今以梗阳之贿，殃之不可，”是殃为败坏也。沮、弛、央三字义相近，故经类举之。经意辛味太过，木受金刑，则筋脉为之坏废，精神因而败坏，故曰味过于辛，筋脉弛沮，精神乃央。筋脉沮弛与形体毁沮弛、精气弛坏同意（“形体毁沮”疏五过论文，“精气弛坏”汤液醪醴论文）。精神乃央与高骨乃坏同意（高骨乃坏见上文）。王注所说大与经旨相背，且此论味过所伤，而注牵涉于辛润、辛散、辛补之义，斯为谬证矣。

是以知病之在皮毛也

藏本无也字。澍案上文是以知病之在筋也，是以知病之在脉也，是以知病之在肉也。下文是以知病之在骨也。句末皆有也字，不应此句独无，藏本脱。

生长收藏

“天有四时五行以生长收藏。”熊本、藏本生长作长生。澍案作长生者误倒也。有生而后有长，不得先言长而后言生。注曰春生、夏长、秋收、冬藏，谓四时之生长收藏，是正文本作生长之明证。下文亦曰故能以生长收藏，终而复始。

春必温病

熊本、藏本作“春必病温。”澍案当从熊本、藏本乙转说是。

水火者阴阳之征兆也。

“故曰天地者，万物之上下也；阴阳者，血气之男女也；左右者，阴阳之道路也；水火者，阴阳之征兆也；阴阳者，成万物之能始也。”澍案阴阳之征兆也，本作阴阳之兆征也。上三句下女路为韵（下古读若户。《召南·采苹》“宗室牖下”与女韵。《殷其靁》“在南山之下”，与处韵。《邶风》“击鼓于林之下”，与处马韵。《凯风》“在浚之下”，与苦韵。《唐风》“采苓首阳之下”，与苦与韵。《陈风》“宛痛宛日之下”，与鼓夏羽韵。“东门之侧，婆娑其下，”与栩韵。《豳风》“七月入我床”，下与股羽野宇户鼠户处韵。《小雅》“四牡载飞载下”，与栩盐父韵。《北山》“溥天之下”，与土韵。《采菽》“邪幅在下”，与股纾予韵。《大雅》“绵至于岐下”，与父马浒女宇韵。“皇矣以对干天下”，与怒旅旅祜韵。“凫鹥福禄来下”，与渚处湑脯韵。“蒸民昭假于下”，与甫韵。《鲁颂》“有駜鹭于下”，与鹭舞韵。其余群经诸子有韵之文不烦枚举也。）下二句征始为韵，征读如宫商角征羽之征（文十年《左传》“秦伯伐晋取北征，”《释文》“征如宫三苍云县属冯翊音惩，一音张里反。）《洪范》念用庶征与疑为韵，逸周月篇灾咎之征（从《太平御览》时序部十三所引）与负妇为韵（负，古读若丕。《小雅》“小宛果嬴负之”，与采似韵，《大雅》“生民是任是负”，与秠芑秠亩芑祀韵。《大戴记·曾子制言上篇》“行则为人负”，与趾否韵。妇古读若否泰之否。《大雅》“思齐京室之妇”，与母韵。《周颂》“载芟思媚其妇”，与以士耜亩韵。《楚辞·天问》“滕有莘之妇”，与子韵）是其证。（蒸之二部古或相通。《郑风》“女曰鸡鸣杂佩以赠之”，与来韵。宋玉《神女赋》“复见所梦与喜意记异”，识志韵。《贾子连语篇》“其离之若崩”，与期韵。又《说文》“倗从人朋声读若陪位郰。从邑崩声，读若倍。凝为冰之或体而从疑声。绛为绘之籀文而从宰省声。《周官》“司几筵凶事，仍几注故书，”仍作乃。《尔雅》鼻孙之子为仍孙，《汉书·惠帝纪》“仍作耳”。《楚策·仰承甘露而饮之新序杂事篇》“承作时”。《墨子·尚贤篇》“守城则倍畔”。《非命篇》“倍作崩”。《史记·贾生传》“品物冯生”。《汉书》“冯作每”。司马相如传“蔵橙若荪”，《汉书》橙作持）。今作征兆者，后人狃于习见蔽所希闻而肌改，而不知其与韵不合也。凡古书之倒文协韵者多，经后人改易而失其读。如《卫风·竹竿篇》“远兄弟父母”与右为韵，而今本作“父母兄弟”（右古读若以，母古读若每，其字皆在之部，若弟字则在脂部，之与脂古音不相通）。《大雅·皇矣篇》“同尔弟兄”与王方为韵，而今本作“兄弟”。《月令》“度有短长”与裳量常为韵，而今本作长短逸。《周书·周祝篇》“恶姑柔刚”与明阳长为韵（明古读若芒），而今本作刚柔。《管子·内业篇》“能无卜筮而知凶吉乎”，与一为韵，而今本作吉凶（《庄子·庚桑楚篇》误同）。《庄子·秋水篇》“无西无东”与通为韵，而今本作无东无西。《荀子·解蔽篇》“有皇有凤”与心为韵（《说文》凤从凡声，古音在侵部，故与心韵，犹风从丹声而与心韵也，见《邶风》“绿衣谷风”，《小雅》“何人斯”，《大雅》“桑柔蒸民”），而今本作有凤有皇。《淮南·原道篇》“骛忽恍”与往景上为韵（景古读若样），而今本作恍忽与万物终始与右为韵，而今本作始终。《天文篇》“决罚刑”与城为韵，而今本作刑罚。《兵略篇》“不可量度也”，与迫为韵（度，同不可度思之度。迫古读若博），而今本作度量。《人间篇》“故啄蠹剖柱梁”与羊为韵，而今本作梁柱。《文选·鹏鸟赋》“或趋西东“与同为韵，而今本作东西。《答客难》“外有廪仓”与享为韵，而今本作仓廪，皆其类也。

阴阳者，万物之能始也

林校曰；详“天地者至万物之能始”与《天元纪大论》同。彼无“阴阳者，血气之男女”一句。又以“金木者，生成之终始”，“阴阳者万物之能始。”澍案“阴阳者，万物之能始也”当从天元纪大论作“金木者，生成之终始也。”金木与上天地、阴阳、左右、水火文同一例，终始与上上下、男女、道路、兆征，皆两字平列，文亦同例。若如今本则“阴阳者”三字与上相复，“能始”二字义复难通。注谓能为变化生成之元始（宋本、吴本化下有之字，此从熊藏本），乃曲为之说，即如注义仍与上四句文例不符，盖传写之讹也。

病之形能也　药恬憺之能　与其病能　及其病能　顾闻六经脉之厥状病能也　病能论　合之病能

此阴阳更胜之变，病之形能也，澍案“能”读为态。病之形能也者，病之形态也。《荀子·天论篇》“耳目口鼻口形能各有接而不相能也”，形能亦形态（杨倞注误以形字绝句，能属下读，高邮王先生《荀子杂志》已正之）。《楚辞九章》“固庸态也”。《论衡·累害篇》“态作能”。《汉书·司马相如传》“君子之态”。《史记》徐广本“态作能”（今本误作熊）。皆古人以能为态之证（态从心能而以能为态，意从心音而《管子·内业篇》以音为意，志从心之而《墨子·天志篇》以之为志，其例同也。此三字盖皆以会意包谐声）。下文曰“是以圣人为无为之事，药恬憺之能”，能亦读为态，与事为韵。恬憺之能，即恬憺之态也。《五脏别论》曰“观其志意与其病能”（今本误作与其病也，依《太素》订正，辨见本条），能亦读为态，与意为韵。病能即病态也。风论曰“愿闻其诊及其病能”，即及其病态也。厥论曰“愿闻六经脉之厥状病能也”，厥状与病能并举，即厥状病态也。第四十八篇名病能论，即病态论也。方盛衰论曰“循尺滑涩寒温之意，视其大小合之病能”，能亦与意为韵，即合之病态也。王于诸能字或无注，或皮傅其说，均由不得其读释音发音。于本篇上文“能冬不能夏”曰奴代切，下形能同，则又强不知以为知矣。

从欲快志于虚无之守

“是以圣人为无为之事，乐恬憺之能（读为态，说见上），从欲快志于虚无之守，”澍案“守”字义不相属，守当为宇。《广雅》“宇尻也”（《经典通》作居）。《大雅·绵篇》“聿来胥宇”。《鲁颂·閟宫篇序》“颂僖公能复周公之宇。”《周语》“使各有宁宇”。《楚辞·离骚》“尔何怀乎故宇。”《毛传》《郑笺》韦、王注并曰“宇，居也。”虚无之宇，谓虚无之居也。“从欲快志于虚无之宇”与《淮南·俶真篇》“而徒倚乎汗漫之宇”句意相似。高诱注亦曰“宇，居也。”宇与守形相似，因误而为守（《荀子·礼论篇》“是君子之坛宇，宫廷也。”《史记》“礼书坛宇误作性守。”《墨子·经上篇》“宇弥异所也。”今木宇误作守）。

《黄帝内经素问校义》终

男良恭良驹谨录

中风论

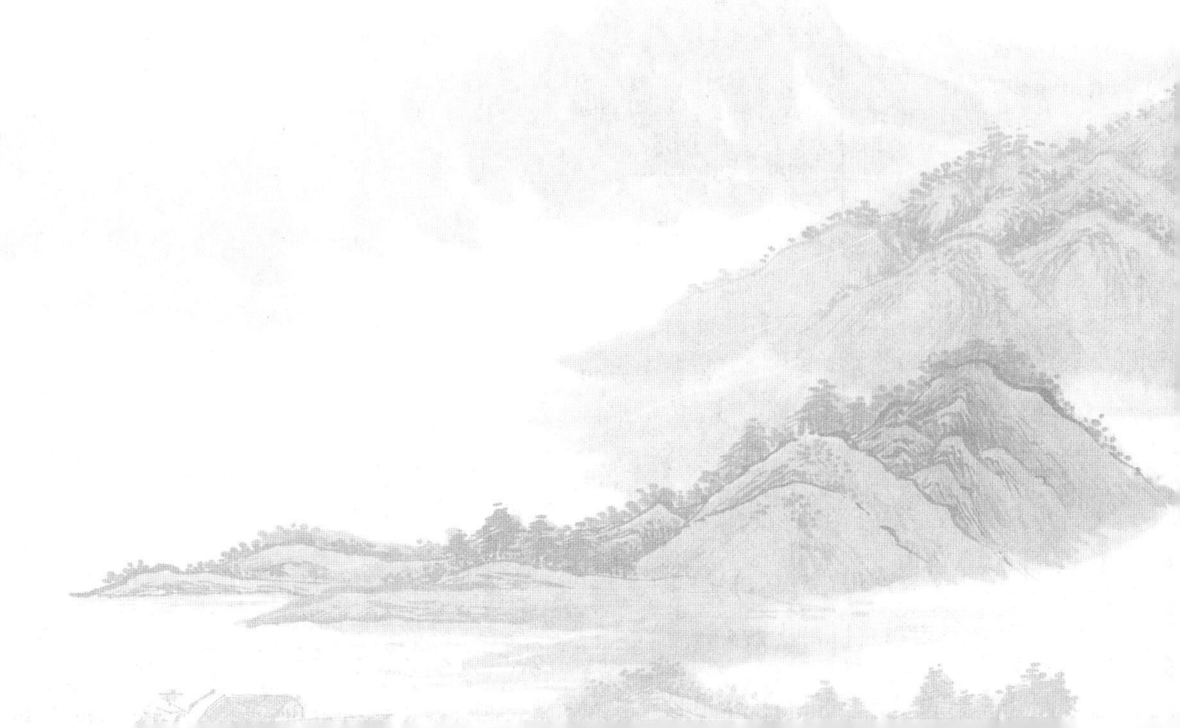

内容提要

医界公言，尝云国医之学，其可疵者，在无科学系统，往往徒凭理想立论，殊鲜实际。如中风一证，聚讼纷纭，主寒主热，主虚主实，对于治法，莫衷一是，遑论病理。本社裘吉生君，藏有陈修园先生鉴定熊叔陵先生《中风论》一卷，独出心裁，论中风之病所病因，原原本本，切切实实，如洞见症结，不谋而与西医曰脑出血同，待名词上有异耳。爰亦刊入本集，以备中西大家之参考。

自　序

昔，神农、黄帝、岐伯、俞跗，以神圣之资，阐阴阳之奥，创兴医籍，拯济疾苦，实与教养政治相辅而行，故三坟之书先于五典。盖医之学，备在君相矣。厥后有伊尹汤液，亦其类也。东迁以来，君相罕有知者，而其学遂降为艺术。若医和、医缓、扁鹊之俦，皆其最也，始皇焚百家之说，不禁医卜，故《灵枢》《素问》《神农》《本经》《扁鹊难经》犹传于世。汉之太仓公、华元化、张仲景之徒，皆精其术。仓公、元化无传书，惟仲景有《伤寒》《金匮》两书，实与《本经》《汤液》《灵》《素》《难经》相为表里，此医学之大成也。晋太医令王叔和，错解义例，纂乱原文，而医学始晦。相沿至今，卒无起而正之者。虽有诸家辈出，各抒所见，究与《灵》《素》《难经》不能符合。其弊在于不信古经，不明内景，枉逞胸臆。是以得不偿失，名不副实。著作虽多，去古愈远矣。近世医方本草诸书，专执心肝脾肺肾，颠倒金木水火土，满纸空谈，毫无实义，莫不家置一册，沿为习俗，牢不可破，此时即起轩岐、卢扁诸圣贤而正之，不目为怪，则斥为妄耳。笏学术浅陋，惟于古圣之书，颇曾究心，观其诊病脉法，经络营卫，内景脏象，皆与后世诸论不同。盖理寓于气，气寓于形。后人舍形气而言理，故其术肤浅而不适于用。古人求实理于形气之中，故其术精切而多奇中。今欲实从形气中以求治病之理，不得不详之如左，以就正于高明，庶不至于按剑相诧也夫。

道光辛巳孟春江右熊笏叔陵甫自叙

序

《中风论》一书，安义熊叔陵先生著，闻向无刊本也。戊寅夏间，余从里中世医郭君秋泉借阅其家藏抄本，喜是书明于内景，不独为中风立论，即中风一症，灼有见地，全卷无一模棱语，因手录之。嗣询此书所由来，秋泉云：嘉庆季年，吾闽陈修园先生治疗出，一时名医右熊君耳其名，不远千里来证所学，修园下榻钦其绪论，即知熊有撰述，奈深自谦，秘不肯示人。一日熊外出，修园门下士私发其簏，得此书传抄之，欲再检他本，诘朝熊束装归矣。余于客冬购得叔陵《辑注难经》，读其中精义名言，悉从《灵》《素》体会而出，与《中风论》相表里，欲合刻而公诸世，未逮也。今夏，家端植兄拟刊医书，余以此论告，即欣然出资付梓，并自任校雠之役，一字之疑，必来参酌。敧劂竣事，属叙缘起，余思熊氏书出，当有目共赏，固无待余之表彰，而端植隐于市廛，能不没前贤之美，俾悬觚家获指南可多得哉！惟读《难经辑注》，知叔陵先生尚有《伤寒金匮合注》《医案一隅录》两种，肆中遍访无此书，端植能一一搜罗，裒刻《熊氏全集》，尤余之厚望也夫。

时光绪甲申八月子庄林庆祺谨序

目 录

中风论 全卷

江右熊 笏叔陵 辑
长乐陈念祖修园 定
浙江裘吉生刊行

论脏象

肝藏魂，属足厥阴经，有正络入肝络胆，主春木风令，旺于春，以胆为腑，属足少阳经，有正络入胆络肝，七情主怒，声主呼，液为泪，五官目（凡脏腑之相表里者，因诸经相属相络也。后世用五行干支相配，亦属凿空腐谈）。

心藏神，属手少阴经，有正络入心络小肠，主夏君火热令，旺于夏，以小肠为腑，属手太阳经，有正络入小肠络心，心君无为，五官舌。

心主无形，代心君行事，属手厥阴经，有正络历膻中，遍历三焦，主长夏相火暑令，旺于夏，以三焦为腑，亦无形，属手少阳经，有正络历三焦络膻中，七情主喜，声主笑，液为汗。

脾藏意，属足太阴经，有正络入脾络胃，主四季湿土令，寄旺于四季，以胃为腑，属足阳明经，有正络入胃络脾，七情主忧思，声主歌，液为涎，五官口。

肺藏魄，属手太阴经，有正络入肺络大肠，主秋全燥令，旺于秋，以大肠为腑，属手阳明经，有正络入大肠络肺，七情主悲，声主哭，液为涕，五官鼻。

肾藏精与智，左藏智，右藏精，属足少阴经，有正络入肾络膀胱，主冬水寒令，旺于冬，以膀胱为腑，属足太阳经，有正络入膀胱络肾，七情主恐惧，声主呻，液为精，五官耳。

五脏以心为君、为主，心君无为，寂然不动，其脏坚固，邪不能侵，侵之则神去而死。凡心之用，皆手厥阴心主代为用事也。

心主即膻中宗气也，但有气而无形，专代心君用事，故名之相火，譬如宰相代人君施政也。后世错认右肾为相火，考之《灵》《素》《难经》及仲景书，皆无此说。此因叔和脉法将三焦配入右尺，三焦本属相火，故遂错认右肾为相火耳。心主是本名，因心主无形可指，故《素问》借任脉之膻中穴名之曰膻中，是从其外而名之也。《灵枢》借护心之脂膜名之曰心包络，是从其内而名之也。二者皆是借名，非本名也。唯心主二字，乃是本名。因其代心君行事，为性情之主，故曰心主。

三焦亦有气而无形，即卫气之间行于腑者也。扁鹊名为原气，乃肠胃中行津化液之气也。盖心主是宗气，《内经》所谓大气积于胸中，命曰气海者是也。凡肝之怒、肺之悲、肾之智、脾之思，皆秉此气为用。三焦是卫气，《内经》所谓卫出下焦，间行于六腑者是也。凡上焦之饮食主纳、中焦之主腐化、下焦之二便主出，皆秉此气为用，此二者皆有气而无形。马元台谓三焦有形如脂者，妄也。

肾有两枚，其左者为肾，右者为命门。男子以右肾藏精，女子以右肾系胞。此言出于《难经》，不见于《内经》，然《内经》谓冲脉为血海，循腹右系于肾。又谓男子二八太冲脉盛，精始至，女子二七太冲脉盛，月事以时下。又谓男子无月事，冲脉不泄，则上荣而生髭须；女子有月事，冲脉下泄，则髭须不生。宦者损其冲脉，则须亦不生。观《难经》男以藏精，女以系胞之语，则右肾为命门者，即《内经》之冲脉循腹右下行系于右肾，谓男女之天癸所以传生者也，犹曰此生生受命之门耳。则命门乃水也，非火也。后世沿叔和之谬，谓左肾为水，右肾为相火，已属大谬，李时珍反用此法诋毁《难经》，可知后世医家于内景脏象全然不识，而犹妄意著作其书，尚可信乎？

或问：子以命门为天癸，然则肾中无火矣，无火则肾中真阳又是何物也？曰：肾中真阳即是卫气之根，《内经》谓卫出下焦，《难经》谓肾间动气，又谓生气之原者是也。此两肾皆有之，且膀胱亦有之，奈何专属之右肾耶？

《内经》曰：初生之来谓之精（男女媾精，万物化生。即右肾藏精也）。两精相抟谓之神（阴阳合而神明生，即心藏神也）。随神往来谓之魂（神明动而知识生，即肝藏魂也）。并精出入谓之魄（精血充而运动生，即肺藏魄也）。心有所忆谓之意（脾主思，故藏意）。虑善而动谓之智（肾为技巧之官，故藏智）。此五脏之所藏，谓之五神，所谓性也。

凡五脏皆不可病，而心脏为最。然《内经》《难经》论病，多以五脏为言者，乃指五脏所主之病，非谓五脏为受病之地也。譬如怒为肝之所主，其受病之地乃在卫气、宗气之上僭，《内经》所谓气有余善怒也。又如恐为肾之所主，其受病之地乃在卫气、宗气之下陷，《内经》所谓气不足善恐也。俗书不知从受病之气分施治，而辄从五脏用药，则误矣。

五脏为藏神最密之所，而名为阴者，以其为阴经所属也。六腑为传受渣滓之所，而名为阳者，以其为阳经所属也。唯胆为清净之地，不受秽浊，而亦名腑者，亦以其为阳经所属也。《内经》谓脏腑皆取决于胆，故胆为决断之官。

论经络次序

（此宗气领营血所行也，营行脉中）

经脉发源在左乳旁下，以手按之有动脉者是也。《素问》名为胃之大络虚里穴，《灵枢》名为脾之大络大包穴。盖脉本营血，乃水谷所主，故以脾胃互称，此只一穴，在左乳旁下，若右乳旁下则无有，不论男女，人人皆然。此等要紧之穴，《内经》言之甚清，验之此身亦甚明，乃诸家竟不知此为何事，可为浩叹（虚里出渊腋下三寸，大包在腹下六寸）。

第一，手太阴肺经从左边虚里穴上注肺，由左腋间走左手大指（寸口脉即此），是从胸走手也（正络入肺）。

第二，手阳明大肠经从寸口斜分至腕臂（反关脉即此），走上至头，是从手走头也（正络入大肠）。

第三，足阳明胃经从头上接前脉，由胸前而下至足背，是从头走足也（正络入胃）。

第四，足太阴脾经从足指接前脉，由膝而上至胸，注心中，是从足走胸也（正络入脾）。

第五，手少阴心经从胸中接前脉，由臑间而至手小指，是从胸走手也（正络入心）。

第六，手太阳小肠经从手小指外侧接前脉而上至头，是从手走头也（正络入小肠）。

第七，足太阳膀胱经从头上接前脉，由背而下至足小指，是从头走足也（正络入膀胱）。

第八，跷脉（男用阳跷，女用阴跷）从胫上接前脉，上至背俞，转从复冲下行于足（正络无）。

第九，足少阴肾经从足心接前脉，由膝内而上至胸，是从足走胸也（正络入肾）。

第十，手厥阴心主经从胸中接前脉，由臑而至手中指，是从胸走手（正络散入膻中）。

第十一，手少阳三焦经从手指背接前脉，由手腕外上至耳侧，是从手走头也（正络历三焦）。

第十二，足少阳胆经从头上耳侧接前脉，由身之旁下至足，是从头走足也（正络入胆）。

第十三，足厥阴肝经从足下接前脉，由膝而上至胸中，注于肺，是从足走胸也（正络入肝）。

以上诸脉，各有两条先行于左者毕，然后再注肺，由右腋间走右手太阴经、手阳明经，以次至足厥阴经，亦如其左，不复繁缀，然后再交于督脉。

督脉从右足厥阴经上头而来，由头顶中间入颈，循脊中直下至尾骨，分两支入前阴，合交任脉（此脉只一条，无正络）。

任脉，从前阴接前督脉由腹中间上胸，复注于肺，为周而复始（此脉亦一条，正络无）。

以上左右十二经、两跷、督、任，凡二十八脉，共长十六丈二尺，一息六寸计，二百七十息即遍一度，凡人一日一夜有一万三千五百息，则遍五十度也（凡营血随宗气行于脉中者，用此审次第。详后营行）。

论经络浅深

（此卫气所行也。卫行脉外）

人身头与手足是一壳子，五脏六腑皆在壳子之内者也，十二经络皆在壳子之外者也，然此壳子又有浅深不同，今分列于后。

第一层为太阳所行之地，手太阳二，足太阳二，阳跷二，督脉一，凡七脉为卫气极盛之地。

第二层为阳明所行之地，手阳明二，足阳明二，凡四脉为卫气总汇之地。

第三层为少阳所行之地，手少阳二，足少阳二，凡四脉为卫气初出之地。

以上三层皆名为表，少阳近里，为半表半里之界。

第四层为太阴所行之地，手太阴二，足太阴二，凡四脉为卫气初退之地。

第五层，为少阴所行之地，手少阴二，足少阴二，凡四脉为卫气退藏之地（任脉亦在此层，当云五脉）。

第六层为厥阴所行之地，手厥阴二，足厥阴二，凡四脉为阴尽阳生之地（过此则入脏矣）。

以上三层皆名为里。

凡卫行脉外者，用此察浅深，详后论卫气篇，知此则知偏枯之风专在卫矣。

凡十二经脉，各有支脉通于脏腑者，名为络，凡风之入脏者由此。

凡十二经脉，其阴经、阳经相交接处，名为交经别络（如手太阴交手阳明，足阳明交足大阴之类）。其阳经交阳经者在头，阴经交阴经在腹，则无别络。

凡十二经脉，各有小脉从气穴旁出者，名为孙络（又名小络，又名血络）。共有三百六十五气穴，即有三百六十五孙络，其病最轻。

论奇经八脉

阳维，即手三阳、足三阳诸气穴旁出之孙络也。

阴维，即手三阴、足三阴诸气穴旁出之孙络也。

阳跷，即足太阳之别，支通少阴者也。男子脉度以阳跷为经，阴跷为络。

阴跷，即足少阴之别，支通太阳者也。女子脉度以阴跷为经，阳跷为络。

督脉，即背脊当中一条督脉之孙络。

任脉，即胸前当中一条任脉之孙络。

以上六者，共有三百六十五气穴，此皆旁出孙络，不入营行之度。

冲脉为血海，循腹右下行，与右肾相通，男子以之藏精，女子以之系胞。胞即子宫，为月事所从出，即天癸也。《难经》谓右肾为命门，即此冲脉行腹右，与左乳虚里穴相对。盖人身血液分为两途，其从左乳下随宗气动而行于十二经脉之中者，名为营血，所以荫形而生肌者也。其从腹右下注冲脉通于右肾者，名为天癸，所以种子传生者也。营血从左乳下发源，行于脉中，故左乳旁下有动气应手；冲血从腹右下注于右肾胞中，其血本静，故右乳旁下并无动气，此左右之所以不同也。营血养身，故不可伤，伤之则死；冲血传生，原有可泄，故阉宦者流虽伤冲血亦不死。此营血为病所以独重，而冲血为病所以较轻也。

带脉横通于腰，所以联络诸经者也。

以上二者，皆不入营行之度，与诸经孙络相似，故亦列于奇经。

凡此八者，皆血之积而不流者也，《内经》名为奇邪血络，《难经》则名为奇经。盖血之行于脉中者，如川河之流，血之溢于孙络者，如湖海之会，古人用此以审病耳。譬如阳维之血溢于上，则为鼻衄、齿衄之类；阴维之血溢于下，则为圊血、淋血之类，两维同病，则为吐血、呕血之类，其孙络上贯于膈也。冲带为病，则为崩漏、带下之类。《内经》《难经》分晰甚明，李时珍辈乃谓另有八脉，考之古经既不合，证之此身亦不确，又假此为修真之说，无识者流莫不被其诳惑，往往因修炼而成痨瘵，生平所见亦多矣，故详辨之。

以上诸条，皆形体实义也。凡病，惟络病最轻，经病稍重，腑病又重，脏病最重。此审病轻重之大法。

形体实义既明，然后附于形体之气血阴阳始可得而知之矣。有宗气、有营气、有卫气，另详于左。

论　总

人身养生之气有二：一曰呼吸天气。盖人在天地气交之中，如鱼之在水也。鱼在水中而不见水，人在气中亦不见气。试观平人扼吭则绝，无天气也。试观暴绝人气回则苏，通天气也。无形而至刚，故古之圣人有服气却谷之法。天气至清，全凭呼吸为吐纳。其呼吸之枢，则以肺为主，《内经》所谓天气通于肺也。天气有春温、夏热、秋燥、冬寒，及四季湿土不同，得其平则能养人，失其平则病，《内经》所谓天食人以五气是也。一曰饮食地气，即胃所受水谷也。试观平人绝谷则饥，试观尪瘠人美食则肥，则地气之养人可知矣。地气养人有形而至柔，故形体丰肥者其气反弱，地气至浊，全凭喉舌为出入，其饮食之权则以脾为主，《内经》所谓地气通于嗌也。地气有三：食谷者，智人为万物之灵也；食肉者，勇鹰虎之属也；食草者，力牛马之属也。又有五味：属木者酸，属火者苦，属金者辛，属水者咸，属土者甘，《内经》所谓地食人以五味是也。凡婴儿在胎中，亦有天气，地气为养，盖其呼吸、饮食皆资于母也。地气有形，故医书多言之，若天气无形，医家多不知为何物，故诸书皆置而不言，无怪医术之多陋也。

论宗气

宗气者，乃呼吸天气所生，其所居在胸膈之间，《内经》曰：宗气出于上焦。又曰：呼则气出，吸则气入。其大气之抟而不行者，积于胸中，名曰气海是也，凡人身之力，惟胸膈间最大，此即宗气也。凡头背手足之力，皆取络于胸膈，此气又名膻中，又名心包络，即心主也，常代心君用事，称为相火。盖心为君火，端拱无为者，性之体也；膻中宗气为相火，代心君行事者，情之用也。情动则气必随之，即宗气也。《内经》谓心之合在血脉，正指宗气代心君用事，与营血俱行脉中耳，其领营血行于脉中也，即从左乳旁下虚里穴起，以次行于各经。一呼一息，一息行六寸，已详于经络次序。

论营气

营气，即营血也，血不自行，必赖气以行之，即宗气领率之也，故称之曰营气。此饮食地气所生，乃水谷之精液，故《内经》曰：水谷入胃，清者为营血。又曰：水谷入胃，游溢精气，上输于脾，脾为胃行其津液，乃化为血，以奉生身。又曰：营气出于中焦。中焦即腐化水谷之地也。中焦生血，化为两途，其从腹右注于冲脉者为血海，其血静而不动，即天癸也。其从腹左乳下随宗气走于二十八脉者为营血，此则动而不止者也，凡营血行度，手之三阴从胸走手，手之三阳从手走头，足之三阳从头走足，足之三阴从足走腹，先行左十二经，后行右十二经，其行度左右交通，是以凡病之在营分者，病左则必及于右，病右则必及于左，断不能左右各分也（营行脉中为阴）。

论卫气

卫气又名人气，以其纲维群动，为知觉运动之主也。又名阳气，以其温养一身也。合而凝之则为卫阳，此受命养生之主也。乃合呼吸天气与饮食地气所生，天气无形而至刚，卫气兼之，故其性慓悍。《内经》又名之曰悍气，与营血专资地气，其性精专者判然不同。《内经》曰：饮食入胃，浊者为卫。浊字正言其慓悍耳。因其慓悍，故不能行于脉中，而必行于脉外，此卫阳之所以不同于营阴也。

卫气有体、有用，所谓体者，卫气之根也。其根在肾，《内经》谓卫气出于下焦，常从足少阴之分，间行于脏腑者是也。《难经》称为肾间动气，后世称为丹田真阳，即此卫气。无形必有所附而始留，下焦乃脂膏最多之地，卫阳即附于脂膏中，故曰卫气出于下焦，譬如灯附于油，则长明不息也。故后人又指为水中之火。不独人也，凡物之膏皆可燃火，则凡有生之物莫不各有阳气附于膏中矣。所谓用者，卫气之枝叶也，其义繁多，另详于左。

其一曰：间行于五脏则五神生。从下焦而合于上焦宗气，应于心，则生神而为喜笑；应于肺，则生魄而为悲哭；应于肝，则生魂而为怒呼；应于肾，则生智而为恐呻；应于脾，则生意而为思歌。总名之曰慧也。

其一曰：间行于六腑则水谷化。从下焦而上合于宗气，应于胃则主纳，应于胆则主决，应于小肠则主腐化，应于大肠则主传送，应于膀胱则主渗利。总而名之，则曰三焦，所以行津化液也。凡大小二便之开合，皆三焦卫气之所司，《难经》谓之原气。

其一曰：出入于经络则寤寐分。方其出也，从肾脏行于少阴之分（少阴为卫气出入之门户），由太阳、阳跷上注于目，则目张而寤矣（此二脉皆上至于目之精明穴）。然后行于阳经，而五官为之用（凡阳经皆上于头）；行于手经，而手为之用；行于足经，而足为之用；间行于脏，而慧生；间行于腑，而饮食入，此卫气之出，而为寤也，两边齐出，且一时分驰者也。方其入也，从太阳、阳跷而下走阴跷，由少阴之分而注于肾，则目合而寐矣。故寐者，无五官之用，不在诸阳经也。无手足之用，不在手足诸经也。无饮食之需，不间行于腑也。唯从肾注心，从心注肺，从肺注肝，从肝注脾，从脾注肾，循环而已然。虽内注于五脏，而在外之经脉不为用，则不能丽于实而生慧，但游于虚而为梦。凡人夜之所梦，多属昼之所为者，卫气之所习也。其呓语者亦然，此卫气之入而为寐也。亦两边齐入，且一时并收者也。若卫气欲入于阴而寐，而勉强持之，使出而为寤，则必呵欠。《内经》谓：阴引而下，阳引而上，阴阳相引欠者是也。

其一曰：卫行有浅深。卫行脉外，《内经》所谓卫外而为固者也，《难经》名为守邪之神，然有浅深之别焉。其法分躯壳为六层，外一层为太阳，次阳明，三少阳，四太阴，五少阴，六厥阴（凡伤寒传经即此）。寅卯辰三时行三层少阳，巳午未三时行一层太阳，申酉戌三时行二层阳明，亥子丑三时行四层太阴，子丑寅三时行五层少阴，丑寅卯三时行六层厥阴，故太阳卫气最盛，少阳为初进，阳明为初退，若三阴则敛藏矣（此法《难经》不载，出仲师《伤寒论》篇）。夫同此卫气，既有寤寐开合，又有行度浅深，何也？曰：《素问》生气通天论曰（此篇专论卫气）：阳气者，若天之有日，故天常以日光明。可见寤寐者，譬犹日行南陆为冬，行北陆为夏也；浅深譬犹日出为晨，日中为午，日入为昏也。《内经》又有一刻少阳，二刻太阳，三刻阳明，四刻三阴之法，则推求更密矣。盖卫气慓悍，行度迅急，故大开合之中，复有小开合，《内经》比之于日，诚不诬矣。

其一曰：卫分行左右。卫气行度，但有寤寐浅深之法，并无左右交通之法。其出而为寤也，则两边齐出，故两目亦齐开；其入而为寐也，亦两边齐入，故两目亦齐合。其出也，一时分驰，故手足、五官之动亦无先后；其入也，一时并收，故手足、五官之静亦无先后。其浅深也，亦然。可见卫行是左右分布矣。是以病之在卫分者，病右则不及于左，病左则不及于右。仲师云，风则伤卫，即是指此，此中风所以独有偏枯之症也。李东垣不识此中至理，乃分左为血，右为气，然则人身有病左不关气，右不关血乎，此等浅陋之见，诸医不能斥之，反从而附和之，殊可怪。

以上皆从《灵》《素》《难经》《金匮》诸书考证确凿，施之诊治历有明效，故记之。

论脉诀

后世知斥高阳生之讹诀，而不知辨王叔和之《脉经》，总由不读《灵》《素》之过也。《灵》《素》谓：人迎为颈脉。即结喉两边之人迎穴也，叔和则指为左手脉名。《难经》谓：阳得寸内九分，阴得尺中一寸。并无关脉地步，叔和则强分三段，又将奇经八脉概附两手，分为九道。种种虚诞，真堪捧腹。至分左寸为心、小肠，左关肝、胆，左尺肾、膀胱，右寸肺、大肠，右关脾、胃，右尺命门、三焦，其法并不见于《灵》《素》《难经》，即后之仲师书中，亦无有也。后世又有各自为法，颠倒安置者。吁！五脏六腑本生成之物，可以任人提挈视如傀儡乎？今试诘之曰：仲师谓尺寸俱紧者，名曰伤寒。若以此部位论之，则是五脏六腑皆病，何以止盲曰太阳病耶？吾知其必无应矣。然则诸家脉法皆欺人之语，不足信也。惟《灵》《素》《难经》仲景之脉，乃古圣所贻，各有至理，且其法相同，谨摘其要如左。

一曰经脉诊法，即手足阴阳十二经也。外病必先起于经脉，内病亦必发现于经脉，故为诊病第一要法。经脉有三阳，可以审卫气，以卫气盛于阳经也。经脉有三阴，可以察营血，以营血盛于阴经也。《内经》取结喉旁人迎穴为阳明脉，以候三阳经及卫气，取两手寸口，又名气口，为太阴脉，以候三阴经及营血。其法：人迎盛于气口一倍，为少阳病；二倍，为阳明病；三倍，为太阳病。气口盛于人迎一倍，为少阴病；二倍，为厥阴病；三倍，为太阴病。《难经》则括其法，于两手尺寸中，以寸候三阳，尺候三阴，关为阴阳之界。其尺寸相较法，亦如《内经》，以人迎气口相较也。仲师之法与《难经》同。

一曰脏气诊法，分浅深为五层。第一层，极浮者为肺。《内经》谓：皮毛为肺之合。又谓；脏真高于肺。《难经》谓：三菽之重。仲师同。第二层，略浮者为心。《内经》谓：血为心之合。又谓：心藏血脉之气。《难经》谓：六菽之重。仲师同。第三层，浮沉之中者为脾。《内经》谓：肉为脾之合。又谓：脾藏肌肉之气。《难经》谓：九菽之重。仲师同。第四层，略沉者为肝。《内经》谓；筋为肝之合。又谓，肝藏筋膜之气。《难经》谓：十二菽之重。仲师同。第五层，极沉者为肾。《内经》谓：骨为肾之合。又谓：肾藏骨髓之气。《难经》谓：按之至骨。仲师同。

凡此五者，以见阳脉为腑病，见阴脉为脏病。如三菽见洪为大肠，见细为肺，余可类推。又以轻者为腑病，甚者为脏病。如三菽略涩为大肠，涩甚为肺，余可类推。

凡此五者，各有主脉，肺涩（又名毛）、心洪、脾缓、肝弦、肾石也。如三菽见洪，为心火刑金，余可类推。

以上二法，平人则不见，惟病人乃见之。如病在经脉，则寸尺之诊必变于常；如病在脏腑，则菽数之诊必变于常。随其所变见而断其病，十不失一。

一曰平脉败脉诊法。平脉者，春微弦、

夏微洪、秋微毛、冬微石，四时旺脉皆有和缓胃气，故曰微也（微也，勿认为弱）。败脉者，春但弦、夏但洪、秋但毛、冬但石，四时旺脉皆无和缓胃气，故曰但也（但也，勿认为强）。盖脉本营血随宗气而动，宗气即呼吸天气所生，天气有春温、夏热、秋燥、冬寒之递嬗，宗气应之亦有春弦、夏洪、秋毛、冬石之递嬗。若营血乃饮食地气所生，其性精专有常而不变，与宗气相融，故反泯其迹，而为微弦、微洪、微毛、微石，故曰胃气也。若无胃气，则无营血相随，脉中仅止宗气独行，但见弦、洪，毛、石而已，故曰败脉也。凡见败脉者，为无胃气，虽不病，亦不可救，是名真脏脉。凡脉有胃气者，虽极危之病，亦有可生。故曰：人病脉不病者，生；脉病人不病者，死。即此义也。此法，以伤寒初起必见邪盛之脉，则审胃气之法更当细辨。若伤寒十日以后，亦可用此法。

一曰脉体诊法，其法有三。

一是呼吸数诊法：一息四至为平，五六至为数，二三至为迟，数极为散，数时一止为促，迟时一止为结，止有定数曰代。

一是手指轻重诊法：轻取曰浮；重取曰沉；浮沉皆有，中独取无，曰芤；浮沉皆无，中独取有，曰牢；浮无、沉有，曰伏；浮有、沉无，曰革；有力曰实；无力曰濡。

一是脉动形状诊法：流利曰滑，凝滞曰涩，大曰洪，小曰细，过指曰长，不及曰短，劲疾曰紧，从容曰缓，端直曰弦，厥厥而摇曰动。

以上凡二十四脉，精而熟之，可以该诸书诊法。但其断法甚多，难于详载，故仅录其脉名。

以上皆详《灵》《素》、仲师脏象及诊脉审病之法。若夫病之所由起，或从外因，或从内因，但取切要于中风者，详于后。

论病因

病有外因，如六气之风寒暑湿燥热，八方之温热燥寒是也。有内因，如饮食饥饱、喜怒哀乐、爱恶欲是也。凡此者，皆各有所及之经，有某经之脉象（如寸主阳经，尺主阴经之类），即有某经之见症（如三阳有头痛，三阴有腹痛之类），且各有所应之脏，有某脏之脉象（心病则六菽脉洪，肝病则十二菽脉弦之类），即有某脏之见症（心病多笑，肝病多怒之类），此皆确有几兆，无难洞见者也。但久病者，邪正俱衰，则见症与脉象多不如初起之明白清楚，然其大要则固可知也。如见症虽不似初起，总必有一二未除；脉象虽与初起不同，而其可愈、不可愈总必有胃气可据（脉以和缓为胃气）。此从古圣贤相传要诀，历试不爽者也。病之多门，不及详论，今专以风门论之。

论中风

风为八邪之长，夫人而知之矣。至于伤寒之中风，与偏枯之中风，其所以判然不同之故，则自晋迄今千百余年，竟无一人道及，可见历来诸家多愦愦也。殊不知出在《灵》《素》，特未许浅见窥及耳。夫伤寒之中风，乃六气之风，详在《素问》五运行大论篇，此系四时天气与宗气相名（宗气即呼吸天气所生，领营血行于脉中者也），其感于人也，必入营中，故初起必有恶风发热等症，且营血本左右递注，故病则左右俱病，断无偏枯之症。偏枯之中风，乃八方之风，详见《灵枢》黄帝与岐伯论八风篇中，此是四方贼风与卫气相袭，其入于人也，但在一隅，而不及营血，故起首无恶风发热等症，且卫气本左右分布，两边各出，故病左者不及右，病右者不及左，此所以有偏枯之症也。知此则风之源头清矣。再专就八方风论之。

论八风

其法分东、西、南、北为四正，又分东南、西南、东北、西北为四维，合计为八方，各有主气，南风热、东风温、西风燥、北风寒，东南风温而热、西南风燥而热、东北风寒而温、西北风寒而燥，此其平也，太过者则贼风矣。贼风轻，其中于人也，亦轻；贼风重，其中于人也，亦重。乘卫气之隙而袭入之也（贼风又名邪风）。

八方之温热寒燥，只以东西南北辨之，不论四时皆有，与六气之春温、夏热、秋燥、冬寒各主一时者不同也。

卫气温养形体，《内经》所谓卫外而为固，《难经》所谓守邪之神也。卫气固密，则百邪不能侵，若少有罅隙，则邪即袭之矣。其隙在头，则中于面，但为口眼㖞邪而已，其手足固无恙也。其隙在手经，则中于臂，但为腕臂不举而已，其头足固无恙也。其隙在足经，则中于髀枢，但为步履迟重而已，其头手固无恙也。其隙在左，则中左而右无恙；其隙在右，则中右而左无恙。中足少阴，则舌枯而语言蹇涩（少阴之脉上萦舌本）；中手厥阴，则神倦而多健忘（手厥阴心主本代心君行事也）；中手少阳，则三焦不利而多噫气，且大便不行；中足太阳，则膀胱不清而多溲浊，甚至小便癃闭而不能出，以膀胱气化全凭卫气渗利，卫气为邪风所袭，不能渗利，故癃闭也。种种诸症，难以枚举，总各视其隙之所在耳。《内经》曰：邪之所凑，其正必虚。以比斫材，木坚者不入，脆者皮弛，正谓此也，是以此症多发于中年以后之人，以其卫气不无少衰也。若少壮之人，则百中无一，以其卫气正盛也。后人不明卫气之义，乃有左血右气之说，失之远矣。又有谓血虚生内风者，亦不甚切，殊不知内风之生，乃卫气之虚而有隙，如谷虚则生风耳。非血虚也。虚则有隙，而邪风入之，故曰内风感召外风也，卫气出于下焦，为生风之根，即《内经》所谓肾间动气也。其开合瘖瘵出入间，皆以足少阴经为门户，少阴即肾之经脉也。其经有两条，左右各一，故卫气之行躯壳、行于脏腑者，亦左右分布。凡人之始，初结胎时，其形如两甲，即两肾也，而卫气寓焉，故其开合瘖瘵出入间，行亦必左右分布，此内景之确而可信者，特粗工不能识耳。

动气之根，即是肾气，然必曰肾间动气者，以其为知觉运动之主，故加一动字以称之。若两边卫气平均，则知觉运动自然爽健精明。若一边卫气无病，一边卫气有病，则知觉运动必不能如平日之爽健精明矣。语云：众擎易举，独力难胜。可以为譬。

风中于左，则病在左；中于右，则病在右。独口角之㖞斜则不然，中左者，口必蜗右；中右者，口必㖞左。所以然者，左则左边卫气不用，而经脉驰缓不收，右边卫气独用，而经脉牵引拘急，故必㖞右（口角经脉是阳明经环于唇口者，左右各一）。其中右者仿此。

论轻重

两边齐中，左右俱不仁者最重，不能运动，不知痛痒者，名为不仁，此即仲师所谓卒病（卒病者，陡然猝发，昏不知人也）。或左或右，但中一边者稍轻，此即仲师所谓偏枯也（详《金匮》）。此二者，皆病之大经者也，若中风入脏，则不可救矣，或但口眼㖞斜，或但臂不举，或但足不用，或但舌喑不能言，或但麻木有定处（麻木即不仁），此五者，皆病之在孙络者，若久而不治，亦能渐入大经矣（左右二十八脉名为大经，三百六十五穴名为孙络）。故在脏者极重，其生死只在二三日间，在大经者稍轻，往往连年累月始可渐愈，在孙络最轻，有不药而亦能自愈者。

以上从病之所在论轻重也。

人身卫气，应于五神则为知觉，温于四体则为运动，原是左右齐应，两边合用，故能使耳目聪明，心思精详，手足便利。若风邪伤卫，有一处不相应，即有一边不为用，则知觉运动皆为之迟钝矣。所谓一马不行，百马休也。所以中风之后，往往多滞钝之病，虽平生极性急爽利之人，亦变而为迂柔宽缓。盖心欲前，而身不与之俱前，以志不能率气（卫气），气不能率形也，是以知觉多错乱迷忘，运动多艰难迟钝，此皆论病后邪风已衰，卫气未复原也。当夫初起之时，则全视邪风之微甚，以定病情之轻重。其邪风之甚者，昏不知人，即邪风之微者，亦昏不知人。其风中一边者，昏不知人，即风中小络者，亦昏不知人。以卫气猝为邪风所袭，不能自主也。一二日后，或七八日后，邪风少衰，卫气之已伤于左者，虽未能骤复，其未伤于右者，则必运动，而人事始渐清醒矣。再数日后，或一二月后，未伤之卫气必渐溉及已伤之卫气，于是偏枯者亦渐渐灵活矣。若治之得法，则未伤之卫气既可渐溉相助，而已伤之卫气又可逐日生发，如是则两边均平，而知觉运动依然复旧矣。其辨轻重之法，初起昏不知人，痰鸣气促，一日之后即能平静清醒，此受邪极微，病之最轻者也。或一二日后，始能平静清醒，此受邪略甚，病之稍重者也。或七八日后，或十余日后，始能平静清醒，此受邪较甚，病之重大者也，或仍不能平静清醒，而反息高鸣喘者，此受邪最重，直入于脏，正气尽去，病之不可救者也。

以上从邪风之微甚，诊轻重也。

论寒热

偏枯之风，以四方之位定八风之寒热，伤寒之风，以四时之序分六气之寒热者绝然不同。盖八风之寒热，不拘四时皆有也。夫八方之风，其几微渺，非神圣不能察识。如黄帝明堂一篇，后来诸家俱茫然，不知其所指，又安能察识八风哉？吾辈虽不能审之于未形，未尝不可辨之于已著，则当据初起之症为断。如风之变乎常者：从东来，则面必青，舌必紫，甚者舌卷囊缩，筋必惕（惕者，动也。俗言肉跳），目珠多斜转。从南来，则面必赤，舌必焦，甚者生芒刺，肌必热，目之白珠必有红处。从西来，则面必白，舌必燥，甚者如白霜、积粉，皮必粟起（谓毛发竖立也），目珠多上视翻白。从北来，则面必紫，舌必黑，甚者裂缝，息必鼾（如寐者呼吸有声，俗言寒睡也），目之白珠必有黑处。从中央来（此四维合并者也），则面必黄，舌必黄黑，甚者多涎垢，肌必潮湿黏手，目之白珠必黄。其东南、西南、东北、西北来者，各以其方之法为断。

以上诸症，但见一二症便是，不必悉具也。此皆从所受之风而定其寒热也。

论证候

（初起时所必有者，凡七症。或有或无者，凡十七症）

初起猝发，必昏不知人。

必有痰涎壅盛。痰涎即人身津液，本随卫气布一身者也，风伤卫，则不能行津布液，于是津液皆随宗气进居膈中，与呼吸之气相上下，故壅于喉间也。凡风之寒者有之（此宜温），即风之热者亦有之（此宜凉）。俗医多用热药开痰者，非也。（勞）尝治此症，投以大凉剂立开。

必有皮肤发亮。八风虽有寒热之不同，然总为阳邪。以阳邪而动卫阳，两阳相合，故发亮。

必有短气。卫气不能行津布液，则津液皆聚膈中，而宗气之呼吸为之不利，故短气。

必有自汗。风为阳邪，不闭腠理，故自汗。汗即卫气所布之液也，风邪伤卫，不能约束皮毛，汗孔空，故汗自出（亦有无汗者，热甚也）。

必有半身不动（详论八风）。

必有体重。两边卫气皆用则身轻，有一边不用则身重。

以上七症，初起时所必有者也。若无以上诸症，则非中风矣。

或语言蹇涩，或喑不能言。少阴为卫气出入门户，其脉上贯膈，络会厌穴（此发声之地，如笙之有簧也），萦于舌本，卫为风所伤，重则喑不能言，轻则蹇涩。

或大便自遗，或大便燥结。卫气间行于腑者，为三焦原气，伤重则不能约束，故自遗，伤轻则不能传送，故闭结。常见有仅闭一二日，而大便干燥如石者，此热胜也。有闭至二十余日，而仍溏者，此湿胜也。

或小便遗溺，或小便癃闭。卫气唯下焦为盛，其间行于腑者为三焦，然必先从膀胱起，故《内经》以三焦与膀胱并称。膀胱有出窍，而无入窍，凡三焦水液之注入膀胱，全凭下焦卫气蒸渗而入，乃从小便而出。若风伤卫，则卫外之卫气（即行于经络者）皆进入膀胱，渗利太过，则为遗溺，不能渗利，则为癃闭。俗书谓遗溺为肾绝者，非也。尝见有遗溺而仍愈者矣。凡小便中久澄之而有如膏发粉者，乃下焦有热，蒸铄水液，有如煎膏者然。故初出甚清，澄久则稠。盖初出尚热，如膏之热则不凝也。澄久则冷，如膏之冷则必凝也。不可认此为虚寒（小孩小便初出清澄，久变色如白浆，亦此义。以小孩纯阳，下焦多热也。书指为寒，则误矣）。

或阳事暴举。卫出下焦，即肾间动气。卫之在外者，虽为风伤，而在下焦者，反郁闭不泄，故暴举。尝见有中风偏枯之后，反连生数子者矣。然其偏枯犹不愈者，以卫气不能行于表也。

或阳事痿弱。此因在外卫阳已伤，挹取其下焦卫气，外泄则肾间动气不强，然其偏枯转易愈者。昔一友患此，竟不药而偏枯愈，愈后半年，阳事复强。可知此症当缓，以俟其生发，不可用热药损筋。

或心悸善忘。悸，即怔忡也。卫不行津，则津停为水，水停胸下，则令人悸（详《内经》）。

或智虑多疑。卫阳伤，则不能取决，其神不足故也。

或嗳气不食。此非不食，乃腹中不甚饥耳。卫伤一边，则三焦气化不速，不能消水谷也。

或消谷善饥。此惟风淫于内者有之，

《内经》所谓风能消谷也。昔一友患此，治以咸寒之药，一日而偏枯喎僻皆愈。

或心烦不寐。卫气浮于外，与风相合，不得行于阴，则目为之不瞑（详《内经》）。

或贪眠嗜卧。此惟风入少阴者有之，仲师曰：少阴之为病，但欲寐。

或呵欠不止。一边已伤之卫气不行于阳，但欲入于阴，一边未伤之卫气能行于阳，阳引而上，阴引而下，阴阳相引，故呵欠。此症最多。

或头痛如箍。此邪风盛于三阳阳经也。三阳之脉皆上行于头，风性上僭，故头痛。

或背反如折。此邪风盛于太阳、督脉、阳跷也。此三脉行于背，风邪入之，则三脉皆急。背反者，身往后仰，俗语所谓角弓反张也。《内经》名为痉。其症兼有目直视，头摇，手足搐搦（即抽掣。中风之搐搦只一边动）。此症较重，乃风邪兼入营分，故兼见此症。专在卫分者，无此症也。

以上十七症，初起时或有或无者也。

凡所必有之症，乃偏枯中风之本症，无此则非矣。或有或无之症，乃因其人受邪有轻重，经络有虚实。人之形体起居不同，故病情亦有不同也。此皆从其初起而言之耳。若夫缠延日久，则人情百变，病情亦百变，虽大禹神圣，亦不能铸鼎象物，穷尽怪相也。然可愈、不可愈，尚可以约略言之，今并附数则于左。

一、偏枯日久，以致骨节之间、肌肤之内，渐生痰涎，外见浮肿者，难愈。人身生气寄于津液，亦犹天地生气寄于水也。凡天下之无形而有形者，皆水也。《易》曰：天一生水。试看草木、昆虫，莫不皆然。人身津液得卫气以统之，则能生血、生肌，若卫气为风所耗，则形体必瘦。若津液停而为痰涎，注于肢节、肌肤之间，则必始瘦而后肿。《内经》谓：风气客于诸经之络，迫切而为沫。又谓：沃沫聚之则极，肌肤而为肿者是也。沃沫即痰涎也，俗书不知此理，或指为寒湿，或指为脾虚，误矣。殊不知此症多生于热，譬如以水擦手，热则生泡，以火炙肌，亦生水泡。可知热从风生，沃沫微聚亦如水泡而已，此因日久，卫气大耗，一时难于复旧，故难愈。若无此，则易矣。

一、偏枯日久，手足拘挛，不能屈伸者，难愈。《内经》曰：阳气者，精则养神，柔则养筋。筋虽为血所养，必得卫气以温之，而后舒卷自如。《难经》谓：血主濡之，气主煦之。若日久，卫衰营血耗，无以养筋，是由气分而累及血分，由浅入深，故难治。

一、偏枯日久，脉见沉细数急者，难治。凡中风之脉，必浮大而缓。考之《灵》《素》、仲师，皆是如此说。验之诊治，亦是如此脉。有日久而此脉犹不退者，有日久而此脉尽退，独见四时平脉者，有变见迟脉者，皆属易愈。惟变成沉细数急者，最为难愈。所以然者，以其病已分入血分也，沉主血分，细为血少，数急为有气无血。盖脉本宗气，领营血而行，宗气无形而悍急，营血有形而迟缓，二者相配，而后脉均。若无血，则宗气独行，故数急也。血不足以充之，故细也。一见此脉，便是营血已伤，故难愈，凡病已入营者，为重也。

以上皆节取大概言之，尚有风痱、风懿、风痹等名，未能详及。然而中风诸义，则已括尽无遗矣。其左瘫右痪等名目，皆立自后人，徒有其名，羌无实义。夫营卫行度，经络浅深，《灵》《素》、仲师皆言之甚详，后人不知，此处探求，辄暗中摸索。

或谓中风为虚，或谓为火，或谓为痰，或谓为气，或谓为风、痰、气三者并合，或谓风、痰、火诸邪夹发，究不能得病源实在。更有以中魔、中暑、中毒，一切混杂邪病，而分为类中、直中者，此皆源流不清，内景不明，纸上谈兵，无济实用者也。

论风脉

中风之脉，其起首必浮大而缓，考之《灵》《素》、仲师，其言既同，验之诊候阅历，又千人如一。浮以手指轻重取之，大以脉之形状取之，缓以脉之至数取之（至数即一呼四至也）。盖风则伤卫，风为阳邪，故大；卫行脉外，故浮。病初起时，但在脉外之卫分，未入脉内之营分，其脉中之营血、宗气依然照常行度，故缓也。缓是脉之动数，宗气领营血而动，宗气一呼，营血二动；宗气一吸，营血二动：一呼一吸，脉凡四动，是名为缓，乃是无病平脉。因中风但伤卫，而不伤营，故脉应照常缓也。然则何以辨邪风之轻重？曰：浮大异常者，其邪重；浮大同等者，其邪轻，浮大略见者，邪最轻。断病之法，只取浮大为病脉，非指缓为病脉也。缓为平人之脉，故不可作病看。然则但言浮大足矣，何必又言缓？曰：古人言此，正以明病不在营耳。若入营，则不能缓矣。后人不识此理，往往将平脉混入病脉，此脉学之所以晦也。

其八风之邪，则又从浮大中兼见之脉别之。如风从东来者，为木邪，主温化，其大中必兼弦象，从南来者，为火邪，主热化，其大中必兼滑象；从西来者，为金邪，主燥化，其大中必兼涩象；从北来者，为水邪，主寒化，其大中必兼紧象；从中央来者，为土邪，主湿化，其大中必兼濡象，其东南、西南、东北、西北四维相并而来者，则各以其方之脉兼见也（如见其弦象、滑象错出，则为风从东南来之类）。凡此诸脉，历断千人，无一遁者，孰谓脉法难凭耳？

八方之风，分为温、热、燥、寒、湿五等，之中温、热、燥居其三，皆热证也。寒则仅居其一，湿则有从寒、从热之不同。可知中风一症，热病居多，故南人中风较多于北人。而生平疗病，每以凉药奏效，其源皆从此中悟出。近日诸医，但执庸陋俗书，暗中摸索，轻者酿成废人，重者卒致不救，不如勿药为高。

偏枯日久，则脉多变矣。然亦一二年其脉仍浮大而缓者，此风邪与卫气相合而不去，如银之入汞也（水银为汞），其症必将复中。盖阳邪未去，势必再召新邪也。复中则病加剧，若治之得法，不但复中可免，即偏枯亦可愈也。其脉为沉细数急者，难愈；其脉变为迟者，可愈（一息三至名为迟）；其脉浮大全退，而见四时平脉者，易愈。中风在三阳经，则浮大之脉寸部盛于尺都，在三阴经，则浮大之脉尺部盛于寸部；若阴阳诸经俱中，则尺寸俱浮大如一。此分辨经络之法。

论治法

治法无他，专从卫气治之而已。卫气有根本、有枝叶，有表、有里。卫出下焦，为肾间动气者，根本也。从少阴之分，间行五脏，则为知觉性灵，间行六腑，则为三焦气化，此皆里也。温养形体，为守邪之神者，表也。从诸经而行于脉外，则为运动形体，五官得之，而耳目聪明，四体得之，而手足持行，此皆枝叶也。其根本在肾，附于脂膏，则为水中之火，如灯之附于油也。根本治法，有宜补火者，如灯之添草则光焰益大；有宜补水者，如灯之加油则长明不熄。世俗专以补火为事，则油竭者光亦熄矣。其枝叶在经，温于肌肉，则附于汗液，如树木之以皮行津，得春夏阳气，而后浆汁盛也。枝叶治法，有宜用散者，如树之津气通则荣茂，有宜用收者，如树之皮津泄则枯槁。世俗专以敛补为事，则津壅者，树必胀绝矣（如漆树，日久不取漆，则必胀闷而枯。用树皮行津，以比卫阳之汗，其理至确。凡过汗亡阳者，即亡卫阳耳）。是以欲卫气之根本强，则当油草并加，不可专用热药，欲卫气之枝叶盛，则当散敛兼施，不可专用补药。凡治病养生皆然，不独中风也。

八方之风，虽有寒热之不同，然皆为阳邪，况又从热化者，五居其三。人身卫气，即是阳气，以阳邪而与阳气合，则水乳交融，毫无捍格矣。同类相求，而不相争，此偏枯中风者，所以无恶寒发热等症也。可知中风之伤卫气，乃邪风与卫气相混耳。其所以知觉运动皆为之不灵者，譬如三军之卒，有一军与贼私和，则号令不行，独一军不行也，势必三军皆为掣肘，观望不前矣。故善治中风者，必先从而分之，使邪风与卫气相离，而后风可净，而卫气仍为我用也。此侯氏黑散，所以用白矾之意。喻嘉言谓，为填塞空窍。夫白矾善消物，岂是填塞之药？可谓凿矣。

凡风之入，必乘卫气之隙，其隙多起于内热。盖寒则卫气敛，故冬时之人多无汗，热则卫气散，故夏时之人多大汗，寒则腠理闭，故无隙可入，热则腠理开，故有隙可乘。其内热或生于七情，或生于饮食（每见好服温补者，多有中风之病），此所谓以内因而感召外因也。后人有所谓胃热生内风而致者，其言甚是，然不知此为卫气之病，究属一得之见。嘉言谓猝倒不省人事为阳虚，而妄拟参附为治，总由不识卫气有表里之义耳。《素问》生气通天论曰：阳气者，烦劳则张。此论专言卫气，烦劳即内热也，张即开也。此卫气因热起隙之由也。又曰：辟积于夏，使人煎厥。辟亦开也，夏则腠理汗孔皆开也。煎即烦也，厥者逆也，谓气逆于上，则多热也。此皆言内热。又曰：目盲不可以视，耳聋不可以听，溃溃乎若坏都，汩汩乎不可止。此即形状中风昏不知人之象也。

卫气之隙，由于表气不固，则散药似不可用矣。然用温药为散，则不可。若用凉药为散，乃至妙之法。盖凉则腠理敛，而散则卫气通。尝见偏枯兼有麻木者，《内经》谓：卫气不通者，为皮痹不仁。卫气痹闭，即麻木也。或用滋阴养血之剂而愈者，缘受病本轻，得此甘寒阴药，解其内热耳。若受病稍重者，便难取效。可知此症，非从血治也。其过服温补者，多至成废。盖此症本由于内热，而又多外热之邪也（东风温、南风热、西风燥，四方之气，热居其三）。

南方地土温暖，其人腠理常开而卫气疏，故多中风。北方地土寒凉，其人腠理常闭而卫气密，故中风者少。惟尊贵人，温暖太过者偶有之，然亦易愈也。南人中风后，赴北方而愈者，尝见三人矣（俱服苏合香丸而愈）。《素问》曰：阴精所奉者，其人寿。《西洋志》：欧逻巴以北，地寒，人多寿；葛淄巴处南，四时皆热，其人不寿。非虚言也。凡久病，必先顾其脾胃，以血气之生发，全凭脾胃之运化也。然二者之治法判然不同。脾为阴、为脏，为胃行其津液者也。其治法宜燥，燥则健；宜补，补则强，故其药宜甘温。胃为阳、为腑，为水谷之海。其治法宜润，润则化（凡干土不能腐物，必湿土始能腐物）；宜通，通则运。故其药宜清凉。喻嘉言谓：养胃与补脾有天渊之别。叶天士谓：胃不强者，以凉通之则强；脾不健者，以温补之则健。《内经》曰：胃欲寒饮，肠欲热饮。寒饮即清凉养胃之义，热饮即甘温补脾之义。肠即小肠也，为受盛之地（凡水谷之腐化皆在小肠之内），变腐水谷，而后脾始挹其精微，以生气血（水谷精气上输于脾）。故不言脾而言肠也。

喻氏、叶氏之言，正与《内经》合，特二君皆从治病悟出，故立言不与《内经》同耳。

脾胃之治不同，然则何以别之？曰：即以其病别之。其病起于寒证，而不能食者，则宜燥补脾土，而用甘温药；其病起于热证，而不能食者，则宜润通胃气，而用清凉药。不独始病为然，即久病亦然。譬如偏寒、偏热之病，既退之后，犹不能食，投以凉剂，则胃气立开。世俗只知补脾之法，不知养胃之法，往往见热病不食，辄以凉药碍脾，疑而不敢用，其贻害者多矣。李东垣作《脾胃论》，不能确切分疏，仅为调停之说，亦由传派不清，内景不明耳。

其有先患热病，后变寒证者，则用补脾法；先患寒病，后变热证者，则用养胃法。凡病久脾胃不旺，仍各从其病为治也。

论药饵

昔扁鹊但论脉书（即《难经》），未传禁方，故无方论。因未遇传人，而遽遭李谧之害也（秦国大医自以技不如扁鹊，使刺客害之）。《神农本经》、伊尹汤液又无传书，往往为后世所淆乱。张仲师有《金匮方》，亦多散逸。如葛稚川、孙思邈之徒，皆剽窃《金匮方》而自为书，究不能明其旨。近世如李时珍之《纲目》，未免太杂（虽小说妄谈，亦为采入，以乱其真，故其书太杂）。汪讱庵之《本草》，未免太迂（淡竹叶，隰草也，乃隶木部，其他舛谬亦多）。方药之道几于晦矣。窃以平生所试验，质诸仲景遗书，充类至尽，固可以意求之也。兹择其切要者列左。

病在卫气，则当从卫分用药。卫气有表里不同，表者行津为汗，温养形体之阳气也；里者受命之根，水中之火，即肾间动气也。肾间动气，即卫气之根，出于下焦，附以脂膏，为水中之火，其治有四法：火衰者，温中以益之，如灯之添草也。其药则有附子、肉桂、胡巴、故纸、干姜、吴萸，及椒、磺、茴香之属；其方则有四逆、回阳、理中、温中之类。火盛者，壮水以制之，如灯之添油也。其药则有地黄、白芍、知母、黄柏、元参、龟胶，及丹皮、苓、连之属；其方则有八味（知柏八味）、六味、封髓（古有三方封髓丹）、固精之类。火离于水，虚阳外浮者，则先用温中，引阳下归于根，后用壮水恋阳，使不复越，则阴平阳秘矣。火郁于水，真阳不伸者，则于益阳之中加以透发，如麻黄附子细辛之意，则阴退阳盛矣。

卫行脉外，为守邪之神，温于肌肉，运于形体，为肌表之阳，其治有六法：或表阳外闭，无汗烦闷，则发汗以疏之，如麻黄、桂枝、羌活、独活之类。或表阳外泄，汗出不止，则固表以敛之，如白芍、龙骨、牡蛎、附子、黄芪之类。或表阳太盛，肌热如灼，则凉肌以解之，如石膏、知母、胡连、地皮之类。或表阳太虚，厥冷恶寒，则温经以助之，如桂枝、干姜、参、芪、香、蔻之类。或卫气盛于阳经，而衰于阴经，上逆者，则苦以降之，如龙胆、栀子、黄连、芦荟之类。或卫气盛于阴经，而衰于阳经，下陷者，则辛以升之，如升麻，葛根、白术、黄芪之类。

以上皆从卫分审病，用药之大略也。若夫中风之治，则又当细辨之。

风为阳邪，卫为阳气，两阳相合，而不相争，故无恶寒发热等症。阳主开，故有自汗。卫为风所淆，则知觉运动俱为之不用，故猝倒不知人。仲景用独活以解外（因其有汗，故只用轻表），白菊、秦艽以解风，白芍以固卫气，归身以附营气，白术以安宗气，尤妙。入白矾以澄之，不使风与卫相浑，以遗日后之患，此侯氏黑散所以为至当至确之法也。但中风必有从寒、从热之不同，则此方亦有加温、加凉之各异，特孙思邈从《金匮》录方时多遗脱耳。

中风之从寒化者，何以辨之？曰：其四肢必厥，必无汗（寒则腠理闭），余症与前同。其治宜峻表，如麻黄汤加三生饮之类。尝用防风通圣散而愈者五人。其方则麻黄、桂枝、防风、羌活、白术、白芍、当归、枳壳、大黄、芒硝也，因药力甚猛，自能分开邪正，故不加入白矾。

中风之从热化者，何以辨？曰：其舌必枯（干裂如错），四肢必热，必大汗（热气所蒸），余症与前同。其治宜凉解，如清凉饮子及玳瑁散主之，然总不如白虎汤、竹叶石膏汤为妙。生平尝用此二方治十余人，皆有殊效。亦因药力甚猛，自能分开邪正，故亦不必白矾澄之也。

以上二条，皆初起用药之法，若不如此，多至拘挛痿废矣。其后治之法，又当细辨之。

中风数日之后，人事渐醒，诸症渐减者，邪风衰也。然余邪之与卫气相融者，必不能净，卫气之为风耗者，必难骤复，故往往有偏枯，善忘诸恙。其治又当从养营、养气之中，加入竹沥、荆沥为引，或加姜汁为引（初起从寒化者可加，热化者忌）。然药力既轻，取效必不能速，又宜久服之，乃能有功也。盖竹沥、荆沥，乃草木行津之处，卫气之在表，亦如树木之以皮行津，故用此为引。

中风日久，则卫气必衰，在表之卫气盛，必须益其肾间动气，如树木培其根本，则枝叶畅茂也。若专用芪、术，以补表阳，则宗气必僭而生热，而风之余邪不除（人参、黄芪、白术，皆补宗气之药）。若加入归、芍、地黄以配之，则又仅生营血而已，而于卫气无益。若用桂、附之类，虽能益肾间动气，亦易于生热。昔人创易老地黄饮子，用桂枝、附子，与生地、麦冬、白菊同用，服之亦有效验（必加竹沥、荆沥方效）。然总不如紫河车之妙，其性得血气之余，既非草木可比，且又不寒不热，而为卫气生发之源。盖人身结胎时，其形如两甲，即两肾也。此卫气受生之始，河车即从此两甲而生，以包护于五官、四体之外，即卫气外行躯壳，卫外为固之始，以血肉之属补，为血肉之同气相求，乃无上妙品也。

近日广东出有再造丸，服之亦间有效者，而不知其为何药。后于静芸齐《集验良方》中见之，即苏合丸之加减耳。其方皆辛香行气之药，用之于寒化者则效，用之于热化者多不效。其曰：中左者用四物汤下，中右者用四君子汤下，亦不过沿袭左血右气，为诡遇之计，究非治病正理。

夫人益卫气之法，多主用酒。《灵枢》

谓饮酒者，卫气盛，先行络脉，后行经脉，是以知有何脉之动。今验之人事，凡饮酒者，懦夫有强毅之气，愚夫有明决之气，笨人有轻便之气，静者好动，嚅者多言，此皆缘卫气先盛，则知觉运动迥异于常耳。是以扁鹊对齐桓侯有酒醪之语。然则欲益卫气，正不必戒酒，但不可太过，太过反耗气，不可太热，太热反生病（宜别图浸酒之法）。绍酒乃马蓼曲所作，马蓼曲性克削，能荡涤肠胃，非过食油腻者不能受。烧酒虽热，然是水中之火，故为佳，但不宜多饮耳。盖天地无全功，圣人无全能，是在养生者宜自为斟酌也。扬州有百花酒甚佳，京都史国公酒亦佳。

食物不必过拘，不论寒热，皆可取食。盖食杂则无偏寒、偏热之患，若认定一类为食，则偏矣。《素问》曰：物增而久（谓专食一物者），夭之由也。可以知戒。尝见中风偏枯人，谨守医戒者，虽服药而不愈，其放饭流歠者，虽不药而自愈。可知治病之道，在于得诀，不在于戒口也。唯是习俗相沿，必多疑虑，今亦从俗，但戒动风之物，如雄鸡、鲤鱼、黄鳝、鲜虾、香椿、鲜苗六者而已，其他俱不必戒也。至于日用晕肉蔬菜，与卫气相习已久，戒之则无以养胃气矣。

凡素有小恙，与中风本病无涉者，则不必兼治，反分药力，纵欲除尽，亦必愈后治之。如肠风痔血等症，此血溢于阳明正络而来，《内经》所谓：阴络伤（肠在下，故曰阴络），则血下溢为圊血（大便曰圊）是也。此属血分，与卫气风邪无涉，故不必兼治。且此为轻恙，风为重恙，不可治轻而弃重也。

凡服药饵，有不宜服而服之反无恙者，以其本无甚病，纵误服药饵，亦不过如多食寒物、多食热物而已。盖无病，则人身气血不为之动，故得无恙也。若因其无恙，而辄信为可服，服之日久，未有不增病者矣。此亦物增而久之义也。有不宜服而服之即有害者，以其本有病，稍一误用，则其害立应。盖有病，则人身气血已动，再加误药，以助其病，则病愈剧矣。故曰：不服药为中医。

凡过服药饵者，其效迟，往往寒之不见其凉，温之不见其热，因其胃口与药习惯耳。有连服十数剂，不甚见功，其实已暗受其益，譬如嗜酒之人，一旦使之戒酒，则反难过矣。

附　案

奉新张希良，卒倒不知人，头破出血，喉中痰鸣，遗溺，汗大出，两手两足皆不顺适，众医咸知为脱，已煎参附汤矣。余望其色，面赤而光，切其脉，浮大而缓，急止参附，投白虎汤一剂而痰静，再剂而渐醒，次日左手足能动，而右则否，始知偏枯在右矣。因连服数剂，右手亦愈，但不思食，众疑服药过凉，止之弗听，再服清凉数剂，乃大饥能食，倍于平日，而病痊愈。或曰：何以断其必夹火，而面赤之必非戴阳乎？为虚阳上脱，其脉必散，断不能缓，故确知（细急不分至数者为散，若见此脉，须桂、附以纳之）。

新建刘四美，猝不知人，目闭痰鸣，只右手动，余不动，无汗，医者投以参附，三日后遂头摇、舌裂。余用防风通圣散，大汗出而苏。因欲再进，阻于俗医，改用轻补剂，遂成偏枯，筋急不能屈伸，竟废。

南昌卢生，病如刘四美，误服参附已六日矣。亦用前方三贴而苏，再用原方加减，八贴而痊愈。可知此症，多受补药之害。

安义尉白映升，年六十余，尚健如壮年，从不服药。癸酉夏月，赴城隍庙烧香，忽跪不起，口中喃喃，语不明白，一家谓受神谴也。舁归，则喉中痰鸣，已僵矣。余视其舌，如错而黑，用大秦艽汤倍生地、加石膏，三日而尽五剂乃苏，而左半不能动，再用十剂，仍无效，因尽去风药，专用元参、天冬、麦冬、生地、酒芍、白菊、知母，服两月而愈。

奉新李荣光，体肥多痰，生平好服芪、术，虽当归亦不敢服，一日猝倒不知人，口㖞，右手不动，舌黑而干焦，用白虎汤加麦冬、元参、生地、当归、白芍、白菊，四剂而苏，右亦渐动。怕药凉，不肯再服，竟成偏枯，语言蹇涩。

靖安辛文祥，好服补药，因而泄泻。医者谓其脾虚火衰也（时已年六十二），极力温补，而泻愈甚，肌肉消尽而泄，食入即出，卧床一月矣。继而猝不知人，口眼㖞斜，不能言，右半不动。余用生地八两、麦冬四两、白蜜一盏，嘱代茶常服。连服半日，果泄止，遂放心服之，一日尽一帖，二日而苏，再服至六七日，而手足亦动，仍不能言耳。再服一二日，而大便胀急不得出（已十余日不大便），于是改用承气汤加薄荷，服二帖大便通，而手足皆灵，语言亦出矣。再服前方（即生地，麦冬），一月痊愈（计服生地三十斤，麦冬十余斤）。或问其故，曰：人身肠胃有三十六曲，岂能食入即出，此明是温通太过，三焦气化转运太速，即火泄也。热积于内，而犹行温补，以致内热感召外风，故猝中邪风。用润药以缓其传送，故泄止，以解其内热，故风息。

姑录数案，以明中风多热病，乃确有所见，非从纸上空谈，且可知一切俗书不足信也。彼《景岳全书》《医门法律》《医宗必读》等书，皆梦呓耳。吾未见其能愈此病也。奈何甘听其诳，而不辨耶。

《中风论》终

琉球问答奇病论

内容提要

前清曹仁伯先生名盛一时，日诊百数十人，皆属四方之疑难证候来求救治者。其治案柳宝贻先生所选《四家医案》略见效则，余皆湮没无闻。本社在绍时刊行《国医百家丛书》中有《琉球百问》，即先生答琉球国弟子之所问。稿为常熟社友张汝伟君录寄。书既流行，福建黄良安社友将尚有先生遗著《答琉球弟子奇病论》稿一卷，亦即邮社付刊。善与人同，当为二社友颂焉。

琉球问答奇病论

曹伯仁先生遗著
福州黄良安录存
浙江裘吉生刊行

敝国僻居东南海隅，方位在下，故人多有脾湿之病。此病多在富贵高粱之家而不在贫贱藜藿之家。其症初起，心下留饮，辘辘有声。心腹稍冷，或作疼痛，有时痞满，饮食少思；或吐浊水，不爱茶羹；或嫌谷食，好饮汤水；或嗳气吞酸；或面肿气喘，身重如负百钧；或脚胫浮肿，筋缓难步，或小便短涩，或大便秘结；或怔忡惊悸；或睡不熟；或日里贪眠；其后竟成积聚之症；从肝经部位上连头脊，或为胀满；或为痨瘵。如此形状固不一律，或谓因多飧猪肉（敝土猪肉与中国不同，味甚肥胖）；或谓因多饮烧酒（敝土烧酒与中国不同，味辛厚）；或谓因多佚房劳，医论纷纷，均不可定。治方屡用六君子汤、苓桂术甘汤、养胃汤、大健脾汤、五苓散、分消汤、导水茯苓汤、分心气饮、三和散，宽中渗湿，行气利水等方，未见其验，不知何经何病？且何方治之乎？（问）

据说贵国多患脾湿之证，富贵者多，贫贱者少。其初则心下留饮，沥沥有声。继则疼痛、痞满、脚肿，终则竟成积聚胀满以及痨瘵等症。所用之方，多未见效。殆未知病源故欤。夫胃为水谷之海，五脏六腑之大源。《内经》曰：饮食入胃，游溢精气，上输于脾，脾气散精，上归于肺，通调水道，下输膀胱，水精四布，五经并行，此其常也。仲景为医中之圣，深知其然也，故分别浅深以著，见《金匮》之篇。其浅者，在于躯壳之内，脏腑之外，而出入为患。曰痰饮，曰悬饮，曰溢饮，曰支饮，立为四饮之名矣。其深者，由胃上入阳分，则为心肺之病；由胃下入阴分，则为脾肝肾之病，故曰水在心，水在肺，水在脾，水在肝，水在肾，一一剖明，以立后人之准则。且又有留饮、伏饮之症。其理甚深，其法至密，皆所以体《内经》之意，以为万世不易之经也。后人不知其本而求其末，东沫西涂，遂至病浅者转深，深者致坏，良足叹也。水饮湿气之始起也，必由于胃。胃为水谷之海，如湿饮始起而兼寒热，则治湿药中则当加发表之药。始起而即有满痛，而无寒热，则治湿药中加入攻下之药。至于痞满日甚，身重脚肿，是土气受伤，当于扶土之中兼用化导之药。苟至积聚已成，痨瘵已见，乃难治之候也，尤当辨症、辨脉，以人而回天，岂可以峻猛之药求其速效，亦未必大补之剂所能成功。大抵善于为医者，明天地阴阳不测之机，此固最上而难能也；其次亦当求《内经》、仲景之书而深求其理，参以诸大家之论说而得其精，临证切脉皆有理会，自能头头是道。子思所谓心诚求之，虽不中不远矣。若影响模糊，心无主见，无论不用

古方，即用古方，亦无当也。临机应变古人之成方而参以己意活法，几可奏功，非一方所能统治也。（答）

据云脾湿之证，富贵者多，贫贱者少亦自有，故贫贱之人身劳而心佚，富贵之人身佚而心劳，心劳则思虑太过，伤其心脾，而且醇酒厚味，伤其肠胃，色欲过度，睡眠失时，又足以伤其肝肺与肾。内伤则虚，虚则外患皆得以中之，经所谓风雨袭虚，病起于上；清湿袭虚，病起于下是也。《内经》云湿上甚为热，是言湿热入于阳分也，况湿土寄旺于四时，春曰风湿，夏曰热湿，秋曰燥湿。冬曰寒湿。三时主热，一时主寒，宜斟酌用方，虽不可独用寒凉，亦不可概用温补也。（答）

男子三十多岁。肌肉肥胖，精神壮健。一旦忽然小腹浮肿，其大如拳，皮色不变，其痛走遍身体，手足恍如锥刺。诸医不知其症，束手不治。偶有走方先生来云是虫走为痛也，若不杀虫，决不见痊。众人不信，病者闻曰：死生有命，疼痛难耐，遂使他治之。疼痛在股，以针刺股，血尚不出，坐见其毙，不知其症治方何如乎？（问）

此症系时邪风毒所结，小腹浮肿者，时邪也；遍身走痛者，风毒也。有挟热、挟寒之别，宜参诊其脉。挟热者用承气汤以下之；挟寒者用大黄附子汤温下并行，肿痛稍减，然后兼理其风。（答）

男子岁已二旬有五。半生少言，不喜与人谈笑，独自愁郁，思虑过度，心神慌乱，怔忡不寐，如见鬼神，妄言妄笑，或歌或怒，言事无序，不辨亲疏，不知秽洁，多动少静，自认高贤，饮食或多或少，不食或一日，或二日，六脉浮数，肌肉肥胖，常用温胆汤、朱砂安神丸、天王补心丹、降龙丹等剂无效，是何方治之乎？（问）

此症系肝气内郁所致。木郁则火动，火动则痰结，痰火既盛而阳明之实火亦相并而焚之。读《内经·阳明经脉篇》自能认得此病。宜化痰降火开郁为要，补药不可用也。（答）

男子岁已四十余。心下素有留饮，或痞满，或疼痛，欲食少进。虽服养胃汤、大健脾汤宽中渗湿等剂而不见效，小便短涩，身体手足渐浮，六脉亦大，改用分消汤、导水茯苓汤、三和散等方。或小便，虽不多，其肿自减，小便虽有增其肿不减，又用加味补中益气汤、肾气丸料、实脾丹、大半夏汤、参附汤、理阴煎等方尚不见验，更兼唇麻舌强，痰饮阻咽，饮食难下，即认痰饮迷心之所致，改用涤痰导痰之药五六剂，其症方退，讵意右手曲泽下二寸许肿痛八九日，按之形如包脓，即用针法，见脓仅少，出血却多。其后手足身体逐渐肿消，只有患处愈肿，又进十全大补汤到第二天大热谵语，六脉洪大，疮口流血二碗许，其手处处有血泡，恍如火烧之痕，用针破之，血出泡消，只有血痕，遂到第三日而死矣。按手疮唇麻舌强等症，不是肿症，兼病不知何经？何病？且何药治之哉？（问）

此症系水饮挟热者也。湿热盛于内，未能辨认。故或服渗湿之剂，或服健脾之剂，总未见效，是燥药太多故也。至于补中益气汤以及参附等剂，皆温补以助其湿热，湿热无路可出，走入右手，尺泽之间现出肿痛，此时犹未知邪陷入于血分，虽用针见血，其毒热总不除，况又用十全大补以助之，故谵语流血，血将尽，人亦亡矣。向后若遇水饮之症，须分别其为寒为热。开手即不可误，若开手认症不真，将

来传变不可测也。(答)

男子岁才二旬余，酒色过度，午热夜汗。咳血不止，四肢倦怠，肌肉消瘦，六脉洪大无力。曾服滋阴降火之药而不见效，又朝服补中益气汤，晚服八仙长寿丸，间服之并不见效？(问)

咳血之症，变幻不测。初起必须明辨其从何道而出。盖中焦受气取汁，变化而成赤，谓之血。一由腹右下行于血海，一由虚里穴从左下入于经脉。血海之血冲任主之。其血则热肉充肤，淡渗皮毛，男子络唇口而生髭须，女子月事以时下。或因表邪迫其妄行，或因肝火炽盛，或因暴怒伤肝，以致胞中之血不充于肤腠皮毛，反随冲气而上涌于胃脘。吐此血者，其吐必多。虽多而不死，盖以有余之血也。经脉之血则手厥阴心包主之。乃中焦取汁以奉生身之血也，行于经隧内，养其筋，外荣其脉。此血为最重，不可吐，吐必死也。《内经》云阳络伤则吐血，阴络伤则便血，此血海之血也。一息不运，则机针穷，一丝不续，则霄壤判，此经脉之血也。据说酒色过度以致咳血不止，恐是经脉之血。吐此血者，十无一生。惟药不妄投，大补心肾，重服人参，可于十中存其一二，为医者实无如之何。(答)

男子中年之后。思虑过度，右胁下作痛，似块非块，呕逆吐痰，饮食不下，或朝食晚吐，或随食随吐，六脉弦紧，颜色黑瘦，肌体日削。历用逍遥散，六君子汤等类而不见效，又用半夏泻心汤、归脾汤及大健脾汤、六味丸亦不效。(问)

此症系思虑伤脾，脾土不运，故有呕逆吐痰等症。诸病俱见，所用扶土平肝之药，似中款窍，但右胁作疼，似块非块，恐是气与血凝滞不化相结而成。宜于补气补血之药，兼用行气行血之品，始则破多于补，后乃补多于破，方得法。最宜叮嘱病人宽心调养，不可动怒动欲为要。(答)

男子岁二旬有三四。麻疹回谢之后患淋证。医者数月之间用清火疏利之药，尚不见效，因此不服医药自服黑鱼、海蛇、鸡肉、羊肉、豚肠等类，亦不见效。其后小便频数，欲行不行，欲止不止，昼百数十行，夜十余行，数起不通，水道涩痛，或牵谷道，或引气冲，愈痛则愈欲便，愈便则愈发痛，食则痛稍减，饥痛愈盛。其便色或清白，或赤浊，或见筋条，或见脓血，即用导赤散、五淋散、龙胆泻肝汤、清心莲子饮、滋肾丸、六味丸、加味八味丸等剂，毫无见效，现今调治已久，病势不减，此属何经而何法以治之乎？(问)

凡人皆有痘疹。痘疮伏于肾，毒疹伏于肺，皆感天地邪阳火旺之气而发出来。麻疹之后，即有淋证，其肺毒未解明矣。夫物类有肺者有尿，无肺者无尿，膀胱之气与肺气相关也。据说所治之法，似是似非，故反复缠绵，愈医而愈重也。向后若遇此症，须从病源着想为要。(答)

男子二旬余。患泄痢症日久不愈。似泄非泄，似痢非痢，日三五行，粪色黄赤，小便红涩，右胁下结块，饮食少进而色黑瘦，肌肉日削，舌色带红，六脉沉细带效。即用六君子汤、钱氏白术散加山药、扁豆、黄连、木香、白芍、青皮、内金等类而不见效，又朝则参苓术散补中益气，晚则六味合四神丸兼服之而无验。(问)

痢证古今未有定论。《灵枢》《素问》谓之肠澼，亦曰滞下。仲景以呕吐哕下利列为一门，其所论下利皆是《伤寒论》中厥阴之证。厥与利并言，厥而且利，为虚寒之极，所以反能食者死，反热者不死。

而论痢证，则能食者不死，发热者死。《内经》有症无方，故后人议论纷纭，竟无法可守。自喻昌创立三法：一曰逆流挽舟，一曰通因通用。一曰急开支河。理极通彻，法亦详明，独开千古未传之秘，可谓有功于医者大而远矣。今人于痢疾初起，未能求其病源，病虽稍瘥，而似泄非泄，似痢非痢，迁延日久，正气不至，日虚肌肉，不至日削者鲜矣。夫痢疾日久，其内未有不虚者，虚而补之，诚为要也。但亦宜参以活法，或十分之中七分用破，三分用补，积渐加减至于七八分用补，一二分用破，要使余邪悉去，元气全复，则永无后患矣。（答）

男子岁已三旬。偶作恶寒发热之症，头项强痛，骨节疼痛。医者即进发汗之剂，前症稍愈，只有骨节疼痛仍然不愈。三四日后，发寒热，遍身麻木，头面胸背小肿，发斑红紫，不疼不痒。医者认为癞风，用荆防败毒散加连翘而不见效，其寒热或一二日一发，或三四日一发，其骨节仍痛，屈伸艰难。又服防风通圣散、消风清燥汤、黄连消毒饮等剂，外用擦洗等方，并无见效。后腹胀，面目浮肿。饮食不进，精神不支而毙，此不知何方治之乎？（问）

按恶寒发热，初在太阳之经，有风伤卫、寒伤营之别。开手用药，或当用桂枝汤，或当用麻黄汤，最宜详慎。若用不当，则转变无穷。至于寒热再发，以及发斑红紫等症，明是邪气流于血分，此时若用犀角地黄汤清其血热，审其表证重者，则加解散之药；里证重者，则加攻下之药，亦有可愈者。乃认为癞风，虽用败毒、通圣等剂，总不中窍，以致正气日虚，脾胃日虚，精神不支而毙矣。（答）

男子四十多岁。十年以前偶染杨梅疮，厥后结毒屡起，当即延医调治。其法用四脉灵丹调搽，且或服汤药，或服五虎丹，或贴膏药，又屡以轻粉杂会豚肉烹食。忽左脚浮肿，脚指边破开，脓血流出，皮肉腐烂，其臭不可闻，虽经用解毒生肌之药而不瘥，夫所以致肿者，屡食轻粉、豚肉而使然乎？抑余毒滞结而不解之所致乎？何方治之乎？（问）

按杨梅之疮，其毒多在于肾。肾主骨，所伏甚深。经用诸药未愈者，余毒未去故也。其后屡用轻粉、豚肉而食，以致左脚指边腐烂，臭不可闻，是亦有故。查轻粉本水银所作，其性轻扬燥烈，走而不守。若以治杨梅疮毒，虽能劫去风痰湿热，然毒气审入经络，血液耗亡，筋失所养，其害有不可胜言也。（答）

男子岁已二十。元气素弱，两耳作聋，遍身痒疮，髀股之间，生疮流脓。溯其病源，据说生下之时其母临盆难产，莫非此时损伤儿体？及到周岁，头脸始生小疮，兼以耳里生疮流出脓水。到八九岁，头脸虽已痊，身体尚生疥疮。现今有时稍好，不能全痊，是系胎元灼毒乎？抑有生之后所致乎？请质高明，且何方以治之？（问）

凡男子结胎之时。先生两肾，后渐生心、肝、脾、肺。胎元之毒，所伏最深，故有生之后，遍身痒疮，积年累月，不能遽愈者有之。亦有小小孩童，质薄肌弱，一经风毒入内，流遍骨节，遂至不能遽愈者，总宜清火解毒为要。（答）

敝国俗医见有伤寒发热、谵语妄言，即不论日数，概用羊肉汤。或有热退而愈者，或有热炽而烦躁狂言竟至不救者，不知此方可用乎？且何经何候何方可以服之哉？（问）

伤寒发热、谵语妄言，用羊肉汤而不

可救者，此其常也。同是一病，亦有用羊肉汤而愈者，是其体虚邪浅，助其正气而邪气自出。此法不可为训。（答）

妇人年四十余。生产已四五次。禀赋素弱，病疝多年，时时发起。妊娠已七八个月，胎气不弱，腹疼腰痛，时起时痊，屡服安胎支饮持之。一日疝气发起，腰腹俱疼，胎动不安，稍瘥，行步未快，喉痹亦发，即用凉膈清热之剂，及吹通关散、冰硼散等剂，未见其验。逐日渐剧，咽喉肿痛，痰涎盛壅，举动不安，动则汗出，其脉虚中挟实，舌上通白，小便如常，大便不通六七日，遂至咽塞食不下。当此之时，危在旦夕，而非缓剂所及，又要认为实证用白虎、承气等峻剂则恐素禀虚弱以致妨于胞胎，进退两难，未知何方治之哉？（问）

经曰任脉为病，男子内结七疝，妇人带下瘕聚。怀胎已长，腹痛腰疼，是瘕瘕伤胎之时，即疝气发动之时。治法当厥阴为主。经又曰一阴一阳结谓之喉痹。一阴厥阴也；一阳少阳也。喉痹之病与疝气亦属相通，惟妊娠之际，至于痰涎壅塞咽喉，大便不能通达，上下交急，将如之何？宜以大黄泻心汤与四物汤兼用。四物以保胎，芩、连、大黄以降火，亦急救之一法也。然终须斟酌而行。（答）

偏枯之症，读书皆云男子发右，女子发左为顺，反此为逆。予业师数年多疗此症，男子发左，女子发右，轻者半年，重者一二年，皆得痊愈。男子发右，女子发左者，虽有渐瘥。或一年或两三年之后，必有再发，终不可救。兹参看惊风之症，又云男子发左，女子发右为顺，反此为逆。夫偏枯惊风，病症虽异，而于营卫气血则无二理。其顺逆相反何也？乃偏枯之说不足凭乎抑别有他说乎？（问）

凡人身有气有血，犹天地有阴阳也。阳气名为卫气。刚维群动，为受命养生之主。其气最慓悍，《内经》所谓天气无形而至刚者也。然气非血以维之则气浮荡而无归。阴气名为营气。充经走络为水谷之精液。其气最精专，《内经》所谓地气有形而至柔者也。然血非气以行之，则血必凝滞而不运。且卫气日行二十五度，夜行二十五度，当其行阳以为寤也，则两边齐出，两目齐开。当其行阴而为寐也，亦两边齐入，故两目齐合。其出也，一时分驰，故手足五官之动并无先后；其入也，一时并收，其手足五官之静亦无先后。可见卫气是左右分布矣。营气出于中焦。中焦生血，化为两种。其从腹右注于卫，此为血海。其血静而不动，即天癸也。其从左乳下，从宗气走于二十八脉者，为营血。此则动而不静者也。一呼行三寸，一吸行三寸，其行度必左右交通，是营血亦左右分布矣。自东垣分左为血，右为气，群医宗之，故男子发右女子发左为顺，反此为逆之说，而不知中风之证，是中于卫气也。仲师曰：风则伤卫。此其明征矣。病左则不及于右，病右则不及于左，此偏枯之症所由成也。（答）

《伤寒论》云：伤寒脉浮滑，此表有热，里有寒。白虎汤主之。按浮为热在表，滑为热在里，见此脉者。便知表里俱有热，本论何以曰表有热，里有寒乎？已谓有寒，则必宜用四逆汤、附子汤等剂以温里寒，里气得温，则表热不待治而自伏也必矣，何用白虎汤主之乎？（问）

《伤寒》一书所言之热证极多，药之极凉者亦多。而其论注以伤寒名者，谓其中有热证，皆由寒化热也。此条“伤寒脉浮滑，表有热，里有寒，白虎汤主之。”谓其表有风邪而壮热，里有寒邪而化热，亦当两解表里之热，故以白虎汤主之，此各家之注解也。王三阳云：经文“寒”字当邪字解亦热也。其说甚是。若是真寒，非白虎汤证矣。（答）

男子十五六岁。染患痉病，颈项强急，头摇口噤，背间反张，且挛而疼，不能回顾，身热无汗，六脉紧数。即用葛根汤、如圣饮，前症稍缓，只其背疼渐甚，累及腰间，卧不安席，反侧不易，身热微汗，小便短少，大便不通。又用逍遥散加泽泻、槟榔子、桂枝、延胡索、小茴香等类而不见效。第二天，小腹连腰疼痛不禁，用手按之，有形如臂，其疼起自小腹，上冲心下，甚则无有形迹。又用金匮肾气丸加延胡索、吴茱萸，参附理阴煎加茯苓及羊肉汤而无甚效？（问）

此症是由痉病而起，变为奔豚者也。太阳病发热无汗反恶寒者，名为刚痉。病身热足寒，颈项强急，恶寒时头热面赤，目脉赤，独头面摇，卒口噤，背反张者，痉病也。据《伤寒论》所言，皆属伤阳之病也，故用葛根等方亦能稍缓，但稍解而未尽解，故背疼腰痛诸病俱在。按《灵枢》云足太阳之脉起于目内眦，上额交巅。其支者，从巅至耳上角。其直者，从巅入络脑，还出别下项，循肩膊内，挟脊抵腰中，入循膂，络肾属膀胱。此时若仍太阳着想，斟酌用方，则痉病可以痉愈矣。兹因太阳之邪未解，郁结于内，遂至小腹连腰疼痛难禁，而有形如臂，成为奔豚之象。按仲师云：奔豚病从少腹起，上冲咽喉，发作欲死，复还止。恰与汝所言之症相符。症既相符，自非肾气丸等药所能治也。宜从痉病为始，奔豚病为终，两条合想而又细玩其脉，用方始有头绪也。（答）

妊娠二三个月，小腹结块，呕逆不止，恶食不止，恶食、择食与经闭症尤难辨别，《内经》《金匮》《千金》等书虽有妊娠之脉症，犹未易候别。有易辨之症乎？（问）

《金匮》云妇人得平脉，阴脉弱小。无寒热，呕不能食，名妊娠。于法六十日当有此症。又阻经之条云审脉阴阳虚实弦紧，脉之所辨在此也。至呕吐不止，妊娠与阻经皆有之，而小腹结块，妊娠二三月尚未有此形，而阻经或有之。（答）

妇人禀受盛壮，气血充足，皮肤肥嫩，只有心下常患留饮，每遇受胎必为水气所害。先以脚胫肿，趺阳胀，嗣又腰腹浮肿，小水或短涩，或少通，饮食少，旧举动如常。如此已五六次节经。将安胎饮、紫苏和气散，或导水茯苓汤、分心气饮、五苓散、肾气丸、束胎丸、千金鲤鱼汤等剂随宜加减用之无效验，半月之后，胎气少动，及到满月，虽已平产，然因其胎生长于水湿之中，子浑身灰白而不可救，不知何方预驱水气，受孕后又保胎元全得平产乎？（问）

凡妇人得胎之后，下实上必虚，脾胃虚必至水饮不化，况其人素患留饮乎？以金匮枳术丸缓缓吞之可也。（答）

孕妇九个月。一日失脚跌仆，日后发热恶寒，右腿疼痛，累及腰背，反侧艰难，胎动不安，心烦口渴，小便短少。拟用安胎饮，小水渐通，至三天后腹痛下血，胎未下坠，浆水时行，苦急难耐，自己催云速宜坠胎保身，媪婆欲以手去撑下，予诊面色白而不赤，舌色常而不青，脉虚弱，精神倦，想是死胎，却非死胎，想是正胎，亦非正胎，均未可定。窃思年已四旬，元气不壮，产历六七次，血气不充，俱宜补元气，助气血，随其生产之自然方为最好。即着家人禁戒喧闹，静其心神，既而安胎饮加倍人参、地黄频服，数服方得精神稍定，自然生产，其子不能保全。书曰何以知死胎？曰面赤舌青，母活子死，面青舌赤，子活母死。予据此法观之，死胎、正胎难以分别，此何症为的宗哉！（问）

面赤舌青。母活子死，是谓胎已死，死久浊气熏蒸于上也。据说所治之症，是其胎将死而未死及至生产，又经一番劳动，其胎遂不能保全矣。（答）

妊娠八九个月。一日睡熟，闻雷惊醒，手足搐搦，牙关紧闭，言语不通，饮食不下。予照子痫之例施治无效，竟到第二天而死。如此者三四人。岂可束手坐视其毙哉！不知何法以治之？（问）

雷者，天地之刚德，所以发动万物，使未生者即生，已生即长也。故建卯之月，雷始发声；建酉之月，雷即收声。予揣闻雷变症之人，必有风寒暑湿燥火六气之奇毒，早潜伏于脏腑之中，初缘胎气所压，不见其病。闻雷惊醒，则气机一动，不能勒制得住，故其势至猛，其凶至暴也。（答）

妇人年四十余岁。胁下有块，心下有留饮，胃脘连背疼痛，或吐痰沫，痛则饮食不入，止则饮食能进，六脉沉而细。寻其所因，十余年前食饼物、饮冷茶而腹痛呕吐，二三年间时作时止，曾施食积之方，得平愈近年。从二三个月前，旧病又作。酌用大健脾汤、养胃汤、溃坚汤、平胃散等方，亦得稍愈。然或五六日，或有十日，其病又作，如此数月，竟致身体面目发黄，只有爪甲不黄，至于胁下之块未解，然胃脘之痛全已止息。改用茵陈散、茯苓渗湿汤、茵陈五苓散、加减胃苓汤、加味益气汤等方，尚无效验，如此五六人，调治无验。书云身体面目共黄，只指甲不黄名为黄病。不知黄疸、黄病，有何分别而治法奈何哉？（问）

黄瘅之病，载在《金匮》甚详。仲师曰：心下懊侬，不热，不能食，时欲吐，名曰酒劳瘅。额上黑微汗出，手足中热，薄暮即发，膀胱急，小便自利，名曰女劳瘅。腹如水状不治。阳明病脉迟，食难用饱，饱则发烦，头眩，小便必难，欲作谷瘅。虽下之，腹满如故，所以然者，脉迟故也。《金匮》持出三条为瘅病之纲，而又反复辨论，条条发明，可谓精且详矣。后人不知其中之奥义，未能理会，殊可慨也。凡人之身，脾胃居于中。脾之土，体阴而用则阳；胃之土，体阳而用则阴。两者同和则不刚不柔，胃纳谷食，通调水道，大注百脉，相得益彰，其用大矣。惟七情饥饱房劳以致内伤，则脾胃之阴阳不和，脾偏于阴，无胃之阳以济之，如造化有冬无夏，独聚其寒而腹满；胃偏于阳，无脾之阴以济之，如造化有夏无冬，独聚其热，而消谷。脾胃不和，则水谷之精华悉变为秽浊矣。浊气由胃热而流于膀胱，膀胱受其热。气化不行，反外蒸而发黄色，由脾寒而下流于肾，肾受其寒，水藏不固，协土色而为黄色。盖饮食过度伤脾，醇酒厚味伤胃，房劳伤肾，至腹满而有水声，土已败矣。故难治此黄瘅之病所由来也。据说胁下有块，心下有留饮等等，以食积之法治之，已见平愈，其后旧病复作，或补或攻，稍减而又发，竟至身体面目发黄，只有指甲不黄，又用茵陈等汤亦不见效，遂疑黄瘅与黄病有别，其实则一也。惟深求《金匮》所言者，条条体认则辨症能明而治法自能得矣。（答）

小儿初生丹毒已发者，皆杀未过二十日之小狗，水煎而饮之以解其毒。更以其患处针刺血，将其狗皮擦之。虽丹毒未发者亦饮其汤。世俗以为良方，然丹毒已发者饮之，或有将愈者，或有速死者，且毒未发者饮之，或有无恙者，或有吐泻腹胀发搐而死者。盖丹毒是起于胎热，狗性亦温胃壮阳，此似不宜，乃世俗以为良方，且或有得愈者，不能考究其所以，不知此方可用乎？（问）

治丹毒而用小狗，原不相宜，间有体虚者饮之，邀幸而安。若毒盛，其火必盛，饮之安得不坏乎。（答）

小儿三岁。发热，两脉数大，呼吸急速，如马鼻之开合，即认马鼻风。用五虎汤无效，不知其症将何以治之？（问）

小儿发热而喘，痰鸣如马鼻风之状，风、寒、暑、湿、燥火六气所感皆能为此，须小心细认，非一方所能总治也。（答）

女子现年五岁。两胫痿弱，有时自肿，有时自消，行步不便，言语迟缓，身体肥厚，饮食能进，别无病症，想是禀赋不足，气血不充之所致也。予宗五软之例与补气血、强筋骨之，药服之尚未见效。（问）

凡小儿初长，有长肉、长骨之别。长骨者，肉瘦而骨强，故行步日捷；长肉者，骨弱而肉肥，故行步不便。此女年五岁，饮食能进，身体肥厚而两胫痿弱，是偏于长肉而不长骨也。两胫时肿时消，是湿气盛而关节不利也。宜渐去其湿，湿去而肿永消，关节自能流利。在于补而不专在于补。（答）

小儿染患疳积，发热恶寒，有时泻利，是时以消疳饮、四君子汤、肥儿丸、六神散等剂无效，遂致脾胃日虚，身体黄瘦而不得愈，此症何法以治之乎？（问）

凡人十五岁以内谓之疳，十五岁以外谓之劳。疳与劳固相似也。但小儿无七情之病耳。其治法用药须随症、随时辨认，非一言所能尽也。（答）

小儿七岁。发痘壮热不退，六脉洪大，五六天，忽然吐血，即用犀角地黄汤等剂服之，尚无其验。痘不起顶，妄言谵语，又改用保元汤、羊肉汤，并不见痊，痘色灰白陷凹，不知何方以治之？（问）

痘毒伏于肾，此不易之定论也。其发必有所感，感天地邪阳火旺之气而发，其症尚易治；感天地瘟疫之气而发，最为难治。全部痘书，有形、有色、有图，最宜细玩。据说吐血谵语等症，是属瘟痘，无疑十中难存一二。（答）

男儿生下四个月。传染瘟疫，惊风发搐，其症危紧，即用抱龙丸，稍瘥。嗣后手脚不遂，至三四岁渐习行步。十二岁春，又患麻疹，日久始愈。手足比前十分不好，其父母着人提携戏游中庭，自己慢慢行步，一遇他儿挤扰，他即跌倒不起，虽系小阶，亦不能越。现今岁已十四五，身体不长，百般药治，尚无其效，不知何经何病？且何药治之乎？（问）

据说男儿才生四个月，传染瘟疫，惊风发搐，用抱龙丸，瘥后手脚不遂，至四岁才习行步，十二岁出疹后，手脚十分不遂，小阶亦不能越，现今十五岁，身体不长，医药无效等因，予揣此症其失治必在传染瘟疫之时，危症已愈，只余邪伏于筋骨之间，若出疹时能尽伸其邪气，悉发其余毒，亦可以变换身体。今身体不能长大，是生发之机不旺也。盖肝主筋，肾主骨，筋骨不长，身体何由而长耶？今欲大补筋骨，恐余邪未清，欲力去其余邪，又恐气血虚弱，宜细察脉症病形，一半去邪，一半扶正为妥。至于惊风二字，小儿科本有此名。喻嘉言、张隐庵二先生深斥其非，后当与尔细说。小儿之科，最属难称好手。何也？凡为医者，总不外望闻问切四字。小儿不能言症，即稍长能言症，亦不能清楚，是论症不足恃也。大人以四至为平脉，小儿以七八至为平脉，是脉不足凭也。惟发热、不发热可扪而知，有恶寒无恶寒则不可知也。惟细观食指之纹色、面部之形容，并细问从旁抚养之人，非此则无从下手矣。小儿阳常有余，阴常不足，最易生热，热邪留而不去，则生痰、生风、生惊，是热、痰、风、惊四字则常有也。后人以惊风立论，以其头摇手动也，而曰抽掣。以其卒口噤、脚挛急、目斜心乱也，而曰搐搦。以其背强脊反也，曰角弓反张。每用金石重坠之药，以致外邪深入，无路可出，真为可恨。孰知小儿最易感寒，初入太阳之经，早已身强多汗，筋脉举动，人事昏沉，时医不知用解散之药，而以惊风名之。夫惊风之症，即刚痉、柔痉之症也，宜从仲师之法，斟酌而用其方则得矣。（答）

小儿十二三岁。咯血四五日，精神仍壮，饮食能进，游行如常，并无他患，百药无效。俗医用乌鸡一只、绿毛海带菜一把、紫苏一把、水草茎一把、生姜一把煎服痊愈。不知何病哉？俗医云：吐血、咯血、咳血、唾血等症，概用此方，多得效验。愚想血证多热，鸡性温补，生姜、茎草，紫苏皆辛温之品，海菜亦非止血之物，乃如此得效者，其故何哉？（问）

《内经》云：气血喜温而恶寒，寒则停而不流，温则消而去之，故血证之方用温药者十有其七。况小儿无七情之伤，其咯血多因外感，故紫苏、生姜亦可得愈。经又云：不远热则热至血溢。血溢之症即是咯血属热者也，故论症不可执一定法。（答）

小儿七八岁。先患蛔虫之症，愈后背间第五六椎骨肿起作疼，内服松蕊丹、枳壳丸，外用熨药方，更服海蛇、蕲蛇肉等方，其肿虽未减，其疼得稍愈，起居行步。逐渐不难，谁知一旦，其骨愈大愈疼，起居艰难，行步不便，即服八味丸加鹿茸、龟甲，外用熨法、龟尿等类无效，现今治已经年，尚觉往往而剧，不知何法治之耶？（问）

蛔虫本风木厥阴所化，其症属于厥阴，背间脊骨属于太阳，宜以厥阴为本，太阳为标，两经合想而用药用方，自有头绪。（答）

小儿三四岁。胸间忽肿，到第二天通身背腹连结数块，皮色不变，其肿小不大，按之如包脓，辘辘有声，更兼处处紫黑，恰如灸迹，不可指数。六脉微弱，面色萎黄，形体削瘦，四肢微冷微汗，元气几绝。予见问其故，其母曰半月以前，偶有蛔虫之患，曾服土木佳煎汤，不意忽然变作此症。是时予因有别事不暇细诊，只据其脉想是过服土木佳煎汤所致，不如先补救其将消之元气而后施治，即用补中益气汤加附子、肉桂、炮姜而无效，不知何症？何方以治之也？（问）

据云胀满肿结包脓之症，必有风痰湿热之气流入血分，故发无定处。其外现出紫黑之色，三四岁小儿，形质尚未结实，不能当此时毒，故四肢微冷微汗，元阳将绝，即用补中益气加姜、附、肉桂，先救其将绝之元气，固属有见，但时毒未去，其病总不能愈也。（答）

《琉球问答奇病论》终

羊毛瘟证论

内容提要

有不可思议之病，自有不可思议之方。病名之奇，如鼠瘟、獭疫，盖由鼠、獭传播其病原因而名之；如鸡胸、龟背，盖因形状酷肖其鸡、龟遂而名之。惟羊毛瘟证，擦之确有一种似羊毛之丝而出，且擦出其毛而病即解，然而细审其形，却又非的是羊毛，详考其原实在乃属于温疫，因之为羊毛瘟，是又奇之又奇也。本书为裘君所藏，与前集治蛊法同称治奇病之奇书，不可不刊。

方 序

余家世业医而余不知医，且并不识药性。幼时羸而善病，每喜与医士游，盖医乃仁术，业斯艺者，类能以仁宅心。余需次金陵六载，所识医士，如王式昭、徐景伯、随万宁、周硕园，皆长于方脉；濮韫良长于外科；汪藕塘长于按摩，之数君子者。律身行已必信必果，又存心济人利物，乡里佥称为善人。凡道路桥梁之倾，圮不便于行人，及祠宇报赛废坠者，不惜积赀以成善举，殆纸不胜书。癸丑冬，余感风寒之疾，四肢痛不可忍，昼夜呼号，辗转床蓐，濒死者数矣，式昭、景伯以药起之。因式昭、景伯得识万宁。万宁伟躯干，亭亭如鸡群之鹤。时有尘埃外想，与之谈，穆如蔼如，不觉矜躁之俱释也。兹万宁以所著书问叙于余，余阅其自叙之辞，及循名疗治之法，殆发前人所未发，而又明白简要，一览无遗。余虽不知医，而万宁利济婆心，于斯方见。昔贤谓不为良相即为良医，万宁覃精殚思，祖轩岐，宗仓越。法刘、张、朱、李，亦既多历年所矣。而更参以已见，集成是书，可为烹鱼之釜鬵，济川之舟楫，异日隔垣早见，望色先知，深造正无穷期也。万宁勉乎哉。

嘉庆元年丙辰腊月吉旦整饬江南通省盐法分巡江宁兼管水利道前刑部郎中律例馆纂修官济南方昂书于江宁巡署之静远堂

王　序

余交随君万宁有年矣。每与谈岐黄家说，知其渊源有本，不与寻常术士比，心窃敬之。夫医之为道，奥妙无穷，非深究《灵枢》《素问》之旨而加之以神悟，不能得其会通。世之业此者，率泛涉本草歌诀，便尔悬壶，暨乎心不应手，或至偾事，绝不自省而返求其理，故虽三折肱，九折臂，终未为良也。随君殊于是，宜其学益精而全活者众，是不以术视医，而以道视医，故能如是。近日撰《羊毛瘟证论》一编，出而问世，实阐前人所未尽发，而紬绎其旨，其有功于先哲，施及于后世者大矣，远矣。证治原委已详自叙，余何庸更赞一言，姑赘数语，以志钦佩云尔。随君兼善于诗，谈医之余，间出其吟咏以相订正，则余有互相裨益者，余将序而传之，以见其余事作诗人。昔范文正公比良医于良相，今我随君，不又于杏林中增一佳话也哉。

嘉庆元年中元日菊庄姻弟王金英琴手书

陈　序

余素不知医，亦不习方药。尝读《周礼》一书，言医者至详，有掌其政令者，有分而治之者，盖职有专司，能有独擅也。聚药以供医事而浑名曰毒。宇宙太和，鲜大灾沴，其以危困而请于医府者，气有不和也，须以偏胜之物攻之，当则止疾，否则必伤，慎之曰毒，不亦宜乎？其有不愈之状，则各书所以入于医师，非独藉以制其食，诚以医不能无失，且为后鉴也。然则方药之有书也，殆周官法戒之遗意欤！吾乡随万宁先生，诚笃温厚，施与好善，乡里咸推重焉。秋七月，余以给假南旋，适从弟妇以危证得先生双解方药而愈，因出近所著《羊毛瘟证论》问叙于余。夫温疫者，古方也，羊毛疔者，御纂《金鉴》中所备载也，会通其意而名为羊毛瘟证者，随氏之心解独得也。善说诗者，不以文害辞，不以辞害意，以意逆志，是为得之。随氏之书，意以逆之耶？刊以问世，不敢自私，又以知其良工心苦而虚且公也。虽然，余窃为著书者有二难焉。才高者坚持门户之见，专以博辨攻诋为长，安知不有以二书不能合此证古所无为随氏咎乎？然随氏固已明言其以意会通矣，又何用哓哓者为质。下者笃信而不善学之，凡遇一证，辄云羊毛瘟证，针以挑之，面以擦之，妄引随氏法以自卫，此又随氏不及料，而实为此书之罪人也。惟证宜双解者，即以双解法行之。方证相对，胸无成见，药用当而通神，斯古法赖以不泯而随氏之苦心庶几与之俱传乎。此书中难发之隐，不独为著书者补之，且为读书者告之，兼以质之吾乡以医名世诸君子以为何如也？是为序。

嘉庆元年秋八月既庭陈廷硕拜撰

徐　序

气失平面为疾，奇症原多；药用当而通神，良方最重。唯症非经见，愈征麋眼之清，斯方有必传，弥著婆心之苦。金陵随万宁先生学本六经，医已三世，久神脉息，肱折于三，尤谙时邪气分其五。近有温证，前未盛行，今遇良医，确昭神效。火蒸脏腑，感岁气于司天，肺主皮毛，郁膜间之毒缕。寻常未识。诊误即危，解散不先，救迟亦殆。惟先生善参古法，妙活灵机，以走獭之奇，通出蛇之变。如扁鹊之攻腠理，明且察于秋毫；类秦和之辨阴阳，治更分于歧路。柔毛尽剥，有目皆知，仙指才临，无人不活，未忍私为已有，辑症成书，还思善与人同，汇方寿世。盖先生仁心为质，名教夙敦。负郭本无，独重春秋之祀（先生原寒士，集会五百金，买槐田四十余亩，每年租利为春秋祭祀用）；趋庖久有，常循《诗》《礼》之箴。已天性之群推君，陈孝友尤路人之共戴司马阴功。范叔袍怜，给单寒而何既？周郎困借，拯贫馁以良多。而且弄月吟风，无非天趣，宜其调梅种杏。尽是春风。（昌）素不知医，尝钦抱道。睹得心而应手，实相双解之功。数起死而回生，岂止一毛之利？郭玉之医以意，效即丹方；巫彭之药有经，此尤龙秘。质之同方同术，莫疑抱朴之增，可知有经有言，足称《灵枢》之阙。

乾隆六十年乙卯冬伯子徐世昌拜撰

自　序

瘟疫一证自古有，然即《周礼》所谓四时疠疾也。其所感之气，变幻难以言状，而《灵枢》《素问》及各名家并未立瘟疫之名。迨吴又可始著方论。吾乡戴麟郊先生又著《广瘟疫论》，有辨色、辨气、辨脉、辨舌、辨神之说，足为后学津梁者，更加详备已。但瘟疫中有羊毛一种，则从未有言之者。岁辛卯，此证颇行，俗呼为羊毛痧子，临证颇难措手。（霖）恭读御纂《医宗金鉴》外科疔疮内载有羊毛疔证治之法，除毛有方，用药有则，显立成规，遂会通其意，格以所感之气，所入之门，所出之处，及其病作之形，巽心推究，酌方疗治，多获生全。越今多载，欲以鄙见质诸同志，因作《羊毛瘟证论》，似可与吴、戴相发明。夫瘟疫之变，在外证既可化毛而成疔毒，在内证亦可化毛而伏皮肤，其相形而得名者，正可循名而立法。虽此证不多见，而近年往往有之，恐穷乡僻壤突遇此证，疗治失宜，贻误匪浅，谨将治而得效方药，一一志之，然医理渊微，不免挂漏，仍祈高明再加博采，补所未备，未必非医门之一助云。

乾隆六十年岁在乙卯冬十月上元随霖万宁甫识

目　录

羊毛瘟证论

上元随霖万宁甫著
子钺中发校
裘吉生刊行

伏邪穷源论

夫天地之气，万物之源也。伏邪之气，疾病之源也。惟医以意，格以理而明之。气，阳也。神为之主，轻清象天，无形而能生物，资始之根也。血，阴也。气为之主，重浊象地，有形而能乘载资生之根也。一动一静，互为之根，溯万物之初运至气至，并岁干气化而太过不及，则有偏胜之灾。夫病生之始，外因内因并不内外因，而邪乘口鼻，则有伏藏之害，气胜者和，气不胜者病，其伏脏之邪温毒也。盖非四时六气之温邪，乃山泽郁蒸之毒，名曰厉气，即《内经》所谓苛毒是也。如评热论问“有温病者，汗出，辄复热而脉躁疾。狂言，不能食，病名为何？对曰：病名阴阳交。交者死也。”此论四时六气之温也。又刺热篇肝热病者，小便先黄，腹痛多卧，身热；心热病者，先不乐数日，乃热；脾热病者，先头重颊痛，颜青欲呕，身热；肺热病者，先淅寒厥起毫毛，恶风寒，舌上黄，身热；肾热病者，先腰骱酸，苦渴饮，身热，此论情欲内蒸之热也。欲知五脏之热，可望而知之。肝热左颊先赤，肺热右颊先赤，脾热鼻赤，肾热颐赤，心热颜赤。病虽未发，见赤色者治之，名曰治未病。但伏邪之毒，郁久而发，上升下降，从胃土关隘之所，毒蒸变化，化生羊毛。至于病及内以达外，必然先见于色。要知毒火枭张，早为攻伐，免致贻祸。再能未病而穷之，其医更备矣。此病非四时六气之邪，又非情欲之贼火，乃伏邪毒火之为害，每致人闷绝，可不慎欤！但索本穷源，难以透达，微撮其要，以备一参耳。

温病论

夫温热之为病，医知之矣，此非六气四时之温，乃厉气伏脏之温也。且述自岐黄，渊源正脉，纪岁数千，派分最广，治各不同，何也？岁气使然，地势使然。但能揆度病情，审察病极，灵活者得其巧，固滞者守其法，知不偏而偏者泥于体，似偏而不偏者合乎用。经云：法于阴阳，和於术数。夫法也者，无限之体；和也者，无限之用。所以天覆地载，人禀五行，人在气交之中，美恶之气无不感耳。然而本气贯乎天，运行不息，气之正也。气和者，长养万物；气偏者，损伤万物。在人则有强弱，气则有盈虚。其受气清者生神，受气浊者生病，是以老少强弱。偶有一息之虚，受其厉气，郁于中土，酿久而发，伏流荡伏邪毒火所由来也。夫胃为十二经之海，十二经都会于胃，胃气敷布于十二经，惟虚者注之，非一感而即发，伏久乃发也。

其作仍归于胃，达于三焦，纵现各腑各脏之形，以胃气为主。设聚于胃，不能攻逐，毒火仍陷于本注之所，终难释矣。故毒火攻下之宜早。或问时邪形证，答曰：时邪发动，人身运行之气乃为之阻，阳气不伸，反为之寒；阴气闭塞，反为之热。其初病也，举动如常，忽寒忽热，既而面色青白，头眩难支，腰背胀痛，胸闷气阻，四肢麻木，声音低小，烦躁不宁，口渴舌赤，苔白，或黄，或灰黑，或砂白，皆有裂纹，红紫点布，或舌中无苔，或舌如胭脂，唇若涂朱，呕吐干哕，人皆昏沉，谵言狂乱，或出羊毛斑疹，或痈疔腮肿，或头面浮肿，或咽痛等证，难以尽举，脉象右大于左，六部不调，或沉伏，或弦数，或洪大，或坚实，无一定之形，皆人禀受之别也，亦由邪伏之轻重也。先见寒热者，少阳之初气也，少阳为微阳，本为枢，时邪初泄，病者原不知觉，既而聚胃，毒火枭张，故有此象，所谓时邪病形者是也。夫时邪者，伏邪之化也。伏邪化形，形似羊毛，盖非六气四时之温明矣。

羊毛论

羊毛之为病也，始觉微寒发热，或憎寒，或壮热，或发疹块，面色微青，唇红而胀，舌有薄苔、红点裂纹，胸中滞塞，身胀酸麻，手足不利，前心后心，或有斑点，或无斑点，及病至面色青板，身重不仁，皮肤紫胀，脉不至，则无救矣。伏读御纂《医宗金鉴》，内载羊毛疔证一条：初起时身发寒热，状类伤寒，但前心后心有红点，又如疹形，视其斑点色紫黑者为老，色淡红者为嫩，宜服蟾酥丸汗之。毒势不尽，憎寒壮热仍作者，宜服五味消毒饮汗之。如发热口渴便闭，脉沉实者，邪在里也。宜黄连解毒汤加生大黄一钱五分、葱头五个清之。治法先将紫黑斑点用衣针挑出如羊毛状，前心后心共挑数处，用黑豆、荞麦研粉涂之，即时汗出而愈。一法用明雄黄末二钱，青布包扎，蘸热烧酒于前心擦之，自外圈入内，其毛即奔至后心，再于后心擦之，其羊毛俱拔出于布上。忌茶水一日。窃思疔有羊毛，与近日羊毛时证大略相同，即以治疔之理而会通其意治此证亦可也。且人身灾眚，自古迄今备载，病目有增无损，有书载而未见，有病见而无书者，诚可悼叹。所以一时之病证，一方之疾厄，古人笔之于书，以备后人参考，知某书有此等病也。夫业医者，智圆行方，心小胆大，临证即师，疗证即法。今时邪由毒气土藏，郁蒸金化，忽有羊毛，类似蚕丝，其毛倒生肤里膜外，针刺皮肤绝无点血，剔出羊毛长者七八寸，短者二三寸。剔未尽者，再以荞麦面用阴阳水和团，自胸前圈滚至腹，背心圈滚至腰，滚处约百余转。面团中毛多，遍身全滚皆有。投以加减双解散，至肺气舒畅，血脉流通，大汗如雨，或发疹块而愈。盖此证获效于双解之方，治法即仿羊毛疔证五味消毒饮、黄连解毒汤加大黄、葱头之意，要亦《内经》金郁泄之，土郁夺之之旨。清太阴，通阳明，达三焦，为无上法门，非重剂硝黄，乌能胜其病哉！伏邪毒重者，连投大剂双解，膏黄用一二十两亦不为过。但稍有疑畏之心，莫能解释其疾，或有误治者，以寒热作疟治，胸闷气胀作停食受寒治，或以温中燥湿治。或以达原破气治，病日加增，昏闷而死。至于不能医治者，病来急速，气阻神昏，面色青惨，站立不起，肢冷脉无。故不治也。所谓不治者，毒火与元气势不两立，并于上焦，阳气不行，肺胃不通，即经云“诸气膹郁，皆属于肺”，此为闷绝之由。其可治者，惟临证之时不可不细心耳。

辨惑论

或问卯酉之岁，阳明司天，燥气主之。又乙庚化金，金生辛，辛生肺，肺生皮毛。羊毛一证，以自然岁运气化，乃非卯酉之岁亦见其证，非乙庚化象亦见其证。有一方见羊毛证，有一方不见羊毛证。再者，毛生皮内，名曰羊毛，拔出形似蚕丝，何以不名蚕丝而名羊毛？至药用峻重凉攻，何以不伤气血，病愈易于如常？识羊毛证候，何法别之？亦有服轻药而获效者，何不尽用轻药而治之？答曰：岁运气化，可知客气流行，有风气之变化否？且在地有高下，天有阴晴，皆统乎一气，万物皆备于土。如天时晴久，其气伏之转深，故各方病见之有异，然则天运之妙，其可知耶？其不可知耶？其运气之旨，譬如走盘之珠，无一定之时也，但气之变化，固不常在，而物由之，而人应之，难以执一论也。至毛生皮内，如合曲然，因气之所感，伏藏于土，金气蓄之，火气燕之，故从金化。《素问》云“金位之下，火气乘之。”考之《周礼·夏官》注云：“羊属南方火”。《说文》“羊，祥也”。《易说》“卦兑为羊，其质好刚卤”。《曲礼》“羊曰柔毛”。《月令》注“羊，火畜也”。其病伏藏毒火，谓之羊，非无因也。考之《说文》，“蚕，任丝也”。蚕吐有数丈之丝，羊生无数尺之毛，是羊毛耶？是蚕丝耶？果是羊毛乎？非也。伏藏毒火，取其名耳，且身中伏邪即毒火也，火可燎原，火可炎烧气血，其毒火浮于肺胃三焦，攻之速者，毒火即解，其气血未曾损伤，故病退即如常人。至于识证易于明显，毒火轻者，自然凉药轻攻，毒火重者，断不可以轻药。其毒火最速，毒重药轻，则腐肠烂胃，及至受害，则悔无及矣，故余另有规则、治法、备方。

老少男女贫富不同治

温邪之为病，因病以订方，因气以知病，实因人以治也。何以言之？人类不齐，有老少焉。有男女焉，有贫富焉。推而言之，有形乐志苦。有志乐形苦，有形志皆苦，有形志俱乐。又如是种种各别，其受毒气则一也。大抵老者气血就衰，形如枯树，不可摧残，治宜早解其毒，于攻之中量其毒注轻重也。幼者气血未定，肠胃脆薄，不任毒发，急宜早攻，当思一两岁时作七十岁观。一周以内作八九十岁观，自然百无一失。妇人之病，与男子无异，所异者胎前产后、经期月候耳。至于贫者，劳力饮食自倍，无酒色可思，无机关可用，故腠理常实，而有病拖延，当以急攻为主，免致毒伤内脏。至于富者。或终身逸乐，不免累于酒色，或过于劳心，食少事烦，其腠理恒虚，而有病即医，亦宜量其攻伐，除邪即安正也。至老少用药攻伐，十之四五，不可太过。至于妇人胎产病羊毛瘟证，并妇女行经等证，另有分治，此其大略也。若夫神而明之，变而通之，又在会心者自用焉耳。

临证规则

病患难知，有规则而能知。道为化象，法为至理，万法归一，在于得其要领。人非生而知之，必有资于规则，务须胆与识俱，心随理运。临证推寻，详明果决。若识见不真，先迷向往之路，胆力不壮，同归废弛之涂，终不能遇病而驱之也。盖温邪见证有发热恶寒，有微热恶寒，有无热恶寒，有发热不恶寒，其温邪出于阴阳脏腑而别之也。阴为脏，阳为腑，其脉亦有阴阳。脉之浮、洪、数、长、实，五阳也；脉之沉、迟、微、弦、涩，五阴也。至内伏之邪，以右手寸口为主。浮为在表，沉为在里，数为在腑，迟为在脏。阳病阴脉，阴病阳脉，死生判断，不尽然也。惟脉有神者准也。欲知病愈未愈，脉大为病进，脉缓为病退。

申明温邪出三阳病治

温邪自里达表，邪出少阳，则微作寒热，口苦作哕，舌微现白苔，苔中有纹，夹杂红点，头忽眩晕，胸胁胀闷，方用荆防败毒散合温证解毒散治之，继以加减双解散。

温邪出阳明，发热不恶寒，口渴唇燥，舌苔厚白，或现黄苔，皆有紫点，苔见裂纹，头重作痛。胸胀身酸，烦躁呕吐，面色红亮，恶人与火，方用加减双解散主之，次用白虎汤。

温邪出太阳，恶寒发热，头痛脊强，项痛拘束，或呕或泻，口淡不渴，舌有滑苔，或黄或白，皆有红点裂纹，面色灰滞，便数或遗精，方用荆防败毒散加滑石一二两，次用加减双解散。

以上温邪出三阳，依方调治，至于病有变异，宜照备方选用。

申明温热攻三阴病治

温热攻太阴，烦躁忽热，肢冷身倦，气急吐蛔。腹满泄泻。口渴不饮，舌如砂垒，神昏语错。脉沉数者生，浮软者不治。

温热攻少阴，渴躁狂妄，壮热忽寒，咽痛胸胀，忽阻忽喘，自利不食面赤胀亮，脉数大不急者生；或急或散者不治。

温热攻厥阴，面色灰滞，舌强唇紫，苔黑而干，抽搐闷乱，呃逆连声，微热肢冷，腹胀囊缩，或囊肿而破，或胃口作痛，痛至少腹，胀硬如石，脉弦数不强者生；或如新张弓弦，或细而短者，俱不治。

以上温邪攻三阴，难救之病。宜早服加减双解散、黄连解毒汤，再依病证，增减用药。至病有变异，宜照备方选用。

羊毛瘟证规则

羊毛见证有轻重之分，宜详细申明。但此病之来，人皆不觉，而为医者，未曾多见，亦或见者未必深识，何况于病家，焉得信其为羊毛证乎？夫瘟证羊毛，伏郁毒火，有注于厥阴少阳者，有注于少阴太阳者，有注于太阴阳明者，此为双注证，毒邪极重者也。有注于少阳经者，有注于阳明经者，有注于太阳经者，此为单注证，毒火少轻也。

申明羊毛双注证治

厥阴少阳形证　寒热似疟，面青色滞，唇燥于呕。舌苔白滑，有紫点裂纹，周身振动，腹内如梗两条，胸闷气急，忽毒火冲动，人事昏乱，彷徨惊悸，两目直视，角弓反张，如畏刀锯。如见鬼神。治法：外除羊毛，内服加减双解散增鼠粪七枚，次用五黄丹、珠黄散、紫雪金丹，并犀角、羚羊、地丁、蒲公英、银花、雄黄解毒等药。

少阴太阳形证　时发寒热，面色青赤，唇燥舌破，苔黄点紫，咽喉不利，周身板束，四肢麻木，骨痛如碎，头如斧劈，或呕或泻，胸闷气胀，昼夜不安，小便闭塞，烦躁不宁。治法：外除羊毛，内服加减双解散增羌活，兼服五黄丹，次用加味凉膈散、黄连解毒汤，并服金汁、人中黄、牛黄、银花、蒲公英解毒等药。

太阴阳明形证　壮热微寒，四肢厥冷，面色青灰紫胀，唇掀肿裂，舌本紫赤，苔如粉白，有刺，兼有红点裂纹，渴欲多饮，饮又呕吐，牙床出血，胸胀腹痛，狂躁气急。治法：外除羊毛，内服加减双解散兼五黄丹，继服加减大柴胡汤，并服西瓜水、犀角、羚羊、人中黄、银花、蒲公英、地丁、雄黄、牛黄解毒等药。

申明羊毛单注证治

少阳形证　寒热如疟，面色微青，神倦身重，头眩目涩，口苦喜呕，舌有薄苔，或黄或白，皆有点纹，胸闷心烦。治法：内服荆防败毒散，兼服五黄丹，外除羊毛；次服五味消毒饮，并加减双解散，增雄黄少许和服。

阳明形证　不恶寒，忽发热，唇干微渴，面青微红，舌如积粉，有细纹红点，胸闷身倦，头晕作烦，不能安卧，治法：内服升麻葛根汤，兼服五黄丹，外除羊毛；次服加减双解散、白虎汤。

太阳形证　寒热身重，面青微赤，头痛脊强，或呕或泻，胸闷气胀，舌本紫色，苔见白滑，有细点裂纹，唇干咽燥，口淡而黏，渴而不饮，小便赤涩，或遗精，或淋浊。治法：内服荆防败毒散，兼服五黄丹，外除羊毛；次服加减双解散、猪苓汤。

以上双注、单注羊毛瘟证用药调治，使病者汗出彻，舌浮白苔点纹皆退，或遍身作痒，或发疹块，以热退毛除为愈。又双注、单注形证不必拘于日期，惟辨脏腑毒之轻重也。至于治法，俱以太阴肺、阳明胃、少阳三焦为主。其最要者，阳明胃腑。胃为水谷之海，五脏之源，十二经总会之地，当于此处逐毒，不可忽略。实者宜用加减双解散，虚者宜用新制兰膏汤，并服五黄丹。倘毒重本虚，亦宜加减双解散，不可太过，至四损不可正治。由于大劳大欲及大病久病，气血两亏，阴阳并竭，名为四损，又病羊毛瘟邪，最难调治。宜临证时细加详察，是气亏，是血亏，是元阳亏，是元阴亏。必至审定，然后施治得当为良。

羊毛瘟邪疑似辨

羊毛瘟邪，亦有疑似难明，须辨质之虚实，毒之轻重，毛之有无，有似虚寒而伏大热，有似杂病而治不能痊者。此疑似之证，贻误匪轻，然而虚者宜轻逐毒火，实者大可凉攻。毒之轻者宜缓攻，毒之重者宜急攻。羊毛有无，用荞麦面团圈擦，医皆能知之也。至于虚证似实。实证似虚，毒轻似重。毒重似轻。外无疹点，内有羊毛，类似杂证而有羊毛，类似虚寒而伏大热，最难详辨，若不细心体认，辨出真情，何能破其隐蔽，疗其病患耶?

羊毛瘟邪，虚证似实：如阳气素亏，气短少息，阴血素亏，面色萎黄，至毒火伏藏于内，神反精壮，面反光亮，初病微觉寒热，胸反不胀，擦有羊毛，舌本赤色，浮有白苔，现有点纹，脉象虚洪，或见细数，渴而不饮，烦而不躁者是也。纵宜宣伐，于攻药之中兼以养气和血为主。

羊毛瘟邪，实证似虚：精神素健，饮食倍常，毒伏于内，神反倦怠，面反青白，心慌头眩，内烧无力，时忽发麻，用荞麦面团圈擦身有羊毛，舌本紫色，现有厚苔，或黄或白，紫点裂纹，脉象数实，或浮软沉坚，喜饮不多，昏沉困睡者是也。急宜宣伐，于攻药之中重用膏、黄、芒硝为主，并用珠黄散、紫雪金丹。

羊毛瘟邪，毒轻似重：毒火发作，面色青红，壮热烦躁，无汗口渴，胸闷不宽，舌苔薄黄，点红纹细，脉象洪数。攻伐解药毒之药利于轻用。

羊毛瘟邪，毒重似轻：毒火发作，举动如常，面色青滞，微热恶寒，口淡呕痰，恶心胸闷，舌苔灰白，紫点裂纹，脉象沉实。攻伐解毒之药利于峻重。

羊毛瘟邪，毒火发动：胸闷恶寒，皮肤忽木，前后心无点，周身无疹，或神昏气闷，或潮热不止，或饮食减少，或呕酸痰，或不发热，俱用荞麦面团圈擦前心后心，如有毛者，宜服解毒攻伐药除之。

羊毛瘟邪，有大热似寒：四肢厥冷，身重不仁，面青浮肿，目瞪神呆，唇淡而皱，舌苔灰白，紫色细点，呕吐痰沫，痰有辛味，胸闷神昏，早觉苏醒，午后如死，脉象沉微，独右尺见促脉。（余）初临此证，类似虚寒，恹恹一息。疑为必死，细推证象，早觉苏醒，右尺脉促，舌苔灰白，有细紫点，痰有辛气，唇有皱纹，此非寒证所有，以荞麦面团圈擦前后心，有毛，果即此证也。譬诸人事，言多者必假，一语者反真。审之医理，证象少者为真，多者为假。人身四肢为诸阳之本，头为六阳之首，又脏不和则九窍不通，阳气不能运动即现诸般寒象，若阳气宣通，其寒自散矣。此病之形证，有一二生机不可不救。方用黄连解毒汤加大黄，继以理脾和肝。

羊毛瘟邪，类似杂证：如胃痛、胁痛、腹痛、伤风、停食、积聚、冷痰、呕吐等证，病证甚多，难以枚举。或问何以别之？答曰：易识。其证面青胸胀，舌有点纹，脉象有力为准。宜从羊毛瘟治，不宜从杂病治。

羊毛瘟类证治

羊毛瘟邪，重证用加减双解散一日两服。若病剧不解者，当半日中尽二服。

羊毛瘟邪，面现青色，舌有点纹，寒热胸闷，周身拘板，头眩作痛，是此证也。如舌现点纹，寒热胸闷，身酸作痛，面色不青，非此证也。盖温邪病、羊毛病，各从其证调之，亦不拘于温证、羊毛证之方，要知合宜而用。

羊毛瘟邪，四时发作夹表邪者，宜先服荆防败毒散，次服加减双解散，得汗得利为愈。

羊毛瘟邪表里热盛，或发斑疹，或头面腮肿，宜用加减普济消毒饮，兼服五黄丹。

羊毛瘟邪，病作不识，昏闷狂躁，忽寒忽热，延至四五日或十余日，用荞麦面团圈擦，擦出毛，有五色，其毛甚健，治法用黄连解毒汤加大黄、石膏、薄公英、防风、雄黄、黄蜜。

羊毛瘟证，伏邪发动，烦躁发热，恶寒头痛，面色青滞，舌赤苔黄，浮黑有刺，口渴神昏，诊脉右手数实，左手关尺空虚。此系肝肾素亏，瘟毒极重，病急不可缓治，亦不宜补阴托邪。此证屡次经见，速用加减双解散逐去毒火，外除羊毛，保全气血，不致火灼阴阳，内陷变证。若畏凉攻则无济矣。

羊毛瘟邪，伏毒发动，寒热痰血，面青色滞，舌有点纹，或素有血证，当此毒火内蒸，其血必然渐涌，脉象洪数，以温邪为主。治法：外除羊毛，内服加减双解散。次以清热解毒、和肝养血调理。

羊毛瘟邪，毒火发动，面色青滞，舌有点纹，忽作寒热，烦躁内烧，便血不止，或素有便血，脉象数大，以温邪为主。治法：外除羊毛，内服加减双解散。次以黄连解毒汤加白芍、地榆、银花、苡仁而愈。

羊毛瘟邪，痹痛十余日，忽寒忽热，自腹痛至腿足，又至肩背，昼夜不安，医以桂枝、杜仲、牛膝、秦艽等药不效，更加烦躁，病象甚危，面色青板，舌有紫点，身痛难以转侧，脉象数实。治法：外除羊毛，内服黄连解毒汤加蝉衣、僵蚕、石膏煎汁，加雄黄、熟大黄、黄蜜和服，数剂而愈。

羊毛瘟邪，双注、单注证，误服温燥药如藿香、厚朴、乌药、木香等药，至毒火伤其气血，病加沉重，宜用黄连解毒汤、白虎汤加黄蜜、雄黄和服，气弱者不易收功。如本质气壮者，仍服加减双解散而愈。

羊毛瘟邪，发动毒火，面色青滞，舌尖紫赤，寒热胸闷，口眼歪斜，不语肢废，人事昏沉，类似中风病情，诊脉忽沉数而伏，忽洪大而实，脉证不应，非中风也。以温邪法治，外除羊毛，用瓜蒂散探吐。次服加减双解散、五黄丹，吐泻宣通为要，并服紫雪金丹、珠黄散。若服药后温毒外达，内脏素亏，右寸虚弱，咳嗽浮热，烦躁言蹇，日轻夜重，宜早服清燥救肺汤，晚服黄连解毒汤加蝉衣、僵蚕、白附子，水煎去渣，和雄黄、熟大黄、黄蜜温服。继以解毒清热、扶脾养阴而愈。

羊毛瘟邪，腹胀寒热，周身浮肿，面色青亮，舌有白苔紫点，脉象洪实。外除羊毛，内服加减双解散增入大腹皮、姜皮，兼服五黄丹。药服数剂后肿消毒解，再以清理余毒、扶脾而愈。

羊毛瘟邪，咽痛咳嗽，痰浊声低，脉象数实，舌有黄苔，布有赤点，面色青滞，忽然发红，胸闷背胀，内烧烦躁，食减神倦。医多以虚弱治，延久不愈。细诊此证，若论虚劳本病，则五火并蒸，气血渐损，损尽而已。如心火灼金，咳嗽胸闷；肝火乘胃，面浮色青，两颐忽红，食减作泻，肾火炎上，咽痛喉燥，水泛痰沫；脾火内焚，肌肉索泽，肤如甲错；肺火内烧，音瘖无声，痰如蟹沫。五脏火焚，脉必细数或虚洪，或弦急而空，此皆难疗之病也。至所见之脉证，用荞麦面团擦出有毛，脉数实，面青色滞，舌有赤点，数条病形有三条讹别，岂可定为虚弱耶？治法宜用兰膏汤，外除羊毛。病者胸闷觉宽，身增寒热，次用加减双解散并五黄丹、紫雪金丹，继以理脾和肝、清热解毒而愈。

羊毛瘟邪，鼻衄不止，或口齿出血，或耳内出血，忽寒忽热，舌现黄苔，布有紫点，胸闷减食，神倦心烦，脉象数实，面色青滞。治法：外除羊毛，内服加减双解散。次服犀角地黄汤。如齿衄，白虎汤；如耳衄，黄连解毒汤。瘟毒若减，统以清凉饮治之而愈。

羊毛瘟邪，恶寒肢冷一月有余，胸闷食少，头晕心烦，舌有红点，脉数有力，医以肝郁伏寒治，用桂枝、木香等药，其病日增。审病有寒，脉则不数，舌有红点，必有瘟毒，所谓恶寒肢冷，此热厥也。宜用新制兰膏汤兼五黄丹服，外除羊毛。恶寒渐退，数解黄沫，肢冷回阳，继用黄连解毒汤并调理脾胃而愈。

羊毛瘟邪，潮热月余，面色青滞，舌有黄苔，布有红点，脉象数实，胸闷作烦，食少神倦。治法：外除羊毛，内服加减双解散。继以清热解毒和脾而愈。

羊毛瘟邪，七八日后，病退微喘，食少神倦，忽昏忽明，绝无病苦，脉象细数，寸口脉微，此阳气不足，欲脱之象也。法用补中益气汤加麦门冬、生地黄救之。

羊毛瘟邪，七八日后，余邪不退，神昏气怯，忽寒忽热，腹中微痛，胸忽作闷，脉象虚洪，气口脉涩。此阴气不足，欲脱之象也。法用理阴煎加黄连、石膏救之。

羊毛瘟邪，病十余日，毒火未尽，肾虚呃逆，自下而上。方用六味地黄汤加磁石、石斛、黄柏、黄连。

羊毛瘟邪，肝虚呃逆，自左而上。用理阴煎加代赭石、旋覆花、白芍、川黄连，继服六味地黄汤加防风。

羊毛瘟邪，脾虚呃逆，自右而上。用理阴煎加丁香、柿蒂、川黄连，次用四君子汤加薏苡仁、泽兰叶、白芍、黄芩、川贝母。

羊毛瘟邪，三焦呃逆，自中而上。用新制止呃汤。

羊毛瘟邪，肺虚呃逆，连声不止，不知所来。法用茅草探嚏，内服参麦汤加葶苈子、石膏、杏仁。

羊毛瘟邪，毒火痰结，烦躁昏乱，寒热气促，呃逆连声，肺胃壅闭，脉数而促。治法外除羊毛，内服加减双解散，并服五黄丹。

羊毛瘟邪，毛已擦出，大解红沫，胁痛急迫，难以转侧，已服加减双解散数剂，舌苔黄厚浮黑，布有点纹，神昏烦躁，忽热忽寒。方用黄连解毒汤加当归、白芍、石膏、滑石、雄黄、黄蜜，兼服紫雪金丹。

羊毛瘟邪，已得汗解，毛出，延久不愈。病因温邪发动，误服桂、附、干姜、草果、蔻仁等药，致伏毒不除，阴阳气怯，脏腑贼火内生，真火无权，类与瘟邪初起之火相同。辨其证候，在色在脉。有病形可考，如面色青灰与青滞；有辨脉象，虚洪与实数有别。治法：用犀角地黄汤并参麦汤救之，生地用一二两。人参用一二钱。继用六味地黄汤加白芍、当归、沙参、麦冬、黄芩、黄连。

羊毛瘟邪，病证轻减，气血空虚，脉象洪大而软，神和能食。苦于夜不安卧，烦热内烧，行动少劳。自汗不止。方用当归六黄汤加茯神、炒枣仁，继用制甘草汤。

羊毛瘟邪，毒火已退，人事清爽。神虚忽烦，安卧食少。方用黄芩汤加薏苡仁、扁豆、石膏、泽兰叶。倘病久药烦，宜用加减资生健脾丸早晚服之。

羊毛瘟邪，毒火未尽，咳嗽连声，食少作呕。方用黄连解毒汤加杏仁、薏苡仁、泽兰叶，并服泻白散加石膏、桔梗、大贝母。

羊毛瘟邪，病后复发本证，或胃痛，或胁痛，法用黄芩汤加泽兰叶、川黄连，兼服逍遥散加石膏、乌梅肉。

羊毛瘟邪，毒火已退，素有肝郁，气逆阻胀，心烦内热，夜不能卧。法用甘露饮加旋覆花、代赭石。

羊毛瘟邪，病愈复患素有疾病。宜依常治方法。倘有余邪不尽，方中加石膏、泽兰叶。

羊毛瘟邪，病后狐惑，似病非病，情不能释。治法：凡饮食之中，皆用石膏泡水烹煮。

羊毛瘟邪，毒壅胃口，汤药不下。法用鲜姜一片擦舌，杂证同法。

羊毛瘟邪，毒火炽盛，不能纳药。法用甘蔗浆、梨汁、西瓜水、荸荠汁，俱微温服。冷服亦可。

羊毛瘟邪，外除羊毛，内服加减双解散，烦躁不宁，渴呕吐虫，气逆胸胀。法以冷饮乌梅汤。

妇人有孕病羊毛瘟治

有孕妇人患羊毛瘟邪，其双注、单注病证形象一一如前，治法同。然设羊毛未出，已出未透，俱用加减双解散去姜黄、芒硝，量服数剂。毛除毒解，继以扶脾养胎，方用加减资生健脾丸，并用四物汤。至清理毒火，方用黄连解毒汤，重用石膏。

有孕妇人患羊毛瘟邪，有毒火极重者。外除羊毛，内服加减双解散去姜黄、芒硝，倍用石膏。设邪火内扰，忽然漏血，胎恐不安，致有损伤。宜审胎元，主养血脉，分其脏腑，依经调治。方用加减双解散去姜黄、芒硝，按妊娠之月加药。至毒火轻重，医量之耳。

羊毛瘟邪，有妊一月，厥阴肝脏脉养，火扰漏血。方用加减双解散去姜黄、芒硝，以下按月，方同本方，增入白薇一两。继用黄连解毒汤加白芍、当归。

羊毛瘟邪，有妊二月，少阳胆经脉养，火扰漏血。本方黄芩用五钱，增入血余二两。

羊毛瘟邪，有妊三月，少阴心脏脉养，火扰漏血。本方黄连用二钱。石膏二两，当归五钱。

羊毛瘟邪，有妊四月，手少阳三焦脉养，火扰漏血。本方石膏用三两，炒山栀一两。

羊毛瘟邪，有妊五月，太阴脾脏脉养，火扰漏血。本方石膏用一两，白芍五钱，防风四两，黄连二钱。

羊毛瘟邪，有妊六月，足阳明胃经脉养，火扰漏血。本方石膏用四两，炒山栀四钱，当归五钱。

羊毛瘟邪，有妊七月，太阴肺脉养，火扰漏血。本方石膏用三两，黄芩五钱，白芍五钱，炒山栀三钱，增入川贝母五钱。

羊毛瘟邪，有妊八月，手阳明大肠脉养，火扰漏血。本方石膏用二两，黄芩五钱，炒山栀三钱，当归五钱，增入炒枳壳一钱。

羊毛瘟邪，有妊足月，少阴肾脏脉养，火扰漏血，未破浆胞。本方石膏用二两，当归五钱，增入川芎、川贝母各一钱。

羊毛瘟邪，有妊将近生。烧躁烦乱，似欲生产，又不能生，忽然痫疯大作，抽搐昏沉，牙关紧闭。急用川芎一钱，全当归五钱，僵蚕三钱，蝉蜕十四枚，河水煎去渣，和紫雪金丹三钱服下，即能痫止生孩下地。产妇宜多服童便、米汤。

羊毛瘟邪，新生产后，羊毛擦出，毒火渐轻，方用加味佛手散。

羊毛瘟邪，产后五六日或十余日，毒发双注证，脉象沉实，寒热胸胀，周身拘痛，面青昏厥，舌干而赤，或苔黄而腻，或灰白，均有紫点裂纹，或头痛如裂，烦躁狂乱，或毒结乳痈，或面肿唇掀，耳肿作痛。治法：外除羊毛，内服加味佛手散去桂枝，清水煎去渣，和回生丹一粒服之。如不愈，服新制兰膏汤。继用解毒养阴理脾而愈。

羊毛瘟邪，产后四五日，毒火发动，微寒壮热，头痛作晕，心烦口渴，内烧腹痛，四肢麻木，周身拘束，面青色滞，舌赤苔黄或白，布有点纹，昼夜不安。治法：外除羊毛，内服加味佛手散，增入秋石、雄黄、黄蜜，兼服回生丹。如不愈，并服紫雪金丹，灯心汤下。

羊毛瘟邪，产后十余日，面色青滞，

舌紫苔黄，布有细点，呕吐痰水，忽寒忽热，头痛眩晕，胸闷气胀。治法：外除羊毛，内服加味佛手散，兼服五黄丹。

羊毛瘟邪，产后一月内外，寒热胸闷，面青舌赤。治法：外除羊毛，内服新制兰膏汤，并五黄丹，病退即止。继服加减资生健脾丸。

羊毛瘟邪，产后四五十日，毒火双注，面青舌紫，有苔有点，烦躁谵言，壮热内烧。治法：外除羊毛，内服加减双解散去硝、黄，增元明粉、熟大黄、雄黄，并服五黄丹。继服新制兰膏汤。

以上有治胎前产后法未尽善者。务须临证参详，活人更多矣。

妇女病羊毛瘟行经治法

妇女患羊毛瘟邪，毒火扰动血室，或逢当期，暴下不止，人事昏沉，谵言狂躁。治法：外除羊毛，内服加减双解散。方内当归用五钱，黄芩三钱，增入白薇一两。数服后病退，继以清热解毒、养血理脾，不至经枯、经闭、淋沥不调为害。

妇女患羊毛瘟邪，毒火迫血，不当行经，忽然而行，血涌昏乱，谵言发厥，邪火更炽。治法：外除羊毛，内服加减双解散。方内石膏用四两，当归用五钱，增入羚羊角尖五钱，白薇五钱，大生地一两，取汁冲服，并服紫雪金丹，灯草汤下。

妇女患羊毛瘟邪，毒火扰动精府，带下如水，腰痛腹胀，寒热烦躁，舌有紫点，胸闷口渴。治法：外除羊毛。内服加减双解散。方内石膏用二两，增入羌活一钱，雄黄三分。次服猪苓汤加蝉衣、僵蚕、石膏、泽兰叶。倘本质素亏，瘟邪解退，宜培补阴阳，如大造丸、固本丸，皆可通用。

婴儿病羊毛瘟治

婴儿初生下地，多有胎热，发厥吐沫不哭，肝火生风，手足动摇。法用紫雪金丹三五厘常服，灯草汤下。

要儿初生，胎淫生黄。法用陈氏抱龙丸，荸荠清汁和匀温服。数次而愈。

婴儿初生，脐风撮口，证由于有孕多欲。法用丸制大黄五厘，陈氏抱龙丸五厘，灯草汤和服。

要儿初生，胎中毒火，发赤游风，或发丹毒。由妊娠时烟酒辛膻食物太过，致有此患。法用针砭去其毒血，药用紫雪金丹一分，灯草汤和服。次以犀角、羚羊角、石膏、蝉蜕、荆芥、元参、黄连等份煎汤服之。

婴儿下地。三十日内外，发热变蒸，十月之间，月月忽然发热，不可作病证医。此热由于内生。主长养之气至。常以荸荠清汁兼服白蜜汤解之；或用紫雪金丹少许，灯草汤下。

婴儿变蒸时，素有肝火生痰，发热气促，苗窍不通，面色青亮，忽变浮红，目瞪微搐，法宜羚羊角、石膏、防风、薄荷、钩藤、郁金、山楂、桔梗。时习多以乳滞着骇扑风为论，而用疏风消滞、镇惊化痰之药，服下无效，致病转剧，危困无救，深可叹也。书云如保赤子，心诚求之。至审察病情，惟望、闻、问、切。婴儿在四诊之中已少其三。独诊其色，所以较难诊者如此，何况诊视羊毛证乎？故略举数端为幼科医备一参耳。

婴儿感受瘟毒，伏而化生羊毛。儿生下地十月之内，皆无此证。或问何也？答曰婴儿气贯胸顶，呼吸通于囟门，瘟毒不能相干。至食五味之早者。囟门合之亦早，七八个月或作此证，或两三个月亦有此证。

由母有瘟邪，子亦受之。其病形象，手足忽冷，头身忽热，面色青滞或青浮红，唇干口渴，舌有红点。气促神倦。治法：外除羊毛，内服加减双解散。其分数约全剂十之三四，能吐能泻，可服米粥，继以新制兰膏汤、五黄丹酌量服之。毒火已退，宜用加减资生健脾丸。

婴儿患羊毛瘟邪，适逢出痘，急宜外除羊毛，否则闭痘不出。六日以前依羊毛治法，方用加减双解散，增人中黄、牛子、雄黄、芦根、芫荽。六日以后，仍归痘证法治。

婴儿患羊毛瘟邪，出痘，证系双注。宜忌鸡汁鱼辛。倘服此物，昏阻烦乱倍增。

婴儿患羊毛瘟邪，出痘，证系单注。外除羊毛，内依痘证治法。

羊毛瘟邪出痘，务须除毛为急，擦浴并施。

羊毛瘟邪，兼之出痧，其法相同。

羊毛瘟邪不治证

毒注不解，人事昏厥，胸胀如石，不能呼吸，皮肤紫黑，脉不至者死。

毒火双注证，误服温燥药者死。

毒重脉空，神昏烦乱者死。

毒火炽甚，口鼻出血，狂躁谵言，脉虚散者死。

毒火注络，周身拘痛，痛忽昏厥，面色青收，手足紫胀浮肿，脉急或伏者死。

舌紫无苔，鼻孔如煤，面紫胀亮，人事昏沉者死。

目红呛血，气促脉微者死。

腹胀如石，叫痛不休，舌紫有刺无苔者死。

烦躁喘阻，抽搐鼻扇，眼眶落陷者死。

呃逆不止者死。

张狂直视，舌强不语者死。

气急吐蛔，循衣被者死。

舌卷囊缩者死。

发热脉躁，狂言不食，舌赤无苔者死。

毒留不退，体如烟熏，摇头气急者死。

呛咳不食，气喘神倦者死。

瘟邪病退，元气散乱者死。

屡汗而病不退者死。

久热不退，脉虚者死。

病后不食，唇青或黑，昏倦肢冷者死。

挑羊毛至膜无血者死。

妇人有孕，毒火迫血不止，神昏阻厥者死。

妇人产后昏厥，腹痛阻胀，浮肿紫色者死。

妇人热入血室，暴下不止，神昏狂躁，喘阻舌强不食者死。

婴儿病昏厥直视，胀阻喘闷，咳呛不食，浮肿紫亮，口鼻出血者死。

毛毒闭闷，痘痧不出者死。

摘针论

万事由于前定，灾殃测理分明。治法求源，细参灵典。内有针砭，用其补泄，倘能俞穴处准，即得脏腑气至。夫针自上古，传有九数，其形各别。九者，以按天地人身、四时阴阳、九宫之谓，至于病有浮沉，刺有浅深，经络血脉，补泻得宜，各尽其妙。经云一天、二地、三人、四时、五音、六律、七星、八风、九野，身形亦应之。如人皮应天，人肉应地，人脉应人，人筋应时，人声应音，人阴阳合气应律，人齿面目应星，人出气应风，人九窍三百六十五络应野。故一针皮，二针肉，三针脉，四针筋，五针骨，六针调阴阳，七针益精，八针除风，九针通九窍，除三百六十五节气，此之谓有所主也。今见羊毛瘟证，常用九针内第一针开皮，七针刺俞。

其针处在胃之上脘，胃之下脘，又胃俞左右皆刺（其俞在背心自上数下第十二椎骨节两旁）。此四处有点，亦或无点，按此四处施治。先用毫针刺此四处，再用镵针开皮，无血，拔出羊毛，有血即止。余欣然明白，有是证暗合是法。但针砭流传已久，偶中一二，未能十全，所以未通行也。至于天地之间，运化无穷，时逢有疾，其治不谋而合。此天地之机合乎道也。夫医教自黄帝之后二千五百有余年，自仲景之后千有余岁，其未可见者众矣。其往可稽者灼然，若不知年之所加、气之转运、病之虚实、治之补泄，不可以为医矣。谨述图翼于下。

针式

九针之一名镵针

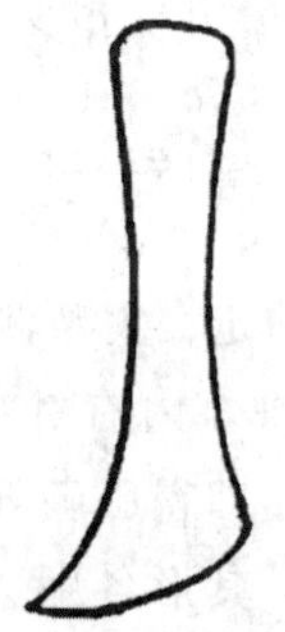

其头大，其末锐，取法于巾针，去末半寸渐锐之长一寸六分。

九针之七名毫针

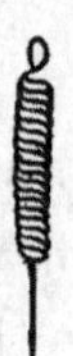

尖如蚊虻喙，取法于毫毛，长一寸六分。

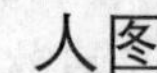

人图

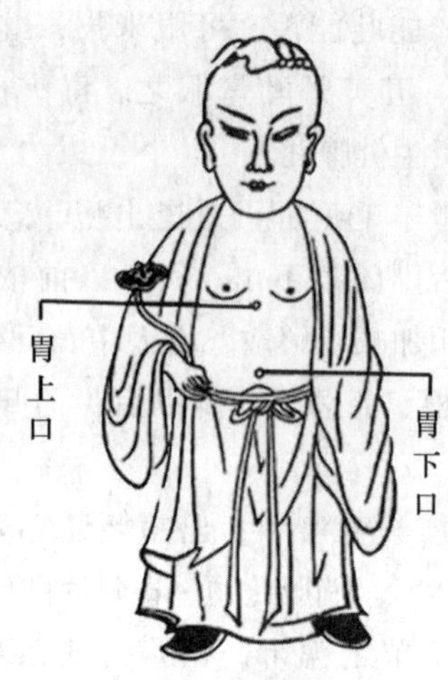

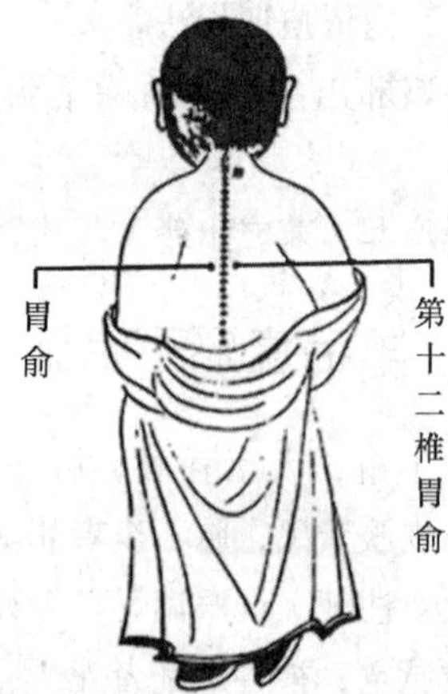

除羊毛法

荞麦研细成粉，用冷水、热水各半和匀成团，手握，在病者胸前圈擦至腹，背后圈擦至腰，再擦膀腕腿腕四处，再擦头面遍身，其毛尽出。多擦为妙，事后病不复发。

有用烧酒和荞麦面成团擦者亦好。

有用青布浸热烧酒遍身圈擦，其毛亦出。

用荞麦面，阴阳水和团圈擦，并治风寒气郁，胀闷反胃，咳嗽痹痛，皆效。此乃偶遇之方，并录。

备用诸方

五味消毒饮一

金银花三钱　野菊花　蒲公英　紫花地丁　紫背天葵各一钱二分

水煎去渣，加无灰酒半杯服。

黄连解毒汤二　治羊毛瘟邪，毒火内炽，壮热狂越，烦躁目赤，咽干唇燥，错语不眠，吐血衄血，热盛发斑或周身痹痛，腹痛呕吐。

黄连三钱　黄柏三钱　山栀子二钱　黄芩二钱　水煎去渣温服。

加减双解散三　治温证羊毛毒火，头痛烦躁，寒热胸闷气胀，头目眩晕，口苦耳聋，唇燥咽干，舌有黄苔，或腻滑，或粉白。厚薄不一，夹有红点裂纹，甚至干而有刺，或黑或中空，或舌本鲜赤无苔，或渴，或不渴，或吐痰水，恶心，谵言昏厥，并治毒在下部，腰痛足肿；毒在皮肤，发赤游丹，疹块斑痧；毒在少阳，寒热如疟，口苦而哕；毒在阳明，烦热而吐，腮肿面肿，狂躁而渴；毒在大肠，泻痢脓血；毒在脾脏，腹坚大而痛；毒在少阴，咽痛微热，内烧吐血；毒在厥阴，头痛目眩，筋惕抽搐，口歪不语，呃逆神昏。以上诸证不得尽见，若见一二证相同，即用此方。

锦纹大黄三钱　芒硝二钱　黄连一钱　黄芩二钱　山栀子一钱　石膏一两　飞滑石三钱　荆芥一钱　防风一钱　桔梗二钱　甘草一钱　苏薄荷一钱　连翘去心一钱　全当归一钱　白芍药一钱　蝉蜕壳十二枚　白僵蚕三钱　广姜黄七分

河水煎。去渣下芒硝，搅匀，再加无灰酒五钱，黄蜜三钱，和匀温服。

此方系河间论中双解散加僵蚕、蝉蜕壳、广姜黄，方内减去白术，恐闭毒火，减去麻黄，恐伤卫气。伏邪毒火以理气为主，佐以宣表，方用荆、防、蝉、桔、薄荷、连翘、石膏以解表热，姜黄、僵蚕、山栀行气宣郁，芩、连、滑石、甘草解泄毒火，硝、黄荡涤肠胃毒垢，归、芍调养血脉。酒和气血，蜂蜜润肠，亦能解毒，是乃除邪解毒之炒方也。

本方减去荆、防、甘、桔、石膏、滑石、芒硝、当归、连翘，加柴胡、橘皮、枳实、黄柏，方名加减大柴胡汤。治羊毛瘟毒邪作寒热。

加味凉膈散五　瘟证羊毛，火郁于上，壮热面赤，唇燥舌干，烦躁谵言，胸闷气滞脉象数实，此方主之。

生大黄三钱　黄连二钱　黄芩二钱　山栀子二钱　苏薄荷三钱　甘草一钱　连翘去心，二钱　白僵蚕三钱　蝉蜕壳十二枚　广姜黄七分　嫩竹叶一钱

水煎去渣，下芒硝三钱，搅匀，再加无灰酒半杯，黄蜜三匙，和服。如呕吐口渴，本方加石膏一两；心中烦热加麦冬。

荆防败毒散六　治四时瘟邪，伏有羊毛，头目眩痛，四肢软倦，忽寒忽热，腰背强痛，胸闷不宽。

羌活二钱　独活一钱　荆芥二钱　防风三钱　柴胡八分　前胡二钱　甘草一钱　桔梗二钱　薄荷二钱　川芎一钱　枳壳一钱　云赤苓三钱　鲜姜一钱

水煎去渣温服。如瘟毒甚重，加生大黄五钱，蝉蜕十二枚，僵蚕三钱。

按：此升燥太甚，用之宜慎。

温证解毒散七　治羊毛瘟邪，毒火伏

郁，头面肿大，寒热如疟，胸胁胀闷。并治一切火毒闭结，不论老少强弱，量其毒之轻重服之。此方惟以攻宣伏邪，保全正气，不至毒火伤元为主。

生大黄四钱　僵蚕三钱　姜黄七分　蝉蜕壳十二枚

共研细末，每服二钱，加黄蜜三匙，陈酒半杯，开水和服。或蜜酒为丸，名太极丸。

五黄丹八　治一切温毒，宣伐之妙方也。另有汤引。

生大黄二两　人中黄五钱　明雄黄五钱　广姜黄三钱　牛黄一钱　朱砂五钱　冰片五分　蝉蜕壳五钱　僵蚕一两五钱

共研细末，用黄蜜、陈酒为丸，重二钱一粒。

一治头面肿大。菊花一钱，薄荷八分，水煎去渣，和丹一粒，连服数次。以消为度。

一治羊毛瘟证。石膏一两，水煎去渣，化元明粉一钱，和丹服。

一治斑疹痧痘火毒、赤游丹肿等证。石膏一两，犀角镑屑，一钱，水煎去渣，和丹服。

一治温疟寒少热多。青蒿二钱，石膏五钱，水煎去渣，和丹服。

一治红白毒痢，腹坠胀。当归二钱，黄芩一钱，水煎去渣，和丹服。

一治伏热吐血。秋石五分开水化，和丹服。

一治伏邪胸闷头痛。薄荷一钱，川芎五分，水煎去渣，和丹服。

一治湿毒瘴厉，蛊毒，脓疮疥癣，痈肿疔疡。金银花一钱，甘草一钱，水煎去渣，和丹服。

一治小儿急惊阻厥，发热神昏，胸闷气喘，痫风抽搐。薄荷一钱，钩藤三钱，水煎去渣，和丹服。

按：方名五黄，治从中极，宣表攻里，除邪解毒，安辅气血，旋转阴阳，黄宫内养安宁之意也。

瓜蒂散九　治瘟毒闭塞，羊毛伏郁，痰结胸中。胀闷烦躁。

甜瓜蒂炒黄用考之生嵩高、平泽间。又发明可作羹食。除瓤食之。金陵俗名北瓜　赤小豆炒等份。

共研细末，用酸浆水调，温服。吐不止者，葱白汤解之。吐不出者，含砂糖一块，即吐出胶痰。瘟邪振作，继服双解散等药。

珠黄散十　治羊毛瘟邪，毒火痰结，气喘昏迷，狂躁阻厥。

珍珠用豆腐包，合水煮数沸　牛黄色黄有细纹　朱砂研，水飞

以上三味等份研细，用荸荠清汁和匀，温服。

东垣普济消毒饮十一　治羊毛瘟邪，恶寒壮热，体重身倦，头面肿大，或两腮肿痛，咽喉不利，喉蛾咽肿，口干舌刺，胸闷气胀。

川黄连五钱　黄芩五钱　甘草二钱　桔梗二钱　元参三钱　荆芥穗二钱　防风二钱　升麻一钱　薄荷叶一钱　连翘去心，一钱　马勃一钱　白僵蚕三钱　蝉蜕壳十二枚　牛蒡子炒，一钱　柴胡一钱二分，炒　山栀二钱　生大黄八钱　芒硝提净，四钱

水煎去渣下芒硝，加黄蜜五钱，陈黄酒五钱和，温服。

按：瘟毒乘于清道，阳气受之。肺主气，气为火逼，壅郁不通，肺气不降，致浮肿于头面，亦有咽痛颐肿等证。东垣云：半身以上天之阳也，邪气客于心肺之间，上攻头面而为肿耳。并用甘、桔、升麻、

柴、薄疏通其气，芩、连、元参、山栀以降瘟邪毒火，马勃、僵蚕、牛子以消肿，荆、蝉、翘、防宣热散结，再加硝、黄以攻逐其热，则瘟毒解散，头肿皆消，而清气舒畅矣。

陶华三黄石膏汤加减十二 治羊毛瘟邪，大热神昏，两目如火，唇若涂朱，烦躁谵言，口渴不寐，鼻衄失血，发斑发疹，脉象洪长，此方主之。

黄连三钱 黄芩二钱 黄柏二钱 生石膏四两 山栀子二钱 淡豆豉二钱 白僵蚕三钱 蝉蜕壳十五枚

水煎去渣，加黄蜜五钱和服。

按：此方去麻黄，加蝉蜕、僵蚕，能解表热，并解里热，急救阴阳，以保性命。或云此等大热何不釜底抽薪？亦是正法。答云：独不诊脉乎？见如是之热病，见洪长之脉象，其洪者火气至也，其长者木气至也，互相克制，金土被炽，气血枯槁，肾水内竭，木风鼓动，所谓邪陷厥阴。终难释矣。或云何不用清滋一法？清者泄其热，滋者补其阴，亦是化邪正法。答曰：凡内生之火宜清，素亏之阴宜滋。化邪者，化其情欲之邪热也，非化外因之邪热也。夫外因邪热，乘于内脏，焚烧煎炼，精液干枯，阴阳离散，其命危矣。急宜早图凉解之法逐退贼邪，然后清滋有益。方用石膏、豆豉以解表热，栀、柏、芩、连以泄里热，蝉蜕、僵蚕以搜伏邪，黄蜜滋润五脏，又能解毒，颇为全备，此羊毛瘟邪之妙方也。

犀角大青汤十三 治羊毛瘟邪，毒火极重，赤游斑疹，烦躁不宁，神昏壮热，口渴谵言，脉象洪数。早宜解救，否则斑黑胃烂无效。

犀角尖三钱 升麻二钱 元参五钱 黄连二钱 黄芩三钱 黄柏二钱 山栀子二钱 甘草一钱 大青二钱，如无用青黛

水煎服。如脉象数实，本方加蝉蜕十二枚，僵蚕三钱，生大黄四钱，芒硝三钱，黄蜜五钱。

消斑青黛饮十四 治羊毛瘟邪，毒火内炽，攻解不当，下迟伤阴，内外火并攻胃发斑，色现紫赤，狂躁作呕，此方主之。

大生地二两，取汁 犀角尖三钱 黄连一钱 元参五钱 生石膏一两 知母八钱 山栀子二钱 柴胡八分 甘草二钱 生大黄一钱 青黛一钱 黄蜜五钱

水煎去渣，入生地汁、青黛、黄蜜和匀服。

节庵导赤各半汤十五 治羊毛瘟邪，大病后忽变神昏语错，目赤唇干，与粥汤则咽，不与不思，似卧非卧，形如酒醉。此余邪内炽，气血损伤故也。方用

人参一钱 麦冬去心，三钱 茯神三钱 滑石三钱 甘草一钱 知母一钱 黄芩二钱 山栀子二钱 黄连一钱 犀角尖二钱 灯草一钱 黄蜜三钱，水煎去渣，和蜜温服。

清燥救肺汤十六 治羊毛瘟邪，火伤肺气，发热咳嗽，胸中气闷，烦躁恍惚，类似疯痱，舌强不语，手足痿软，并余邪咳嗽气急。

沙参五钱 麦冬去心，三钱 陈阿胶一钱 火麻仁研，二钱 杏仁研，二钱 甘草一钱 煅石膏一两 霜桑叶三钱 枇杷叶去毛蜜制，五钱 黄蜜三钱

水煎去渣，入胶蜜和匀，温服。

景岳玉女煎十七 治羊毛瘟毒余邪，肾阴素亏，虚火炎上，忽烦忽躁，咽干口渴，衄血牙痛。

煅石膏一两 知母三钱 麦冬去心，二钱 大熟地五钱 怀牛膝一钱，水煎去渣服。

《局方》甘露饮十八 治羊毛瘟邪已退，阴阳皆亏，硝、黄用时未足，致留余毒，口臭喉疮，齿龈宣露，吐血齿衄。

天冬二钱 麦冬去心，五钱 大熟地三钱 大生地三钱 金钗石斛三钱 黄芩三钱 滑石水飞，三钱 甘草二钱 犀角尖二钱 茵陈蒿一钱 炒枳壳八分 枇杷叶去毛，三钱

水煎去渣，加黄蜜三钱和服。

犀角地黄汤十九 治羊毛瘟邪渐减，阴虚火炽，吐血衄血，余毒发斑。

犀角尖三钱 丹皮二钱 白芍药三钱 大生地八钱 水煎去渣，加黄蜜三钱 和服。如热迫血多，本方加秋石一钱，藕汁一杯兑服。

黄连阿胶汤二十 治火毒灼阴，烦热解血，疑惑病剧，势无可依，夜不安卧，证名狐惑，此汤治之。

白芍五钱 黄连一钱 黄芩二钱 陈阿胶一钱 生鸡子一枚

水煎去渣，下阿胶溶化，再下鸡子黄调匀服。

景岳理阴煎二一 治羊毛瘟邪，毒火渐陷，真阴内虚，真阳气怯，呕蛔作烦，虚呃痰喘。

大熟地五钱 当归身三钱 干姜一钱 制甘草一钱

水煎去渣服。

制甘草汤二二 治温邪病后，阴阳气怯，脉见代象，余毒不解，神倦自汗。

大生地四两 麦冬去心，一两 人参二钱 制甘草二钱 火麻仁研，三钱 陈阿胶二钱 桂枝木一钱

水煎去渣。下阿胶化服。

当归六黄汤二三 治瘟毒余邪病延日久，阴气大伤。内热心烦，自汗盗汗，食少神倦，脉象洪大，寸短而数，此方主之。

当归三钱 生黄芪二钱 川黄连一钱 黄柏一钱 黄芩二钱 生地黄三钱 熟地黄三钱

水煎去渣温服。

按：阴虚盗汗，阳虚自汗，余毒伏郁，阴阳气怯，且寐则卫气行阴，阴不济阳，致阳火毒火胜争于阴，故失守而盗汗；其寤则荣气行阳，阳不固密，致阴火毒火胜争于阳，故淫越而自汗；胃为邪火所伤，内热心烦，食少神倦，方用当归、二地滋阴养血、黄芩、黄柏、黄连令三焦上下火平，黄芪实表建中以生神也。

清骨散二四 治瘟毒攻迟，邪火伤阴，大病之后，骨蒸潮热，并治劳伤内烧。

银柴胡二钱 胡黄连一钱 秦艽一钱 龟甲醋煅，五钱 地骨皮三钱 青蒿二钱 知母三钱 甘草一钱 秋石三分

水煎去渣，秋石和服。

龙胆泻肝汤二五 治瘟邪病退，余毒留于肝肾，胁痛耳聋，口苦咽干，筋痿阴汗，阴囊肿痛，白浊便血，忽寒忽热。

龙胆草三钱 黄芩二钱 山栀子二钱 木通一钱 车前一钱 银柴胡一钱 甘草一钱 当归二钱 生地黄五钱 如伏邪未尽加蝉蜕七枚 僵蚕二钱

水煎去渣，下黄蜜三钱和匀，温服。

易老泻白散二六 治肺经伏火，余毒未尽，或寒热，或潮热，内烧咳嗽。

桑白皮二钱 地骨皮五钱 甘草一钱 川黄连一钱 粳米三钱

水煎去渣服。

猪苓汤二七 治温邪病后，湿热腹胀，小水不利，饮食减少，微热不退，并治温邪热炽，滑精带下白浊。

滑石水飞，五钱 猪苓一钱 泽泻一钱 陈阿胶一钱

水煎去渣，下阿胶和匀服。

导赤散二八 治心经伏热，并治温证余邪，小便赤色，心烦神倦，睡卧不宁。

生地黄五钱 木通一钱 甘草一钱 嫩竹叶一钱

水煎去渣温服。

六味地黄汤二九 治温邪病后，肾元本亏，又经邪火煎灼，阴气更亏。

熟地黄八钱 山萸肉四钱 山药四钱 云茯苓三钱 丹皮三钱 泽泻三钱

水煎去渣。下食盐一分和服。

资生健脾丸加减三十 治羊毛瘟邪渐平，中土素亏，食少不运，药烦停药，此丸主之。并治有孕患温邪证，毒火已退，惟宜扶土，此安胎之妙方也。

防党参一两 於白术土炒焦，一两 橘红八钱 制甘草五钱 桔梗八钱 薏苡仁一两 白扁豆一两 山药一两 云茯苓一两 炒楂肉一两五钱 焦神曲一两 炒麦芽一两 黄连五钱 建莲肉一两 当归一两 白芍药一两 金银花八钱 石膏一两

右研细末，炼熟黄蜜为丸。每服三钱，开水送下。

陈氏抱龙丸三一 治风痰壅盛，或发热咳喘，或发惊搐，婴儿初生胎毒等证。并治羊毛瘟毒痰阻。

九制胆星四两 天竺黄一两 雄黄五钱 朱砂五钱 麝香三分 琥珀三钱 西牛黄一钱

右药味另研细末，极足分量，合在一处，用甘草一斤，水煮浓汁捣丸。每两作十丸，阴干，金箔为衣，蜡壳封固。用时去蜡壳。灯心汤和服，或薄荷汤亦可，或荸荠清汁和服。

清凉饮三二 治羊毛瘟邪，壮热烦躁。头重口渴，唇肿舌燥，腮肿失血。

石膏一两 泽兰叶二钱 蝉蜕壳十二枚 白僵蚕三钱 黄连一钱 黄芩二钱 山栀子二钱 丹皮二钱 大生地黄五钱 当归一钱 甘草一钱 银花三钱 秋石三分 黄酒五钱 黄蜜五钱

水煎去渣，下秋石、酒、蜜、和匀，温服。

上清饮三三 治羊毛瘟邪，壮热微寒，体重舌干，音低口渴，气急胸闷，咽痛面肿，忽有抽搐，神昏阻厥。

石膏五钱 泽兰叶二钱 元参三钱 黄芩二钱 黄连一钱 山栀子一钱 连翘一钱 金银花一钱 甘草八分 蝉蜕壳十二枚 白僵蚕二钱 白附子五分 桔梗二钱 橘红一钱 黄蜜三钱 黄酒三钱

水煎去渣，酒、蜜和服。

按：方治瘟毒伏于上中二焦。肺为主病，则金不能左旋，木自不能右旋，致有抽阻气急之象。其方用石膏、白附，一降痰，一散热，余药佐以解毒，宣通伏火。

加味黄连解毒汤三四 治羊毛邪毒，发热心烦，身软神倦，舌有紫点，胸闷食少，小水黄赤，脉象沉数而大，并治毒重余邪。

黄连一钱 黄芩二钱 黄柏二钱 山栀子一钱 桔梗二钱 甘草一钱 金银花一钱 车前子一钱 木通一钱 六神曲炒，二钱 蝉蜕十枚 白僵蚕三钱

水煎去渣，加生大黄末五分，黄蜜三钱，和匀温服。

回生汤三五 治羊毛瘟邪，七八日后表里大热，或误服温燥药，又毒火发动致神昏不语，胸胀气急，或哭笑无常，手舞足蹈，谵妄不宁，脉象洪数，重按不足，此汤治之。

南沙参二两 麦冬去心，三钱 云茯神二钱 生地黄五钱 当归一钱 犀角尖二钱 黄连一钱 黄芩二钱 山栀子一钱 丹皮二钱

知母二钱　滑石水飞三钱　甘草八分　蝉蜕壳十枚　白僵蚕二钱　钗石斛四钱　元明粉二钱　黄蜜三钱

水煎去渣，下元明粉、黄蜜和匀，温服。

按：瘟毒发作，阳明燥金主气，金被火伤，木风扰动，心神不宁。此方扶元气，救元阴，除邪定风，解释毒火。

新制兰膏汤三六　治羊毛瘟邪，气血亏损。或产后半月，内伏羊毛毒火，胸闷食少，寒热，头身作痛，呕吐黄水，口苦黏腻，腹胀胁痛，遍身麻木，倦怠神昏，气阻发厥，并治余邪口淡作干，烦热不寐。

泽兰叶三钱　石膏三钱　蝉蜕壳十二枚　白僵蚕二钱　桔梗二钱　甘草一钱　防风一钱　炒山栀一钱　薄荷叶一钱　黄芩一钱　新会橘红一钱　元明粉一钱　当归一钱　白芍药二钱　雄黄二分　黄蜜三钱

水煎去渣，下元明粉、雄黄、蜜和匀，温服。如毒重深伏，加熟大黄二钱和服。

新制止呃汤三七　治羊毛瘟毒余邪，气虚呃逆，心烦不宁，食少作哕，神倦微热，胸胀不卧。

人参一钱　半夏八分　甘草五分　葶苈子一钱　白芍三钱　熟附子五分　吴茱萸五分

用黄连五分煎水，拌炒云茯苓二钱，西瓜子壳四两

水煎去渣服。

左金地骨饮三八　治羊毛瘟邪，内伤金土，木气横逆，胁痛不止，气闭壅胀。难以转侧，脉象弦大，或沉弦而细，并治牙疼，久不能愈。此方主之，不可加减。

大熟地五钱　骨碎补去毛蜜制，三钱　钗石斛三钱　白芍药五钱　云茯苓一钱　蝉蜕七钱

磨刀水煎，去渣服。

加味佛手散三九　治羊毛瘟邪，新生产后，毒火伏郁，神昏口渴，胸胀气阻，头痛身麻，烧热谵言，忽寒忽热，眩晕不寐，或腹中停瘀作痛。

川芎二钱　全当归五钱　生黄芪三钱　荆芥穗一钱　泽兰叶三钱　五灵脂一钱，醋炒　延胡索五分，酒炒　楂灰二钱　桂枝木五分　蝉蜕壳十枚　白僵蚕一钱

水煎去渣温服。如毒重加秋石一钱，雄黄二分，黄蜜三钱，和服。如寒困毒火，加上肉桂三分，减去桂枝。

回生丹四十　治妇人产后诸疾，污秽未净，及实邪胀痛，瘀血冲逆，并治羊毛瘟毒等证。另有汤引。

生黄芪二两　白术五钱　青皮三钱，醋炒　木瓜三钱　全当归一两五钱，酒洗　川芎八钱　香附醋炒，八钱　地榆炒，五钱　蒲黄五钱　赤茯苓八钱　桃仁炒研，八钱　大熟地一两五钱　怀牛膝五钱，盐汤炒　山萸肉五钱　京三棱酒炒，三钱　五灵脂醋炒，五钱　甘草五钱　荆芥穗五钱　新会橘皮五钱　白芍五钱　乌药一两　乳香煅，一钱　没药煅，一钱　广木香一钱　白僵蚕一两　蝉蜕五钱　广姜黄三钱　红曲八钱

右为细末，用大黄膏为丸，弹子大，金箔为衣。大黄膏法：用苏木三两，河水五碗，煎至三碗去渣。红花三两，炒黄色。用无灰酒二斤，煮十数滚，去渣。小黑豆一升，水煮留汁三碗，黑豆晒干，研末。俱听用。生大黄一斤，为末，用米醋八碗，熬成膏，次下苏木汤、红花酒、黑豆汁，搅匀又熬成膏，贮于盆，将锅焦焙干为末，用黑豆末同前药末合丸。

一治羊毛瘟邪新产后。用秋石四分泡汤和丸温服。

一治产后伏毒，面青忽红，唇干舌赤，

鼻中流血，烦热头痛，遍身影点成斑。用丹三粒，加黄蜜一匙，黄酒一钟，童便一钟，调匀温服。

一治妊妇，因患温证，子死腹中，务须审脉辨证。察舌有无青黑。方用川芎一钱，当归二钱，煎汤去渣，加童便、一杯黄酒三钱、黄蜜三钱、元胡粉一钱，化丹三粒，服之即下。

一治产后败血停滞并毒火扰乱，如见鬼神，语言颠倒。用灯草一团，黄连三分，水煎去渣，加秋石三分，化丹两粒温服。

一治产后温毒扰乱败血，腹痛周身浮肿，或四肢浮肿，食少气喘，皮肤俱见赤色。用生桑皮一钱，水煎去渣，加童便一盅，黄蜜三钱。化丹三粒温服。

以上治产后温证四条大有神效。此丹治产后杂证更妙，故附录以广济之。

一催生遇难产之际，用丹一粒，研碎贮碗加葱白三枚，黄酒一茶盅，重汤蒸热，去葱服之，立刻就生。

一产时横逆难生并胞衣不下，用丹一粒，开水和，加黄蜜一匙，童便一杯，黄酒一杯，温服。

一产后儿枕痛，恶露不尽，用丹一粒，开水和，加砂糖一匙温服。

一产后头痛身热有汗，用开水化丹一粒服之。

一产后眼昏腰痛，身似角弓，用川芎五分，全归一钱，自薇一钱，生黄芪一钱，荆芥八分，水煎去渣，化丹二粒服之。

一产后崩中，恶露不止，血如肝色，周身拘束。潮热不退，用开水、黄酒各半，化丹一粒服之。

一产后血晕，头旋眼黑，语言错乱，用白芍药一钱，菊花五分，水煎去渣，化丹一粒，加童便一杯服之。

一产后胸闷口干，烦渴不宁，因停滞饮食，用炒山楂一钱。煎汤化丹一粒服之。

一产后寒热如疟，用开水化丹一粒，加黄酒一杯温服。

一产后忽寒热咳嗤，心烦惊悸，口渴，用生黄芪、全当归各一钱，荆芥、川芎各三分，水煎去渣，化丹一粒服之。

一产后二便不通，用枳壳五分，煎汤化丹一粒，加黄蜜一大匙服之。

一产后失音，用甘菊五分，桔梗八分，诃子四分煎汤，化丹一粒服之。

一产后无乳，用丹一粒，加天花粉、归身、炒山甲各三分，研细末入黄酒、开水化服。

一治妇人经水不调，用葱白二枚泡汤，化丹二粒服之。

冷饮乌梅汤四一　治羊毛瘟邪，毒火冲逆，呕吐有虫，水浆不入，烦躁胸闷，并治暑火呕痰，胸胁刺痛，乍热心烦。

乌梅四十枚　龙脑　薄荷三钱　金银花三钱　共熬汁去渣，下冰糖三两化冷服。

紫雪全丹四二　治内外热炽，狂躁谵妄，热部发斑，痰涌抽搐，目瞪神呆，阳毒发黄，口舌生疮，脚气冲厥，羊毛瘟毒，玳瑁温证，瘴疠温疟，痧痘疮毒，喉风中暑，诸般瘟毒，一切实火。闭结沉困，及小儿胎毒，脐风撮口，胎黄胎惊，五痫急惊等证，大有神效。每服一二钱，或四五分，或五七厘，灯心汤下。病深者宜药多，病轻者宜药少，智者量之。妇人有孕忌服，惟子痫宜服此方。此方神化莫测，难以尽述，溯其功候，妙拟还丹。宜于斋戒清静，诚心办理，择地选吉，每日望空焚香，炼成更以醮谢。忌鸡、犬、妇女，孝服并身体不洁者宜避。计开用物：

铜锅九口，上安铅盖，大木瓢二个，

麻布口袋一个，大乳钵一个，手磨一个，细绢筛大三个，小二个，大铜箸一副，刻漏香十四枝，柳木棒十根，银鼎一个，土基灶九个，大瓮缸三个，雪水五担，桑柴八百斤，板炭一百斤，羊城罐一个，盐土、棉纸多备。

计开拣选道地药物，辨别真伪。

生矿金一百八十两，河水淘净，再用雪水二担，泡一周天，搅之万遍，取金分九处，用雪水文火煮，在子时下四刻取起金，仍分九处，炼水归瓮，再用雪水武火煮，在午时下四刻取起金，炼水归瓮，即将泡金水，子时炼水，午时炼水，合在一处听用。

寒水石四十八两，用炼水武火煮四刻一次，去渣。生石膏打碎四十八两，用炼水文火煮一时一刻，去渣。飞滑石四十八两，用炼水武火煮六刻，去渣。灵磁石醋煅四十八两，用炼水文火煮一时四刻，去渣。升麻一十六两，用炼水武火煮三刻，去渣。元参一十六两，用炼水文火煮一时，取汁再下炼水一半，武火煮三刻，去渣。甘草一十六两，用炼水文火煮一时二刻，去渣。犀角镑尖一十六两，用炼水文火煮一时，取汁，再下炼水，用武火煮四刻，去渣。羚羊角镑尖一十六两，用炼水文火煮一时，取汁再下炼水，用武火煮四刻，去渣。

以上药汁共熬至滴水不散候炼。

朴硝六十四两，用羊城罐装，盖好盐土，用棉纸封固，板炭围火炼四刻，取起，过节再炼。提净得三十八两四钱为准听用。

上沉香五两　广木香三两　上檀香二两五钱　丁香一两　以上四味另研细末，大块朱砂研细，水飞三两六钱五分　血色琥珀研细，二两四钱　赤珊瑚枝研细二两四钱　西牛黄生吐为上，研细，二两四钱　大珍珠用豆腐披开珠贮其中豆腐合一，水煮一二沸，取珠子研细，用三两六钱

其炼丹法；用前药汁下炼净硝，以柳木棒撩匀，合炼三刻，宜防硝升，将药归入银鼎内，再下四味香药，撩匀封固。八转丹法，俱用卯酉时，中隔水蒸，用板炭文火，一时为一转，第九转候吉时成功。起首水蒸三转开封，下朱砂、琥珀、珊瑚，撩匀封固，水蒸三转开封，下西黄、珍珠，撩匀封固，水蒸二转开封，下当门子麝香一两乳细，撩匀封固，候吉时到，水蒸一转成功取起银鼎，埋在土中，退火三日，取起开封，收贮瓷器中，勿令泄气为妙。

大辟瘟丹四三　凡时行疫证，以绛纱囊装悬于当胸，或系左腕，可无缠染。治病录后。

桔梗三两　陈橘皮三两　麻黄去根节，四钱五分　藿香去梗，三两　升麻三两　生香附二两五钱　半夏姜汁炒，一两五钱　川乌煨熟去皮，一两五钱　滑石水飞，一两二钱　紫苏叶七钱五分　雄黄研细水飞，三两　雌黄研细水飞，一两二钱　生大黄三两　赤小豆六两　鬼箭羽一两二钱　丹参一两五钱　忍冬藤花三两　山慈菇去毛，二两五钱　千金子去油，一两五钱　广本香一两五钱　茅苍术生，一两五钱　山豆根一两五钱　五倍子二两五钱　北细辛去叶，一两二钱　麝香当门子三钱　红芽大戟米沉浸去骨，一两二两五分。

右为细末，糯米粥和，重一钱一粒，用朱砂一两研细水飞为衣。忌烘干，宜用天医日合，或端阳午时更妙。

一治瘟疫伏邪，阴阳二毒，狂躁昏乱，胸膈阻滞，毒邪未发，用薄荷泡汤磨服。

一治羊毛瘟邪，毒火发动，微见寒热，恍惚神迷，头痛或眩，面色露青，舌有红点，或有疹块，胸胀身板，用石膏泡水磨服。

一治霍乱绞肠痧，或感山岚瘴气，温痢温疟，俱用灯草汤磨服。

一治中蛊毒，狐狸毒，并野菌、河豚、死牛马肉、草木、乌兽等毒，腹痛呕吐，气阻神昏，俱用黄酒磨服。

一治类中风，口眼歪斜，语言蹇涩，牙关紧闭，并治历节风痛，筋骨拘挛，手足肿痛，行步艰难，俱用淡姜汤磨服。

一治九种心痛，胃痛，腹痛，头晕作哕，并治急中，癫痫，鬼气狂叫，奔走失心，羊痫诸风，俱用开水磨服，或淡姜汤亦可。

一治男妇传尸，骨蒸痨瘵咳嗽，为虫所伤，每上半个月，每日早间用开水磨服一粒。

一治妇人癥瘕积块，经闭不调，腹中作痛，梦与鬼交，俱用红花煎汤磨，加黄酒少许服之。

一治小儿惊风发热，积聚腹痛，五疳潮热，痧疹温邪，俱用薄荷叶泡汤磨服。

一治偏正头风，左右上下牙疼，俱用生莱菔汁磨敷患处，内用开水磨服。

一治痈疽发背，无名肿毒，俱用烧酒磨，加蟾酥、冰片敷患处，已成即溃，未成即散，内服用开水磨。

通用药物

金汁，即人粪，用坛装封固，埋土中数十年后，变如清水。地浆，掘土下三尺水。和腊雪水、雄黄、白茅根、青蒿、枯草、茵陈蒿、灯草、青黛中，黄刺疾藜、生大黄末、射干、白丑末、瓜蒌皮、瓜蒌实去净油、天花粉、生首乌、山豆根、木通、泽泻、忍冬藤、升麻、石菖蒲、马勃、紫背浮萍、活水芦根、赤柽柳、紫背天葵、荞麦面、蒲公英、绿豆、黑豆粉、莱菔生汁、菁菜水靳汁、马齿苋、黄瓜汁、丝瓜汁、巴旦杏仁、梨汁、西瓜水、甘蔗浆、紫背荷叶、藕汁、荸荠汁、稅米。以下九味宜于慎用：麻黄、桂枝、细辛、干姜、辛夷、鲜姜、茅苍术、附子、乌药。

《羊毛瘟证论》终

走马急疳真方

内容提要

痞、痨、鼓、膈，为杂证中之四大重病，素称不易治疗，至痞证中走马牙痞，尤为措手不及，常见早发夕死，所以有急如走马之喻。然吾国古时，越是急证，越有灵方，惜为医生口口相传，所谓传媳不传女，秘之秘之，以至失传。近来西医之研究古方者，很注意此种失传之秘方，洵足钦佩，本书即其一种也。记为滕氏所秘，观其药，皆隐名，可以知矣。裘君特将重值觅得之藏稿印行。

序

吾滕氏，自唐迄今六百余年，科第联芳，簪缨相继，诗礼传家，清明持守，至大父举应，贤良方正，能言极谏，科不仕，蒙赐号廉静处士。吾父国学进士。亦应是科，年一十六而奄弃，独遗不肖，早孤失学无闻，唯谨是持，而唯善是务耳。宝庆改元，吾时年二十八，仲春具牲醴，诣墓拜扫封茔，途遇一老叟，貌古而奇，气舒而泰，风度飘飘，精神落落，顾吾若欲与语者，以是趋进长揖，叟执吾手，笑而谓曰：子善人子也，何少读书耶？今虽不得贵，亦当致子富也。吾卒然感而思之，富贵果人心之所爱者，然吾向乏嗣，不若以此为请于叟乎。于是敬上白焉。叟曰：子既不以富贵为欲，而以子嗣为欲。宜乎。吾当以子寿。继而出受一书，嘱曰：愿子将此多济人子嗣，则子子嗣必多矣。使吾向日拜，起而叟遂失焉。骇感良久，谨捧书归，焚香开读，乃治小儿《急疳走马真方》也。按方精修合，施于人，果甚奇验，百发百中。未几生珪，长仕吴江州司训，珪生清。迨今吾年八十余矣。噫！叟之言，神且信也，其书敢不敬乎！乌可易而视之哉？是用识于篇首，示吾子孙当保是书，而精修药饵，惟以济人为心，不以利为心可也。

德佑元年岁次乙亥孟夏吉日乐善老人南阳滕伯祥撰

目　录

走马急疳真方

滕氏仙传
绍兴裘吉生校刊

治　法

凡治口疳，必先以压舌，压定其舌，以杖子挑起上腭，务细观其咽喉中有无，次及上下腭、舌底、齿根，如有紫肿处，用三棱针刺出毒血，或有黄泡烂肉，以青生绢裹指，蘸新汲井花水，拭擦去净，用二圣散干敷患处，以消毒散生蜜调与食后服。若疳延于上腭，用绿袍散敷之，毒涎从其流出，或咽下亦不妨。或用圣饼子贴于足心，男左女右，以帛扎定。如延及咽喉。用药筒纳紫金散吹入，治以甘露饮，煎，食后。倘有黑烂恶肉，攻成潭穴者，为至重之症，须以刀取去恶肉，但不知疼痛者，不可治矣。若觉痛，速以紫金散敷之，以甘露饮加皱面还丹浓煎与服，庶几得生。

凡发痘疹生疳，敷治并同上法，但以胡荽煎汤，停温，代前井花水用。

凡治耳脖内生疳，必先以绵杖子三五枚，或七九枚，十一、十三枚，务令搌其耳内脓水干净，然后以鹅毛管纳药吹入，待干为愈。

凡治胎毒头疳，脓血满头，腥臭滋水淋漓，或痛或痒，延及肢体者，先以米泔水煎二妙丹，去渣，令温洗之，无风处拭干，再用鹿儿膏加茅君散，香油调匀敷之，内服肥儿丸。乳母忌食辛热发毒之物。如鼻疳，用兰香散干敷。

凡治头面手足遍身疳疮，先用米泔汤洗之，再以猪油调十仙丹敷上。若痒，加二妙丹。痛不必加。内服肥儿消疳丸。均可忌一切发毒辛热之物。

凡治大人遍体生疳，或疥癣肥疮，亦用十仙丹加二黄散，猪油调敷。忌食诸般发毒、动风、辛热之物。

凡治下疳之法，须审内发外染二种。内发者，自父母禀体所遗，根柢甚深。外染者，衣服不洁，传染而得，病尚肤浅。用二妙丹以绢包之，入浓米泔中煎数沸，去渣停温，勿添生水，于避风处净拭干滋水，用冰黄散干敷，以香油调敷，忌口如前列诸般发毒、动风、辛热之物。

凡治五疳之法，须辨新久、冷热。若疳之新者，为热疳，则面黄睑赤，骨热盗汗，鼻干口臭，唇焦烦渴，心躁惊悸，情意不乐。若疳之久者，为冷疳，则目肿腹胀，便利不定，泻粪肥腻，或似油珠，烦渴黄瘦。热疳病多在外，冷疳病多在内。又有冷热二症交互，非新非久，不内外因者。然初病肥热，久病瘦冷，小儿易为虚实，脾虚不任寒温，服寒药则生冷，服温药则生热，当识此理，以为治疗之纲领。消积和胃，滋血调气，随宜用药以扶之，淡薄饮食以养之，久久自然充实。疳之为病，名状固多，而治疗之方亦不少，惟消疳丸、保童丸二方治五疳，品味平和，用之稳当，量儿大小、新久、冷热、虚实，以意消息增损与服，得效如神，是用表而出之。

凡药品异名，皆出于胡氏《图经本草》、陶氏《本草衍义》、进士侯君《药谱》中所采而用之者，决非杜撰胡为耳。后之用是方者，尚当稽索，则亦自有进益之处焉。

药　方

紫金散　治遍口生疳，作秽臭烂，延及咽喉，败坏甚速，故名曰走马疳。

明羽泽（即明矾，煅，三钱）　溺中垽（即人中白，煅，二钱）　百虫仓（即五倍子，煅，五钱）　赤铅华（即东丹，炒紫色，一钱）　玉虚飳（即冰片，一分）　水银腊（即轻粉，三分）

诗曰：赤铅华在明羽泽，溺中垽合水银腊，百虫仓有玉虚飳，治走马急疳第一方。

上以前四味各等精制，并研罗过，加后二味少许，再研匀极细末用。

绿袍散　治症同前。

山屠粉（即黄柏末）　蓝宝华（即青黛）

羽硙灰（即枯矾）　玉虚飳（即冰片）

诗曰：山屠粉和玉虚飳，蓝宝华同羽泽灰，善治急疳名走马，绿袍散是药之魁。

上以前三味各研细末，和成柳叶色，然后加入后一味少许，再研匀用。

二圣散　治症同前。

黄山屠（即黄柏）　白羽硙（即白矾，煅存性）

诗曰：黄口生疳何用医，速求二圣散无疑，黄山屠和白羽硙，为末频频干敷之。

上二味等份为极细末用。

立效散　治脝内生疳肿胀，脓血臭秽。

羽硙灰（即枯矾）　片胚子（印干胭脂）　拔萃团（即麝香）

诗曰：立效散治耳脝疳，羽泽灰成拔萃团。更加一味片胚子，为末吹之即便安。

上二味等份，研细后加下一味少许，研匀用。

鹿儿膏　治胎毒头疳，脓血满头，腥臭滋水淋漓，延及肢体，或痛或痒。

赤铅华（即黄丹，水飞，四两）　琥珀丝（即松香，研细，八两）

诗曰：头疳红药鹿儿膏，四两赤铅华水淘，飞过炒如霞紫色，八两琥珀丝共熬，葱薤汁内煎数沸，重研极细末为高，更加一分茅君散，香油和拌要匀调。

上二味制度研细，贮葱管内入于薤汁中煮数沸。去葱取药，再研细，加茅君散四两，水银腊一钱，和匀用。其茅君散，苍术也。

茅君散　治湿毒疳疮。

偷蜜珊瑚（即甘草，三两）　赤伯淡（即厚朴，三两）　茅君宝筵（即苍术，五两）　陈贵老（即陈皮，三两）

诗曰：鹿儿膏内茅君散，茅君宝箧五两罗，偷蜜珊瑚赤伯淡，陈贵老加三两和。

上磨极细末用。

十仙丹　治头面手足偏身疳疮。

静风尾（即荆芥，一斤）　黄子伯（即黄柏，一斤）　琥珀丝（即松香，一斤）　白药须（即煎草，一斤）　锁眉根（即苦参，一斤）　蛇儿米（即蛇床子，一斤）　两平章（即独活，一斤）　若梓皮（即海桐皮，半斤）　白羽硙（即白矾，半斤）　风儿肉（即大风子肉，四两）

诗曰：琥珀丝有静风尾，两平章运蛇儿米，黄子伯生白药须，锁眉根要均匀尔，白羽硿上若梓皮，减半分两磨罗起，风儿肉比又减半，调理疳生周遍体，米泔汤洗猪油调，痒加二妙疼还去，若增二黄更有治，大人疥癣疮无此。

上磨罗为极细末用。

二妙丹 治痒，杀虫，去湿。

铜华精（即铜青） 枯羽泽（即枯矾）

上二味研等份，为极细末用。

二黄散 治痒，杀虫，去毒。小儿药中勿用。

昆仑黄（即硫黄，一两） 黄食石（即雄黄，三钱）

上研为细末，加入十仙丹内，每贴一匕。

诗曰：二妙丹中何为妙，铜华精枯羽泽良，二黄散内有二味，黄食石佐昆仑黄。

冰黄散 治下疳

芦公石（即芦甘石） 玉虚飦（即冰片）

水银腊（即轻粉） 珠子香（即乳香）

孩子茗（即孩儿茶） 麒麟血（即血竭）

蛮龙古血（即没药）

诗曰：芦公石煮玉虚飦，孩子茗煮珠子香，水银腊和麒麟血，更入蛮龙古血良。

上各等份，研为极细末用。

消毒散 治湿毒口疳。

太清尊者（即朴硝，一两） 冰喉尉（即薄荷，二两半） 黄香影子（即山栀，一两七钱） 苦督邮（即黄芩，一两半） 偷蜜珊瑚（即甘草，四两五钱） 无声虎（即大黄，一两三钱） 度厄钱（即连翘，三两）

诗曰：太清尊者冰喉尉，偷蜜珊瑚苦督邮，黄香影子无声虎，度厄钱因消毒酬。

上各制过，磨罗如数称，并为细末用。

甘露饮 治症如上。

洞庭奴隶（即枳壳，去白，面炒） 林兰（即石斛，去芦） 芦橘叶（即枇杷叶，去毛） 颠勒（即天冬，去心，焙） 国老（即甘草） 羊韭（即麦冬，去心） 腐赐（即黄芩） 茵陈熟芭（即熟地）

诗曰：颠勒生地出洞庭，腐赐热芭要茵陈，林兰国老生芦橘，羊韭和成甘露春。

上㕮咀，每服三钱，水一盏，煎七分，食后温服。

消疳丸 治疳生于内，面黄腹胀，潮热，便浊腹疼，及虫痛羸瘦。

黑金屑（即铁屑，一两，苦酒炒） 茅君散（即平胃，二两）

诗曰：磨积消疳丸妙绝，苦酒炒干黑金属，茅君散和醋糊丸，空心米饮服为捷。

上以苦酒拌黑金屑，炒干，入茅君散和匀，用醋糊丸，空心米饮服。

保童丸 治五疳。

风棱御史（即使君子，炒黑色） 散雪玉尘（即面炒黑色）。

诗曰：五疳保童治五疳，风棱御史玉尘兼，二味各炒令黑色，米饮送下面糊丸。

上为末，面糊为丸，空心米饮下。

肥儿丸 治疳瘦，进饮食，健脾胃，杀虫清积。

化米先生（即神曲，炒，一两一钱） 绥米带（即麦芽，六钱） 风棱御史（即使君子，净，五钱） 滴胆芝（即黄连，一两二钱） 脾家瑞气（即槟榔，二钱五分） 大通绿（即木香，二钱五分）

诗曰：化米先生绥米带，风棱御史滴胆芝，脾家瑞气大通绿，洗瘴丹能肥小儿。

上为细末，面糊为丸黍米大，空心米

汤下。

圣饼子 治走马急疳。用此能拔毒。

抱灵居士（即香附，去毛） 痰宫霹雳（即半夏）

诗曰：圣饼抱灵居士耳，痰宫霹雳两均研，鸡子清调和作饼，男左女右足心淹。

上二味等份为末，以鸡子清调和成饼，男左女右贴于足心，干则易之。

兰香散 治鼻疳烂。

铜华精（即铜青，五分） 兰香叶二钱 水银腊（即轻粉，二分）

诗曰：兰香散用兰香叶，水银腊与铜华精，能治鼻疳疮作烂，为末干敷一扫平。

上为细末，看疮大小干贴之。

药品异名括

大清尊者朴硝尔　偷蜜珊瑚甘草名
脾家瑞气内豆蔻　抱灵居士香附更
羽碮羽泽皆矾石　铜华精即是铜青
干胭脂做片胚子　苦督邮只为黄芩
痰宫霹雳当半夏　大通绿染木香形
蛮龙古血没药也　锁眉根号曰苦参
茅君宝箧苍术鲜　连翘便是度厄钱
颠勒羊韭天麦冬　熟地生地为芭苄
黄香影子山栀子　赤铅华炼作黄丹
雄黄异名黄食石　麝香和作拔萃团
溺中垽号人中白　金钗石斛成林兰
百虫仓即五倍子　松脂化作琥珀丝
独活号称两平章　珠子香焚即乳香
风儿肉唤大风子　昆仑黄配作硫黄
陈皮久曰陈贵老　无声虎畏伏大黄
洞庭奴隶为枳壳　甘草又名国老当
黄芩亦可为腐赐　黑金屑即铁屑称
风棱御史使君子　黑面是散雪玉尘
绥米带乃麦芽号　神曲乃化米先生
滴胆芝即是黄连　诸般药品多异名

《走马急疳真方》终